弘揚禁毒智慧
保障人民健康

丁酉秋日懷石書

U0252395

中医禁忌学

主　编　王辉武

科学出版社

北京

内 容 简 介

禁忌是民族文化的智慧结晶。医学禁忌是病家与医家不可回避的问题。《中医禁忌学》是一本有关中医禁忌的学术专著，是具有原创优势的文化资源。本书分为总论篇、各论篇和附篇。总论篇论述中医禁忌学的概念、范畴、价值，以及中医禁忌源流、形成与发展，并重点阐述中医禁忌学的理论基础、各家学说、任务，包括中医禁忌学学科建设的设计等，为本书的核心部分。各论篇，分别为治则治法禁忌、中医药物禁忌、中医方剂禁忌、中医病证禁忌、针灸推拿禁忌和中医养生禁忌等。附篇收载了中医禁忌文论选要、方剂索引和主要参考书目等。

本书适于各级各科临床医师、中医药院校师生、科研及中医药爱好者参考阅读。

图书在版编目（CIP）数据

中医禁忌学/王辉武主编. —北京：科学出版社，2018.2
ISBN 978-7-03-037891-0

Ⅰ. ①中… Ⅱ. ①王… Ⅲ. ①禁忌（中医） Ⅳ. ①R242

中国版本图书馆 CIP 数据核字（2018）第 032918 号

责任编辑：刘 亚 鲍 燕/责任校对：张凤琴
责任印制：赵 博/封面设计：陈 敬

版权所有，违者必究。未经本社许可，数字图书馆不得使用

科学出版社 出版
北京东黄城根北街 16 号
邮政编码：100717
http://www.sciencep.com
北京虎彩文化传播有限公司印刷
科学出版社发行 各地新华书店经销

*

2018 年 2 月第 一 版 开本：787×1092 1/16
2024 年 4 月第七次印刷 印张：40 插页：1
字数：950 000

定价：198.00 元
（如有印刷质量问题，我社负责调换）

编 委 会

主　编　王辉武

副主编　李群堂

编　委　（以姓氏笔画为序）

于智敏　万　鹏　王辉武　毛得宏

田生望　阳正国　李群堂　杨国汉

吴小玫　吴行明　何白林　余晓阳

张　茂　胡陵静　聂天义　徐健众

陶　红　黄学宽　程　永

王 序

　　禁忌是一种历史悠久的社会文化现象，世界上每个民族都有，是人类学、民俗学及宗教学的重要研究领域，也是人类文明程度的重要标志。

　　我国是世界上的文明古国，禁忌资源最为丰富，贤哲天道深功底厚。被誉为东方文化代表的《周易》实际上就是一部记载禁忌的著作。《周易》是蓍草龟占之书。占卜世界各民族都有，但以《周易》成书最早。早在殷商时期，我们的祖先把乌龟的壳或兽骨先在上面钻孔，然后放在火上烧，烧的时候龟甲或兽骨会出现裂纹，同时发出"扑、扑、扑"之声音，所以叫"卜"。"占"即察看，看裂纹的走向和形状，然后由巫师去识别。这是凶，那是吉。吉者可做，曰宜；凶者不可做，曰忌，并以之祈福避祸，去实现平安顺利的愿望。《周易》作为中华文化的经中之经，孔子也在《易传·系辞下》中发出了"作《易》者，其有忧患乎"的感叹！禁忌理念的形成与记载是先民忧患意识、居安思危的宝贵智慧。

　　中医学作为中华文化的重要组成部分，受《易》与儒道释互补继而参禅的影响，深醇墩厚，有关禁忌的内容也涉及很广，存在于各科之中。如医护活动的注意事项、严禁、禁、忌、慎、戒、不可、不宜、勿、莫等，还有十八反、十九畏、妊娠禁忌等，包含于预防、养生、方剂、药物、饮食起居之中。但多年来人们都不理解，有讥禁忌为诡道，曰迷信鬼神者，也有急功近利，只知宜不知忌者，学界也并未引起重视。如传统中成药和中药新药的研发，对药物的禁忌毒副作用及药物的注意事项都不重视，无疑这是临床用药安全性的隐患。

　　禁忌，一个似乎神秘、陌生的话题。其实，我们每个人，每一种行业时刻都离不开禁忌！人类的文明与健康是靠禁忌来维持的，没有禁忌的医疗行为都是危险的！笔者从医临床 50 多年，每天都向患者提出禁忌问题。我认为，禁忌是经验的总结，教训的结晶，文明的智慧。医学上从"禁忌"入手，可以减少许多医疗失误。

　　首届全国名中医、重庆医科大学王辉武教授，以临床为依据，应民众之所求，倡学术之真谛，总结顺宜之经验和违禁忌之教训，数十年如一日，孜孜不倦，旁征博引，多所发挥。曩者编辑出版的《病家百忌》《实用中医禁忌学》，到今天我们见到的《中医禁忌学》，无论从形式到内容，从理论到实践都有很大的进步。

　　本书的价值在于，医疗安全是医疗领域一个经典议题。当前，中医药的禁忌研究亟待提到议事日程，中药新药的禁忌，传统十八反、十九畏的真伪，药物警戒表述，以及临床各科的禁忌等都有待规范化、系统化、科学化。

毋庸置疑，中医禁忌学是一个复杂的系统工程，应该看作是一个崭新的学科。《中医禁忌学》的编写出版，也仅仅是学术界研究的开端，还有大量的工作需要协作攻关，我们期待着以本书的编辑出版为契机，从中医禁忌学的理论与方法的提升，到学科的设置都有所发展，最终成为指导我们临床诊疗、养生保健与日常生活的规范。

我从事医疗保健服务 50 余年，亲身经历了许多守禁忌医患配合，起沉疴于顷刻，违反禁忌酿轻浅之疾为膏肓之变者，深知中医禁忌的重要。本书付梓，于患者于医生，于养生于治病都大有裨益。仔细阅读，择其善者而从之，功莫大焉，善莫大焉。

书将付梓，作者邀余作序。感医道得彰，念医理精微，体作者仁心，思"君子尊道而行"之旨，不敢懈怠，乐观厥成，爰为之序。

中国工程院院士
中央文史研究馆馆员
中国中医科学院名誉院长 王永炎

2017 年 6 月 30 日

前　言

　　人类在发展的过程中，创造了丰富多彩的世界文明，中华文化乃其中辉煌存续者。中医药学作为中华文化的杰出代表，是我国先民在漫长的生产生活和与疾病做斗争的实践中，逐步形成并不断丰富发展的。中医禁忌与中医禁忌学是这当中极其重要的组成部分，为中华民族的繁衍昌盛做出了卓越贡献，对世界文明与进步也产生了积极影响！

　　禁忌可以制衡人的自然本性，是质朴的原生态文化遗产，它是人类与大自然和谐共处，以及保持社会稳定和人人健康的有力武器。

　　中医学对禁忌的文字记载，最早见于《黄帝内经》，该书对禁忌的形成与特点，以及禁忌与疾病的发生、演变、预后、治疗和保健养生的关系均有论述，对医德和针刺的禁忌还列有专篇。后世经民众和医家的长期实践验证，总结形成了丰富的文献资料，分别散载予浩如烟海的中医典籍之中。如汉代张仲景的《伤寒杂病论》列有"禽兽鱼虫禁忌并治第二十四"和"果实菜谷禁忌并治第二十五"专篇。继后，巢元方的《诸病源候论》、孙思邈的《备急千金要方》、李时珍的《本草纲目》和喻昌的《医门法律》等，收载了中医禁忌丰富多彩的内容，展现了中医禁忌智慧在临床实践中的状态和水平，为中医禁忌的研究与发展，为中医禁忌学的理论和学科构建打下了坚实的基础。

　　然而，多少年来，受多方面因素的影响，中医禁忌的相关研究未受到应有重视，致使这一学术领域几成空白。对于国际上已被关注的药物警戒表述，我国对中成药的禁忌，包括药品不良反应、配伍禁忌（十八反、十九畏）、注意事项的研究很少，有的仅停留在对传统文献的抄录之中，直接关乎用药安全与疗效。当然，导致这种状况的原因也与社会禁忌研究落后有关，正如北京师范大学人类学家钟敬文教授所说："目前，我国学界对禁忌的探索，主要是借助国外相关理论与观点"（《禁忌与中国文化·序》）。

　　"医学禁忌"这样一个让患者与医者都难以回避的议题，古往今来没人做过专题研究。就连比较发达的现代医学，至今也缺乏相关专著。

　　《中医禁忌学》，自20世纪70年代构思，1987年《病家百忌》出版，1997年《疾病禁忌》与《药物与饮食禁忌》在台湾地区出版，2009年《实用中医禁忌学》在人民卫生出版社出版，到《中医禁忌学》完稿，探索至今，已有近50年历程。对于这样一项系统工程，目前工作仍处在无前例可循的阶段，虽经努力,《中医禁忌学》还是一门新兴学科的雏形之作,还属抛砖之引。本学科具有一个特定的完整系统,包括一系列相应的分支学科。随着研究工作的不断深入,其具体内容和应用将逐步完善与发展。诚望后来贤者指正、关注和研究,让中医禁忌智慧更好地为人类健康服务。

本书包括总论篇、各论篇和附篇。其中总论篇由王辉武、李群堂、于智敏、何白林、程永编写;各论篇,第一章中医治则治法禁忌,由王辉武编写;第二章中医药物禁忌,由王辉武、于智敏、李群堂、黄学宽编写;第三章中医方剂禁忌,由王辉武、陶红、吴行明、胡陵静、杨国汉编写;第四章中医病证禁忌,其中内科病证由王辉武、徐健众、陶红、胡陵静编写,妇科病证由聂天义、汤明慧、雷光容、万鹏编写,儿科病证由张茂、吴小玫编写,五官科病证由毛得宏、阳正国编写,其他病证由余晓阳、郭剑华编写;第五章针灸推拿禁忌由余晓阳编写;第六章中医养生禁忌由王辉武编写;附篇由王辉武编写。全书统稿由王辉武、李群堂、田生望负责。

本书在编写过程中得到著名中医学家,原重庆医科大学病理教研室主任、上海中医药大学匡调元教授的多年指导与鼓励,蒙中国工程院院士王永炎教授赐序,在此谨致谢忱!

2017 年 8 月 25 日

凡 例

一、本书系中医禁忌全书，涵盖与中医禁忌相关的理、法、方、药，以及临床各科、养生保健等诸多领域，均未完备，期待后贤分别完善，独立成册。

二、本书总论篇是中医禁忌学的核心。论中阐发中医禁忌学的概念、范畴、定义、价值、前景、任务，梳理历代有关中医禁忌文献，展示近年相关研究成果，提出构建中医禁忌学学科的设想与实施方法，确立中医禁忌学的医疗应用、教学传承和科学研究的框架与举措。

三、本书所涉及的理论与临床问题，皆为中医学原创，中外尚无前例可循，属真正意义上的新兴学科，其难度较大，但社会与医疗都有迫切需求，责任与担当鼓励我们知难而进。书中有部分内容，其源流、价值、真伪等今日均难以臆断评判，诚请日后读者探索与研究。

四、本书之论，只限于中医学（中华岐黄医学），凡西学东渐所出现的西方理论相关禁忌，如西医药学之禁忌，西药与中药合用配伍之禁忌，以及宗教的禁忌等，本书一律从略，苟有兴趣者，可从他论撷取。

五、世间诸事，相对者多，绝对者少。本书所列之禁忌规范皆多相对，都可通过适当处理，如配伍、加减、化裁等，由忌慎变为可宜，本书中称为"化忌为宜"。这种情况较多，本书仅作举例示范，未能一一标注，读者可在应用中自行发挥。

六、附篇收载传统禁忌相关文献，为了方便读者进一步探索与研究，本书已作粗略分类，前后参差者，请读者灵便互通。

导 言

○ "智者之虑，必杂于利害。杂于利，而务可信也；杂于害，而患可解也。"

——东周·《孙子兵法·九变篇》

○ "凡人病疾，盖以筋血不调，故服药以治之，其药不慎于物，必无其征，故宜戒之，择其父子相承至三世也，是慎物调齐也。"

——唐·《正义》

○ "凡治病服药，必知时禁、经禁、病禁、药禁。"

——金·《脾胃论·用药宜忌论》

○ "治天下有帝王之律，治仙神有上天之律。至于释门，其律尤严。三藏教典，仪律居三之一，由五戒而五百戒，由五百戒直造自性清净，无戒可言，而道成矣。医为人之司命，先奉大戒为入门，后乃尽破微细诸惑，始具活人手眼，而成其为大医，何可妄作聪明，草菅人命哉？"

——清·《医门法律·申明仲景律书》

○ "肆无忌惮，人间灾难，心有禁戒，康寿和谐。"

——归元法师

❖ 目 录 ❖

各 论 篇

附 篇

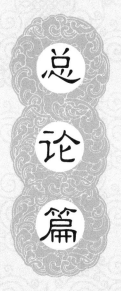

总论篇

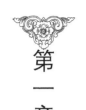

第一章　　绪　　论

　　人类在发展进程中创造了丰富多彩的世界文明，中华文明是世界文明多样性、多元化的重要组成部分。中医药作为中华文明的杰出代表，是中国各族人民在几千年生产生活实践和与疾病做斗争中逐步形成并不断丰富发展的防治经验和智慧，中医禁忌学是其中重要的组成部分，为中华民族的繁荣昌盛做出了卓越贡献，对世界文明进步也产生了积极影响。

　　禁忌，是一种否定性的规范，是制衡人的自然本性的利器，是人类社会活动中在经验与教训的基础上总结出来的规范德行的手段与方法，它也是人类走向文明的标志。早在新石器时代以前，凡有人类活动的地方就有禁忌存在。

　　中国是世界上文明古国之一。中华民族的智慧，最早记载于《易经》之中。《易经》是占卜的书，通过占卜，确定吉与凶，吉者可做，凶者不能做，显然这是我们祖先的禁忌智慧，体现了先人忧患意识，居安思危，在与自然相处的过程中，不要得意忘形的理性态度。《易经》的出现比苏格拉底和古希腊"医学之父"、西方哲学家柏拉图诞生还早600多年，成为东方文化的经中之经。

　　中国医学禁忌的产生源于《易经》时代，中医学对禁忌的论述始于秦汉，《黄帝内经》（简称《内经》）奠定了中医禁忌的思想基础，在对人体生命过程的认识中，形成了独特的观念与理论。在自然与人、疾病与健康的关系中，重视整体，关注健康。防治疾病的过程，也把重点放在人与自然的关系上来，强调天人相应，追求阴平阳秘，形成了生气通天的生命观、阴阳盛衰的疾病观、以平为期的防治观及亢害承制的宜忌观。

　　中医禁忌理论体系在古今社会民俗禁忌的基础上，经过历代医家长期实践应用，经验教训的积累，形成丰富的文献资料和研究成果，并正在发展之中。

　　20世纪70年代，王辉武等提出"医学禁忌"的命题，并于1986年出版《病家百忌》专著，第一次把"医学禁忌"的概念推向海内外，引起了社会的广泛关注，并相继在台湾地区出版了《疾病禁忌》《药物与饮食禁忌》等禁忌专著，在王氏禁忌选题的推动下，图书市场上出现了大量有关医学保健禁忌的著作，包括科普读物，市场畅销的程度，显示了民众对医学禁忌知识的渴求与热捧。

　　中医禁忌学是庞大的社会禁忌体系与医学禁忌的一个分支，虽是分支，但也是一个系统工程。中医禁忌学以《易经》为首的中华文化为根基，以儒、道、释哲学思想为背景，以阴阳、五行、脏腑、经络、气血津液等基础理论为指导，以《内经》《伤寒杂病论》及各家学说临证实践为依据，对中医禁忌的形成、分类、生理、病理、诊断、辨识、预防、诊疗等进行了系统论述，初步形成了中医禁忌学的理论体系，铺就了中医禁忌学临床应用道路，为中医禁忌学新的学科的构建与发展，开辟了新的学术基础。

第一节 中医禁忌学的概念与范畴

本章概论主要介绍中医禁忌学及其相关概念、研究方法与范畴，中医禁忌学在中医理论体系中的性质、价值与地位，以及中医禁忌学的功能与作用。其中以中医禁忌学的概念、研究范畴为本章的重点。

中医禁忌学有着独立的医学理论体系。概念与范畴的确立非常重要，即应该首先阐明禁忌及其相关的概念，界定中医禁忌学研究与应用的范畴。

一、中医禁忌学的概念

中医禁忌学的概念，包括中医禁忌学、中医禁忌及相关社会禁忌等内容。

中医禁忌学的定义，是以中医理论为基础，在天人相应、阴阳两仪及亢害承制等观念指导下，用辨证论忌的方法，探讨在中医预防保健、疾病诊疗等活动中的德行规范，以及相关的违禁、预警、救治的学科。

中医禁忌学是以中医理论为指导，研究在人类生活中，以及在中医诊疗、保健和预防活动中，应当遵守的德行规范，对可能危害人体健康和社会生活的因素进行早期预警和干涉，并对违反禁忌而产生的后果提出补救或治疗措施的学科。

中医禁忌学的基本内涵，即以中医相关理论为基础，以人类在生活与医疗保健活动的德行规范为对象，从中得出正确的、否定性的结论，同时也对某些非正确的禁忌内容阐明理由提出废止要求，以指导疾病防治和养生康复为研究目的。中医禁忌学包括社会禁忌的阐述与辨识、疾病诊断、预防、治疗，以及现代对中医禁忌相关研究方法、内容及传统禁忌的真伪鉴别，提出新的禁忌规范及在临床工作中如何化忌为宜的具体方法，还包括临床各科、方剂、药物、医患关系等禁忌问题。

中医禁忌学是从社会禁忌、民俗禁忌和中医临床学科中分化出来的学科。

禁忌除禁与忌之外，还有慎、不可、严禁、注意等多种含义，禁忌并非绝对禁止，而是有条件的注意事项。在中医禁忌学中，禁忌的概念是指在人体的生命过程中，在某特定环境中，或在疾病的某一阶段对某些语言、行为、用药、用方或方法是应禁止的，违反则可能产生不良后果。这种不良后果，可能表现为形体上的损伤，产生痛苦，影响功能甚至危及生命；也可能表现为精神上的恐惧，产生失眠、心悸、神志失常等。体现在生活及临床各科的方方面面，凡有人类活动的地方，都会有禁忌，而这种禁忌认识，随着社会的发展、人们认识水平的提高而发展演变。如近亲结婚，早年并不认为是禁忌，近年已被大众接受，并上升为法规而禁止。

禁忌有绝对性，但更多是相对性，对人类有危害的德行都是绝对禁止的，除此以外禁忌都是相对的。此外，不同的民族、不同的国度、不同的风俗等都有不相同的禁忌，在医学上不同的生理体质禀赋、不同的疾病、不同的季节地域环境都有不同的禁忌。在中医禁忌方面，就更为复杂多变了，除严禁之外，还有不同程度的禁、忌、慎、不宜、切莫、不可。某些禁忌在一些特定的场合中完全可用，某些药物的禁忌通过适当配伍则变为可宜了，这是化忌为宜。

中医禁忌学中的禁忌概念，除了关注形体上的预防与保健的禁忌外，还特别重视形体之外的精神禁忌。人类为了更好地生存在自然中，避免形体上的损伤与精神上的危害都很重要，都需要禁忌规范去维护，这就体现了中医学"形神合一"这一独特的生命观。人与大自然相比处于相对弱势，人与天不能相等，只能尽力适应，并通过禁忌去完成适应大自然的实践过程，以达到保生存、少病而康寿的目的。

二、中医禁忌学的研究范畴

在中医学对人体生命过程的整体观念理论的指引下，以对立统一的辩证思想为基础，与相宜相随应运而生的必然是禁忌慎用，这种禁忌思维智慧，也与相宜的思想同时渗透到生命过程的各个角落，表现在生理、病理、诊断、治疗、选用药等各个方面。

中医禁忌学主要从事人类思维与行为活动的禁忌项目研究，并重点对医疗活动中的设忌分析、禁忌要求、违禁危害、违禁救治，以及识禁避害、化忌为宜等进行研究，属于基础与应用结合、匹配与发展的新兴学科。因此，中医禁忌学的研究范畴，涉及基础与临床各科。

（1）设忌分析：中医禁忌学，是有关禁忌而专门提出者，这是过去没有的学术问题，对于为何要设计这一项禁忌项目，应该有比较深入的分析，阐明其缘由。

（2）禁忌要求：为每一项禁忌规范，界定明确的要求，以利临证操作。

（3）违禁危害：对于不慎违反禁忌，可能造成哪些危害，应该分条分类，逐一表明。

（4）违禁救治：对于因违禁所出现的反应，提出相应的抢救或一般治疗方法。

（5）违禁变通：对于不属于严禁的禁忌要求，在一定条件下，准予变通。

（6）化忌为宜：在中医禁忌中有一些不是绝对的，可通过恰当的方法化忌为宜。

（7）纠正伪禁：对传统和现代一些经实践证实非正确的禁忌理念与传说，进行辨伪求真的研究，提出废止伪禁的理由和要求，以免影响正常的医疗活动。

（8）确立新忌：以科技成果为依据，确立新的禁忌立项与应用，如当今世界通行的药物警戒表述。

此外，中医禁忌学的研究范畴，还涉及中医药服务新项目的拓展，例如，①中医禁忌学与健康管理：近年来，疾病谱的变化，慢性病发病率、死亡率的持续上升，老龄化社会等问题所导致的医疗负担日益沉重，逐渐成为影响国家社会经济可持续发展的重要因素之一。如何在满足国民日益增长的健康需求的同时，有效控制医疗费用快速上涨，是世界各国所面临的共同难题。无论国家还是个人，对于医疗费用减少及个体健康的维护，前瞻性的健康管理方式均可起到积极的作用。因此，以中医禁忌学思想为指导，与西方健康管理模式有机结合，建立具有中国特色，符合中国国情的中医禁忌学健康服务体系具有重要意义，在充分满足公众预防保健需求的同时，也可实现以最少医疗费用投入达到最优健康管理的效果。②中医禁忌学与慢性疾病防控：由于慢性病发病率逐年升高，慢性病具有病机复杂，潜伏期、病程长，发病率、致残率、死亡率高，医疗负担重，可防、可控但难以治愈等特点，因此早防、早控尤为重要。中医禁忌学的治未病预防理念、多元化的防控手段及可推广的个体化防控工具等优势，在慢性病防控中能起到重要的作用，实现慢性病早预防、早预测、早干预，达到慢性病防治关口前移的目的。③中医禁忌学与老龄化问题：人口老龄化是全球性问题，伴随老年人口的数量快速增长与高龄化，人们的关注焦点已从以往人口寿命长度转向老年阶段的生命质量，我国政府也将促进积极老龄化作为长期应对战略。基于中医学的广泛群众基础与高度文化认同，采用中医禁忌学理念的养老服务体系在应对积极老龄化方面具有独特优势。

第二节　中医禁忌的价值与中医禁忌学的地位

《易经》作为东方文化的经中之经，当然也是中华文化的鼻祖，乃中华民族的智慧总结。众所周知，周人为何要占卜呢？孔子在《易经·系辞》中作了回答，曰："作《易》者，其有忧患乎？"从历史而论，我们的祖先，具有与众不同的居安思危的忧患意识，也成就了中华民族的伟大经验与智慧。多少年来，这种"生于忧患而死于安乐"（《孟子·告子下》）成为中华民族的共识，这一智慧伴随着我们战胜一个又一个苦难与危险，让伟大的中华民族屹立于世界之林。

孔子在读懂《易经》后说："危者，安其位也；亡者，保其存也；乱者，有其治也。是故君子安而不忘危，存而不忘亡，治而不忘乱，是以身安而国家可保也。"因此，可以这样说，中医学强调禁忌，从文化这个高度看，是我们民族伟大智慧的体现。

《孙子兵法·九变篇》中也说"智者之虑，必杂于利害"，善用兵者当知晓"兵家之忌"，高明的医者与病家亦然，必先知其不可用，而后方可用之无虞。

随着生命科学的发展，现代医学模式正从生物医学模式向社会-生物-心理医学模式转变。医学注重治疗，还要注重预防；人们期望少生病，也要追求更长寿。在这一点上，中医学"治未病"是高于世界医学品味的举措，"未病"不仅是指机体处于尚未发生疾病的时段及其状态，而且包括疾病在动态变化中可能出现的趋向和未来时段可能表现出的状态。中医禁忌可以防范于未然，减少疾病的发生，降低医疗费用，提高人类生活质量，是实现"治未病"最好的方法。实践证明，按照"宜"的方法去指导救治还不够，还必须懂得按"忌"的指示去规范预防行为。因此，中医禁忌学在中医学科体系中占有重要的地位，其主要作用在于规范医疗行为，促进中医临床医学、中医预防医学的发展，逐渐成为医中之"法律"，它的意义与价值当是不言而喻的。

当今，人们物质文化生活水平的不断提高与丰富，对健康的要求也越来越高，对于疾病的预防、医疗的安全、人生寿命的期望值也有更多的期待与追求。中医禁忌学作为以规范医疗行为与思维为主的学科，自然地防范差错、减少失误，成为"医中法律"的重要地位，其主要价值表现在可以促进中医基础理论在另一个"半边天"领域有所创新，中医临床医学、中医预防医学、中医方药警戒表述和实现多学科交融等都有非常重要的意义与价值。

一、中医禁忌学的性质

中医禁忌学是研究人类禁忌形成、禁忌确立、禁忌运用、禁忌废立以及健康与疾病的关系,并在临床实践中对疾病防治,以及预防养生,避免错误事故具有指导作用的理论体系,故它属于基础与应用相结合的新兴学科。它是研究人类生命过程与现象、健康与疾病、适宜与禁忌关系的新的分支学科。从其学科基本结构和内容来看,它是以中医传统禁忌为主体,吸收现代人类学、社会禁忌学、民间禁忌学和现代医学等相关学科内容而建立和发展起来的,也是一门新兴的交叉学科。

二、中医禁忌学的价值

我们的一切工作都是"为人",也称"以人为本"。伟大的思想家歌德说过:"人是一个糊涂生物,他不知从何而来,往何处去。他对这个世界,而首先对于自己,所知甚少。"医学研究的不仅仅是疾病本身,而是要研究疾病现象的载体及有着不同生活经历和生理体验的活生生的人,加上人群的特异性、人体的异质性和疾病的多发性,就以疾病来说,现有病种已达 40 000 多种,加上不同疾病的分期和分型,而又发生在不同的人群和不同的个体身上,这就构成了医学的更加复杂性,可以这样说:"医学不完美,永远在路上"。

因此,人的疾病是复杂的,医学事业是崇高的,医学的风险也是最大的,探索是无止境的。人非圣贤,岂能无错。医生是人不是神,但犯错误不可怕,可怕的是再犯同样的错误。出现一个错误,吸取一次教训,一经改进,实现一次进步,这是社会与学科发展的必然轨迹。出现错误,要进行惩罚,是为了记忆深刻,吸取教训下次不再犯。出现错误,进行反思,举一反三,既避免自己重犯,又使他人乃至后人不犯,这就是禁忌的意义。中医学是关于人的大事,是难度极高的事,容易犯错误,所以中医禁忌内容特别丰富,也具有很高的实用价值。

研究禁忌,遵守合理的禁忌,目的在于少犯前人的错误,我们今天所见到的中医禁忌,一部分是经验智慧的总结,更多的是各种教训的结晶,有的甚至是血的教训。中医学的发展,就是宜与忌的不断实践探索过程,用禁忌警示后人,告知哪里是"雷区",不可接近。若不懂禁忌,进而违反禁忌,就会带来更大的风险。

随着科技的发展,社会法制化的推进,人们在医疗活动中越来越感到只谈"宜"不谈"忌"是不够完整的,也给正常医疗活动造成许多麻烦。如临床医师只研究宜而对病证的常规禁忌茫然不知,当患者问到"我这病应该注意哪些禁忌"时,医生们常常张口结舌或敷衍作答,轻则影响疗效,重则导致违禁、误治、中毒等不良后果。因此,医学研究,除了传统重视"宜"的探讨之外,还必须研究"忌"的规律。

20 世纪 80 年代初,王辉武等首次在学术界提出"中医禁忌"的概念,并在 1987 年出版了《病家百忌》一书,以科学普及的形式,把"医学禁忌"的命题发表于学术界,公诸于全社会,引起了广泛关注,该书在 1992 年获得全国首届高士其科普基金奖,并在 1997 年以"疾病禁忌"和"药物与饮食禁忌"为题,在台湾地区出版繁体字本,在海外广为发行。继《病家百忌》出版发行以后,国内掀起了以医药禁忌为主题的科普读物出版高潮,20 年内达数百种之多,发行量以百万册计,这种市场现象说明,"医学禁忌"这个选题备受民众重视,有广阔的市场,同时也可从中窥见开展中医禁忌研究的价值与意义。

中医禁忌是医学禁忌中的一部分,它与社会禁忌有着千丝万缕的联系。正是因为这个原因,导致"中医禁忌"这个论题的复杂性和难度。我们在前期文献梳理中发现,中医药禁忌不仅内容丰富，而且具有一定的理论基础，并经受过长期的实践检验，在社会禁忌这个庞大的家族中是一门独具特色、水平较高和相对独立的学科。

中医学重视"治未病"，中医禁忌是实现"治未病"的重要措施。《素问·四气调神大论》说"……圣人不治已病治未病，不治已乱治未乱"，强调预防在病之先。如何预防，这就必须实施先于病之禁忌。治未病之说，包括疾病微而未显（隐而未现）、显而未成（有轻微症状）、成而未发、发而未传、传而未变、变而未果（表现出愈或误治、坏证，生还或死亡），甚至提前到胚胎形成时期，优生优育都是"治未病"的范围，禁忌干预都可以发挥作用。著名中医学家邓铁涛认为"养生重于治病""中医治未病是高于世界医学品味的一种举措，是世界没有的"。可见中医禁忌的价值所在。

三、中医禁忌学的地位

医学是一门研究并关注人的生、老、病、死的学科，它需要"纵观人类之盛，细寻治病之策"。人是"天、地、人三才"中的一才，是生物的人与社会的人的统一体。人之所以成为人，主要在于人具有动物没有的自我意识和思维能力，在人类社会的早期，禁忌是最能体现人的思维能力的事物之一。人具有动物性和社会性，并且社会性占上风，关键在于人类能够逐渐懂得用禁忌来约束思想与行为，并共同遵守之，以确保生存与繁衍。

安全是医学领域的一个永恒课题，也是提高医疗质量的重要前提和基本要求，而医学禁忌正是保障医疗安全的有效措施，也是预防医疗差错事故的重要方法。

中医学是一门实践性很强的学科，始终以人为研究核心。正如《素问·宝命全形论》说"天覆地载，万物悉备，莫贵于人"。中医禁忌的内容可分为两大类，一类是人与物之间的忌，如阴虚有热的人，忌食某些食物等；一类是物与物之间的忌，如药物之间的配伍，海藻忌与甘草合用等。但两者最终还是落实到人。因此，中医禁忌学时刻也不能离开人这个主体。可以这样说，人类的发展历史，从某个角度看，在没有法律的时候就是一部不断发展的禁忌史，人人必须敬畏和遵守。于此，可以见到禁忌和中医禁忌学的地位。

中医禁忌学体现了天人相应、整体制约等重要的中医基础理论。人在追求"同于天"的过程中，实现人的自身超越，达到理想的"天人合一"境界，中医学强调人与自然、人与环境、人与人及人体内的和谐共处，提倡尊敬、感恩和热爱大自然。人类如肆无忌惮地违背自然，是会遭到惩罚的。对于人体这个小天地来说，自始至终都是一个整体，脏腑气血、经络之间无不存在亢害承制、宜忌相随的关系，"牵一发必动全身"。禁忌的研究，也须从全局来认识，它是人类社会存在的"生态"问题，将为加深人类与自然和谐的理解，为人类有效地适应环境、规范自身精神思想与行为活动提供科学依据和方法。因此，中医禁忌学在中医理论中占有重要地位。

在中医临床过程中，从辨证诊断、治则治法、遣方用药到康复护理，采用审证求因推理方法，均包含有丰富的禁忌学内容。在中医个体化诊疗中，对不同性别、年龄、体质、证候都有相应禁忌要求，充分体现中医学三因制宜的理论，也说明中医禁忌在临床医学体系中占有重要地位。

"治未病"是中医药的特色和优势，是中医药健康文化的核心理念，其思想价值就在于倡导人们珍惜生命，注重摄生保健，而中医禁忌学处处蕴藏着预防医学思想，有许多禁忌目的就在于趋利避害，防患于未然，这对于构建中国特色预防保健体系具有非常重要的意义。因此，在中医预防医学中，中医禁忌学也相当重要。

中医禁忌学作为中医学科体系的新成员，在医疗保健活动中具有不是法律的"医中法律"之功能。

禁忌与法律同源，法律属于禁忌范畴，但禁忌不一定是法律。从理论上说，法律比禁忌成熟得多。因为法律代表社会的意志、国家的意志，法律依靠的是国家的力量，力大无比；法律切实惩罚，法律铁面无私、人人平等。但是法律也并非万能。至少说道德层面上的禁忌，法律是无能的。有些人只是在心里在想违禁，但还未付诸行动，也没有造成危害，法律就管不了。而禁忌要求精神上与实体的全方位禁忌，即使只是头脑里想，也是违禁。禁忌虽然不如法律成熟，但是禁忌比法律管得宽，形而上和形而下都包涵其中，效果也会比单纯的法律好得多。这就是为什么在倡导法治社会的时候，还需要道德重建，也需要研究禁忌的道理。

亚里士多德在《政治学》中说："法律是没有感情的智慧"。法律主宰社会，把人们隔离成一个个礼貌、自由而孤独的个体，法律就成了冰冷的工具。我国在人性本善的假设下，一方面，把社会的长治久安寄托于个人修养（禁忌自觉），另一个方面，在儒家看来，"礼缘人情""礼许变通"，人与人之间更亲密。中国文化中相对少点严明的法治，哪些应该做？哪些不应该做？缺乏明确的尺度，人们不会在错事面前望而却步（无敬畏），思维在对错之间模棱两可的边缘上徘徊，这种灵活变通容易滋养成肆无忌惮、为所欲为，这时，这种中国式的自由便在道德、规则之外无限度地放纵。沈从文说："法律注重在使人不敢作恶，道德却能使人乐于向善。"两者实可殊途同归。

总之，在法理社会中，法治虽然使人们僵化甚至冷漠，但却能使他们简单轻松；在伦理社会，人们很灵活，富有人情味，却也狡黠复杂，禁忌在其中起着重要作用。

随着社会科技的发展，现代流行病学、药理药效学和分子生物学等方法在中医禁忌研究领域中的应用，中医禁忌学有条件和机遇获得更好的发展。因为人类对禁忌的研究不再局限于中医学，它与社会禁忌和西方医学禁忌（目前归于"注意事项"中）等有着不可割裂的关系。中医禁忌学可能在多学科互相渗透的研究中，显示出不可替代的重要地位。

第三节　中医禁忌学的作用

中医禁忌学提高了中医对人体病因、证候、疾病的认识水平，为中医在医疗活动中的医德、诊治、方药等制订规范与准则，减少或杜绝失误，为中医临床医学和预防医学补充了新的内容，对中医药学的发展和多学科的交流具有重要作用。

一、丰富中医病因理论

中医病因发病理论，主要以六淫、七情为核心，而导致发病的关键是不符合某种天体自然或人体生理的正常规律，实际上是违反了禁忌而出现各种各样的病证。但传统病因发病学，并未提出这样明确的认识。中医禁忌学认为，禁忌与发病有着明显的相关性，内伤七情与外感六淫是否发病，取决于人体是否主动地去适宜，而不是无知地去违禁，而且在疾病演变过程中，违反病因禁忌也可影响疾病的发展、转归和预后。因此，中医禁忌学大大地丰富了中医病因理论和内涵。例如，近年研究发现不少疾病难以治愈，其中包括某些变态反应性疾病，原因在于对某些食物不耐受。我们能够采用现代实验筛选的方法，确认不耐受的某种或某几种食物，并把这些食物作为发病病因，有针对性地采用"食忌"的方法，从而使难治病证获效。

二、促进中医临床医学的发展

中医临床医学，辨证论治是其重要特色之一，在这个过程中，将四诊收集到的资料，用中医理论进行归纳分析，然后做出其证候诊断，并提出相应方剂和药物，这是传统方法，一般在处方用药时，主要考虑病证应该用何方药（即"宜"），而较少想到某病证不应该使用何方药（即"忌"），这是多年来中医临床医学的一大缺陷。中医禁忌学认为，在中医临床活动中，不仅要重视宜，还必须关注某病某证之"忌"，通过"忌"的警示防患于未然，通过"忌"减少误诊与误治，通过"忌"防止病证复发、巩固疗效。这在一定程度上，以"忌"补"宜"，宜忌互动，填补了缺陷，让医者的思维活动更富于实用的辨证特色，促进了中医临床医学的发展。

三、完善中医护理的操作规范

中医护理以整体护理观念、辨证施护为特色，在医疗保健，养生康复中发挥重要作用，中医禁忌学的研究与运用，可促进中医护理向标准化、规范化和制度化发展，成为临床实践、操作规范及质量评定的重要依据。

随着医学模式的转变，老龄化社会的到来，以及健康观念的转变，中医护理的地位和作用将日益受到认可，其中关于护理禁忌的研究也将提到议事日程。

中医护理在历代医疗活动中积累有丰富经验，也独具特色，其中包括临床各科的基础护理，用药后的护理，病后的康复护理，针灸、推拿、拔罐、刮痧的操作护理，以及生活起居、饮食、情志护理等，文献中记载有明确的禁忌慎戒，至今仍有临床价值。

四、促进中医养生学的发展

以中国古代哲学和中医基本理论为基础的中医养生理论与实践，是中华传统文化的精髓之一，在探索人类衰老的原因和延年益寿方法的道路上，积累了宝贵的经验，留下了丰富的遗产。在精神、环境、饮食、作息、衣着、房事、交际、雅趣、沐浴、气功、针推、药物等方面有许多切实可行的禁忌要求，对养生防病十分重要。历代民众和医家，在观察和研究养生保健"宜"的同时，也积累了大量养生保健"忌"的宝贵经验。如《抱朴子·极言》记有饮水的禁忌，说"不欲极渴而饮，饮不过多"。《诸病源候论》有预防痔漏的生活禁忌，云"养生方云："忍大便不出，久作气痔"。《备急千金要方·论大医习业》有"卫生切要知三戒：大怒、大欲并大醉"的记载。《千金翼方》有"一日之忌者，暮无饱食；一月之忌者，暮无大醉；一岁之忌者，暮须远内，终身之忌者，暮常护气"的记载。《寿亲养老新书》记有"一者少言语养内气，二者戒色欲养精气"等，内容涉及养生保健的各个方面。这些宝贵的养生禁忌知识，有时比正面谈宜的效果好得多，大大地促进了中医养生学的发展。

五、赋予中医预防医学新内容

中医学历来强调"治未病"，提倡以预防为主，包括未病先防和既病防变。中医禁忌学为中医预防医学提供切实可行的方法，通过谨慎的指导，构建一级预防：养生保健，阻止疾病的发生；二级预防：临床前期的病证禁忌；三级预防：发现疾病的演变趋势，采用禁忌干预，也为既病预防诊疗失误，提供可操作的方法。通过禁忌法则的临床实施，可提前干预人体亚健康状况，纠正不良习惯，预防疾病发生。对不同体质、性别和年龄的人群，在正常生理状况下，采取相应禁忌指导，可以在很大程度上改善人体的体质和健康状态，减少发病，为中医预防医学补充新的内容。

六、促进中医药学与其他学科之间的交流

人类社会禁忌存在的意义，早已在国内外得到公认。如日本汉医、韩医、藏医、蒙医都十分重视禁忌。过去，我国对社会禁忌的研究还刚刚起步。医学禁忌，中医与西医的禁忌目前都处于无序的应用状态，就连当今的《中华人民共和国药典》都还未列"禁忌"专项，仅在"注意事项"中提到禁忌而已。因此，中医禁忌学的构建，具有独树一帜的创新意义，其研究也必然会促进中医学与社会科学、世界各国、各民族，特别是与现代医学进行广泛的交流与合作。在传统医学中，可以通过中医禁忌学实现与韩医、日本汉医、藏医、蒙医的沟通，进而通过一带一路的建设，实现与欧美、阿拉伯、非洲的传统医疗交流，以促进中医药走向世界，服务全球。

第四节 构建中医禁忌学学科的必要性

2013 年国务院颁布《关于促进健康服务业发展的若干意见》（国发【2013】40 号），明确提出了"全面发展中医药医疗保健服务"，推动了我国中医药健康产业的发展，现代医学模式经历了由生物学到生物-心理-社会-环境医学的发展过程，越来越重视对人体状态及功能性疾病的研究，以及对现代医学临床思维模式的种种变革。将来医学重心要由重点放在治疗疾病上转变为促进健康状态方向。这种医学目的的转变，对中医学的诊疗方式和评价方法都将提出更高的要求，因而对复杂的人体生命过程需要一种新的认知方式和评估模式。医生基本职能的最新理念，应该是保健提供者，应从患者的整体利益考虑。医生同时应该是一个决策者，应为患者选择成本最低、有效的治疗方案和健康方案，宜忌并重，防患于未然，从

治病到防病，病前、病中与病后，从宜适指导到禁忌干预，成为今后医学应该强调的重点。因此，关注禁忌的临床思维模式，受到患者的关注，也得到了越来越多的海内外同行的认可。

经过实践的检验，中医禁忌的价值得到民众的广泛认可。然而长期以来，为何散漫无序，发展缓慢呢？这是因为中医禁忌虽内容丰富，但未受到文化上的虔诚对待，其学科地位没有确立，甚至还被人认为与"迷信""伪科学"等同，而处于自生自灭之中。因此，为了中医禁忌遗产的传承、保护与发展，构建相对独立的"中医禁忌学"学科，是非常必要的。

中医禁忌有理论基础，有实践经验，有应用价值，是人类社会养生保健事业中，除了"宜"之外的"半边天"，对于保证医疗安全，提高临床疗效不可或缺；就中医禁忌的学术理论与实践而言，这是一个很有前景的系统工程，可供后世长期探讨与研究；在学术领域中，不仅有"术"，还有十分重要的"学"的内涵，完全有理由确定其学科地位。

构建"中医禁忌学"是中医学全面发展的必须，有利于有组织、有计划地开展全面系统的科学研究活动。如对中医禁忌的形成、分类、鉴别、应用，中医禁忌与德行、治未病、发病、辨证、治则和违禁与抢救等进行研究，并在此基础上，去伪存真，发展创新，分别建立养生、方药与各科的禁忌学，从广度与深度上充分展示其优势，为生命科学的发展做出贡献。

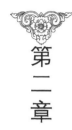

禁忌的社会文化渊源与演变

人类的禁忌，植根于古老文明的社会文化土壤之中，充满了人类生产生活的每个角落。据文字学、人类学、民俗学和心理学的研究表明，禁忌是先民源于对某些神秘力量的不可抗拒的畏惧，从而对自己的行为、思想所作的各种限制，目的是为了趋吉避凶，免于灾祸，这是一种应对性的防范措施；此外还包括人类在与自然共生中长期积累的经验，以及在长期人际交往中所形成的社会礼俗，这些约定俗成的禁忌条件，有的随着人类生产力和社会的发展而逐步消失，而有些禁忌能传承数百年，甚至数千年，其中有着深刻的社会文化根源。

第一节　禁忌相关词语的文献表述

"禁忌"这个词，在国际学术界统称为"塔布"（Taboo 或 Tabu），原来是南太平洋汤加塔布岛人的土语，表示的是"神圣的"和"不可接触"的意义。

从汉字造字意义上说，"禁"与"忌"同中有异，但异曲同工。虽然"禁"与"忌"有相同、相通之处，如"禁，吉凶之忌也"（《说文解字》），"忌，禁也"（《周易·夬·疏》），但仔细推敲，也有区别。

禁：禁止，制止之义，防患于未然。如《礼记·王制·疏》载："禁谓防"。"禁，从示林声"（《说文解字》），林者，"君也"（《尔雅·释诂》），示者，"语也，以事告人曰示也"（《玉篇》），"示，天垂象见吉凶，所以示人也"（《说文解字》）。又如蔡邕说："汉制，天子所居，门阁有禁，非侍御之臣，不得妄入。"张衡赋"上林禁苑"注云："禁，禁人妄入也。"可以理解为严格禁止。可见"禁"含"禁止"的意义较重，指社会、宗教等的外力干预的制止。

忌："憎恶也，从心己声"（《说文解字》），己者"身也"（《广韵》），心者"人心土脏也，在身之中"（《说文解字》）。可见，"忌"所含"抑制"的意义为主，指自我情感的避戒，是自觉的自内而发的规避不利于己的思想与行为。《诗经·大雅》云："匪言不能，胡斯畏忌。"可以理解为"有所畏"，如畏忌、顾忌、憎忌等。

慎：程度最轻，《系传》云"慎思术也"，是谨慎的意思。《论语·学而》曰"敏于事而慎于言"，朱熹注"慎于言者，不敢尽其所有余也"。《方言》说"慎，忧也""慎，思也……凡思之貌，亦曰慎"，可以理解为"小心思考"之意。

讳：又称忌讳，从字义上讲，"忌"与"讳"同，而"禁"与"讳"不同。因为，"忌，讳也"（《广韵》）；又"入境而问禁，入国而问俗，入门而问讳"（《礼记·曲礼》）。可见，"忌讳"较之"禁忌"更通俗。正式场合用"禁忌"不用"忌讳"，在一般情况下，可以通用。时至今日，百姓了解禁忌者少，但对"忌讳"则心领神会。

戒：禁制的意思。《论语·季氏》云"孔子曰，君子有三戒"，以及后来的戒烟、戒酒。《庄子·达生》曰"人之所取畏，衽席之上，饮食之间，而不知为之戒者，过也"是为养生之忌。"戒"带有自觉的性质，指出因自身意愿而遵守的准则。"律"则多少有些强制的性质，是必须遵守的规则。"八戒"为八种戒助成斋法，即一不杀生，二不偷盗，三不淫邪，四不妄语，五不饮酒，六不坐高广大床，七不著花髻，八不司歌舞戏乐。小说《西游记》中因悟能太贪吃，好玩，才有"八戒"之名而警示之（王琬《佛治百病》）。

节：节度，法度，节制之意。如"女不可近乎？曰节之"（《左传·昭公元年》），《管子·内业》载有"食莫若无饱，思莫若勿致，节适之齐，彼将自至……忿怒之失度，乃为之图，节其五欲，去其二凶，不喜不怒，平正擅匃"，节有谨慎之意。

禁忌在中医典籍中有禁（严禁）、忌（大忌、切忌）、讳、慎、勿、戒、律、注意、不可和不宜等多种称谓，包括对医德行为规范的告诫，如"医之罪也"，临床工作的误治、逆证、坏证，以及有些虽没有明文禁忌，但言外之意却有明显的禁忌意图，如"桂枝下咽，阳盛则毙，承气入胃，阴盛以亡"（《注解伤寒论》），"凡治病，不明脏腑经络，开口动手便错。不学无术，急于求售，医之过也"（《医门法律》）等警示，都属中医禁忌的范畴。近年来，随着中医药的发展与进步，禁忌出现在各科临床医籍中及中成药的说明书中，有的虽未见"禁忌"的字样，但多以注意事项代之，或称"药物警戒表述"，这是国际上统一的药物禁忌新词，我国也正逐渐采纳之。

此外，中医书籍还把疾病演变过程中的预后不良、危候、死症等称为"忌"，如《脉诀》之"脉忌"，《寿世保元》有"诸脉宜忌生死类"，《景岳全书》有"脉法宜忌歌"，《证治准绳》有"痈疽疔毒之善恶宜忌"，《医学纲目》有"不可患痈疽者七处"之忌，都是通过人类多年的生活与医疗实践总结归纳出来的，是一种具有一定应用价值的规范，也是人类在生存斗争中被广泛认可的是非分明的经验与教训的表达方式之一。

中医禁忌是社会禁忌的一个分支，而且是一个独具特色的重要部分。两者同时来源于生活，都是对可能导致不利或危险的言行或事物的警告。社会民俗禁忌涉及精神心理者居多，违禁不一定受到惩罚，写上"姜太公在此，百无禁忌"的字条就不怕了；而中医禁忌多与人体生理病理相关，内容实而不虚，违禁者极有可能受到相应的伤害，有时甚至会导致严重后果。如在民俗禁忌中记有某日不宜出行，违忌者不一定都遭危险，只会给违禁者造成忐忑不安的心理负担；然而中医禁忌则不一样，如中药斑蝥明文禁止孕妇服用，如不慎违禁，则必然导致胎堕的危害。

第二节　中医禁忌源于社会禁忌

中医禁忌与社会禁忌有着不可分割的联系，但两者在水平上却有不同。中医禁忌是社会禁忌的一种升华，在价值与效应上也有本质上的差别，中医禁忌以临床实践为主要手段，有意识地对医疗活动中的禁忌进行科学性、实用性和可行性的研究，对有关禁忌的质、量和方法，都要提出比较准确的认识，同时对一些不准确、不可靠的禁忌，进行鉴别并以科学慎重的态度进行择优汰劣，或存疑待考。

　　社会禁忌与中医禁忌严格说来又是不可截然分开的。社会禁忌与中医禁忌在思想方法上是一脉相承的。

　　《论语》是儒家思想的代表作，对中华文化影响很深。《论语》在讨论社会禁忌时的思想方法与中医禁忌有许多相似之处。如子路问孔子："君子尚勇乎？"君子该不该崇尚勇敢呢？孔子答道："君子义以为上。君子有勇而无义为乱，小人有勇无义为盗"（《论语·阳货》）。即是说，崇尚勇敢没有错，但这种勇敢是有约制的、有前提的，这个前提就是"义"，没有约制的勇敢是危险的，劫机犯你能说他不勇敢吗？因此孔子又说："以约失之者，鲜矣"（《论语·里仁》）！只要有约制就会减少行为上的过失与错误！这里的"约"就是禁忌规则！

　　为提高疗效、减少医疗行为中差错失误的中医禁忌，同样应该是有前提的，大的前提是合乎自然、利于生理；小的前提是在"人类体质""证候"条件下研究讨论禁忌，因时令、地域、性别、体质、年龄不同，进行"辨证论忌"；在如何把握约制原则上，《论语》强调"过犹不及"，"过"与"不及"都要避免。故在研究禁忌时，不能简单地划分为禁与宜两端，时间、空间、程度和条件等都应考虑进去，只谈宜没有忌，过于放纵，容易出错；而过于重忌，又会畏手畏足，百事难成。因此，中医禁忌按照程度不同，分为严禁、禁、切忌、忌、慎、不可、注意、勿……的不同等级，有利于禁忌在实践中的操作性，又使中医禁忌富含传统文化特色。

　　此外，不少中医禁忌在初起形成阶段，大都属于社会禁忌的范畴。如近亲不能结婚，在早期属于部落或家族的社会禁忌，后来在人类遗传学发展到一定水平时，逐渐认识到这是一个医学问题，同时确立为一种必须遵守的医学禁忌。

　　宜与忌可以规范人类精神与行为的全部。在医疗保健活动中，过去我们把主要精力集中在研究"宜"，对"忌"的研究较少，致使中医禁忌的经验与知识，虽然内容丰富，无处不到，但仍长期处在散漫无序、自生自灭的状况，与社会禁忌、民俗禁忌融合在一起，鱼目混珠，良莠不齐，以致多年受到不公正的待遇，甚至不分青红皂白，被统统斥为迷信，处于被消灭的地位，未能充分发挥禁忌在医疗活动中的积极作用。中医禁忌从社会禁忌中独立出来以后，必将使中医禁忌学得到提高与发展。

第三节　社会禁忌的起源

　　人类生活在世上，要经受诸多苦难、威胁与压抑，这些外界力量大多来自于自然、社会和人类本身。禁忌是出于人们心理上的某些需求，而精心编织的文化屏障，企图通过禁忌的规范来达到人类与自然、社会的和平共处，圆融相适。因此，可以这样说，社会禁忌起源于人类的生存斗争。

　　我国是世界上最先以文字形式记述禁忌现象的国家。《诗经·鄘风》有云"蝃蝀在东，莫之敢指"，毛传："蝃蝀，虹也。"孔疏："虹双出，色鲜盛者为雄，雄曰虹，闇者为雌，雌曰蜺。"虹或蜺大多视为妖祥，故有不得随意用手指虹蜺的禁忌。《淮南子·天文训》也说："虹蜺彗星者，天之忌也。"专门记载先秦朝野礼俗的典籍《礼记》中，就记下了"问禁""问讳""不称其讳，不犯其禁"的要求和关于日常生活、征伐等方面的具体禁忌。

我国见之于信史的禁忌始于殷商。当时社会，由玛那观念发展而来的鬼神观念相当盛行，大凡遇祭祀、征战、狩猎、出入、迁徙、风雨和疾病、瘟疫等，都要用火灼龟甲、兽骨，并根据甲骨的裂纹以兆卜吉凶，或用蓍草直立的茎形测吉凶。《说文解字·卜部》解："占，视兆问也。"周代专设官吏名"占人"，"掌占蓍龟之封兆吉凶"。当巫与当事人或主导者想象代表凶险的"裂纹"或"茎形"和要进行的事项有不利的联系时，于是就停止去干，以避免灾祸，这就是一种禁忌现象。把占卜的事项和结果铭刻于甲骨之上，即为我们通常所说的殷墟卜辞（即甲骨文）。显而易见，这应该是最早记述禁忌现象的文字了。我国目前所知最早的卜骨，是豫西南地区淅川下王岗遗址出土的仰韶三期羊肩胛骨，上有烧灼痕，距今约 6000年。最早的卜角，出诸南京北阴阳营遗址，距今五六千年。这就是说，在新石器时代早期偏晚阶段就已有禁忌现象存在了。

然而，禁忌现象实际产生的时间远比上述文字记录要早很多。根据考古发掘材料所示，在距今 10 多万年的尼安德特人（Homo neanderthalensis，1848 年在地中海西端直布罗陀海峡的峭壁上首次发现，继而 1856 年 8 月在德国杜塞尔多夫城以东的尼安德特河谷附近的洞穴中又被发现）墓葬中，死者尸体的位置是头东脚西。并非巧合的是，我国近 2 万年前的北京山顶洞人的葬式同尼安德特人如出一辙。《礼记·檀弓下》云："葬于北方北首，三代之达礼也，之幽之故也。"其实不然，不同地区、不同族群，葬式也未必均是"北方北首"。《山海经·海内南经》即云："帝舜葬于阳，帝丹朱葬于阴。"但在同一个墓葬区，死者的朝向均是大体一致的，诸如河南密县莪沟北岗聚落遗址的族墓是头向朝南；陕西西安半坡墓葬呈东西向，死者头对西方；偃师二里头的墓葬绝大多数呈南北向，一般头向均对北方，等等。这说明古代埋葬死人的方向有一定的规矩，"应该视为当时活着的人们对死者的一种有意识的安排"。我们似可据此臆测，那时的葬礼中，人的尸体要按原始先民各自认为"合适"的方向来摆放，而禁忌与此相反的朝向。这种现象无疑可视为禁忌的组成部分。大概可以这样认为，远在 10 万多年前的"尼人"时期就存在着禁忌了。

弗洛伊德在《图腾与禁忌》中说："伍恩特（Wundt）形容塔怖（即禁忌）是人类最古老的无形法律"。它的存在通常被认为远比神的观念和任何宗教信仰的产生还要早。从现有考古发掘的成果看，这一说法是可以成立的。"尼人"墓葬和我国 18 000 年前的北京"山顶洞人"的葬礼遗址，是目前能找到的最古的禁忌遗址。"尼人"脑的结构尽管比猿人的要复杂，可以接受外界传入的大量信息，并对躯体的各种运动做出比较准确的控制，但他们思维的能力还不足以建构玛那之类超自然物的观念，不可能把自然界人格化。然而，这并不妨碍原始先民直率地编织禁忌网络。"因为原始人在某些强大、凶猛的具体自然物面前是能够产生恐惧感觉和逃避行为的。这种恐怖和逃避是原始人的本能"，与动物的本能差不多。但人的本能是被意识到了的本能，比如，当原始先民数次遭到猛兽的侵害之后，就会对这类动物产生记忆，经过多次记忆和印象重复而对它们形成可怕的观念。于是在以后的活动中便竭力绕开这些动物。还有远古猎手面对自然气候的严酷，更感到自身软弱无力。每当狂风怒号，冰雪连天，猎手们就会凭着以往的经验而偃旗息鼓，不敢动作，惟恐身陷不测。这些出于自我保护欲望的行为，实际也是对危险事物的一种本能性的禁忌，当然，此时的禁忌仅处于萌芽状况，表现为对具体的真实的危险的恐惧和逃避；而真正意义上的禁忌，其危险则是想象的、虚拟的。由于当时人们的智力尚不具备概括和抽象的能力，所以禁忌现象还没有在抽象的、看不见的危险情境中形成。

费尔巴哈说："自然是宗教的最初原始对象。"同样，自然也是禁忌的最初原始对象。一旦人类和其他动物分道扬镳，从大自然中挣脱出来之后，便立即要回过头去，面对来自大自然的各种威胁。而禁忌正是"蒙昧时代"的人类首次以自己特有的睿智来抗拒自然的有效的方法之一。

我们完全可以说："只要有人类就有禁忌"（万建中.禁忌与中国文化.北京：人民出版社，2001）。

禁忌起源于人类的生存斗争。据考古发现，早在新石器时代就有禁忌存在。我们的祖先在与自然界相处的过程中，为了趋利避害，减灾灭祸，发现一些不应该或不能那样做的事情，通过长期实践检验、总结，逐渐完善、演化、修正、更新、认同和传承。其传承方式有口授心传，也有文字记载，形成了庞大的禁忌体系。古往今来，受不同时代文化的影响，许多来源于民间的禁忌资源，被统治阶级或社团利益驱动，禁忌逐渐义理化、道德化、制度化和政策化，甚至法律化，使某些禁忌堂而皇之地登上了大雅典籍之中。那些条条款款，虽然早就不称禁忌了，但就其形成和来源而言，还是属于禁忌之列。

约而言之，禁忌的起源有五个方面。

一、欲望产生禁忌

《礼记·月令篇》曰："仲夏阴阳争，死生分，君子斋戒，止声色，节嗜欲。"这里的戒、止、节，即是忌慎。

欲望是人的本能需求，欲望促成行为，但作为自然生态和社会稳定的需要，必须对欲望进行理智的抑制和约束。举例说，"食色，性也，人之大欲存焉"，在这个问题上，如果人们"随心所欲"，必然会给社会、家庭和个人造成危害，必须要对这种本能的欲望进行有规矩的抑制，否则就会做出违反规律、背离事理人情的蠢事来，从而受到惩罚，这就产生了禁忌。这是从生理学、心理学上对禁忌起源的追溯。食欲，是维持生命之必须，但吃不能滥、不能过，更不能没有辨识，有毒者能吃吗？都必须禁忌，即使酒肉很香，不忌也会生大害。

二、忧患产生禁忌

人生一世，是不容易的，为了适应千变万化的自然与人事，随时都有忧患，这种忧患意识的人生哲学，在中华文化中显得最为突出。孔子在《易经·系辞传》中早有"又明于忧患与故"的体会，人随时都在忧患之中，而且，没有人可以保护你，"无有师保"，一切只有靠自己，"如临父母"，必须有一种恭敬戒慎的心理准备，把忧患时刻记住，切勿违反，以免遭危害。人们正是在这种"生于忧患，死于安乐"的心态下，编制了形形色色的禁忌。

三、敬畏产生禁忌

敬畏包括对自然、鬼神、生死不可知所产生的遐想。禁忌起源于对某种超自然神秘力量的敬畏。朱天顺在《原始宗教》一书中曾说："有些禁忌是从鬼魂崇拜中产生的，人们知道有所触犯，也被认为要受鬼魂的报复。"王充在《论衡》中也说："夫忌讳非一，必托之神怪，若设以死亡，然后世人信用畏避。"这是从人类信仰中产生原始状态的禁忌。

在严酷的大自然面前，面对恶劣的环境，人的力量是非常渺小的。人们对自然界的变幻莫测的强大力量无法理解，也很难抗拒。人们一方面依赖自然界的恩赐，另一方面又深刻感受自然界的威慑，时刻都在畏惧自然的惩罚。这种矛盾心理的产生与不断强化，就是萌生禁忌的认识根源。

"无知者无畏"，当人们懂得敬畏，遵守禁忌时，标志着社会的进步和人类的有知，《论语》中孔子说："务民之义，敬鬼神而远之，可谓知也"，说明敬畏也是一种智慧，在某种程度上是生存的底线，一个社会如果没有普遍的敬畏，人人肆无忌惮，做事无所顾忌，后果将是不堪设想的。

有些禁忌，如性乱伦，多少年来，社会上官箴、家训、乡约、清规等都有"淫忌"，但说起来容易，实现很难，只讲道理不行，便假借神灵来帮忙，"图腾（totem）"就是最典型的例子。当初对乱伦的禁忌，违禁者仍多，于是借助图腾的神圣感和权威性来达到让人们遵守的目的。

在医药保健方面，因为人类对生命奥秘的难解，至今对自身的疾病、死亡等还知之甚少，难以抗拒，所以产生恐惧是必然的。而在中医典籍中载有大量的禁忌资源，其中不乏因害怕死亡、畏惧疾病、敬畏神灵而假托神灵产生的禁忌内容，这个问题将有专题评论于后。

四、教训产生禁忌

教训是从失败或错误中取得的认识，这种认识过程是一种因果关系的推导过程。

恩格斯说过："要真正地懂得理论，必须从自己亲身的错误教训中学习。"教训是从失败或错误中取得的经验，人类在生活中，经过反复的实践，所总结的经验教训，往往是禁忌产生的重要来源，而这类禁忌也最有实用价值，最能获得传承和发挥。如神农尝百草的传说，多次或数人在误吃了乌头后都中毒了，有的人甚至为此丧命，于是产生了中药乌头的禁忌，在这一禁忌的指导下，人们认识了乌头，避免了误用、误服的危害，相沿至今，乌头的这条禁忌，不仅还成立，而且还有许多发展。

当然，在教训经验的产生过程中，有一个因果关系的推导过程，如把一些偶然因素误为普遍规律，也可形成一种禁忌。在社会禁忌中，"忌油"的比"忌饭"的多。黔东南丹寨县流传着一则名为"忌油"的故事，某寨有位老人，快 80 岁了，儿孙后辈为了孝敬，把最好的杉木，给老人做了一副很体面的棺材，待日后用。老人十分高兴，围着棺材看来看去，然后又想揭开棺盖，想睡进去试一试长短大小合不合适。几个儿子都觉得没有必要，但老人一再说"就像穿新衣，试试才放心"，儿子们只好顺从，让老人躺进去，然后盖棺。正在这时，一只野羊突然从门前跑过，平时喜欢打猎的儿子们，赶快拿枪去追。当他们打得一只肥羊回家，正准备饱餐一顿时，才想起老人还在棺材里。急忙打开一看，老人已经闷死了。族长走来，把儿子们痛打一顿，并与大家商量决定：今后同宗同姓死了人，在未安葬之前，一律忌油，不得吃荤。以后这忌油的习俗作为一种家族规矩，一代一代的传下来了。秋浦在《论禁忌》一文中说："不管是早先的禁忌也好，后来的也好，其产生都有一个共同的特征，即把一些偶然因素，误以为是普遍运用的内在规律，一人传开，说得有声有色，众人跟随，也就信以为真了，自然形成共同禁忌。"此类属于需通过研究、谨慎鉴别扬弃的部分。

五、仪式产生禁忌

靠仪式规定的禁忌是人们必须无条件服从的禁制，这类禁忌非人们意愿，多有消极作用，容易消亡。

古代，仪式常常是产生禁忌的舞台，这是指社群首领（酋长）或者神权的代表人物（巫师）可以宣布某一事物为禁忌，一旦形成，就具有不可抗拒的约束力量，人们因社会的需要，往往并不去认真考察它的合理性，而只是绝对服从，并依靠社会的、宗教的权威意识以强制的方式传承下来，一度产生了消极作用，影响极坏。这一类禁忌最初是无理的，后世更难以琢磨。

在中医学中，有些禁忌是属于某个名医书中所言，并不具备普遍意义，但它是权威，人们也就相沿承袭，至今是非不明，有待我们去识别。传统所留下的禁忌，相沿成习，要想识破其伪，确立其废与存，一般难度很大，必须花很大的力气才能实现。

第四节　社会禁忌的演变趋势

禁忌的传播一方面借助了鬼神及祖灵的权威，另一方面又有赖于祭祀鬼神和祖灵的活动。先说前者。鬼神的权威是鬼神信仰的基础，由于鬼神所反映的是自然界和人的生命中所不能解释的谜团，它出现本身就具有着一种神秘的超自然的权威。这种权威时常通过自然界报复性的灾难和人的生老病死呈现在人们面前，使人们产生畏惧，从而自觉或不自觉地用禁忌约束自己的行为，以取悦于鬼神，避免由于行为不慎而遭到鬼神的报复。鬼神的权威不但推动了禁忌的发展，同时也使禁忌的权威得以加强，并成为普遍遵守的行为准则。倘若某人因犯禁忌而使同族群的人都受到鬼神的报复或经受可能遭到报复的威胁，他便会受到大家严厉的制裁。这种情况加强了禁忌的约束力，使禁忌中的约束力除了具备神秘的超自然力量之外，还具有了人群组织的力量。

再说后者。在我国民间，各种祭祀鬼神、祖灵的活动繁多，几乎每一种鬼神都有一种专门的祭祀活动。如祭门神、祭灶神、祭财神等。这些活动代代相传，沿袭至今，同时也将与这些活动有关的禁忌保留到现在。经常性的祭祀鬼神的活动除了对鬼神表示信仰和崇拜外，也是一种传播和保持禁忌的重要形式，它使禁忌随时可以体验，代代可以相传，并且还能逐渐更新或日趋丰富。祭祀鬼神是对列祖列宗的传统文化的学习和认同，由于这些传统中蕴藏着祖先的经验和教训，所以奉守并传播祖先的禁忌，是每一个族群群众的职责。人们相信只有这样才能维护社会秩序和民族特征，并得到鬼神的保护。

在古代的地理环境中形成的中国民俗文化，是以农业经济为本的文化。中国古代的农业经济是自然经济，以家庭为基本生产单位，日出而作，日落而息，耕种稻米谷物。这种获食模式需要全家人共同劳动、密切协作，由此形成了强烈的家庭意识。家族意识落实的过程是个人对于社群的不可分离，对于传统的盲目崇拜和跟随。

千百年来禁忌习俗能够传承下来，从众效应功不可没。岁数大的人，从小对禁忌民俗耳濡目染，多年遵循，已成习惯。也有人对禁忌民俗虽不知何意，但见旁人都这样，也就宁可相信或盲目仿效，而决不去明确地反对禁忌。科学知识水平高的人和年轻人，自己并不相信禁忌，但迫于老人、亲友和社会众人的习惯势力，为了图个大家心情愉快，心理平衡，也往往迁就老人和亲友，随大流，跟着走。不少虔诚信奉禁忌的人都不知道他所信守的禁忌是什么意思，更找不到禁忌所表达的确切含义，只是觉得有趣儿，觉得它是祖宗代代流传下来的，别人都这样，所以，就"宁可信其有，不可信其无"，并且很负责地将它转交给下一代。

一、禁忌的传承变化

禁忌作为一种生活经验（教训）的总结和文化的积淀，常常在一个地区或一个民族的范围内，通过口耳相授或文字记载传承，并作为文化遗产的形式保留至今，同时让后人通过这一禁忌的某些特征，大体推断出这一禁忌形成的缘由、地域及所产生的年代。

传承并非一成不变，在传承过程中，绝大部分禁忌事项的最终归宿不外有二：一是礼仪化，一是名存实亡。随着社会经济文化的发展，科学技术水平的提高，人类对自然和自身的认识也在不断深入，禁忌也随之而获得相应的发展变化，如有些禁忌在传承过程中，原有的信仰色彩逐渐减弱，而演变为某地区或民族的风俗习惯。早年，我国向有长辈丧期的禁忌，其原意是恐惧亡灵，怕其不悦，降祸于人。而现在如父母新故的也要遵守诸多禁忌，重要人物逝世还下半旗，禁止一切娱乐活动等，它的含义已变化为寄托哀思，表示尊敬了。

二、禁忌的发展趋势

"不破不立"，这是事物发展的规律。禁忌在发展过程中也遵循"破"与"立"的法则，也是禁忌在发展过程中的两种归宿。破除那些伪禁忌，新立一些新禁忌，确立一些传统禁忌的权威性。

古代，人类由于自身能力与认识水平的限制，产生了禁忌，并在生活中努力去恪守禁忌，随着人类社会和科技文化的进步，人们又不断地破除那些陈腐的、不合理的禁忌，并通过筛选、验证、改造传统的不合理禁忌，发现和创立一些合乎科学规律和社会情理的新禁忌，如此周而复始，循环无端，直至一条条权威禁忌诞生和运用。正如杨宗等在《中国实用禁忌大全》中大胆地预言："尽管随着人类的发展与时代的进步，禁忌的内容与方式处在不断的更新与演进之中，但是作为一种人类约束自己行为的意识体系，作为一种规范与协调社会成员言行的社会现象，禁忌必将永存！它将始于蒙昧而达于理智，始于畏惧而达于自觉，始于防范而达于进取。"

在科学技术日趋发达的今天，我们在实践中所获得的诸多认识，一方面告诉人们可以做什么，应该做什么，以及可以怎样做，应该怎样做，这就是"宜"；另一方面，又告诉人们不能或不该做什么，以及不能或不该怎么做，这就是"忌"，其中经得住实践检验，获得社会认同的所谓科学禁忌，具有很高的实用价值，它是人类极其宝贵的财富和遗产，亟待努力发掘和提高。

三、禁忌的消极作用

毋庸讳言，禁忌还是一把双刃剑，传统的禁忌曾经产生过积极影响，也有某些消极作用。在社会禁忌中，人们相信灾祸的根源到处都有，它们就潜伏在那许多事物中，各种场合，各种行为，甚至时间、方位、言谈话语都可能引出灾祸、厄运。这些祸患或者有迹象兆示于人，或者需要通过占卜才能知道它们的确切所在，一切都是神的意志，人们最好是通过躲避的方式防止遭遇这些祸患。他们相信通过限制自我各方面的行为，作茧自缚，把更多的自由让给神，才能与神达成谅解，从而避开凶厄灾祸。因此他们不得不限制自己的行为，在一定的时间、一定的方位、一定的场合、一定的事物中有意地去掉某些行为，不接触，不看、不听、不吃、不穿，不干、不想某些事情。这些由于禁忌的主观意志的干预而不再出现的个人行为随着民间信仰的发展衍变越来越驳杂纷纭，也越来越变得过于繁复琐碎了。在禁忌中，所有"禁行"都至少是为防范一种"忌事"的，而每一种"忌事"又常常暗示着会有一些行为被取消。在日常生活中需要禁忌的事情越来越多，许多灾祸的根源还表现为某种复合形态，因此，人们常常同时要从多方面限制自己的行为，以至于防不胜防，禁不胜禁，弄得人们手忙脚乱，无所适从。这是一个不幸的客观现实，如人们在恪守禁忌中自我封闭、消极防守、对新奇事物抱怀疑或恐惧态度，在很大程度上束缚了人们的思维，阻碍了生产力的发展。正如老子所说："天下多忌讳而民弥贫。"有些禁忌还破坏了人际关系，强化了封建等级观念，即使是统治阶级也承认某些禁忌的危害。《史记·太史公自序》说："尝窃观阴阳之数，大祥而众忌讳，使人拘而多所畏。"当然，对于那些迷信的、虚伪的禁忌，在当今认识水平提高的时候，自然会逐渐被淘汰。但是，也必须清楚地认识到，我们不能因为某些伪禁忌的消极作用而"因噎废食"，中国科学院院长路甬祥曾说过"科学技术是一柄双刃剑，用于和平可造福人类，用于战争则生灵涂炭"。今天绝对没有人说因为核武器杀人而放弃核科学研究了。相反，我们必须加强对于禁忌的研究，从而正确地认识它，消除消极因素，最大限度地发挥其功效和作用。

四、禁忌是人类智慧结晶

人类在生活实践中，有着大量的体验与感受，这些都属于知识，是人生最宝贵的东西。农民种田，学生读书，工人打铁，科学家做实验和医生们回顾失败的医案，这些实践获得知识、积累经验、总结教训，并从中采取相应的办法以提高生活质量与水平，这是感性的浅层次的知识功能，属于社会的，只有当知识通过个人的头脑思维，从中悟出规律与道理，才能成为智慧。换句话说，智慧与知识不同，知识属于社会，普遍存在，智慧属于个人，更为难得，知识可以接受，智慧只能靠启悟。

禁忌是人们通过知识总结出来的智慧结晶，是启悟的结果，如近亲不能结婚这条禁忌，是经过若干年的知识积累、教训、实验所总结出来的智慧。佛教的戒律，如比丘二百五十戒，也是通过开悟所提出的智慧，把握住这些戒律，才能保证更好地修行。

总之，禁忌一经形成，则标志着某一方面的最高智慧，不可违反。

第五节　正确对待禁忌遗产

人类对未知的探索，总有一个不断积累、不断深化的漫长过程。今天我们所认同的禁忌，也绝不是今天完成的。我国伟大的教育家、思想家孔子，早在 2000 多年前就曾提出过三条禁戒："君子有三戒。少之时血气未定，戒之在色；及其壮也，血气方刚，戒之在斗；及其老也，血气既衰，戒之在得"（《论语·季氏》）。总结出了符合人们不同年龄阶段的生理、心理禁忌，科学准确，且获得世界认同。今人如何对待前人留下的这份遗产，应该有一个正确的态度，有一些今天看来不是很成熟，甚至不可理解的禁忌，可能不久的将来，认识提高了，它竟是一条宝贵的经验。对于这类禁忌资源存疑尚可，否决应该谨慎，因为人类未知的领域还很多。

有鉴于此，本书对传统的各种禁忌的界定，限于诸多条件和科技水平，目前只能对其禁忌的发生、起源、背景和功能作用进行客观描述，部分禁忌的真伪和价值，还不能过早地做出评价，必须让时间和实践来做取舍，否则将犯许多错误。

此外，不可把禁忌绝对化。世间之事，都是相对的，没有绝对的。一切禁忌规范都是相对的。合理的禁忌需要坚持，但也应在变通中运用，不可死守执迷。

长期以来，我国学术界对禁忌的研究相当薄弱，原北京师范大学钟敬文教授曾说："目前，我国学界对禁忌的探讨，主要是借助国外相关的理论与观点。"作为禁忌资源大国，我们有责任、有义务开展这方面的工作，使之更好地为人类服务。

一、尊重历史，理性接受

中华民族 5000 年之整部历史，繁盛与衰败交替而行，不论处于何种状态，我们的先辈均能保寿持盈，适可而止，知亢龙之有悔，每思患而预防，及其遭逢挫折，陷处困厄中，仍能自强不息，惟其能居安思危，所以能履险而若易，惟不作春风之得意，所以亦不面对严冬而丧气（钱穆·钱穆先生全集.北京：九州出版社，2011）。

对于历代所积累传袭的禁忌智慧，是我们民族的宝贵财富之一。之所以称之曰宝贵，是因为这些禁忌理念与方法，具有不可估量的价值，她是有用的，可操作的，应该从尊重历史的角度去思考，认真地虔诚地心悦诚服地去认可、收藏和保存之，对有一些今天不可理解，甚至表面上看起来荒诞的禁忌，也不可轻易否定。

二、加强研究，去伪存真

我们目前存在的禁忌资源，不论是社会禁忌或中医药禁忌，因为时代不同、地域不同，导致有些禁忌不合时宜，如果用当今的科学理念去检验，有的被斥之为"伪科学"，有些禁忌认识一时又难以用科学方法去辨别真伪。因此，加强对禁忌相关问题的研究，其中包括文献研究，社会调研，以及实验研究，这是中医禁忌学的任务之一，应力争通过研究去伪存真，以实现摒弃伪禁忌之危害，肯定有一定价值的禁忌，使之发挥有益作用。

三、谨慎否定，搁置待考

对于一些有争议的禁忌，尤其是那些有迷信色彩的禁忌，要做出否定遗弃时一定要非常认真地研究审察，以免错判误判。一时难下准确性定论者，最好的办法是搁置待考，摆在那里，不要着急，待到有研究结果时，再作判决。

四、创制规范，服务社会

禁忌，特别是中医禁忌，是实实在在的，临床需要的，不是停留在理论上说说而已。中医禁忌学的最终目的是要让禁忌规范可行，尽可能发挥服务临床、服务社会的作用。

中医禁忌学需要符合临床规律的评价方法。其评价体系包括评价标准、评价指标等。为了推动禁忌规范的标准化，需要制订相关标准，在经过一定资格的评价通过后，进入临床服务社会。

中医禁忌学与前瞻性的健康管理、慢性病防控和积极老龄化问题等关系密切，可以率先在这些方面实现禁忌学服务社会的实践，在积累经验的过程中逐步推广应用。

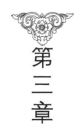

中医禁忌学的理论基础

　　禁忌是文化的产物，中医禁忌根于源远流长的中华文化。中国古代文化，诸子百家都渊源于《易经》。我国古代的《易经》，相传经周文王著述者称《周易》，经孔子所研究的报告称《系辞传》，是我们今天学习《易经》必读之书。作为经典中的经典的《易经》，它与我们今天要讨论的中医禁忌之间有何关系？

　　"易与天地准，故能弥纶天地之道"（《周易·系辞》），讲的是宇宙的规律，日月的法则，人事与物理，一切的一切，没有能超越出《易经》的范围者。故孔子把《易经》称为一切学问的准则。就与禁忌相关的问题，《易经》中早有广泛的论述。据对《易经》中与禁忌有关的字词统计表明，其中"勿"出现35次，"戒"出现8次，"慎"出现6次，"忌"出现1次；《系辞》中"慎"出现4次，"戒"出现1次，"禁"出现1次。在《系辞》中说"慎斯术也"，教人做事要谨慎，要小心。"慎"是一种手段，有了这种手段，"以往，其无所失也"，永远不会有过失！从这里我们不难看到，《易》对禁忌的重视程度。

　　在历代经史文献和中医典籍中，到处都有禁忌的记载，时至今日，我们的临床中，以及民间还广泛存在着对禁忌的关注，中医禁忌的产生、传承并得到发展，原因何在？这不得不追溯到《易经》哲学原理的影响。

　　《易经·系辞下》云"危者，安其位者也。亡者，保其存者也。乱者，有其治者也。是故君子安而不忘危，存而不忘亡，治而不忘乱，是以身安而国家可保也"。

　　这段话的意思很清楚，就是要"居安思危"。居安思危是忧患意识的集中体现，也是我们民族的共识。即孟子的"生于忧患而死于安乐"（《孟子·告子下》），居安思危啊！忧患意识啊！学术界有一种观点，认为中华民族文化心理的底色，就是忧患意识。

　　禁忌理念是财富，是我们民族先哲留下的一笔极其宝贵的思想文化遗产，应该继承，也必须继承。

第一节　天人相应论

　　人类赖以生存的宇宙，在中国文化中称为"天"，天、地、人称宇宙间三才。《系辞》云："易之为书也，广大悉备，有天道焉，有人道焉，有地道焉。""天人相应"，人生在其中，只能应对，不可违反。人类只有摸清了"天"的规律，才可能避害却祸。古人无时无刻不在研究"天"，其研究成果，都记在《易经》中。对于宇宙间的日月运行，《易经》是怎样认识的呢？《系传》说"是故刚柔相摩，八卦相荡，鼓之以雷霆，润之以风雨，日月运行，一寒一暑，乾道成男，坤道成女"，孔子的这几句话，把大自然的运行法则，把构成地球人类，万物生成的原理，说得精要明白。

在掌握了规律以后，人类是如何与自然保持和谐的呢？"天垂象，见吉凶"，即根据大自然的变化来决定我们的行为，在实践的体验与适应中产生了吉当宜与凶当忌的生活方式，从而实现与自然的"和平共处"。

我们今天的生活中，遵循天体日月的运行法则，处处都有吉→宜、凶→忌的体现。如有"日出而作，日落而息"的宜，相对也有"夜不能寐"的忌；有"虚邪贼风，避之有时"的宜，也有"逆之则灾害生"的忌。这些都是在用人类的智慧"参赞天地之化育"，弥补天地运行的不利因素。如天要下雨刮风，我们就要盖房遮掩；自然界发生火山爆发、台风海啸，我们就会采用"忌凶"的方式，通过"卜卦"，或者预报，以指导减灾避祸。这里，除了说明《易》理与禁忌的关系之外，还充分体现了中国古代的人道主义文化。

第二节　阴阳和合论

孔子在《系辞》中明确地提出了"一阴一阳之谓道"，还说"易有太极，是生两仪"，两仪即阴阳。庄子在"天下"篇中也有"《易》以道阴阳"的记载，说的是宇宙间任何事物都有阴阳相对的规律，有男的，就必然要有女的，否则不可能有发展的生命力。《易经》所说的刚柔、善恶、得失、吉凶等实际上都是阴阳相对的规律。

阴阳学说是我国先秦时代的哲学思想。阴阳作为自然界相互关联的某些事物和现象对立双方的抽象和概括，具有相互对立、依存、消长、转化和统一的特性，是事物运动变化的原动力和总规律，即所谓"道"。阴阳学说对于指导人们提纲挈领地认识世界，执简驭繁地把握客观事物的矛盾，深刻地揭示事物的本质具有重要意义。

《周易》的阴阳对立统一的观点，首先反映在对卦、爻辞的阐述，同时也体现在阴、阳爻画爻方面。如"－ －"为阴爻，"—"为阳爻，六十四卦的变化，就在于这一阴一阳爻的变化。

"一阴一阳之谓道"，言下之意，是要告诉我们，孤阴不生，独阳不长，缺一不可，否则就不符合规律。就宜与忌而言，只研究"宜"，不重视忌，这是不合"道"的。多少年来，虽然禁忌有广泛的需求，但却很少有人研究。很难想象，在我们的医疗活动中，没有"忌"的研究，怎能保证"宜"的正确实施呢？难怪医疗安全问题多少年来，一直成为人们关注的焦点。

第三节　动变吉凶论

"系辞焉而明吉凶"，这是孔子在学习《易经》后的心得体会。《易经》设卦，目的在于"明吉凶"，预测这事该不该做，不该做的，做了就会有危害，可见"吉凶"二字在《易经》中的地位。

吉与凶，是人们判断利与害的最简捷的标准之一。一般说来，逢吉，好事，宜做；逢凶，坏事，忌做，干不得，干了会有危害。很明显，《易经》的"凶"，就是需要禁忌的。经我们统计，在《易经》中"凶"字出现过 85 次，《系辞》中出现过 27 次，一本《易经》总共不过近 2 万字，"凶"出现频率如此之高，至少可以说明，古代先民从来就十分关注禁忌问题，原因不是别的，因为"禁忌"关乎安全。

那么，吉凶是怎样产生的呢？《易经》说"吉凶悔吝者，生乎动者也"，又说"吉凶者，失得之象也；悔吝者，忧虞之象也"，"悔吝"是忧烦愁虑之象。读《易经》，学卜卦，目的在于预测"吉凶悔吝"这四个字。"吉凶悔吝"是怎样来的？"生乎动者也"，人生的一切，任何一件事，一动就有好坏与吉凶，关键就是一个"动"字。人类效法宇宙物理之动，人与人，人与社会，人与自然，每时每刻都在动。具体到人体来说，"动"令其生、老、病、死，有的让人高兴，有的让人烦恼（"悔"是烦恼，"吝"是困难）。人类具有趋于"吉"而远离"凶"的本能，人们企图竭尽全力去逢凶化吉，避免灾害，禁忌也就广泛产生了。从这个意义上说，《易经》的哲学思想就是禁忌产生的基础，中医禁忌学与《易经》有着直接的血缘关系。

《易经》之"易"，学术界倾向于有三种理解，即变易，简易和容易。"变易"居其首，《易经》的精髓，归根到底主要是一个"变"字，这是有所共识的。《系传》云"以动者尚其变"，说的是宇宙万物一动就会有变化。开阖之间，身体与思想都在变，变是绝对的，不变是相对的。懂得《易经》这一原理，对于学中医非常重要，所谓"医易相通"，在《易经》理论的影响下，中医学也充满着"变"的理论。辨证论治、个体化诊疗无不体现"变"的原理。在中医禁忌中，辨证论忌，也体现变易的法则，因为宜与忌是依据机体的不停变化而产生的。如理中汤遇到脾阳虚证为宜，遇到脾阴虚证则当忌，证候变了，宜忌也相应改变，这是其一。

其二，对于天地之间的这种"变"，《易经》有三种对应方式，即顺变，应变和权变。其中，应变与权变都是积极的方式。如《系传》中说"功业见乎变"，还说"化而裁之谓之变"，就是说人类要运用智慧，发挥主观能动性，去建功立业，去化而裁之，促进在"变"的过程中，由凶向吉的转化。这种思想，用于复杂多变的疾病诊疗很有价值，医生可用智慧去化凶为吉。就中医禁忌而言，有些病变的过程，可以通过生活习惯的改变、药物的调治、精神的转变，让忌转化为宜，或让慎用转化为可用等。中医临床习惯用"某某方化裁"，即是把方剂不十分合宜的药物组成改造一下，使之更加宜于某证候，这是《易经》化凶为吉的具体体现。

总之，关于《易经》对自然的认识，《系辞》中有一段美文："天尊地卑，乾坤定矣；卑高以陈，贵贱位矣；动静有常，刚柔断矣；方以类聚，物以群分，吉凶生矣；在天成象，在地成形，变化见矣"，高度概括了《易经》的哲学与科学原理。中医禁忌学正是在《易经》"动变生吉凶，尊卑定乾坤"的思想指导下，形成了"动变生宜忌，宜忌相辅成"的认识，为中医禁忌学的研究与发展奠定了思想基础。

第四节　亢害承制论

《易经·系辞上》说："易有太极，是生两仪，两仪生四象，四象生八卦，八卦定吉凶，吉凶生大业。"这里说的两仪即阴阳，有阴有阳这是生命过程中的关系，有关系必然会有制约（匡调元·人体新系猜想.上海：上海中医药大学出版社，2004），有制约必然也会有宜与忌。《素问·六微旨大论》明确地指出"亢则害，承乃制，制则生化，外列盛衰，害则败乱，生化大病。"在宏观整体论指导下的大到宇宙，具体到包括人体在内一切生命过程，都脱离不了这种亢害承制的规律，正是因为这个原因致使中医禁忌的现象与要求无处不在。

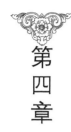

第
四
章

中医禁忌学的形成与发展

中国医学史的相关文献研究表明，远古及夏商时期以前是中医禁忌经验原始积累阶段；西周和春秋战国时期初步形成中医禁忌学理论；秦汉晋隋时期，开始有禁忌用于临床的记载；唐宋金元时期，则是禁忌理论与实践不断积累和丰富的阶段；明清及现代是中医禁忌的推广应用时期。具有里程碑意义的是《内经》《伤寒杂病论》和《温病条辨》三部经典著作的问世，故本章先用三节分别讨论其重要作用，再用两节综述各个历史时期的禁忌学成就。

第一节 《内经》奠定中医禁忌学的思想基础

《内经》以医载道，医道相融，是一部古代医学论文的汇编，分为《素问》与《灵枢》两个部分，各 9 卷 81 篇，共 162 篇。这部古代典籍被称为中医的"第一经典"，是因其创建了中医学术的理论体系。

书中以人的健康和疾病为中心，结合了古代的天文、历法、地理、数术等多门学科，讲述天、地、人之间的关系，进而对生命的规律进行了探讨与分析，建立了完整深奥的中医理论体系。

《内经》对中医学的发展影响十分深远，由其积淀的中华民族几千年来与疾病做斗争的宝贵经验与教训，并形成禁忌智慧保留下来，至今依然有效地指导着临床，保障着中华儿女的健康，也正是因此，《内经》又被尊为"医家之宗"，被誉为中医"临证宜忌之兵书"。

《内经》中还有大量社会经济、生活方式、社会心理、地位变迁及风土习俗等与疾病关系的记载。在地理方面，我国古代地理的九州说与五方说也都在《内经》中体现，《素问·异法方宜论》更是详细阐述了各地的地势气候、各地的水土与物产及不同的地理环境，人们的饮食起居习惯，并认为这些因素造就了不同地理环境下人的体质、生理特点的不同，进而形成各自不同的病因病机学说和不同的治法。

可以说，《内经》完整地保留与形成了中国古代的文明与智慧，奠定了中医禁忌学的思想基础。时至今日，由《内经》奠定的中医药学已经成为中华民族优秀文化的重要组成部分，其中蕴含的独特思维方法已经成为东方科学思维的典范。

整体观是中医理论体系的基本特点之一。在中医典籍中，《内经》是一部最能体现整体观的伟大著作。它与《易经》一脉相承，论述了从宇宙起源到生命演化的过程，是一部包括医学在内的百科全书。南怀瑾曾说"《内经》是原始的医理学，它更是一部修养之学，要说起来，应与《四书》并重，列入必读之书，结果被局限于医学的范畴，实在是有欠正确"（《论语别裁》），又说"它不止是一部医书，它是包括'医世、医人、医国、医社会'，所有心医的书"(《小言黄帝内经与生命科学》)。

《内经》的天人合一思想，表现为天与人的相互为用，天与人的规律相通和天与人的结构类似，人类不仅能适应自然环境，还要在生活中总结经验认识自然，进而发现规律，改造自然，成为自然的主人。规律是现象中稳固的东西，是事物发展过程中的本质联系和必然趋势。规律具有必然性和可重复性。人在规律面前不能随心所欲，必须遵循规律活动，"敬之者昌，慢之者亡，无道行私，必得夭殃"(《素问·天元纪大论》)。谁能遵循客观规律，就能驾驭自然；谁不遵循客观规律，违反规律，必然遭到规律的惩罚。这个规律是产生宜与忌的分界与标准，是形成中医禁忌的思想基础。

《内经》最早对人类的饮食、起居、养生、情志、药物、针灸等禁忌进行了论述，如《素问》中列有"刺禁论"专篇，对针灸所要遵循的规律明确提出在针刺运用中的禁忌问题，丰富了中医禁忌的实际内容。

一、《内经》提供中医禁忌学的思维范式

《内经》受当时历史条件、文化背景、哲学体系和直觉思维方式的影响，在对人体认识的过程中形成了独特的医学理论。在天与人、疾病与健康的关系中，看重人，看重健康，预防疾病也把重点放在调节人体内部及人与自然的关系上，强调"阴平阳秘，精神乃治"(《素问·生气通天论》)，即生气通天的生命观、阴阳盛衰的疾病观和以平为期的防治观。用这种思想观念去研究生命过程，主要着眼于整体功能，宏观地看待生命，认识生命，把握生命规律，为中医禁忌学的产生提供了思维理论范式。

(一)生气通天的生命观

"生气"指的是生命过程，"天"指的是自然界。《内经》将人的生命放在宇宙自然中来研究，认为人是自然界的产物和有机组成部分，提出"生气通天""顺天守时"的摄生基本原则，形成了天人相应、相互制约的生命整体观，制约则必然产生宜与忌。宜是符合规律的方面，忌是不符合规律的另一方面。这种认识是迄今为止最符合生命过程的观念。

《素问·四气调神大论》说："夫四时阴阳者，万物之根本也，所以圣人春夏养阳，秋冬养阴，以从其根，故与万物沉浮于生长之门，逆其根，则伐其本，坏其真矣。故阴阳四时者，万物之终始也，死生之本也，逆之则灾害生，从之则苛疾不起，是谓得道。道者，圣人行之，愚者佩之。从阴阳则生，逆之则死，从之则治，逆之则乱，反顺为逆，是谓内格。"

受古代哲学的影响，《内经》还将人看成"精气聚合、离散之器"，认为生命过程是精气升降出入运动的结果，提出"以四时之法成"，五行生克制化的生命学说。这种对立统一、亢害承制、聚合离散的辩证法思想，促进了人们在观察总结生命过程中的宜忌应对方法的形成。

人之生命，与蚂蚁虫兽一样，在自然界是很渺小的，不可能与大自然相提并论，生命必须与天通合、相应，主动去适应，这才可能适者生存，"适者有寿"。

(二)阴阳盛衰的疾病观

阴阳是我国古代的哲学术语，是古人对自然界事物性质及其发展变化规律的高度概括，

中医学以阴阳对立统一和消长变化的规律来说明疾病与康复、禁忌与适宜等一系列问题。《内经》在上述生命观的基础上，结合疾病防治的实践经验，形成了独特的疾病观。《素问·玉机真藏论》说"天下至数，五色脉变，揆度奇恒，道在于一。神转不回，回则不转，乃失其机"。"一"者，就是有序、和谐、统一，在于神气正常运转，而这种有序、和谐的破坏，"失其机"就发生疾病了。就禁忌学而言，有序为宜，无序当忌。后世医家将这种有序与无序总结为"一阴一阳之谓道，偏阴偏阳之谓疾"，即一切身心活动反生理之常者均属阴阳失调而为病。为维持正常的生命活动，这是必须禁忌的，否则就会生病。

（三）以平为期的防治观

中华文化富含中庸、平衡的哲理与智慧。儒家讲适中之道、可行之道，就是适宜之道。中医学在疾病防治中，崇尚平衡，主张不偏不差，一切破坏平衡者，都不利于疾病的防治，应当禁忌，这是一种原则规范。

中医治疗学的基本特点是整体功能的动态、综合协调，强调因人而异、因时而别、综合治疗。对于疾病的预防，提出以增强体质为核心的健身防病思想，即"正气存内，邪不可干""谨察阴阳所在而调之，以平为期""阴平阳秘，精神乃治"（《素问·生气通天论》），制订了外以适应自然变化，内以促进机体抗病能力、机体协调能力的养生禁忌原则。凡保护正气的因素为宜，损伤正气的因素则为忌，有效地指导各种自我健身法的实施。

（四）直觉据象的辩证观

爱因斯坦曾说过："从特殊到一般的道路是直觉性的，而从一般到特殊的道路则是逻辑性的。"

直觉思维是人们在观察事物取得直接经验的基础上，依靠类比、联想等方法进行思维，运用客观世界具体事物的形象或其象征性符号进行表述及反映事物普遍联系与规律的一种思维方法。直觉思维作为中国传统的思维方式，蕴藏于古代哲学中，深刻地影响着人们的生活和生产实践活动，对《内经》的理论体系影响很大，如取象比类、运数比类等所产生的阴阳、五行、藏象、病因病机……至今仍是中医临床实践的基本方法。《素问·徵四失论》说："不知比类，足以自乱，不足以自明。"这种思维方式所比附与推演的"类"，是现象之间的相同状态、类似格局，它注意的是物象的功能性，把认识对象作为运动的、相互关联的生化整体把握。在医疗实践的比类中，发现宜忌，确认宜忌。这种以宏观客体的角度观察对象的方法，从功能、整体认识事物的形象思维形式，直接影响中医禁忌学的产生与发展。就目前我们所掌握的中医禁忌材料而言，大多数是宏观的，具有模糊性的、领悟的特点，而对某一禁忌精细的内容、准确度的认识则较少。

长期以来，中医学"以象为素，以素为候，以候为证，据证言病，病症结合，方证相应"的临床诊疗路径与模式，其核心是象思维（《永炎医说》），这种思维是中医禁忌学的基础，对禁忌立废、禁忌的评价、禁忌的应用都有重要意义。

（五）逆从相随的安全观

医疗安全是古往今来的经典话题，一切医疗护理活动都必须以保障安全为前提，禁忌与相宜作为辨证的一对原则，即成为医疗安全的有效手段，相宜者可以大胆去做，禁忌者则遵守之。

《内经》将医者之逆与从、逆与顺作为一项法则，"从""顺"则为宜，"逆"则为忌，医护在行医过程中首先遵守人体本身的宜忌，其次是遵守四时环境的宜与忌，而且在医疗活动中，医者必须主动询问患者的宜与忌，顺其宜忌以保证无误。如《素问·金匮真言论》说："谨察五脏六府，一逆一从。"并告诫："治不本四时，不知日月，不审逆从"（《素问·移精变气论》）。"病之所生，以从为逆，心气内乱"（《素问·四时刺逆从论》）。

关于"顺"，这是医者主动通过问诊，掌握患者之宜、患者之便，《内经》所提出是为了保证安全，是我们在行医中多有疏忽的地方。《灵枢·师传》说："顺之奈何？岐伯曰：入国问俗，入家问讳，上堂问礼，临病人问所便。"张景岳注说："便者，相宜也。"对于居处之宜否，动静、寒热、性情、气味之好与恶，宜与忌，直接影响安全与疗效。《内经》的这种医者主动询问宜忌，是很高的禁忌学境界和要求，值得推崇。通过宜忌的辨识，并将宜忌的要求，再"告之以其败，语之与其善，导之与其所便，开之以其所苦"（《灵枢·师传》），以调动病家的配合，共同实现医疗安全。

二、《内经》在疾病禁忌方面的论述

《内经》认为在疾病施治中的禁忌，不论是药物或非药物疗法都应遵循三个原则，一是注意适度，不可太过；二是顺应时令，适其寒温；三是应合人体体质，如"热者寒之，寒者热之"。如在《素问·六元正纪大论》中就明确地提出"大积大聚，其可犯也，衰其大半而止，过者死"，这是在临床上如何掌握疗法这个度，禁忌就可以给医者一个相对准确的度。而治疗与时辰有关系，施治不可违其时，这是《内经》明确的观点，在选择针刺时间时有"天寒无刺，天温无疑，月生无泻，月满无补……天忌不可不知也"的告诫。

三、《内经》在饮食禁忌方面的论述

《内经》有大量的篇幅论述饮食禁忌，其中有论常人的饮食禁忌原则，如《素问·至真要大论》有"久而增气，物化之常也，气增而久，夭之由也""因而饱食，筋脉横解，肠澼为痔"。《素问·生气通天论》这里提出饮食包括药物都不能太过，太过则为害，即使是美味佳肴，吃饱了再吃，都属于禁忌之列。还有论病后饮食禁忌者，如"辛走气，气病无多食辛……是谓五禁，无令多食"（《素问·宣明五气》），热病初愈，不可多食，更忌吃肉，如"诸遗者，热甚而强食之，故有所遗……病热少愈，食肉则复，多食则遗，此其禁也"（《素问·热论》）；"五禁：肝病禁辛，心病禁咸，脾病禁酸，肾病禁甘，肺病禁苦"（《灵枢·五味》），这些禁忌知识至今临床上还广为沿用。就连饮食之冷热也有禁忌，如《灵枢·邪气藏府病形》说："形寒饮冷则伤肺。"《灵枢·师传》也说："食饮者，热无灼灼，寒无沧沧。"饮食并不可偏嗜，如《素问·生气通天论》说："阴之所生，本在五味；阴之五宫，伤在五味。是故味过于酸，肝气以津，脾气乃绝；味过于咸，大骨气劳，短肌，心气抑；味过于甘，心气喘满，色黑，肾气不衡；味过于苦，脾气不濡，胃气乃厚；味过于辛，筋脉沮弛，精神乃殃。"

四、《内经》在摄生禁忌方面的论述

"天人合一"在中国，它不仅是一基础性的哲学命题，而且构成了中国哲学的一种思维形式，理所当然地成为中医理论的重要组成部分，其核心内容是强调人与人、人与社会、人与自然的和谐统一。《内经》认为，人生活在自然环境中，首先必须要适应四时更替的外环境，其次是适应体质盛衰的内环境，在这种适应的过程中，起居必须遵循一定的禁忌，"化不可代，时不可违"（《素问·五常政大论》），否则就会给人体的生长发育造成损害，或招致疾病，甚至过早夭亡，影响寿命。如"春三月……生而勿杀，予而勿夺，赏而勿罚，此春气之应，养生之道也，逆之则伤肝……"（《素问·四气调神大论》），指出了春季所应遵守的摄生原则。又如"人有虚实，五虚勿近，五实勿远"（《素问·保命全形论》），这是有关人体体质的禁忌。

五、《内经》在医疗德行禁忌方面的论述

医疗活动期待有效，又必须保证安全，这是古今追求的经典话题，如何来保证安全有效呢？除上述已经提到的摄生、饮食、药剂的宜忌之外，医者的德行规范也很重要。《内经》对临证工作中对医者违反医德的禁忌提出了惩戒。如《素问·徵四失论》，篇名之徵，即惩戒禁忌，提出医生有"四失"，必须注意，说："所以不十全者，精神不专，志意不理，外内相失。故时疑殆。"医疗过程中疗效不满意，是医者之失误所造成。又说："诊不知阴阳逆从之理，此治之一失矣。受师不卒，妄作杂术，谬言为道，更名自功，妄用砭石，后遗身咎，此治之二失也。不适贫富贵贱之居，坐之薄厚，形之寒温，不适饮食之宜，不别人之勇怯，不知此类，足以自乱，不足以自明，此治之三失也。诊病不问其始，忧患饮食之失节，起居之过度，或伤于毒，不先言此，卒持寸口，何病能中，妄言作名，为粗所穷，此治之四失也。"在《素问·疏五过论》中，列举了医者在行医过程中容易犯的五种过错，指出："凡此五者，皆受术不通，人事不明"，是出现医疗差错的主要原因，应该注意戒慎。在规范医生德行时明确指出："良工所失，不知病情，此亦治之一过也。凡欲诊病者，必问饮食居处，暴乐暴苦，始乐后苦，皆伤精气，精气竭绝，形体毁沮。暴怒伤阴，暴喜伤阳，厥气上行，满脉去形。愚医治之，不知补泻，不知病情，精华日脱，邪气乃并，此治之二过也。善为脉者，必以此类奇恒从容知之，为工而不知道，此诊之不足贵，此治之三过也……医不能严，不能动神，外为柔弱，乱至失常，病不能移，则医事不行，此治之四过也……死日有期，医不能明，不问所发，唯言死日，亦为粗工，此治之五过也。"

因此，《内经》认为，作为医者，操人性命之重任，既要有精湛的技术，又要有高尚的医德，知宜还晓忌，才能临证减少失误，此即"远五过，近四德"的规范，至今也是有实践意义的。

第二节　《伤寒杂病论》开创中医禁忌学临床应用先河

东汉，张仲景在《内经》基础上，全面总结了汉以前的临床经验，创立了中医治疗学辨证论治体系。《伤寒杂病论》把《内经》的禁忌理论用到临床上，在六经辨证基础上，除重视对病证"宜"的疗法应用的阐述之外，还别开生面地首开禁忌论治先河，以中医禁忌理论规范临床行为，如《伤寒论》第 16 条有"观其脉证，知犯何逆，随证治之"，"知犯何逆"的"逆"是相对顺而言，有违背的意思，很明显"顺"是宜、"逆"是忌，在这里指的是犯了禁忌，也称误治，并补充说"一逆尚引日，再逆促命期"，说的是犯一次禁忌，可导致延误，使病情经久不愈，再犯一次禁忌就会有生命危险。怎么办呢？仲景提出万一违反了禁忌，形成坏病的救治原则，即"观其脉证，知犯何逆，随证治之"，充分展现了中医禁忌学在病证辨证、治疗和预防中的积极作用。

一、禁忌在确定病证治疗法则方面的应用

中医治病的特点是辨证论治，辨证的关键在于抓住病机，"审察气机，勿失气宜，此之谓也"（《素问·至真要大论》）。论治的关键是明确治法，并依法组方。《伤寒杂病论》全书重视方证的论述，尤其注重以法统方。书中大量条文只论法则未提及具体方药，而在治疗法则的禁忌方面描述得具体而准确，以便临证学习使用。如"……其人反静，舌上胎滑者，不可攻也"（130 条）；"结胸证，其脉浮大者，不可下，下之必死"（136 条）。这种禁忌法则的可贵之处在于读者容易掌握操作，全然没有模棱两可的意思，能与否，是非分明，当然做出"忌"的判断，必须比"宜"有更多的实践基础。他如"不可发汗""不可攻表""不可治呕"等，都是对法则所做的禁忌规范，临床上具有十分重要的意义。

二、禁忌在体质防治方面的运用

《伤寒杂病论》所创立的辨证论治，最能体现中医学个性化诊疗的优越性，其中有一个十分重要的问题，就是重视人体不同体质的辨证论治。对体质的认识，自 20 世纪 70 年代著名学者匡调元教授首先提出"体质病理学"与"人体体质学"的概念以来，国内对中医体质的研究逐渐受到重视，并得到了国外的关注。匡调元教授认为，人类体质是人群及人群中的个体在遗传的基础上，在环境的影响下，在其生长发育和衰老过程中形成的功能、结构和代谢上相对稳定的特殊状态。

在《伤寒杂病论》中，对于特定人体体质统称为"家"，如"酒客家""亡血家""疮家""淋家"等，对于这些特殊体质的人，仲景提出在防治方面的禁忌规范，十分肯定地告诫"不可发汗"或不可用某些药物等，并对临床中万一误治、违禁犯忌的情况制备了相应补救措施。

三、禁忌在方药服法方面的应用

中医临床重视方药服法及服药调护，常常是保证疗效的关键。《伤寒杂病论》具体而入微的方后注，正是仲景为后人树立的典范。其中服药后的禁忌，堪称医中法律，字字真言。如桂枝汤方后注"禁生冷黏滑、肉面、五辛、酒酪、恶臭"等；乌梅丸之"禁生冷、滑物、臭食"等；大陷胸丸的"禁如药法"；诸亡血家"不可与瓜蒂散"等；侯氏黑散方后有"禁一切鱼肉大蒜"等。这些禁忌规范至今在临床也有实用价值。

四、禁忌在饮食营养方面的应用

《金匮要略》为禁忌列有专篇，分别就疾病、饮食等著有专论，对违禁所导致的后果还有具体的方药解救。如在"禽兽鱼虫禁忌并治"篇中共有 101 条，载方 21 首；"果实菜谷禁忌并治"篇中，共有 88 条，载方 14 首，展示了汉代及汉代以前有关饮食禁忌的思想与方法，其要点是：安身之本，必资饮食，不知食忌者，不足以存生；饮食不可过杂，宜简少节俭，切忌贪味过食，大饱脍鱼，生冷肥腻之物尤当所忌；并应注意食物与食物之间的禁忌。

五、禁忌在针灸临床方面的应用

据统计，《伤寒论》中因误用火法导致变证有 20 条之多，仲景反复强调其禁忌。如第 116 条说"微数之脉，慎不可灸，因火为邪，则为烦逆，追虚逐实，血散脉中，火气虽微，内攻有力，焦骨伤筋，血难复也"，微数之脉即数而无力之脉，其原因是内热盛或阴血虚，误用灸火则反成致病之邪，使阴血更虚，筋骨失荣而焦枯，火热愈焚，血散脉中而不复，使虚者愈虚，实者愈实，故言慎灸。113 条"形作伤寒，其脉不弦紧而弱，弱者必渴。被火，必谵语。弱者发热脉浮，解之当汗出愈"，指出阴虚发热禁灸。115 条"脉浮热盛，而反灸之，此为实。实以虚治，因火而动，必咽燥咳血"，说明浮脉误灸后的变证及危害。110～119 条皆论误火变证，涉及火法的禁忌证及误火后的临床表现、病理变化和转归预后，并对多种火逆证提出了解救方案。火疗之法除灸外，还包括熨、熏、烧针、温针，用之不当，则可导致亡阳、耗气、伤阴动血之变。如胃中津伤，化燥成实；阳邪上郁，下寒成痹；心阳受损，烦躁惊狂；心火虚衰，寒邪上逆；以及火邪上伤阳络之吐衄，下伤阴络之便血，内伤血脉之血气流溢、其身发黄等诸多变证；开创了针灸应用禁忌的先河。

第三节　《温病条辨》拓展中医禁忌学的应用领域

温病学虽起源于《内经》，但直到宋金元时期，医家对温病的认识才开始逐步深化，时至明清，温病学家辈出，创立新理论，制订新治法，逐步形成较完整的理法方药体系，且在温病诊治禁忌方面也多有论述。譬如，明代医家吴又可，著有《温疫论》，临床十分重视运用攻下逐邪法治疗温病，但反对"妄投寒凉药"，并告诫不可妄用下法，"邪未入胃不可下"，又在"老少异治论"中提出"老年慎泻，少年慎补"的一般原则，对"战汗"的调摄方面，认为"凡战不可扰动，但可温覆"。清代医家余霖，著有《疫疹一得》，对疫疹瘥后调理禁忌论述详尽，如"疫症瘥后，四肢肿，勿遽温补""瘥后饮食渐增，而大便久不行……若误投通利，死不终朝矣""瘥后早犯女色而病者……多不救"。叶天士对温病的诊治禁忌颇多发明，不仅对各类温病提出了禁忌大法，如"风温春温忌汗"，秋燥"慎勿用苦燥"，亦须"大忌风药"，同时也认为不可滥施禁忌，"再令病家禁绝乳食，每致胃气索然，内风来乘，变见惊痫，告毙甚多"。王孟英极力主张寒温异治，不可错认温病为伤寒而误施禁忌，谓"温热暑疫诸病，一概治同伤寒，禁其凉饮，厚其衣被，闭其户牖，因而致殒"，其用药则主轻淡，"设投重药，不但已过病所，病不能去，而无病之地，反先遭其克伐"。薛生白在《湿热病篇》中系统论述了湿热病的因证脉治，认为湿热病虽除而正大伤者，宜清补元气，"若用腻滞阴药，去生便远"。

吴鞠通在较全面总结前人经验的基础上，撰《温病条辨》，被近代奉为经典，该书创立三焦辨证方法，完善了温病的辨证论治体系，对温病病证、治法、处方、用药及饮食调摄等诸方面的禁忌，进行了系统而精细的论述，大大地拓展了中医禁忌学在临床的应用范畴。

一、在病证禁忌方面的拓展应用

温病一般禁忌发汗，但太阴温病初起时，有头痛身热、微恶风寒等似应发汗之症，而吴氏特别指出，"太阴温病，不可发汗。发汗而汗不出者，必发斑疹；汗出过多者，必神昏谵语"。阳明温病，下证多见，下之可救其津液，但不能不问虚实、轻重而一概下之。故吴氏屡屡告诫，虽"十数日不便"，或"下证复现"而脉静病微者，"断不可再与承气""此数下亡阴之大戒也"。暑温虽有汗法，然（小儿暑温）"断断不可发汗也"，以"混与发散消导，死不旋踵"。湿温乃温病之兼湿者，"湿重忌柔润药""润之则病深不解"，此为治湿之第一禁也，故凡舌苔滑者，不论白滑、灰滑，或淡黄而滑，皆是"湿气蒸腾之象，不得用清营柔以济柔也"。湿温亦不可发表，并慎用下法，"汗之则神昏耳聋，甚则目瞑不欲言""下之则洞泄"。湿热两伤，尤不可偏治，"纯辛走表，纯苦清热，皆在所忌"。燥气异于风寒暑湿火诸邪，最易耗伤津液，故其治首当禁用燥药，即便药性润而不燥者，如天冬、知母之能滋肺胃肾，亦恐其苦味化燥，亦不宜用。"至如苦寒降火正治之药，尤在所忌"。斑疹为邪在血络，"用升提则衄，或厥，或呛咳，或昏痉；用壅补则瞀乱"。温病热邪久羁，最易伤阴，或见胃阴虚，或消烁真阴，"断不可与俗套开胃健食之辛燥药""不可分利"。

二、在治法禁忌方面的拓展应用

温病最易伤人身之津液，故喜辛凉、甘寒、甘咸之药以救其阴，而恶辛温之品耗其津。故吴氏反复说"温病最忌辛温""断不可以辛温发其阳耳""禁辛温法"。温病切忌升散，若误用之，其害有更甚于用辛温者，如"温病误用升散，脉结代，甚则脉两至""阳亢阴竭，若再以小柴胡汤直升少阳,其势必至下竭上厥,不死何待"。温病"有余于火,不足于水,惟以滋水泻火为急务",虽"小便不利者,淡渗不可与也,忌五苓、八正辈"。念念在兹,只为顾护阴液。温热之病,本喜寒凉之品,但当仔细分别其五味,辛凉甘咸者宜之,苦味化燥则不宜,故曰:"不可纯用苦寒也,服之反燥甚。"苦寒之品,可合用、少用、暂用,不可单用、多用、久用。温病虽喜汗解,但又"最忌发汗,只许辛凉解肌,辛温又不可用"。阳明温病,每多下证,然必里邪结甚始可下之,"误下固能伤阴……伤胸中阳气……伤胃中阳气"。

三、在方剂禁忌方面的拓展应用

温病医家用药一般都较轻清,但也有药性慓悍而不可过剂者,若不问患者脉证如何,一概用之,祸不旋踵。如白虎汤之应用,《温病条辨》提出了"四禁":"白虎本为达热出表,若其人脉浮弦而细者,不可与也;脉沉者,不可与也;不渴者,不可与也;汗不出者,不可与也。常须识此,勿令误也。"承气汤类方之用有六禁:一是"非真正实热蔽痼、气血俱结者,(大承气汤)不可用也",亦即辨证不确不可用;二是即便非下不可,亦不得贸然使用下法,"非抵当不可,然不可轻用";三是虽有下之的证,若其人津液原本不足,则不可用承气更伤其阴,"若其人阴虚,不可行承气";四是虽下证毕现,若合并他证者,则不可单行承气,譬如,"温病三焦俱急",痰涎壅甚,单纯下之则反引上焦余邪陷入,酿成结胸之证;五是下后下证复现,若脉不甚沉,或沉而无力,或脉静身无热,乃是无水行舟之象,"断不可再与承气也";六是下后得结粪,或神清渴减,则承气不必尽剂,当"止后服"。即便是复脉汤类方,有养阴增液之功,但对"壮火尚盛者,不得用定风珠、复脉"。吴氏对煎服法的禁忌也颇重视,如"(银翘散)过煮则味厚而入中焦""(桃花汤)若一服愈,余勿服"。

四、在药物禁忌方面的拓展应用

温病之用药禁忌,都是根据治法禁忌而来,总以顾护阴液为目的,故忌用温燥、忌用辛温发散,如"发斑……发疹者……禁升麻、柴胡、当归、防风、羌活、白芷、葛根、三春柳"。吴鞠通于承气之用,发明颇多,但仍慎之又慎,其对枳、朴、硝、黄之性,更是体认分明,如曰:"须知正气久耗,而大便不下者,阴阳俱惫,尤重阴液消亡,不得再用枳朴伤气而耗液。"对于药物用量亦反复叮咛,"若病轻药重,伤及无辜,又系医者之大戒""重剂不可轻用,病重药轻,又不能了事"。

五、在饮食调理禁忌方面的拓展应用

温邪伤人,往往难以霍然而愈,迁延既久,大邪虽去,则饮食调理尤为重要,稍有不慎,即致死灰复燃。吴氏对温病饮食调理之禁忌,既守其常,也达其变,一切以辨证结果为依据,不妄行,不拘泥,说"至于调理大要,温病后一以养阴为主。饮食之坚硬浓厚者,不可骤进。

间有阳气素虚之体质，热病一退，即露旧亏，又不可固执养阴之说，而灭其阳火"。对于戒口之法，也有明文，"热时断不可食，热退必须少食""阳明温病，下后热既定，不可即食，食者必复……勿令饱，饱则必复，复必重也""此下后暴食之禁也""忌油腻、生冷"；并说"不戒口腹而死者，不可胜数"。温病初愈，除了饮食宜慎，静养亦相当重要，"但令静，勿妄动也"。

第四节　中医禁忌学的实践与发展

马王堆帛医书《胎产书》是迄今为止我国已发现的最早的妇产科文献。该书从优生防病的角度，对孕妇饮食起居禁忌进行了指导，如指出：一月初孕，"食饮必精""酸羹必熟""勿食辛腥"，应该讲究营养，讲究卫生，忌吃刺激性食物；孕期避免房劳，指出妊娠三月，"男子勿劳"，否则"百节皆病"；强调妊娠期间要"厚衣居堂，避寒殃"。晋代《针灸甲乙经·卷三》有人迎穴"禁不可灸，刺入四分，过深不幸杀人"，手五里穴"禁不可刺，灸五壮"的针灸禁忌记载。早在南北朝《雷公炮炙论》就增列了"畏恶反忌表"和"服药食忌例"等内容，已注意到药物的不良反应，并认为这些不良反应可以通过禁忌警示得到预防。隋代巢元方《诸病源候论》有"金疮及产妇，不可食梨，大忌""凡消渴，大忌饮酒房事，食油面煎炙"的记载。

继秦汉之后，经过历代医家对中医禁忌知识的长期临床观察与应用，中医禁忌学在《内经》《伤寒杂病论》的基础上得到了极大的丰富和发展。唐宋元明清，代有禁忌专篇论述，其中最有成就者是明末清初医学家喻嘉言，他在长期临床实践中，针对医疗活动中有关医德、诊断、治则、方药、护理等分别总结出了全面系统的禁忌规范条例，撰写了《医门法律》，这是医学界最早的宜忌并重的专书。该书不仅大大丰富了中医禁忌理论，也让相关社会禁忌在临床实践中得到广泛的应用和提高。

一、唐　宋　时　期

唐宋时期是中医禁忌理论与实践的发展时期，其中孙思邈《备急千金要方》《千金翼方》对中医禁忌的理论与临床应用，特别在养生保健方面有较大发展，为中医禁忌的传承与发展做出了重要贡献。在《备急千金要方·道林养性》中有"饱食即卧，乃生百病，不消成积聚……人不得夜食……""夜勿过醉饱食，勿精思，为劳苦事，有损"等饮食养生禁忌内容；还有衣着摄生禁忌，如"湿衣及汗衣皆不可久着，令人发疮及风瘙"。为了预防疾病发生，其制订了一套摄生禁忌要求，如"故善摄生者，无犯日月之忌，无失岁时之和，须知一日之忌，暮无饱食；一月之忌，晦无大醉；一岁之忌，暮无远行；终身之忌，暮无燃烛行房""虽云早起，莫在鸡鸣前，虽言晏起，莫在日出后"，强调摄生贵在掌握宜与忌的度的问题，应该顺应天道，太过与不及都当禁忌。

关于疾病的禁忌，《备急千金要方》提出"脚气之病，极忌房室""盐不可多食，伤肺喜咳""消渴三忌（酒、色、盐）"。《外台秘要》曰："第一忌嗔，嗔则心烦，脚气发。第二禁大语，大语则伤肺，又忌露足当风。"宋代窦默所著《疮疡经验全书》一书中，论治瘰疬方法说"金石暴悍之剂，血气愈损不能生矣，若不速治，必致丧生"，把用药禁忌明确提出来；在必效散方后注有"治瘰疬，虚者用五分，实者用一钱。妇人孕不可服"，对用方的忌、慎的掌握尺度交待得清清楚楚。

宋代陈自明在妇产科之造诣颇深，且在优生方面多有独到之处。他在《妇人大全良方》中指出"凡求子宜吉良日交会之，当避丙丁及弦望晦朔、大风、大雨、大雾、大寒、大暑、雷电、霹雳，天地昏冥，日月无光，虹霓地动，日月薄蚀……又避日月火光之下，星辰神庙之中，井灶圊厕之侧，冢墓屍柩之旁""若交会受胎，非止百倍损于父母，生子或瘖哑、聋聩、顽愚、癫狂……不孝不仁""若交会如法……家道日隆，祥瑞竞集"，这在当时条件下，难能可贵。

此外，成书于唐代的藏医经典著作《四部医典》第十七章专门列有食物禁忌。日本人丹波康赖所著《医心方》，成于日本永观二年，相当于宋太宗元年。该书总结宋以前的医学典籍，卷二十九载有相当多《食疗本草》序例中有关禁忌的部分，如四时食禁、月食禁、日食禁、夜食禁、饱食禁、醉酒禁、饮水禁、诸兽禁、诸鸟禁、诸鱼禁、诸果禁、诸菜禁，内容十分丰富，并列有违禁、过食、误食中毒等救治方法，对养生疗病等具有很好的指导意义。

二、金元时期

金元时期是中医禁忌理论得到广泛应用和提高的时期，通过长期临床实践检验，医家们对中医禁忌的价值与意义的认识更为深刻，发现禁忌与长寿、发病、传变、预后、病后复发等有明显关系，绝不是可有可无的事。

攻邪学派代表医家张子和，十分重视医家与病家在医疗活动中的禁忌问题，在《儒门事亲》中列有"立诸时气解利禁忌式"，明确告诫"病人禁忌，不可不知""当禁不禁，病愈后，犯禁而死"；又说："伤寒下后，忌荤肉、房事劳；水肿之后，禁房事及油盐滋味等三年；滑泄之后，忌油腻。此三者，绝不可不禁也。"同时他对临床中滥用禁忌的危害提出独特见解，如说："病者喜食凉，则从其凉；喜食温，则从其温。清之而勿扰，休之而勿劳……当禁而不禁者，轻则危，重则死；不当禁而禁者，亦然"，并举例说明"不忌口反得愈"的道理。这是中医禁忌理论在临床应用中的发展和提高，对充分发挥中医禁忌的临床价值，避免因为盲目禁忌导致危害有重要意义。

补土派医家李杲，特别重视脾胃与药物禁忌，惟恐用药不当损伤脾胃。他在《脾胃论》中撰写了"用药宜忌论"专篇，警告医家与病家"凡治病服药，必知时禁、经禁、病禁、药禁"，不可违反时令，不可违反六经辨证，不可违反某些食物与药物不当配伍，不可错用对脏腑、气血有损害的药物等；并在提出禁忌的同时，又提出"有病则从权，过则更之""此虽立食禁法，若可食之物一切禁之，则胃气失所养也"，"食之觉快勿禁"强调临证施忌的灵活性，不应拘泥对待。对于临证的立法、遣方、用药，东垣力主丝丝入扣，遵守禁忌，如说："药禁者，如胃气不行，内亡津液而干涸，求汤饮以自救，非渴也，乃口干也；非温胜也，乃血病也；当以辛（甘）酸益之，而淡渗五苓之类，则所当禁也。汗多禁利小便，小便多禁发汗；若大便快利，不得更利；大便秘涩，以当归、桃仁、麻子仁、郁李仁、皂角仁和血润肠，如燥药则所当禁者。吐多不得复吐；如吐而大便虚软者，此上气壅滞，以姜、橘之属宣之；吐而大便不通，则利大便，上药则所当禁也。诸病恶疮及小儿癍后大便实者，亦当下之，而姜、橘之类则当禁也。又如脉弦而服平胃散；脉缓而服黄芪建中汤，乃实实虚虚，皆所当禁也。"这些禁忌原则至今对临床用药仍有相当的参考价值。

朱震亨论及初产禁服黑神散、五积散。在《丹溪翁传》中记有这样一个故事：一个贫穷的妇女守寡独居，患了麻风病，丹溪翁见了这种情况，很是同情，便说："是疾世号难治者，不守禁忌耳。"足见他对禁忌的重视。

此外，在《脾胃论》中还有脾胃忌苦寒，"不宜""勿再服""勿用""不可用""慎勿""不当""不可妄用""禁酒"，以及服药后禁忌、方后禁忌等，促进了中医病证禁忌的完善与发展。

三、明 清 时 期

明清时期是中医禁忌理论不断创新和临床应用日趋成熟的年代。当时有繁荣的学术讨论和温病学派的创新思维，都加深了对医学禁忌的理解，促进了中医禁忌的临床应用，为中医禁忌学理论体系的构建打下了有益的实践基础。

明代最有影响的医家张介宾，学术上倡"阳非有余，阴常不足"之说。他认为阴不能没有阳，无气便不能生形；阳不能没有阴，无形便不能载气；不偏则气和而生，偏则气乖而死。在这种思想的指导下，宜与忌同等重要，不言而喻。他说："有君臣相配者，宜否之机，最嫌相左。既曰合宜，尤当知忌，先避其害，后用其利，一味不投，众善俱弃。故欲表散者，须远酸寒；欲降下者，勿兼升散；阳旺者当知忌温，阳衰者沉寒勿犯。上实者忌升，下实者忌秘；上虚者忌降，下虚者忌泄"（《景岳全书·传忠录·气味篇》）。在疾病的治疗中，时刻不忘禁忌，如病人出现郑声，"察其果虚，最忌妄行攻伐，少有差谬，无不即死"。在药物禁忌方面，治三消干渴，引丹溪之语，说："三焦皆禁用半夏，血虚亦忌用，口干咽燥大便难者亦不宜用，汗多者不可用。"其中"禁用""忌用""不宜""不可"的用语，反映了张氏对药物应用禁忌的经验与准确性。在《景岳全书》中列有痘疹禁忌三个专篇，还有厉风禁忌、蛊毒疮疡禁忌等专篇，引用明代以前医家的病证禁忌资料达数百条之多，均以禁忌、大禁、不可、切不可、不宜、不得妄用、切勿轻用等，为临证、摄生提供规范，为中医禁忌的应用做出了重要贡献。

对药物应用的禁忌，明代已有相当深入的研究，李时珍《本草纲目》对明以前的配伍禁忌、服药禁忌、妊娠禁忌、饮食禁忌、不良反应等知识进行了系统整理与研究，为临床安全用药、合理用药做出了贡献。如对白芍一药的禁忌，虞抟《医学正传》的"禁用芍药论"和孙一奎《赤水玄珠》的"禁忌凡例"，均提出产后当忌用白芍，并进一步认为，白芍之忌，可以通过炮炙解除，云："丹溪谓白芍药性寒味酸，产后宜忌，恐伐生生之气，若用之于大补汤、八珍等汤内，以酒拌炒用无妨。"

在儿科临床禁忌方面，万全《育婴家秘》有"小儿不宜妄针灸"论，歌曰："芽儿嫩小不耐伤，针灸汤丸莫安尝。破肉损筋成瘦疾，坏肠败胃作余殃"；又说："初生小儿，内外脆薄，药石针灸，必不能耐也。"董凤翀《活幼精要》撰有"食忌论"，专究儿童的饮食保健、疾病治疗与预后，示以禁忌，如"大凡小儿，不宜多食。心之有病，不宜食咸……脾之有病，忌食馊酸……食肥生痰，食辣伤肺……爱子惜儿，须知禁忌"，至今仍有一定实用价值。

此外，王肯堂《证治准绳》有"疹家禁忌比痘家禁忌尤甚……所以通禁，必待四十九日之后方无禁也"的记载。陈实功《外科正宗》"五戒十要"的医德宜忌，胡文焕的《养生食忌》，绮石《理虚元鉴》的"治劳三禁"，杨继洲《针灸大成》的"十二部人神禁忌歌"，以及杨珣《针灸集成》的"妊娠不可刺，刺之损胎"等，大大地丰富了中医禁忌的内容。

《医门法律》是明末清初医家喻昌所著，是一部中医药行业规范德行、治法、方药、预后、误治的文典，书中所提出的戒律与禁忌，是医者必须遵守的准则，在行医过程中，不违禁或少违禁，这对提高疗效、减少失误，颇有意义。如"凡治病，不问病人所便，不得其情，草草诊过，用药无据，多所伤残，医之过也""凡治病，不明脏腑经络，开口动手便错。不学无术，急于求售，医之过也"，又如"咳嗽门"律条说："凡治咳遇阴虚火旺，干燥少痰，及痰咯艰出者，妄用二陈汤，转劫其阴而生大患者，医之罪也"，这些禁示和告诫，对今日之医者，也有相当重要的指导价值。

《医门法律》是喻氏74岁高龄时撰写而成，记载了他一生学医、行医时的经验与感悟，特别是对中医禁忌重要性的理解。他曾说："治天下有帝王之律，治仙神有上天之律。至于释门，其律尤严。三藏教典，仪律居三之一，由五戒而五百戒，直造自性清静，无戒可言，而道成矣。医为人之司命，先奉大戒为入门，后乃尽破微细诸惑，始具活人手眼，而成其为大医，何可妄作聪明，草菅人命哉？尝羡释门犯戒之僧，即不得与众僧共住，其不退心者，自执粪秽杂役三年，乃恳律僧二十众佛前保举，始得复为佛子。当今世而有自讼之医乎？昌望之以胜医任矣。"

作为医者，操人命关天之业，只知顺宜之法，不知戒忌之律，能胜任救死扶伤之重托吗？汪昂认为生活中的禁忌比用药重要，他说："又将饮食起居之禁忌，摄生大要，以为纵恣者之防范，使人知谨而却病，不犹胜于修药而求医也乎"（《医方集解·勿药元诠》）。王孟英在《温热经纬·卷五·方论》中说："盖一病有一病之宜忌，用得其宜，硝黄可称补剂，苟犯其忌，参术不异砒硇。"由此深深体会到，在中医诊疗过程中宜与忌同等重要。违反禁忌，害莫大焉。吴师机更加强调禁忌，认为医生治病，首先要知忌，然后再知宜也不迟。他说："医之道，未求有功，先求无过，故先以所忌所误为说"；并反复告诫"毋犯所忌"（《理瀹骈文》）。这与当今之医，只谈宜，少谈忌，有很大的认识差距。

在药物禁忌方面，叶天士医案中多处有咳嗽去姜之举，徐评说："咳嗽服姜，并能令人失音，戒之戒之"（《临证指南医案》）。吴仪洛在论半夏之禁忌时云："苟无湿者，均在禁例。古人半夏有三禁，谓血家、渴家、汗家也。若非脾湿，且有肺燥，误服半夏，悔不可追。孕妇服之能损胎。"其用半夏（可能是就生半夏而言）之慎，可见对禁忌之重视。此外，郑梅涧有"咽喉诸症禁忌"之说，云："凡咽喉之症，切不可发表，虚症不宜破血"；还在"喉间起白所切忌药"中，把麻黄、桑白皮、紫荆皮、防风、杏仁、牛蒡子、山豆根、黄芩、射干、天花粉、羌活、桔梗、荆芥等列为不可用之药。也有人提出，药物禁忌与剂型有关。"汤剂忌燥毒药，膏则不然"（《理瀹骈文》），内服须忌，外用则可不忌。

在虚损戒忌方面，吴澄曰："近日虚损之症，百无一活，其故何也？盖由色欲劳倦之伤，七情五味之过，遂致肾元失守，精血日亏，虚阳上泛。初起之时，饮食如常，肌肉未槁，无难调治，而病者每多讳疾忌医，自谓无恙。及蔓延日久，真元耗散，气血败坏，呼天求救，不亦晚乎？此时必先救本培元，健脾养胃，缓缓投剂，或可少剂。而无如病者求治太急，取效太速，朝暮更医，或遇庸贱之流，不顾人命，动用清火滋补之剂，暂舒目前之危，而罔识食少泄泻之弊。细思此等症候，惟病人坚心惜命，肯遵禁戒，或可挽回。漫述六条，因历治诸人，有遵禁忌而愈者，有不遵而致败者，可为明鉴。

戒房室。房室之戒多矣，而惟虚损为尤甚。盖肾水不足之人，相火易动，易犯房室，不必交接，或思想太多，或眼去眉来，亦能损人。纵朝夕服药，百般调理，何益于事。凡无病之人，贪欲无厌，尚且精竭髓枯，气匮力乏，而况于虚损之人乎？当此之时，宜保精以制火，益水以胜火，则服药有益，而病亦易痊。若心神浮越，虚阳妄劝，自不能控制，复泄其精，只图一时之快意，惟有待死而已，复何药乎？曾见有失血者，自外路抬归，病非不治，而调补无功，察其形情，知犯房事之戒。劝之淳淳，彼云知命，及其既败，讵知抵家半月，房事十有八次，临死遗腹生一女。如此等人，想亦不少。此欺人乎？自欺乎？可为虚损者戒之！

戒利欲。虚损之中，因财利损人者居多。盖人非财则无以治其生，而际遇之苦，钱财之艰，岂能皆如所愿也。谚云：财与命相连。即无病者，终日图谋不休，亦能致病，而况有病乎？但以轻重较之，则财又轻于命也。何则人病既久，势如累卵，善调则生，失调则死。必须清心寡欲，凝神定息，万累尽蠲。况钱财自有分定，难以强求，岂可因病身闲，千思百想，计日食之艰，又添药饵之费，辗转于怀，孜孜汲汲，犹恐不及，而能当此病乎？此皆不知命者也。

戒恼怒。凡气之中，惟怒为最，虚损之症，最易生嗔。况肾水一亏，肝火易炽，怫然见于其面，有不知其然而然者矣。盖劳伤神志，心血亏乏，肾水枯竭，君火失令，相火司权，熏炼肺金，痰嗽失血，日甚一日。噫！一星之火，而能致燎原之祸。知命者，宁不自省乎？诸论详郁症中。

戒多言。气鼓喉而为声，情发心而为言。声音肺之韵，言者心之声。虚损之人，水亏火炽，肺易受伤，急宜省言语，寡思虑，戒应酬，凝神静坐，养气调息，则金旺水生，气不耗散矣。

戒肥浓。虚损之症，百脉空虚，非肥浓黏腻之物，不能填补。以多方设计，强食肥甘滋润之品，借饮食之味，以补真阴。但脾元未损，能胜肥浓者，固自有益。若脾土有亏，一见肥浓，便发畏恶，其敢食之乎？有种将亏未亏之辈，贪其补益，强食肥浓，宁无伤乎，上必吐而下必泻矣。

虚损调摄。吴澄曰：虚损一症，酷厉可畏。溯所自来，多因自致。不惜身命，夺精耗气，不遵禁忌，死期将至（《不居集·上集卷之二十六》）。

清代何炫著《何氏虚劳心传》，提出"七误"，论及治疗中的体质与证候宜忌问题。"七误"说的是对阴虚劳伤的七种误诊、误治都是必须注意禁忌的。①引火归原之误：书中说："至若虚劳之症之由于肾水真阴虚热，水不摄火，火因上炎而致面赤唇红，口鼻出血，齿痛，齿浮，齿衄，种种上焦虚热之症，虽亦龙火上炎，与浮阳上泛不同，纵有下部恶寒足冷，此因虚火上升所致，非真阳虚而然，故小便必黄赤，脉必带数，有内热之症可据。误用桂附引火归原之法是抱薪救火，上焦愈热而咳嗽燥渴，咽痛喉烂之症至矣。"这对正确运用"引火归原法"确有指导意义；②理中温补之误：书中说："今人一见胀满腹痛，食不消化，肠鸣泄泻等症，便认为虚寒而投以白术之香燥，又济以干姜之辛热，不知虚劳之证，患在伤阴，再补其阳，则阳益亢而阴益竭，是促之也。"这是临床常见的犯忌者；③参芪助火之误：指阴虚咳嗽，火已烁金，医见衰弱而误投大剂参芪以致阳火愈亢之误；④苦寒泻火之误：书中说："虚火阴亏，岂知、柏苦寒之剂所可清，非惟不能清火热，抑且有损真阴，徒败胃气，食少泄多，将何疗治？"临床不可不慎；⑤二陈消痰之误：指肺阴虚之燥痰，二陈"误用则更咳"；⑥辛剂发散之误：书中说："世之真阴虚而发热者，十之六七，亦与外感无异"，若误用辛剂发散，当成坏证，切宜慎之；⑦治疗过迟之误：书中说："上工治未病，如劳神者常养真心，劳倦者常补其脾，多怒者常滋其肝血，多饮者常清其肺热，好色者峻补其肾水。及病之方萌，即为补救。今人以内热之症而忽之，虚证渐见，犹不求治，自持饮食如常，毫不加意，迨至病日深而后求治，亦已晚矣。"这是"防重于治"的思想，当属可贵，也是中医禁忌学极力倡导的观念。

徐灵胎对用人参有如此之告诫："天下之害人者，杀其身未必破其家，破其家未必杀其身，先破人之家而后杀其身者，人参也"；滥用"可将邪气尽行补住，轻者邪气永不复出，重者即死矣"（徐灵胎《医学源流论·卷上·人参论》），误补之害可不忌乎？

关于疾病初愈的饮食禁忌，吴师机引华佗语："病痊七日内，酒肉、五辛、油面、醋滑、房室皆断之"；并进一步解释说："盖防其复发也。按鼓胀、肿，宜严禁盐、酱、醋一百二十日。曾有忌至百日开盐而复发不救者，不可不慎。吐血、噎膈、黄疸、淋证、亦宜忌盐"（《理瀹骈文》）。林珮琴在"病愈后禁忌"中强调"凡噎膈反胃，得药便愈者，不可便与粥饭。惟以真人参五钱，陈皮二钱，老黄米一两，作汤细啜，旬日后方可食粥。仓廪未固，便进米谷，常致不救。又一年内，切忌房欲，犯之必旧症复发而死"（《类证治裁·噎膈反胃论治》）。对病后调摄不慎的危险性，叶天士说："因食复、劳复、女劳复而发汗，必致亡阳而死。"章虚谷解释说："此言病初愈，余热皆藏于经络血气中而未净，因食助气，则两热相合而复炽，故食肉病必复发……故当戒口，清淡稀粥渐为调养也。"对违禁食复的问题，有较深入的研究。

在妇科禁忌方面，吴师机认为，忌用热性药物促使怀孕，说："妇人积冷痛经与子宫冷者，皆艰生育，忌热药种子"（《理瀹骈文》）。 在婴幼儿衣着禁忌方面，王孟英认为不宜穿得过度温暖，他说："藏于精者，春不病温，小儿之多温病何耶？良以冬暖而闭藏耳。夫岂年年暖欤？因父母以姑息为心，惟恐其冻，往往衣被过厚，甚则戕之以裘帛，虽天令潜藏，而真气已暗为发泄矣，温病之多，不亦宜乎？此理不但幼科不知，即先贤亦从未道及也。"

清代名臣林则徐，毕生禁烟为其成就，他曾请江浙名医何书田编辑《救迷良方》广征戒烟方剂，道光十八年（公元 1838 年）林则徐在《筹议严禁鸦片章程》奏折上，介绍《救迷良方》说："十余年来，目击鸦片烟流毒无穷，心焉如捣。久经采访各种医方，配制药料，于禁戒烟吸烟之时，即施药以疗之。就中历试历验者，计有丸方两种，饮方两种，可否颁行各省，以资疗治。臣向所辑戒烟断瘾药方共十余种，而历试有效者，以此数种为最，忌酸、补正两丸，其法最正；四物、瓜汁两饮，其用方便。"据载，忌酸丸久经试验，疗效最好，成方固定，有 18 味药，称"林文公戒烟方"，这是用药物戒毒的专方。对于一般的香烟，清初医家张璐则将之视为"毒草"当忌（《本经逢原》）。另一位医家吴仪洛，则将烟草归为毒药类，发出"卫生者宜远之"的告诫（《本草从新》）。

此外，在诊断方面也有"忌"，这些忌则预示危险，要特别注意防治。如《医宗金鉴·四诊心法要诀》记有"贵乎相得，最忌相胜"，说的是望诊面色应该与体质相符，否则乃是危险的征象。

总之，明清医家对禁忌在病证防治、药物应用和养生保健等方面进行了归纳总结，从而使中医禁忌在临床实践中得到进一步的应用、提高和发展。

第五节　中医禁忌学现代研究概况

明清以降，近现代医家对中医禁忌问题亦相当重视，主要就临床方面进行了广泛的探索与研究，其中尤以药物与药物的配伍禁忌方面的研究较多。

一、病　证　禁　忌

随着时代的发展，社会对"人命至重，有贵千金"的认识逐渐提高，对于操持"人命关天"之业的医者要求也越来越高。医生面对患者"如履薄冰""如临深渊"，有的医生甚至以"戒、慎、恐、惧"四字来要求自己，告诸后人。临床工作中如何减少或避免误诊、误治的问题越来越受到重视。疾病和证候的诊疗禁忌，除了散在的临床研究外，也有系列著作问世。其中值得提及的是由鲁兆麟主编的《中医执业医师禁忌丛书》，2002 年由中国协和医科大学出版社出版，从医师职业道德禁忌、临床检查禁忌、病历书写禁忌、处方用药禁忌、医嘱制度禁忌、保护性医疗禁忌、危重患者处理禁忌，以及医与医、医与护、医与患者关系方面的禁忌等，到内、骨伤、妇、儿、针灸、药物等方面，进行了广泛的探索，并出版分册，较系统地展示了禁忌在临床上的意义与价值。该丛书虽然夹杂有大量西医、西药的禁忌内容，讨论传统中医禁忌较少，也不失为研究中医临床禁忌的一种尝试。

二、体　质　禁　忌

中医学在临床上擅长个体化诊疗，在理论上崇尚整体制约、亢害承制，强调人体体质的个性差异，因此，在禁忌问题上尤其重视体质禁忌。匡调元教授在他的《体质治疗学》中，首先提出中医"八法体质禁忌"，对补法，明确指出"方药必须对质，不能误补"；对温法的禁忌，书中说："温法本为寒而设，故凡热体当属禁忌……就体质类型而言，阴虚内热成燥者，素来舌质红，咽喉干燥均应忌用。市售五香粉属辛温大热之剂，为燥红（体）质之大忌"；对清法的禁忌，书中说："凡体质素虚，脏腑素寒，胃纳不健，大便溏泄之迟冷（体）质者，清法应忌。劳力过度，中气大虚的虚火证，及由血虚引起的虚热烦躁等倦㿠（体）质者，清法应忌。因产后气血骤虚，虽有热证，清法亦应慎用，免犯'虚虚'之戒"；对于消法，他说："消法虽不如下法之猛，但所用药物，以破气破血居多，用之不当能伤及气血，损及阴阳。况且病理体质多以虚为主，或虚实夹杂之体，用之不当，常常欲速不达，欲益反损，故不能不慎重而行。临床上见到下列情况宜慎用或禁用……"对于汗法，他说"燥红质者，理应忌汗法……再如迟冷（体）质者，兼有外感，假如一意发汗，则易酿成多汗亡阳之变局……如倦㿠（体）质者，兼有外感，不可强汗"；对于吐法，他说："凡老年体弱者，失血患者，气虚而短气者，妊娠或产后都属禁忌……倦㿠（体）质、燥红（体）质、迟冷（体）质都不得妄用吐法"。

在"方药之体质禁忌"中，匡氏认为"用药之禁忌"有相当一部分是体质之宜忌，如倦㿠（体）质忌破气药、腻滞（体）质忌养阴药、燥红（体）质忌辛燥药、迟冷（体）质忌苦寒药、晦涩（体）质忌凉血涩血药等，极大地丰富了中医禁忌学的内容，为中医禁忌的研究做出了重要贡献。

继匡氏之后，在《中医体质学》中也提到了调体宜忌，列有"治则宜忌""药性宜忌""针刺宜忌"等，虽具体内容不多，但也表明作者对体质禁忌的关注。

三、饮 食 禁 忌

有关饮食禁忌，包括了食物与个体的适应性、食物与疾病、食物与药物及不同食物同时进入人体时对人的影响等问题，近年来备受社会关注，相继出版了数十种相关的科普著作，市场销售很好，但就内容和水平而言，多系非专业作者互相传抄之作，其中有少量文献引述。1991 年由中国轻工业出版社出版的《食物相克与饮食宜忌》一书，对《金匮要略》《饮膳正要》《本草纲目》《医宗金鉴》和《随息居饮食谱》等历代饮食禁忌文献进行了整理，按食物相克、药物与食物相克、饮食禁忌及对人体素质的食物禁忌等进行编撰，虽无作者的深入研究，亦属有益之作。

上海匡调元教授在 1996 年 10 月出版了《中医体质病理学》，对人体的不同病理体质的饮食禁忌进行了临床研究和实验观察。其认为倦㿠（体）质者当忌凉拌菜、冰淇淋等冷饮；腻滞（体）质者当忌含碱食物如面、面包；晦涩（体）质当忌花生米；燥红（体）质当忌羊肉、五香粉、苹果、核桃、龙眼、荔枝、韭菜；迟冷（体）质当忌冰淇淋等冷饮、凉拌菜。匡氏强调，冰糕在妇女月经期间应禁；五香粉，系由桂皮、干姜、胡椒、茴香、山奈、八角等组成，皆大辛、大热之中药，燥红（体）质者食用则火上加油；山楂和果丹皮，胃酸偏高者当慎用。同时，匡氏对食用五香粉的成分及其对体质的影响做了动物实验研究，首次为食物禁忌问题提供了实验依据。

2000 年，陈纪藩主编的《中医药学高级丛书·金匮要略》，首次对其中禁忌专篇进行了注释，逐条分作【原文】、【词语注解】、【经义阐释】、【文献选录】、【临床应用】、【现代研究】等项，进行了较全面的归纳整理，可谓近年水平较高的饮食禁忌方面的文献研究。

关于特殊个体的食物禁忌，传统的常用食物，一般大多数人不必禁忌，但对某些个体，吃后会产生不良反应，也应禁忌。目前已经发现有人对一些常见的食物（如菠萝、牛奶）过敏，对这些人来说，相关食物应该忌食。我们曾采用酶联免疫法，对一些顽固性皮炎、湿疹、荨麻疹、偏头痛、胃痛、腹泻和哮喘者，测定与特定食物有关的免疫球蛋白，对其中有阳性反应者，停用或间断性停止食用相关食物，结果这些病症均得到不同程度的缓解。有的患者在停食以后，症状立即消失。

　　至于疾病与饮食的禁忌，由于科学的发展，人们对疾病的认识日见深入，饮食对疾病的演变与预后的影响等受到临床广泛关注，如饮食干预与禁忌成了糖尿病治疗过程中的首选方法。现代医学开展糖尿病的健康教育活动，主要是征得患者的配合，遵守饮食禁忌，确保提高疗效。此外，肾脏疾病与饮食过咸，动脉粥样硬化、冠心病与饮食过于肥腻，癌症与膳食习惯等都有密切的关系，注意膳食的禁忌可以明显降低这些疾病的发病率。

　　食物与药物禁忌，一般可分为三种情况，即药物与食物之间各自所含成分的相互影响，食物和药物代谢过程中的相互影响，食物与药物在摄入时间上的影响。食物与药物在摄入人体后所产生的影响有些是协同作用，有些呈拮抗作用而相互抵消，甚至可能产生有害作用，这诸多过程，十分复杂，动物实验与临床运用尚有相当距离，目前有关方面的研究还属空白。违反饮食禁忌对人体造成危害是客观存在的事实，临床常见，患者无所适从，医者无法指导，处于一种无奈的状态。因此，深入研究饮食禁忌的规律，找出明确的禁忌机制与解决方法，对于防病、治病、保健都具有重要意义。

四、针 灸 禁 忌

　　李瑞等在《中医针灸科临床禁忌手册》中，着重叙述了针灸处方禁忌、针刺禁忌、误刺事故及其处理救治方法，阐述了临床操作禁忌。该书全面而系统，可指导临床操作，避免事故，提高疗效。对于某些特殊部位的腧穴，根据其解剖部位，制订穴位针灸禁忌要求。如风池穴，前人有"刺入三分，留三呼，灸三壮"（晋代皇甫谧《针灸甲乙经·卷三》）的记载。王雪苔则认为"因本穴近延髓，非风寒或寒邪所侵的头脑、鼻疾患，不可轻施艾灸。特别是直接灸或针上灸，易热上扰，引起头晕脑胀。另外补复溜，泻太冲、风池，预防高血压时，要特别注意，每次针刺前，需要测血压，以防止因血压过高，巧合针刺而发生脑溢血"（《中国针灸大全》第十章），在前人的基础上，大大地前进了一步。

五、药 物 禁 忌

　　中药的禁忌，主要有单味药物的应用禁忌、药物之间的配伍禁忌及一些特殊人群与状态下的禁忌等。其中单味药的禁忌，至今未见有专门列项研究者，都是在药物的注意事项中，提到禁忌、慎用或不宜；药物配伍禁忌因为古代有"十八反""十九畏"，近代研究文章较多；对于人体处于特殊状态下的药物禁忌，也因为历代有"妊娠禁忌"之说，研究与讨论都比较活跃，不管结果如何，对中药禁忌学的应用研究与学科发展都是有益的。

　　关于十八反、十九畏。十八反是现代药物配伍理论研究最多的问题，近 50 年来，围绕十八反的研究论文已发表近千篇，涉及文献、社会调查、临床、实验研究多个方面。专著方面，王延章在 1998 年 2 月出版《重审十八反》一书。该书从十八反的沿革、单味药、病证、学术讨论及临床治验体会等方面，对十八反传统认识，进行了比较全面的总结，而且也观点明确地提出了作者的见解，用作者自己的话来说，他是"为几千年习惯用药的更新，顶风冒雨，不惜自己生命危险"而实验创作的。然而，对于十八反、十九畏，没有深入研究，仅凭零散病例报告，要想从传统的习惯认识中，论及是非正误，其难度还是非常大的。

　　在文献研究方面，主要从药物相反的原始出处、相反药物歌诀出处、十八反药物统计、十八反的涵义等进行。为了解释古代产生十八反的时代背景差异问题，刘源就十八反的临床应用在 10 个省市 20 个医疗单位进行了社会调查，结果表明：十八反各组在现代临床中均有应用，说明十八反不是绝对的配伍禁忌，较好地补充了文献记载之不足。在临床研究方面，现代提供了较古代更为系统、准确的资料，印证了古人的经验，同时也表明只要辨证恰当，十八反也可用于临床。有的"反药"若用之得当，不仅毒性降低，还能增强疗效。但是，从十八反的不良反应记录说明，十八反并非绝对安全，部分"十八反"配伍关系也不是毫无意义，在特定的条件下，也有可能发生中毒。尤其在现在还没有弄清十八反的规律的情况下，更不能盲目贸然应用。十八反各个组对的适应证、剂量、剂型、用法等，有待进一步研究。

　　在实验研究方面，近年报道较多，主要为十八反的毒理研究、病理生理条件下的研究、制剂及给药方式的研究及药理的研究等，因其研究思路及方法不同，实验结果也不相同，甚至有些结果相互矛盾。如有报道说，相反药物配伍应用会产生较大的毒性或不良反应，但也有报道说，甘草与芫花配伍可以显著降低胃溃疡的发生率。这些情况说明，短时间内还不可做出肯定的结论。不过，大多数实验研究表明，十八反不是绝对的配伍禁忌，相信在不久的将来，十八反必将得到相对准确的表述。

　　关于中药妊娠禁忌的研究，是对特殊人群中药禁忌研究的重要内容之一。20 世纪 50 年代，除了文献整理外，实验研究侧重于妊娠禁忌是否存在，对于妊娠禁忌的界定，大多局限于流产、堕胎等终止妊娠效果。其中怀疑和否定的意见主要来自临床和尊经的学者。临床上有大量案例，妊娠期有意或无意使用了妊娠禁忌中药，没有发生终止妊娠的作用，以此支持《内经》"有故无殒，亦无殒也"之说。然而，历代医籍及本草对妊娠禁忌中药的记载和讨论却绵延不绝，代有增加。1992 年高晓山在《中药药性论》中，汇集 81 部古今著作中的妊娠禁忌中药，竟多达 716 种，列入 1995 年版《中华人民共和国药典·一部》的妊娠禁用、忌服、慎用的中草药仍有 64 种，2000 年版增加至 67 种。临床上用于流产堕胎的中药与方剂，代有流传。近年来在各地试用中药终止妊娠、治疗异位妊娠，甚至有"灭胎""杀胚"的药效表述。可见，仅就中药终止妊娠这一点来讲，妊娠禁忌中药是客观存在的，研究妊娠中药禁忌是一项有重要意义的工作。

　　此外，在文献研究的基础上，近年来对于妊娠禁忌中药的实验研究已不仅限于终止妊娠，还广泛涉及妊娠毒理、生殖毒理乃至遗传毒理等方面。实验结果表明，妊娠禁忌中药不仅是终止妊娠的药物，还包括致突变、致畸及影响胚胎发育等作用。因此，妊娠禁忌中药的研究，已不只是医疗安全、计划生育、保护母婴的问题，还是涉及优生优育，直接关系国家民族未来的重要课题。

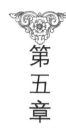

第
五
章

中医禁忌学的任务和前景

中医禁忌学经多年的积淀，有坚实的理论基础和丰富的实践经验。随着中医禁忌知识的传承，中医禁忌服务得到了社会和民众的认可，中医禁忌研究也取得了一些成果。但是，中医禁忌学在快速发展的同时，也显现出一些不足。中医禁忌学的现代系统研究才刚刚起步，仍存在诸多发展中的具体问题，学科建设也面临艰巨的任务，而社会对中医禁忌知识有广泛的需求，中医医疗领域也迫切需要对部分禁忌陈说有可靠的结论，因此，其发展前景十分值得关注。

第一节　中医禁忌学的任务

2014 年国务院办公厅印发《深化医药卫生体制改革 2014 年重点工作任务》，提出"用中国办法破解医改这个世界难题"的思路。中医药在预防保健养生康复方面具有独特的、不可替代的优势特色，这当中中医禁忌的实施与干预，将大有作为。中医禁忌学的目标与任务是，我们将在 10 年以内，系统整理和诠释中医禁忌学理论，建立理论体系框架；优化集成一批效果明显、经济实用的中医禁忌预防保健方法和技术；建立相对系统的中医禁忌服务标准和规范；完善中医禁忌干预服务内容和服务模式；形成中医禁忌学科技创新体系，努力提高学术水平和服务能力，为提高全民健康水平做出更大贡献！

一、开展系统的文献研究

中医药禁忌的文献资料特别丰富，大多数散见于中医药古籍中，其中相当部分是历代医家医疗实践的第一手材料，是开展进一步的禁忌研究所不可或缺的原始资料。过去由于观念、条件等多种因素制约，虽做了一些整理，但远远没有形成系统，研究更谈不上深入。因此，还必须有学者勇挑重担，厘清中医药禁忌文献研究的思路、方法、步骤等，力争做到全面系统，重点突出，步步推进。以此扎实的文献研究，寻找规律，思悟道理，提出新的观点，凝练新的理论，指导新的实践，使中医禁忌学不断充实、系统和完善。

二、强化规范的临床研究

中医药学是一门实践性非常强的学科，中医禁忌学同样也离不开临床。在临床中研究禁忌，为临床实践服务，是发展中医禁忌学必须始终坚定不移的大原则。近数十年来，虽零星有一些关于中医药禁忌方面的临床研究报道，但总的数量较少，且研究设计水平不高，病例数亦不多，有些报道甚至只是个案。这种各自为战的研究，不仅概念与标准不统一，方法与内容也欠规范，十分不利于研究成果的评价与推广，不利于学科之间的交流与相互促进。以下几点是中医药禁忌临床研究工作应予注意的。

一是规范禁忌表述。在拟定研究计划、撰写研究结论、推广研究成果时，采用统一而规范的概念来表述禁忌的程度与范围，是十分必要的。譬如，严禁、切忌、大忌，用于表述禁忌规条中所不可逾越者，若有违背，其后果相当严重；而禁、忌、禁忌、勿、不可等，程度相对较轻；慎、不宜、注意等更次之；至于戒、律、讳等则是在特定语境下的禁忌表述，可以起到相应的警示作用。上述这些禁忌表述用词，应该在较大范围内予以公开讨论，以求获得一个大多数学者认可的标准和定义。

二是规范研究方法。对于一些前人尚未涉及的有关中医药禁忌的实践，个案报道仍有其累积经验的价值。但一般情况下，开展中医药禁忌方面的临床研究，应争取在较大样本基础上进行，以使其结果更接近客观规律，更具说服力。同时，应在设计、实施过程中，遵循科学研究的共通原则，采用随机分组、双盲对照、科学统计等通行方法，使获得的研究结论经得起重复验证和实践检验，从而得到社会的广泛认可。

三是坚持为临床服务的导向。提高临床疗效，保障医疗安全，是中医禁忌学永恒的核心任务。采取先易后难，先临床后基础的方法，率先筛选具有临床指导价值的禁忌课题，如糖尿病的饮食禁忌、肝病禁酒、哮喘与食物过敏、湿温忌养阴、"十八反"中的海藻与甘草配对、"十九畏"中的人参与五灵脂合用等，组织全国力量，开展深入、系统、全面的临床研究，以使证据确凿可靠，成果可推广应用。

三、推动深入的实验研究

实验研究是将中医药禁忌视角从宏观发展到微观的有效措施，可以从更深层次揭示传统中医禁忌的发生机制，从而证实或证伪各家禁忌之说。譬如妊娠期的药物禁忌问题，历代医籍记载颇多，古今医家的个案实践，对同一药物在妊娠期使用，既有证实确致伤胎者，亦有母子皆无伤损之证伪者，致使现今医者临床时无所适从，并埋下医疗纠纷的隐患。因此，开展持续而深入的现代实验研究，对于切实指导临床应用，拓展理论研究领域，提高中医禁忌学的总体水平，是十分迫切而必须的。需要强调的是，实验研究的设计，应充分尊重中医临床实践因时、因地、因人及辨证施治的传统，全面考虑多变量因素对实验结果的系统性影响，尽量避免只设定单一条件而背离现实的情况出现。

四、重视学术交流

学术交流有利于各方面成果的推广、方法的借鉴，从而推动学科学术水平的滚动发展与整体提高。学术交流多通过发表论文或召开学术交流会等形式进行。可以在中华中医药学会的组织下，成立中医禁忌分会，有计划地组织全国性或地方性学术会议，开展学术交流。还可以在现有中医刊物上开辟禁忌研究与实践专栏，引导发表更多的禁忌论文，并争取尽快创办中医禁忌专业杂志。

五、抓紧人才培养

中医禁忌学的发展，人才是关键。在目前条件下，可以通过培训班等继续教育方式，对有志于中医禁忌学的医务人员进行中医药禁忌知识的系统培训，使之成为中医禁忌的实践者、推广者和研究骨干。还可以借助网络技术，开设中医禁忌系列课程，突破空间和时间的限制，在更大范围内培养更多的中医药禁忌专业人才。经过数年的人才培养之后，国家应组织人力，编写全国统一而权威的中医禁忌学教材，并在中医药院校开设中医禁忌学选修课程，使在校学生接受相应的基本理论、基础知识和研究技能的教育，使之毕业后具备开展中医学禁忌研究的能力。

六、加快机构建设

禁忌来源于实践，禁忌的真伪，必须到实践中去验证。同时，中医禁忌学属于临床学科，与各科临床有着千丝万缕的联系，并对其实践有广泛的指导意义。因而，机构建设中最重要的是中医禁忌学临床基地的建设。没有临床基地作为实践场所，中医禁忌学的发展是难以想象的。可以考虑在全国选择 1～2 家有条件的中医院，建立与健全中医药禁忌临床研究基地，通过这个基地，使这方面的人员受到专业训练，进而扩大中医药禁忌的临床应用领域，并在此基础上建立中医药禁忌的科研机构，有计划、有目标地对一些重点、难点、或急于解决的课题进行专题研究，集中攻关，以此带动中医禁忌学科学研究工作向纵深发展。

第二节 中医禁忌学的发展前景

中医禁忌学是从中医临床学中分化独立的一门学科，是人类为提高生存质量，在疾病防治活动中长期积累与近年医学模式转换，防重于治，以及"治未病"理念需求的产物。无论是从人类的生存需要出发，还是从中医学自身发展的需要出发，中医禁忌学都具有广阔的发展前景。

（一）学科自身的系统完善

中医禁忌学的建立与完善是一项系统工程，牵涉理论、临床、药物、方剂、针灸、推拿、养生保健等。在理论方面，传统中医禁忌学的学术与经验得到进一步的发掘与整理，在继承前人经验的基础上，吸纳新的临床与实验研究成果，提出新的观点，使中医禁忌学理论有所发展与创新，使之逐渐趋于完善。

（二）促进中医诊疗水平的提高

中医禁忌学与临床医疗安全和疗效密切相关。在临床方面，中医禁忌的研究成果可以使我们在诊疗中少犯错误，减少安全隐患与医疗风险，启用一些有独特疗效的药物配伍，解除一些不合理的药物禁忌，发挥禁忌的作用，进一步提高中医学诊疗糖尿病、肝脏病、胃肠病和过敏性疾病等的临床疗效。

（三）促进养生保健的发展

在对传统中医养生禁忌进行整理研究的基础上，结合现代养生保健的要求，探讨符合人类健康的养生方法，包括起居、饮食、婚配、房事、运动等禁忌，为养生保健事业的发展注入新的活力。

（四）借助先进手段，促进深入研究

在中医禁忌学理论的指导下，借助现代先进的研究手段和方法，宏观与微观相结合，对中医禁忌所涉及的相关问题进行深入研究，有望走出一条中医自己的独特之路，并能带动其他学科，尤其是西医学对禁忌问题的关注。

（五）为发挥"治未病"优势创造切实可行的技术与方法

中医学提出的富有原创意义的医学思想是"治未病"，其中就有禁忌的忧患意识，以此作为医疗保健的理想境界，正如张介宾所说："祸始于微，危因于易，能预此者，谓之治未病，不能预此者，谓之治已病。知命者，其谨于微而已矣"（《类经》）。

"治未病"是中医学的特色和优势，是中医学理论的基础和崇高目标，"治未病"倡导人类珍惜生命，注重养生，防重于治，与中医禁忌学不谋而合，有着共同的奋斗目标和发展前景，在"治未病"的战略设计过程中，禁忌具有更加切实的技术与操作方法，推动大面积群体的积极参与，可以促进形成我国预防保健工作的特色与优势，构建适合我国国情的预防保健体系。

现代人们在温饱解决以后，不仅不断追求丰富的精神与物质生活，而且也更加期望健康延年，医学的发展趋势，已由"以治病为目的的对高科技的无限追求"转向"预防疾病与损伤，维持和提高健康水平"。中医禁忌学在应对慢病及老龄化的战略中大有可为。有学者预测，在今后的一个世纪里，人类将更加注重防范与减灾的研究，因为人类的生存空间与条件，在很大程度上只能尊重自然，顺应天时，"人定胜天"也许是不可能的，至少还为时过早。因此"禁忌"在人类学上将发挥重要作用，中医禁忌学必将为人类的健康事业做出更多的贡献。

中医禁忌学的前景是广阔的，但任务也是艰巨的，需要研究的相关问题很多。本书将在各论篇中首先就临床最实用的治则治法、药物、方剂、病证、针灸推拿和养生禁忌等，分别做专章讨论。

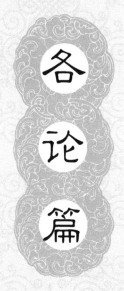

各
论
篇

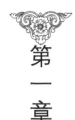

中医治则治法禁忌

中华民族之所以伟大，在于她数千年来，文明行事，循规蹈矩，有法有则。中医学也尊崇祖训，治疗必有法则，德行应遵禁慎。在《灵枢·逆顺肥瘦》中就有一段漂亮的文字，说："岐伯曰：圣人之为道者，上合于天，下合于地，中合于人事，必有明法，以起度数，法式检押（法式，即方法、法则。检押，即规则。《类经》曰：'检押，规则也，有法有则，以防其乱。'），乃后可传焉。故匠人不能释尺寸而意短长，废绳墨而起平水也，工人不能置规而为图，去矩而为方。知用此者，固自然之物，易用之教，逆顺之常也。"这里说清楚了一个问题，那就是疾病的防治，医家开展医护活动，病家自我调摄等方方面面都必须有治则与治法，这是宜忌之底线。违法则逆，当忌，或禁，遵则成顺，疗效好，可行为宜。

中医治则治法是关于疾病治疗原则、方法及其应用的理论。治则是治疗疾病所必须遵循的基本原则，其涵摄内容十分广泛，它以饱含人文色彩的方式展示着关于哲学思辩的理论考量，既是中医学的世界观，也是中医学的方法论。而治法是在治则指导下制订的针对疾病证候的具体治疗方法。在中医辨证论治之理法方药程序中，治则治法是一个极重要的环节，即辨证确立后便提出治则，再依据治则选择治法，进而拟方遣药。《素问·移精变气论》"治之大则"首开治则之论。"则"字的原义为"法则""准则"。上古时，将刑书、律法铸或刻在大鼎之上，故金文的"则"字从"刀"，与"鼎"组合，小篆的写法，将金文的"鼎"讹变为"贝"，而楷书继承了篆书的写法。"则"也可译为"规范"与"规矩"，合则者宜，违则者忌，可见，"则"是宜与忌的分界标准。《诗经》有言："天生蒸民，有物有则""岂弟君子，四方为则"。因此，在古代先民的生产生活中，遵循法则，按禁忌立身行事意识很早就形成了。在此观念的影响下，医家援其理蕴而开慧，形成了治则治法的禁忌注意事项，以确保医疗活动中的高效与安全。

第一节　中医治则治法禁忌的形成和意义

在漫长的历史进程中，人类生存、繁衍、进化、发展，遇到了难以记述的苦难与危害，如疾病侵袭、环境恶劣、气候突变及难产与早夭等，从而积累了不少有关生命活动的知识和防治方法。到了文明史的开端，就有了医药知识的记载，后来依据这些经验与教训，以及在实践中的体验，逐步形成了治则与治法，从而在"则"与"法"的规范中提炼成了治则与治法的禁忌。

治则是治疗法则的简称，从字义而论，"则"也有"法"的含义，但在辨证论治中，随着理论的深化，"法"与"则"在概念上有所侧重，即"治则"是大原则，"治法"是具体方法。从理法与方药而论，"则"是理论层次，"法"是在治则统管下实施应用的层次，辨证决定治则，但具体的治法有多种选择。可见，治则在辨证论治的操作中，有规矩的作用，引领着治疗适宜的原则确立，是辨证论治过程中重要的战略决策。

在中医发展史上，确立治则规矩，即是"宜"的原则，有两种方式，一是经验教训总结式，二是理论规律推演式。前者，是把积累的经验（含教训）进行归纳概括，确立新的理论，即确立治则，例如，治外感热病，《伤寒杂病论》从寒立论，药用辛温解表。但是后来发现，对外感温热，不宜当忌；早在唐代孙思邈就已经在辛温药中加入辛凉之品，创制了"千金葳蕤汤"；到了金代的刘元素，便高举火热论，倡辛凉药物治外感温热病之法则，直至清代叶、薛、吴、王之日趋成熟，这一由辛温到辛凉治则观念的改变，经过千余年的总结，其宜与忌的界限也为之明晰。后者是根据天人相应理论推演出来的新的吉凶禁忌法则，因当今科技水平所限，虽然还难以阐明，但仍具有很明显的实践价值，对于防病治病的意义不可小视。如《素问·气交变大论》记载："帝曰：其灾应何如？岐伯曰：亦各从其化也，故时至有盛衰，凌犯有逆顺，留守有多少，形见有善恶，宿属有胜负，徵应有吉凶矣。"即通过自然宇宙万物之灾害和人体发病的关系，确定吉凶善恶之宜忌原则！仰观天象以测吉凶的方法并非不可知，如有研究之苗头与突破，在重大疾病防治方面将有十分重要的意义与价值。

第二节　治　则　禁　忌

治则就是在辨证论治中的法则、原则、规矩，不可违反，因此治则是刚性的宜，不可触犯，是中医禁忌学的标尺与"灯塔"，指引着医疗活动的正常进行。

中医学理论有总的治疗原则，如治病求本、调整阴阳、扶正祛邪、标本缓急、正治反治、三因制宜、治未病等；有辨证治疗原则，如汗、吐、下、和、温、清、消、补八法的适宜原则等，以及临床各科的证候治疗原则。而在适宜原则的基础上，可制订相应的治则禁忌。

一、治　病　忌　迟

治病宜早，迟则难医，这是既病防变，病从浅治的预防原则。外邪初袭人体，病变尚轻，邪气还浅在，正气也未虚，此时及早治之，则可防止邪气深入，康复也快；倘不重视，病患迟迟不就医，或医者不能当机立断，拖延失误，待病邪深入，再治已晚，常常难有回天之术。《素问·阴阳应象大论》有云："善治者，治皮毛，其次治肌肤，其次治筋脉，其次治六腑，其次治五脏，治五脏者，半死半生也。"为临床立下了治病宜早忌迟的原则。后世张景岳更明确地指出："救其萌芽，治之早也；救其已成，治之迟也。早者易，功收万全，迟者难，反因病以败其形，在知与不知之间耳，所以有上工下工之异"（《类经·十九卷·针刺类》）。而在《小儿病源方论》专列有"病宜早医"的论述，说："病不早治，治不对证，迷邪谤正，顺同恶异，病淹日久，因乃求医，纵得良医，活者几希。"把治病忌迟的原则说得再清楚不过了。

二、忌 失 病 机

疾病在发展过程中会出现复杂多变的征象，临床上应据其征象，去寻觅致病机理，这就是病机，是疾病的本源。如只见表面现象，不知病的本源，往往疗效不好，或暂愈而复发，这是治病求本。谨守病机的原则，不可违规。

三、勿 致 失 衡

中医理论崇尚平衡，疾病则意味着机体失去正常的生理平衡，因此，"以平为期"是最重要的治则，即以恢复机体的生理平衡为治疗目标，如阴阳之平衡、升降之平衡、补泻之平衡。正如王肯堂所云："大抵治病，当求其所因，察何气之胜，取相克之药平之，随其所利而利之，以平为期，此治之大法也"（《证治准绳·杂病》）。

掌握以平为期的治则，应注意勿致失衡的禁忌，要求一切医护措施均应"不可过"，过则使机体出现新的不平衡。历代医家有遵守"勿致失衡"的治则禁忌，如张仲景用桂枝汤调营卫以解表，若一服汗出病瘥，则马上停后服，不可尽剂。叶天士在温热病的治疗中也注意以平为期，说："法应清凉，然到十分之六七，即不可过寒，恐功成反弃也"（《温热经纬·叶香岩外感温热篇》）。还有《医箴·病机》也说："热者清之，及半即止，继以益阴；寒者热之，大半即安，继以调和。"这就是告诫医者攻邪注意扶正，补虚注意不可敛邪，散寒勿致伤阴，滋阴禁忌滞湿等，遵守勿致失衡之戒，才不会造成新的生理失衡。

四、忌 伤 正 气

疾病是人体正气与邪气相争的反应，正胜邪去是康复的佳音，邪盛正衰是病情加重的信号。因此，医者的一切措施必须遵循保护正气之原则，切忌损伤正气。对于忌伤正气的治则，历代医家有很多告诫，如《格致余论·张子和攻击注论》云："攻击宜详审，正气须保护"，《丹溪心法·拾遗杂论》更明确告诫说："凡治病，必先固正气。"临床中可通过扶正祛邪、祛邪复正和攻补兼施等治则，从而避免违害正气的规则。

五、三 因 论 忌

三因论忌的原则是在异法方宜的基础上提出的。异法方宜又称三因制宜治则，是在治疗疾病时不能固守拘泥，应根据不同个体、时间、地域等采取相应的不同治则。同理，也有与三因制宜相对应的三因论忌，这是中医禁忌学上的具体问题具体分析，体现了禁忌注意的原则性和灵活性的有机结合。

1.因时论忌　四季气候的变化，对人体的生理、病理都会产生一定影响，而根据不同季节时令特点，指导用方用药等治疗原则，称"因时制宜"，有些禁忌的临床规范，则称"因时论忌"。如春夏之季，阳气升发明显，人体腠理肌肤疏松，遣方用药应禁忌开泄太过，耗伤气阴，而秋冬季节，阴盛阳衰，人体腠理较致密，阳气多敛藏于内，此时应慎用寒凉之品，以防损伤阳气。正如《灵枢·顺气一日分为四时》所说："顺天之时，而病可与期，顺者为工，逆者为粗。"

2. 因地论忌　这是根据不同地区的地理环境来制订遣方用药的禁忌原则。如我国西北地区，地势高峻而寒冷少雨，故其多燥而寒，治忌敛燥；东南地区，地势低洼而温热多雨，故其病多热与湿，治忌滋腻。正如《素问·异法方宜论》云："医之治病也，一病而治各不同，皆愈，何也？岐伯对曰：地势使然也。"《医门法律·申明内经法律》也说："申治病，不审地宜之律，凡治病，不察五方风气，服食居处，各不相同，一概施治，药不中窍，医之过也。"

3. 因人论忌　这是根据患者的个体差异、性别、年龄、体质等不同特点来制订遣方用药的禁忌原则，称"因人论忌"。如性别不同，妇女患者有月经、产孕、哺乳等情况；年龄不同，如老年人多气血衰少、机能减退、体质多虚，倘邪实须攻者亦应禁慎，以免损伤正气。又如体质差别，由于个体先天禀赋和后天调摄各异，素质强弱不同，还有偏寒偏热，以及平素宿疾之不同，虽患同病，遣方用药皆应有禁忌之别，如阳热之体当慎用温补，阴寒之体慎用寒凉等。在《慎疾刍言·老人治则》中有载："故治老人者，断勿用辛热之药，竭其阴气，助其亢阳……"

第三节　治法禁忌

治法是在治则指导下制订的针对疾病证候的具体治疗方法。清代程钟龄《医学心悟》所总结的"汗、吐、下、和、温、清、消、补"八法，后世多遵从之，但还不够完善。今对中医内科常用的治法禁忌作一简介。

一、发汗法之忌

汗法，是通过开泄腠理，使邪从肌腠外泄，病症随汗而解的一种治法，临床用于解表、消肿、祛湿、透疹等。汗法的禁忌如下。

1. 发汗不可太过　运用汗法时，应以周身微汗为度，不可发汗过多，更不能致大汗淋漓，以免耗伤阴液，致亡阴亡阳之患。正如《脉经·病可发汗证》所言："凡发汗欲令手足皆周至，漐漐一时间益佳，但不欲如水流离。若病不解，当重发汗。汗多则亡阳，阳虚不得重发汗也。凡服汤药发汗，中病便止，不必尽剂也。"《伤寒杂病论》亦有类似禁忌告诫。

2. 禁忌滥用发汗法　临证有许多不可用发汗法者，《伤寒论》载误用发汗、不可发汗的条文有 59 条之多，告诫医者，汗家、淋家、疮家、衄家、亡血家，以及咽喉干燥、尺中脉微、尺中脉迟、病在里者、剧烈吐下之后等均不可用汗法，以免伤津，耗血伤阳。因此，通过对《伤寒论》治疗禁忌中有关汗法禁忌的内容进行分析，可以得出阴虚、阳虚、气血亏虚、太阳温病、病入少阳和阳明里热者不可发汗。必须用时，当配扶正、清热等法以化忌为宜。

3. 注意三因论忌　在运用发汗法时，当注意患者个体体质差异、气候的不同、地域之南北高下，以权衡所用方药峻缓大小。如暑月炎夏，汗之忌重；冬令严寒，汗之注意药量不可过轻；西北高寒，药量不可太轻；而东南温热之地，发汗用药忌过重；体虚者汗之忌急，体实者汗之忌缓。

二、涌吐法之忌

涌吐法，是通过引起呕吐的方法使有害病邪排出体外的一种治法，临床用于痰涎、宿食，或毒物滞留体内者。此为应急之法，特应注意禁忌，吐法的禁忌如下。

1. 切忌滥用吐法　吐法易伤正气，特别易伤胃气，必须严格掌握适宜之证，不可误用、滥用、过用，以免生害。凡虚人、孕妇、产后等一般均禁忌使用吐法。危急时必用者，可用外探引吐或用缓吐，只可暂用，切忌反复使用。

2. 注意吐后护理　吐法伤正，要特别注意吐后之调养与护理。其中护脾养胃更为重要，饮食当忌油腻、烧烤、辛辣等，宜粥自养，避免过劳。

三、泻下法之忌

泻下法，又称下法，乃通过泻下大小便、下积滞、泻实热、逐水浊，以攻实邪的一种治法。据病证、体质不同有寒下、温下、峻下、润下和逐水之异。下法的禁忌如下。

1. 下法不宜过早　注意使用下法的时机。下法之用，目的在于驱除病邪，不能迟缓，也不可太早，故掌握时机很重要。因为倘邪实内蕴，当下不下，错失良机，可能导致实邪胶固，消津灼液，正气受伤，形成攻补两难；或邪虽入里，但尚未成实，攻下不可过早，以免正气亏损，变生他证。

2. 虚证忌用下法　使用下法必须认准实证，虚者禁下，这是原则。但体虚之人亦有暂实者，非下不可，可用润下、轻下之法，或先补后下，先轻下后补益，如此则可化忌为宜。

3. 注意下之缓峻　下法之用，可以救急，危急重症遣方用药当快而峻烈，以驱邪实而救正气；慢病不急，只能缓慢图之。一般情况下，病急宜峻，病轻宜缓，久病忌峻，新病常当用峻下。

此外，下法主要用于治疗阳明腑实证，多为驱邪而设，力专药猛。下法在攻邪的同时，易使病邪传里并损伤正气，故病在表不可下、阳明病腑实未成者不可下、脾胃虚寒者不可下、阴血亏虚者不可下、阳气虚衰者不可下，下后慎再用攻下。

四、和解法之忌

和解法又称和法，是调和正邪、协调脏腑的一种治法。和法使用范围很广，按《素问·至真要大论》所说："疏其血气，令其调达，而致和平"之意，涉及调理营卫、气血、阴阳等，几乎涵括全身，无所不包，临证宜忌界限不清，尤当注意。和解法之注意事项如下。

1. 忌用于单纯的实证与虚证　和法临证应用范围较广，要求方药平和，稳当不偏。宜严格掌握病机，原则上凡单纯的实证或虚证，均不得用和解法。

2. 注意化忌为宜　和法宜于邪入少阳，病在半表半里，或邪不盛而正渐虚者。对有偏表偏里及偏寒偏热，或偏于邪盛或偏于正虚之不同，此时应在方药中注意加减化裁，变通适应，才能化忌为宜。正如《伤寒论》小柴胡汤证设有多个或然证就是典型实例。

五、温阳法之忌

温阳法，又称温法，乃通过扶助人体阳气，以温里祛寒，回阳救逆，从而纠正里寒证的一种治法。阳气对于生命至关重要，《素问·生气通天论》有"阳气者若天与日，失其所则折寿而不彰，故天运当以日光明"。临证不可误辨，否则有生命危险。温阳法的禁忌如下。

1. 勿为假象所惑　使用温法，要特别重视识别假寒假热之证。对于真热假寒，如热深厥亦深的假寒证，当禁用温法，妄投温剂，必误，常导致病势逆变。

2. 禁用于阴虚内热者　温法之方药，性多辛温燥热，易于伤阴动血，故素阴虚体质者当禁用。

六、清热法之忌

清热法，又称清法，乃通过寒凉泄热的方药和措施以清除热证的一种治法。本法主要有苦寒清热、甘寒清热两种，具体有清热泻火、清营凉血、清热解毒、清热祛湿、清热生津、滋阴清热等。清热法的禁忌如下。

1. 注意辨识热之真假　使用清热法必须辨准实热之证，忌为假象所迷惑，对真寒假热尤须仔细辨明，以免误用清法。

2. 切忌误辨虚实　清热法须分清外感与内伤，虚火与实火。外感多实，内伤多虚，注意误用清法。

3. 不可用寒太过　清热之方药多为寒性，若苦寒太过易于化燥伤阴，甘寒、咸寒太过易壅滞阻碍脾胃之运化，寒凉之药易伤阳气，故用寒性药清热时当以损其八分即可，切忌太过。

七、消导法之忌

消导法，又称消法，或消散法，乃通过消导和散结，使积聚之实邪逐渐消散的一种治法。消导法具有化食、磨积、豁痰、利水等作用。消导法的禁忌如下。

1. 不可过急　"消"者，渐磨也。如癥积、结石、痰核、瘿瘤等坚积病变，消散必然是一个缓慢的过程，只宜渐消缓散，不可峻猛急破，以防积未消而正气先伤。

2. 虚证之积，慎用消法　消法之药多为克伐之剂，有损伤正气的作用，倘虚证中见积者，如脾虚之食积者，或气血虚弱、脾肾虚寒而寒湿内积者，都当慎用消法或与补益法结合应用。

八、补益法之忌

补益法，乃通过补益人体的阴阳气血，以治疗各种不足病证的一种治法。补法内容丰富，临床应用广泛，常分补气法、补血法、补阴法和补阳法。俗传："虚不受补，便束手无策，以为可告无愧。盖曰：非我之不会补，彼不受也。不知虚不受补之症有三：一者湿热盘踞中焦；二者肝木横穿土位；三者前医续用呆腻闭塞胃气、苦寒伐残胃阳等弊。湿热者，宣化其湿，即受补矣；肝木横者，宣肝络，使不乘土，即受补；误伤胃气者，先和胃气，即受补也"（《医医病书·俗传虚不受补论》）。补益法的禁忌如下。

1. 不可妄补　补法为虚证而设，非虚证者切忌妄补。因为人体之正常生理状态，"以平为期"，倘非虚妄补，不但无益，反致生害，导致新的生理失衡，诱发他病。甚至留邪于内，犯"实实"之忌。如奉迎病家好补之不良心理，而滥施补法，则为害尤甚，殊当忌之。

2. 补法忌过急　补益法有缓急之别，宜量证而施。有主峻补者，有当缓补者，也有应平补者。如极虚之人，危急重症，当峻补以救之；但对病邪未尽之虚者，经不住峻补，称"虚不受补"，当宜辨其证从容和缓以补之。

3. 补法注意分清气血阴阳　如气虚证宜用补气法，血虚证宜用补血法，阴虚证宜用补阴法，阳虚证宜用补阳法，切忌误用。

4. 补法注意分清脏腑　每一脏腑的功能各不相同，其虚证也各有其特点，故《难经》有"五脏分补"之法，不可误用。

九、理气法之忌

理气法，乃调理气机的一种治法，宜于气机失调之病证。常有行气法、降气法、升气法。理气法的禁忌如下。

1. 谨防破气之害　行气方药多有破气的不良作用，不宜剂量过大，切忌过用久用，尤其对于体质素虚又有气滞证者，或孕妇，都应当慎用。

2. 注意理气香燥之品伤阴液　如遇气郁而兼阴液亏损者，宜慎用。

十、理血法之忌

理血法，乃通过调理血液的作用治疗血分病证的一种治法。本法常用的有活血法、止血法等。理血法的禁忌如下。

1. 注意理血不伤正气　活血化瘀法在应用时应注意活血不可破血，化瘀而不可伤正；瘀血之证当分轻、重、缓、急，一般新瘀证急宜用汤剂，久瘀证缓宜用丸剂。

2. 止血谨慎留瘀　应用止血法应注意滞留瘀血之不良作用。一般可以在用止血法时佐以小剂量活血之品，以达血止而不留瘀之效。

十一、祛湿法之忌

祛湿法，乃运用芳香、苦燥、渗湿之品，以宣通气分、健脾渗湿而达到祛除水湿之邪的治法。本法常用的有芳香化湿法、苦温燥湿法、淡渗利湿法等。祛湿法的禁忌如下。

1. 虚人慎用　祛湿法用药多辛香温燥，或淡渗下利，易于耗伤气血津液，对于素体虚损、老人、病后、孕妇、产妇等均应慎用。

2.祛湿不可彻底　临证用祛湿法，湿去十分之八即可，如追求彻底往往已太过，如尚有余之湿邪未化，宜通过健脾法以除之，以免伤阴难复。

十二、祛痰法之忌

祛痰法，乃运用化痰或祛痰的方药以排出或消除体内痰浊之邪的一种治法。痰是中医学特有的概念，痰致病者多，因此祛痰法复杂也常用。本法一般分为燥湿化痰、清热化痰、温化痰饮、润燥化痰、祛风化痰等。祛痰法的禁忌如下。

1.虚人慎用　痰为实邪，祛痰不当则易于损伤正气。如体质素虚、年高、孕妇、产后，虽有实热痰证，亦不可妄用祛痰法，可配伍扶正方药，缓缓用之。

2.忌单用祛痰法　因痰病范围很广，症状多变、怪异，故临证宜与多种方法、措施配合应用，忌单用祛痰法，以免影响疗效。

十三、镇痉法之忌

镇痉法，又称息风法，乃通过平肝、潜降、重镇之方药以治疗震颤、痉挛及角弓反张等内风病证的治法。息风解痉法又据病证不同分为清热息风、镇肝息风、滋阴息风等。镇痉法的禁忌如下。

1.阴虚内热者慎用　祛风药性多温燥，对津液不足、阴虚或阳亢有热者慎用。

2.注意分辨内风与外风　"风"有内外之分，外风宜散，内风当息，切勿错用。

十四、开窍法之忌

开窍法，乃运用辛香走窜、通关开窍的方药以开窍通闭，苏醒神志，并清除因秽浊而致的胸腹胀闷等的一种治法。本法一般分为凉开与温开。开窍法的禁忌如下。

1.不可久服　开窍法所用方药大都气味芳香，多辛散走窜，易伤正气，中病即止，不可久服。

2.不可用于脱证　开窍法宜用于热入营血、邪实神昏之闭证。对于大汗肢冷、口开目闭之脱证，虽见神昏，也不可用开窍法，临证须当明辨。

十五、安神法之忌

安神法，乃运用具有镇静安神作用的方药以宁心安神，治疗神志失常病证的一种治法。本法一般有清心安神、养心安神、重镇安神等法。安神法的禁忌如下。

1.不可单用安神法　心神不宁，原因多而复杂，症状纷繁，难以尽述。因此，临证宜配合其他各种解除病因之法，这样较之单用安神法疗效更为满意，同时也较少复发。此外，"心病还得心药治"，当用精神心理疗法配合者，疏解心绪必不可少。

2.切忌依赖，不可久服　安神法的药方中多金石重坠之品，有些药还有小毒，故安神法不可久服，对脾胃虚弱者尤当注意。

十六、固涩法之忌

固涩法，又称涩法，乃用具有收敛固涩作用的方药治疗以滑脱为主病证的一种治法。本法有固表敛汗法、敛肺止咳法、涩肠止泻法、涩精止遗法和固脱法等。固涩法的禁忌如下。

1.不可过早用固涩法　本法主要为正气内虚、滑脱不禁之证而设。凡因实邪引起的自汗盗汗、泄精遗尿、泻痢不止、崩漏带下等均非所宜。因外邪未尽，过早运用固涩法有"闭门留寇"之弊，均当慎用。

2.不可单用固涩法　治病必求于本，运用本法宜根据气、血、阴阳、精气、津液耗伤之证候不同，随证配伍，使标本兼治，不可单用。

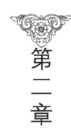

第二章 中医药物禁忌

　　药物是同疾病做斗争的有力武器，中药为人类的健康与繁衍做出了不可磨灭的贡献，但是，药物除了它有利的一面外，还有不利的一面，那就是"是药三分毒"，用之不当，药物非但不能疗病，反而会致病伤身。故早在2000多年前，孔子就说"丘未达，不敢尝"（《论语·乡党》）。英国文艺复兴时期，莎士比亚说："良药屡试验，永志不敢忘；新剂未谙性，慎惕毋轻尝"（《哈姆雷特》）。用药是一个专门学问，在不清楚药物性味与功效的时候，不要轻易服药，向人们提出了药物禁忌问题。

　　近年来，药物的不良反应逐渐引起人们的关注，许多国家已经把药物禁忌（称药物警戒表述）列入药品管理法规，有关药品不良反应（ADR）、配伍禁忌、注意事项等禁忌内容越来越受重视。中药，包括补益药，如果使用不当，都会有不良反应。中药的禁忌应该成为中药研究、中药法规、中药书籍和中成药说明书的重要组成部分。

　　中医药物禁忌涉及中药性味禁忌、妊娠禁忌、服药食忌、病证药忌、制剂禁忌、中成药禁忌和配伍禁忌等方面。其中涉及病与证的药物禁忌，本章将在单味中药禁忌中讨论。中药的配伍禁忌，独具特色，如"十八反""十九畏"，是历代的热门话题，本章将列专题重点讨论。

第一节　中药性（气）味的禁忌

　　每味中药都有特定的药性与药味。药性是根据临床上实际疗效反复验证后归纳而成，如寒热温凉四种药性，又称四气；药味首先是药的真实滋味，同时也是药物功能的体现，如辛、甘、酸、苦、咸，又称五味。临床遣用中药，首先要考虑到的就是药物的性与味，因为药物除了因性味不同而发挥不同功效之外，还因性与味的不良反应而有各自的禁忌。

一、药性（气）的禁忌

（一）寒性药物

　　寒性药物的功能包括清热泻火、清热燥湿、清热凉血、清热解毒和清解虚热等。清热泻火适用于急性热病，症见高热、汗出、烦渴、谵语、发狂、小便短赤，舌苔黄燥，脉象洪实等，以及包括肺热、胃热、心热、暑热引起的多种实热证；清热燥湿适用于发热，苔腻腹泻等症；清热凉血适用于热入营血，血热妄行，症见斑疹和各种出血，舌绛红，烦躁等；清热解毒适用于疮痈、丹毒、咽喉肿痛、痄腮等热毒病证；清解虚热适用于阴虚内热如骨蒸潮热、手足心热、口咽干燥，虚烦不寐、盗汗、舌质红少苔，脉细数等症。

【应用禁忌】

1. 脾胃虚弱者慎用寒性药物 寒性药物能清热，易于损伤脾胃，影响运化，故对于脾胃虚弱的患者，如果确有实热证，遣用寒性药时应配伍健脾胃的药物，以保护脾胃；此外，剂量亦不可过大，宜中病即止，不可久用，避免克伐太过，损伤正气。

2. 脾胃虚寒者忌用寒性药物 寒性药物多能泻火伤阳，对脾胃虚寒、脾肾阳虚、胃纳不佳、肠滑易泻、消化不良者当忌用。如遇阴盛格阳，真寒假热之证，尤须明辨，切忌误投寒性药物。

3. 肾阳虚弱者忌用寒性药物 寒性药物多能泻火伤阳，对肾阳虚弱，症见神疲欲寐，四肢厥逆，恶寒蜷卧，腹痛下利，甚则下利清谷，阳痿，遗精，舌淡苔白滑，脉沉微弱，切忌误投寒性药物。

4. 津液亏耗者慎用苦寒燥湿药 苦寒药，寒能清热，苦能燥湿，但燥又有伤阴之不良反应，故对阴虚内热或热盛津液亏耗者均当慎用。

【文献选要】

○ "寒药多泄"（《本草备要》）。

○ "大寒则伤胃"（《医宗金鉴》）。

○ "除热之剂，中寒者勿服"（《医宗必读》）。

○ "寒药补阴，则胃气先伤""阳衰之症，寒药所最忌"（《折肱漫录》）。

○ "大若大寒，过服恐伤胃中生发之气"（《本草纲目》）。

○ "性寒伐生生之气，无火者勿用"（《本草从新》）。

○ "夫苦寒药，儿科之大禁也"（《温病条辨》）。

（二）热性药物

热性药物功能温暖中焦，健运脾胃，散寒止痛，有的药物并有助阳、回阳的作用。运用于里寒诸证，如寒邪内侵，脾胃阳气被困，症见脘腹冷痛，呕吐泄利；或阳气衰弱，阴寒内盛，而见畏寒肢冷，面色苍白，小溲清长，舌淡苔白，脉象沉细；或大汗亡阳，症见四肢逆冷，脉微欲绝等。

【应用禁忌】

1. 实热诸证禁用热性药物 热性药物能温散里寒，治疗里寒证，又称为温里药。药物性热而燥，多有辛味，能助热生火，故凡外感温热、风温、风热、暑热，以及实热诸证，症见发热、口渴、多汗、便燥、脉数、苔黄舌质红赤者均当禁用。外感燥热，症见头痛身热，干咳无痰，咽喉干燥，心烦口渴，舌干无苔，脉虚大而数亦当禁用。

2. 阴虚津伤者忌用热性药物 热性药物应用不当易伤耗津液，故凡肝肾阴虚、肺胃阴虚，症见潮热盗汗、口干咽干、干咳咯血、大便干燥、脉细数、苔少质红者均当忌用，以免加重病情。

3. 孕妇忌用热性药物 妊娠妇女，证候多属热，且传统有"热药多毒"的经验，如缪仲淳说："气之毒者，必热"（《本草经疏·原本药性气味生成归指》），热与毒，恐助热伤及胎儿，故当忌用。

【文献选要】

○ "药之热性，重伤元气"（《兰室秘藏》）。

○ "辛温走而不守，通经坠胎，血热气虚者禁用"（《本草备要》）。

○ "不宜服热药有七：足胫热，两腮红，大便秘，小便黄，渴不止，上气急，脉紧急"（《朱氏集验方》）。

（三）温性药物

温性药物功能补助人体的阳气，具有祛风散寒，除湿，温肾和中，温通气血和补肾养阳的作用。因为肾阳为元阳，对人体脏腑起着温煦生化的作用。故温性药物多有温肾阳的作用，适用于畏寒肢冷，腰膝酸软，阳痿早泄，宫冷不孕、白带清稀，夜尿增多等症。

【应用禁忌】

1. 阴虚火旺诸证及燥红体质者忌用温性药物　温性药物，其性温且燥热，易于伤阴耗液，故凡肝肾阴虚、肺胃阴虚，症见盗汗、夜间潮热、五心烦热、遗精早泄、口咽干燥、干咳无痰、咯血、吐血、鼻衄，舌质红，苔少，脉细数等症，以及平素具有阴虚火旺体质（燥红质）倾向的人，均当忌单用温性药物，以免伤阴助火。

2. 实热证患者忌用温性药物　温性药物，顾名思义，具有温阳作用，不利于实热诸证，故凡外感风热、暑热、燥热、湿热及脏腑内热（诸如阳明经证、胃肠实热、心火亢盛、肝阳上亢、肺热壅盛诸证），症见发热，咽痛红肿，口苦、口渴，思冷饮，大便干燥不解，腹胀痛拒按，耳聋目赤者均当忌用。

【文献选要】

○ "阴虚挟邪，忌用温散，再伤津液"（《眉寿堂医案选存》）。

○ "恐其积温成热，有偏胜之患也"（《本草择要纲目》）。

（四）凉性药物

中医学认为，"凉者，寒之轻"（《古今名医汇粹·用药总论》），又有"微寒即凉"（《本草纲目》）之说。凉性药物功能清热除蒸，解火，"性凉，可为养阴之助"（《格致余论·夏月伏阴在内论》）。主要用于外感风热轻症、温病初起，头痛发热，微恶寒者。

【应用禁忌】

中焦虚寒者慎用凉性药物。

凉性药物，能清热克伐阳气，故凡中焦虚寒、脾阳不足，症见胃腹冷痛，呕吐清水，喜温喜按，消化欠佳，大便溏薄，畏寒肢冷者当慎用凉性药物。

【文献选要】

○ "凉泻太过，克伐元阳""凉药太过而伤阳气"（《重订广温热论》）。

○ "性凉中寒勿使"（《本草从新》）。

○ "凉易动呕，胃寒者，所当慎用"（《医学正传》）。

○ "不宜服凉药有七：足胫冷，腹虚胀，粪青色，面㿠白，呕奶乳，眼珠青，脉微沉"（《朱氏集验方》）。

二、药味的禁忌

中药的五味，主要有酸、苦、甘、辛、咸等。利用五味之偏，可以治疗疾病，但五味用之不当或用之太过又可能致病。故《格致余论》曰："五味之过，疾病蜂起。"《素问》也告诫说："久而增气，物化之常也。气增而久，夭之由也。"因此，讨论五味之禁忌，也非常必要。

（一）酸味药物

中药的酸味药，主要有敛气、敛汗、涩精、涩肠、生津补肝的作用，适用于自汗、盗汗、滑精、腹泻无度和口干少津等症。

【应用禁忌】

1. 外感未愈者不可过早用酸味药　酸味药物收涩，不利于邪气外散，故外感未愈，或外感初起，汗出不畅，畏寒身痛者不宜过早遣用酸味药，以免闭门留寇。

2. 胃病泛酸者忌用酸味药物　凡胃炎、胃及十二指肠溃疡，症见胃痛胃胀，吐酸，胃中灼热嘈杂等症者，忌用酸味药物，以免加重症状。

【文献选要】

○ "脾病禁酸"（《灵枢·五味》）。

○ "酸走筋，筋病无多食酸"（《素问·至真要大论》）。

（二）苦味药物

苦味药物能泻，能燥，能坚，功能通泻，适用于热结便秘；降泻，适用于肺气上逆的咳喘；清泻，适用于热盛心烦；燥湿，坚阴，用于肾阴亏虚，相火亢盛的痿证。

【应用禁忌】

1. 脾胃虚弱者慎用苦味药物　据《针灸甲乙经》载："苦入胃，其气燥而涌泻。"故过苦之药有伤胃的不良反应，不可过用。对于脾胃虚弱，食欲不振，大便稀而消化不良者当慎用苦味药物。若欲用，剂量宜小，中病即止，不可过用。

2. 妊娠妇女慎用某些苦泻药　部分苦味药物有通泻功能，有可能导致流产、早产，故当慎用。

【文献选要】

○ "肺病禁苦"（《灵枢·五味》）。

○ "苦走骨，骨病无多食苦"（《素问·宣明五气》）。

（三）甘味药物

甘味药物具有补益、和中、缓急等作用。用于气虚、血虚、阴虚和阳虚，以及脏腑诸不足，心神不宁、失眠心悸等症。

【应用禁忌】

1. 胃腹胀满者忌过用甘味药物　甘味药物有明显的补益作用，但有"甘能壅中"的不良反应，壅塞中焦之气，必然加重胀满等症状，故不宜过用。

2. 呕吐者慎用甘味药物　甘味即甜，呕吐反胃的患者，食甘容易加重症状，故应慎用。

【文献选要】

○ "肾病禁甘"（《灵枢·五味》）。

○ "甘走肉，肉病无多食甘"（《素问·宣明五气》）。

○ "甘能令人中满，故中满者勿食甘"（《中药药性论》）。

○ "若酒客病，不可与桂枝汤，得之则呕，以酒客不喜甘故也"（《伤寒论》）。

○ "呕家不可用桂枝汤，以甜故也"（《伤寒论》）。

（四）辛味药物

辛味药物能散能行，具有发散之功，主要用于外感风热或风寒、风湿所致的恶寒、发热、头身疼痛、无汗脉浮等症；或具有行气作用，主要用于气机不畅所致的气滞、胸闷、胀痛等症，以及气逆所致的喘息、呕恶或呃逆等症。

【应用禁忌】

1. 多汗者忌用辛味药物　辛味的药物能发散，使肌表之邪外散或从汗解，具有明显的发汗作用，故凡气虚自汗，阴虚盗汗及热病后期气阴两虚多汗者，都应忌用，以免损耗阳气和津液。

此外，小儿和老人虚汗较多，辛味药物当慎用。

2. 失血及疮痈患者慎用辛味药物　血与津都是人体宝贵的阴液，各种出血性疾病、疮痈溃破脓血淋漓都能损伤血液与津液，如果再用辛味药物发散，必然再损阴液，故当慎用。

3. 气虚患者慎用辛味药物　辛味药物善于行气或降泻，具有调气、降逆之功，但又有耗气、破气之弊，故对气短乏力，语声低微，脏器下垂，脉细弱无力者应慎用。

4. 阴虚津亏者忌用辛味药物　辛味药物多兼温燥，故凡阴虚津液亏损者，症见口干、咽干、眼目干涩疼痛，视物昏花，大便干燥，干咳少痰，脉细数，舌苔少，舌质红，或舌苔剥落者均应忌用。

【文献选要】

○ "夫辛主散，热则助火，故不可食"（《兰室秘藏》）。

○ "辛走气，气病无多食辛"（《素问·宣明五气》）。

○ "肝病禁辛"（《灵枢·五味》）。

（五）咸味药物

咸味药物具软坚、散结和泻下作用，主要用于瘰疬、痰核、痞块及热结便秘等证。

【应用禁忌】

1. 脾虚泄泻者慎用咸味药物　《内经》曰："咸味涌泄为阴"，常有润便作用，故凡脾虚运化无力，胃纳不佳，大便溏薄者，应慎用咸味药物。

2. 水肿尿少者慎用咸味药物　气血两虚，心脏、肝脏及肾脏等疾病均可能致尿少、水肿，咸味药物包括人们日常吃的食盐，都可能加重病情，都当慎用。

【文献选要】

○ "心病禁咸"（《灵枢·五味》）。

○ "咸走血，血病无多食咸"（《素问·宣明五气》）。

第二节　妊娠药物禁忌

妊娠药物禁忌，又称妊娠药禁、妊娠服禁、妊娠忌药、妊娠药忌、胎前禁药、胎前药忌、胎妇药物忌、孕妇药忌、孕妇药物忌、妊妇忌药、产前药忌、妊娠禁忌和孕妇服禁等，专指妊娠期间，除引产、中断妊娠以外，应禁忌或慎用的药物。

（一）源流

《神农本草经》中没有妊娠药物禁忌的提法，但有堕胎药物的记载。《名医别录》以后，历代医药著作中，堕胎药续有增加。据说，隋代《产经》中载有妊妇不可服的药味 82 种，应是最早的妊娠药物禁忌的记载，惜此书已佚。现存文献中，妊娠药物禁忌，见于南宋朱端章《卫生家宝产科备要》卷五。与该书产前所忌药物歌诀内容相仿、年代相近的，还有附在《太平惠民和剂局方》后边的许洪《指南总论》和陈自明《妇人大全良方》的歌诀。

元代以后，出现了一些以常用中药为主要内容的简化歌诀，其中影响最大、流传最广的当是《珍珠囊补遗药性赋》中记载的妊娠服药禁歌。

关于妊娠中药物禁忌的数目，自《卫生家宝产科备要》产前所忌药物列有 78 种；明代缪希雍《炮炙大全》妊娠忌药列有 92 种；近代，陆晋笙据《沈氏女科辑要》增补本收入《用药禁忌书》妊娠用药禁忌歌的有 124 种；《全国中草药汇编》载妊娠禁忌或慎用药 196 种；《中药大辞典》载 365 味。总之，妊娠禁忌药物在逐渐增加，说明近年对妊娠禁忌药的认识还在不断发展之中。

此外，中药中有堕胎药，妊娠期绝对禁忌使用。堕胎药在本草书中随着认识的深入也是逐渐增多的。如《神农本草经》6 种；《名医别录》21 种；《本草经集注》42 种；《证类本草》序例 53 种；《本草纲目》增至 72 种。

妊娠药物禁忌，文献上除禁用、忌用之外，偶见"慎用"者。《中华人民共和国药典》在注意栏中载禁忌，1963 年版有禁用、禁内服、慎用、内服宜慎的区别；1977 年版称忌服、慎用、慎服；1985 年版称禁用、禁服、慎用、慎服；1995 年版称禁用、慎用；直至 2015 年版《中华人民共和国药典》注意项下仍沿用传统的妊娠药物禁忌。

（二）内容

妊娠的药物禁忌，载于历代的妊娠禁忌药歌诀中，以及本草、方书中列举的禁忌药物名单。据对古今文献的不完全统计，按出现率多少依次排列为麝香、半夏、附子、荆三棱、芒硝、天南星、乌头、牛膝、薏苡仁、巴豆、皂角、牵牛子、牡丹皮、斑蝥、桂、瞿麦、水蛭、通草、天雄、蜈蚣、芫花、大戟、水银、雄黄。还有虻虫、干漆、代赭石、干姜、白茅根、蛇蜕、桃仁、雌黄、钩吻、马牙硝、蟹爪甲、地胆、槐花、槐角、硇砂。

除上述具体药物之外，也有人提出相关药性与法则的妊娠禁忌。如"胎前不可用热剂""忌大热、破血""不可汗、下及利小便，称为胎前用药三禁""忌破气、破血、升散、辛热、辛燥之药""勿犯金石，勿近毒药，大热、大燥、大攻、大表、大寒、大凉、走窜、迅疾、泄利之品咸宜禁止"。秦伯未等主张，凡祛瘀通经药、香窜辛热药、峻泻攻利药、影响胚胎发育或可致子宫出血的药物均有禁忌必要。

历代所总结的妊娠禁忌的治法与药物，说明古人已注意到妊娠期用药的特殊性。有的药可能不利于胎儿的生长发育，甚至有发生堕胎、终止妊娠的危险；有的药对产程不利；有的药可能对母体不利；有的药毒性过大，反应强烈，确实应该避免。这些都是长期实践的经验与教训的总结，需要我们反复验证，有的内容还待进一步深入研究。

（三）意义

妇女处于妊娠期，对于能够或可能对胎儿造成伤害的药物都应禁用、忌用或慎用，否则会导致胎儿发育不良、畸形或早产、流产或夭折。历代药物的禁忌认识，对于预防妊娠期的医疗失误，保护胎元、优生优育都有重要意义。临床上，对妊娠忌药，一般情况下，不可违忌，万一临床病情需要，也应严格限制用量和疗程，谨慎使用，以防发生事故。

雷丰在《时病论·卷八》云："凡胎前之病，必须保护其胎。古人虽有'有故无殒，亦无殒也'，'大积、大聚，其可犯者，衰其大半而止'之训，奈今人胶执'有故无殒'之句，一遇里积之证，恣意用攻，往往非伤其子，即伤其母，盖缘忽略'衰其大半'之文耳。窃揣胎在腹中，一旦被邪盘踞，攻其邪则胎必损，安其胎必碍乎邪。静而养之，莫若攻下方中兼以护胎为妥，此非违悖《内经》，实今人之气体不及古人万一也。且不但重病应慎其药，即寻常小恙亦要留心。如化痰之半夏，消食之神曲，宽胀之厚朴，清肠之槐花，凉血之丹皮、茅根，去寒之干姜、桂、附，利湿之米仁、通、滑，截疟之草果、常山，皆为犯胎之品，最易误投，医者可不儆惧乎？"

张隐庵《黄帝内经集注》说："所谓'有故无殒'，然亦无（勿）过之而致殒也。即如大积、大聚，乃属脏腑之五行，尚其可犯寒而犯热者也，若过犯之则死。寒、热、温、凉是谓四畏，可不慎诸？"

赵竹泉《医门补要·卷上》说："孕妇若有病，所怀腹内之胎早具人性，故一人生殃，两人有虑；一人服药，两人消受……稍有不慎，一犯胎元，易使陨落，伤及二命。"

王馥原《医门简义·卷五》认为："昔黄帝问于岐伯曰：'妇人重身，毒之奈何？'岐伯对曰：'有故无殒，亦无殒也，大积、大聚其可犯也，衰其大半而止。'后世之人云：'有病则病当之'，即此意也。究系破气、破血之品，以忌用为是，切勿藉'有故无殒'一言而擅用之耳。慎之！戒之！"

程钟龄《医学心悟·卷五》则认为："药忌禁犯，似矣。然，安胎止呕，有用半夏者；怀孕热病，有用大黄者；娠孕中寒，有用干姜、桂、附者，是何说也？昔黄帝问于岐伯曰：'妇人重身，毒之如何？'岐伯对曰：'有故无殒，亦无殒也，大积、大聚其可犯也，衰其大半而止'……盖有病则病当之，故毒药无损乎胎气。然必大积、大聚病势坚强乃可损之，又须得半而止，不宜过剂，则慎之又慎矣！"

《太医局诸科程文》称"夫流变在乎病，则病有轻有重；主治在乎药，则药（毒）有大而有小。小病而投之大毒之药，则药毒过而反伤其正；大病而施以无毒之剂，则药力缓而弗及其邪，虽或病势非胜于毒，而非凭毒药之疗，固不能以瘳其病，而良工必用于毒药而能衰其病之半，则但不可过于用也。今夫人有重身，假血之内聚，病非常证，由积聚之中坚，若拘于怀胎而不施之以削坚之药，苟执于有娠而不投之以峻駊之剂，母之病弗瘳，子在胎而岂保？届此难解之时，固烈剂不可以不施；当斯已大半之病，则药服不可以全用。所以黄帝兴'重身可毒'之问，先师举'有故无殒'之辞。有积有聚也，但衰其病之大半，不当全以害其生；可毒可行也，无（勿）反过药而伤其正，其或攻以过禁，药欲尽邪，病不能以胜药毒，或有以伤胎；倘不衰半而即止，宁能无殒而俱生？"

上述各家均强调妊娠药物禁忌的临床意义，其目的在于保护胎元与妊妇。

（四）讨论

有医家主张禁与不禁取决于辨证，而不固定某种药。如对可用于妊娠之黄芩，张介宾《景岳全书·妇人规》认为："孕之胎气，必随母之脏气……故治热宜黄芩，寒则不宜也，非惟寒者不宜，即平气者亦不宜……气虚则阳虚，而再用黄芩，有受其损而病者；有用时虽或未觉而阴损胎元，暗转残母气，以致产妇羸困，或儿多脾病者，多由乎此。奈今人不能察理，但以'圣药'二字，认为胎家必用之药，无论人之阴阳强弱，凡属安胎无不用之，其害盖不少矣！"

黄宫绣《本草求真》论补骨脂称："妇人肾虚胎滑，用此最为得宜；若认证不真，或因气陷、气短而见胎堕……妄用补骨脂止脱，则杀人惨于利器矣！"

有人主张禁忌范围与胎龄有关，并非一律禁止或一律不禁。如陈治《证治大还·药忌》所说："七月以后，诸不甚忌，惟忌巴、黄、附子、棱、蓬、轻粉"；郭佩兰《本草汇》所说："八月以后及胎前滞下药方可用枳壳"；周贻观《周氏秘珍济阴·卷一》所说："黄连、黄芩之属本清胎热，若用之太早体虚，是益以虚而堕胎必矣！惟胎至五六月，胎气渐逼，可斟酌用之。"

也有人主张，某些药物在妊娠期是否可用，配伍是一个决定因素。汪补斋《产科心法·上集》主张："有热病传经入腑而必欲大黄者，有中寒于阴而必欲姜、桂者……然必不得已而用之，不可过剂，而用药中必有顾胎之味。"梁子材《不知医必要·卷四》主张："半夏与参、术并用以补脾，可不必忌。"又说："凡妊妇有病，以四物汤为主，无论麻黄、桂枝、大黄、姜、附等药，皆可随证加入。"

还有人主张，经炮制可以改变某些药物的禁忌。以半夏为例，罗国纲《罗氏会约医镜》称："若孕妇胃不和，呕吐不止者，加姜汁微炒，用之无妨"；郭佩兰称："不得已用，加姜汁炒过无害。"又如肉桂"善堕胎脂，炒过便不损胎"；天南星"胆制陈久者不忌"；等等。

对于妊娠期的药物禁忌问题，除强调其意义之外，还有不同看法：

有强调"有故无殒，亦无殒也"，对妊娠期药物禁忌持否定态度者，如《圣济经》认为："苟执方无权，纵而勿药，则母将羸弱，子安能保？上古圣人谓：'重身毒之，有故无殒，衰其大半而止。'盖药之性味本以疗疾，诚能处以中庸，与疾适当，且知半而止之，亦何疑于攻治哉？"《医宗金鉴》认为："凡孕妇素有癥瘕旧疾或有新病应攻下者，俱攻其大半，余俟其自消，不可尽攻。《经》云'有故无殒'，言药虽峻，有病则病受之，不能伤胎也。攻其大半，与病相当，又何疑于有妊必不可攻之说耶？"

《东垣试效方》记载一例怀孕五六个月，胃脘寒痛，用麻黄、半夏、干姜、生姜等治愈而未伤胎；《蠢子医》记载两孕妇分别用含巴豆的双料紫金丹、含巴豆霜的牛黄散治愈急症而未伤胎，都是以"有故无殒，亦无殒也"为依据的。

除"有病则病受之"以外,《圣济经》还有"病去胎安"的主张。如吴又可认为:"孕妇时疫,设应用三承气汤,须随证施治……古人有悬钟之喻,梁腐而钟未有不落者,惟用承气逐去其邪,火逆消散,炎熇顿为清凉,气回而胎自固。用当其证,反见大黄为安胎之圣药,历治历当,子母俱安。"黄元吉也认为:"母病愈而胎自安,切不可谓:有孕之妇不宜发散,不宜清下;又不可谓:胎前不宜补……以古方而误今人。"

《圣济经》所称:"胞胎所系,本于生气之原,而食饮与药入于口而聚于胃,胃分气味散于五脏,苟非大毒駛剂,岂能遽达于胞胎耶?"则是从药物浓度、分散比率和速率来推论认为妊娠禁忌药不符合实际。

临床案例《续名医类案》引《客中间集》记述一妊妇误作癥瘕用三棱、莪术之剂治疗十余日,未伤及胎孕。《青囊琐探》记载两妊妇服麝香堕胎不成,子母无恙。这一类病例近代也时有报道,常作为妊娠禁忌无实际意义的证据。

张山雷主张,为免滋口实,应该避忌妊娠禁忌药:"妊娠药忌自有至理,习医者固不可不知所避,否则易滋口实。然病当吃紧关头,不急于对病发药,则母命必不可保,遑论胎元?岂有母先亡而胎元可保之理……如阳明热实,则硝、黄必不可缺。"实际上,这是以个案为据,否定妊娠禁忌的意义,其论太过偏颇。

上述对待妊娠禁忌药临床意义的不同认识是药性理论一个长期争论的内容。至今,在临床和实验研究中,仍然存在着不同的观点,统一的结论尚有待于进一步研究。在妊娠禁忌药的理论方面,综合考虑机体、药物的各自特性,药物之间的药性影响,以及机体对药物的反应,具体情况具体分析,比单独考虑药物性能或机体条件更符合中医药理论体系的特点。

必须强调的是,据临床所见,在未获得可靠的研究结论之前,传统的妊娠禁忌药物,还必须遵循,不可贸然违禁,以免造成严重后果。

歌诀选要

蚖斑水蛭地胆虫,乌头附子配天雄,
蹦蹦野葛螻蛄类,乌喙侧子及虻虫;
牛黄水银并巴豆,大戟蛇蜕共蜈蚣,
牛膝藜芦加薏苡,金石锡粉对雌雄;
牙朴芒硝牡丹桂,蜥蜴飞生更䗪虫,
代赭蚱蝉胡粉麝,芫花薇衔草三棱;
槐子牵牛并皂角,桃子蛴螬和茅根,
檀根硇砂与干漆,亭长溲疏莽草中;
瞿麦菌茹蟹爪甲,猬皮鬼箭赤头红,
马刀石蚕衣鱼等,半夏南星通草同;
干姜蒜鸡及鸭子,驴马兔肉不须供,
切忌妇人产前用,此歌宜记在心胸。

《卫生家宝产科备要·产前所忌药物》

蚖斑水蛭及虻虫,乌头附子配天雄,
野葛水银并巴豆,牛膝薏苡与蜈蚣;

三棱代赭芫花麝，大戟蛇蜕黄雌雄，
牙硝芒硝牡丹桂，槐花牵牛皂角同；
半夏南星与通草，瞿麦干姜蟹甲爪，
硇砂干漆兼桃仁，地胆茅根莫用好。

《便产须知·自妊娠以至临月饮食起居皆有禁忌》

乌头附子与天雄，牛黄巴豆并桃仁，
芒硝大黄牡丹桂，牛膝藜芦茅茜根；
槐角红花与皂角，三棱莪术薏苡仁，
干漆蔺茹瞿麦穗，半夏南星通草同；
干姜大蒜马刀豆，延胡常山麝莫闻，
此系妇人胎前忌，常须记念在胸中。

《医学心悟·药忌》

雄黄雌黄与牛黄，代赭硇砒巴豆霜，
水银铅粉生金屑，消分三品牙朴芒；
虎掌鬼臼鬼箭羽，牵牛牛膝川白姜，
天雄附子川草乌，南星半夏及藜芦；
红花芫花并大戟，踯躅野葛与蔺茹，
白薇杜衡牡丹辈，槐子皂角并溲疏；
桃仁三棱干筒漆，荓草通草瞿麦俱，
檽根茅根苏方木，牛黄猬皮生鼠徒；
蚖青斑猫并地胆，蛀虫水蛭及蝼蛄，
僵蚕蚕布蟹爪甲，蜈蚣蜥蜴衣白鱼；
驴马兔肉鸡鸭子，菜中莫食大小葫，
麝香肉桂蛇蝉蜕，催生以前切忌诸。

《胎产急救方·胎前药忌》

槐子牵牛连皂角，蔺茹瞿麦与茅根，
薏苡牡丹同巴豆，天雄附子暨桃仁；
牛膝三棱红芽戟，半夏通草天南星，
赤箭芫花消芒朴，干姜胡蒜黄雌雄；
牛黄代赭胡粉麝，猬皮蟹爪干漆同，
说与妇人产前忌，此歌熟记在胸中。

《普门医品·妊娠药忌》

巴豆天雄同附子，牡丹硝桂及桃仁，
红花薏米偕麻角，茜草藜芦穿甲苇；

　　槐角茅根与牛膝，三棱莪漆合绵茵，
　　南星瞿麦木通夏，刀豆葱椒大蒜薪；
　　麻黄姜炭延胡索，鳖甲常山麝坏娠，
　　白蜡壳丸皆忌用，车前红曲紫金伦；
　　麦芽蓑鹤山查肉，香附槟榔牡蛎泯，
　　此种猛烈休来用，胎病之中勿沾唇。

《医方简义·胎前药忌歌》

第三节　服 药 食 忌

　　服药食忌是指服用药品时，饮食方面的禁忌，又称服药忌食、药食忌例、服诸药忌、药食相反、服药禁忌和服药禁物等。

　　中医十分重视服药时的饮食禁忌，如《真本千金方》称："凡治病，用药力为首，若在食治将息得力，太半于药。所以病者务在将息节慎。夫节慎之至可以长生，岂止愈病而已？"《删繁论》认为："凡禁之法，若汤有解，服竟五日忌之；若丸、散、酒中有相畏解，必须服药竟之后十日，方可饮啖；若药有乳石，复须一月日外，若不如而尔，非惟不得力，翻致祸也。"《普济方》称："凡服汤，三日常忌酒。缘汤忌酒故也。"《调燮类编》认为："食河豚鱼，一日内不可服汤、丸药，恐犯荆芥、桔梗、甘菊之类。"可见其受重视的程度。

　　（一）源流

　　服药食忌的文献最早见于《五十二病方》如治脉者，方后注服药时："毋食彘肉、鲜鱼"；《武威汉代医简》中也有类似记载，如简 32 "服之，卅日止，禁猪肉、鱼、荤菜"；木牍 82 乙 "禁鲜肉、猪肉"。

　　现存本草书籍中，最早记载服药食忌的就是《本草经集注》，南北朝时的《范汪方》《养生要集》等有一些补充。后世，这一部分内容，也见于方书，且补充较多。至今《中华人民共和国药典》也收载部分服药食忌内容。

　　（二）内容

　　据《本草经集注》，有关服药食忌的内容丰富。如服药有术，勿食桃、李及雀肉、葫、蒜、青鱼鲊。服药有巴豆，勿食芦笋、羹及猪肉。有黄连、桔梗，勿食猪肉。有半夏、石菖蒲，勿食饴糖及羊肉。有细辛，勿食生菜。有甘草勿食菘菜。有藜芦，勿食狸肉。有牡丹，勿食生葫、蒜。有商陆，勿食犬肉。有恒山，勿食葱菜。有空青、朱砂，勿食生血物。有茯苓，勿食诸酢物。服药不可多食生葫、蒜、杂生菜。服药不可多食诸滑物、果实、菜。服药不可多食肥猪、犬肉、鱼羹。服药通忌见死尸及产妇、淹秽事。经后世本草与方书转载，小有出入，但内容基本一致。

　　据古代医药文献进行整理，特列表于后，仅供参考（表 2-2-1）。

表 2-2-1 常见药物饮食禁忌

中药名称	禁忌食物	中药名称	禁忌食物
巴豆	豆豉、羹、菰笋、酱、冷水、芦笋、野猪肉、猪肉	硫黄	禽兽血
白芥子	鲫鱼、兔肉	龙骨	鲤鱼、鱼
白前	菘菜、羊肉、饴糖、猪肉	龙葵	葱、薤
白术	大蒜、蛤蜊、香菜、李子、雀肉、青鱼、肉、菘菜、桃、鱼	马齿苋	鳖、鱼
柏子仁	面、湿面	麦冬	鲫鱼
半夏	海藻、羊肉、羊血、饴糖	蜜（蜂蜜）	葱、莴苣
萆薢	醋、茶、牛肉、羊乳	牡丹皮	葱、葫芦、胡荽、蒜
蓖麻	豆、炒豆	木鳖子	猪肉
鳖甲	薄荷、鸡子、马齿苋、苋菜	硇砂	羊血
薄荷	鳖	牛膝	牛肉、牛乳
补骨脂	羊肉、饴糖、芸台、诸血	砒石	羊血
苍耳子	白米粥、茶、酒、马肉、甜粥、猪肉	枇杷叶	热面、烤肉
苍术	大蒜、蛤蜊、香菜、李子、雀肉、青鱼、菘菜、桃	轻粉（汞粉、水银粉）	诸血
柴胡	牛肉	肉桂	葱、鲤鱼、生姜、生葱
石菖蒲	醋、海藻、羊肉、羊血、饴糖、盐	山药	面食
常山	菜、茶、葱、鸡肉、茗、生菜、生葱、菘菜	商陆	犬肉
椿根白皮	热面、猪肉	石决明	山龟、山桃、猪肉
大黄	冷水	使君子	热茶
大蒜	蜂蜜	蜀漆	葱、茗
大枣	葱、鱼	松香	菜、酱、五肉、盐、鱼
丹参	醋、酸物	天冬	鲫鱼、鲤鱼
当归	热面、湿面	天雄	豉汁、稷米
地黄	葱、萝卜、蒜、诸血	土茯苓	茶茗、鹅肉、鸡肉、面、牛肉、烧酒、羊肉、鱼肉
矾	河豚、荞麦	菟丝子	兔肉
茯苓	米醋、酸物、鲤鱼	威灵仙	茶茗、面、牛肉、牛乳
附子	豆豉、稷米	乌梅	猪肉
干姜	兔肉	乌头	豆豉汁、稷米
干漆	油脂	吴茱萸	山慈菇、猪肺、猪肉、猪心
甘草	海藻、菘菜、猪肉	犀角（水牛角代）	酱、盐
甘遂	盐		

中药名称	禁忌食物	中药名称	禁忌食物
枸杞	牛肉、牛乳	细辛	生菜、生葱
骨碎补	羊肉、羊血、芸苔	仙茅	牛肉、牛乳
何首乌	葱、萝卜、蒜、无鳞鱼、苋菜、诸血	香薷	白山桃
厚朴	豆、炒豆	杏仁	粟米、猪肉
胡黄连	冷水、猪肉	芫花	盐
槐实	猪肉	阳起石	羊血
黄精	梅实	郁李仁	马肉、面、牛肉
黄连	冷水、猪肉、猪血	远志	冷水、生菜、生葱、猪肉
鸡冠花	鱼、猪肉	云母	羊血
荆芥	河豚、驴肉、马肉、蟹、鱼	皂矾	荞麦
酒	乳、诸甜物	泽泻	海蛤
桔梗	菜、猪肉	钟乳 （钟乳石、石钟乳）	葱、胡荽、蒜、羊血
空青	蛤蜊、绿豆、生血物、羊血、猪血	朱砂（丹砂）	蛤蜊、鲤鱼、绿豆、生血物、羊血、猪血
藜芦	生菜	紫苏	鲤鱼

（三）意义

提出服药时食物禁忌的意义，大致可归纳为以下三方面。

1. 以防影响疗效　因为历代所提出的禁忌食物，主要是油腻味厚及生冷的食物，多不容易消化，必然会妨碍药物的吸收，故当禁忌。正如《备急千金要方·卷二十六》说："凡饵汤药，其粥、食、肉、菜皆须大熟。熟即易消，与药相宜。若生则难消，复损药力。"又说："凡饵药之人，不可食鹿肉。"《东医宝鉴·卷十》说："服茯苓人吃醋，则前功俱废。"

2. 以防加重病情　指有一些食物与药物同食，可能产生某些刺激胃肠的不良反应，故当禁忌。如《医心方》有"牡丹，勿食生葫、蒜""一日勿食葫，病增""二日勿食生蒜，病增"等。

3. 以防滋生他病　如《雷公炮炙论·转引》曰："若服（黄连），此药得十两，不得食猪肉；若服至三年，不得食猪肉一生也。"《本草纲目·卷十七》曰："凡服蓖麻者，一生不得食炒豆，犯之必胀死。"《东医宝鉴·服药食忌》曰："服地黄、何首乌人食萝卜则能耗诸血，令人髭发早白。"这些记载只言其忌，未言其理，也许是个案教训的记录而已。食物与药物结合所产生的反应，是非常复杂的，可能会对人体产生一些不良影响，这也是肯定的。至于总结具体的药物与食物的配伍禁忌，阐明发生作用的机制，确定其禁与忌或慎，这将是一个系统工程，很有意义，待研究。

（四）讨论

除上述强调服药食忌的重要性之外，也有不同看法，如《圣济总录》有"古方逐名下，并载此禁忌，谓如理中丸，合忌桃、李、胡荽、大蒜、青鱼鲊、菘菜等物，即使服饵者多致疑虑。自非单行久服饵者，当依此法，仓促治病，不必拘忌。"主张短时间服药治病者，可不必拘泥于服药食忌。

第四节　配 伍 禁 忌

一、十 八 反

"十八反"属于配伍禁忌，是中药配伍禁忌的核心内容，《中华人民共和国药典》历版多对"十八反"药物规定在一般情况下不宜同用，这是中医临床用药必须重视的理论问题。

我国现存第一部药学专著《神农本草经》的序例中记载：药有"单行者，有相须者，有相使者，有相畏者，有相恶者，有相反者，有相杀者，凡此七情，合和视之，当用相须、相使者良，勿用相恶、相反者，若有毒宜制，可用相畏、相杀者，不尔勿合用也"。所谓"勿用相恶、相反者"，即今日之配伍禁忌的总原则。

随着人类社会的进步、医疗健康需求的不断提高，中药安全性，包括"十八反"问题，日益受到社会广泛关注。"十八反"虽属配伍禁忌，但其能否同用也存在争议。有的学者甚至认为，对于沉疴痼疾，只要运用得当，则可收效。因此揭示"十八反"配伍反或不反的实质、阐明其科学内涵、揭示其宜忌转化特点具有重要意义，也是中医禁忌学首要研究的课题。

（一）源流

十八反，指药物相反，不能配伍在一起。药物相反的原始出处，没有定论。据传，当以《神农本草经》七情相反之说近似。十八反或相反药物的歌诀有多种，最早出自《儒门事亲》或《珍珠囊补遗药性赋》。高晓山认为，有准确年代可考的，最早当推南宋时陈衍《宝庆本草折衷》（1248 年）引《经验方》的十九反歌。

梁代陶弘景《本草经集注》中云："相反为害，深于相恶。相恶者，谓彼虽恶我，我无忿心，犹如牛黄恶龙骨，而龙骨得牛黄更良，此有以相制伏故也。相反者，则彼我交仇，必不宜合。今画家用雌黄、胡粉相近，便自黯妒。粉得黄即黑，黄得粉亦变，此盖相反之征。药理既昧，所以人多轻之。"书中载有甘草反大戟、芫花、甘遂、海藻；乌头、乌喙反半夏、瓜蒌、贝母、白蔹、白及，藜芦反细辛、芍药、五参。

南宋陈延之《小品方》指出："用药犯禁"则"不能除病，反伤人命"，阐述了合药犯禁的潜害特点，以及规避犯禁的原则和方法，对配伍禁忌的理论发展有很大贡献。有学者认为《小品方》更近于本草序例内容。《小品方·述增损旧方用药犯禁诀》列出十七条用药犯"经禁"者，"若看方所见，便应依次却除之，然后可服尔"，将反恶配伍之类尊为经禁。

随着本草学知识的不断丰富，反药内容也在不断地转引增衍，多以"畏恶七情""有相制使"等形式记载于历代诸多本草和方剂书籍中。"十八"之数，首见于《蜀本草》。《证类本草》载："蜀本注云：凡三百六十五种，有单行者七十一种，相须者十二种，相使者九十种，相畏者七十八种，相恶者六十种，相反者十八种，相杀者三十六种。凡此七情，合和视之。"《太平圣惠方》将"十八反"相反药归于"药相反"项下。历代所载的相反药，尤其是明清以后，药物内容较前有明显增加，有关本草在收载相反药物时，亦多不囿于 18 种、19 种之限，如《普济方》记载有 57 种、48 对，《本草集要》记载有 25 种、19 对，《中药品汇精要》记载有 29 种、28 对，《本草蒙筌》记载有 25 种、26 对，《本草纲目》记载有 31 种、29 对。虽然反药数超过了十八，但仍冠以"十八反"之名，所以从历史衍化来看，"十八反"已经不是一个绝对数量含义，而成为中药配伍禁忌的统称，提示中药配伍存在有一定的禁忌，其中《本草经集注》中记载甘草反大戟、芫花、甘遂、海藻，乌头、乌喙反半夏、瓜蒌、贝母、白蔹、白及，藜芦反细辛、芍药、五参仍是相反禁忌的主体。

"十八反"成为相反禁忌的固定称谓，与相反药歌诀的出现和流传有关。目前文献可考的相反药歌诀始自宋金元时期，早期除名之为"十八反"外，还有"药性相反歌""十九反歌"等称谓，流传中逐渐以"十八反"歌固定下来，歌诀篇幅也逐渐精炼，其中《儒门事亲》歌诀是为后世采用最多的版本，即"本草名言十八反，半蒌贝蔹及攻乌；藻戟遂芫俱战草，诸参辛芍叛藜芦"。从其内容与编排形式来看，歌诀内容大体相同，但部分内容稍有差别，如《活人事证方》及《宝庆本草折衷》将狼毒列入"十八反"歌诀，推知"十八反"歌诀应有不同的来源。明代医家在宋金元时期的"十八反"歌诀基础上，相继加入了一些新的相反内容。至清代，医家们多是承袭前代的"十八反"歌诀，或稍有修改的部分，但大体不出宋明以来"十八反"歌诀的已成的形式和内容。

至今被公认为是"十八反"的主要内容，基本药物有 19 种，乌头、半夏、白蔹、瓜蒌、白及、贝母；甘草、甘遂、芫花、大戟、海藻；藜芦、细辛、芍药、苦参、人参、丹参、玄参、沙参；结合当代临床常用中药，其中芍药分白芍与赤芍，沙参分南沙参与北沙参，乌头分川乌头、草乌头并包括附子，瓜蒌包括瓜蒌实、瓜蒌皮、瓜蒌子、天花粉，贝母分川贝母和浙贝母，则共为 27 种。由于有些药物品种多样，从而药物和反药组对在此基础上还有所增加，如贝母包括川贝母、湖北贝母、浙贝母、土贝母；此外有些药物入药部位有多种，所以主要药物不同品种、不同部位配伍又有增加。

《中华人民共和国药典》历版次对"十八反"内容进行了收录。并将涉及的药物的各类品种均包括在内。如贝母包括川贝母、湖北贝母、浙贝母、伊贝母、平贝母。瓜蒌类包括瓜蒌、瓜蒌皮、瓜蒌子、炒瓜蒌子、天花粉。乌头类包括川乌、草乌、制川乌、制草乌、附子等（《中国中医报》2015 年 1 月 22 号第 6 版）。

（二）内容

十八反，实际药的数目不只 18 种或 19 种，"十八反"的名称早已成为药物相反的同义语。高晓山等统计 24 部文献，至少有 118 对药物相反配伍，涉及 167 种中草药。有学者认为，反藜芦的诸参，从最早的 5 种，到了现代已增至 15 种，范围虽有变化，但在文献中最多提到的，集中在人参、沙参、玄参、苦参、丹参 5 种，似应作为十八反研究的重点。其余以"参"为名的中药在条件许可时也可进行研究。因此，对"十八反"，至今到底有多少内容，说不准。但多数学者主张，仍应集中精力，对传统的 18 种或 19 种药物进行研究。

《中华人民共和国药典》1985 年版载有十八反的基本内容：甘草不宜与红大戟、京大戟、芫花、甘遂、海藻、昆布（包括海带）同用。乌头类药（包括川乌、制川乌、制草乌、附子）不宜与川贝母、浙贝母、伊贝母、瓜蒌、瓜蒌皮、瓜蒌子、天花粉、半夏、白蔹、白及同用。藜芦不宜与细辛、赤芍、白芍、人参、北沙参、南沙参、玄参、苦参、党参、丹参同用。可以认为是最权威的十八反内容，一直沿用至 1995 年版。但在 2005 版《中华人民共和国药典》一部中，对十八反做了一些修改，如海藻的【注意】项下，已无配伍禁忌。

（三）"十八反"禁忌研究回顾

范欣生等研究认为 20 世纪 80 年代前"十八反"研究，揭示了中药"反"的配伍禁忌涵义比西医配伍禁忌涵义更加复杂，重视相反药物的本草学考证，提出"十八反"的研究涉及面很宽，必须有诸如本草学、炮制学、中药化学及各临床学科的大力协作。

20 世纪 80 年代，"十八反"研究内容涉及相反理论、毒理和药理等多个方面，发现相反配伍除毒性反应外，在特定的病理生理条件下应用，可能发生不利于治疗或不利于恢复生理状态的各种效应，或并存于某些疗效的不良反应乃至病情加重，有可能发生不可逆的药效变化，这种变化常常是不利于机体的，赋予"十八反"一个新的涵义。

在十八反研究方面，高晓山做出的重要贡献，一是提出了病理生理条件下的十八反，认为在不同的病理生理条件下十八反在人体反应是不一样的；二是提出反药妨碍治疗效果；三是提出十八反是有条件的相反，不同的病理模型、不同的病，反应不一样。

高晓山首先提出，这些研究都是用正常动物做的，而正常人和患者服药后，出现的毒副作用、药理作用是不一样的。如有些反药正常人服用出现中毒，而很多医生却用反药治疗疾病。而且，十八反并不止 18 个药，而是有 100 多个药。

同时，他用实验证实了，藜芦确实可以妨碍人参的治疗作用——"人参与藜芦相反"。并通过国家自然科学基金资助项目，对十八反药物进行了系统研究，认为反药组对的应用，有可能妨碍治疗，有可能减少或抵消本可预期的疗效。应尽可能避免应用（或滥用）十八反配伍，这将减少医源性、药源性疾病的发生，1994 年，这一课题获得了首届世界传统医学大会暨首届传统医学优秀成果大奖赛功勋金奖。

高晓山领导的全国协作课题组共同完成了关于十八反的论文 108 篇，证明了十八反不是绝对的配伍禁忌，大多数十八反组对只在特定的病理条件下显示不同程度的毒性增强或不良反应、不利于治疗的效应。大多数十八反组对在特定的病理生理条件下应用，可能发生不利于治疗或不利于恢复生理状态。应警惕某些十八反组对应用中潜在的或尚未认识的不良反应或危害。但某些十八反组对的特殊疗效，经过实验或周密观察后，应予肯定。

21 世纪以来"十八反"配伍禁忌研究，以国家重点基础理论发展研究（973）为主体，在前期系统研究的基础上，集中了当前国内研究中药配伍禁忌的主要研究队伍，建立了 8 个中药"十八反"研究相关技术平台，对反药配伍产生了深度认识。

反药配伍既可使毒性物质溶出增加，也可改变机体代谢过程，延缓毒性成分消除。如乌头类反药配伍后毒性较大的双酯型乌头生物碱显著增加、吸收加快；芫花、京大戟、甘遂与甘草配伍后二萜类毒性成分转移溶出率明显提高，且抑制其体内代谢过程，长期给药产生蓄积中毒，主要表征在消化和泌尿系统；海藻配伍甘草后总砷、亚砷酸和二甲基砷溶出量增大，心、肝、肾多脏器损伤；人参、玄参与藜芦配伍后芥藜芦碱类、棋盘花胺类、藜芦定碱等毒性甾体生物碱溶出明显增加、代谢减慢，主要表征在肝脏和中枢神经系统。

反药组对在性味归经属性组合上，与临床常用药对组合具有明显差异，反药配伍后具有降效减效的作用。乌头与半夏、贝母、白及配伍延缓或降低川乌镇痛抗炎效应，也干扰生半夏、川贝的止咳作用；甘草与芫花、京大戟、甘遂配伍拮抗后者的利水作用、加重水电解质紊乱，同时引起肠道黏膜损伤；藜芦、人参配伍减弱人参的抗疲劳、增强免疫、抗肿瘤及雌激素样作用。

反药配伍后在病症不同阶段具有毒、效双重作用：乌头与贝母配伍对肺心病模型动物可改善肺功能，但明显增加心脏毒性；附子与贝母、瓜蒌、半夏配伍在阻塞性肺疾病阶段可以改善肺功能，在心力衰竭阶段则明显加速心力衰竭的进程。

"十八反"禁忌配伍研究，既是两味药物组对之间的关系研究，也包含了病证特点和方剂配伍环境的动态研究。这个研究需要以海量古今信息数据挖掘和循证为支撑，以药物安全性评价、毒理毒代、毒效物质、药物相互作用等公认可靠的研究方法为手段，揭示中药配伍禁忌的毒效表征及其机理，客观评价配伍禁忌的毒性和影响药物效应发挥方向的特点，同时揭示宜忌条件及转化关系，从而对中药配伍禁忌的禁、忌、宜做出科学界定，阐明其致毒增毒的特点及机理，确定临床应用宜忌条件，给"十八反"一个合理的解释，丰富和发展中药配伍禁忌理论体系。

（四）意义

从传统意义上说，十八反的主要意义是配伍禁忌。如果违禁则可以出现毒性等不良反应。至今大多数临床医师及药学工作者仍沿袭这一观点，原因是近年的研究一直没有取得重大突破，在没有取得准确研究成果之前，对于传统的清规戒律，遵从是最好的选择，尤其不宜盲目开禁。

近年的实验研究表明，十八反是有意义的，如黄文权等对甘遂、大戟、芫花、海藻与甘草配伍进行实验研究，连续给药7天以后，检测肝功能、肾功能及心肌酶谱，同时做肝、肾及心脏组织病理切片，并观察试验动物各系统症状指征，结果相反药物配伍后，存在一定的毒副作用[《成都中医药大学学报》，2001，24（1）：45-47]。有关支持十八反禁忌配伍意义的研究不少，但研究的思路与方法不同，实验结果也不完全相同，至今难有定论，仅能为临床应用提供参考。

综上所述，传统的"十八反"，约有如下意义：

一是"必不宜合"。《本草经集注》所云："相反者，则彼我交仇，必不宜合"，是为严格的配伍禁忌，后世本草多循这一思路加以引申，如《珍珠囊补遗药性赋》谓："共则事害"，《本草问答》中云："性之反者，如水火冰炭之不容，故不可同用"。方书上同样也有所记载，《备急千金要方》载有"药石相反，使人迷乱，力甚刀剑。"

二是"不详而避之"。陶弘景云："先圣既明言其说，何可不详而避之""今按其主疗虽同，而性理不和，更以成患……恐不如不用"。虞抟《医学正传》曰："是盖贤者真知灼见方可用之，昧者固不可妄试以杀人也。"《本草逢原》中载："惟深达精微者始可知之。"《本草择要纲目》云："各药先定气味主治并及恶畏反忌，以防忽略。"

三是"相激相成"。《本草经集注》中记有："今检旧方用药，并亦有相恶、相反者，服之不乃为忤。"李时珍曰："甘草与藻、戟、遂、芫四物相反，而胡洽居士治痰澼，以十枣汤加甘草、大黄，乃是痰在膈上，欲令通泄，以拔去病根也。"东垣李杲治项下结核，消肿溃坚汤加海藻；丹溪朱震亨治劳瘵，莲心饮用芫花，两方俱有甘草，皆本胡居士之意也。故陶弘景言古方亦有相恶相反者，乃不为害。非妙达精微者，不知此理。同用之理，主要在于反药相配相激相成，激发其猛烈的性能，在特定的病症和方剂环境中发挥特殊效果，从而用来治疗重症顽疾。

从以上古代文献结合临床情况来看，"十八反"的严格规则与实际应用中医家灵活裁量同时存在，这也是关于中药配伍禁忌未予解答的长期困惑。从历史和现实看，在"十八反"结构形式上的中药配伍禁忌，是辨证的禁忌关系。有些反药组对在古代方剂资料和现今临床上都有应用，但是这些应用取决于病症条件和实际应用的配伍环境。分析这些先决条件可以提示如何看待反药可能存在的宜忌关系。

"十八反"反映出中药配伍禁忌的多角度、多层面的特点，解析每一对反药的化学基础、毒效机理、是否存在宜忌转化的生物效应和内在关系，并由此建立中药配伍禁忌知识网络，判定反还是不反、如何反、怎样反，才能完整表述中药配伍禁忌的内涵，这是本领域相当长时期的任务。

（五）讨论

大量的文献显示，几乎全部十八反组队药物都有临床应用的记录。古今临床大家都有这方面的临床经验。不少人认为，十八反或相反配伍并不是绝对的配伍禁忌，相反并不意味着配伍后肯定会发生剧烈的毒副作用。

汉代张仲景《金匮要略》中甘遂半夏汤，即把甘遂与甘草同用于一方中；明代陈实功《外科正宗》海藻玉壶汤，也把海藻与甘草同用，都犯了反药之禁，临床非但无毒性反应，反而疗效更好。正如清代张志聪说："相反者，彼此相忌，能各立其功"（《侣山堂类辨》）。

据统计，在《伤寒论》《金匮要略》《备急千金要方》《千金翼方》《外台秘要》《圣济总录》中，反药同用的处方就达365首之多。近年，杨安泰等用发光细菌研究中药"十八反"，分别检测甘草及其相反配伍药抑光率，川乌及其相反配伍药的抑光率，藜芦及其相反配伍药的抑光率。结果三组配伍药的抑光率均相等或低于单味药物的抑光率，表明"十八反"的药物配伍后的毒性没有增加或有所减低［杨安泰，张丽英，金彩琪，等.用发光细菌研究中药"十八反".上海中医药杂志，1989，（6）：3］。

临床医家何绍奇曾说："半夏、附子同用的机会很多，如果要我证明，我可以举出古今100个以上医案医方来作证。"当代名医姜春华、朱良春、颜德馨诸先生都曾郑重撰文驳斥半夏反附子之说（《中医火神派探讨》）。

综上所述，十八反不是绝对的配伍禁忌，但也不是绝对安全的配伍，在特定的药理生理状态时，有的组对也许是必须禁忌使用的，临床应用必须十分谨慎，一切适应证必须严格挑选。未经系统、周密研究，取消某些十八反组对配伍禁忌，似乎不妥。某些十八反组对的特殊疗效，经过试验或临床周密观察后应予以肯定，但推广应用时必须严格规定其适应证，并应密切注意可能潜在的毒副作用。我们认为"十八反"这种传统的中药配伍禁忌，多年来已直接影响到中医的临床应用与发展创新，亟待加强研究。从这里也可体会到中医禁忌学的价值与责任。

歌诀选要

贝母半夏并瓜蒌，白蔹白及反乌头；
细辛芍药五参辈，偏与藜芦结冤仇；
大戟芫花兼海藻，甘遂以上反甘草；
记取歌中十九反，莫使同行真个好。

《宝庆本草折衷·十九反歌》

本草明言十八反，半蒌贝蔹及攻乌，
藻戟遂芫俱战草，诸参辛芍叛藜芦。

《儒门事亲·十八反药歌》

人参芍药与沙参，细辛玄参及紫参，
苦参丹参并前药，一见藜芦便杀人。
白及白蔹并半夏，瓜蒌贝母五般真，
莫见乌头与乌喙，逢之一反疾如神。
大戟芫花并海藻，甘遂以上反甘草，
蜜蜡莫与葱根睹，云母休见石决明。

《药鉴·十八反药歌》

二、十 九 畏

十九畏与十八反相似，都属中药配伍禁忌问题，历代多有争议。《中华人民共和国药典》所收载的十九畏组对，1963 年版与相畏混称；自 1977 年版起，称"不宜同用"，不再称"畏"，同作配伍禁忌对待；2005 版未收载水银、砒霜、狼毒、密陀僧、犀角几味与十九畏有关的药物。

（一）源流

对于十九畏的最早起源，各家说法不统一，高晓山认为，应是"晚出的配伍禁忌"。而十九畏歌诀的形成是在《本草纲目》公开出版（1590 年）之后。

（二）内容

十九畏歌诀只有一种，不同文献的歌诀虽然有个别文字出入，但药物种类无变化，这一点与"十八反"不同。

据明代刘纯所撰《医经小学》的十九畏歌诀，与《珍珠囊补遗药性赋》所载"十九畏"内容相同，文字略有改动，其内容包括 19 个药名，10 对配伍，即硫黄与朴硝，水银与砒霜，狼毒与密陀僧，巴豆与牵牛，丁香与郁金，牙硝与荆三棱，川乌、草乌与犀角，人参与五灵脂，官桂与赤石脂。歌诀中主要配伍关系的用语，分别是相争、相欺、最怕、难合、又忌、不顺、不顺情、莫与见、莫相依，语意都是告诫不同程度的配伍禁忌。

关于十九畏，至今《中华人民共和国药典》2005 年版一部仍有引用。如丁香畏郁金，官桂畏赤石脂，牵牛子的【注意】项下仍有"不宜与巴豆、巴豆霜同用"的记载。但也做了修改，如将硫黄与朴硝、牙硝与三棱、人参与五灵脂从十九畏中删去，不做配伍禁忌处理。

（三）意义

文献对十九畏的表述，其含义有三：①药物通过配伍可能产生毒性或不良反应；②药物通过配伍可能降低彼此的功效；③药物通过配伍具有相互抑制毒性和不良反应而达到增强或更好地发挥临床疗效的作用。第三种含义不是配伍禁忌，而是临床最佳配伍推荐，非本书要讨论的范围。

历代对十九畏的药物种类有质疑。如人参是否是党参的讨论，朴硝是否是牙硝或硝石的问题，郁金与姜黄、莪术的品类混乱问题，近年都有讨论。

在临床研究方面，对人参配伍五灵脂提出质疑者最多，认为人参配伍五灵脂，未见不良反应，而且还认为两药同用，相辅相成，攻补兼施，气血两活，疗效更好。人参与五灵脂相畏的说法，可能是古代个别医家用药经验与教训的偶合，不必作为配伍方面的禁忌。

在实验研究方面，有学者经系统研究认为，"在常用剂量范围内，并未发现不可配伍现象。一般反应在相畏配伍组与对照组之间，未发现明显差异，属无反应（正常）者，相畏配伍组比对照组偏少，而轻反应者对照组比相畏组多。这就说明其抑制药效或毒性作用上两组均无明显作用，更无必要把它作为配伍禁忌的范畴"[四川省江油县农林局畜牧兽医股等. 中药十八反、十九畏的探讨. 中兽医科技资料, 1977, (13): 41]。

十九畏是中药配伍禁忌的焦点问题，今天我们在研究禁忌时，应有一个正确的态度来对待前人留下的这份遗产。有几点我们是可以取得共识的：

（1）现代对十九畏主要作为配伍禁忌的理论对待，但从文献、临床和实验研究来看，又都不是绝对的配伍禁忌。

（2）十九畏许多组对都有可能用于治疗特定的疾病，特别是痼疾和危重症，显示有很好的前景。

（3）在不同的体质、生理状况下，都会呈现不同的毒性反应。考虑到具体的历史背景，前人提出十九畏的概念，无论是基于偶然的、偶合的还是必然的，主要是根据临床现象的判断。因此，选择、比较不同病理生理条件下十九畏的机体反应，可能会使我们对这些"配伍禁忌"有更深入的了解，不同的认识也许会在病理生理条件下得到统一。

十九畏是颇具特色的配伍理论，牵涉内容很多。近代研究中，简单的毒性试验大多得到负结果或互相矛盾的结果，早期的研究成果倾向于全盘否定；近年来，观察逐渐深入，"不宜轻易否定"的呼声渐高，但远未臻于最后定论。密切结合中医药理论的特点，在适当的病理生理条件下，观察十九畏对机体的影响，将会使我们对它们有比较全面的认识。

此外，十九畏也不应该作为简单的配伍禁忌来对待，大量的文献、临床经验显示，开发利用十九畏的特殊药性，具有很好的前景，也应作为今后工作的重点。

十九畏按照原始涵义来讲，都应该是毒性最强或者生物效应最强的配伍，应该是在实验室中最容易观察的组对，今后应该作为中药配伍禁忌研究的突破口，在取得成果的基础上，逐渐把临床医生从传统的十九畏中解脱出来，这是我们的责任。

（四）讨论

"硫黄原是火中精，朴硝一见便相争。水银莫与砒霜见，狼毒最怕蜜陀僧。巴豆性裂（通作"烈"）最为上，偏与牵牛不顺情。丁香莫与郁金见，牙硝难合京三棱。川乌草乌不顺犀，人参又忌五灵脂。官桂善能调冷气，若逢石脂便相欺。大凡修合看逆顺，炮爁炙煿要精微。"这首中药"十九畏"歌诀流传了数百年，影响至深至远。然而，"十九畏"作为中药配伍禁忌的一个重要组成部分，究竟该禁还是不禁？对此，古今纷争不休，实有必要将其历史沿革梳理一通，以备学者临证参考，也为从事相关实验研究者提供些背景资料。

1. "畏"的涵义　《说文解字·甶部》谓："畏，恶也。从甶，虎省。鬼头而虎爪，可畏也。"《玉篇·甶部》谓："畏，忌也。"《广雅·释诂二》谓："畏，惧也。"《素问·宣明五气》谓："精气……并于脾则畏。"王冰注曰："畏，谓畏惧也。"由此可知，"畏"的本义是"惧"，因惧而"恶"之，因惧而"忌"与之相见。故所谓"畏"者，必是此畏惧彼、一物畏惧另一物，绝没有彼亦畏惧此的"互畏"意思。如半夏畏生姜，乃因生姜能制半夏之毒，故半夏畏之，岂有生姜惧半夏之理。

在现存本草文献中，"相畏"的概念最早由《神农本草经》提出："药有阴阳配合……有单行者，有相须者，有相使者，有相畏者，有相恶者，有相反者，有相杀者。凡此七情，合和当视之，相须、相使者良，勿用相恶、相反者。若有毒，宜制，可用相畏、相杀；不尔，勿合用也。"从上文看，《神农本草经》相畏药物的临床应用有两种情况：一是某种药物有毒，可用其所畏者制其毒，如半夏畏生姜之类，是配伍之宜；二是某种药物虽无毒，但畏忌另一药物制约其功效发挥，故不得合用，如麦冬畏苦参，或是因苦参之苦燥伤阴可制约麦冬之养阴功效，这或许就是"十九畏"配伍禁忌之滥觞吧。当然，本草古籍中记载的大量相畏药组，是不可以用现代所理解的功效之拮抗来简单阐释的，而需要深入的药理研究和临床验证来探求究竟。这就提出了一个"十九畏"研究的延伸课题——相畏中药药组的文献、实验和临床研究，以使医者知所避忌，也使普通民众明确认识到，中药也不是可以随意合用的。

在《神农本草经》提出"相畏"概念后，由于语义的历史变迁，后世对"相畏"的理解产生了分歧。如《珍珠囊补遗药性赋·用药法》云："凡药有畏恶相反。所谓畏者，畏其制我，不得自纵，如半夏畏生姜之类是也；所谓恶者，恶其异我，不得自尽，如生姜恶黄芩之类是也。统而论之，彼所畏者，我必恶之，我所恶者，彼亦畏我。"显然已把"相畏"药物之间的单向性制约关系，误解为互制的关系，把"畏"与"恶"相对待，且将"相畏"的两种情况混淆，这正是从"十九畏"歌诀中，无法分辨出是彼药畏此药、还是此药畏彼药的反映。可见，后世所谓"畏"的涵义，已不同于《神农本草经》。

"相畏"虽早在《神农本草经》中就有记载，但在梁代陶弘景的《本草经集注》、南朝刘宋时期雷敩的《雷公炮炙论》、唐代苏敬等的《新修本草》及陈藏器的《本草拾遗》、宋代唐慎微的《经史证类备急本草》、金元时期张元素《珍珠囊补遗药性赋》等明以前主要本草著作中均未论及"十九畏"。

2. "十九畏"药物之"七情"的文献记载　"十九畏"歌诀所包含药物见于《神农本草经》的有水银、朴硝、石脂、人参、牡桂（官桂之名始见于北宋苏颂之《图经本草》，谓："牡桂皮薄色黄少脂肉……削去皮，名桂心，今所谓官桂者，疑是此也。"）、石硫黄、犀角、巴豆、狼毒、乌头（李时珍谓："《神农本草经》所云乌头即草乌头"）10种。《神农本草经》虽有"七情"之说，但在现行各家辑本中，未见有药物的具体"七情"记载。

陶弘景《本草经集注》承袭《神农本草经》"七情药例"，并参考《药对》，在"有相制使"名下，将许多有配伍宜忌的药物罗列在一起，这是目前所能见到的、有关具体中药配伍禁忌的最早文献。兹将"十九畏"歌诀中的药物之畏、恶、反、杀"七情"摘录于下。①硫黄、朴硝组：蜥蜴恶硫黄，朴硝畏麦句姜，芍药恶芒硝。②水银、砒霜组：水银恶磁石；狼毒、蜜陀僧组：狼毒恶麦句姜、畏天名精。③巴豆、牵牛组：巴豆恶蘘草，畏大黄、黄连、藜芦。④乌头、犀角组：乌头反瓜蒌、贝母、白蔹、白及，恶藜芦，贝母、瓜蒌、白蔹反乌头，蔓荆子恶乌头，大枣、大豆黄卷杀乌头毒，黄连、五味胜乌头，犀角恶藋菌、雷丸。⑤人参、五灵脂组：人参恶溲疏、反藜芦，附子、皂荚畏人参，藜芦反五参。⑥官桂、石脂组：石胆畏牡桂、菌桂，辛夷恶五石脂，磁石畏黄石脂。由此可以看出，从《神农本草经》到《本草经集注》，都没有"十九畏"歌诀中药组的畏、恶、反、杀等配伍禁忌出现，尽管硫黄与朴硝、乌头与犀角都同在《神农本草经》中有记载。

"十九畏"歌诀中的牵牛子始见于梁代陶弘景之《名医别录》，丁香、密陀僧、砒霜始见于南北朝时期刘宋时期雷敩之《雷公炮炙论》，郁金始见于唐代甄权之《药性论》，三棱始见于唐代陈藏器之《本草拾遗》，草乌始见于唐代孙思邈之《千金翼方》（卷第十五·补益·大补养第二分别有"大草乌头丸"及"草乌头丸"，但方中仍只称"乌头"），川乌始见于宋代王怀隐之《太平圣惠方》，五灵脂始见于宋代刘翰等之《开宝本草》，官桂始见于宋代苏颂之《图经本草》，牙硝始见于宋代掌禹锡等之《嘉祐本草》。虽然部分书籍中有各药的"七情"记载，其内容、形式与《本草经集注》相仿，但各书均未见"十九畏"药组的"相畏"内容记载。由此可见，"十九畏"的出现不早于宋代。

3. "十九畏"歌诀的文献记载　查阅明以前的主要医药著作，如《神农本草经》《本草经集注》《雷公炮炙论》《新修本草》《本草拾遗》《经史证类备急本草》《千金翼方》《珍珠囊补遗药性赋》等，均无"十九畏"的相关记载。从现有资料来看，"十九畏"之说最早见于明代刘纯的《医经小学》（1388年），其一开始就是以歌诀的形式存在。因此可以说，"十九畏"只是"十九畏歌诀"的简称，"十九畏歌诀"也不是依据前代对"相畏"药物的记载编成的，而可能是刘纯个人经验的反映。

又查阅明清医药著作发现，记载"十九畏"歌诀的另外还有四本书籍：明代徐春圃的《古今医统大全》（1556年）、杜文燮的《药鉴》（1598年）、《珍珠囊补遗药性赋》（成书年代不详，王今觉认为是明代严萃所著）、清代唐宗海的《本草问答》（1893年）。上述五本书籍中除《本草问答》仅提到"十九畏"一词外，其余三书对"十九畏"歌诀的记载内容基本一致，仅有细微的文字出入：《医经小学》《医统》《药鉴》记载的"蜜陀僧""京三棱"，在《珍珠囊补遗药性赋》分别为"密陀僧""荆三棱"；《医经小学》《医统》记载的"砒"，在《药鉴》《珍珠囊补遗药性赋》则为"砒霜"；《医经小学》《珍珠囊补遗药性赋》《药鉴》记载的"牙硝"，《医统》写作"芒硝"。另外，《药鉴》将"十九畏"总结为"十九畏药性"，并略去了和炮制相关的最后两句。

《本草问答》载："《本草》明言十八反……又有十七忌，十九畏，宜恪守乎……性之反者……总以不用为是，至于相畏相使，可不必论，相忌亦难尽拘。"可见，唐氏认为"十八反"一般不能同用，但"十九畏"却不必拘泥，不应作为绝对的配伍禁忌。

近代的医药书籍、教材则多将"十九畏"列为配伍禁忌，与"十八反"相提并论。如普通高等教育中医药类规划教材《中药学》，在"用药禁忌"一章中指出，"十九畏"属于用药配伍禁忌。不同年代版本的《中华人民共和国药典》虽不直称"十九畏"，但从其内容看，也是将部分"十九畏"药组归入配伍禁忌之中。

4. "十九畏"药组"七情"关系的文献记载　宋代以前的本草著作，对"十九畏"药组的九对配伍，均无畏、恶、反、杀之"七情"记载。明清时期的本草著作，对"十九畏"九个药组有畏、恶等"七情"记载的，见于《本草纲目》《药鉴》《雷公炮炙药性解》《本草从新》《得配本草》五部书籍，如巴豆恶牵牛（《本草纲目》《得配本草》），巴豆畏牵牛（《雷公炮炙药性解》），牵牛畏巴豆（《药鉴》），巴豆反牵牛（《本草蒙筌》《本草纲目》）；五灵脂恶人参（《本草纲目》《本草从新》《得配本草》），人参畏五灵脂（《本草纲目》《药鉴》《本草从新》《得配本草》）；犀角畏川草乌（《药鉴》），犀角恶乌头（《本草纲目》《得配本草》）；官桂忌赤石脂（《本草纲目》《本草从新》），肉桂畏石脂（《得配本草》）。

明代李时珍在《本草纲目·序例》中将"十九畏"内容归入"相须相使相畏相恶诸药"项中，而将"相反"另立一项，并分别记载了"十九畏"中的全部药组，如人参畏五灵脂、官桂忌赤石脂、朴硝畏京三棱、丁香畏郁金、狼毒畏密陀僧、水银畏砒石、石硫黄畏朴硝，但巴豆、牵牛组则记载为"巴豆反牵牛"，犀角、乌头组记载为"犀角恶乌头"，书中同时指出"五灵脂恶人参"。另外，《本草纲目》中记载水银还畏大枣、蜀椒、夏枯草等20种中药，硫黄还畏细辛、黄柏、益母草等27种中药。

5. "十九畏"不是绝对的配伍禁忌　自明清以至今，"十九畏"可以说是无人不知的配伍禁忌，但在古代方书中，却记载有许多包含"十九畏"药组的方剂，不仅所有的药组都出现过，而且没有配伍应用后出现不良后果的记载。如《备急千金要方》之小金牙散中有乌头、犀角，《太平圣惠方·卷第二十四·治大风出虫诸方》之"治大风癞，熏出虫方"有水银、砒霜，《太平惠民和剂局方》之如圣胜金铤中有硫黄、朴硝，丁香丸中有巴豆、牵牛子，木香分气丸中有丁香、郁金，《世医得效方·卷之十七》之人参芎归汤中有人参、五灵脂，《肘后备急方》之硫黄丸中本有桂，治冷痢则加赤石脂，《惠直堂经验方》之化痞反正膏中有狼毒、密陀僧，《中华人民共和国药典》（2005年版）之大黄化瘀丸中有三棱、玄明粉（牙硝）。

历代医药著作载方不下十万首，但包含"十九畏"的方剂仅占极小比例，且多在大型方书中，这可能是因为其中部分药物有毒、或药性酷烈、或珍稀难觅、或功效悬殊，临床应用本就不广。而在《伤寒杂病论》《证治准绳》《医方集解》等临床类著作中鲜有出现，这似是提示人们，仍应慎重对待"十九畏"，不可随意配伍使用。同时，这也证明了"十九畏"并非绝对的配伍禁忌，临床仍可配伍应用治疗某些特殊疾病，尤其是其中的人参与五灵脂组、官桂与赤石脂组、丁香与郁金组，古今临床均较多应用。

从已经出版的 10 个版本的《中华人民共和国药典》来看，虽然各版收集的药组数目、内容各不相同，相同药组在不同版本中的记载也不尽一致，但均并未将"十九畏"作为一个整体对待，而是各别说明。因此，将"十九畏"作为绝对的配伍禁忌，缺乏可靠的文献依据。对"十九畏"的研究，更应是对各个药组的分别探讨，不能一概而论。

第五节　中药药物警戒表述

中国的知识和学问主张"辨章学术，考镜源流"。"药物警戒"虽然是一个"舶来"概念，但在应用于中医药学领域时，也应该遵循这一原则与规律，明确相关问题。因此，首先明确"药物警戒"这个概念的内涵与外延、历史与现状、传承与发展，这是实现外来科学文化本土化进程的必由之路。基于此，追根溯源，正本清源，深入系统地了解其历史与现在，进而展望未来，是保证此项工作健康有序发展的关键，源远流长，根深叶茂，本固枝荣，讲的就是这个道理。有关药物警戒研究，我们首先对有关概念含义的研究与源流的考释，是实现此目标的关键步骤。

一、"警戒"考释

1. 警　"警"是一个会意字，从言，从敬，本义是戒敕。现代各种字典的解释都是注意并戒备、提醒，促使注意。《说文解字》曰："警，戒也。"《周礼·宰夫》曰："正岁，则以法警戒群吏。"《礼记·文王世子》曰："所以警众也"表达的都是此意。

2. 戒　"戒"也是会意字，从小篆字形来看，上面是"戈"，下面像两只手，即"廾"，象征着两手持戈，表示戒备森严。本义是警戒，戒备的意思。《说文解字》曰："戒，警也。"《诗经·小雅·采薇》曰："岂不日戒。"《礼记·曾子问》曰："以三年之戒。"《左传·哀公元年》曰："基浇能戒之。"《庄子·养生主》曰："怵然为戒。"都是此意。

3. 警戒　是一个军事术语。原意是指防敌袭击和侦察的警卫措施，是战斗保障的内容之一，也是对我方的军事防御的一种保障。

警戒一词，始见于春秋战国时期。著名的军事著作《六韬》中就多次提到并应用"警戒"一词。例如，在《六韬·虎韬》中，"警戒"被频繁使用，足见其重要性。《六韬·虎韬·金鼓》曰："视我军之警戒，至而必还。"这里的警戒是戒备的意思。全句的意思是说，如果敌人前来进犯，看到我军戒备森严，即使逼近我军阵前，也会惧怕而退走。

在《六韬·虎韬·略地》中同样也用到并强调了"警戒"的作用，指出："凡攻城围邑，车骑必远，屯卫警戒，阻其外内，中人绝粮，外不得输，城人恐怖，其将必降。"此处的"警戒"是指预先有一定心理和行动上的防备。本文的意思是说，凡是攻城围邑之时，应把战车、骑兵配置在离城较远的地方，担任守卫和警戒，以隔断敌人内外之间的联系。这样，城内敌人旷日持久必然粮食断绝，而外面的粮食又不能输入。如此，城内军民就会发生恐慌，守城的敌将必然投降。

《六韬》又称《太公六韬》《太公兵法》，是中国古代的一部著名兵书。全书有六卷，共六十篇。目前学术界基本断定，《六韬》是战国时期的作品。

此外，警戒还常常引申为防止敌人袭击和侦察的警卫措施，是战斗保障的内容之一。

这是中国人对"警戒"的最早认识，是本义。现代医药学提出的"药物警戒"，从含义上保留着本义的内容同时又加以引申，并赋予其全新的内涵，进而形成一个全新的学术研究领域。

二、药物警戒表述的概念

"药物警戒"一词出现较晚。从现有资料来看，1974年，法国医药学家首先提出了"药物警戒"概念。药物警戒的英文表述是"pharmacovigilance"。语言学家认为，从词源学上看，该词由构词成分"pharmaco-"和名词"vigilance"组合构成。"pharmakon"为希腊语，意思为"药、药学"；"vigilare"为拉丁语，意为"警戒、警惕"。所以，药物警戒可以理解为监视、守卫，时刻准备应付可能来自药物的危害。

世界卫生组织（WHO）对药物警戒下的定义是："药物警戒是与发现、评价、理解和预防不良反应或其他任何可能与药物有关问题的科学研究与活动。"

仔细研读这个定义可知，药物警戒直接和药物的安全性密切相关，其中蕴含着"三要素"：

第一，"发现、评价、理解和预防"是主要的研究目的。

第二，"不良反应或其他任何可能与药物有关问题"是主要研究对象。

第三，所采取的"科学研究与活动"是主要的研究方法。

从这三方面去理解"药物警戒"，比较清晰明了，通俗易懂。可以说，"药物警戒"三要素清晰而全面地表达了这个概念的内涵与外延。

药物警戒概念出现虽然较晚，但出现伊始就成为学界关注的热点。中医药学虽然没有药物警戒这个概念，但从古至今的中医药活动却时刻和药物的安全性密切相关，处处体现着药物警戒的思想观念。从这个意义上来说，中医药学是药物警戒的先驱，在科技监测手段日新月异的今天，仍然显示出独特的意义与价值。这是中医药学对人类的贡献。系统研究回顾中医药学有关合理安全用药的思想理论与方法，对今天开展的药物警戒研究也有重要的启迪与借鉴作用。

药物警戒概念的提出，大体经历了如下几个发展阶段：

20世纪70年代，法国科学家首次提出药物警戒概念。并将其解释为"监视、守卫、时刻准备应付可能来自药物的危害"[王大猷.药物警戒刍议.中国药物警戒，2004，1（1）：20-21]。

WHO将药物警戒定义为"药物警戒是与发现、评价、理解和预防不良反应或其他任何可能与药物有关问题的科学研究与活动。"[王大猷.药物警戒刍议.中国药物警戒，2004，1（1）：20-21]。

1974年，法国医药学家首次提出药物警戒概念。1992年，法国流行病学家Begaud将药物警戒解释为"防止和监测药物不良反应的所有方法。它不仅仅限于上市后的药品，还包括上市前的临床试验甚至于上市前临床试验研究阶段。药物警戒可以采用药物流行病学的方法，也可以在实验室里进行"[蔡伟，纪冬霞，赵贤.药物警戒与药物不良反应监测辨析及其意义.国际医药卫生导报，2006，12（20）：48-50]。

2002年，WHO再次指出，药物警戒是药物不良反应监测的扩展与延伸。它不仅包含对合格药品在正常用法下出现不良反应的监测，还包括对药品质量问题、药物滥用和用药错误等的监测，既包括药物上市前的动物实验和毒性学研究，也包含上市后的不良反应监测和药品安全性再评价。也就是说药物警戒涵盖了从药物研发到药物上市后使用的全过程［蔡伟，纪冬霞，赵贤.药物警戒与药物不良反应监测辨析及其意义.国际医药卫生导报，2006，12（20）：48-50］。

尽管法国开展药物安全监测比最早建立药物监测体系的欧美国家晚了 10 余年，但法国人却通过这个概念赋予药物安全以新的内涵并形成一个专门的学科，并在全世界范围内形成药物警戒网络。所以，药物警戒的所有权应归功于法国。

应该指出，从词义的出现到学科的形成首先是由法国学者完成的，但毫无疑问，最早关注相关内容并构建相对完整的"警戒"体系的，还是应该首推中医学。从这个意义上来说，无论国内国外，东方西方，在实践论与认识论的层面上，可谓"一致而百虑，殊途而同归"。

药物警戒一词的提出，其所指最初基本属于药品不良反应（adverse drug reaction，ADR）监测的范畴［王大猷.药物警戒刍议.中国药物警戒，2004，1（1）：20-24］，经过 40 余年的实践，药物警戒的含义已扩展为包括 ADR 监测在内的从药物研发到生产，从上市到临床应用的整个药物生命周期的监控与警示。

药物警戒表述是对药物安全性信息的描述，旨在指导医药工作者和患者合理使用药物，便于追踪药物警戒信息。狭义的药物警戒表述仅涉及药物的毒性、不良反应、禁忌和注意事项等，而广义的药物警戒表述内容应当包括与药物安全相关的药物组成、功能主治、药理毒理研究、制剂工艺、不良反应、配伍禁忌和注意事项等诸多方面。

三、药物警戒表述的意义

国外药物警戒概念的提出，首先源自于国际上日益严重的由药物带来的危害。在国际上造成严重影响的沙利度胺事件，曾造成了大量新生儿畸形的悲剧，苯乙双胍曾因较高的乳酸酸中毒风险而退市，罗格列酮因增加心血管疾病风险而在欧洲退市。诸如此类，每年因药物安全问题而夭折于研发阶段的新药更是不计其数。因此，全面而深入的药物警戒表述，一方面可规范制药企业的研发和生产行为，从源头上保证用药安全，另一方面也便于药品上市后ADR 信息的收集。

1. 药物警戒系统是一种涵盖从研发到上市使用全过程、全方位的药物安全保障体系　药物警戒［田丽娟，李宝双，黄泰康.加强药物警戒，促进合理用药.中国药房，2006，17（7）：484-486］，是与发现、评价、理解和预防药物不良反应或不良事件或其他科学研究与活动中涉及的可能与药物有关的问题，涉及范围已经扩展到包括草药、传统药物和辅助用药等。由于影响中药安全性的因素有很多，正视中药不良反应的客观性，研究中药从源头的种植、采集、加工炮制到生产、质量监控、上市后监管，以及合理的临床应用全过程，了解中药药性、功效与不良反应的平衡性，建立中药安全性监护的药物警戒系统，才能真正保证中药的安全有效。

2. 药物警戒是保证药品质量的关键环节　药物警戒不仅涉及药物的不良反应，还涉及与药物相关的其他问题，如不合格药品、药物治疗错误、缺乏有效性的报告、对没有充分科学根据而不被认可的适应证的用药、急慢性中毒的病例报告、与药物相关的病死率的评价、药物的滥用与错用、药物与化学药物、其他药物和食品的不良相互作用。

3. 药物警戒是保证临床合理用药，防止药害事件频发的预警监测机制 药物警戒的最终目标是帮助患者合理、安全地用药。增强对药物警戒概念的认识，开展中药安全性评价和监护，建立药物警戒系统，可减少药物不良反应，减少因用药不当或用药错误而导致的不良事件，减少治疗过度或不足等现象，减少因药物治疗对人体所造成的危害，保障公众用药的安全性，确保中药使用的安全合理。

我国的药物警戒工作是近几年提出的，尚属新名词。之前的药物警戒一直以药物不良反应监测的形式进行。药物不良反应监测是药物警戒体系的重要组成部分，不良反应监测所取得的成果已经为开展药物警戒工作打下了很好的基础。但是，对药品研发、生产、经营、使用的监管，仍然存在漏洞。除常规途径来源和使用的药物外，以多种媒体包括网络为载体的药品信息发布广泛，包括存在安全性、有效性和质量问题隐患或未经批准注册的药品，药品的不合理使用甚至滥用日益普遍的传统药和草药的自我药疗，制造和销售假药、劣药等，单凭药物不良反应监测已不能涵盖中药安全性监护的全部内涵［邢蓉，邓子煜，鄂眉.药品不良反应监测工作的策略研究.安徽医药，2006，10（5）：394-396］，有必要建立完善的药物警戒体系。

同时，随着全球经济一体化的趋势日益明显，药品销售也在趋于全球化，大量的人群有更多的机会接触来源更广泛的草药或传统药物，客观上也要求具备完善和有效的药物警戒体系，有利于中药产业的发展，有利于将有几千年历史的中医药学发扬光大。

近 20 年来，随着物流业和互联网技术的发展，人们求医问药的方式发生了巨大转变。由于患者缺乏医药专业知识而导致的药物误用和滥用，给药物警戒工作提出了新的挑战。准确的药物警戒表述不仅有助于医药工作者评估治疗的风险与收益，更是保证患者用药安全的最后一关。

四、中药药物警戒表述现状

祖国医药学历史悠久。从中医药学的起源伊始，就非常重视药物安全性相关内容的研究。当时虽然没有提出"中药警戒"这个概念，但有关对中药毒性的认识、对毒性的分级、对有毒药物应用的控制与中毒后的解救方法、饮食禁忌等，都可以理解为"监视、守卫，时刻准备应付可能来自药物的危害"，因而具备现代所谓药物警戒的全部内容。一定程度或者一定意义上可以说，中医药学是现代药物警戒的"鼻祖"，现代药物警戒学或滥觞于此。

但是也应该看到，中国药物警戒的现代研究起步较晚，与之相关的组织机构及软、硬件条件还处于发展建设阶段。中国作为国际药物监测合作计划的成员国，正致力于引进这一先进理念和方式，加强国际交流，学术研究与机构建设正方兴未艾。

目前学术界一致认为，中国的药物警戒发展历程，主要以下列几件重大事件为标志：

1999 年 11 月，中国颁布了《药品不良反应监测管理办法（试行）》，这是第一部由政府颁布的专业性法律法规。自此，中国的药物警戒走上了法制的轨道。

2002 年年底，各省、市、自治区建立药品不良反应监测中心，实现了组织机构与专业人员的落实，药物警戒从幕后走向前台，成为保障人民健康，保证用药安全的不可或缺的重要政府部门并行使政府监管职能。2004 年，《药品不良反应监测管理办法》法规文件正式颁布；同年 7 月，由国家食品药品监督管理局、药品评价中心、国家药品不良反应监测中心主办的《中国药物警戒》杂志（*Chinese Journal of Pharmacovigilance*）创刊；同年 11 月，全国药品不良反应与临床安全用药学术会议在上海召开，大会主题为"加强药物警戒，促进合理用药"。至此，"药物警戒"正式成为中国医药界研究的重点领域。

2007 年 11 月 29 日，第一届中国药物警戒研讨会在北京隆重开幕。本次大会的召开，对于提高广大医药工作者对药物警戒的理解和认识，增强开展药物警戒的积极、主动性具有重要意义，对于促进我国药品风险管理体系的逐步形成，从而确保公众用药安全、有效具有积极意义。

在中国药物警戒研讨会上，我国在现有药品不良反应监测体系基础上建立药物警戒制度，提出药物警戒不仅涉及药物的不良反应，还涉及与药物相关的其他问题，如不合格药品、药物治疗错误、缺乏有效性的报告、对没有充分科学根据而不被认可的适应证的用药、急慢性中毒的病例报告、与药物相关的病死率的评价、药物的滥用与错用、药物与化学药物、其他药物和食品的不良相互作用。

2015 年 6 月 24 日，北京中医药大学药物警戒与合理用药研究中心在北京成立。这是较早成立的有关中药药物警戒研究机构，其开展的中药警戒与安全性研究，对保护人民群众的用药安全具有重要意义与作用。同年 9 月，人民卫生出版社出版了该中心主任张冰教授主编的《中药药物警戒》，这是第一部中药药物警戒的研究专著。

《中药药物警戒》分为上、中、下三篇。上篇共五章，梳理并提出中药药物警戒的基本内容和理论内涵，阐明传统中药警戒思想及中药安全问题的相关概念，分析中药安全性相关影响因素，归纳中药安全性监测与评价方法，同时介绍了国外植物药警戒体系概况。中篇共两章，切入中药临床应用全过程的安全问题，分析药材采收、炮制、配伍、制剂、煎煮、用法等中药使用中的安全隐患，以及老人、儿童、备孕妇女、孕期妇女、哺乳期妇女、肝肾功能不全患者等特殊用药人群的安全隐患，提出合理用药策略与警戒措施。下篇共七章，切入中药临床常见应用形式，探讨饮片、含毒性药材中药制剂、中西药联合用药、中药注射剂、中药外用制剂、非处方中成药、中药保健品的安全问题。各章均附有安全问题案例与分析，提出警戒措施，指导合理用药。该书系统阐述了中药药物警戒思想，系我国中药药物警戒研究与应用的专著。

中药药物警戒是现代药物警戒理论与传统中药药物警戒结合的产物［吴嘉瑞，张冰.中药药物警戒理论内涵探讨.药物流行病学杂志，2009，18（5）：312-315］。与一般药物警戒不同，传统中医理论与临床特色贯穿于中药药物警戒研究始终。中药特有的性味归经、证候禁忌和配伍宜忌等都是现代药物警戒研究不能代替的。因而，在中药药物警戒表述中，既要结合现代药物警戒理论，又不能脱离中医理论与临床特色。

就具体研究而言，有专家基于通过整理《中华人民共和国药典》2015 年版一部收载的618 种中药材及饮片［魏惠珍，罗小妹，刘文霞，等.2015 年版《中国药典》一部增修订概况.江西中医药大学学报，2016，28（4）：115-119］，提出了有关中药药物警戒的表述。对《中华人民共和国药典》2015 年版一部中药材及饮片药物警戒表述、中药成方制剂和单味制剂的药物警戒表述进行了解析，虽然有专家认为整体上虽较《中华人民共和国药典》2005 年版有所改善［周超凡，林育华.中药药物警戒表述的现状与对策.中国药物警戒，2006，3（2）：65-67］，但表述内容简单的情况仍然存在。

我国中药饮片及中药成方制剂数量甚多，但对中药药物警戒表述与国际存在差距。在内容上，中药药性和传统禁忌仍是中药药物警戒表述的主体，而现代药物警戒表述受限于基础和临床研究，表述普遍简单甚至缺如。无论是《中华人民共和国药典》还是《国家基本药物临床应用指南》，无一列出独立的中药毒理研究，亦无药代动力学表述。这些中药药物警戒表述问题不仅会影响医生合理用药，更易使患者产生中药毒副作用小或无毒副作用的错误认识。

五、建立中药药物警戒法规的对策与建议

保障公众用药安全有效是我国各级政府的重要职责和药品监管部门的基本任务。因此借鉴国际实践经验，行政管理部门制定并实施有效的药物警戒政策非常有必要。

目前，药物警戒的概念还未被广为熟知，对与药物警戒紧密相关的药物不良反应的性质也认识不足。只有进一步完善药物警戒机制，科学、准确、及时地处理好中药的安全性问题，才能抓住机遇，使中药造福国民，走出国门，走向世界。基于此，我们提出如下对策与建议：

（1）进一步完善中药药物警戒的定义，发现、评价、认识和预防药物不良作用或其他任何与药物相关问题的科学和活动（Chen yixin.The importance of pharmacovigilance：safety monitoring of medicinal products.Switzerland：World Health Organization，2002），从源头加强中药安全管理。

（2）加强市售中药的 ADR 监测，重视基层药店、执业中药师在药物警戒中的作用，重视非处方中成药不良反应的收集和上报，并从被动监测向主动监测过渡。

（3）提高新药上市的标准。中药新药的开发，在保持中医特色的理法方药基础上，对新药的审批机制，要求完善的药效、药理、毒理和药代动力学等报告；对于上市后的中药新药还要加强 ADR 再评价，对不良反应严重的药物予以退市；对于剂型不同的成药二次开发，要采取与新药相同的标准，增强质量控制，防止资源浪费和无序竞争。

（4）规范中成药药品说明书中药物警戒相关项的表述。中药的"药物不良反应"项应包括使用该药过程中可能出现的所有相关不良反应和针对不良反应的具体保护措施，若是严重或不可逆的不良反应，还应特别注明。

（5）药物警戒技术监督部门应对医师、药师和护理人员进行培训，提高其对药物警戒工作重要意义的认识，及时掌握药物警戒信息并应用于患者教育和整个医疗护理工作中。

（6）国家应加强对药物警戒工作的宣传和重视，建立中药药物警戒系统，尽快在药品不良反应监测工作的基础上开展工作，开展有指导性的系统研究，正视中药存在的安全性问题。

（7）加强宣传力度。药物警戒的基本目的是提高药物治疗的安全性，改善用药效益风险比，降低用药代价。它既面向专业机构和专业人士，也面向广大民众。

（8）完善中药药物警戒系统，开展对中药安全性的系统研究，探讨中药作用和不良反应机制，为中药的合理制用提供理论依据，有利于传统医学及中药产业的发展。

第六节　关于特殊情况的药物禁忌

随着中药自身优势的凸显，大量的成分的应用，中药品种的不断增加，新的剂型不断推

出，以及中西药联用增多等，这诸多传统未出现的特殊情况，给中医禁忌学提出了新的问题，必须在将来的工作中逐一加以研究。

一、超剂量用药

中药的剂量与临床疗效、毒副反应紧密相关。传统中医对药物剂量多未作严格的交代，超剂量用药，没有规范指导，让医者随心所欲，这方面的问题有很多，如用药剂量不足，达不到治疗效果；剂量过大，可能克伐正气，或出现毒副作用。尤其对一些药性峻烈或有毒药物，更应有一个宜忌的规范。

二、超 时 用 药

中医用药，有"中病即止"的经验。《素问》曰："大毒治病，十去其六；常毒治病，十去其七；小毒治病，十去其八；无毒治病，十去其九。"古人明确地告诉我们，药物常有蓄积毒性，即使用无毒之药，疾病好了九成，就应该停止使用，更不可久用。事实上，不少中成药含有一些成分，如砷、汞、铅等重金属，马兜铃酸等，并不会产生急性中毒症状，而是通过长期用药后，在体内蓄积到一定剂量后才会产生毒副作用。所以应用中成药，也应有疗程的禁慎要求，不可长期服用。过去曾有震惊中外的马兜铃事件，甚至有服用小柴胡汤产生毒副反应者，都是超时间用药之过。如何规范，是中医禁忌学的研究任务。

三、药物的配伍联用

中药与中成药、中成药与中成药的配伍禁忌，应遵循传统"十八反""十九畏"的原则。有些中西药配伍应用，能使药物疗效降低，或毒副反应增强；还有含西药成分的中成药应该遵循什么规范，等等，这些问题，非常复杂，也是中医禁忌学将来应研究的任务。

四、特殊人群的用药

药物禁忌应特别关注老年人、婴幼儿、肝肾功能不全患者的用药问题。

1. 老年人的用药禁慎　老年人因各脏器的组织结构和生理功能都有不同程度的退行性改变，老年人肝肾功能多有不同程度的减退或合并多器官严重疾病，因而影响了药物在体内的吸收、分布、代谢和排泄过程。因此，老年人食用某些中药酌情减量。一般应从"最小剂量"开始。尤其对体质较弱、病情较重的患者切不可随意加药。特别是一些毒性药物，不可久服和多服。

2. 婴幼儿患者中药的用药禁慎　应遵循小儿用药原则：①用药及时，用量宜轻；②宜用轻清之品：小儿脏气清灵，对大苦、大辛、大寒、大热、攻伐和药性猛烈的药物要慎用；③宜佐健脾和胃之品；④宜佐凉肝定惊之品；⑤不宜滥用滋补之品。

3. 肾功能不全者中药的用药禁慎　肾功能不全时，药物代谢和排泄会受到影响。对于同一药物、相同剂量，肾功能正常患者使用可能是安全的，但对肾功能不全患者则可能会引起蓄积而加重肾脏损害。特别注意在品种和剂量上的选择应慎重。用药时要按肾功能损害程度递减药物剂量或延长给药间隔时间。及时监控肾功能。对于肾毒性较强的药物如雷公藤、草乌、益母草、蓖麻子、麻黄、北豆根、巴豆、土荆芥、苍耳子、斑蝥、蜈蚣、蜂毒、雄黄、朱砂，以及含有马兜铃酸的马兜铃、天仙藤、寻骨风等均应忌用。

4.肝功能不全者中药的用药禁慎　肝脏是药物体内代谢的主要场所，肝功能不全者应谨慎用药，如因病情需要必须使用时，应适当减少药物剂量，密切监控肝功能，同时采用相应的保护措施。对已知有肝毒性的中药或中成药如黄药子、苍耳子、千里光、雷公藤、棉花子、艾叶、蓖麻子、苦杏仁、木薯、广豆根、北豆根、苦楝子，石榴皮、地榆、鱼胆、蟾酥、斑蝥、蜈蚣、朱砂、雄黄、密陀僧、铅丹等，应尽量避免使用。

第七节　单味药物禁忌

一、丁　香

丁香（公丁香）系桃金娘科植物丁香的干燥花蕾。味辛，性温，归脾、胃、肺、肾经，具有温中降逆、散寒止痛、温肾助阳之功效。主要用于胃寒呕吐，呃逆，脘腹冷痛，阳痿，宫冷等病症。

【应用禁忌】

（1）火热诸证禁用丁香。丁香味辛性温属阳，不宜用于热证及热盛生火之证，误用则可使病情加重。故凡外感温热病，初起见发热、头痛、咽喉肿痛、口干而渴，继则大渴引饮，待热入营血而出现心烦不寐，甚至生风动血出现抽搐和各种血证等，都当禁用丁香；而内生的火热证，实火者可见口舌糜烂、面红目赤、口苦口臭、咯吐黄痰或脓血、齿龈肿痛、渴喜冷饮、大便干结、小便短黄，或虚火者见失眠盗汗、头晕耳鸣、五心烦热、舌红少苔等，或脾胃有热者之呕吐、呃逆，总之一切非虚寒之证、阴虚内热和气血壅盛者，都当禁用丁香。

（2）丁香具有呼吸抑制作用，哮喘患者应慎用；而丁香油还有较强的抗凝作用，出血性疾病患者也不宜长期大量服用。

（3）丁香使用剂量不宜过大。丁香具有浓烈的芳香气味，质地较轻，少用则香，多用则臭，令人胸闷、头晕，甚至中毒，且只宜暂用，不宜久服，以防辛香耗气，并有中毒的可能。如果临床水煎服，宜从小剂量开始，逐步加量，《中华人民共和国药典》规定的用量为1～3g，并且中病即止，不必再剂。

（4）丁香不宜与郁金配伍。丁香不宜与郁金配伍始载于《雷公炮炙论》，后世将其列入"十九畏"之一，称"丁香莫与郁金见"。

【讨论】

关于丁香与郁金不宜配伍的问题。据《中华人民共和国药典·一部》，已将丁香与郁金的配伍禁忌问题列入其中。丁香与郁金不宜配伍的问题，一直是重要配伍禁忌的热门话题。

按其原意，是丁香不能与郁金相配伍，否则丁香的功效会因郁金的影响而减弱，但不少医家不支持这个说法，其依据是临床上把丁香与郁金相互配伍应用，并未发生不良反应，甚至认为非但不影响疗效，反而会提高疗效。两味药配伍可能有协同作用等，企图否定"十九畏"的传统记载，但由于还缺乏药理研究成果的支持，目前还正在探索之中，故临床运用应在慎重观察中进行，否定或肯定丁香与郁金的配伍禁忌，都还为时过早。

【文献选要】

○ "不可见火。畏郁金"（《雷公炮炙论》）。

○ "气血盛者勿服"（《本草纲目》）。

○ "痘家内热禁忌"（《药鉴》）。

○ "独用多用，易于僭上，损肺伤目"（《本草通玄》）。

○ "气血盛，火盛呕，口气盛者，三者禁用"（《得配本草》）。

○ "丁香气味辛温，一切有火热证者忌之。非属虚寒，概勿施用"（《神农本草经疏》）。

○ "阴虚内热人忌之"（《随息居饮食谱》）。

○ "但渴欲饮水，热哕呕逆，不可误投……凡胃逆呕吐者，健胃消痰药中，加三五粒甚效，不宜多用"（《本经逢原》）。

二、人　参

人参系五加科多年生草本植物人参的根。味甘、微苦，性微温，归脾、肺、心经，具有大补元气、补脾益肺、安神益智、生津止渴、益气生血、益肾助阳、强身延年、扶正祛邪之功效。主要用于元气虚脱，脾肺气虚，热病伤津之口渴及消渴，以及心神不安、失眠多梦、惊悸健忘等病症。

【应用禁忌】

（1）肝阳上亢者忌用人参。人参具有益气升举的作用，凡是上逆趋势的病症都不宜使用。肝阳上亢证是指肝肾阴虚，阴不制阳，以致肝阳不潜或肝气升发太过，阳气浮动于上引起的上盛下虚证候，临床可见头目胀痛、眩晕耳鸣、面红目赤、失眠多梦、急躁易怒、口干舌燥、腰膝酸软、头重脚轻、行动不稳，或自觉有热气上冲者，都当忌用人参。

（2）肺热咳痰者忌用人参。人参性微温而补益，因肺热咳嗽，痰多痰黄者容易助热生痰，故不宜用。张仲景在《伤寒论》《金匮要略》中早有咳去人参的告诫，因为人参补益肺气，在肺热壅盛、痰浊阻肺的咳嗽中如果误用人参，不利于邪气宣散，还会加重临床症状，故咳喘痰多或痰涎浓稠而黄，咯痰不畅，胸闷胸痛，苔黄，脉实而有力者，应忌用人参。

（3）阴虚内热，阴不制阳者忌用人参。人参性温，对于精血不足，津液亏耗，阴虚液少，阴不制阳而生内热者不利。故临床表现为口燥咽干、心烦失眠、潮热盗汗、尿少色黄、大便干结、舌红少苔或无苔、脉细数者，不可用人参，而宜改用性味甘寒的西洋参。

（4）血热上扰所致吐衄者忌用人参。人参性温而主升阳，故具上逆趋势的血热吐血、鼻衄，法当忌用。血得热则行，除可有吐衄症状外，尚有面红目赤或发热，或口渴思冷饮，舌红绛苔黄，脉数等症状可作辨别血热的要点，以免误用。

（5）脾胃实邪、热邪停滞者忌用人参。人参性温，有大补脾胃之功，补益之药可能滞气敛邪，故脾胃如有实邪热邪停滞，临床表现为胃腹胀痛、嗳气，或因饮食不节而吞酸嗳腐，呕吐秽浊，大便不畅，厌食，舌苔白厚或黄腻，脉弦滑有力者均当忌用人参。

（6）外感初起有表证者慎用人参。气虚外感宜配用人参，但外感初起，新病常以外感风寒、风热及风湿等实证为多见，如果早用人参补益肺气，则不利于宣肺祛邪外出，故凡外感初起，恶寒无汗、头身疼痛、发热、咽喉红肿疼痛、多汗而口渴思饮、脉实而有力者都不可用人参。

（7）人参禁与藜芦、皂角、五灵脂等配伍。人参禁忌与藜芦配伍应用，是传统认为的"十八反"之一；人参也不宜与皂角、五灵脂同用；在服用人参期间，不宜食萝卜、浓茶，以免影响疗效。

【讨论】

（1）关于人参畏五灵脂的问题。人参畏五灵脂的说法源于北齐徐之才的《药对》，明代刘纯《医经小学》中将其列入"十九畏"歌诀中流传至今，作为中药配伍禁忌之一。后世一些医家不以为然，有意将人参与五灵脂同用，如《本草求真》说："至云参畏灵脂，而亦有参同用以治月闭，是畏而不畏也"。《仁斋直指方》用人参芎归汤治血胀，其中人参与炒五灵脂同用。《温病条辨》化癥回生丹，治疗癥病、疟母、妇女痛经或经闭、跌打损伤等病症，人参也与五灵脂同用。近年来，人参与五灵脂同用，治疗肝脾肿大［韦金育，吕琳.71 例肝积舌病人的甲襞微循环观察结果分析.浙江中医杂志，1980，（1）：34］、冠心病、胃溃疡、小儿疳积等证，疗效较好［林森荣.人参与五灵脂同用的体会.山东中医学院学报，1982，（3）：53］。现代药理研究表明，人参与五灵脂配伍，五灵脂并不会降低人参的抗疲劳作用，并能增加免疫低下小鼠的免疫功能等，虽相关研究还在进行中，但至少可以说明人参与五灵脂不是绝对的配伍禁忌，如何谨慎地在临床中运用，还有待进一步探索。

（2）关于人参恶莱菔子的问题。《本草集要》载："人参'畏萝卜'。"《中药学》教材以"人参恶莱菔子"为典型案例解释相恶的概念。然而清代陈士铎在《本草新编》中称："或问萝卜子专解人参，用人参而一用萝卜子，则人参无益矣。此不知萝卜子，而并不知人者也。人参得萝卜子，其功更补。盖人参补气，骤服气必难受，非止喘胀之症也，然得萝卜子，以行其补中之利气，则气平而易受。是萝卜子平气之有余，非损气之不足，实制人参以平其气，非制人参以伤其气也。世人动谓萝卜子解人参，误也。"张锡纯在《医学衷中参西录》中也说："莱菔子……若用以除满开郁，而参、芪、术诸药佐之，虽多服久服，亦何至伤气分乎"，都主张人参与莱菔子同用。现代药理实验研究表明，莱菔子所含的脂肪油、葡萄糖、蔗糖、果糖，以及多种氨基酸、维生素，都不会影响人参主要有效成分人参皂苷、人参多糖的吸收，而用人参与莱菔子按 1∶4 的比例饲喂小鼠，其抗疲劳、耐缺氧、抗应激的作用较单用人参为好（《中华临床中药学》），似可说明"人参恶莱菔子"之说难以成立。

【文献选要】

○ "茯苓为使，恶溲疏，反藜芦"（《本草经集注》）。

○ "甘、苦，阳中微阴，养血补胃气，泻心火。喘嗽勿用之，短气用之。与藜芦相反"（《洁古珍珠囊》）。

○ "茯苓为之使，反藜芦，恶卤碱，畏萝卜……肺受寒邪，及短气虚喘宜用。肺受火邪咳嗽，及阴虚火动，劳嗽吐血者勿用"（《本草集要》）。

○ "医者但泥于作饱而不敢用。盖不知少服，则滋壅不行，多则反宣通而不滞矣。然与藜芦相反……忌五灵脂"（《本草约言》）。

○ "……肥白人任多服，苍黑人宜少投。丹溪云：肥白气虚，苍黑气实。然考医案中证虚色苍黑者，亦每多用。此云其常，犹当应其变也"（《本草蒙筌》）。

○ "……畏五灵脂，恶皂荚、黑豆，动紫石英"（《本草纲目》）。

○ "惟不利于肺家有热咳嗽，吐痰吐血，衄血齿衄，内热骨蒸，痨瘵阴虚火动之候"（《神农本草经疏》）。

○ "若脾胃实热，肺受火邪，喘嗽痰盛，失血初起，胸膈痛闷，噎膈便秘，有虫有积，皆不可用"（《药品化义》）。

○ "凡人面白或黄或青羸悴，乃脾肺肾家不足，可用也；若面赤面黑，气壮神强，不可用……若弦长紧实滑数有力，皆火郁内热，不可用。洁古谓喘嗽勿用者，乃痰实气壅之喘也，若肾虚气短喘促者必用。仲景谓肺寒而咳弗用者，乃寒乘邪热，壅郁在肺之咳。若自汗恶寒而咳，在所必用。东垣谓久病郁热在肺弗用者，乃火郁于内，宜发不宜补也。若肺虚火旺，气短自汗，焉可不用。丹溪言诸痛不可骤用者，乃邪气方锐，宜散不宜补也。若里虚吐痢及久病胃弱虚痛喜按者，必用。王节斋谓阴虚火旺弗用者，乃心虚火亢能食，脉弦而数，凉之则伤胃，温之则伤肺，不受补也。若自汗气短、肢冷脉虚者必用……务在配合得宜，则自然无弊"（《本草汇笺》）。

○ "肺热，精涸火炎，血热妄行者，皆禁用，以其能升五脏之阳……"（《得配本草》）。

○ "……但参本温，积温亦能成热，故阴虚火亢，咳嗽喘逆者，为切忌焉"（《本草求真》）。

○ "所禁用者，肺邪未清，斑疹初起，产后瘀血为患"（《药笼小品》）。

○ "助气，闭气，属阳，阳旺则阴愈消。凡酒色过度，损伤肺胃真阴，阴虚火动，肺有火热，咳嗽吐痰，吐血衄血，齿衄内热，骨蒸痨瘵，均在禁例。实表，表有邪者，伤寒始作，形症未定，而邪热方炽，痧痘斑毒初发欲出，但闷热而不见点者，若误投之，以截阻其路，皆实实之害，非药可解"（《本草害利》）。

○ "茯苓为之使，畏五灵脂，恶皂荚、黑豆、紫石英、人溲、咸卤，反藜芦，忌铁"（《本草撮要》）。

○ "肺有火热，肺气不利，表实有邪者，忌之"（《药性分类》）。

○ "惟麻疹初发，身发热而斑点未形，伤寒始作，证未定而热邪方炽，不可用耳"（《本经逢原》）。

○ "人参论：天下之害人者……先破人之家而后杀其身者，人参也……乃不审其有邪无邪，是虚是实，又佐以纯补温热之品，将邪气尽性补住，轻者，邪气永不复出，重者即死矣"（《医学源流论》）。

○ "惟初起咳喘，因于痰壅者不宜用"（《医方十种汇编》）。

○ "人参虽好，不可滥用……健康壮实者，如过量服用人参，常有闭气、胸闷、腹胀等不适反应。因此，人参不论是用于治病，还是用于保健防病，都应掌握其适应证和禁忌证，尤其是欲求延年益寿而用人参者，只可缓图，不可过急"（《中医百家药论荟萃》）。

三、三　七

三七系五加科多年生草本植物三七的干燥根。味甘、微苦，性温，归肝、胃经，具有化瘀止血、活血定痛之功效。主要用于咯血、吐血、衄血、便血、崩漏、外伤出血等出血证，以及胸腹刺痛、跌仆肿痛等病症。

【应用禁忌】

（1）热证出血慎用三七。三七性温，血得温则行，凡热邪炽盛所致吐血、衄血或皮下紫癜等出血病症，伴见发热口渴、舌红苔黄、脉数者都不宜单用三七，应配伍清热凉血药物一起应用较好。

（2）阴虚内热者忌用三七。阴虚生内热，三七性温，有助热的不良反应，故阴虚内热体质的人需服用三七补虚强壮，或阴虚内热所致的各种出血者，均应忌用三七。在特殊情况下使用，当配伍滋阴养液药物，但应谨慎使用。

（3）孕妇忌用三七。三七具有活血化瘀功效，用于跌打损伤、瘀滞疼痛有较好疗效，用于妊娠妇女可能对子宫及胎儿造成危害，导致流产、早产等严重后果，因此孕妇当忌用三七。

（4）无瘀血者不宜应用三七。传统医学认为，三七化瘀可损伤新血，其用于有瘀滞的出血更为合拍，而对于无瘀证者，尤其又见有血虚之吐血、衄血者，不宜过多使用三七。

【讨论】

关于妊娠忌用三七的问题。在高等院校《中药学》教材中注有孕妇慎用，却未见"孕妇忌服"的记载，《中华人民共和国药典·一部》1995年版中也有"孕妇慎用"的记载。主张不忌者，主要考虑三七虽有化瘀作用，但三七同时也有补益作用。《檐曝杂记·卷三》载："孕妇产前产后皆可服。盖其性能祛瘀生新，故产前服之可生血，产后服之又可去瘀。"而主张忌用或慎用者，则主要重视三七化瘀的功效，恐化瘀活血伤及胎元。随着三七现代药理研究的深入，临床应用已大大扩展，其中在心脑血管疾病的治疗中用得较多，疗效较好。此外，对于三七的强壮作用，养生者颇为推崇，目前已成滥用之势。有关妊娠妇女是否禁忌三七的问题，还有待深入研究，而在未获得结论之前还应慎用为宜。

【文献选要】

○ "能损新血，吐衄无瘀者勿服"（《徐大椿医书全集》）。

○ "血虚吐衄、血热妄行，能损新血，无瘀者，禁用"（《得配本草》）。

○ "孕妇忌服"（《中药大辞典》）。

四、大　黄

大黄系蓼科多年生草本植物掌叶大黄、唐古特大黄或药用大黄的干燥根及根茎。味苦，性寒，归脾、胃、大肠、肝、心包经，具有泻下攻积、清热泻火、凉血解毒、逐瘀通经之功效。主要用于实热便秘，积滞腹痛，泻利不爽，湿热黄疸，血热吐衄，目赤咽肿，肠痈腹痛，痈肿疔疮，瘀血经闭，跌打损伤，烧烫伤等病症。

【应用禁忌】

（1）脾胃气虚、阳虚、寒盛者忌用大黄。大黄性味苦寒，易伤脾胃，影响纳运，故凡脾胃气虚或阳虚，症见胃纳不佳、不饥不食、胃腹冷痛或胀满、气短乏力、大便溏薄或泄泻、脉细无力、舌淡苔白者均当忌用。

（2）体质虚弱者慎用大黄。大黄为峻烈攻下之品，易损伤正气，如非实证，不可妄用。如老年体衰、婴幼儿气血未充、产后、病后恢复期等都应慎用。临床如必须选用，应在辨证中配伍扶正药物，且剂量不可过大，中病即止，不可过剂。

（3）妇女妊娠期、哺乳期禁用大黄，月经期慎用大黄。大黄之性主降、主沉，有趋下作用，且善活血化瘀，故妇女在妊娠期间禁用，以防损伤胎元，导致流产、早产；哺乳期间禁用大黄，以免通过乳汁致小儿腹泻腹痛；而月经期当慎用，以免导致月经过多。

（4）大黄作水煎剂时不宜久煎。大黄具有明显的泻下作用，有效成分是蒽醌苷，其中主要是番泻苷。但大黄又含有鞣质及没食子酸等，同时具有收敛作用，服后有先腹泻后便秘的临床现象。这是因为大黄如果水煎加热时间过长，易于使蒽醌类化合物及结合性大黄酸和其类似成分破坏较多，而鞣酸等成分则大量煎出，导致便秘症状出现，因此大黄不宜久煎。

（5）血虚肠燥便秘者忌用大黄。大黄善于泻下通便，但只宜用于实证、热证之便秘，对于便秘不通伴见气短汗出、面色淡白虚浮、头晕目眩、心悸、神疲乏力、小便清长、四肢不温的虚证或寒证便秘，大黄又应忌用。临床上常见的老年气虚便秘，妇女产后血虚便秘，尤当注意忌用。

【文献选要】

〇 "凡病在气分，及胃寒血虚，并妊娠产后并勿轻用。其性苦寒，能伤元气、耗阴血故也。之才曰：黄芩为之使，无所畏。权曰：忌冷水，恶干漆"（《本草纲目》）。

〇 "入剂多寡，看人虚实。盖性沉不浮，故用走而莫守。勿服太过，下血亡阴"（《本草真诠》）。

〇 "黄芩为之使，恶干漆，忌冷水。凡胃寒、血虚，并妊娠、产后并勿轻用"（《本草原始》）。

〇 "黄芩为之使，恶干漆，忌冷水"（《炮炙大全》）。

〇 "凡血闭由于血枯，而不由于热积；寒热由于阴虚，而不由于瘀血；癥瘕由于脾胃虚弱，而不由于积滞停留；便秘由于血少肠燥，而不由于热结不通；心腹胀满，由于脾虚中气不运，而不由于饮食停滞；女子少腹痛，由于厥阴血虚，而不由于经阻老血瘀结；滞下初起，即属胃虚，当以补养胃气，清消湿热为本，而不可以妄加推荡；疟病伤于暑气，而不由于山岚湿热；吐衄血由于阴虚火起于下，炎烁乎上，血热妄行，溢出上窍，而不由于血分实热；腰脚风气，由于下元先虚，湿热下流，因兹致病，而不专由风湿外侵；骨蒸积热本于阴精不足，而非实热所致；偏坠由于肾虚，湿邪乘虚客之而成，而不由于湿热实邪所犯；乳痈肿毒，由于肝家气逆郁抑不舒，以致荣气不从，逆于肉里，乃生痈肿，而不本于膏粱之变，足生大疔，血分积热所发，法咸忌之，以其损伤胃气故也"（《神农本草经疏》）。

〇 "若在气分而用之，是谓诛伐无过矣"（《药性微蕴》）。

〇 "欲取通利者，须与谷气相远，下后亦不得骤进谷气，便不能通利耳"（《本草汇》）。

〇 "凡病在气分，及胃寒、血虚并妊娠产后，慎勿轻用。轻用之恐伤元气，耗阴血"（《本草择要纲目》)。

○"其性峻利猛烈，长驱直捣。苟非血分热结，六脉沉实者，切勿轻与推荡，戒之戒之"（《本草必用》)。

○"大黄，欲速生使，欲缓熟宜……性直走而不守，泻诸实热不通而心腹胀满、大便燥结，号为将军，以其峻快也。然热在血分，有形之邪可下之；热在气分者，无形之邪不可攻之，反伤元气"（《杂证痘疹药性主治合参》)。

○"凡服大黄，下药须与谷气相远，得谷气则不行矣……至于老人血枯便秘，气虚便秘，脾虚腹胀少食，妇人血虚经闭，阴虚寒热，脾气痞积，肾虚动气及阴疽色白不起等证，不可妄用"（《本经逢原》)。

○"血枯经闭，血虚便秘，病在气分不在血分者，禁用"（《得配本草》)。

○"若使病在上脘，虽或宿食不消及见发热，只须枳实、黄连以消痞热，宿食自通。若误用大黄推荡不下，反致热结不消，为害不浅……至于老人虚秘，腹胀少食，妇人血枯，阴虚寒热，脾气痞积，肾虚动气及阴疽色白不起等证，不可妄用，以取虚虚之祸……忌进谷食，得谷食不能通利"（《本草求真》)。

○"治一切实热血中伏火，峻利猛烈。非六脉沉实者，勿用。病在气分而用之，为诛伐无过"（《本草分经》)。

○"能伤元气，耗阴血，凡胃寒血虚，并妊娠产后，并弗轻用"（《本草述钩元》)。

○"味苦，入手足阳明、足太阴、手足厥阴经，功专下瘀。若病在气分，胃虚弱者忌"（《本草撮要》)。

五、女　贞　子

女贞子系木犀科女贞属常绿乔木植物女贞的干燥成熟果实。味甘、苦，性凉，归肝、肾经，具有滋补肝肾、乌须明目之功效。主要用于眩晕耳鸣，腰膝酸软，须发早白，目暗不明，阴虚发热等病症。

【应用禁忌】

（1）脾胃虚寒者忌用女贞子。女贞子为阴凉之品，性偏寒而质滑，故凡虚寒、阳气不足者不宜。如脾胃虚寒，中阳纳运失司，症见腹中冷痛、大便不实而溏稀作泄，或畏寒、四肢不温，或男子阳痿不举，或女子宫寒不孕、白带清稀，舌质红淡苔薄白，脉迟而弱者，均当忌用女贞子。

（2）痰湿停滞者慎用女贞子。女贞子纯阴至静，宜于阴虚者，且有一定养血补血作用，故凡痰浊壅盛、水湿停留者不宜。如停痰饮冷，症见痰多痰稠、喘促胸满、痛引胁肋、浮肿尿少者，或湿阻中焦，食滞胃脘，症见不饥不食、胃腹胀闷、大便不爽、嗳腐吞酸、苔白厚腻等，均应慎用，以免助湿滞气。

（3）女贞子所含的甘露醇有缓泻作用，脾虚溏泄者不宜长期服用。

【讨论】

关于女贞子不宜作煎剂的问题。《本草新编》提出："可入丸以补虚，不便入汤以滋益。"配伍女贞子的传统名方二至丸、首乌延寿丹等都是以丸剂显效。实验研究表明，女贞子的主要成分齐墩果酸不易溶于水，故以入丸剂为佳，水煎剂可能不利于发挥其疗效。但临床上仍有用于复方水煎剂者，而且也有效。对于这个问题还须进一步研究。

【文献选要】

○ "气味俱阴……当杂保脾胃药及椒红温暖之类同施，不则恐有腹痛作泄之患"（《本草经疏》）。

○ "女贞实，近人多用之，然其力甚微，可入丸以补虚，不便入汤以滋益……女贞子，缓则有功，而速则寡效"（《本草新编》）。

○ "阴寒之品，久服腹痛作泄"（《本草必用》）。

○ "女贞，性禀纯阴，味偏寒滑，脾胃虚人服之，往往减食作泄"（《本经逢原》）。

○ "亦是补水培精之味，但性多阴不燥，用以阴虚则宜，而于阳虚有碍"（《本草求真》）。

○ "纯阴至静之品，若虚寒人服之，则腹痛作泄"（《本草害利》）。

○ "惟阴虚者宜之，否则腹痛作泄"（《本草撮要》）。

○ "按脾胃虚寒，久服作泄"（《罗氏会约医镜》）。

○ "脾胃虚寒，肾阳不足，津液不足，内无虚热，四者禁用"（《得配本草》）。

六、山 茱 萸

山茱萸系山茱萸科灯台树属落叶小乔木植物山茱萸的干燥成熟果肉。味酸涩，性微温，归肝、肾经，具有补益肝肾、收敛固脱之功效。主要用于眩晕耳鸣，腰膝酸痛，阳痿遗精，遗尿尿频，崩漏带下，大汗虚脱，消渴等病症。

【应用禁忌】

（1）湿热诸证忌用山茱萸。山茱萸酸涩收敛，性温而质润，对于因湿热为患的诸证不宜。如湿温初起，午后潮热而不饥不食、舌苔腻者，还有膀胱湿热，症见尿频、尿急、尿痛，尿不畅或小便短黄，腰痛，小腹胀满，而脉象数滑者，均当忌用。

（2）命门火旺者忌用山茱萸。山茱萸既能补肾益精，又能温肾助阳，性酸敛，对于阴虚血热、命门火炽者不可误用，如症见热邪迫血上逆而见头胀眩晕、面目红赤，甚则咽干鼻衄者，或阳强不痿、性欲亢进、心烦少寐者，均当忌用。

【讨论】

关于遗泄者禁用山茱萸核的问题，据《雷公炮制药性解》云："能壮元气秘精，核能滑精。"《寿世保元》也有"核勿用为要，恐其滑精难治"的说法。《医学衷中参西录》也说："山茱萸之核原不可入药，以其能令人小便不利也。"对于山茱萸之核当禁忌的问题又属于另一种认识。但主张不必去核者也不少，如陶弘景提出："即干，皮甚薄，当以合核为用尔。"《渑水燕谈录》说："山茱萸能补骨髓者，取其核温涩能秘精气，精气不泄，乃所以补骨髓。今人剥取肉用，而弃其核，大非古人之意。"药理研究认为，果核与果肉含多种相同的化学成分，而无特殊毒性物质，药理作用基本相似，只有质地轻重不同，相同重量的果核疗效逊于果肉。鉴于目前这方面的临床研究很少，山茱萸的核之去留宜忌还待进一步研究，临床不必拘泥于前人之说。

【文献选要】

○ "蓼实为之使，恶桔梗、防风、防己"（《本草经集注》）。

○ "若脾气大弱而畏酸者，姑暂止之，或和以甘草、煨姜亦可"（《本草正》）。

○ "命门火炽，强阳不痿者忌之。膀胱热结，小便不利者，法多清利。此药味酸主敛。不宜用。阴虚血热不宜用。即用，当与黄柏同加"（《神农本草经疏》）。

○ "其所宜禁者，如命门火旺，强阳不痿，或阴虚血热，或热结膀胱，小水不利，则酸敛之味，岂容混施。即用之，亦当与黄柏同，加此滋肾丸之所系设也。其核能滑精"（《本草汇笺》）。

○ "强阳不痿，小便不利者，不宜用之"（《本草必用》）。

○ "小便不利者忌用。核滑精，用尤宜去。陈者良"（《本草撮要》）。

○ "命门火旺，赤浊淋痛，及小便不利者禁服"（《本经逢原》）。

七、川 贝 母

川贝母系百合科多年生草本植物川贝母的干燥鳞茎。味甘、苦，性微寒，归肺、心经，具有清热化痰、润肺止咳之功效。主要用于肺热燥咳，干咳少痰，阴虚劳嗽，咯痰带血，瘰疬，肺痈，乳痈等病症。

【应用禁忌】

（1）痰饮阳虚者忌用川贝母。川贝母微寒，味苦，具有化痰、泄热凉金之功，宜于热痰，而不能用于寒痰停饮，如症见痰涎清稀，咳喘畏寒，或痰饮上犯，眩晕心悸，或痰厥头痛，呕吐反胃，胸脘痞闷，舌质淡胖，苔白腻，脉细迟而弱者，当忌用川贝母，以免重伤阳气，再生痰湿。

（2）脾胃虚寒者忌用川贝母。脾为生痰之源，但脾阳虚寒所生之痰湿，不宜用川贝母治疗，因川贝母药性苦寒，可能再伤脾阳，故凡症见涎浊清白，呕吐恶心，大便溏薄泄泻或胃纳不佳，食入难化，脘腹痞闷，口淡不渴，舌淡苔白，痰白而多等也应忌用。

（3）肾阳虚衰者忌用川贝母。肾阳不足，阳虚水泛，气不化水，多生痰浊，但此时之痰不可用川贝母，因川贝母性寒伤阳，临床除症见痰涎清稀外，尚有面浮、下肢水肿、尿少、纳差、舌淡胖苔白滑、脉沉细弱等一派阳气衰微之症可予鉴别。

（4）川贝母不宜与乌头配伍。此为中药配伍禁忌"十八反"之一，凡乌头类药材，如川乌头、草乌头、天雄、附子、附片都不宜与之配伍应用。

（5）川贝母有降低血压的作用，而且还有类似阿托品的散瞳作用，故低血压及青光眼患者慎用。

【讨论】

关于川贝母禁忌与乌头配伍问题，川贝母反乌头之说，历代医家都相沿成习，遵从这一配伍禁忌。近年有人在临床上有意识地将川贝母与川乌合用，先将川乌直接咀嚼，有唇舌发麻的感觉，而将两药加水煎服后，可有相互制约的作用，无唇舌及胃肠刺激反应，反而增加了小便排泄量，增进了食欲，甚至认为两药有相须为用之效。临床观察川贝母与川乌合用 144 例，认为相伍之后，辛而不散，润而不敛，止咳尤佳，均未发生毒性反应（《重审十八反》）。

有关川贝母与川乌配伍的问题，目前实验研究报道较少，临床病例也不多，实验研究也未取得可信依据，因此临床还必须遵从川贝母禁忌与乌头配伍，不可违禁。

【文献选要】

○ "若胃寒脾虚，恶心泄泻，及肾虚水泛为痰者，均忌之"（《罗氏会约医镜》）。

○ "寒痰停饮，恶心冷泻，二者禁用"（《得配本草》）。

○ "寒湿痰及食积痰火作嗽，湿痰在胃恶心欲吐，痰饮作寒热，脾胃湿痰作眩晕，及痰厥头痛，中恶呕吐，胃寒作泄，法应以辛温燥热之药，如南星、半夏、天麻、苍白术、茯苓之类治之者，并禁用"（《神农本草经疏》）。

○ "……贝母治肺经燥痰，若脾经湿痰及寒痰、食积痰，并禁用之"（《本草必用》）。

○ "功专散结清热，敷恶疮、敛疮口，能入肺治燥，非脾家所喜"（《本草从新》）。

○ "汪机曰：贝母凉润，主肺家燥痰；半夏温燥，主脾家湿痰。故凡风寒湿滞之痰，贝母非所宜也"（《药笼小品》）。

○ "凡风寒湿滞诸痰并禁用贝母。故云能入肺治燥，非脾家所喜也"（《本草害利》）。

八、川　芎

川芎系伞形科藁本属多年生草本植物川芎的干燥根茎。味辛，性温，归肝、胆、心包经，具有活血行气、祛风止痛之功效。主要用于月经不调，经闭痛经，癥瘕腹痛，胸胁刺痛，跌仆损伤，头痛，风湿痹痛等病症。

【应用禁忌】

（1）气血虚弱者慎用川芎。川芎行气而无补气作用，活血而非补血药，称"血中之气药"，故气血两虚者症见面色无华、气短乏力、唇甲淡白、头晕目眩等当慎用川芎，如临证需用，则宜配伍补益气血的药物，应小剂量使用。

（2）心血不足者忌用川芎。川芎性温散而燥，有耗血伤阴之虞，故心血不足症见惊悸怔忡、失眠心烦、健忘多梦、面色淡白虚浮、自汗、舌质淡者，当忌用川芎。

（3）脾气虚弱，或气虚不摄血者慎用川芎。川芎行气耗气，故脾气虚而症见食少、气短乏力、消瘦、腹胀腹泻，或大便稀溏，舌淡苔薄白，脉象细弱无力者不宜用川芎。气虚不摄血引起的月经过多、齿衄、紫癜等当忌用川芎。

（4）阴虚火旺，虚火上炎者忌用川芎。川芎善治头痛，但其性辛散温通，既能活血，又能行气，升散之力较强，有温散耗气伤阴之弊，故上盛下虚，阴虚火旺，虚火上炎，症见急躁易怒、气郁不舒、面红目赤、口干心烦、大便干结、鼻衄、齿衄等虽有头痛，也应忌用川芎。

（5）气升痰喘者忌用川芎。肺气主降，凡上逆者令人喘咳，川芎性辛散，善升阳气，故肺热气升，痰黄而咳喘、气促胸闷、口苦口渴，或发热、舌红者，当忌用川芎。

（6）川芎行散力强，易耗血动血，故孕妇当慎用或忌用。

（7）川芎不宜单用或久服。历代诸家本草均载有"川芎不宜单用、久用"的告诫，主要强调其耗气伤阴之不良反应。据临床体验，此说甚是，只是要注意通过配伍应用，剂量不可过大，中病即止，不可过剂，以免损耗气血。

【讨论】

关于川芎单用久用"令人暴亡"的问题。川芎是一味常用无毒的药物,但因其辛温升散,历代医家提出了不少有关川芎的应用禁忌问题,其中有"香窜辛散,能走泄真气,令人暴亡"(《本草备要》)的记载,危言耸听。就临床所见,用川芎出现"暴亡"者少有报道,疑是言过其实,但耗气伤阴,不能久用、重用等,临床也应注意。

【文献选要】

○"白芷为之使,恶黄连"(《本草经集注》)。

○"《衍义》云:头面风不可缺也,然须以他药佐之。若单服久服,则走散真气。即使他药佐之,亦不可久服,中病即便已"(《汤液本草》)。

○"恶黄芪、山茱、狼毒,畏硝石、滑石、黄连,反藜芦"(《本草蒙筌》)。

○"若痘黑陷烂,则勿用"(《药鉴》)。

○"……单服久服则能走散真气,令人暴亡,务加他药佐之,中病便已"(《本草真诠》)。

○"凡病人上盛下虚,虚火炎上,呕吐,咳嗽,自汗,易汗,咽干口燥,发热作渴烦躁,法并忌之"(《神农本草经疏》)。

○"但单服及久服,反走散胆中真气。故丹溪云:久服能致暴亡。凡禁用者,如心虚血少,惊悸怔忡,肺经气弱,有汗骨蒸,恐此辛温香散故也。如火气升上,吐衄咳嗽,热剧痰喘,中满肿胀,恐此引气上腾故也"(《药品化义》)。

○"大抵川芎可用以治病,中病即止。今人用以为血家常服之剂,走散真气,久而不悟。且川芎既为肝主药,以辛补之,以辛散之,医家固守其说。假令服之既久,辛喜归肺,肺气偏胜,肝反受刑,久之偏绝,岂不暴亡"(《本草汇笺》)。

○"凡虚火上炎,呕吐咳逆者忌之。单用久服,令人暴亡,为其辛散走泄真气故也。辛散之祸如此,司命者当知之"(《本草备要》)。

○"火剧中满,脾虚食少,火郁头痛皆禁用"(《得配本草》)。

○"然香窜辛散,能走泄真气,单服久服,令人暴亡。单服则脏有偏胜,久服则过剂生邪,故有此失"(《务中药性》)。

○"凡气升痰喘,虚火上炎,呕吐呃逆,不宜用。单用久服,令人暴亡"(《药性分类》)。

○"但单服久服,反走散胆中真元,故丹溪云:久服能令暴亡。凡禁用者,如心虚血少,惊悸怔忡,肺经气弱,有汗骨蒸,恐其辛温发散故也。又火升气上,吐衄咳嗽,热极痰喘,中满肿胀,恐其引气上行故也"(《药义明辨》)。

○"骨蒸多汗及气弱之人,不可久服"(《本草纲目》)。

○"治胎前诸证,戒用川芎,以其能升,易动胎气也"(《冷庐医话》)。

○"凡火载血上者忌之"(《成方切用》)。

○"凡骨蒸盗汗,阴虚火炎,咳嗽吐逆,及气弱之人不可服。其性辛散,令真气走泄,而阴愈虚也"(《本经逢原》)。

○"若其人阴虚火升,头上时汗出者,芎䓖即不宜用"(《医学衷中参西录》)。

○"川芎久服暴死之说,历代均有记载,据我们对川芎的临床经验,其暴死者乃疾病发展之必然,断非川芎之过"(《中医百家药论荟萃》)。

九、川 楝 子

川楝子系楝科落叶乔木植物川楝的成熟果实。性寒，味苦，有小毒，归肝、胃、小肠、膀胱经，具有理气止痛、杀虫疗癣之功效。主要用于治疗胸胁，脘腹胀痛，疝痛，虫积腹痛等病症。常用剂量为3～10g；外用适量。脾胃虚寒者不宜单用。

【应用禁忌】

（1）川楝子不可大剂量应用或久用。大量服用川楝子，可损伤肝脏，引起或加重肝功能损害，甚至发生中毒性肝炎，故肝功能低下，或肝病患者忌单味药大量使用。

（2）川楝子性寒味苦，易损伤脾胃阳气，故脾胃虚寒者忌用。

（3）川楝子有小毒，恐对胎元不利，故孕妇忌用。

【文献选要】

○ "脾胃虚寒忌之"《本草备要》）。

○ "利小便，导热下行。治疝气，伤寒狂热，疗疮疥，杀三虫。脾胃虚寒者忌"《药性分类》）。

○ "酸而纯苦，气寒，气薄味厚，降也……脾胃虚寒者，不宜"《本草述钩元》）。

十、干 姜

干姜系姜科多年生草本植物姜的干燥根茎。味辛，性热，归脾、胃、肾、心、肺经，具有温中散寒、回阳救逆、温肺化饮之功效。主要用于脘腹冷痛，呕吐泄泻，肢冷脉微，痰饮喘咳等病症。

【应用禁忌】

（1）阴虚火旺者忌用干姜。干姜味辛散，性热而燥烈，大有伤津助火之弊，故凡阴液虚耗，津液不足，火升、火旺者，慎不可用。如症见潮热盗汗、干咳少痰，或口舌干燥、阳强易举、遗精早泄，或心烦易怒、舌红苔少、脉象细数者，法咸忌之。

（2）温热内盛者禁用干姜。干姜性热，其温阳之力猛而强悍。凡温热内盛诸证断不可用。如风温初起，发热恶寒，汗出咽痛，或阳明经证，壮热、大汗、大渴、脉洪大，或阳明腑证，痞、满、燥、实、坚，苔黄脉实者，或热入营血之神昏谵语、斑疹红赤者，皆当禁用，以免助热生变。

（3）孕妇忌用干姜。干姜味大辛而热，散而耗损气血，对孕妇及胎儿不利，故应忌用。

（4）脑动脉硬化、高血压、恶性肿瘤等患者易现阴虚内热，应慎用干姜。

【文献选要】

○ "若阴虚内热，多汗者皆忌用姜"（《景岳全书》）。

○ "干姜久服损阴伤目。阴虚内热，阴虚咳嗽吐血，表虚有热汗出，自汗盗汗，脏毒下血，因热呕恶，火热腹痛，法并忌之"（《本草经疏》）。

○ "孕妇服之，令胎内消，气虚者服之伤元，阴虚内热多汗禁用"（《得配本草》）。

十一、广藿香

藿香系唇形科多年生草本植物广藿香的干燥地上部分。味辛，性微温，归脾、胃、肺经，具有芳香化浊、开胃止呕、发表解暑之功效。主要用于湿浊中阻，脘痞呕吐，暑湿倦怠，胸闷不舒，寒湿腹痛吐泻，鼻渊头痛等病症。

【应用禁忌】

（1）阴虚血燥者忌用藿香。藿香味辛香浓烈，叶属阳，为升发之物，有耗气伤阴血之弊，故凡阴虚火旺、血燥生风者非所宜也。如症见口干咽燥、干呕便结、面目红赤、盗汗心烦、干咳咯血，或皮肤干燥、瘙痒脱屑无疹块，且舌质红、剥苔、少苔或无苔等，均当忌用藿香。

（2）中焦热盛者忌用藿香。藿香性微温而升散，虽温性不强，但对温病热病，中焦火盛热极者，仍属有弊无利。故凡风温初起，或阳明胃家实热，壮热，烦渴，大便不通，虽作呕，胃腹胀满，亦当忌用。

（3）藿香不宜久用或大量使用，以免伐胃、伤阴、耗气；其入汤剂时不宜久煎。

【文献选要】

〇 "藿香虽能止呕治呃逆，若病因阴虚火旺，胃弱欲呕，及胃热作呕，中焦火盛热极，温病热病，阳明胃家邪实作呕作胀，法并禁用"（《神农本草经疏》）。

〇 "但叶属阳，为发生之物。其性锐而香散，不宜多服……与豆酱同食堕胎，忌之"（《药品化义》）。

〇 "然虽能止呕治吐，若病因火阴虚旺，胃弱欲呕，及胃热作呕，中焦火盛邪实作胀，法并禁用"（《本草汇》）。

〇 "但药属阳主发生，其性锐而香散，不宜多服"（《本草汇笺》）。

〇 "忌见火。阴虚火旺，胃热作呕者勿用"（《本草必用》）。

〇 "快气和中，开胃止呕。胃弱，胃热而呕者，忌用"（《本草备要》）。

〇 "其茎能耗气，用者宜审"（《本经逢原》）。

〇 "胃弱、胃热而呕，阴虚火旺者，禁用"（《得配本草》）。

〇 "但因热作呕勿服"（《本草求真》）。

〇 "仲醇谓阴虚火旺，胃弱欲呕及胃逆作呕者弗用。按藿香虽不燥烈，然究是以气用事，惟舌有浊垢，而漾漾欲泛者最佳。若舌燥光滑，津液不布者，咸非所宜"（《本草正义》）。

〇 "虽治呕吐，若中焦火盛热盛，及邪实作呕作胀者，并禁"（《本草述钩元》）。

〇 "芳烈升阳，虽能止呕，治吐逆，若胃热作呕，法并禁用。中焦火盛，及阴虚火旺，温病热病，阳明病胃家邪实，作呕作胀并禁"（《本草害利》）。

〇 "快气和中，开胃止呕，去恶心，进饮食。治霍乱吐泻，心腹绞痛，上中二焦邪滞。阴虚火旺，胃热作呕者，戒用"（《药性分类》）。

十二、丹参

丹参系唇形科多年生草本植物丹参的干燥根及根茎。味苦，性微寒，归心、肝经，具有祛瘀止痛、活血通经、清心除烦之功效。主要用于月经不调，经闭痛经，癥瘕积聚，胸腹刺痛，热痹疼痛，疮疡肿痛，心烦不眠，以及肝脾肿大，心绞痛等病症。

【应用禁忌】

（1）血虚无瘀者慎用丹参。历代医家一致认为丹参具有良好的补益作用，《名医别录》言其能"养血"，有"一味丹参，功同四物"之说，但就临床所见，丹参之功当以祛瘀为主，张山雷在《本草正义》中说："丹参走窜有余，必非补养之品"，乃为经验之谈，临床见血虚无瘀者当慎用丹参。

（2）亡血家属非瘀血者慎用丹参。传统认为，丹参化瘀，为治瘀血阻滞之要药。现代研究也表明，丹参扩张血管，改善血液流变性，降低血液黏稠度，抑制凝血，激活纤溶，抑制血小板聚集，抗血栓形成，对非瘀血所致的亡血家，如鼻出血、便血、呕血、吐血、皮肤紫癜、月经过多等，均应慎用丹参。

（3）大便溏薄者慎用丹参。丹参味苦，性寒，苦寒易伤脾胃之阳，对于脾胃虚弱所致的食欲不振、倦怠乏力、大便溏薄或腹泻，舌淡苔白，脉细数者，应慎用丹参。

（4）丹参禁与藜芦同用。丹参忌与藜芦同用，属配伍禁忌"十八反"内容之一，临床应注意，不可违禁。

（5）妊娠妇女不宜用丹参。丹参活血化瘀，恐伤胎气，妊娠妇女应慎用，以免发生事故；而产后气血两虚，若无确切瘀血证候者也当禁用，以防耗气伤血之弊。

【讨论】

关于妊娠慎用丹参的问题。传统有"妊娠无故，勿服"的记载，出于临床安全因素，凡以化瘀为主要作用的中药都当谨慎，但《中华人民共和国药典·一部》未载妊娠慎用丹参的相关内容。因此，在未获得公认研究成果之前，目前仍以慎用为妥。

【文献选要】

○ "弘景曰：久服多眼赤，故应性热，今云微寒，恐谬也……之才曰：畏咸水，反藜芦"（《本草纲目》）。

○ "妊娠无故，勿服"（《神农本草经疏》）。

○ "然虽能补血，长于行血，若妊娠无故勿服"（《本草汇》）。

○ "酒炒用，反藜芦……大便不实者忌之"（《本经逢原》）。

○ "虽能补益，长于行血，血虚无瘀者勿用"（《药性切用》）。

○ "凡妊娠无故，大便不实者，切忌"（《本草求真》）。

○ "虽能补血，长于行血。设经早期，或无血经阻，及血少不能养胎，而胎不安，与产后血已畅者，皆不可犯，犯之则成崩漏之患。凡温热病，邪在气分，而误用之，则反引邪入营，不可不慎之……孕妇无故，及阴虚之人，忌用"（《本草害利》）。

○ "长于行血。无瘀，斟酌用之"（《药性分类》）。

十三、五 灵 脂

五灵脂系鼯鼠科动物复齿鼯鼠的干燥粪便。味咸、甘，性温，归肝经，具有活血止痛、化瘀止血之功效。主要用于胸胁脘腹刺痛，痛经，闭经，产后血瘀疼痛，跌仆肿痛，虫蛇咬伤等病症。

【应用禁忌】

（1）脾胃虚弱者忌用五灵脂。五灵脂气味俱厚，腥臊难当，有大伤脾胃、动吐损气之弊，故脾胃虚弱，后天不足者不宜。如脾胃素虚，胃纳不佳，或稍进食则脘腹胀满，大便溏薄与不畅交替出现，或见干哕呃逆等，法当忌用，以免再损正气，败胃致吐。

（2）气血两虚者忌用五灵脂。五灵脂活血化瘀，为攻伐之品，易伤气血，故凡气血两虚而无瘀者不可使用。如临床表现为神疲乏力、呼吸气短、头晕眼花、心悸失眠、面色苍白无华、手足麻木、唇甲色淡，或月经量多色淡质稀、血崩漏下，舌淡而嫩，脉象细弱无力者，均当忌用。

（3）妊娠妇女慎用五灵脂。五灵脂温通，宜于产后腹痛、腰痛、经闭等有瘀血阻滞者使用，但恐对妊娠妇女及胎儿有害，故当慎用。

（4）五灵脂不宜与人参配伍。传统"十九畏"认为，"人参最怕五灵脂"，临床当予遵从，不宜同用。

【讨论】

关于"五灵脂与人参"相畏说，请参见本书"人参"条。

【文献选要】

○"恶人参，损人"（《本草纲目》）。

○"但此物气味俱厚，辛臊难当。善逐有余之邪。凡血气不足者，服之大损真气，亦善动吐，所当避也"（《本草正》）。

○"血虚腹痛，血虚经闭，产妇去血过多发晕，心虚有火作痛，病属血虚无瘀滞者，皆所当忌"（《神农本草经疏》）。

○"若病属血虚无瘀者，不可用"（《本草汇》）。

○"性极臊恶，脾胃虚弱者不能胜也"（《本草必用》）。

○"血虚无瘀者忌用"（《本草备要》）。

○"凡闭经单属血虚者，当忌。过用则饱胀伤胃"（《本草述钩元》）。

○"血虚无瘀者忌服。恶人参"（《本草撮要》）。

○"与人参同用损人，忌之"（《药义明辨》）。

十四、五 味 子

五味子系木兰科五味子属多年生落叶木质藤本植物五味子，或华中五味子的干燥成熟果实。味酸、甘，性温，归肺、心、肾经，具有收敛固涩、益气生津、补肾宁心之功效。主要用于久嗽虚喘，梦遗滑精，遗尿，尿频，久泻不止，自汗盗汗，津伤口渴，短气脉虚，消渴，心悸失眠等病症。

【应用禁忌】

（1）表邪未解者忌用五味子。五味子敛束不散，有碍祛邪解表，故外感初起，表邪未解，或疹痧初发，毒邪未解者不可用。如外感风寒，表实无汗，头身疼痛，或麻疹初起，疹点未现，或时隐时现等，都应切忌，以免早用闭阻邪毒。

（2）咳嗽初起肺气不宣者忌用五味子。五味子善治肺虚咳喘，但咳嗽初起，肺气不宣之咳喘者不宜。如症见痰多咳喘、胸闷不适、寒热无汗、脉浮者，均当忌用，以免阻塞气机更使肺气不宣，加重咳喘。

（3）实热阻肺者忌用五味子。五味子味酸，性收涩，且性温，对实热邪盛诸证不宜，如实热阻肺，肺气不降，咳逆气促，喘息胸满，痰黄稠多者，当忌用五味子。

（4）吞酸嗳气者慎用五味子。五味子皮酸、肉甘、核辛苦，三者皆有咸味，一物而五味皆俱，然以酸味为主，故凡肝胃不和，木乘脾土所致的吞酸嗳气、胃痛胀满，或胃中嘈杂灼热者，当慎用，以免更增胃酸，伤胃损脾。

【文献选要】

○ "苁蓉为之使，恶葳蕤，胜乌头"（《本草经集注》）。

○ "与葳蕤、乌头相反"（《洁古珍珠囊》）。

○ "多服之则闭住其邪，反致虚热，盖收补之骤也……又火盛嗽，骤用寒药恐相逆，须此酸收而降之，宜少用，多则不惟收敛太骤，抑且酸能吊痰，引其嗽也，小儿尤甚。肺火郁者禁用"（《本草约言》）。

○ "其热嗽火盛者，不可骤用寒凉之药，必资此酸味而敛束。然不宜多用，若多用则闭住其邪，恐致虚热以为殃"（《本草蒙筌》）。

○ "但感寒初嗽当忌，恐其敛束不散。肝旺吞酸当忌，恐其助木伤土"（《本草正》）。

○ "疹痧初发，及一切停饮，肝家有动气，肺家有实热，应用黄芩泻热者，皆禁用"（《神农本草经疏》）。

○ "若小儿乳食多痰，恐酸能吊痰引嗽，忌之"（《药品化义》）。

○ "五味子收肺气，乃火热必用之药，故治嗽以之为君。但有外邪者不可骤用，恐闭其邪气，必先发散而后用之"（《握灵本草》）。

○ "风邪在表，痧疹初发，一切停饮及肺家有实热者皆禁"（《本草必用》）。

○ "嗽初起，脉数有实火者忌用"（《本草备要》）。

○ "或热嗽而火气太盛者，不可骤用寒凉，必资此酸敛，然不宜多用，反致闭遏。诚纳气归元，收肺保肾之要药也。敛肺气生津止渴，除咳嗽驱热滋阴，然味酸而收敛，痘中不宜，惟痘后毒尽可用。至于火盛未清之咳嗽，有此敛遏，亦非所宜……若风邪在表，痧疹初形，一切停饮，肺有实热者，皆当禁绝"（《杂证痘疹药性主治合参》）。

○ "多用遏抑经道，则元气不畅，郁而为火。嗽、痢初起有实火者禁用"（《得配本草》）。

○ "但寒邪初冒，脉实有火者禁用。杲曰：有外邪者不可骤用，以闭邪气，必先发散而后用之乃良"（《本草求真》）。

○ "收肺家耗散之金，一分肺邪未尽，用之即受其害"（《药笼小品》）。

○ "酸咸为多，能敛肺气。气为卫，若邪风在表，痧疹初发，一切停饮，肺家有实热者，皆当禁服之。恐闭其邪气，多致劳嗽虚热，盖收补之骤也"（《本草害利》）。

○ "但嗽未久，不可骤用，恐肺火郁遏，邪气固闭，必至邪退火清，用之收功耳……若小儿食乳多痰，恐酸能吊痰引嗽，忌之"（《药义明辨》）。

○ "春夏痰火咳嗽，不可遂用北五味子收敛，盖春夏乃阳气发抒之时，用之则反郁火于肺"（《国医宗旨》）。

十五、乌　梅

乌梅系蔷薇科植物梅的未成熟果实（青梅）。性平，味酸、涩，归肝、脾、肺、大肠经，具有敛肺止咳、生津止渴、涩肠止泻、安蛔止痛之功效。主要用于治疗肺虚久咳，久痢滑肠，虚热消渴，蛔厥呕吐，腹痛等病症。常用剂量为6～12g。实热积滞者不宜用。

【应用禁忌】

（1）乌梅酸涩，有敛邪之弊，故外有表邪或内有实热积滞者慎用。

（2）乌梅敛肺，故急性咳嗽、慢性支气管炎急性发作、肺结核等初起热重者忌用。

（3）乌梅酸涩，故胃酸过多者、痛风患者慎用。

【文献选要】

○ "若咳嗽初起，气实喘促，胸膈痞闷，恐酸以束邪气，戒之"（《药品化义》）。

○ "但肝喜散恶收，久服酸味，亦伐生气。生气者，阳气也，且于诸症初起切忌"（《本草求真》）。

○ "病有当发表者，大忌酸收，误食必为害"（《药性分类》）。

○ "多食则齿齼，嚼胡桃肉即解"（《本草分经·肺》）。

十六、天　花　粉

天花粉系葫芦科瓜蒌属多年生宿根草质藤本植物瓜蒌的干燥根。味甘、苦，性微寒，归肺、胃经，具有清泻肺热、清热生津、消肿排脓之功效。主要用于肺热燥咳，热病烦渴，疮疡肿毒等病症。

【应用禁忌】

（1）脾胃虚寒者忌服天花粉。天花粉苦寒清热，质润，对于虚寒诸证，特别是脾胃虚寒，胃纳不振，消化不良，大便稀溏或腹泻者，恐再伤阳气，故凡见有四肢不温、胃脘腹部冷痛、食欲不振，或腹部胀满，每日大便在两次以上者，均宜忌服。

（2）孕妇忌用天花粉。天花粉对妊娠的禁忌传统本草未见记载。近年药理研究发现，天花粉有致流产和抗早孕作用；在用天花粉制剂的临床过程中也发现了一些不良反应。因此，天花粉对于妊娠期妇女当忌用，以防造成危害。

（3）天花粉禁忌与乌头配伍。在中药配伍禁忌的"十八反"中，记有瓜蒌与乌头相反，不宜配伍应用，而天花粉是瓜蒌之根，故应遵从这一禁忌。

【讨论】

关于天花粉的不良反应。随着现代研究的深入，天花粉的不良反应正在被发现。曾有报道，肌内注射天花粉5～8mg用于中期妊娠引产时，通常在注射6～8小时后出现发热、头痛、咽喉痛、关节酸痛、颈项活动不利等不良反应，局部出现疼痛与红斑，少数发生皮疹、恶心呕吐；个别出现荨麻疹、血管神经性水肿、胸闷、气急、腹胀、肝脾肿大，甚至过敏性休克等。一般轻度反应2～3天后自行消失，严重者需及时抢救（《中药大辞典》）。单纯注射天花粉蛋白制剂也会引起类似反应。

由于天花粉注射剂的不良反应，需对天花粉生药及其他剂型的禁忌进行思考。在目前情况下，从中医禁忌角度审视，对于心、肝、肾功能不全，严重贫血、精神病患者，以及有过敏史者应慎用或忌用天花粉注射剂，同时也要谨慎使用天花粉的其他剂型，以确保安全。

【文献选要】

○"按天花粉气味清寒，可以治渴，但宜于有余之阳证；若汗下后亡阳作渴，阴虚火动，津液不升作渴，病症在表作渴，及脾胃虚寒泄泻者，并宜深戒"（《罗氏会约医镜》）。

○"恶干姜、畏牛膝、干漆，反乌头"（《本草经集注》）。

○"凡病饮色白清稀者，忌用"（《本经逢原》）。

○"胃虚湿痰，亡阳作渴，病在表者禁用"（《得配本草》）。

十七、天 南 星

天南星系天南星科植物天南星、异叶天南星或东北天南星的干燥块茎。味苦、辛，性温，有毒，归肺、肝、脾经，具有燥湿化痰、祛风止痉、散结消肿之功效。主要用于顽痰咳嗽，风痰眩晕，中风痰壅，口眼㖞斜，半身不遂，癫痫，惊风，破伤风等病症。生用可外治痈肿、蛇虫咬伤等。

【应用禁忌】

（1）阴虚燥痰忌用天南星。天南星辛温性燥，燥湿化痰，较半夏更强，有伤阴动液之弊，故凡阴虚肺燥之痰不宜用，如症见痰黏不爽，口干咽燥，或痰中带血，形体消瘦，声音嘶哑，舌红少津，盗汗潮热者，当忌用。

（2）妊娠妇女禁用天南星。天南星破血堕胎，且有毒，有损伤气血，下胎流产之害，故妊娠妇女禁用。

（3）热痰壅肺者慎用天南星。天南星长于祛风痰而止痉，且性温，易于化热，故热痰所致诸证不宜。如热痰壅肺，咳嗽喘促，胸闷痰黄，或热痰蒙蔽清窍，头昏恍惚，心烦不宁，语无伦次，舌红苔黄者，均当慎用。如若需用，当配伍清热药。

（4）天南星对皮肤、黏膜均有强刺激性，口嚼生天南星，可使口、舌、咽喉、口腔麻木肿痛，出现黏膜糜烂、音哑、张口困难，甚至呼吸缓慢、窒息等，因此临床多制用，不宜生用。

（5）皮肤接触生胆南星可导致过敏瘙痒；长期使用天南星可引起智力发育障碍。临床使用均当注意。

【文献选要】

○"之才曰：蜀漆为之使，恶莽草。大明曰：畏附子、干姜、生姜。时珍曰……生能伏雄黄、丹砂、焰消"（《本草纲目》）。

○"气温，味苦、辛，有毒，气薄味厚，可升可降，阴中阳也……孕妇禁用"（《药鉴》）。

○"蜀漆为之使，得火、牛胆良，恶莽草，畏附子、干姜、防风、生姜，伏雄黄、丹砂、焰消"（《炮炙大法》）。

○"但辛燥之药，不宜多用"（《药品化义》）。

○"非西北方真中风，大忌。破血堕胎，孕妇戒用"（《本草必用》）。

○ "破结下气，利水堕胎，性更烈于半夏，与半夏皆燥而毒，故堕胎……阴虚燥痰禁用"（《本草备要》）。

○ "散血攻积，下气堕胎……虚痰、燥痰禁用"（《得配本草》）。

○ "但阴虚燥痰，服之为切忌耳……畏附子、干姜、防风，得防风则不麻"（《本草求真》）。

○ "按南星辛而不守，燥而有毒，与半夏之性同，而烈则过矣。非西北人真中风者勿服，阴虚燥痰大忌"（《本草害利》）。

○ "痰火甚禁用南星、半夏，此二味乃化风痰湿痰之药，若用之，不惟血受伤而反生燥，令人痰愈甚"（《国医宗旨》）。

十八、天　麻

天麻系兰科多年生寄生草本植物天麻的干燥块茎。味甘，性平，归肝经，具有息风止痉、平抑肝阳、祛风通络之功效。主要用于头痛眩晕，肢体麻木，小儿惊风，惊痫抽搐，破伤风等病症。

【应用禁忌】

气血两虚，非风邪上扰者慎用天麻。《神农本草经》谓天麻"味辛温"，后世亦有从之者，如《徐大椿医书大全·药性切用》亦云天麻"味辛性温"，有燥血助火之弊，故历代本草多认为，凡气血两虚、津液衰少，以及大便闭涩、口干舌燥、咽干作痛、血虚头痛、火炎头晕，非真中风者，皆当禁用。

然而，自《药性论》始称天麻性味甘平以来，后人多遵此说，认为天麻甘缓，药性平和不偏，天麻辛温之说受到质疑，有关天麻禁忌的认识也受到影响。近年临床强调天麻有一定延年益寿之功，得到了广泛的应用，但同时也出现了不经辨证而滥用天麻的情况，不良反应时有发生。

天麻虽其药性平和，但其主要功用在于祛风以治眩晕头痛等病症，并无补气养血之力，故凡血虚、阴虚生风者不宜单用，必须通过适当配伍才能奏效。因此，关于《本草新编》称天麻"气血两虚之人，断不可轻用"之戒可作参考。临证之时还是慎用为好，切忌滥用。

【文献选要】

○ "使御风草根，勿使天麻。二件若同用，即令人有肠结之患"（《雷公炮炙论》）。

○ "然性懦力缓，用须加倍，或以别药相佐，然后见功"（《本草正》）。

○ "风药多燥，风能胜湿故也。凡病人觉津液衰少，口干舌燥，咽干作痛，及南方似中风，皆禁用之"（《神农本草经疏》）。

○ "天麻理风木之脏，虽不甚燥，血虚亦畏其助火。赤箭即其苗也，主用略同。但用苗自表而入里，用根自内而达外，根则抽苗，径直而上；苗则结子，成熟而落，反从竿中而下，至上而生。此粗可识其外内主治之理矣，二者不得同剂"（《本草汇笺》）。

○ "天麻最能祛外束之邪，逐内避之痰，而气血两虚之人，断不可轻用之耳"（《本草新编》）。

○ "血液衰少及类中风者忌用，风药能燥血故也"（《本草备要》）。

○ "若血虚无风者，不可妄投。盖虽不甚燥，毕竟是风药，能助火耳"（《杂证痘疹药性主治合参》)。

○ "若使肝虚在血,症见口干便闭及犯类中等症者,切不宜服,以其辛能燥血者故耳。血燥须用养血之剂,则风不除而自去矣"(《本草求真》)。

○ "辛,温,入肝、气分。通血脉,疏痰气。治诸风眩掉,语言謇滞,风湿群病,小儿惊痫。此燥血之品,非真中风忌用"(《药笼小品》)。

○ "凡病人觉津液衰少,口干舌燥,咽干作渴,大便闭涩,火炎头晕,血虚头痛及无风者,忌用"(《本草害利》)。

○ "血液衰少,及非真中风者,忌用"(《药性分类》)。

○ "若肝虚在血,症见口干便闭及犯类中风等证切忌"(《医方十种汇编》)。

○ "按天麻是治风神药,但能燥血,须兼养血药用之"(《罗氏会约医镜》)。

十九、巴　豆

巴豆系大戟科植物巴豆的干燥成熟果实。味辛,性热,有大毒,归胃、大肠、肺经,具有峻下冷积、逐水退肿、祛痰利咽、外用蚀疮之功效。常以经炮制后的巴豆霜供临床应用,主要用于寒积便秘,乳食停滞,腹水臌胀,喉风喉痹,痈肿脓成未溃,疥癣恶疮等病症。

【应用禁忌】

（1）年老体弱者禁用巴豆。巴豆的毒性极为峻烈,对皮肤、黏膜具有强烈刺激作用,可产生急性损害,出现皮肤水肿、水疱、眼鼻灼热、流泪等反应,严重者可出现剧烈腹痛、口腔炎、咽喉炎、肠壁腐蚀糜烂、便血、急性肾衰竭、发绀、血压下降、休克甚至死亡。因此,年老或体质虚弱者,确有寒实诸证也应禁用巴豆。而巴豆霜也应谨慎使用,严格控制剂量,中病即止,以防发生意外。

（2）孕妇、或产后禁用巴豆。巴豆有大毒,对孕妇、胎儿和产后气血虚弱的妇女有极大危害,《本草纲目》认为其可"烂胎",苟有寒实证亦为大忌、禁用。

（3）巴豆禁与牵牛配伍。巴豆与牵牛子均是有毒中药,且巴豆有大毒,两药相伍,其毒更剧,据李时珍《本草纲目》的引述,巴豆禁与牵牛配伍,成为中药配伍禁忌的"十九畏"之一,为南北朝徐之才最早提出,历代医家传述至今,少有异议。临床用药,尤当注意,不可违禁。

（4）热积热秘者忌用巴豆。巴豆味辛,性热,只可用于寒实之秘,故凡实热积聚,实热便秘,腹胀腹痛,口渴引饮,舌苔黄燥少津,舌质红赤,脉象洪数有力者,均当忌用。

（5）服用巴豆时,不宜进食热饮,以免加剧泻下。

【文献选要】

○ "芫花为之使,恶蘘草,畏大黄、黄连、藜芦"(《本草经集注》)。

○ "辛,纯阳,去胃中湿,破癥瘕结聚。斩关夺门之将,不可轻用"(《洁古珍珠囊》)。

○ "气温,味辛,生温熟寒。有大毒"(《汤液本草》)。

○ "无寒积者忌之"(《本草衍义补遗》)。

○ "味辛,其热,有大毒,阳也,降也。生用之急,熟用之缓。丹溪云:去胃中寒积、食积,无寒者勿用。中巴豆毒者,以黄连汁、大豆汁解之"(《本草约言》)。

○ "味辛，气温，生温熟寒，性烈。浮也，阳中之阳。气薄味厚，体重而降。有大毒……反牵牛，恶蘘草。忌芦笋、酱、豉、冷水，畏大黄、藜芦、黄连"（《本草蒙筌》）。

○ "之才曰……畏大黄、黄连、芦笋、菰笋、藜芦、酱、豉、冷水，得火良，恶蘘草，与牵牛相反。中其毒者，用冷水、黄连汁、大豆汁解之"（《本草纲目》）。

○ "凡一概汤、散、丸剂，切勿轻投。即不得已急证，欲借其开通道路之力，亦须炒熟，压令油极净，入分许即止，不得多用"（《神农本草经疏》）。

○ "巴豆，合六阳火气而生，禀刚雄猛烈之性，乃斩关夺门之将。气血未衰，寒积坚固有形者，诚有神功。然必审定脾胃果然久伤冷积凝滞，脉沉而滑，即王太仆所谓大寒凝内，久利溏泻，愈而复发，绵历岁年者，法当以热下之，则寒去利止，宜用蜡匮巴豆丸，不泻而愈。苟用之不当，则犯损阳之戒矣。今人每每轻用。试以少许沾之肌肤，须臾发疱灼烂，况胃肠柔弱之质？无论下后耗损真阴，即腑脏被其熏灼，能无溃烂之患耶？即不得已急证，欲借其开通道路之力，亦须炒熟，压令油极净，入分许即止。若投之老羸衰弱之人，祸不旋踵……"（《本草汇》）。

○ "巴豆不去膜则伤肠胃，不去心则作呕。以沉香浸则能升能降，与大黄同用泻人反缓，为其性相畏也"（《握灵本草》）。

○ "此慎勿轻用。火能灼物，故主烂胎，孕妇大忌"（《本草必用》）。

○ "大伤脾胃，非少年元气强旺，无治理矣"（《祖剂》）。

○ "凡热积热秘等症，当用大黄等药，若用巴豆，祸不旋踵"（《医方十种汇编》）。

○ "巴豆之为害，可畏也……凡一切汤剂丸散，切勿妄投……中病即止"（《本草害利》）。

二十、巴　戟　天

巴戟天系茜草科多年生藤本植物巴戟天的干燥根。味甘辛，性微温，归肾、肝经，具有补肾阳、强筋骨、祛风湿之功效。主要用于阳痿遗精，宫寒不孕，月经不调，少腹冷痛，风湿痹痛，筋骨痿软等病症。

【应用禁忌】

（1）阴虚火旺诸证慎用巴戟天。巴戟天性微温属阳，故凡肾阴虚，相火炽盛，症见梦中遗精，青年阳强，口干心烦；肝阴虚，肝阳上亢，症见头痛胀，目赤口苦，易怒；心阴虚，症见失眠心悸，狂躁不宁；肺阴虚，症见干咳无痰，咳血，盗汗等，均应慎用。

（2）外感热证忌用巴戟天。巴戟天虽有辛味，但其性补益，不利邪气之外散，故外感寒湿而见头身疼痛，无汗畏寒，咳喘上气，脉浮紧者，以及外感热证而见发热口渴，咽痛，大便干燥，脉数而有力，舌苔黄，舌质红赤者，均应忌用。

（3）湿热诸证忌用巴戟天。巴戟天祛风湿，其性温，善补肾阳，故凡湿温初起，发热，身重身疼，脘腹痞满，口渴不欲饮，不饥不食，舌苔黄腻者，以及下焦湿热而见关节红肿疼痛，口干口苦，尿黄不畅，尿频尿急等，均应忌用。

（4）巴戟天有促进性成熟，增加性器官重量的作用，故婴幼儿不宜单味药长期、大量服用。

【讨论】

关于阴虚火旺慎用巴戟天的问题。有医家认为，巴戟天性微温，并非大热之品，且善补肾阴，对于肾阴虚者不必太过谨慎，传统阴虚火旺忌用之说言过其实，反自缚手足。《医方十种汇编·药性摘录》有"补肾阴，兼除风湿"的记载，不支持阴虚忌巴戟天的说法。据临床所见巴戟天之温性不强，应用贵在善于配伍，伍黄柏、知母则补阴无虞，同茯苓、锁阳则助阳有效，不在禁用之列，而应强调谨慎辨证，考虑配伍中之忌。

【文献选要】

○ "覆盆子为之使，恶朝生、雷丸、丹参"（《本草经集注》）。

○ "巴戟天性温属阳，故凡病相火炽盛，思欲不得，便赤口苦，目昏目痛，烦躁口渴，大便燥闭，法咸忌之"（《神农本草经疏》）。

○ "元阳不足者宜用，相火炽盛者禁之"（《本草汇笺》）。

○ "内热者忌之"（《本草必用》）。

○ "阴虚相火炽者忌之"（《药性切用》）。

○ "火旺泄精，阴虚水乏，小便不利，口舌干燥，四者禁用……"（《得配本草》）。

○ "凡病相火炽盛，思欲不得，溺赤口苦，目昏目痛，烦躁口渴，大便燥闭，法咸忌之"（《本草害利》）。

○ "凡病相火炽盛，便赤，口苦，目赤目痛，烦躁口渴，大便燥秘，法咸忌之"（《本草经疏》）。

○ "巴戟性非大热，不能温中，用之纯阴中何害？反得其既济之功也"（《重订石室秘录》）。

二十一、木　香

木香系菊科植物木香的干燥根。味辛、苦，微温，归脾、胃、大肠、胆、三焦经，具有行气止痛、健脾消食之功效。主要用于胸脘胀痛，泻痢后重，食积不消，不思饮食等病症。

【应用禁忌】

（1）阴虚火旺者忌用木香。凡阴虚火旺诸证，症见面目红赤、口舌咽燥、大便干结、心烦心悸、咯血衄血、舌红苔少、脉细数者，均当忌用。

（2）肺虚有热者慎用木香。肺气主降，而木香善升，属阳，故肺虚气逆不降，内有伏热者不宜。如症见咳逆喘促、痰黄黏咽而不畅、胸中灼热、心中烦闷等应慎用木香，如果必用也宜小剂量，中病即止，不可过剂。

（3）心胃疼痛属火者忌用木香。木香辛散温通，芳香醒脾胃，善行气止痛，但胃痛、中上腹灼痛，因火热所致者不宜。如症见患者知饥不食、口渴多饮、恶心呕吐、口舌无味、大便干燥、舌红苔少，虽有心胃疼痛、腹胀满闷，也应忌用木香。

（4）热病后期慎用木香。木香善于消胀行气，但热病后期或温病后期，阴津耗损，气亦不足的气短自汗、食欲不振、口干思饮、胃腹胀痛者，恐温燥再伤阴津，也当慎用木香。

（5）木香大剂量服用，可抑制心功能，故心功能不全者不宜大剂量服用。

【文献选要】

○ "痘家实热，切宜深忌"（《药鉴》）。

○ "然性味香燥而猛，如肺虚有热者，血枯脉燥者，阴虚火冲者，心胃痛属火者，元气虚脱者，诸病有伏热者，慎勿轻犯"（《本草汇言》）。

○"肺虚有热者，慎毋犯之。元气虚脱，及阴虚内热，诸病有热，心痛属火者禁用"（《神农本草经疏》）。

○"但其性辛劣，最能上升。如气郁不达者宜之，若阴火冲上者，则反助火邪，不宜用也"（《本草择要纲目》）。

○"肺虚有热，阴虚内热，诸病有热，心痛属火者，皆禁用"（《握灵本草》）。

○"香燥而偏于阳，肺虚有热，血枯而燥者，慎勿犯之"（《本草必用》）。

○"过服损真气。丹溪曰：味辛气升，若阴火冲上者，反助火邪，当用黄柏、知母，少以木香佐之"（《本草备要》）。

○"脏腑燥热，胃气虚弱，阴虚及气脱者，禁用"（《得配本草》）。

○"……香燥恐动火邪"（《本草分经》）。

○"香燥而偏于阳，肺虚有热者，血枯而燥者忌之。元气虚脱，及阴虚内热，诸病肿痛，属火者皆禁用"（《本草害利》）。

○"和脾行气，快利三焦。治一切气痛，健胃宽中，消食开郁。肺虚而热，血枯而燥者，慎勿与之"（《药性分类》）。

○"惟儿科痘疮实热者忌用"（《药义明辨》）。

○"易老以为破气之剂，不言补也"（《汤液本草》）。

○"呕恶忌木香，无表证者忌柴葛"（《温热经纬》）。

○"按木香香燥而偏于阳，肺虚有热，血枯而燥者，慎勿犯之"（《罗氏会约医镜》）。

○"广木香，止可少用之为佐使，使气行则止，而不可谓其能补气而重用之也"（《本草新编》）。

二十二、木　　通

木通系木通科植物木通、三叶木通或白木通的干燥藤茎。味苦，性寒，归心、小肠、膀胱经，具有利水通淋、泄热通乳之功效。主要用于膀胱湿热而见小便短赤，淋沥涩痛，或心火上炎而见口舌生疮，心烦尿赤，或产后乳汁不通等病症。

【应用禁忌】

（1）脾胃虚寒者慎用木通。木通味苦，性寒，损胃，尤能伤及脾胃之阳气，故凡脾胃虚弱者不宜。如症见胃纳不佳，消化不良，胃腹胀痛，得寒则加剧，大便溏薄或泄泻者，当慎用木通。

（2）妊娠妇女禁用木通。木通性极趋下而通利，善能通经下乳，有损胎堕胎之虞，故不宜于妇女妊娠者，为了预防事故发生，临床当禁用。

（3）气血两虚者忌用木通。木通利九窍，通血脉，大泄心肺之气，故气血两虚、老人小儿、产后诸体质虚弱者不宜。凡症见气短乏力、面色苍白、自汗盗汗、心悸怔忡、二便坠胀、脉极虚细、舌淡苔白者，均当忌用。

（4）肾阳虚衰，肾关不固者忌用木通。木通性善滑利而寒，故凡肾阳虚衰、肾关不固、命门火衰者不宜。如症见滑精无梦自遗，小便频多，腰酸膝冷，阳痿不举，女子宫寒不孕，白带清稀等，均当忌用。

（5）木通利水通淋，长期服用有伤津耗液，耗损人体正气之弊，故遗尿、尿频、滑精、汗多者忌用。

【讨论】

关于禁用关木通的问题。历代本草所载之木通与关木通是两种不同的药材品种。关木通古代不作药用，用于临床不过一百余年的历史，主要在我国东北地区习用，后来 1963 年版《中华人民共和国药典》也收载，并替代木通用于临床。近年大量国内外临床报道，关木通用量过大、服用过久，可导致毒副反应，如上腹不适、呕吐、腹痛、腹泻等，或见全身浮肿、尿少或无尿、肾功能异常，严重者可致急性肾衰竭而死亡。除此之外，关木通对心脏、肺脏亦有损害，如可出现心律失常、肺纹理增粗等。为确保用药安全，有关部门已决定停用关木通，2005 年版《中华人民共和国药典》已不收载。因此，临床处方当注明川木通，切忌再用关木通。

【文献选要】

〇 "木通性通利。凡精滑不梦自遗，及阳虚气弱，内无湿热者，禁用。妊娠忌之"（《神农本草经疏》）。

〇 "木通，逐水气、利小便，亦佐使之药，不可不用，而又不可多用，多用则泻人元气。或疑木通利水去滞气，亦有益之品，而谓泻人元气何也？夫木通利水，功何异于猪苓，但嫌其苦寒损胃，非若淡泻之无害也。胃气既伤，元气必耗，故用之为佐使则有功无过。倘多用之为君，则过于祛邪，元气必随水而走，安得不耗哉"（《本草新编》）。

〇 "性极通利，精滑气弱、内无湿热者忌用。能催生堕胎，孕妇勿服"（《本草必用》）。

〇 "汗多者禁用"（《本草备要》）。

〇 "但性寒通利，凡精滑气虚，内无湿热，并虚证孕妇，并宜忌之"（《杂症痘疹药性主治合参》）。

〇 "肾气虚，心气弱，汗不彻，口舌燥，孕妇，皆禁用。此药昔所不用，以其大泻心肾之气。素染虚证，或病久气血两亏者，用之元气衰脱，多无救药"（《得配本草》）。

〇 "气平，味甘、淡，无毒，阳也……行经出乳，催产堕胎，孕妇所忌"（《药鉴》）。

〇 "惟神气亏损，汗多外出及虚弱孕妇者切忌，以性通利故耳"（《本草求真》）。

〇 "苦降淡渗利窍。凡精滑不固，梦遗及阳虚气弱，内无湿热者均忌，妊娠尤忌"（《本草害利》）。

〇 "……内无实热及孕妇，勿服"（《药性分类》）。

〇 "惟肾气亏损，汗多外出及虚弱孕妇切忌"（《医方十种汇编》）。

二十三、牛　蒡　子

牛蒡子为菊科多年生草本植物牛蒡的成熟果实。性寒，味辛、苦，归肺、胃经，具有疏散风热、宣肺祛痰、利咽透疹、解毒散肿之功效。主要用于外感风热引起的咳嗽咯痰不利，咽喉肿痛，麻疹初期的疹出不畅及风热发疹，以及热毒疮肿，痄腮等病症。

【应用禁忌】

（1）本品性冷而滑利，富含油质，润肠通便，有导泻作用，故气虚面白、大便自利者切勿妄投。

（2）个别患者服用牛蒡子后可能出现胸闷、气急、头晕、呕吐、皮肤丘疹、血压下降等变态反应症状，故过敏体质者应慎用。

【文献选要】

○ "性冷而滑利，痘疮家惟宜于血热便闭之证。若气虚色白，大便自利或泄泻者，慎勿服之。痧疹不忌泄泻，故用之无妨。痈疽已溃，非便闭不宜服"（《神农本草经疏》）。

○ "辛、苦，微寒，入肺而疏风散结，泻热清咽，消斑疹，利二便。肠滑者忌，亦有土炒用者"（《药性切用》）。

○ "牛蒡之用，能疏散风热，起发痘疹，而善通大便。苟非热盛，或脾气不坚实者，投之辄有泄泻，则辛泄苦降，下行之力为多……若此外，痈肿水肿等症，则苟非热结，慎弗轻用"（《本草正义》）。

○ "清解风温，止嗽定喘，利九窍，治咽痛。性冷而滑，惟血热便闭者宜之，否则禁用。痘证虚寒泄泻者，切勿妄投"（《药性分类》）。

二十四、牛　　膝

牛膝系苋科植物牛膝的干燥根。味苦、酸，性平，归肝、肾经，具有补益肝肾、强筋壮骨、活血通经、利尿通淋、引火（血）下行之功效。主要用于腰膝酸软，下肢痿软，淋证，水肿，经闭癥瘕，头痛眩晕等病症。

【应用禁忌】

（1）脾虚中气下陷者忌用牛膝。牛膝其性下走如奔，善于引药下行，故脾虚清阳不升、中气下陷者不宜用。如症见气短乏力、脏器下垂、下腹坠胀、腹泻或大便稀溏，虽有腰膝湿肿者，亦当忌用牛膝。

（2）月经过多者忌用牛膝。牛膝有活血化瘀之功，宜于瘀血阻滞者，凡气虚不摄之月经过多，虽有腰膝酸软者，也不可用。如经血淡白，色不红，淋漓不尽，并伴见面色不华、神疲乏力、头晕目眩、脉细数者，均当忌用。

（3）妊娠妇女禁用牛膝。历代称牛膝可堕胎，且下行力大，又能破血逐瘀，恐对孕妇及胎儿有害，并有致流产的可能，故当禁用。

（4）下元不固，梦遗滑精者忌用牛膝。牛膝补益肝肾，强健筋骨，兼能祛风湿，为腰膝疼痛之专药，但其味苦，善泄降，导热下行，故下元不固者不宜。如症见梦遗滑精、夜尿频多、腰冷重坠者，均当忌之。

（5）牛膝活血通利作用较强，故气虚、血虚及气血两虚者不宜单味药长期使用。

【文献选要】

○ "恶萤火、龟甲、陆英，畏白前"（《本草经集注》）。

○ "妊妇不可服"（《本草品汇精要》）。

○ "其性下走如奔，故能通经闭，破血癥，引诸药下降。同麝香用，堕胎尤速。凡脏寒便滑，下元不固者，当忌用之"（《本草正》）。

○ "误用伤胎，经闭未久疑似有娠者勿用。上焦药中勿入。血崩不止者忌之"（《神农本草经疏》)。

○"牛膝为阴，能降而不能升。脾虚下陷，因而腿膝湿肿或痛者，大非所宜"（《药镜》）。

○"若泻痢脾虚而腿膝酸疼，及孕妇，皆不宜用"（《药品化义》）。

○"……为阴，能降而不能升，故主用多在肝肾下部，上焦药中勿入。下行能滑窍，梦失遗精者，在所当禁。气虚下陷，血崩不止者，戒用。若膝之不能立，与能屈而不可伸者，亦在所忌……"（《本草汇》）。

○"善引诸药下行，上焦药中勿入。血崩不止者，切戒用之"（《本草必用》）。

○"梦遗若误用，其病益增。引诸药下走如奔，凡病在腰腿下部所必用……然性能降而不能升，惟元气下陷，血崩遗滑诸证，法当禁绝……牛膝性专走下而滑窍，故梦遗精滑，脾虚下陷禁之"（《杂症痘疹药性主治合参》）。

○"其性下行，肝脾郁陷者勿用"（《玉楸药解》）。

○"味酸，入肾并膝足……下降之药，凡小便多与胎气不固者，忌用"（《药笼小品》）。

○"若脾虚清气下陷、泄利及腿膝湿肿者，皆不可用……忌食牛肉"（《本草约言》）。

○"味酸、苦，入足厥阴经，功专下达……性下行滑窍，梦遗失精，及脾虚下陷，因而腿膝肿痛者禁用……恶龟甲，畏白前，忌羊肉，堕胎"（《本草撮要》）。

○"同麝香捣纳阴中，下胎甚速……且性滑，若梦遗失精，气虚下陷血崩，因而腿膝肿痛者禁用"（《罗氏会约医镜》）。

○"中气不足，小便自利，俱禁用"（《得配本草》）。

○"为其性专下注，凡下焦气化不固，一切滑脱诸证皆忌之"（《医学衷中参西录》）。

二十五、仙　茅

仙茅系石蒜科多年生草本植物仙茅的干燥根茎。味辛，性热，有毒，归肾、肝、脾经，具有补肾阳、强筋骨、祛寒湿之功效。主要用于阳痿精冷，筋骨痿软，腰膝冷痹，小便频数等病症。

【应用禁忌】

（1）阴虚火旺者禁用仙茅。仙茅性热，易于动火升阳，唯宜于阳虚精寒，禀赋素怯者，对于阴虚火旺者切忌误用，如盗汗潮热，面赤颧红，咽痛口干，心烦躁而梦遗，咯血，衄血，阳强易举，怔忡失眠，舌红少苔，脉细数者，法当禁用，以免伤阴动火。

（2）实热邪盛，或热证火炎诸证忌用仙茅。仙茅为补肾温阳之专药，实证邪盛、热证火炎之证概不能用，如外感风寒湿邪，表证未解，或温病热病，咽喉肿痛，疔毒发背，痈疮焮红，腹满拒按，大便不通，或因热迫血行，吐血便血，斑疹红赤者，都不可用，以免助热为虐，病情加重。

（3）仙茅不可过用、久服。仙茅有毒，《中华为民共和国药典》有载。一般水煎剂，成人每日用量不可超过 12g；且不宜久服，以防中毒。

【讨论】

关于仙茅毒性的问题。《海药本草》首载仙茅，并称其"有小毒"。《开宝本草》谓其"有毒"。临床也常有过服仙茅中毒的报道。但据杨仓良等《剧毒中药古今用》介绍，仙茅"安全性强，毒性低，在临床应用时，无论内服还是外用，很少引起中毒反应及不良反应"。两种不同看法也许就是一个剂量问题，有待进一步研究。目前临床使用应以安全为要，还宜慎之；因为有毒，妊娠也应忌用。

【文献选要】

○ "味辛，温，有毒……忌铁及牛乳"（《重修政和经史证类备用本草》）。

○ "仙茅，性热，补三焦、命门之药也。惟阳弱精寒，禀赋素怯者宜之，若体壮相火炽盛者，服之反能动火"（《本草纲目》）。

○ "然仙茅性热，惟阳弱精寒，禀赋素怯者宜之，若体壮相火炽盛者，服之大能动火，不可不察……忌食牛乳及黑牛肉，恐减药力也"（《本草正》）。

○ "凡一概阴虚发热，咳嗽，吐血，衄血，齿血，溺血，血淋，遗精，白浊，梦与鬼交，肾虚腰痛，脚膝无力，虚火上炎，口干咽痛，失志阳痿，水涸精竭，不能孕育，老人孤阳无阴，遗溺失精，血虚不能养筋，以致偏枯痿痹，胃家邪热不能杀谷，胃家虚火，嘈杂易饥，三消五疸，阴虚内热，外寒阳厥，火极似水等证，法并禁用"（《神农本草经疏》）。

○ "但阳气衰弱者最宜，阴虚火盛者切忌"（《杂证痘疹药性主治合参》）。

○ "阴虚相火动者禁用……忌牛肉、牛乳，并忌铁器"（《得配本草》）。

○ "惟相火盛者忌服，禁食牛乳、牛肉。仙茅辛热有小毒，补益命门助阳速，腰脚冷痹不能行，温暖五脏明耳目，填精补髓助骨筋，失溺无子过淫欲，阳弱阴寒正合宜，相火炽盛不宜服"（《务中药性》）。

二十六、半　夏

半夏系天南星科多年生草本植物半夏的块茎。性温，味辛，有毒，归脾、胃、肺经，具有燥湿化痰、降逆止呕、消痞散结，外用消肿止痛之功效。主要用于寒痰、湿痰证，以及呕吐、胸痹、结胸、梅核气、痈疽肿毒及毒蛇咬伤等病症。

【应用禁忌】

（1）阴虚火旺者忌用半夏。半夏辛温燥烈，有伤阴助火之弊，故凡热盛津伤、失血脱液、阴虚火旺不可用。如症见发热汗多，口渴思冷饮，各种出血症，以及潮热盗汗，失眠多梦，心烦，大便干燥，舌红少苔，脉细弦数者，咸当忌之。

（2）痰热壅盛者忌用半夏。半夏长于燥湿化痰，但宜于寒痰，对于痰热壅盛者不可单用。如症见发热多汗，胸胁满胀，痰黄，量多而稠黏不畅，并见咽干、咽痛，咽喉红肿，舌红苔黄少津，脉弦数有力者，均当忌用。

（3）孕妇忌用半夏。历代本草均言半夏堕胎，近年动物实验亦表明半夏有抗早孕作用，能终止动物妊娠而导致流产，故孕妇当忌用。

（4）半夏有毒，切忌过用。半夏有毒，生半夏毒性更大，制半夏用量过大也可引起中毒。中毒的临床表现为对口腔、咽喉、胃肠道黏膜及神经系统的毒性反应，如口干、舌麻、胃中不适、口舌咽喉灼热疼痛或肿胀、进而呼吸困难，甚至可因呼吸肌麻痹窒息死亡。故临床当谨慎使用，切勿过用。

（5）半夏不宜与附片、乌头同用。半夏与乌头、附片属于"十八反"配伍禁忌之列，临床当从之，不可违禁。

（6）半夏有毒，故肝肾功能不全者慎用。

【文献选要】

○"射干、柴胡为之使，恶皂荚，畏雄黄、生姜、干姜、秦皮、龟甲，反乌头，忌羊血、海藻、饴糖"（《本草原始》）。

○"性能堕胎，孕妇虽忌，然胃不和而呕吐不止，加姜汁微炒，但用无妨。若消渴烦热，及阴虚血证，最忌"（《本草正》）。

○"多用则泻脾胃。诸血证及口渴者则禁用"（《本草择要纲目》）。

○"辛，温，有毒。入脾、胃、心、胆四经。反乌头，忌羊血、饴糖……古人有三禁，谓血家、渴家、汗家是也。若无脾湿，且有肺燥，误服半夏，悔不可追，慎之戒之。又有似中风热痰壅盛属阴虚者居多，大忌犯之。能堕胎，孕妇亦忌"（《本草必用》）。

○"但血证消渴，并孕妇忌服。脾湿痰证最宜，阴虚痰证切忌……但恐燥咽兼损孕妇，灌浆时忌之。无湿痰者戒用"（《杂证痘疹药性主治合参》）。

○"辛温性燥，能走能散。和胃健脾，除湿化痰，发表开郁止呕，又能行水利二便，为治湿痰之主药。苟无湿者禁。古有三禁，谓失血、口渴、多汗也"（《药笼小品》）。

○"辛温，体滑性燥。和胃健脾，兼行胆经，发表开郁，下气止呕，除湿痰，利二便，能行水气，以润肾燥，和胃气，而通阴阳。治一切脾湿之证。血家、渴家、汗家慎用，肺燥者不可误服。须制用，亦有造曲者"（《本草分经》）。

二十七、玄　参

玄参系玄参科多年生草本植物玄参的干燥根。味甘、苦、咸，性微寒，归肺、胃、肾经，具有凉血滋阴、泻火解毒之功效。主要用于热病伤阴，舌绛烦渴，温毒发斑，津伤便秘，骨蒸劳嗽、目赤、咽痛、瘰疬、白喉，痈肿疮毒等病症。

【应用禁忌】

（1）中焦湿滞者忌用玄参。玄参性寒质润，有腻滞之弊，故凡湿浊中阻、痰湿阻肺诸证不宜用。如湿邪停滞脾胃，纳运失司而见胃腹胀满、不饥不食、倦怠乏力，或寒痰停聚而见胸胁支满、痰白稠多、舌苔白厚而腻者，均当忌用。

（2）脾阳不足者忌用玄参。玄参味苦咸，其性润而滑，凡大便不爽者不宜用。脾阳不足而见恶心呕吐、大便溏薄或泄泻者，断不可用。如四肢不温、胃腹冷痛或胀满、消化不良、食欲不振、脉细弱乏力、苔白滑者，虽无便泻之症，亦当慎用玄参，乃恐其微寒之性伤脾阳也。

（3）玄参不宜与藜芦同用。玄参属"诸参"之一种，传统有"诸参辛芍反藜芦"之"十八反"配伍禁忌，故当遵从，不可同用。

【文献选要】

○"恶黄芪、干姜、大枣、山茱萸，反藜芦"（《本草经集注》）。

○"血少目昏，停饮寒热支满，血虚腹痛，脾虚泄泻，并不宜服"（《神农本草经疏》）。

○"性寒而滑，脾虚泄泻者忌之"（《本草必用》）。

○ "脾虚泄泻者忌用。蒸过焙用，勿犯铜器"（《本草备要》）。

○ "至如血少目昏，停饮寒热，血虚腹痛，脾虚泄泻，并忌之。初起热毒盛者，用以清利咽喉，并治一切热毒痈肿，颈中痰热，咽喉肿痛，及痘后余毒并宜。但肾经痘禁用，脾虚者忌投……然性本寒滑，须蒸晒稍减寒性，亦不可久用也，泄泻者禁之"（《杂证痘疹药性主治合参》）。

○ "若使病非火起，则服此寒滑之味，不更使病转剧乎？是以书载脾虚泄泻，服此黑参，为大忌耳"（《本草求真》）。

○ "时人每有咽痛，辄用玄参、麦冬，不知风温与寒郁为患，二味并不能治，而反滞邪，岂可浪用"（《药笼小品》）。

○ "按性寒滑，脾虚呃逆泄泻者禁之"（《罗氏会约医镜》）。

○ "脾虚泄泻忌。亦有焙熟用者"（《徐大椿医书全集》）。

○ "若病非火起及脾虚泄者切忌"（《医方十种汇编》）。

二十八、瓜　　蒌

瓜蒌系葫芦科瓜蒌属多年生草质藤本植物瓜蒌或双边瓜蒌的干燥成熟果实。味甘、微苦，性寒，归肺、胃、大肠经，具有清热涤痰、宽胸散结、润燥滑肠之功效。主要用于痰热咳喘，胸痹心痛，结胸痞满，乳痈，肺痈，肠痈，大便秘结等病症。

【应用禁忌】

（1）脾胃虚弱，中气不足者忌用瓜蒌。瓜蒌气味秽浊，易导致恶心呕吐，故脾胃虚弱、中气不足者不宜用，尤其不可大剂量投用。如临床表现为食欲不佳、欲吐不吐、四肢疲怠乏力、胃胀腹满、嗳气，泛吐清水、大便溏泄或腹泻等症者，忌用瓜蒌，以免损脾耗气。

（2）阳虚所致寒湿、痰饮诸证忌用瓜蒌。瓜蒌性寒，阴厚而脂润，对于阳虚寒痰、湿痰及停饮诸证，均不宜用。症见痰涎清稀，痰多而白，畏寒肢冷，胸闷咳喘，尿清便稀，或面色虚浮，舌质淡胖，舌苔滑腻等，当忌用瓜蒌。

（3）瓜蒌皮能降低外周阻力，引起血压下降，且有抑制血小板聚集的作用，故血压过低及有出血性疾病的患者应慎用。

（4）瓜蒌忌与乌头类药物配伍。《儒门事亲》"十八反"歌诀"半蒌贝蔹及攻乌"，瓜蒌反乌头类药物，如附子、天雄，后世医家均避而忌之，《中华人民共和国药典》亦有"不宜与乌头类药材同用"的记载，故临床当忌勿犯。

【文献选要】

○ "枸杞为使，恶干姜，畏牛膝、干漆，反乌头"（《本草经集注》）。

○ "瓜蒌实，阴厚而脂润，故于热燥之痰为对待的剂。若用之于寒痰、湿痰、气虚所结之痰，饮食积聚之痰，皆无益有害者也"（《本草述》）。

○ "脾胃虚及呕吐自利者不可用"（《本经逢原》）。

○ "冷滑大肠，脾虚无火，大便不实者不可用"（《本草便读》）。

○ "寒胃滑肠，胃虚少食，脾虚泄泻，勿投。畏牛膝、干漆，恶干姜，反乌头"（《本草害利》）。

○ "清痰利膈，润燥除热，荡涤胸中郁热，生津止渴。脾虚泄泻者，勿投"（《药性分类》）。

○ "但其气味悍劣善动，恶心呕吐，中气虚者不宜用，本草言其补虚劳，殊为大谬"（《本草正》）。

○ "若寒若湿，断非所宜……总而言之，萎仁气味，大不宜于脾胃、温暑等证，固不当用"（《医门棒喝》）。

二十九、甘　草

甘草系豆科植物甘草、胀果甘草或光果甘草的干燥根及根茎。味甘，性平，归心、肺、脾、胃经，具有补脾益气、清热解毒、祛痰止咳、缓急止痛、调和诸药之功效。主要用于治疗脾胃虚弱，倦怠乏力，心悸气短，咳嗽痰多、脘腹或四肢挛急疼痛，痈肿疮毒，以及缓解药物的毒性、烈性等。

【应用禁忌】

（1）湿盛胀满者忌用甘草。甘草味甘、甜腻，具益气健脾作用，但"甘能壅中"是其弊，故湿邪停滞而见胃腹胀满、食纳无味、嗳腐吞酸、苔厚腻或浊而多津属实者，断不可用；对于脾虚不运，内生湿浊而见中满呕吐、胸腹胀满、痰多壅盛者，亦当慎用，以免助湿而滞气。

（2）浮肿者慎用甘草。甘味能缓，凡浮肿、水肿、小便不利者，治当因势利导。甘草缓其趋下之性，不利于利尿消肿。现代研究表明，长期大剂量服用甘草可引起水钠潴留、血压升高、浮肿、痉挛麻木、头晕头痛等不良反应，故当慎用，尤其不可大剂量使用。

（3）甘草不可与甘遂、大戟、芫花、海藻配伍。甘草反甘遂、大戟、芫花、海藻的记载，最早见于《本草经集注》，宋代《太平圣惠方》在"相反药项"首次集中列举相反药物十八味，即后世著名的"十八反"中药配伍禁忌。《中华人民共和国药典·一部》甘草的注意事项下仍列有"不宜与大戟、芫花、甘遂同用"，未列甘草与海藻的配伍禁忌。

据文献所载，历代不少著名医家在临床中并不认可这一配伍禁忌，近年有关报道很多，认为在应用甘草时不可拘于"相反"之说。但综观古今医家经验，还处于在一定条件下试用的阶段，在未获得更多共识之前还应遵守这一认识，不可违禁。

【讨论】

关于大剂量用甘草的禁忌问题。大剂量用甘草，古今都有，如清代江昂说："仲景之甘草汤、甘草芍药汤、甘草茯苓汤、炙甘草汤等……无不重用甘草，赞助成功。" 近人张锡纯治肺痈，重用甘草120g，煎汤顿服。现代临床亦有报道重用甘草而获良效者。但据药理研究表明，甘草酸对大鼠具有明显的抗利尿作用，伴随着钠排出量的减少，钾排出量也轻度减少；甘草次酸及其盐类也有明显的抗利尿作用；甘草能增加肾小管对钠和氯的重吸收而呈现抗利尿作用（《中药药理与应用》第二版），与临床不良反应相符。因此，临床使用甘草时，可以大剂量用，但必须谨慎，中病即止，不可过用，以免出现不良反应。

【文献选要】

○ "术、干漆、苦参为之使，恶远志，反甘遂、大戟、芫花、海藻四物"（《本草经集注》）。

○ "与远志、大戟、芫花、甘遂、海藻相反"（《洁古珍珠囊》）。

○ "下焦药少用，恐太缓不能直达"（《本草衍义补遗》）。

○"去皮用。服此忌猪肉及菘菜……惟中满禁用之，下焦药亦少用，恐大缓不能达"（《本草集要》）。

○"味甘而性壅，故中满者忌之……若脾胃气有余，与心下满及肿胀，痢疾初作，皆不可用。下焦药中亦宜少用，恐太缓不能直达也"（《本草约言》）。

○"凡诸呕吐，亦忌煎尝"（《本草真诠》）。

○"甘能缓中，故中满者忌之。呕家忌甘，酒家亦忌甘。诸湿肿满及胀满病，咸不宜服"（《神农本草经疏》）。

○"但味厚而太甜，补药中不宜多用，恐恋膈不思食也。如心肺火盛，痢疾初起，中满肿胀，气郁呕吐，并嗜酒者，均宜远此"（《药品化义》）。

○"然使脾胃虚寒，及或夹有水气胀满等症，服此最属不宜"（《本草求真》）。

○"……诸解利药中，宜少用，恐缓而少效。即补药中，亦不宜多用，恐恋膈不思食。脾虚者固宜用之，若脾胃气有余，与痢疾初起，皆不可用"（《本草述钩元》）。

○"有湿之人，若误用之，令成肿胀。故凡诸湿肿满肿胀病，及呕家、酒家，咸不宜服"（《本草害利》）。

○"中满者忌用，惟得茯苓，则不资满而反泄满。若脾胃气有余，与痢疾初起，均忌用"（《本草撮要》）。

○"惟水气胀满等症忌之"（《医方十种汇编》）。

○"按甘草味甘，凡中满者，呕逆者，俱忌用"（《罗氏会约医镜》）。

○"凡治蛔，不可用甘草及甜物。盖蛔得甘则动，得苦则安，得酸则静故也"（《医学心悟》）。

○"尤妙用甘草一分，以引群药之入于满处，盖中满最忌甘草，而余偏用之，成功在于忌之中也"（《重订石室秘录》）。

三十、甘　遂

甘遂为大戟科多年生草本植物甘遂的块根，醋制过用。味苦，性寒，有毒，归肺、肾、大肠经，具有泻水逐饮、消肿散结之功效。主要用于水肿，臌胀，胸胁停饮，以及风痰癫痫，痈肿，疮疡等病症。

【应用禁忌】

（1）生甘遂泻下峻烈，毒性大，炮制缓其毒性后方可应用。一般生品限于外用，而内服必须炮制。为预防中毒，首先应控制剂量，入丸散应更少，剂量为 0.5～1g。

（2）本品药力峻猛，可暂时攻邪，衰其大半而止，不可过剂，以防损伤元气。为避免损伤元气，可与补脾扶正药交替使用。

（3）正气不足、脾胃虚弱、阴液亏损者忌用。

（4）有出血倾向、溃疡病、严重心脏病及孕妇等，都当忌用。

（5）本品反甘草，不宜与甘草同用。

（6）生甘遂有很强的刺激性和毒性，炮制后其毒性和刺激性均比生品小。可以面、醋、土炒炮制，以醋制为宜。因甘遂为有毒之品，有效成分为醇溶性树脂物质，不溶于水，水煎泻下作用差，故宜入丸散，少以煎汤，一般用量为 0.5～1g。

【讨论】

关于甘遂与甘草配伍的问题。甘遂与甘草的配伍问题，自《本草经集注》提出："甘遂反甘草"以来，甘遂与甘草属中药"十八反"之列。但近年有人对此提出疑议，并进行了一些实验及临床研究。如有单位用甘草甘遂配伍在家兔急性肝损伤条件下并不出现明显的刺激作用和毒性反应；如甘草的用量与甘遂相等或少于甘遂时无相反作用，有时可能解除甘遂的不良反应；如甘草用量大于甘遂则有相反作用。从炮制角度看，传统与现代均有甘遂用甘草炮制法，其意皆在于降低甘遂的毒性，提高甘遂安全使用范围。现代研究证实：甘遂经甘草炮制后，与醋制、豆腐制相比，其毒性最小，毒性为原来的 1/5 左右，可见甘遂与甘草相伍，可明显降低毒性，而无增强毒性（相反）之弊。

至于临床中甘遂与甘草配伍使用的事例，比比皆是，如《金匮要略》甘遂半夏汤，甘遂甘草同用治留饮；《圣济总录》荛苈汤，甘遂、甘草同用治臌胀；林通国甘遂、甘草同用治疗渗出性胸膜炎、食管癌等病症，证明甘遂、甘草不但可以同用，而且有奏效快、疗效高等特点。这些均证明甘遂与甘草是可以配伍应用的。但又有不少试验得出相反的结论。豚鼠单独应用甘遂煎剂约 2g/kg，均无异常反应，但如加服甘草煎剂约 6.5g/kg，则部分动物有烦躁不安、呼吸困难、轻度痉挛或抽搐、个别还有死亡者，因此认为两者不能配伍应用；有的实验显示，生甘草煎剂能提高生甘遂粉的导泻作用，表现为动物腹泻率的提高和腹泻程度的加重。经研究，发现甘遂同甘草配伍后的毒性与两者的用量比例有密切关系，即甘草剂量大于甘遂时有相反作用，且甘草越多，毒性也越大，这一发现还有待进一步研究。

【文献选要】

○ "甘遂性阴毒，虽善下水除湿，然能耗损真气，亏竭津液……必察病属湿热，有饮有水而元气尚壮之人，乃可一施耳，不然祸不旋踵矣"（《神农本草经疏》）。

○ "迅速下泻之毒药，中病即止，过则必有大祸。凡水肿，以甘遂末涂腹绕脐，内服甘草汤，即水下肿消，二物相反，而感应如神，其峻可知。孕妇大忌"（《本草必用》）。

○ "虚者忌用……瓜蒂为使，恶远志，反甘草"（《本草备要》）。

○ "甘遂与甘草反……专于行水攻决，利从谷道而出，大实大水可暂用之，但用斟酌，切勿妄投。攻逐极效，则损真元亦极速也……倘脾虚气弱，误用泄之，益虚其虚，水虽暂去，复肿必死，慎之"（《杂证痘疹药性主治合参》）。

三十一、白　　及

白及系兰科白及属多年生草本植物白及的干燥块茎。味苦、甘、涩，性微寒，归肺、肝、胃经，具有收敛止血、消肿生肌之功效。主要用于咳血吐血，外伤出血，疮疡肿毒，皮肤皲裂，水火烧烫伤等病症。

【应用禁忌】

（1）外感咳血，肺痈初起及肺胃有实热者忌用白及。白及味涩收敛，甘能补虚，宜用于内伤咳血吐血，而对于外感咳血、肺痈初起及肺胃有实热者，当忌用白及，否则恐有留邪生变之虞。

（2）白及忌与乌头、附子配伍。白及与乌头，属于中药配伍禁忌"十八反"的内容之一，白及与附子配伍，因为附子与乌头同出一源，配伍禁忌属于理所当然，《中华人民共和国药典•一部》也有白及不宜与乌头、附片同用的记载。虽然历代曾有乌头配伍白及应用的举例，但仅是个案，对于传统经验仍宜谨慎从事，不可违禁。

（3）脾胃虚寒，脾运欠佳者慎用白及。白及性微寒，质多滋而黏腻，有损伤阳气、滞塞胃肠的不良反应，对于脾胃虚寒，阳气不足，脾运欠佳所致的胃腹痞满、畏寒喜温、食纳不振、大便不实、舌淡胖苔白腻者，应慎用或不可单用。

【讨论】

关于白及与乌头、附子的配伍禁忌问题。白及与乌头同用，是中药"十八反"的配伍禁忌之一。但据各家文献记载，却未完全遵从这一禁忌，也未见不良反应。现代药理、毒理实验研究结果也不支持白及与川乌相反的观点 [罗光宇，欧芳春，何永臣，等."十八反"药物相互作用的研究——川乌反白及的初步试验.上海中医药杂志，1989，（12）：1]，认为白及与川乌头配伍，毒性与不良反应未见增加，而且川乌的镇痛作用和白及的止血作用都并未降低，其配伍禁忌的理由因此受到质疑。但要对传统"十八反"进行肯定与否定，则是一个严肃的学术问题，现难有定论，还有待进一步研究。

【文献选要】

○"紫石英为之使，恶理石，畏李核、杏仁"（《本草经集注》）。

○"反乌头"（《蜀本草》）。

○"痈疽已溃，不宜同苦寒药同服"（《神农本草经疏》）。

○"苟非火焰极盛之时，而臭痰腥秽之气已渐退舍，即可用以兼补兼清，不致助痰留患"（《本草正义》）。

○"本品大剂量可致肝脏轻度间质性肝炎、肾盂肾炎、部分肾小管腔内有蛋白管型"（《中华临床中药学》）。

三十二、白　术

白术系菊科多年生草本植物白术的干燥根茎。味苦、甘，性辛温，归脾、胃经，具有健脾益气、燥湿利水、止汗、安胎之功效。主要用于脾虚食少，气虚自汗，腹胀泄泻，水肿，胎动不安等病症。

【应用禁忌】

（1）阴虚火旺者忌用白术。阴虚者，阴精津液亏耗也，阴虚则生内热，故常伴火旺诸症，如口燥咽干、大便干结难解、舌红少舌或无苔等症皆是。白术性辛温，又善燥湿，温燥可重伤阴津，故应忌用。

（2）气滞胀满属实证者慎用白术。白术健脾益气，宜于治疗脾虚所致的气滞胀满，而对于实邪所致的胃腹胀满、嗳腐吞酸、恶心呕吐、大便干结，或痰多，涎沫壅滞胸腹，舌红苔黄等，不可急于用白术健脾，以免滞邪增剧胀满。

（3）肝阳上亢者慎用白术。白术健脾补气，其性温而燥，且有一定升提举陷作用，故凡有上逆升散趋势的病症，如肝阳上亢所致的头胀头痛头热，面目红赤，易怒，热气上冲，骨蒸潮热，或呃逆哮喘，奔豚气等症，均应慎用白术，以免温燥升阳助火。

（4）外感风热、湿热、温热实证不宜用白术。新病多实，久病多虚。对于外感之实证，邪气较盛，白术补益大可滞邪；热证温病多伤阴津，白术性温也不相宜，如外感风热证，症见发热、口渴、咽痛、汗出、脉浮数等症状，则不宜用白术，以免温性助热，补气恋邪。

【讨论】

关于便秘忌用白术的问题。白术性温而燥湿，补脾益气，治疗脾虚不运之泄泻是为正治，故历代方书多有便秘忌用白术的告诫。如《神农本草经疏》和《本草害利》均有"便秘……咸宜忌之"的记载。但《伤寒论》第179条有"大便坚硬加白术四两"的用法，说明白术非但便秘不必忌，反而可以治疗便秘。

近年有大量用白术治便秘的报道。我们在临床上也常用白术治疗便秘，疗效很好。据观察，原因可能有如下三点：①白术的炮制方法不同。用于治疗脾虚泄泻的白术是土炒白术，用于治疗脾虚便秘的是生白术，焦用、炒用可以燥湿，故能实大便，而生用则挥发油含量较高，重在生津，故能通大便。②白术的采收时令不同，夏季采之白术多燥，冬季采之白术多滋多润，且具运脾之力，脾运健旺，则胃肠蠕动有力，甘润肠燥，则能润便。③白术的剂量不同。《伤寒论》用白术通便的剂量为四两，约合现代的40～60g，剂量较大，如果小剂量则只能健脾，达不到通便效果。

因此，便秘忌白术的说法是不善用者，而善用者临床不必拘泥。

【文献选要】

〇 "若气滞气闭腹痛等候，宜禁用之……凡用二术，忌食桃、李、雀、蛤。腹中有动气者，亦不宜用"（《本草约言》）。

〇 "奔豚积忌煎，因常闭气；痈疽毒禁用，为多生脓……哮喘误服，壅塞难当"（《本草蒙筌》）。

〇 "痘家毒盛尿多，切宜禁忌"（《药鉴》）。

〇 "凡病属阴虚血少，精不足，内热骨蒸，口干唇燥，咳嗽吐痰，吐血，鼻衄，咽塞，便秘，滞下者，法咸忌之。术燥肾而闭气，肝肾有动气者勿服。刘涓子《痈疽论》云：溃疡忌白术，以其燥肾而闭气，故反生脓作痛也。凡脏皆属阴，世人但知术能健脾，此盖指脾为正邪所干，术能燥湿，湿去则脾健，故曰补也。宁知脾虚而无湿邪者用之，反致燥竭脾家津液，是损脾阴也，何补之足云"（《神农本草经疏》）。

〇 "凡郁结气滞，胀闷积聚，吼喘壅塞，胃痛由火，痈疽多脓，黑瘦人气实作胀，皆宜忌"（《药品化义》）。

〇 "若阴虚燥热，肝肾有动气者均忌"（《药性切用》）。

〇 "凡血少，精不足，内热骨蒸，口干唇燥，咳嗽吐痰，吐血，齿衄，鼻衄，咽塞，便秘，滞下者，咸宜忌之。肝肾有筑筑动气者勿服。术性燥而闭气，刘涓子《痈疽论》云：溃疡忌白术，以其燥肾闭气，而反生脓作痛也"（《本草害利》）。

〇 "无湿者禁用，溃疡亦忌，以能生脓作痛也"（《本草撮要》）。

〇 "以其性涩壮气，故能止汗实表，而痈疽得之必反多脓，奔豚遇之，恐反增气，及上焦燥热，而气多壅滞者皆宜斟酌用之。然冬术甘而润，夏术苦而燥烈，此其功大有不同，不可不为深辨也"（《本草正》）。

○ "可见肾虚不宜服术"(《名医类案》)。

○ "凡病属阴虚，血少，精不足，内热骨蒸，口干唇燥，咳嗽吐痰，吐血，鼻衄，齿衄，咽塞便秘滞下者，法咸忌之。术燥肾而闭气，肝肾有动气者勿服"(《本草经疏》)。

○ "胸腹嘈杂，肝肾动气，怒气伤肝，脾阴不足，溃疡，奔豚，哮喘，烦渴，痘已成脓，九者禁用"(《得配本草》)。

三十三、白　芍

白芍系毛茛科芍药属多年生草本植物芍药的干燥根。味苦、酸，性微寒，归肝、脾经，具有养血敛阴、柔肝止痛、平抑肝阳之功效。主要用于头痛，眩晕，胁痛，腹痛，四肢挛急疼痛，血虚萎黄，月经不调，自汗盗汗等病症。

【应用禁忌】

(1) 阳衰寒盛、虚阳外越之证不宜单用白芍。白芍性微寒，酸敛阴柔，宜于阴血亏虚、肝阳上亢之证，对阳气有平抑之效，对阳气虚衰，清阳不升，阴寒内盛之证不可单用，如虚阳外越，绝汗泄溢之脱证，宜配伍人参、附子应用；清阳不升，气短乏力、头晕耳鸣宜配伍黄芪、柴胡应用；阴寒内盛，腹痛腹泻宜配伍干姜、肉桂应用。

(2) 表证初起及麻疹透发不畅者忌用白芍。白芍味苦、酸，微寒，具有显著酸收之性，敛阴止汗是其特长，对于外感表证初起，尤其是外感风寒实证少汗或无汗者，麻疹之毒透发不畅，疹出不透之时，宜宣散疏利，而用酸收之品则不利于外邪祛除，故当忌用。

(3) 脾虚失运，便溏者慎用白芍。白芍养血，微寒属阴，具有一定的润肠通便之功，宜于血虚肠燥便秘之用，故凡中焦阳气不足，脾虚便溏或泄泻者，白芍不可单用，而在复方中白芍用量也不可过大，恐有加重腹泻的不良反应。

(4) 白芍禁忌与藜芦配伍。白芍反藜芦，这是中药配伍禁忌"十八反"的内容之一。《中华人民共和国药典·一部》仍有白芍"不宜与藜芦同用"的记载，故临床亦不可违禁。

【讨论】

(1) 关于产后能否用白芍的问题。妇人产后气血两虚，且有瘀血未尽，常有下腹疼痛的症状，四物汤作为妇科常用方，方中也有白芍，因此围绕产后能否用白芍的问题，历代医家多有争论。主张忌用者的理由是，产后气血不足，阳亦被损，酸寒之白芍不利。还有产后血瘀，恶露未尽，或不下，也不可用酸敛。如李时珍《本草纲目》说："产后肝血已虚，不可更泻，故禁之。"《医学纲目·产后证》更明确地指出："产后不可用芍药，以酸寒伐生发之气故也。"主张不必忌用者认为，白芍之性微寒，非大寒，且其微寒还可以通过酒炒等炮制方法，使性寒略去而保留柔肝之效，亦不忌用。如张介宾在《景岳全书·本草正》说："此物乃补药中之稍寒者，非若极苦大寒之比……若产后血热而阴气散失者，正当用之不必疑也。"《妇科经纶·产后证》云："若用于产后，必取白芍，以酒重复制炒，去其酸寒之性，但存生血活血之能。"验之临床，此说甚是，似应不忌为好。

(2) 关于肝病忌用白芍的问题。白芍柔肝养血，对肝病当属宜用，现代临床也应用甚多。但古今医家皆有"肝病不宜"之说，如《药品化义》曾说："白芍药微苦能补阴，略酸能收敛，因酸走肝，暂用之生肝，肝性欲散恶敛，又取酸以抑肝。"似乎暂用即可，久用不宜，特别是肝气不舒，失于调达者当忌。据现代研究发现，白芍含有芍药苷，其分解产物为苯甲酸，如果大量服用，苯甲酸可增加肝脏解毒的负担。看来《本草害利》所云肝脏病患者不宜长期大量服用是有一定道理的（《本草古籍常用药物应用禁忌考》），至于当忌之理现还难以阐明，录此姑作进一步讨论与研究。

【文献选要】

○ "须丸为之使，恶石斛、芒硝，畏消石、鳖甲、小蓟，反藜芦"（《本草经集注》）。

○ "收阴气而补血，治血虚腹痛之功；扶阳气而健脾，治脾虚下痢之效；收肺气而敛汗，抑肝邪而缓中。血虚及寒人禁服，故曰减芍药以避中寒……丹溪云：芍药惟治血虚腹痛，余腹痛皆不可治，以诸痛喜辛散，芍药酸收故也。又产后不可便用，以酸寒能伐生发之性也……又云：若补虚，酒浸日曝，勿见火"（《本草约言》）。

○ "白芍药酸寒，凡中寒腹痛，中寒作泄，腹中冷痛，肠胃中觉冷等症忌之"（《神农本草经疏》）。

○ "若痘疮血不归附者，用以敛血归根。惟疹子忌之。凡诸失血后，及初产二十日内，肝脏空虚，不可以酸寒泻肝，伐新生之气，亦禁用"（《药品化义》）。

○ "然止能治血虚腹痛，余腹痛皆不可治……恶石斛、芒硝，畏鳖甲、小蓟，反藜芦。丹溪言：新产后勿用者。而寇氏云：减芍药以避中寒，则气虚寒人当详审而用矣"（《本草汇》）。

○ "……凡腹中疼痛，中寒作泄及肠胃中觉冷者忌之"（《本草必用》）。

○ "……产后不可用，以其酸寒泻肝伐生发之气也。小便不利者禁用，以膀胱得酸收敛愈秘也"（《本经逢原》）。

○ "脾气虚寒、下痢纯血、产后，恐伐生生之气，若少用亦可敛阴，三者禁用"（《得配本草》）。

○ "产后不宜妄用者，以其气血既虚，芍药恐伐生气之意也。冯兆张曰：产后芍药佐以姜、桂，制以酒炒，合宜而用，有何方之可执哉？倘腹痛非因血虚者，不可误用"（《本草求真》）。

○ "酸寒收敛，凡胃弱中寒作泄，腹中冷痛，及胃中觉冷等症，当禁。伤寒病在上焦之阳结忌用，血虚有热者宜之。产后酒炒用，又曰产后忌用……案：肝脏病患者，不宜大量长期服用"（《本草害利》）。

○ "若其下利初作，湿热正盛者，白芍酸敛滞邪，断不可投"（《温热经纬》）。

○ "云丹溪谓白芍性寒味酸，产后宜忌，恐伐生生之气，若用之于大补汤、八珍汤内，以酒拌炒则用无妨"（《赤水玄珠》）。

三十四、白　芷

白芷为伞形科多年生草本植物白芷的干燥根。性温，味辛，归肺经、胃经，具有解表、祛风燥湿、消肿排脓、止痛之功效。主要用于外感风寒头痛、鼻塞，阳明经头痛、眉棱骨痛、头风痛、齿痛，疮疡肿痛或寒湿带下等病症。

【应用禁忌】

（1）阴虚、血热诸证慎用白芷。白芷味辛，性温，辛能散，温能燥，有伤阴助热之弊。

凡属阴虚、血热诸证不可用。如症见面目红赤,热气上冲,盗汗心烦,口干咽燥,脉细弦数,舌红苔少,虽有前额头痛亦当慎用白芷;此外,血热风燥,皮肤斑疹红赤瘙痒者,也不可用白芷祛风。

（2）气血两虚者慎用白芷。白芷辛散,有耗气伤血之虞,故平素气血两虚体质者不宜。如症见气短乏力,面色苍白,唇甲无华,眩晕心悸,舌淡苔白,脉细数者,虽有头痛亦当慎用白芷。

（3）白芷用量不可过重,亦不可久用。白芷辛味较浓,少用则香,大剂量则臭而难闻,甚至可能出现恶心呕吐、头晕等不良反应,故临床一般宜轻用,不可过重,且中病即止,不可久用。

【文献选要】

○ "当归为使,恶旋覆花"（《本草经集注》）。

○ "燥能耗血,散能损气,有虚火者忌。凡呕吐因于火者禁用。漏下赤白,由阴虚火炽,血热所致者勿用。痈疽已溃,宜渐减"（《本草害利》）。

○ "但香燥耗血,辛散损气,不宜久用多用"（《药义明辨》）。

三十五、石 菖 蒲

石菖蒲为天南星科植物石菖蒲的根茎。性温,味辛,归心、胃经,具有开窍宁神、化湿和胃之功效。主要用于湿浊蒙蔽清窍之神志昏乱及健忘、耳鸣、耳聋,湿阻中焦,以及痈疽疥癣、风湿痹痛、跌打损伤等病症。

【应用禁忌】

（1）本品辛香偏燥而散,凡阴虚阳亢,精滑汗多,心血虚者,均不宜服用。

（2）本品气辛性窜,走窜真气,多用久用易耗散气血,故不可多用久用。

（3）本品气香能透心气,但心性喜敛而恶散,故为心病所忌。

【文献选要】

○ "之才曰:秦皮、秦艽为之使,恶地胆、麻黄。大明曰:忌饴糖、羊肉。勿犯铁器,令人吐逆"（《本草纲目》）。

○ "菖蒲寒暑不凋,经岁繁茂。受天地清阳之气而能上升,用入心经以通神明,取味辛利窍,气香能透心气……但心性喜敛而恶散,菖蒲、远志皆属辛散,心脏所忌,不可久用及多用"（《药品化义》）。

○ "心气不足者用之,虚则补其母也。肝苦急,以辛补之是矣。有云性辛温,心血虚者不宜服,损血故也"（《握灵本草》）。

○ "凡阳亢阴虚者禁用。以其性温,善鼓心包之火,与远志之助相火不殊。观《神农本草经》之止小便利,其助阳之力可知"（《本经逢原》）。

○ "气辛性窜,惟痰火结于包络用之,以开蒙塞。若小儿小有惊痛,自当散风清热,平肝消食,此味不可轻用,因走窜真气"（《药笼小品》）。

○ "辛香偏燥而散,阴血不足者,禁之。精滑汗多者,忌用。若多用独用,亦耗气血而为殃。犯铁器,令人吐逆"（《本草害利》）。

○"阴血不足者禁用，精滑汗多者尤忌。恶麻黄，忌饴糖、羊肉、铁器"（《药性分类》）。

三十六、石　膏

石膏系硫酸类矿物硬石膏族石膏，主含含水硫酸钙［$CaSO_4 \cdot 2H_2O$］。味甘、辛，性大寒，归肺、胃经。生石膏具有清热泻火、除烦止渴之功效，主要用于外感热病，壮热烦渴，肺热咳喘，胃火亢盛，头痛，牙痛等病症；煅石膏具有收涩、生肌、敛疮、止血之功效，主要用于溃疡不敛，湿疹瘙痒，水火烫伤，外伤出血等病症。

【应用禁忌】

（1）脾胃、肺胃虚寒者忌用石膏。石膏性大寒，具有损伤阳气的不良反应，故临床表现为脘腹冷痛，泛吐清水或痰涎，纳少，肠鸣腹痛，下利清谷，或四肢清冷，倦怠，面色萎黄，头晕，唇色淡白，舌质淡嫩，苔白滑，脉虚弱或沉细，属脾胃虚寒证者忌用。

（2）阴虚内热证慎用石膏。石膏具有清热功能，但只宜于实证之热，对于阴虚所致的虚热当慎用。临床表现为潮热盗汗、口燥咽干、五心烦热、午后颧红、尿少色黄、大便干燥、舌红少苔、脉细数，虽然从症状表现都是"热"，也应慎用石膏，必用时宜配伍养阴药，方可应用。

（3）血虚发热者忌用石膏。产后血虚发热，因为石膏性大寒，当忌用。

（4）石膏不宜与异烟肼同服，因能使其疗效降低。

（5）石膏忌与巴豆配伍。历代本草有石膏"恶"巴豆和"忌"巴豆的记载，这是因为巴豆本性热，且有大毒，热性之巴豆与寒性之石膏配伍在一起可能影响疗效，且巴豆峻猛而有大毒，临床配伍自当谨慎。

【讨论】

（1）《药笼小品》有石膏"肺胃发火者忌"之说。然考石膏主入肺、胃二经，有清热泻火、除烦止渴之功，长于清热，用于阳明热盛，温病、暑热病等，均有良好的治疗作用，故此说很难理解，可能有误。

（2）明清时期有多家本草称"阴虚内热忌用石膏"，但就临床所见，石膏通过配伍麦冬、知母、生地黄等，用于阴虚内热烦渴之证，疗效卓著，未见不良反应，如竹叶石膏汤、玉女煎等皆是。因此，对于阴虚内热证单用石膏宜慎，只要通过适当配伍，可不必禁。

【文献选要】

○"鸡子为使，恶莽草、马目毒公"（《本草经集注》）。

○"《象》云：……善治本经头痛，若无此有余证，勿用……《珍》云：辛甘，阴中之阳。止阳明经头痛。胃弱不可服。……东垣云：……鸡子为使，恶莽草、马目毒公"（《汤液本草》）。

○"畏铁，恶莽草、巴豆……胃弱食不下者忌服，血虚身发热者禁尝"（《本草蒙筌》）。

○"辛，微寒，无毒……之才曰：鸡子为之使，恶莽草、巴豆、马目毒公，畏铁……元素曰：然能寒胃，令人不食，非腹有极热者，不宜轻用"（《本草纲目》）。

○"胃虚弱者忌服，阴虚热者禁尝。若误用之，则败阳作泻，必反害人"（《本草正》）。

○"温热二病多兼阳明。若头痛，遍身骨痛，而不渴不引饮者，邪在太阳也。未传阳明，不当用。七八日来邪已结，里有燥粪，往来寒热，宜下者勿用。暑气兼湿作泄，脾胃弱甚者，勿用。疟邪不在阳明则不渴，亦不宜用。产后寒热由于血虚，或恶露未尽，骨蒸劳热由于阴精不足，而不由于外感，金疮、下乳更非其职，宜详察之，并勿误用"（《神农本草经疏》）。

○ "若无汗而渴，及小便不利，并腹痛呕泻饱闷，皆宜禁之"（《药品化义》）。

○ "虚人煅用，或糖伴炒，则不妨脾胃。恶巴豆"（《本草汇》）。

○ "然能寒胃，胃弱血虚，及病邪未入于阳明者禁用……鸡子为使，忌巴豆、铁"（《本草备要》）。

○ "胃弱气虚，血虚发热者禁用……鸡子为之使，畏铁，恶莽草、巴豆、马目毒公"（《得配本草》）。

○ "须中病即止，切勿过食以损生气……鸡子为使，忌豆、铁"（《本草求真》）。

○ "石膏能行秋肃之令，肺胃发火者大忌"（《药笼小品》）。

○ "鸡子为使，恶巴豆，畏铁……老弱虚寒者祸不旋踵，病邪未入阳明者，切勿遽投。或因其性大寒，用火煅则不甚伤胃，但少用则难见功，且须先煎"（《本草撮要》）。

○ "大清胃热，止渴解肌。阳明头痛，阳狂壮热，大渴引饮，中暑自汗，舌焦牙痛，为发癍疹之要品。老弱虚寒者忌用。恶巴豆，畏铁"（《药性分类》）。

三十七、地 骨 皮

地骨皮系茄科落叶灌木植物枸杞子或宁夏枸杞子的干燥根皮。味甘、淡，性寒，归肺、肝、肾经，具有凉血除蒸、清肺泻火之功效。主要用于阴虚血热，骨蒸潮热，盗汗，消渴，牙痛，以及血热妄行的吐血、衄血等病症。

【应用禁忌】

（1）脾胃虚寒、阴寒内盛者忌用地骨皮。地骨皮甘寒而清润，属阴，有损亏阳气之弊，故脾胃阳虚、阴寒内盛者，症见脘腹冷痛、胀满痞闷、食纳难化、大便稀溏或泄泻、倦怠乏力、气短、舌淡苔白、脉细弱无力者，当忌用地骨皮。

（2）外感风寒、卫阳不足者忌用地骨皮。《本草正》云："凡不因风寒而热在精髓阴分者最宜。"地骨皮性寒，对于风寒外侵、表阳已虚的外感风寒证自不宜用地骨皮，以寒治寒必不利于祛寒外散，故当忌之，以免引邪入阴。

（3）气虚发热、营卫不和发热者忌用地骨皮。地骨皮善治骨蒸潮热，宜用于属阴虚所致各种久病之低热缠绵、盗汗等。但对于因劳倦过度、饮食失调，中气虚弱所致的阴火上越，营卫失和，症见气短乏力、低热反复、舌淡苔白、脉虚弱者，不宜用地骨皮，当用"甘温除热"法，而地骨皮性寒，其性相反，自当忌用。

【文献选要】

○ "表寒忌用"（《药鉴》）。

○ "虚劳火旺而脾胃虚弱，食少泄泻者宜减之"（《本草汇言》）。

○ "凉而不峻，可理虚劳；气轻而辛，故亦清肺。假热者勿用"（《本草正》）。

○ "但虚寒者忌之"（《药品化义》）。

○ "反驴肉、无鳞鱼、河豚"（《本草择要纲目》）。

〇 "李东垣曰：地为阴，骨为里，皮为表，服此既治内热不生，而于表里浮游之邪，无有不愈。此为表里上下皆治之药，而于下为尤切焉，但脾胃虚弱者禁服。汪昂曰：肠滑者忌枸杞子，中寒者忌地骨皮"（《本草求真》）。

〇 "中寒及便溏者忌"（《本草撮要》）。

〇 "然终属清泻凉降之品，绝无滋养能力"（《脏腑药式补正》）。

〇 "则此味专以除热，不能治虚矣"（《本草述钩元》）。

〇 "地骨入下最深……力能至骨，有风寒外感者，而可用之哉……实证用人参，中满用甘草，外感用桑皮、地骨，同一弊也"（《温病条辨》）。

三十八、地　黄

地黄系玄参科植物地黄的新鲜或干燥块根。新鲜者称鲜地黄，味甘、苦，性寒，归心、肝、肾经，具有清热生津、凉血止血之功效，主要用于热病伤阴而见舌绛烦渴、发斑、发疹、吐血衄血、咽喉肿痛等病症；干燥者称生地黄，味甘，性寒，归心、肝、肾经，具有清热凉血、养阴生津之功效，主要用于阴虚内热，骨蒸劳热，内热消渴，吐血衄血，发斑发疹等病症；经蒸晒酒制者称熟地黄，味甘，性微温，归肝、肾经，具有补血滋阴、益精填髓之功效，主要用于肝肾阴虚，腰膝酸软，骨蒸潮热，盗汗遗精，内热消渴，血虚萎黄，心悸怔忡，月经不调，崩漏下血，眩晕耳鸣，须发早白等病症。

【应用禁忌】

（1）脾虚不运者忌用地黄。地黄质地滋腻、柔润，味甘而厚，善补阴血，但有伤脾阳阻碍胃气的不良反应，故凡脾胃气虚，或脾阳不足，受纳运化之力不足，症见纳谷不香，食少便溏，或腹满泄泻，舌淡苔白，多津，脉细无力者，当忌用鲜地黄、生地黄，以免伤阳困脾。

（2）中焦湿滞者忌用地黄。地黄养血滋阴，属阴，湿邪也属阴，两阴相加，多生寒湿阻滞，且中焦脾土，与湿同气相求，最易致滞，故不可用地黄。凡症见脘腹胸胁胀满痞塞，嗳气不畅，矢气不通，食欲不振，口渴少饮，舌苔厚腻者，均当忌用。

（3）痰饮滞膈者慎用地黄。湿停成饮，饮聚成痰，痰饮与湿浊同源，皆因肺、脾、肾三脏阳虚所致。地黄阴柔伤阳，有生痰积饮之弊，故凡痰饮滞膈，症见呕吐清水，气短胸闷，胁肋胀满，肢体疼肿，肥胖，咳逆喘息，肠间沥沥有声者均当慎用。

（4）产后恶露不尽者慎用地黄。熟地黄善补血，产后血虚用熟地黄当为正治，但产后恶露不尽，腹痛发热者，多有瘀血未去，而熟地黄味厚质重，药性滋腻，阻碍气机，气不畅则血难活，故当慎用。

【讨论】

关于大便溏薄者忌用地黄的问题。历代本草认为熟地黄之滋补，可以通泄大便，故大便不实，或天明肾泄，产后泄泻不宜用，有的甚至提出应"禁用"之说。对于这一禁忌，有的医家提出异议，主张重用熟地黄，不必禁忌，如张锡纯在《医学衷中参西录·药物》中明确指出，"凡下焦虚损，大便滑泻，服他药不效者，单服熟地黄即可止泻。然须日用四两，煎浓汤服之，亦不作闷（熟地黄少用则闷，多用转不闷），少则无效。"此说临床验之，确信，但须用熟地黄，而不可用鲜地黄、生地黄。

【文献选要】

〇 "得麦冬、清酒良，恶贝母，畏芜荑"（《本草经集注》）。

〇 "忌葱白、韭白、薤白，恶贝母，畏芜荑"（《本草品汇精要》）。

〇 "甘，寒，无毒……元素曰：生地黄大寒，胃弱者斟酌用之，恐损胃气。之才曰：得清酒、麦门冬良，恶贝母、芜荑。权曰：忌葱、蒜、萝卜、诸血，令人营卫涩，须发白。曰：忌铜铁器，令人肾消并发白，男损营，女损卫。时珍曰：姜汁浸则不泥膈，酒制则不妨胃。鲜用则寒，干用则凉"（《本草纲目》）。

〇 "忌莱菔子"（《药鉴》）。

〇 "畏芜荑，恶贝母，忌三白。咀犯铁器，肾消；食同萝卜，发皓……脉洪多热，加用无妨，脾胃有寒最宜斟酌。上达补头脑虚，外行润皮肤燥，必资酒浸。有痰隔不利及酒病人服，必姜汁炒用，恐滞膈作胀满也"（《本草真诠》）。

〇 "生地黄，性大寒。凡产后恶食作泄，虽见发热，恶露作痛，不可用。误用则泄不止。胃气者，后天元气之本也，胃困则饮食不运，精血不生，虚热何自而退，故并当忌之……凡阴虚咳嗽，内热骨蒸，或吐血等候，一见脾胃薄弱，大便不实，或天明肾泄，产后泄泻，产后不食，俱禁用生地黄、当归，误则同于前辙，慎之！凡胸膈多痰，气道不利，升降窒塞，药宜通而不宜滞，汤液中禁入地黄"（《神农本草经疏》）。

〇 "生地生血，而胃弱者服之则妨食；熟地补血，而痰饮多者服之则泥膈。故生宜酒炒，熟宜姜制。入丸剂，生者酒浸三日，捣烂，酒蒸三次，即为熟地也。犯铜铁器，令人肾消"（《本草汇笺》）。

〇 "生地黄生血，而胃气弱者恐妨食；熟地黄补血，而痰饮多者恐泥膈。然生地黄酒炒则不妨胃，熟地黄姜汁炒则不泥膈，此皆得用地黄之精微者也"（《握灵本草》）。

〇 "熟地黄……气郁之人，能窒碍胸膈，用宜斟酌"（《本草从新》）。

〇 "惟大便溏泄、大伤湿热、胃欠运行者忌之。与莱菔同食，须发易白"（《药笼小品》）。

〇 "然究属寒凉之品，惟虚而有热者为宜。若真阴不充，而无热证，则用干地，犹嫌阴柔性质，不利于虚弱之脾胃……熟地黄且有微温之称，乃能补益真阴，并不虞其寒凉滑泄……然厚腻浊滞，如大虚之体服之，亦碍运化。故必胃纳尚佳，形神未萎者，方能任受。不然则窒滞中州……苟其人胃纳素薄，及虚弱成瘵者，得此亦必中满妨食，甚且作胀，其为害亦颇不浅，而痰饮弥漫，或兼夹外感者，固无论矣"（《本草正义》）。

〇 "（干地黄）性寒而润，阴虚咳嗽，内热骨蒸，或吐血等候，一见脾虚泄泻，胃虚少食，或天明肾泄，产后泄泻，产后不实，俱禁用。凡产后恶食作泄，恶露作痛，虽见发热不可用，误用则泻不止……（大熟地）熟地乃阴滞不行之药，大为脾胃之病所不宜。凡胸膈多痰，气道不利，升降窒塞，药宜通而不宜滞，汤液中应避地黄，故用宜斟酌。胃虚气弱之人，过服归、地，必致痞闷食减，病安能愈"（《本草害利》）。

〇 "熟地一味，若胃火炽盛者，尤宜斟酌用之，即虚火一证，亦宜改用生地为是"（《成方便读》）。

〇 "有肥人脂满者，导痰汤加川芎、黄连，不用地黄，泥膈故也"（《女科经纶》）。

三十九、延 胡 索

延胡索系罂粟科多年生草本植物延胡索的干燥块茎。味辛、苦，性温，归肝、脾经，具有活血、利气、止痛之功效。主要用于胸胁脘腹疼痛，经闭痛经，产后瘀血，跌仆肿痛等病症。

【应用禁忌】

（1）中气不足，脾胃欠运者不宜单用延胡索。延胡索辛温，攻血逐滞，药性迅速，但并无益气之功，也少养血之力，故凡中气不足，脾胃功能欠佳而胃腹疼痛者不宜。如患者面色无华、萎黄，乏力气短，虽有疼痛而无瘀滞者不宜单用延胡索，当配伍益气之品。

（2）血虚经少者慎用延胡索。延胡索走而不守，善破气逐血通滞以止痛，凡血虚营弱诸证不宜，如产后血虚，月经提前，经量特多，头晕目眩，舌淡苔白，脉细弱无力者，虽有胁、腹诸痛，亦应慎用。

（3）妊娠妇女忌用延胡索。活血化瘀之品恐有损胎之虞，故多忌用。

（4）延胡索可以增加马钱子的毒性反应，不宜同用。

【文献选要】

○ "妊娠不可服"（《本草品汇精要》）。

○ "然性惟破气逐血，必真有血逆气滞者方可用。若产后血虚，或经血枯少不利，气虚作痛者，皆大非所宜"（《本草正》）。

○ "此药性温味辛，能走而不能守。故凡经事先期，及一切血热为病，凡崩中淋露，皆应补气血，凉血清热则愈。一切辛走之药，法所当禁"（《神农本草经疏》）。

○ "但行血之品，胎前忌用"（《药品化义》）。

○ "月事先期系血热为病，辛走之药，法所当禁"（《本草汇笺》）。

○ "然辛温走而不守，独用力迅，宜兼补气血药，通经坠胎。血热、气虚者禁用"（《本草备要》）。

○ "能行血中气滞、气中血滞……若经事先期，血虚崩中均忌"（《药性切用》）。

○ "经事先期，虚而崩漏，或经血枯少不利，产后虚晕，或气虚作痛者，皆禁用"（《得配本草》）。

○ "然此既无益气之情，复少养营之义，徒仗辛温，攻凝逐滞，虚人当兼补药同用。否则，徒损无益，气虚血热均忌"（《本草求真》）。

○ "经事先期，虚而崩漏，产后虚晕，均忌之"（《本草害利》）。

○ "独用力迅，宜兼补气血药，血热气虚者禁"（《本草撮要》）。

○ "行经先期，虚而崩漏，产后虚晕，均忌之"（《药性分类》）。

○ "但长于行血，胎前忌之。血热气虚者，亦忌之"（《药义明辨》）。

○ "惟虚人当兼补药同用，否则徒损无益"（《医方十种汇编》）。

○ "按延胡索走而不守，惟有瘀滞者宜之，若血亏气虚、妊妇者，均忌之"（《罗氏会约医镜》）。

四十、当　　归

当归系伞形科当归属多年生草本植物当归的干燥根。味甘、辛，性温，归心、肝、脾经，具有补血活血、调经止痛、润肠通便之功效。主要用于心肝血虚所致的面色萎黄，眩晕，月经不调，闭经，痛经，崩漏，腰痛，便秘；血瘀阻滞所致的风湿痹痛，跌仆损伤，产后瘀滞腹痛，痈疽疮疡等病症。

【应用禁忌】

（1）湿阻中焦，痰饮内停者忌用当归。当归补血养血，其性多润属阴，有增液助湿之弊，故凡湿阻中焦，湿热为患，症见腹胀胃痞，食纳不佳，口渴不欲饮，四肢困倦，舌苔白腻或黄厚者，都当忌用当归，以免滞湿增满，湿邪缠绵，令病情久羁难愈。

（2）脾虚不运，积滞湿热大便泄泻者忌用当归。当归善润肠通便，凡血虚津伤的便秘宜之。而各种情况下的大便泄泻均当忌之，如脾虚不运的大便溏薄，或肠道湿热的腹痛腹泻，以及暴饮暴食，积滞湿热的腹泻秽浊，都不宜用当归，否则会加重症状。

（3）肝阳痰火，肺燥咳嗽，胃阴亏损等，阴津不足，有内热者，慎用当归。当归性温，味甘、辛，为著名的补血药，宜于血虚所致的各种证候。但肝阳痰火，肺燥咳嗽，胃阴亏损等，阴津不足，有内热者均不宜单用，以免辛温助热生燥，一般宜配伍地黄、石斛、百合、麦冬等滋阴之品，谨慎应用，剂量也不可过大。

（4）月经过多或有出血倾向者慎用当归。当归向为妇科要药，凡妇女经、带、胎、产等都宜选用。但当归既能补血又能活血，还可温经，宜于月经量少者，对于月经量多、血崩无度，以及血证因于热者，恐活血辛散，有失血难止之虞，故当慎用。

【文献选要】

○ "恶蔺茹，畏菖蒲、海藻、牡蒙"（《本草经集注》）。

○ "与蒲黄、海藻相反"（《洁古珍珠囊》）。

○ "畏蒲黄、海藻，恶湿面……但大便泄者不宜用，以活血助泻故也"（《本草约言》）。

○ "之才曰：恶蔺茹、湿面，畏菖蒲、海藻、牡蒙、生姜，制雄黄"（《本草纲目》）。

○ "风寒未清，恶寒发热，表证外见者，禁用之"（《本草汇言》）。

○ "惟其气辛而动，故欲其静者当避之；性滑善行，大便不固者当避之。凡阴中火盛者，当归能动血，亦非所宜；阴中阳虚者，当归能养血，乃不可少；若血滞而为痢者，正所当用。其要在动、滑两字"（《本草正》）。

○ "当归性辛温，虽能活血补血，终是行走之性，故致滑肠。又其气与胃气不相宜，故肠胃薄弱，泄泻溏薄，及一切脾胃病，恶食不思食，及食不消，并禁用之。即在胎前产后，亦不得入"（《神农本草经疏》）。

○ "如脾虚者，米拌炒用，使无便滑之虞。凡痰涎者，恐其黏腻；泄泻者，恐其滑肠；呕吐者，恐其泥膈；气喘声哑者，恐其辛温。心性喜敛，肺气欲收，切宜忌之"（《药品化义》）。

○ "虽能治血补血，终是行走之性，与胃气实不相宜，其性泥滞。风邪初旺，及气郁者，宜少用之。凡胃肠薄弱，泄泻，及一切脾胃病，恶食不思食者，并禁用之。即在胎前产后，亦不可用"（《本草汇》）。

○ "一云凡虚而吐血者宜用，热而吐血者莫投，以其味辛故也"（《握灵本草》）。

○ "周慎斋先生治久痢气血已虚，当归禁用。盖恐肺虚则大肠无敛束，此千古未发之秘。故凡肠胃薄弱，泄泻溏薄，及一切脾胃病，恶食不思食，及食不消，并宜禁用，皆恶其辛散耳"（《本草汇笺》）。

○ "但肠胃滑泻，及心气耗散，咳血，吐血并宜禁之……若大便滑者禁之……若入吐衄崩下药中，须醋炒过，少少用之。多能动血，以其气辛温耳。泄泻者禁与，以其味滑润耳"（《杂症痘疹药性主治合参》）。

○ "大便滑泄，自汗，辛散气；肺虚，辛归肺，肺散气也；肝火盛，归性温；吐血初止，归动血；脾虚不食，恐其散气润肠。六者禁用。当归，言血之当归经络也。正使血之有余者，不至泛溢于外。如血虚而用之，则虚虚矣"（《得配本草》）。

○ "芳草当归专入心，辛甘温润……盖补血行血无如当归，但当归之性动而滑，凡因火动血者忌之。因火而嗽、因湿而滑者，皆忌之……然此味辛则散，气虚火盛者切忌；味甘则壅，脾胃虚寒者则忌；体润性滑，大肠泄泻者则忌。不可不熟晰而明辨耳"（《本草求真》）。

○ "其用浩博，惟不宜于多痰、邪热、便溏、火嗽诸证"（《药笼小品》）。

○ "若入吐衄崩下药中，须醋炒过，少少用之，多则反能动血"（《本草述钩元》）。

○ "辛温发散，甚于麻黄、细辛，气虚血弱有热者，犯之发痉"（《本草害利》）。

○ "然其味未免于辛，其性未免于温，虽有养血之大功，亦为行血活血之品，故治吐血证者，宜待血势既定，血络稍固，君相二火咸调，然后以此大补肾水以收功。若执古人之论，谓当归命名之义，使气血各得其归，不顾血证新久而用之，亦有误处"（《理虚元鉴》）。

○ "但颇助土湿，败脾胃而滑大肠"（《长沙药解》）。

○ "极善滑肠，泄泻忌用。如不得已，土炒可以益脾，糯粉炒可以厚胃，用者详之"（《徐大椿医书全集》）。

○ "补血不用当归妙，以当归之香燥也"（《傅青主女科》）。

○ "但当归之性动而滑，凡因火动者忌之，因火而嗽，因湿而滑者，皆忌之"（《成方切用》）。

○ "当归多汁而味厚耳。用之得当，功力最速，用之不当，为害亦不浅。如亡血阴亏，孤阳上冒等证，而欲望其补血，不亦愚哉，盖当归止能运血，衰多益寡，急走善窜，不能静守，误服致瘛，瘛甚则脱"（《温病条辨》）。

○ "惟虚劳多汗，大便滑泄者，皆禁用"（《医学衷中参西录》）。

四十一、红 花

红花系菊科二年生草本植物红花的干燥花。味辛，性温，归心、肝经，具有活血通经、散瘀止痛之功效。主要用于经闭，痛经，恶露不行，癥瘕痞块，跌仆损伤，疮疡肿痛等病症。

【应用禁忌】

（1）孕妇忌用红花。红花味辛，性温，色红入血，逐瘀通经，善于通经，治经闭，下死胎，以及瘀阻不消的癥瘕积聚，对妊娠妇女恐有堕胎之害，故明清的本草著作均有"妊妇禁用"的告诫。

（2）血虚无瘀滞者忌用红花。红花是一味具有代表性的活血药，既有化瘀作用，也有破血作用，故血虚无瘀滞者不宜用，更不可重用。如临床表现为面色不华，唇甲淡而不红润，气短心悸，失眠多梦，脉细弱无力者，均应忌用红花，以免犯虚虚之戒。

（3）亡血家慎用红花。红花活血，对各种出血症如血热妄行，月经过多，鼻血，衄血，咯血，皮下出血，痔疮出血及有出血倾向者，均应慎用，以免加重出血，使病情恶化。

（4）长期使用红花治疗慢性疾病如肝硬化、恶性肿瘤时，应注意患者的凝血机制情况；或已有明显出血趋向的患者，宜减量或停用。

【文献选要】

○"味甘，性平。妊妇忌食"（《饮食须知》）。

○"辛温则血调和，故少用能养血。过于辛温，则血走散，故多用能破血"（《本草约言》）。

○"红蓝花本行血药也，血晕解，留滞行，即止。过用能使血行不止而毙，世人所不知者"（《神农本草经疏》）。

○"过用，使人血行不止而毙，可弗慎欤！孕妇禁之"（《本草必用》）。

○"少用养血，多则行血，过用能使血行不止而毙"（《本草备要》）。

○"产后勿宜过用多用，以使血行不止而毙，慎哉"（《杂症痘疹药性主治合参》）。

○"走而不守，迅利四达，不宜大剂独任"（《本草正义》）。

○"凡服红花，但令血晕解，留滞行，即止。若过多，能使血行不止而毙，世所不知"（《本草述钩元》）。

○"逐瘀生新，多则破血，消肿止痛。治经闭，产后血晕。过用能使血行不止而毙"（《药性分类》）。

四十二、肉 苁 蓉

肉苁蓉系列当科一年生草本植物肉苁蓉的干燥带鳞叶的肉质茎。味甘、咸，性温，归肾、大肠经，具有补肾阳、益精血、润肠通便之功效。主要用于阳痿，不育不孕，腰膝酸软，筋骨无力，肠燥便秘等病症。

【应用禁忌】

（1）里热实证忌用肉苁蓉。肉苁蓉甘咸，性润而温，宜于年老体弱，产后气血亏虚，津少血燥的大便秘结者，对里热实证、阳明腑实证断不可用。如症见面赤心烦，身热，口渴，口臭，腹胀满或疼痛，舌红苔黄燥少津液，脉滑数者，当忌用肉苁蓉，以防以温助热，病情恶化。

（2）肝肾阴虚，相火旺盛者禁用肉苁蓉。肉苁蓉善峻补精血，壮肾阳而兴阳，唯阴虚火旺者不宜，如肾中有热，相火旺动，阳强易举，遗精多梦，尿少，茎中涩痛者，法当禁用，以防壮火食气伤阴。

（3）脾胃虚弱者慎用肉苁蓉。肉苁蓉养血润肠，善滑大便，而下结粪，宜于精血不足、津液枯少者，但对于气虚不运的大便不畅者应慎用。如症见气短乏力，胃胀腹满，大便不畅，数日不解，且每次大便粪质不硬结，大便质软，但努责不畅，或解不尽，或矢气不多，面白无华，舌淡苔白，脉细数者，当慎用肉苁蓉，以免过用滋润而反生胀满之患。

（4）肉苁蓉善滑大便，有下趋之性，故孕妇不宜长期大量服用。

【讨论】

关于肉苁蓉不可骤用之说。历代本草有"骤用反致动大便"的记载，且有"骤用恐妨心""心虚气胀禁用"的告诫，验之临床，主要是言其滋润善补，腻气碍胃滑肠之弊，凡滋养之品，尤其是膏脂难化，过用、久用必滞胃碍肠，纳食不香，泄泻便溏，且致胃脘当心之处胀痞满闷不适，故有"妨心"之说。因此，肉苁蓉不可骤用之忌，有充分的临床理由，虽不影响心脏，仍须慎之为是。

【文献选要】

○ "丹溪云：峻补精血，骤用反致动大便"（《本草集要》）。

○ "今人每用此以补肾，不知此特助老人命门火衰。若青年服之，相火愈炽，于肾无益"（《本草约言》）。

○ "润大便燥结。若溏泄者，切忌服之"（《本草蒙筌》）。

○ "气温，味甘、酸、咸，属土而有水与火。峻补精血，骤用反致动大便，脾泄者不宜用"（《药鉴》）。

○ "味甘、咸、酸，气微温，无毒。能峻补精血，骤用反致动大便……润大便燥结，补阴虚虚羸。若溏泻者，切忌服之"（《本草真诠》）。

○ "以其性滑，故可除茎中寒热涩痛，但骤服反动大便"（《本草正》）。

○ "泄泻禁用。肾中有热，强阳易兴而精不固者，忌之"（《神农本草经疏》）。

○ "但相火旺，肠胃弱者，忌用"（《药品化义》）。

○ "然惟尺脉弱者宜之，相火旺者忌服，服之反令精不固也"（《本草汇笺》）。

○ "乃肾经血分药也。峻补精血，骤用反致动大便"（《握灵本草》）。

○ "骤用恐妨心，滑大便"（《本草备要》）。

○ "虽能峻补精血，骤用反动大便。丹溪云：苁蓉属土，有水与火，入肾而补精血，能益水中之火，滋肾补精之首药，须大至斤许不腐者佳。温而不热，补而不骤，故有苁蓉之名。但肠滑泄泻，并肾中有热，强阳易兴，而精不固者忌之，均以其性滑润耳"（《杂症痘疹药性主治合参》）。

○ "大便滑，精不固，火盛便秘，阳道易举，心虚气胀，皆禁用"（《得配本草》）。

○ "若骤用之，更动便滑"（《寿世保元》）。

○ "但性滑，若泄泻及阳易举而精不固者忌之"（《罗氏会约医镜》）。

○ "况此既言补阴，而补阴又以苁蓉为名，是明其功力不骤，气专润燥，是亦宜于便闭，而不宜于胃虚之人也。谓之滋阴则可，谓之补火正未必然"（《本草求真》）。

○ "胃虚润泻忌之"（《医方十种汇编》）。

四十三、肉　豆　蔻

肉豆蔻系肉豆蔻科高大乔木植物肉豆蔻的干燥种仁。味辛，性温，归脾、胃、大肠经，具有温中行气、涩肠止泻之功效。主要用于治疗脾胃虚寒，久泻不止，脘腹胀痛，食少呕吐等病症。

【应用禁忌】

（1）湿热泄痢者忌用肉豆蔻。肉豆蔻辛温而涩，温通而降，除寒固肠，但对于肠道湿热，暑湿下迫，胃火牙龈肿痛者不宜用，如症见腹中急痛，泄泻暴注，腹胀痞满，肛门灼热，里急后重，苔黄腻，脉滑数，虽有腹泻之症，亦当禁用，以防温涩留邪生变。

（2）阴虚火旺者忌用肉豆蔻。肉豆蔻性温，且近于热，能伤阴助火，凡阴伤液竭虚火上炎，或泄泻久痢，阴津耗竭均不可用，如症见泄痢日久不愈，体质衰弱，消瘦乏力，又见目赤咽燥，口干欲饮，心烦少寐，舌红苔剥落者，皆当忌用。

（3）肠风下血者忌用肉豆蔻。《素问·风论》云："久风入中，则为肠风、飧泄。"系指一种以便血为主症的疾病，临床颇为常见，多与痔疮、肠道湿热和肠道癌瘤有关，均不宜误用辛温固涩之肉豆蔻止泻，以免贻误诊治。

【讨论】

关于肉豆蔻"不可多服"的问题。在历代本草中，有说肉豆蔻下气，多服泄气者，有云"有毒"者，亦有持相反观点者。据临床所验，肉豆蔻性温，而无补益之功，其止泻者，属权宜之计，为保护阴液而言，亦不可多用久用，须知"阳热可以速生，阴液却难以骤复"。另据现代药理实验研究表明，肉豆蔻的毒性成分为其挥发油中的肉豆蔻醚，用量不可过大。研究还发现，肉豆蔻少量能促进胃酸分泌及肠蠕动，大量用反而有抑制作用，甚至出现毒性反应，临床当须慎之。

【文献选要】

○ "《日华子》称其下气，以脾得补而善运化，气自下也。多服则泄气，得中则和平其气"（《本草约言》）。

○ "大肠素有火热，及中暑热泄暴注，肠风下血，胃火齿痛，及湿热积滞方盛，滞下初起，皆不宜服"（《神农本草经疏》）。

○ "寇宗奭曰：亦善下气。多服则泄气，得中则和平其气。朱丹溪曰：属金与土，温中补脾。日华子称：其下气以脾得补而善运化，气自下也，非若陈皮香附之驶泄。寇氏不详其实，遂以为不可多服也，误矣"（《药性微蕴》）。

○ "若病人有火，泄利初起，及中暑热泻，肠风下血，湿热积滞方盛，皆不可服"（《本草汇》）。

○ "面裹煨透，忌铁器。病人有火，泄利初起，皆不宜服"（《本草必用》）。

○ "燥湿温胃涩肠。至书所云能补脾气，以其脾胃虚寒，服此则温而脾自健，非真具有甘补之意也。气逆而服即下，以其脾胃既舒而气即下，非若厚朴、枳实之下为最峻也。但此止属温胃涩肠之品，若郁热暴注者禁用"（《本草求真》）。

○ "又能涩大肠，止虚泻冷痢，以其性温也，初起者忌用"（《药义明辨》）。

○ "吐泻初起忌之"（《徐大椿医书全集》）。

○ "按肉豆蔻性温而涩，若湿热积滞，火热暴注泄泻者，禁用"（《罗氏会约医镜》）。

四十四、肉　　桂

肉桂系樟科常绿乔木植物肉桂的树皮。干皮去表皮者称肉桂心；采自粗枝条或幼树干皮者称官桂。性大热，味辛、甘，归肾、脾、心、肝经，具有补火助阳、散寒止痛、温通血脉之功效。主要用于脘腹冷痛，寒湿痹痛，腰痛，痛经，闭经，阴疽脓成不溃，或溃后久不收敛等脾肾阳衰病症。

【应用禁忌】

（1）阴虚内热诸证忌用肉桂。本品辛温助热，凡命门火旺，温热病，中暑，津伤血燥，阴虚内热，失血之证，血热妄行有出血倾向者均不宜使用。

（2）孕妇忌用肉桂。本品性辛散，能破血，故能堕胎，故孕妇忌用，若孕妇证候所需当用时，须火焙过，方可使用。

【讨论】

（1）关于肉桂畏赤石脂的讨论。明代刘纯《医经小学》中的"十九畏歌诀"中有"官桂善能调冷气，若逢石脂便相欺"的记载，后世医家多以之为中药配伍禁忌的重要内容之一。但肉桂与赤石脂之相畏，系明代以后方见于医籍记载。《本草经集注》中有"赤石脂恶大黄"的记载，但无与肉桂相关的禁忌内容。因此，明以前方书之中以两者配伍同用者亦不少见。如《千金翼方》桂心汤以桂心配赤石脂等药，用治产后虚寒下痢等证；《圣济总录》之桂附丸，也是以肉桂配伍赤石脂等药，用治久痢不止等证。据现代药理研究表明，两药同煎时会影响煎液中肉桂有效成分的含量，从而降低肉桂疗效，故两者不宜配伍同用的主张，当确有其合理性。

（2）关于春夏禁服肉桂的讨论。因肉桂性偏热，许多医家由于受到《内经》"用温远温，用热远热"等因时制宜思想的影响，致有此论。须知三因制宜只是临证施治的因素之一，临床用药仍以辨证为主，如药证相合，不当为此禁所拘，只须谨慎而用。

【文献选要】

〇"《神农本草经》注云：桂有小毒，亦从类化。与黄芩、黄连为使，小毒何施；与乌头、附子为使，全得热性；与人参、麦门冬、甘草同用，能调中益气，实卫护荣；与柴胡、紫石英、干地黄同用，却主吐逆；与巴豆、硇砂、干漆、穿山甲、水蛭、虻虫，如此有毒之类同用，则小毒化为大毒矣。春夏禁服，秋冬宜煎"（《本草蒙筌》）。

〇"性辛散，能通子宫而破血，故《别录》言其堕胎"（《本草纲目》）。

〇"杀草木毒，百药无所畏，忌生葱……有孕用之必须炒过，乃不坠胎"（《本草真诠》）。

〇"大忌于血崩，血淋，尿血，阴虚吐血，咯血，鼻衄，齿衄，汗血，小便因热不利，大便因热燥结，肺热咳嗽，产后去血过多，及产后血虚发热，小产后血虚寒热，阴虚五心烦热，似中风口眼㖞斜，失音不语，语言謇涩，手足偏枯，中暑昏晕，中热腹痛，妇人阴虚少腹痛，一切温病，热病头疼口渴，阳证发斑发狂，小儿痧疹，腹疼作泻，痘疮血热干枯黑陷，妇人血热经行先期，妇人阴虚内热经闭，妇人阴虚寒热往来，口苦舌干，妇人血热经行作痛，男妇阴虚内热外寒，中暑泻利，暴注如火热，一切滞下纯血由于心经伏热，肠风下血，脏毒便血，阳厥似阴，梦遗精滑，虚阳数举，脱阴目盲等三十余证，法并忌之"（《神农本草经疏》）。

〇"宣通百药，善堕胞胎。炒过，便不损胎……忌见火，及生葱、石脂。春夏禁服，秋冬宜煎"（《本草汇》）。

〇"桂性偏阳，不可轻试。温热中暑燥病及阴虚内热之人，并一切失血之症，均为大忌。

误投则祸不旋踵，慎之慎之"（《本草必用》）。

○ "……凡桂皆忌葱，勿见火，以辛香得火转烈，恐动阴血也"（《本经逢原》）。

○ "妊娠不得已而用之，须火焙过"（《本草述钩元》）。

○ "如一切血证非夹寒，目疾非脾虚者，俱不可服……忌见火，及生葱、石脂……孕妇忌之"（《药义明辨》）。

四十五、防　己

防己为防己科多年生木质藤本植物粉防己（汉防己）的干燥根。性寒，味苦，归膀胱、肺经，具有祛风湿、止痛、利水消肿之功效。主要用于痹证，尤宜于湿热偏胜者所致的水肿、腹水、脚气浮肿等病症。

【应用禁忌】

（1）防己大苦大寒，能伤胃气，体弱阴虚，胃纳不佳者慎用。

（2）阴虚及湿热在上焦气分者禁用防己。

（3）胎前产后血虚，均不宜使用防己。

（4）明代有本草著作谓其忌生葱，不宜与生葱同食。

（5）广防己（木防己）含有马兜铃酸，有肾毒性，为了保证用药安全，国家已于2004年行文停用。

【文献选要】

○ "恶细辛，杀雄黄毒，畏女苑、卤咸、萆薢……按：防己苦寒纯阴，泻血中湿热，通血中滞塞，补阴泻阳，助秋冬泻春夏之药也。然而阴虚内热之人，与上焦气分之热大渴引饮，及外感风寒传肺，亦令小便赤黄不通，此上焦热病，以上三者皆禁用血药，防己不可用也。又病津液不行，上焦虚渴，亦禁防己。若下焦湿热流入十二经，以致二阴不通，亦须慎用"（《本草真诠》）。

○ "防己苦寒，泻血分湿热，兼治脚气、水肿。若下焦无湿热忌"（《药笼小品》）。

○ "然性险而健，阴虚及湿热在上焦气分者，禁用。恶细辛，畏萆薢"（《务中药性》）。

○ "泻下焦血分湿热，为疗风水之要药。阴虚及湿热在上焦气分者，禁用。恶细辛，畏萆薢、紫菀、咸卤"（《药性分类》）。

○ "凡胃虚阴虚，自汗盗汗，口苦口干，肾虚小水不利及胎前产后血虚，虽有下焦湿热，慎勿用之，犯之为害非细"（《本草经疏》）。

○ "气分风热，小便不通，元气虚弱，阴虚内热，病后虚渴，皆禁用"（《得配本草》）。

○ "食欲不振及阴虚无湿热者禁服"（《中药大辞典》）。

四十六、防　风

防风系伞形科多年生草本植物防风的根。性微温，味辛、甘，归膀胱经、肝经、脾经，具有祛风解表、胜湿止痛、解痉之功效。主要用于外感风寒、风热发疹或皮肤瘙痒或风寒湿痹、破伤风等病症。

【应用禁忌】

（1）阴虚火旺者忌用防风。防风辛散，具有升浮之性，故凡阴虚有热，火旺炎上趋势的病症不宜用。如阴虚火炎盗汗，胃气上逆作呕，肺火上浮而咳嗽，肝阴虚肝阳上亢之头痛、眩晕等皆当忌用。

（2）气血虚弱者慎用防风。防风为辛温走泄之品，对肺气虚、血不养筋之痉急等不宜用，如肺气虚之咳嗽气短，动则心悸心累者，血不养筋的筋脉拘急，头风眩晕，头胀头痛，以及肝风内动，偏瘫麻木属阴血不足者，小儿脾虚泄泻者，均当慎用（肝郁脾虚者除外）。

（3）防风用量过大会引起出汗过多、口渴等伤津耗气的表现。

【文献选要】

○“诸病血虚痉急头痛不因于风寒，溏泻不因于寒湿，二便秘涩，小儿脾虚发搐，慢惊慢脾风，气升作呕，火升发嗽，阴虚盗汗，阳虚自汗等病，法所同忌”（《本草经疏》）。

○“元气虚，病不因风湿者禁用”（《得配本草》）。

○“然此风药中之润剂，亦能走散上焦元气，误服久服，反能伤人”（《本草正》）。

○“能泻肺实，误用损人上焦元气”（《握灵本草》）。

○“虚劳骨节疼痛，血虚火炎头痛，阳虚自汗，阴虚盗汗，诸症皆忌”（《本草必用》）。

○“元气虚，病不因风湿者禁用。畏萆薢，恶干姜、藜芦、白蔹、芫花，制黄芪，杀附子毒”（《得配本草》）。

○“若咳嗽不因风寒，泄泻不因寒湿，阴虚盗汗，阳虚自汗者，并在禁例”（《药笼小品》）。

四十七、何 首 乌

何首乌系蓼科多年生草本植物何首乌的干燥块根。味苦、甘、涩，性温，归肝、心、肾经。生用解毒、消痈、润肠通便，主要用于瘰疬疮痈，风疹瘙痒，肠燥便秘等；制用补肝肾、益精血、乌须发、强筋骨，主要用于血虚萎黄，眩晕耳鸣，须发早白，腰膝酸软，肢体麻木，崩漏带下，久疟体虚等病症。

【应用禁忌】

（1）脾虚便溏者忌用生何首乌。制何首乌微温而润，具有润肠滑肠作用。生何首乌还有通泄大便之功，故脾胃气虚，纳运失司者不宜用，凡症见四肢乏力，食纳不佳，腹胀胃痛，大便溏泄或泄泻，以及肝胃不和，木旺克土症见两胁胀痛，消化欠佳者，均当忌用何首乌，尤其是生何首乌。

（2）外感湿热之邪，或内有湿热诸证慎用何首乌。何首乌功善补肝肾、益精血，其性温，故对脾胃失调又外感湿热之邪，或素嗜酒酪，湿热交阻，或下焦湿热者不宜用，如症见身热不扬，头身困重，口干不欲饮，小便黄少，尿频急痛，舌苔厚腻，均当慎用何首乌。

（3）何首乌有降低血糖的作用，低血糖患者不宜长期大量服用。

【讨论】

（1）关于何首乌忌与天雄、乌头、附子、仙茅、姜、桂同用的问题。《神农本草经疏》首载“忌与天雄、乌头、附子、仙茅、姜、桂等诸燥热药同用”，主要是因为何首乌为补血之品，诸燥热之药有伤津耗血之弊，恐影响其补血功能的发挥，如欲遣用何首乌养血时，应注意此条提示，如果作其他之用，可不考虑其忌。

（2）关于生何首乌的毒性问题。何首乌传统一向为补肝肾、益精血、延年益寿的良好滋补品，历代对其禁忌、毒性少有记载。近年有学者称，生何首乌"味苦性寒，有小毒"，久服或过量服用会出现不良反应，药理研究也表明，生何首乌在动物实验中有一定毒性。因为何首乌为传统著名的抗衰老药，临床大剂量久服的机会较多，为了保证安全，建议以慎用为宜。

【文献选要】

○"苦、涩，微温，无毒。茯苓为之使，忌诸血、无鳞鱼、萝卜、蒜、葱、铁器，同于地黄，能伏朱砂"（《本草纲目》）。

○"茯苓为之使，忌猪羊血汁，恶萝卜、菜蔬"（《本草真诠》）。

○"勿犯铁器。茯苓为之使，忌葱、蒜、萝卜、诸血、无鳞鱼"（《炮炙大全》）。

○"何首乌为益血之药，忌与天雄、乌头、附子、仙茅、姜、桂等诸燥药同用"（《神农本草经疏》）。

○"与萝卜同食，能令人须发早白。犯铁器损人"（《本草必用》）。

○"禁犯铁器，忌莱菔、诸血，勿与天雄、乌、附、姜、辛、仙茅等同用，为其性敛味涩也"（《本经逢原》）。

○"生首乌味苦性寒，有小毒。对于该药的治证禁忌，诸家本草均不见载录。然本品性能润肠滑肠，因此对于素体脾虚湿盛，大便溏泄及湿痰较重者，不宜使用。何首乌久服或过量服用会出现不良反应，尤其是生首乌其反应更为明显，临床使用当引起注意"（《本草古籍常用药物应用禁忌考》）。

四十八、吴 茱 萸

吴茱萸系芸香科植物吴茱萸、石虎或疏毛吴茱萸的干燥将近成熟果实。味辛、苦，性热，有小毒，归肝、脾、胃、肾经，具有散寒止痛、降逆止呕、助阳止泻之功效。主要用于厥阴头痛，寒疝腹痛，寒湿脚气，经行腹痛，脘腹胀痛，呕吐吞酸，五更泄泻等病症。

【应用禁忌】

（1）脾虚肠弱，运化不足者忌用吴茱萸。吴茱萸味辛，气极浊劣，苦味伤脾，下气最速，多服泄人元气，故凡脾虚肠弱，运化不足者不可用。如中气不足，气短乏力，腹部坠胀，食纳无味，或脾虚泄泻，大便稀溏，肌肉瘦削，脉极细弱无力者，均当忌用。

（2）阴虚火盛，阴血不足者忌用吴茱萸。吴茱萸性温，辛燥耗伤阴血，有助阳升火之弊，凡阴虚火盛，血虚不足者不宜用。症见盗汗潮热，颧红心烦，舌质红苔少，或面色苍白，头晕心烦，失眠多梦，怔忡者，均当忌用。

（3）风热上攻，内热盛诸证均慎用吴茱萸。吴茱萸辛散苦泄，性热而温通，功能温散寒邪凝滞以止痛，临床宜于多种寒痛症。但对于风热上攻之头痛，以及肝阳上扰之头痛，吴茱萸又并非所宜。凡热盛诸证，如胃热呕吐、胃腹胀痛，经产腹痛因于热者均不可单用吴茱萸。

【讨论】

关于吴茱萸配伍禁忌问题。《本草经集注》有"恶丹参、消石、白垩，畏石英"的记载，后世本草多从此说。对吴茱萸的相恶相畏配伍禁忌未见有人研究，是非机制难明。近年药理实验研究表明，吴茱萸有恶番泻叶、蓖麻子的作用，甘草有恶吴茱萸的作用。据古方配伍规律，少有吴茱萸配伍甘草使用者，似可说明吴茱萸不宜与甘草同用，其相恶之缘由值得进一步研究。

另外，吴茱萸的传统炮制方法，都用甘草水制，《中华人民共和国药典》规定"取甘草捣碎，加适量水，煎汤，去渣，加入净吴茱萸，闷润吸尽后，炒至微干，取出，晒干。"从这个意义上说，吴茱萸之与甘草的配伍既相恶，也相畏，从疗效方面是相恶，从炮制方面是相畏，就临床应用而言当作不宜配伍处理。

【文献选要】

○"蓼实为使，恶丹参、消石、白垩，畏紫石英"（《本草经集注》）。

○"辛，阳中微阴。温中下气，腹痛温胃。与丹参、消石、五石英相反"（《洁古珍珠囊》）。

○"《心》云：去胸中逆气。不宜多用，辛热恐损元气……《衍义》云：此物下气最速，肠虚人服之愈甚"（《汤液本草》）。

○"味辛苦，性大热。多食动脾火，发浮肿虚患，发疮痔。有目疾火证者，忌食。勿同慈菇食"（《饮食须知》）。

○"气猛不宜多食，令人目瞪口开。若久服之，亦损元气。肠虚泄者，尤忌沾唇，为速下气故尔"（《本草蒙筌》）。

○"但气猛不宜多食，久服损元气，肠虚泄者尤忌沾唇"（《本草真诠》）。

○"然其性苦善降，若气陷而元气虚者，当以甘补诸药制而用之"（《本草正》）。

○"阳厥似阴，手足虽逆冷，而口多渴，喜饮水，大小便秘结，小便或通亦赤涩短少，此火极似水……此与桂、附、干姜之类同忌。呕吐吞酸属胃火者，不宜用；腹痛属血虚有火者，不宜用；赤白下痢，病名滞下，因暑邪入于肠胃，而非酒食生冷停滞积垢者，不宜用；小肠疝气，非骤感寒邪，及初发一二次者，不宜用；霍乱转筋，由于脾胃虚弱冒寒所致，而非寒湿生冷干犯肠胃者，不宜用；一切阴虚之证，及五脏六腑有热无寒之人，法所咸忌"（《神农本草经疏》）。

○"吴茱萸下气最速，为疏达肝气之圣品……多用亦损元气"（《本草汇笺》）。

○"椒气好下，茱萸气好上。其气冲膈，久服损神气，动火发疮，大肠虚泻者尤忌"（《握灵本草》）。

○"凡病非寒滞者大忌"（《本草必用》）。

○"吴萸辛热，故性上。气味俱厚，故善降。利大肠壅气，故治肠风痔痢。下产后余血，故产后必用之。然走气动火，昏目发疮，血虚有火者禁用"（《本草备要》）。

○"要皆气味辛燥所致，但走气动火，久服令人目昏发疮，以温肝经燥血故，血虚有火者尤忌"（《本草求真》）。

○"多服久服令人目昏发疮。血虚火旺尤忌之"（《医方十种汇编》）。

四十九、苦 杏 仁

苦杏仁为蔷薇科落叶乔木植物山杏、西伯利亚杏、东北杏或杏的成熟种子。性微温，味苦,有小毒,归肺、大肠经,具有止咳平喘、润肠通便之功效。主要用于咳嗽气喘、肠燥便秘等病症。

【应用禁忌】

(1)阴虚咳嗽慎用苦杏仁。苦杏仁功善止咳平喘,但其性微温,恐有伤阴助热之弊,故当慎用。如症见干咳无痰,咽干舌燥,痰黏不畅,舌红苔少者,不宜单用苦杏仁,可配伍养阴润肺之品。

(2)脾虚不运,或脾肾阳虚大便溏泻者慎用苦杏仁。苦杏仁富含油脂,又能开肺气,润肠而通便,故凡脾虚不运,或脾肾阳虚,火不生土,大便不实者不宜用。如症见消化不良,反复肠鸣腹泻,或稍有不慎则大便溏薄者,都应慎用苦杏仁,以免加重病情。

(3)苦杏仁有小毒,用量不可过大亦不宜久服。实验研究表明,苦杏仁苷经酶水解后,生成氢氰酸,少量氢氰酸能抑制呼吸中枢,从而发挥止咳平喘的临床效用,但用量过大则可导致中毒,故用量不可过大,婴幼儿尤当慎重。

(4)慢性腹泻患者忌多服久服苦杏仁,脱肛、子宫脱垂等气虚下陷者忌用苦杏仁。

【文献选要】

○ "元气虚陷者勿用,恐其沉降太泄"(《本草正》)。

○ "徐之才曰:得火良,恶黄芩、黄芪、葛根,畏蘘草"(《本草纲目》)。

○ "大都中病即已,不可多服,过则令人伤筋骨,泄痢忌用。戒粟米,畏犬肉"(《药鉴》)。

○ "杏仁性温,散肺经风寒滞气殊效。若阴虚咳嗽,肺家有虚热、热痰者忌之。风寒外邪,非壅逆肺分,喘急息促者,不得用。产乳,金疮无风寒击袭者,不得用"(《神农本草经疏》)。

○ "亡血家尤为切禁"(《本经逢原》)。

○ "因虚而咳嗽、便秘者忌之"(《本草从新》)。

○ "至书所言久服令人须眉发落,亦是耗气之故。今人以此混治阴虚喘嗽,及于亡血家妄投,其亦未明耗气损血之义也乎⋯⋯双仁者杀人,得火良,恶黄芪、黄芩、葛根"(《本草求真》)。

五十、杜 仲

杜仲系杜仲科落叶乔木植物杜仲的干燥树皮。味甘,性温,归肝、肾经,具有补肝肾、强筋骨、安胎之功效。主要用于肾虚腰痛,筋骨无力,妊娠漏血,胎动不安等病症。

【应用禁忌】

(1)阴虚火旺者慎用杜仲。杜仲补肾益肝,虽无显著益精血作用,但通过补肝肾可以促进精血化生,故肝肾虚损者宜之。但其性甘温,对肝肾阴虚、阴不制阳的火炎之证又当慎用。如肝阴虚而肝阳上亢者,症见头目胀痛,脑鸣眩晕,手足麻木,血压升高等,不可单用杜仲,应配伍滋阴潜阳之品,如石决明、牛膝、天麻、钩藤、黄芩等,《杂病症治新义》之天麻钩藤饮中遣用杜仲就是其意。

(2)实火内热诸证忌用杜仲。杜仲为温补之品,凡外感风热,实火内热诸证均当禁用。如阳明经腑证,大渴引饮,壮热汗出,大便不通,腹胀拒按,以及饮食停痰滞积之实证者都当禁用。

（3）杜仲有降低血压的作用，故低血压患者不宜长期大量服用。

【讨论】

关于杜仲安胎的禁忌问题。历代医家习用杜仲治肝肾不足，冲任不固的胎动不安，如《圣济总录》杜仲丸为其代表。近人严鸿志在《女科精华》中提出有关杜仲、续断用于安胎之禁忌，实际上是临床上的辨证问题。我们常用杜仲安胎，未发现有"轻则伤及儿命，重则殒其母命"的严重后果，也未见相关报道。但"人命关天"，绝非小事，谨录此，以供研究。

【文献选要】

○ "凡为丸、散、煎汤，最恶玄参、蛇蜕"（《本草蒙筌》）。

○ "恶玄参、蛇蜕。味辛，气平温，气味俱薄，降也，阳也，无毒"（《本草真诠》）。

○ "内热火盛者，亦当缓用"（《本草正》）。

○ "肾虚火炽者不宜用。即用，当与黄柏、知母同入"（《神农本草疏》）。

○ "内热、精血燥，二者禁用"（《得配本草》）。

○ "凡肾虚肾寒脚弱之病，用之最宜，若气陷气弱之辈，断不可服，以其最引气下行，而无上升坚固之意"（《万病疗法大全》）。

○ "夫胎堕本忌血行气陷，其服此二味（杜仲、续断），亦有奏功者，以人身气血贵乎温通，堕胎之因不一，亦有因肾气不温，经血凝滞而胞胎失荫者，得此二味，则气煦血濡，不滞不漏，而胎自安矣，非为下虚上实之证设也。故胎堕而尺强寸弱者，动作少气者，表虚恶风汗出者，心下悬饥，得食则止者，一身之气尽欲下堕者，皆在禁例……苟不知审顾区别而一概妄用之，则不但不能安胎，反能催胎、堕胎，轻则伤及儿命，重则殒其母命"（《女科精华》）。

○ "肝肾阴虚，而无风湿病，乃因精乏髓枯，血燥液干而成痿痹，或佝偻，以俯仰屈伸不用者，又忌用之"（《本草汇言》）。

五十一、牡 蛎

牡蛎系牡蛎科动物长牡蛎、大连湾牡蛎，或近江牡蛎的贝壳。味咸，性微寒，归肝、胆、肾经，具有重镇安神、潜阳补阴、软坚散结、收敛固涩之功效。主要用于惊悸失眠，眩晕耳鸣，瘰疬痰核，癥瘕痞块，自汗盗汗，遗精崩带，胃痛泛酸等病症。

【应用禁忌】

（1）阳虚寒盛者慎用牡蛎。牡蛎味咸性寒，且能收敛固涩，故表阳虚衰、阴寒外袭者不宜用，如症见外感风寒或寒湿，恶风恶寒，身体疼痛，头痛无汗，脉浮而紧者，或腹胀腹泻，纳呆，大便干结，消化欠佳者，当慎用牡蛎。

（2）阴寒内盛，肾虚无火者慎用牡蛎。牡蛎敛阴退阳，清热补水，故肾阳不足，命门火衰者不宜用。如腰酸冷痛，四肢不温，小便清长，夜尿频多，或滑精遗泄，苔白薄，舌质淡白不红，脉象细沉等，均当慎用牡蛎。

（3）对牡蛎过敏者忌用牡蛎。

【文献选要】

○ "……恶麻黄、茱萸、辛夷"（《本草经集注》）。

○ "……恶麻黄、辛夷、吴茱萸，伏硇砂"（《本草纲目》）。

○ "凡病虚而多热者宜用，虚而有寒者忌之。肾虚无火、精寒自出者非宜"（《神农本草经疏》）。

○ "虚而热者宜之，有寒者勿用"（《本草必用》）。

○ "虚而热者宜之，有寒者禁与"（《药性分类》）。

○ "体虚而多寒者忌服……多服久服易致纳呆，腹胀和便秘"（《中华临床中药学》）。

五十二、羌　活

羌活系伞形科多年生草本植物羌活及宽叶羌活的根茎及根。性温，味辛、苦，归膀胱、肾经，具有解表散寒、祛风胜湿、止痛之功效。主要用于风寒感冒，头痛身痛，风寒湿痹，肩臂疼痛等病症。

【应用禁忌】

（1）虚人外感慎用羌活。羌活味辛、苦，性温，气雄而浓烈，发散之力较强，故虚人外感虽有头身疼痛之表证，亦当慎用羌活。如临床症见气短自汗的气虚感冒，面色无华、眩晕心悸的血虚感冒，以及口咽干燥、舌红少苔的阴虚感冒等，虽有外感也不可单用羌活。如临床通过辨证确属必用，也应分别通过配伍补气、养血、养阴等药物应用，剂量不可过大，以免出现不良反应。

（2）外感风热、温热，或内热为患诸证忌用羌活。羌活温性较强，且其味苦，又能化燥生火，故凡因热邪所致诸证不宜。如外感风热，或温病初起，虽有恶寒身痛，又见汗出热不退，咽喉红肿，脉洪数有力，舌红苔黄，或胃中实热，口苦口渴，大便干燥，牙龈红肿热痛，头身疼痛者，均当忌用羌活，以免助火加重病情。

（3）羌活气味浓烈，用量过多易导致呕吐，故脾胃虚弱者不宜服用。

【文献选要】

○ "惟其气雄，大能散逐，若正气虚者忌用之"（《本草正》）。

○ "气雄而治足太阳感邪头痛，风湿寒三气皆邪也，为膀胱引经之药。四肢百节，一身尽痛。若血虚头痛及遍身肢节痛，误用增剧"（《本草必用》）。

○ "羌活治肢节痛，因于风者宜之，若血气虚而痛者，误用之反致增剧"（《杂证痘疹药性主治合参》）。

○ "真气不足者忌之，惧虚虚也"（《本草经解要》）。

○ "风湿，宜重用；表风寒，须轻用。气血虚而遍身痛者禁用"（《得配本草》）。

○ "但羌活性雄，力非柔懦，凡血虚头痛及遍身肢节痛者，皆非所宜，伤气损血"（《本草求真》）。

○ "此风药也，为祛风、散寒、除湿之要品。若血虚头痛，遍身疼痛，骨痛，因而作寒热者，俱属内伤症，二活皆是风药，能燥血，均忌，误用必反剧"（《本草害利》）。

五十三、芦　根

芦根系禾本科多年生草本植物芦苇的根茎。味甘，性寒，归肺、胃经，具有清热生津、除烦止呕之功效。主要用于热病烦渴，胃热呕哕，肺热咳嗽，肺痈吐脓，热淋涩痛等病症。

【应用禁忌】

（1）脾胃阳虚，或素有内寒者忌用芦根。芦根可用以止呕，但只能用于因热而致呕者，对于脾胃阳虚内寒而致呕者，芦根反而不能用。故凡是胃脘冷痛，泛清水，呕吐恶心，大便不实，舌淡苔薄白者，均应忌用。

（2）阳虚阴盛所致痰饮咳喘忌用芦根。"病痰饮者，当以温药和之"。芦根性寒，自当不宜，但病痰饮者如在胃以呕吐为主，在胸肺者以咳嗽气急胸痛为主，都与芦根主治病症相关，只不过痰饮之病机多属阳虚阴盛，肺、脾、肾三脏气化失调，与芦根的性能、功效不符，故当忌用。

【文献选要】

○ "因寒霍乱作胀，因寒呕吐勿服"（《本草经疏》）。

○ "实热相宜，虚热不宜用"（《医方十种汇编》）。

五十四、苍　术

苍术系菊科植物茅苍术或北苍术的根茎。性温，味辛、苦，归脾、胃、肝经，具有燥湿健脾、祛风化浊、明目解表之功效。主要用于湿阻中焦，风寒湿痹，青盲、雀盲等病症。常用剂量为5～10g。

【应用禁忌】

（1）阴虚内热，气虚多汗者忌用。

（2）苍术味苦性温燥，除湿之力颇强，大量久服，伤津耗液，可导致大便燥结难下，故便秘、痔疮属阴血虚亏者忌用。

（3）阴虚内热之出血倾向者慎用苍术，配伍玄参、生地可化忌为宜。

（4）凡见舌质红赤，舌苔少或剥苔者慎用苍术。

【文献选要】

○ "有邪者宜用，无邪者禁忌"（《药鉴》）

○ "忌食桃、李、菘菜、雀肉、青鱼"（《本草原始》）。

○ "凡病阴虚血少，精不足，内热骨蒸，口干唇燥，咳嗽吐痰，吐血，鼻衄，咽塞，便秘，滞下者，法咸忌之。术燥肾而闭气，肝肾有动气者勿服"（《神农本草疏》）。

○ "辛温燥烈，大便燥结，多汗者忌用。余与白术禁例同"（《本草害利》）。

五十五、苍　耳　子

苍耳子为菊科植物苍耳带总苞的果实。味苦，性辛温，有小毒，归肺经，具有通鼻窍、祛风湿、止痛之功效。主要用于鼻渊而见头痛，不闻香臭，时流浊涕，以及外感风寒所致的头痛及头风头痛等病症。

【应用禁忌】

（1）血热、风热及内热诸证慎用苍耳子。苍耳子性温，苦燥，善祛风止痒，主治鼻塞不通，风瘙瘾疹，然对血热风热者不宜。如症见鼻塞不通，涕多黄稠，斑疹红赤肿胀，瘙痒灼热，大便干燥，舌红口干，口苦，小便赤涩者，均当慎用苍耳子。

（2）阴虚血虚、火热上攻诸证忌用苍耳子。苍耳子辛温疏达，具升浮之性，"能上达巅顶，疏通脑户之风寒，为头风病之要药"（《本草正义》）。苍耳子善治头痛、牙痛，但因阴虚血虚所致者不宜用。如症见自觉火热上攻之头痛，口干思冷饮，口苦目赤，心烦易怒，脉弦细有力，舌红苔少，或面色苍白，头眩晕而痛，气短乏力，唇、舌、爪、甲淡白不华者，均当忌用苍耳子。

（3）苍耳子对肝肾有毒性，临床不宜过量服用。

【讨论】

关于服用苍耳子"忌食猪肉"的问题。服用苍耳子，历代本草有不少"食忌"的记载，如《新修本草》谓"忌食猪肉、米泔"；《饮膳正要》谓"马肉不可与苍耳同食"；《本草纲目》谓"忌猪肉""犯之则遍身发出赤丹"；《本草求真》谓"服此药最忌猪肉及风邪，猪肉动风，风助湿，犯则遍身发出赤丹，而致病亦增甚耳"。现代临床用苍耳子者，均未强调忌食猪肉，少见出现赤丹反应者。古代相关记载可能是服用苍耳子过敏反应的偶合，有待进一步研究。

【文献选要】

○"黄帝云：戴甲苍耳不可共猪肉食，害人。食甜粥复以苍耳子下之成走注，又患两胁，立秋后忌食之"（《备急千金要方》）。

○"散气耗血，虚人勿服"（《本草从新》）。

五十六、补 骨 脂

补骨脂系豆科补骨脂属一年生草本植物补骨脂的干燥成熟果实。味辛、苦，性温，归肾、脾经，具有温肾助阳、纳气止泻之功效。主要用于阳痿遗精，遗尿、尿频，腰膝冷痛，肾虚作喘，五更泄泻，外用治白癜风、斑秃等病症。

【应用禁忌】

（1）阴虚火旺诸证忌用补骨脂。补骨脂为温肾燥火之品，能温阳助火，易伤阴液，故凡阴虚火旺，相火妄动，症见阳强易举，口燥咽干，梦遗烦躁，失眠心悸，大便干结，尿少尿血，舌红苔少，脉细数者忌用。

（2）外感风温、风热诸证禁用补骨脂。补骨脂味苦，性大温，苦燥能伤津，辛能发汗，温能助热，故凡外感风温、风热，症见发热微恶风寒，多汗口渴，头痛咽喉肿痛，舌红苔黄，脉浮数者当禁用，以免加重病情。

（3）里热实证禁用补骨脂。里热实证包括阳明经证，症见壮热、大汗出、大渴引饮和脉象洪大有力；阳明腑实证，腹部胀满而拒按，大便干燥不解，舌苔黄燥少津，脉实而有力者，或湿热下注，下肢萎软无力者，如再用补骨脂之温，尤"火上浇油"，故当切禁。

（4）孕妇慎用补骨脂。补骨脂大温而辛燥，或能消铄津血坠胎，对于本来多热的孕妇不利，而现代药理研究证实补骨脂有兴奋子宫平滑肌的作用，故孕妇当慎用。

【讨论】

关于孕妇禁用补骨脂的问题。清代有本草著作称"妊妇禁用"补骨脂。《药性分类》有云："又能堕胎"。但《开宝本草》却认为补骨脂能治"妇人血气胎堕"。其他如《伤寒保命集》之通气散，配伍补骨脂治妊娠腰痛；《中医医案医话集锦》用双生固胎饮、《中医妇科治疗学》有补肾安胎丸等，均配用补骨脂治妊娠胎动不安之证，当今《中华人民共和国药典•一部》也未载妊娠禁用之说；但毕竟补骨脂性温热，仍当慎用为妥。如果辨证准确，通过恰当的配伍，则不必禁忌。

【文献选要】

○ "恶甘草，忌羊肉"（《本草集要》）。

○ "恶甘草须知，忌芸薹、羊肉"（《本草蒙筌》）。

○ "惟其气辛而降，所以气虚气短，及有烦渴眩运者，当少避之。即不得已，用于丸中可也"（《本草正》）。

○ "补骨脂，阳药也。凡病阴虚火动，阳道妄举，梦遗，尿血，小便短涩，及目赤，口苦，舌干，大便燥结，内热作渴，火升目赤，易饥嘈杂，湿热成痿，以致骨乏无力者，皆不宜服"（《神农本草经疏》）。

○ "但性味辛温，少年色欲劳损，阴虚内热者，不宜用"（《药品化义》）。

○ "但性过于燥，反阴虚有热，大便闭结，阳道妄举，梦遗便短，易饥嘈杂，骨乏无力者，皆不宜服"（《本草汇》）。

○ "若水亏火旺者，非其所宜，妊妇禁用。以其大温而辛，火能消物堕胎耳"（《杂症痘疹药性主治和参》）。

○ "阴虚下陷，内热烦渴，眩运气虚，怀妊，温燥气降，心胞热，二便结者，禁用"（《得配本草》）。

○ "若因水衰火盛而见精流泄泻，或因气陷而堕胎者切忌"（《医方十种汇编》）。

○ "此性燥助火，凡病阴虚火动，阳道妄举，梦遗尿血，小便短涩，及目赤口苦舌干，大便燥结，内热烦渴，火升嘈杂，湿热成痿，以致骨乏无力者，皆忌服"（《本草害利》）。

五十七、诃　子

诃子系使君子科植物诃子或绒毛诃子的干燥成熟果实。味苦、酸、涩，性平，归肺、大肠经，具有涩肠敛肺、降火利咽之功效。主要用于久泻久痢，便血脱肛，肺虚喘咳，久嗽不止，咽痛音哑等病症。

【应用禁忌】

（1）外感初起慎用诃子。诃子味酸涩而苦，能收敛，有敛邪之弊，不利于外感初起，有碍外邪的表散。故外感风寒、风热、风湿，以及风温初起，症见发热恶寒，肢体酸痛重，头痛头胀，无汗或少汗，鼻塞涕多等，均当慎用诃子。

（2）湿热积滞，气阻不畅诸证忌用诃子。诃子苦重沉降，酸涩收敛，守而不走，故湿热积滞，气阻不畅诸证不宜用，凡临床表现为胸闷腹胀，不思饮食，身重而热，汗出不畅，头时昏蒙，或小便黄浊量少，女子带下黄稠，秽浊有味，舌苔黄腻而厚者，均当忌用诃子。

（3）咳嗽初起慎用诃子。诃子可以用于止咳，但仅宜于久咳痰少，而不可用于咳嗽初起者。盖初起之咳多由外邪所致，或肺气不宣，或痰浊阻滞，肺气不降，早用诃子收敛，令外邪不去，正气难复，痰涎阻塞，咳嗽更剧，故凡恶寒发热，鼻塞清涕，脉浮或痰多而稠者，均当慎用诃子。

（4）诃子味酸涩而苦，能收敛，故小便不利、大便秘结者慎用。

【讨论】

（1）关于"表证未解慎用诃子的问题"。历代方书有这一说法，《中药学》教材在使用注意中也有"凡有表邪，内有湿热积滞者忌服"的告诫。考古今提出这一禁忌者，均出于诃子味酸、涩、敛肺，有敛邪之虞。但据临床所见，外感所致咽喉不利、声音嘶哑者用诃子，并未见到影响表邪外散的不良反应，也未发现诃子收涩导致感冒缠绵不愈的病例，因此，表证未解慎用诃子之说似可解除，不必拘泥。

（2）关于"虚人不宜独用诃子"的问题。文献中有"气虚不可轻用"的记载，认为诃子泄气，气虚之人不可多服、久服。但《本草衍义》却说："气虚人亦宜。"这两种说法，实际上都主张用，但不要单用，对于气虚之人临床上通过配伍，不仅可用而且疗效很好，不必禁忌。

【文献选要】

○"诃黎勒，气虚人亦宜，缓缓煨熟，少服。此物虽涩肠，而又泄气，盖其味苦涩"（《本草衍义》）。

○"《经》曰：肺苦气上逆，急食苦以泄之，以酸补之。诃子苦重泻气，酸轻不能补肺，故嗽药中不用"（《汤液本草》）。

○"气虚人忌多服"（《本草品汇精要》）。

○"元气怯虚，不可多饵。入足厥阴、阳明、少阴、手太阴、阳明经……味苦酸涩，有收敛降火之功。性急喜降，气实者宜之，气虚者恐反泄，不宜多服。未熟时风飘坠者，谓之随风子，尤珍贵。初泄痢不宜骤用，恐积未尽去也。《本草》不入。嗽药，以其味不大酸耳，然入之甚验，无妨。痰嗽咽喉不利，含二三枚殊胜"（《本草约言》）。

○"杲曰：肺苦气上逆，急食苦以泄之，以酸补之。诃子苦重泻气，酸轻不能敛肺，故嗽药中不用……时珍曰：诃子同乌梅、五倍子用则收敛，同橘皮、厚朴用则下气，同人参用则能补肺治咳嗽。东垣言嗽药不用者，非矣。但咳嗽未久者，不可骤用尔"（《本草纲目》）。

○"其有上焦元气虚陷者，当避其苦降之性"（《本草正》）。

○"诃子性温而味涩，涩主敛，不主散。故咳嗽因于肺有实热；泄泻因于湿热所致；气喘因于火逆冲上；带下因于虚热，而不因于虚寒；及肠澼初发，湿热正盛，小便不禁，因于肾家虚火，法并忌之。至于滞下必本湿热，喘嗽实由肺火，用之立致杀人"（《神农本草经疏》）。

○"苦重泻气，酸轻不能补肺，故嗽药中不用"（《药镜》）。

○"但苦能泄气，真气太虚者，宜少用之"（《药品化义》）。

○"然苦多酸少，虽涩肠而泄气，气虚及嗽痢初起者，忌服"（《本草备要》）。

○"虽有收脱止泻之功，然苦味居多，服反使气下泄……收脱止泄，仍降痰火除滑。第性兼收涩，外邪未除，其切禁焉"（《本草求真》）。

○"嗽痢初起，气虚肺热，湿热，火冲气喘，均忌"（《本草撮要》）。

○"敛肺收脱，开音止渴，痰嗽喘急，泻痢脱肛，利咽喉，通津液，肠风崩带。咳嗽泻痢初起与火热喘急，禁之"（《药性分类》）。

○"但泄气下降。倘真气太虚者，不宜用也"（《药义明辨》）。

○"气虚及暴嗽、初泻，不可轻用"（《医学入门》）。

○"虚人不宜独用"（《本草求真》）。

○"嗽痢初起，外邪未出，尤为切忌"（《医方十种汇编》）。

○"传统认为，诃子收敛，新病外感不宜用。验之临床，用于外感咳嗽，声嘶哑，颇有效验，未见敛邪之虞"（《中医百家药论荟萃》）。

五十八、沉　香

沉香系瑞香科植物沉香或白木香含树脂的木材心。味辛、苦，性微温，归脾、胃、肾经，具有行气止痛、温中止呕、纳气平喘之功效。主要用于胸腹胀痛，胃寒呕吐，气逆喘咳等病症。常用剂量为1～3g，宜后下；研磨服0.5～1.5g；或入丸、散。

【应用禁忌】

（1）沉香辛温助热，故阴虚火旺、实热内炽者慎用。

（2）气血下陷，脏器下垂，子宫脱垂者忌用沉香。

（3）沉香为香燥之品，有耗血之弊，故血虚者忌用。

【文献选要】

○"沉香，治冷气、逆气、气郁、气结，殊为要药。然而中气虚，气不归元者忌之。心经有实邪者忌之。非命门真火衰者，不宜入下焦药用"（《神农本草经疏》）。

○"又云血虚不用沉香，为其香剂多燥，未免伤血，必下焦虚寒者宜之。若水脏衰微，相火炎盛者，不宜用"（《本草汇笺》）。

○"辛苦性温，下气堕痰，暖经助阳……气虚下陷，阴亏火旺者，忌之"（《药性分类》）。

○"阴亏火旺者，切勿沾唇"（《本草从新》）。

五十九、辛　夷

辛夷为木兰科植物望春兰、玉兰或武当玉兰等的花蕾。味辛，性温，归肺经、胃经，具有散风寒、通鼻窍之功效。主要用于外感风寒，头痛，鼻塞，鼻渊，不闻香臭，浊涕常流等病症。

【应用禁忌】

（1）实热内盛不宜单用辛夷。辛夷辛温，善通鼻窍，然对实热内盛，或风热上攻，或风寒郁久化热者不宜。如临床表现为鼻孔红肿，疼痛，鼻塞，流黄黏稠涕，不易擤出，或鼻痒气热，或见发热、恶风、汗出，舌苔黄而脉数者，均不可单用辛夷。

（2）阴虚火炎者忌用辛夷。辛夷味辛，性燥，能散上行，有伤阴升火之弊，药理研究表明，对鼻腔血管有明显的收缩作用，故阴虚火炎者虽见鼻窍不通，亦当忌用辛夷。如症见鼻腔干燥，灼热疼痛，或痒，少涕或无涕，兼咽干舌燥，大便干结，舌红苔少者，均当忌用辛夷。萎缩性鼻炎应慎用辛夷。

（3）本品有毛，可刺激咽喉，若入汤剂内服时，宜用纱布包煎。

【文献选要】

○ "气虚人偶感风寒而鼻塞者，禁之，头脑痛，属血虚火炽，及齿痛属胃火者，服之转甚，毛射入肺中，令人咳"《本草害利》。

○ "但血虚火炽及偶感风寒，不闻香臭者忌用"（《医方十种汇编》）。

○ "按辛香走窜，体虚者，鼻塞属外感者，头痛属血虚火炽者，悉忌之"（《罗氏会约医镜》）。

○ "本品对子宫有收缩作用，孕妇用量不可过大"（《中华临床中药学》）。

六十、连　翘

连翘系木犀科植物连翘的干燥果实。味苦，性微寒，归肺、心、小肠经，具有清热解毒、消肿散结之功效。主要用于治疗痈疽，瘰疬，乳痈，丹毒，风热感冒，温病初起，温热入营，高热烦渴，神昏发斑，热淋尿闭等病症。

【应用禁忌】

（1）脾胃虚弱者忌用连翘。连翘苦寒伤胃，清而无补益之功，故脾胃虚弱者不宜用。临床表现为脾胃虚弱，纳食不强，或稍多则胀满作泻，或兼四肢无力，气短消瘦，面色淡黄，脉细弱无力者，当忌用连翘。

（2）虚而有火者慎用连翘。连翘清热解毒，宜于实火，凡阴虚内热，虚阳之火，或中气不足，阴火上乘之热，均应以补为治，不宜用连翘。如潮热盗汗，两颧发红，心烦不寐，苔少质红脉细数，或气短乏力，纳差便溏，低热缠绵，脉弱无力者，均当忌用连翘。

（3）痈疽溃后不宜用连翘。连翘苦燥，能伤气阴，痈疽溃后，脓血外溢，大伤气血，连翘唯实者宜之，虚者多致虚虚之害，故不宜遣用。

（4）气虚发热，痈疽已溃、脓稀色淡者，忌用连翘。

【文献选要】

○ "治诸血证，以防风为上使，连翘为中使，地榆为下使，不可不知。惟实者宜用之"（《本草约言》）。

○ "实人宜用，虚者勿投"（《本草蒙筌》）。

○ "连翘清而无补之药也。痈疽已溃勿服；火热由于虚者勿服；脾胃薄弱，易于作泄者勿服"（《神农本草经疏》）。

○ "清而无补之药，中病即止。痈疽已溃勿服"（《本草必用》）。

○ "然多用胃虚食少，脾胃不足者慎之。且清而无补，痈疽溃后勿服。火热由于虚者，忌投"（《杂症痘疹药性主治合参》）。

○ "第其为物苦燥，虚者多致危困，惟实者宜之。丹溪：痈疽已溃勿服，火热由于虚者勿服，脾胃薄弱，易于作泄者弗服"（《本草述钩元》）。

○ "清而无补之品，痈疽溃后勿服，火热由于虚者勿服。苦寒碍胃，多饵即减食，脾胃薄弱，易作泄者勿服"（《本草害利》）。

○ "其性苦寒，多饵减食，痈疽溃后勿用"（《药性分类》）。

○ "按连翘苦寒，多饵坏胃减食，慎之，疮溃后及虚热者忌投"（《罗氏会约医镜》）。

六十一、阿　胶

阿胶系马科动物驴的皮，经漂泡去毛后熬制而成的胶块。味甘，性平，归肺、肝、胃经，具有补血止血、滋阴润肺之功效。主要用于血虚萎黄，眩晕心悸，肌痿无力，心烦不眠，虚风内动，肺燥咳嗽，劳嗽咯血，吐血尿血，便血崩漏，妊娠胎漏等病症。

【应用禁忌】

（1）脾胃虚弱者忌用阿胶。阿胶质黏腻，滞脾胃而滑大肠，故凡阳衰土湿，胃腹冷痛，纳食欠佳，嗳气胀满，呕恶上逆，大便稀薄或泄泻者当忌用。此外，对于脾虚不运，湿浊中阻，或暴饮暴食，积滞不消如嗳腐吞酸，腹胀腹痛，呕吐腹泻，舌苔厚腻而浊者，当禁用阿胶，否则既可加重临床症状，又能碍湿导致病邪缠绵难去。

（2）寒痰留饮者忌用阿胶。阿胶味甘性平，善补阴血，可用于咳嗽，但对于阳虚体质，寒盛，水饮阻滞，凝结为痰者不宜用。故凡素有痰浊，又兼外寒，症见痰色白而清稀，胸闷咳喘，形寒肢冷，或胃脘胀闷，喜温恶寒，呕吐痰涎，尿清便溏等均当忌用阿胶。

（3）外感初起，慎用阿胶。阿胶性补益，有恋邪之弊，对于外感初起，不论风寒、风热、风温，其初起邪气尚盛之人都不宜用。如临床表现为恶寒发热，无汗身痛，鼻阻多涕，或咽痛红肿，或头重如裹，脉浮紧或浮数，均当慎用阿胶，以免恋邪生变。

【文献选要】

○ "得火良，畏大黄"（《本草经集注》）。

○ "其嗽、痢、血证，惟久而虚者宜之。若邪盛而初发者，皆不可用，恐强闭其邪，致生他证也"（《本草约言》）。

○ "薯蓣为之使。畏大黄"（《本草纲目》）。

○ "若初发邪胜者，不可骤用，恐强闭其邪，致生他证也"（《药鉴》）。

○ "胃弱呕吐，有寒痰留饮者，当忌之"（《本草汇言》）。

○ "其气味虽和平，然性黏腻，胃弱作呕吐者，勿服。脾虚食不消者，亦忌之"（《神农本草经疏》）。

○ "胃弱作吐，与脾虚食不消者，忌之"（《本草汇》）。

○ "泻者忌用"（《本草备要》）。

○ "其性滋润凝滞，最败脾胃而滑大肠，阳衰土湿，饮食不消，胀满滑溏之家，甚不相宜"（《长沙药解》）。

○ "而暴热为患者，或外感抑郁为患者，或怒气初盛为患者，亦当审用"（《本草述》）。

○ "肺气下陷，食积呕吐，脾胃虚弱，三者禁用"（《得配本草》）。

六十二、附 子

附子系毛茛科多年生草本植物乌头的子根加工品。味辛、甘，性大热，有毒，归心、肾、脾经，具有回阳救逆、补火助阳、散寒止痛之功效。主要用于亡阳虚脱，肢冷脉微，阳痿宫冷，心腹冷痛，虚寒吐泻，阴寒水肿，阳虚外感，寒湿痹证等病症。

【应用禁忌】

（1）阴虚阳亢者禁用附子。附子辛热燥烈，易伤阴助火，损津耗液，故凡阴虚阳亢，症见口燥咽干，眩晕失眠，潮热盗汗，五心烦热，午后颧红，尿少色黄，大便干结，舌红少苔，脉细数者当禁用。

（2）真热假寒者禁用附子。附子秉性纯阳，味辛气温，火性迅发，无所不到，仅宜于阴寒内盛之证，倘真热假寒，症见身虽大寒而反不欲近衣，口渴而喜冷饮，胸腹灼热，按之灼手，脉滑数有力，苔黄燥起刺者，断不可误用附子。

（3）温病、热病禁用附子。附子性大热，有毒，按《内经》"热者寒之"的原则，温热诸证都当禁用，如临床表现为发热不恶寒，汗出而热不退，疮疔红肿，口渴饮冷，心悸躁烦，苔黄质红，脉数者，应禁用，以免以热助热，病情加重。

（4）阴虚、血亏、液少者慎用附子。附子为温散寒邪的猛药，温而损液，辛散伤血，故阴血虚者，附子不能补益，故当慎用，对血液衰少者又见阳衰，附子不可单用，且剂量不可过大，宜配伍大剂人参、黄芪、当归、白芍方可。

（5）妊娠妇女禁忌用附子。附子禁用于妊娠的理由有二：一是其性辛温而大热，用于多热的妊妇有害；二是附子有毒，恐对胎儿造成危害。历代医家均避而远之，故"妊娠禁忌"已被公认。

（6）附子不宜与贝母、半夏、瓜蒌、白及、白蔹同用。关于附子反贝母、半夏、瓜蒌、白及、白蔹之说，《神农本草经》和《本草经集注》都未载，但因附子乃乌头同一植物的子根，故相沿附子也与上述诸药相反，《中华人民共和国药典》也记载这一配伍禁忌，为了临床应用安全，目前仍当遵守，不可违禁。

（7）附子不可生用。附子有毒，入药为降低其毒性不良反应，须经炮制以后方可应用。同时为了保证用药安全，在入煎剂时，还应久煎，以减其毒，一般应先煎 30～60 分钟，剂量加大时，煎煮时间还应增加。目前临床上所用附子都是炮制后的"制附子"，切忌用生附子入药，以防中毒。

（8）附子低剂量使血压升高，大剂量先降后升，故高血压患者不宜单独服用；附子有明显的强心作用，应避免与兴奋中枢神经及促进心脏功能的药物同用。

【讨论】

（1）关于附子孕妇禁忌问题。附子"孕妇忌服"，古已有之，《中华人民共和国药典》载有"孕妇禁用"。但在中医文献中亦有不遵这一禁忌者，如《金匮要略·妇人妊娠脉证并治》载"妇人妊娠六、七月……当以附子汤温其脏"，此为附子温阳祛寒，治妊娠阳虚寒盛之证。《医学衷中参西录》载张锡纯治少妇早孕，上有寒饮，下有寒积，用理饮汤去桂枝加附子煎服，附子初用 10g，后用至 24g，连进 10 余剂而愈。现代医家也有妊娠遭用附子的报道。但是据慢性毒性试验研究表明，附子所含的3-乙酰乌头碱虽无致畸作用，但有胚胎毒性［中国药理学与毒理学杂志，1987，（2）：23］，提示孕妇仍当禁忌为妥。

（2）关于附子与贝母、半夏、瓜蒌、白及、白蔹的配伍禁忌。附子与上述各药的配伍禁忌，是由传统的"十八反"中推导而来，相沿成习，以致难以破禁。古今文献将附子与上述药物配伍应用者并不少见，现代虽对这一问题进行了一些研究，提示有关"十八反"的相关药物配伍不是绝对禁忌，但也并不等于绝对安全，因此，目前临床仍应慎重，不可违禁。

（3）关于禁用生附子的问题。附子是一味治病救人的良药，用之得当，屡治大病。但附子有毒，尤其生附子有大毒，这是客观事实，过去在药房中备有生附子，后来因为用法、煎法、用量不当，常常发生中毒医疗事故，近年药房都是制附子，生附子已被禁用。对于这个问题，不少医家提出异议，认为"是药皆毒""能用毒药，方为良医"，不可因噎废食。清代柯韵伯曾说："今之畏事者，用乌、附数分，必制熟而后敢用，更以芩、连监制之，焉能挽回危证哉。"附子祛寒止痛，生用较制用疗效好得多。附子的抗炎、镇痛的主要成分为乌头碱、次乌头碱等，这些成方经炮制、久煎，则分解为抗炎作用较弱的苯甲酰基乌头原碱类衍生物。附子用于抗炎止痛，生用最好，煎煮时间不宜太长。但是附子的毒性之大小，与产地、品种、剂量密切相关，临床追求疗效还必须保证安全，具体的剂量、煎煮时间应严格掌握，以防中毒。

【文献选要】

〇 "地胆为之使，恶蜈蚣，畏防风、甘草、黄芪、人参、乌韭、大豆"（《本草经集注》）。

〇 "妊娠不可服"（《本草品汇精要》）。

〇 "……孕妇忌煎，堕胎甚速"（《本草蒙筌》）。

〇 "辛，温，有大毒。之才曰：地胆为之使，恶蜈蚣，畏防风、黑豆、甘草、人参、黄芪。时珍曰：畏绿豆、乌韭、童溲、犀角，忌豉汁"（《本草纲目》）。

〇 "非大虚寒之症，不可轻用。孕妇勿用"（《药鉴》）。

〇 "若非阴寒寒湿，阳虚气弱之病，而误用于阴虚内热，血液衰少，伤寒，温病，热病，阳厥等证，靡不立毙……凡病属阴虚及诸火热，无关阳弱，亦非阴寒，法所当忌"（《神农本草经疏》）。

〇 "若病阴虚内热或阳极似阴之证，误用之，祸不旋踵"（《本草汇言》）。

〇 "此乃气虚阳分之药，入阴虚内热者服之，祸不旋踵。怀孕禁用"（《药品化义》）。

〇 "若非阴寒寒湿，阳虚气弱之病，而误用之于阴虚内热，血液衰少，伤寒温病，热病阳厥等证，靡不立毙……病属阴虚，及诸火热无关阳弱，亦非阴寒，法所当忌。倘误犯之，轻变为重，重者必死"（《本草汇笺》）。

〇 "能堕胎，孕妇亦大忌之……疗风寒湿痹，手足麻木，瘫痪疼痛，或拘挛不能动履，必无热症者可用。若邪郁日久为热，大忌。止脾肾冷泄，如洞泄完谷，澄澈清冷，肾火虚衰，五更泄泻，然肾泄亦有不可用热药者。除心腹寒痛，温暖脾胃之功，因热痛者，勿误投之。能消水气浮肿，必口不渴，不烦满，大便溏，小便虽少而不赤涩，内无热者，方可用之。善医寒疝腹痛，若属湿热，则大忌之矣……至若阴虚内热骨蒸，血液衰少诸病，吐衄肠红崩漏，均为大忌。老人精绝，少年失志，极不适意之候，暑月湿热，皆令阳痿，不可误服辛热"（《本草必用》）。

○ "好古曰：非身凉而四肢厥逆者，不可僭用，服附子以补火，必防涸水……但阴极似阳，服之不宜热投"（《本草求真》）。

○ "附子，辛、甘，有毒，大热纯阳。其性浮而不沉，其用走而不守，通行十二经，无所不至。若热霍乱者，禁用也……能助阳退阴，杀邪辟鬼，通经堕胎"（《务中药性》）。

○ "大热纯阳，其性浮多沉少。若内真热，而外假寒，阴虚内热，血液衰少，伤寒，温疫，热霍乱，阳厥等症，投之靡不立毙。谨列其害于后。医师令命，宜深凿之，亦人之大幸也。凡病人一见内热口燥，咽干口渴，渴欲引饮，咳嗽痰多，烦躁，五心烦热，恶寒，阴虚内热外寒，虚火上攻齿痛，脾阴不足，以致饮食无味，小便黄赤短涩及不利，大便不通或燥结，腹内觉热闷，喜饮冷浆及鲜果，畏火及日光，兼畏人声及木声，及虚阳易兴，梦泄不止，产后发热，产后血行不止，及恶疮臭秽，小产憎寒壮热，中暑厥晕，阴虚头晕，中暑暴泄，利下如火，赤白带下，小儿中暑，伤食作泄，小便短赤，口渴思饮，血虚腹痛按之即止，火炎欲呕，外类反胃而恶热焦烦，得寒暂止，中热腹中绞痛，中暑霍乱吐泻，或干霍乱，或久疟寒热并盛，或赤白浊，赤白淋，尿血便血，血崩，吐衄，齿衄，舌上出血，目昏神短，耳鸣盗汗，汗血，多汗，恶热，老人精绝阳痿，少年纵欲伤精，以致阴精失守，妇人血枯无子，血枯经闭，肾虚小便余沥，血虚大便燥结，阴虚口苦，舌干，心经有热，梦寐纷纭，下部湿热。行履重滞，湿热痿痹，湿热作泻，湿热脚气，小儿急惊内热，痘疮干焦黑陷，痘疮火闭不出，痘疮皮薄娇红，痘疮因热咬牙，痘疮挟热下利，痘疮余毒生痈，中风僵仆不语，口眼喎斜，语言謇涩，半身不遂，中风痰多神昏，一切痈疽未溃，金创失血发痉，血虚头痛，偏头风痛。以上男女内外小儿约数十症，属阴虚及诸火热，无关阳弱，亦非阴寒，法所均忌。倘误犯之，轻变为重，重者必死。临证施治，宜谨审之！世徒见其投之阳虚之候，服之功效甚捷，而不知其用之阴虚如上诸病，亦复下咽莫就，枉害人命，可不慎诸"（《本草害利》）。

○ "余尝闻台州村落，愚民有病，单服附子，是以患喉证者多矣。陈无择三因论有云，附子不宜单服"（《医说》）。

○ "然孕妇忌服，下胎甚速"（《本草正》）。

○ "盖太阳病，无脉微恶寒之证，即不当用附子"（《医门法律》）。

○ "惟惊悸年深，寒块凝结，少腹硬满，已成奔豚者，莫用附子，用之药不胜病，反为大害"（《长沙药解》）。

○ "附子虽云犯胎，然仲景附子汤亦治胎寒，但须真寒，方可酌用"（《济阴纲目》）。

○ "附子不可服，服之必发狂，而九窍流血；服之必发火，而痈毒顿生；服之必肉烂五脏，今年服之，明年毒发"（《本草崇原》）。

○ "五禁——面赤；舌红苔黄燥；谵狂心烦乱；尿短赤；脉数实。这五种临床表现为阳热实证，绝对不能用附子"（《中医火神派探讨》）。

六十三、麦　　冬

麦冬系百合科多年生草本植物沿阶草的干燥块根。味甘、苦，性微寒，归心、肺、胃经，具有养阴生津、润肺清心之功效。主要用于肺燥干咳，虚劳咳嗽，津伤口渴，心烦失眠，内热消渴，肠燥便秘等病症。

【应用禁忌】

（1）脾胃虚寒者忌用麦冬。麦冬性寒，专泄而不收，故脾胃虚寒作泄、痘疮虚寒泄泻，以及产后虚寒腹泻便溏，均不宜应用。盖麦冬性寒能损阳，火不生土，水谷难熟，运化无力，症见脘腹虚冷，腹鸣漉漉有声，大便溏薄，或腹泻，或完谷不化者均当忌用。

（2）痰湿咳嗽者忌用麦冬。麦冬甘润微寒之品，属阴，故水饮、痰湿内停诸证不宜用。如症见痰多咳嗽，痰白而清，胸部痞满，或吐涎沫，或痰鸣喘促，心累心悸，或呕恶纳呆，肢体困重，冬季加重，舌质淡胖，苔滑腻而多津液者，咸宜忌用。

（3）外感风寒者慎用麦冬。《内经》云："寒者热之"。外感风寒，表阳被遏，症见恶寒畏风，无汗，头身疼痛，或鼻塞流清涕，咳嗽，脉浮紧等，麦冬性虽微寒，亦不相宜。

【文献选要】

○ "惟火盛气壮之人服之相宜。若气弱胃寒者，必不可饵也"（《本草纲目》）。

○ "诸证便滑者忌之"（《药鉴》）。

○ "便滑中寒者勿投"（《本草正》）。

○ "麦门冬性寒，虽主脾胃，而虚寒泄泻及痘疮虚寒作泄，产后虚寒泄泻者，咸忌之"（《神农本草经疏》）。

○ "气弱胃寒者，不可过饵"（《本草择要纲目》）。

○ "忌鲫鱼。去心用。虚寒泄泻者忌之"（《本草必用》）。

○ "但专泄而不专收，中寒有湿者少服。脾胃虚寒，产后泄泻者忌之……宜痘，五六朝肺气虚热，上喘作渴及痘无脓者可用。痘后尤宜，但不可早用，恐引毒内行，若泄泻者尤忌之"（《杂症痘疹药性主治合参》）。

○ "肺燥邪热初解，脾胃虚寒泄泻，均忌"（《药性切用》）。

○ "性寒而润，寒多人禁服。凡虚寒泄泻，及痘疮虚寒作泄，产后虚寒泄泻者，咸忌之。徐洄溪批叶按虚劳咳嗽部云：麦冬能闭肺窍，遂致失音。愚谓咳嗽因于湿者，湿为重浊之邪，以麦冬能腻膈，势必湿热壅滞，肺失清肃。肺为声音门户，金实则无声也"（《本草害利》）。

○ "其性寒凝润滑，肺燥邪热初解，脾胃虚寒泄泻，均忌"（《徐大椿医书全集》）。

六十四、龟　　甲

龟甲系龟科动物乌龟的背甲及腹甲。味咸、甘，性微寒，归肝、肾、心经，具有滋阴潜阳、益肾壮骨、养血补心之功效。主要用于阴虚潮热，骨蒸盗汗，头晕目眩，虚风内动，筋骨痿软，心虚健忘，小儿囟门不合等病症。

【应用禁忌】

（1）肾阳虚衰者忌用龟甲。龟甲性寒，善消阳气，故肾阳虚衰，命火不足，阴寒内盛者不宜用。凡临床表现为畏寒，面白无华，腰膝酸冷，小便清长或遗尿，浮肿，阳痿滑精，女子带下清冷，宫寒不孕，舌淡苔白，尺脉沉细或沉迟等，均当忌用龟甲。

（2）脾胃虚寒者忌用龟甲。龟乃阴中之至阴，败脾、伤胃、损阳，故脾胃虚寒，中阳不振者不宜用，凡症见脘腹冷痛而喜温喜按，大便清稀，或水泻，完谷不化，或久泻不禁，神疲纳呆，口淡无味，泛吐清水者，均当忌用龟甲。

（3）内有寒湿者忌用龟甲。龟甲性滋养而咸寒，伤脾土而生湿浊，故内有寒湿者不宜用。凡临床表现为神疲畏寒，头身困重，关节重着疼痛，或浮肿小便不利，胃脘疼痛，大便不实，苔白润而多津等，当忌用龟甲。

（4）孕妇慎用龟甲。龟甲质地重潜，趋下，《本草衍义补遗》有"去瘀血"之说，恐有堕胎之虞，明清本草著作均有孕妇当忌的记载，虽《中华人民共和国药典》没有孕妇不宜的记载。

【文献选要】

○ "恶沙参、蜚蠊"（《本草经集注》）。

○ "……畏狗胆。十二月忌食，犯则伤人"（《本草约言》）。

○ "妊妇不宜用。病人虚而无热者不宜用"（《神农本草经疏》）。

○ "但脾虚者，恐滑肠，慎之"（《药品化义》）。

○ "肾虚无热者忌之，孕妇亦忌"（《本草必用》）。

○ "恶人参"（《本草备要》）。

○ "味咸，性寒，入足少阴肾经。泻火滋阴，寒胃滑肠。龟甲咸寒泻火，败脾伤胃，久服胃冷肠滑，无有不死"（《玉楸药解》）。

○ "然禀阴寒，善消阳气，凡阳虚假热及脾胃命门虚寒等证皆切忌之，毋混用也，若误用久之，则必致败脾妨食之患"（《本草正》）。

○ "大凡滋阴降火之药，多是寒凉损胃，惟龟甲益大肠，止泄泻，使人进食"（《本草通玄》）。

○ "但胃虚少食，大便不实，及妊娠禁用"（《本经逢原》）。

○ "脾胃虚寒，真精冷滑，二者禁用"（《得配本草》）。

○ "多服恐伤脾土……恶人参，服板不宜中湿，中湿则板化为癥瘕"（《医方十种汇编》）。

六十五、枇 杷 叶

枇杷叶系蔷薇科常绿小乔木植物枇杷的干燥叶。味苦，性微寒，归肺、胃经，具有清肺止咳、降逆止呕之功效。主要用于肺热咳嗽，气逆喘急，胃热呕逆，烦热口渴等病症。

【应用禁忌】

（1）胃寒呕吐者忌用枇杷叶。枇杷叶性寒，功能下气止呕，但宜于胃热上逆之呕，凡胃寒阻膈，不能腐熟水谷，胃气不降之呕吐不宜用。如症见饮食稍多即欲呕吐，时作时止，胃纳不佳，食入难化，胸脘痞闷，口干而不欲多饮，面色少华，倦怠乏力，喜暖恶寒者，当忌用枇杷叶。

（2）风寒咳嗽者忌用枇杷叶。枇杷叶善清肺，降气止嗽，唯宜于热者。而风寒之邪外束肌表，内郁肺气，肺卫失宣之咳嗽不宜，如症见咳嗽，痰稀薄色白，咽痒，鼻塞清涕，恶寒无汗，头痛，骨节酸痛，苔白脉浮者，均当忌用枇杷叶。

【文献选要】

○ "胃寒呕吐，及肺感风寒咳嗽者，法并忌之"（《神农本草经疏》）。

○ "枇杷叶性主下气，气下则火不上升，而胃自安，故卒啘止。其治呕吐不止，及妇人产后口干，男子消渴，咳嗽喘息，脚气上冲等症，皆取其下气之功耳。然但宜火热为患，若呕吐属胃寒，咳嗽由肺冷者，岂其所宜"（《本草汇笺》）。

○ "胃寒呕吐，及风寒咳嗽，并忌"（《本草述钩元》）。

○ "虚寒呕吐，风寒咳嗽者，忌之"（《药性分类》）。

○ "若胃寒呕逆，及风寒咳嗽者，忌之"（《罗氏会约医镜》）。

六十六、泽　泻

泽泻为泽泻科多年生沼泽植物泽泻的块茎。性寒，味甘淡，归肾、膀胱经，具有利水渗湿、清热泻火之功效。主要用于小便不利，水肿，泄泻，淋浊，带下及痰饮等病症，以下焦湿热者尤为适宜。

【应用禁忌】

（1）本品性寒，能泻肾火，久服可造成肾虚体弱，故肾虚精滑者忌服。

（2）现代药理研究表明，本品主要含三萜类化合物、挥发油、生物碱、天门冬素树脂等，具有利尿、降血脂、降血糖、抗炎、抑制细胞免疫、抑菌等作用。但其显著利尿作用可使尿中钠、氯、钾及尿素的排泄量增加，长期久服且较大剂量服用，可能导致电解质紊乱，并且造成肝肾损害，故应注意避免长期大剂量服用。

（3）《本草经集注》首载其配伍禁忌，称其畏海蛤、文蛤，后世本草多因袭此说。临床上，泽泻不宜与上述药物配伍应用。

【讨论】

关于肾虚精滑者忌用泽泻的问题。许多本草认为，本品性降而利，易耗真阴真阳，故肾虚精滑、小便不禁、阴虚及肾气乏绝、虚寒作泻、目虚不明者，均当忌用；又谓其淡渗利水，久服则降泄太过，清气不升，真阴潜耗，有久服损目之说，故又不宜久服。对此，历代医家多无异议，唯不可用于肾虚精滑一说，似与临床所用不合。如《小儿药证直诀》中的六味地黄丸，为补肾阴治遗精、滑精之良方；《金匮要略》中的肾气丸，则是补肾阳治遗精、滑精的代表方剂。两方皆用泽泻，意在用其淡渗之功以降泄肾浊（邪），以泻助补，使补而不滞，滋而不腻。正如王履《医经溯洄集》所云："泽泻虽咸以泻肾，乃泻肾邪，非泻肾之本也。"可见，对于肾虚精滑者，只要配伍得当，仍可使用。

【文献选要】

○ "病人无湿无饮而阴虚，及肾气乏绝，阳衰精自流出，肾气不固精滑，目痛，虚寒作泄等候，法咸忌之"（《本草经疏》）。

○ "若久服降令太过，清气不升，真阴潜耗，安得不目昏耶"（《本草纲目》）。

○ "泽泻之咸，以泄伏水，滑利窍，故能除湿、通淋、止渴，治水肿，止泻痢，以猪苓佐之。无此疾者，服之令人眼疾……又淋渴、水肿，肾虚所致者，皆不可用"（《本草约言》）。

○ "畏海蛤、文蛤。味甘咸，气寒平，气味俱浮，沉而降也，阴中微阳，入足太阳少阴经。按泽泻多服则昏目，暴服能明目，何也？盖味咸能泻肾中伏水，则胞中留久陈积之物由此而去也，泻伏水、去留垢，故明目。久则小便利，肾气虚不昏目乎？然则淋沥水肿亦肾虚所致，苟不论虚实而久用之，何能无害"（《本草真诠》）。

○ "泽泻善逐水病，人无湿无饮而阴虚，及肾气乏绝，阳衰精自流出，肾气不固，精滑目痛，虚寒作泄等候，法咸禁用"（《神农本草经疏》）。

○ "久服轻身，多服昏目……扁鹊云：多服病人眼，以其利水泻肾也。故病人无湿，肾虚精滑，目虚不明者禁用"（《杂证痘疹药性主治合参》）。

○ "多服昏目，肾虚者禁用……畏海蛤、文蛤，忌铁"（《得配本草》）。

○ "然通利之品，能走未必能守，此当以意逆之，而可知其非虚证久服之药矣"（《本草正义》）。

○ "甘、咸，微寒。利湿行水，治消渴，泻痢肿胀，淋沥尿血，止头眩，又能聪耳明目。病人无湿，肾虚精滑，目虚不明，切勿轻与。畏文蛤，忌铁"（《药性分类》）。

六十七、知 母

知母系百合科多年生草本植物知母的根茎，味苦、甘，性寒，归肺、胃、肾经，具有清热泻火、滋阴润燥之功效。主要用于外感热病，高热烦渴，肺热燥咳，骨蒸潮热，内热消渴，肠燥便秘等病症。

【应用禁忌】

（1）脾胃虚弱者禁用知母。知母味苦，性寒，苦寒伤脾胃，影响纳运，故凡脾胃虚泄泻，大便稀溏，食纳不化，或胃虚不思饮食等，均当禁用。

（2）肾阳不足者忌用知母。知母阴柔而善泄肾火，对于肾阳不足、命门火衰者应忌。故凡畏寒肢冷，面白无华，腰膝酸冷，小便清长，大便稀溏或完谷不化，阳痿滑精，女子带下清冷，舌淡苔白，尺脉沉细者均当忌用知母。

（3）外感邪气未解，湿热诸证均忌用知母。知母滋阴润燥，腻滞之性，不利于湿邪祛除，故凡外感邪气未解，身热不扬，头身困重，口干不欲饮，胸闷腹胀，不思饮食，或面目周身发黄，皮肤痒疹，黄水流漓，小便黄而不利，女子白带黄稠，秽浊有味，舌苔黄腻等症者，均当忌用知母。

（4）与石膏相须为用，配伍应用时不宜剂量过大。

【讨论】

《神农本草经》有知母"除邪气肢体浮肿，下水"的记载，《金匮要略》《备急千金要方》《外台秘要》和《景岳全书》均有配伍知母治疗水肿带下的方剂，似乎知母善于治疗下焦之湿热。其实，知母之"下水"是通过治"火之阻"而达治"水之阻"的目的，与滑石之淡渗利湿、黄柏之苦寒燥湿不同。因此，湿热之证忌用知母，否则可能使湿气愈重，湿热交结而难愈。

【文献选要】

○ "多服令人泄"（《名医别录》）。

○ "知母苦寒，滋阴降火，乃肾家本经药也。味带辛，又入肺而润燥，则金清而水源益滋，自能制火，故肾虚火动而消渴、烦渴，及虚火干肺而咳嗽者，皆当用之。其或肺中停寒而嗽者，及肾气虚脱无火证，而尺脉微弱者，皆不宜用"（《本草约言》）。

○ "若肾气虚脱，无火证而尺脉微弱者，不宜用之"（《药鉴》）。

○ "阳痿，及易举易痿，泄泻脾弱，饮食不消，胃虚不思食，肾虚溏泄等证，法并禁用"（《神农本草经疏》）。

○ "知母泻肾火，惟狂阳亢甚者宜之。若肾虚之人用以泻之，则肾愈虚而虚火愈甚，况寒能伤胃，润能滑肠，其害人也，隐而深"（《药镜》）。

○ "但脾虚便泻忌之"（《药品化义》）。

○ "多服令人泄者，性寒味苦，有伤脾胃生发之气，而作泄也。若肺家寒嗽，及肾家虚脱无火者，禁用"（《本草汇笺》）。

○ "然苦寒伤胃而滑肠，多服令人泄"（《本草备要》）。

○ "外感表证未除，泻痢燥渴忌之。脾胃虚热人误服，令人作泄减食，故虚损大忌"（《本经逢原》）。

○ "知母……勿犯铁器，犯之损肾……肺家寒嗽及肾气虚脱无火者，禁用"（《雷公炮制药性解》）。

○ "多服令人泄泻，亦令人减食，此惟实火燔灼者，方可暂用。若施于虚损之人，如水亦深矣。盖苦寒之味，行天地肃杀之令，非长养万物者也"（《本草通玄》）。

○ "肠胃滑泄，虚损发热，二者禁用。邪热伏于肺中，不能生水，膀胱绝其化源，秘塞不通，用知母清金，而泉源滋长，此所宜有知母补阴之谓。若真水不足，膀胱失气化之司，速当补肾，使阴气行而阳自化，便自通也。知母苦寒，大伤肾水，尤宜禁用"（《得配本草》）。

○ "知母寒润，止治实火，泻肺以泄壅热，肺痈燥咳宜之，而虚弱咳嗽大忌。清胃以救津液，消中瘅热宜之，而脾气不旺亦忌"（《本草正义》）。

○ "伤胃滑肠，令人作泄。凡阳痿及易举易泄，脾弱，饮食不消化，胃虚不思食，肾虚溏泄等症，法并禁用"（《本草害利》）。

○ "味苦，入手太阴、足阳明经，功专治消渴、烦热。然苦寒伤胃滑肠，多服令人泄，得酒良"（《本草撮要》）。

○ "伤胃滑肠，令人作泄"（《药性分类》）。

○ "阳痿及易举易痿，泄泻脾弱，饮食不消化，胃虚不思食，脾虚溏泄等证，法并禁用"（《本草经疏》）。

○ "甚败脾胃而泄大肠，火衰土湿，大便不实者忌之。后世庸工，以此通治内伤诸病，滋水灭火，误人性命，至今未绝"（《长沙药解》）。

○ "惟有液滑而通大便，其人大便不实者忌之"（《医学衷中参西录》）。

六十八、细　　辛

细辛系马兜铃科植物北细辛、汉城细辛或华细辛的干燥全草。性温，味辛，归心、肺、肾经，具有祛风散寒、温肺化饮、通窍止痛之功效。主要用于风寒感冒，头痛，牙痛，鼻塞不通，鼻渊，风湿痹痛，痰饮咳喘等病症。

【应用禁忌】

（1）气虚自汗者忌用细辛。细辛味辛，具有浓烈的香散之性，善于祛风解表散寒发汗，宜于外感风寒之实证者，凡气虚，卫外不固之自汗者不宜用，临床虽有畏风畏寒，或头痛，身痛，动则自汗不止，气短乏力，脉细弱无力，舌质淡者，亦当忌用，以免过散耗气。

（2）阴虚阳亢者禁用细辛。细辛性温而近热，加上其辛散、走而不守之性，有伤津耗阴之弊，故凡阴虚阳亢、阴虚火炎者，断不可用。如症见头目红赤，头胀头痛，咽干口燥，盗汗潮热，心烦失眠，心悸心慌，以及脉细弦数，舌质红，苔黄或少苔或无苔，少津者，均当禁用细辛。

（3）血虚头痛者忌用细辛。细辛具有散寒止痛之功，对于阴寒伤阳之头痛有较好疗效；但对于血虚失养的头痛，细辛又并非所宜，故凡头痛伴有面色不华，唇甲淡白，气短，头晕目眩，舌淡苔白，脉细数者，当忌用。

（4）肺热咳嗽者忌用细辛。细辛长于温肺化饮，宜于寒饮伏肺，咳喘痰多而清稀者；但对肺热咳嗽者当忌用，如症见咳嗽痰黄稠浓，或发热口渴，胸闷胸痛，或咽痛红肿，舌红苔黄，脉数有力者，不可用细辛，以免助热生变。

（5）细辛慎勿过量。细辛性味均较猛烈，历代多认为剂量不可过大，否则不良反应明显，不可不慎。一般作汤剂成人每日用量为1.5~3g，入丸、散每日用0.5~1g。

（6）细辛不宜与藜芦配伍应用。细辛与藜芦相伍属传统"十八反"配伍禁忌之列，临床不可违禁。

【讨论】

（1）关于细辛用量"不可过钱"的问题。细辛用量之忌，历代多有争论。《伤寒论》《金匮要略》用细辛14方，其用量以1~3两为多；《世医得效方》用细辛者达90余方，用量差别甚大；《石室秘录》也有重用细辛者。但《本草别说》记载，细辛"若单用末，不可过半钱匕，多即气闷塞，不通者死"。《神农本草经疏》也认为"不可过五分，以免气味俱厚而性过烈耳"。后世为了安全，多将其用量定在1~3g，十分谨慎。而近年重用细辛的临床报道并不少见，有的医家称，对于临床确凿的寒湿痛症，细辛量小则乏效，主张加大剂量，方能见效。临床观察认为，有关"不可过五分"之说，指用细辛散剂吞服而言，如用水煎汤剂，当据证型、配伍、入药品种、药材质量及患者体质状况，酌情加大用量，不必死守"五分"之禁。

（2）关于细辛的毒性问题。历代本草都将细辛列为无毒，《中华人民共和国药典·一部》亦未称其毒。但《中华临床中药学》载细辛"有小毒"，并谓"本品服用过量，或煎煮时间过短，易引起中毒而出现头痛、呕吐、出汗、烦躁不安、面赤、呼吸急促、脉搏加快、体温上升、心律失常、血压升高等，严重者还有牙关紧闭、意识不清、角弓反张、四肢抽搐、小便不通、瞳孔散大，最后可因呼吸麻痹而死亡"。实验研究表明，细辛的含毒成分为挥发油，过服或误用都可导致中毒。因此，在讨论细辛的应用禁忌时，除剂量控制之外，细辛本身的毒性亦当引起重视。

【文献选要】

○ "曾青、枣根为使，恶狼毒、山茱萸、黄芪，畏消石、滑石，反藜芦"（《本草经集注》）。

○ "若头目诸症，因火热属阳经者不可用"（《本草约言》）。

○ "大都不可重用，恐成气闭之患。痘家气粗，切不可用"（《药鉴》）。

○ "反乌头，忌生菜……过服亦散真气，不可不知。此味辛甚，故能逐阴分之邪，阴分且然，阳分可知。旧云少阴、厥阴之药，然岂有辛甚而不入阳分者？但阳证忌热，用当审之"（《本草正》）。

〇 "细辛，风药也，其性升燥发散，故凡病内热，及火升炎上，上盛下虚，气虚有汗，血虚头痛，阴虚咳嗽，法皆禁用。即入风药，亦不可过五分，以其气味俱厚而性过烈耳"（《神农本草经疏》）。

〇 "但性烈助火，多用则气闭不通，每剂止三四分耳"（《药品化义》）。

〇 "辛温，入心、肺、肝、肾四经。反藜芦。大辛纯阳，凡血虚内热头痛，阴虚火升鼻塞，戒之。即入风药，不过五分而止，其性最燥烈"（《本草必用》）。

〇 "过半钱单服，令气塞命倾。盖辛温燥烈，不可常用。血虚头痛者，尤宜戒之"（《杂证痘疹药性主治合参》）。

〇 "其性升燥发散，凡病内热及火升炎上，上盛下虚，气虚有汗，血虚头痛，阴虚咳嗽、汗，皆禁用。即入风药，亦不可过五分，服过一钱，使人闷绝，因其气厚而性烈耳"（《本草害利》）。

〇 "按细辛燥烈，不可过用，过一钱，闷绝而死"（《罗氏会约医镜》）。

六十九、青　　蒿

青蒿为菊科一年生草本植物黄花蒿的全草。性寒，味苦、辛，归肝、胆经，具有清虚热、退骨蒸、解暑、截疟之功效。主要用于温病后期余热未清，或热病后低热不退，感受暑邪引起的发热、头痛、口渴及疟疾等病症。

2015 年 10 月 5 日，我国科学家屠呦呦因成功研制青蒿素，在防治疟疾中做出重大贡献，从而获得诺贝尔生理学或医学奖。她在演讲中说，"当年我面临困境时，又重新温习中医古籍，进一步思考东晋（公元 3～4 世纪）葛洪《肘后备急方》有关'青蒿一握，以水二升渍，绞取汁，尽服之'的截疟记载。这使我联想到提取过程可能需要避免高温，由此改用低温沸点溶剂的提取方法。"

青蒿的特点是辛味，苦而性寒。辛能散能行，发汗力明显，苦寒之性容易伤脾胃，不耐高温久煎。

【应用禁忌】

（1）脾虚寒泻者忌用青蒿。青蒿苦寒清泄，有损伤脾胃阳气之弊，故脾虚胃弱，纳运失常者不宜用。如症见食欲减退，脘腹冷痛而喜温喜按，大便清稀，或水泻完谷不化等，咸当忌之。必要时配伍少量干姜、肉桂、豆蔻可化忌为宜。

（2）产后气虚者忌用青蒿。青蒿味辛，能散发透热，不利于产后气虚者，故凡症见产后诸证，气短自汗，或有低热，气短乏力，舌淡苔白，脉细数无力者，当忌用青蒿，以免过汗伤气。

（3）不耐蒿味者易导致呕吐，故当忌用青蒿。

【文献选要】

〇 "脾胃虚弱者，仍当避之"（《本草必用》）。

〇 "凡苦寒多伤胃气。惟青蒿之芳气入脾，与胃无犯，且能清利脾家湿热耳。但中气虚寒泄泻者，勿用"（《杂证痘疹药性主合参》）。

〇 "但性偏寒不温，虽曰于胃不犯，亦止就其血虚有热，服之得宜而言。若使脾胃素虚，及见泄泻，则于此终属有忌矣"（《本草求真》）。

○"凡产后脾胃薄弱，忌与当归地黄同用。又凡气虚内寒作泄，及饮食停滞泄泻者，弗用"（《本草述钩元》）。

○"苦寒之药，多与胃家不利。凡产后气虚内寒作泄，及饮食停滞泄泻勿用。产后脾胃虚弱，忌与归、地同用。雷公曰：使子勿使叶，使根勿使茎。子叶根茎四件若同使，翻然成痼疾"（《本草害利》）。

○"……寒而泄泻者，仍当避之"（《药性分类》）。

七十、前　　胡

前胡系伞形科植物白花前胡或紫花前胡的干燥根。味苦、辛，性微寒，归肺经，具有散风清热、降气化痰之功效。主要用于风热咳嗽痰多，痰热喘满，咯痰黄稠等病症。

【应用禁忌】

（1）肺气虚衰之咳嗽，无表证者，忌用前胡。前胡降火化痰，能散有余之邪热及实痰，凡气虚无外感者不宜用。故症见气短乏力，痰多白沫，动则气促心累，胸胁逆满，咳喘无力，脉象虚弱，舌淡胖苔白多津，属真气虚，气不归元者，法当忌用前胡。

（2）阴虚火炽，煎阴为痰者忌用前胡。前胡味苦、辛，辛能散能行，苦燥，皆有伤阴津之弊，故阴虚火炽，煎熬真阴，凝结为痰者不宜，如症见干咳少痰，痰黏咽部，咯之难出，口舌咽干难受，或舌红少苔者，当忌用前胡。

（3）前胡祛痰作用显著而镇咳作用稍逊，故血虚或阴虚燥咳、呛咳痰少者忌用。

【文献选要】

○"之才曰：半夏为之使，恶皂荚，畏藜芦"（《本草纲目》）。

○"前胡，苦、辛，微寒之药也，能散有余之邪热实痰，而不可施诸气虚血少之病。故凡阴虚火炽，煎熬真阴，凝结为痰而发咳嗽；真气虚而气不归元，以致胸胁逆满；头痛不因于痰而因于阴血虚，内热心烦，外现寒热而非外感者，法并禁用"（《神农本草经疏》）。

○"前胡虽痰气要药，惟火因风动者宜之。不尔无功，亦戕冲和之气"（《药镜》）。

○"凡阴火煎熬，凝痰发嗽，气不归元，以致胸胁逆满，内热心烦，外现寒热而非外感者，法并禁用"（《本草汇》）。

○"前胡主降，大异柴胡，气降则火亦降、痰亦降矣，故曰前胡治风痰，盖云外感之痰也。诸阴虚火发之痰及气虚不归元，以致逆满头疼者，不得混用"（《本草汇笺》）。

○"辛、苦，微寒，入肺、脾、胃、大肠四经……凡阴虚火动之痰，及不因外感而有痰者勿服"（《本草必用》）。

○"无外感者忌用。……半夏为使，恶皂角，忌火"（《本草备要》）。

○"气虚逆满，病非外邪实热者禁用。半夏为之使，畏藜芦，恶皂荚"（《得配本草》）。

○"降肝胆，外感风邪，痰火实结，但证外感绝少，只属阴虚火动，并气不归元，胸胁逆满者切忌，以其苦泄故也"（《本草求真》）。

○"功专下气，气下则火降，而痰消。无实邪者忌"（《药笼小品》）。

○"此散有余邪热实痰之药，不可施之少血气虚之病。凡阴虚火炽，煎熬真阴，凝结为痰，而发咳嗽，真虚而气不归元，以致胸胁逆满，头疼不因于痰，而由阴血虚，内热心烦，外现寒热，而非实热与外感者忌"（《本草害利》）。

○ "泻厥阴之热，散太阳之邪。功专下气，降火消痰，治痰喘咳嗽，呕逆痞满。无实热与外感者，忌用"（《药性分类》）。

○ "凡阴虚火动之风及不因外感而有痰者禁用"（《本经逢原》）。

七十一、厚　朴

厚朴系木兰科落叶乔木植物厚朴或凹叶厚朴的干皮、根皮及枝皮。性温，味苦、辛，归脾、胃、肺、大肠经，具有燥湿消痰、下气除满之功效。主要用于湿滞伤中，脘痞吐泻，食积气滞，腹胀便溏等病症。

【应用禁忌】

（1）脾胃虚弱者慎用厚朴。厚朴辛温，功能下气，但有耗气之弊，故凡脾胃气虚不运，虽有胀满，亦非所宜也。如症见食欲不振，口淡无味，消化不良，气短乏力，大便不实，面色萎黄，舌淡苔白，脉虚细无力者，不可单用厚朴，若证候相符，临床当配伍健脾补气之品，且厚朴用量不可过大，以免耗气，慎之慎之。

（2）阴虚火旺者忌用厚朴。厚朴苦燥，于寒湿者相宜，但大有伤津耗液之不良反应，故凡阴虚火旺者不可用。如肝肾阴虚，肺胃阴虚，气阴两虚，心阴虚等，如症见口燥咽干，烦渴思饮，盗汗失眠，小便短赤，大便干结不解，潮热心悸，咯血，饥不欲食，舌红苔少或剥落或无苔者，咸当忌之。

（3）厚朴破气之力较强，并有松弛平滑肌的作用，故久病体弱、体虚乏力者，不宜久服。

（4）孕妇忌用厚朴。厚朴破滞下气，历代本草多有"厚朴坠胎"之说，恐损胎气，故孕妇当忌用。

（5）厚朴恶寒水石、硝石、泽泻，畏硫黄，忌诸豆。

【文献选要】

○ "干姜为之使，恶泽泻、寒水石、硝石"（《本草经集注》）。

○ "妊娠不可服"（《本草品汇精要》）。

○ "忌豆，食之动气……元素曰：厚朴之用有三：平胃，一也；去腹胀，二也；孕妇忌之，三也。虽除腹胀，若虚弱之人，宜斟酌用之。误服脱人元气"（《本草纲目》）。

○ "气实者宜用，气虚者少用，恐生胀满。畏硫黄"（《药鉴》）。

○ "……患者虚弱，须斟酌少加。若误服太过则反脱人元气，岂不慎哉"（《本草真诠》）。

○ "倘本元虚弱，误服脱人真气。孕妇忌用，堕胎须知"（《本草正》）。

○ "性专消导，散而不收，略无补益之功。故凡呕吐不因寒痰积冷，而由于胃虚火气炎上；腹痛因于血虚脾阴不足，而非停滞所致；泄泻因于火热暴注，而非积寒伤冷；腹满因于中气不足，气不归元，而非气实壅滞；中风由于阴虚火炎猝致僵仆，而非西北真中寒邪；伤寒发热头痛，而无痞塞胀满之候；小儿吐泻乳食，将成慢惊；大人气虚血槁见发膈证；老人脾虚不能运化，偶有停积；娠妇恶阻，水谷不入；娠妇胎升眩晕，娠妇伤食停冷，娠妇腹痛泻痢，娠妇伤寒伤风；产后血虚腹痛，产后中满作喘，产后泄泻反胃。以上诸证，法所咸忌"

（《神农本草经疏》）。

○ "若暴泻如水，滑泻无度者，肠胃已虚，忌此辛散"（《药品化义》）。

○ "……孕妇切不可用……若脾虚之人，加有如上证，亦不可投也"（《本草汇》）。

○ "元气虚弱者，切禁服之。孕妇亦忌……若脾阴不足，血虚腹痛者忌之……若非气实壅滞，胸满因气不归元，腹胀因脾虚者，忌之。治胃寒呕吐泄泻，若胃虚火炎致吐，火热暴注，皆非所宜"（《本草必用》）。

○ "病愈则止，不宜多服"（《务中药性》）。

○ "孕妇及脾胃虚者忌服"（《本草撮要》）。

○ "误服脱人元气，孕妇忌之"（《本草备要》）。

○ "脾胃虚者慎用，大损胎元"（《药性分类》）。

七十二、威 灵 仙

威灵仙系毛茛科铁线莲属多年生植物威灵仙、棉团铁线莲，或东北铁线莲的干燥根及根茎。味辛、咸，性温，归膀胱经，具有祛风除湿、通络止痛之功效。主要用于风湿痹痛，肢体麻木，筋脉拘挛，屈伸不利，骨鲠咽喉等病症。

【应用禁忌】

（1）气虚血虚诸证忌用威灵仙。威灵仙，顾名思义，其药性极迅猛，容易走气耗血，故不宜于气虚血虚诸证，如血虚生风，症见关节肢体游走疼痛，或皮肤干燥瘙痒无疹块，又见面色无华，乏力怠疲，舌质淡白者；脾虚不运，而见痰饮水湿停滞而疼痛者，皆当忌用。

（2）热盛津伤者忌用威灵仙。威灵仙为风药，性升而燥，走而不守，凡热盛津伤者不可用。如高热壮热汗出以后，症见气短乏力，骨节疼，口干思饮，食不知味，属热病后期，气阴耗伤者，当忌用威灵仙，以免更伤正气，病势反复。

（3）威灵仙不可久服重用。威灵仙是一味临床常用药，因历代本草未言其毒，致医家每有忽视，常有用于治风湿疼痛，大剂量、长期服出现毒副反应者，而不知其故。现代药理研究发现，威灵仙所含的白头翁素和白头翁醇为其有毒成分，过量服用或较长时间外敷，均可引起中毒。如外用可引起皮肤发疱溃烂及过敏性皮炎［李玉川，鲜威灵仙引起过敏性皮炎一例. 四川中医，1985，（11）：30］；内服中毒可能出现口腔灼热、呕吐、腹痛、腹泻等（《毒药本草》）。因此，临床不可重用、久用威灵仙。

【文献选要】

○ "多服损气"（《滇南本草》）。

○ "须量病人稍虚者，即禁用之。忌茗及面汤、牛乳、黑丑"（《本草约言》）。

○ "虚者切禁用之，多服疏人真气"（《本草蒙筌》）。

○ "其性大抵疏利，久服恐损真气，气弱者亦不可服之"（《本草纲目》）。

○ "凡病血虚生风，或气虚生痰，脾虚不运，气留生湿、生痰、生饮者，咸宜禁之"（《本草汇言》）。

○ "风药性升而燥，走而不守。凡病非风湿，及阳盛火升，血虚有热，表虚有汗，疟口渴身热者，并忌之"（《神农本草经疏》）。

○"若病非实症从外得者，不可轻饵也。故《本草纲目》有云，此物能疏人真气，稍涉虚者宜禁之，意可知矣。大凡一药具补泻两性，只宜于实，不宜于虚；只宜暂有，不宜久服"（《药性微蕴》）。

○"但其快利之性，多服亦疏人脏腑真气，中病宜即止耳"（《本草汇笺》）。

○"为去风行水之要药，但其性迅利，不宜久服，恐损真气也"（《医学要诀》）。

○"其性大抵疏利，久服恐损真气，真气弱者亦不可服之"（《握灵本草》）。

○"虚家勿用"（《玉楸药解》）。

○"气虚血弱者禁用，疏脏腑真气……忌茶、面汤"（《得配本草》）。

○"气壮者服之神效。若气弱服此，则能泄真气矣。凡辛皆散气劫阴，不独威灵仙是也"（《本草求真》）。

○"然大走真气，耗血，用宜详慎"（《本草分经》）。

○"然走气耗血，宜慎用之"（《药性分类》）。

○"虚弱者宜以调补药兼之，否则走气耗血"（《罗氏会约医镜》）。

七十三、枸 杞 子

枸杞子系茄科落叶灌木植物宁夏枸杞子的干燥成熟果实。味甘，性平，归肝、肾经，具有滋补肝肾、明目益精之功效。主要用于虚劳精亏，腰膝酸痛，眩晕耳鸣，遗精消渴，血虚萎黄，视力减退等病症。

【应用禁忌】

（1）脾虚不运者忌用枸杞子。枸杞子性润而利大小肠，故脾胃虚弱，中气失运，滑肠泄泻，气短纳少，或肾阳衰，火不生土，五更泄泻，完谷不化，胃腹胀满，肠鸣有声，脉细弱无力，舌苔白而舌质淡者，不宜使用。

（2）湿浊内停，痰饮阻滞者忌用枸杞子。枸杞子滋肝肾而生津液，故湿浊内停，痰饮阻滞，临床表现为咳嗽痰多，色白而质稀，或吐涎沫，胸部痞闷，或痰多喘促，或呕恶纳呆，肢体困重，舌淡胖苔滑腻，脉滑者，均当忌之。

（3）湿热壅盛，实热积滞者忌用枸杞子。枸杞子益精血，宜于虚证，里实热证均当禁用，如阳明腑实证，不但可见于外感热病，亦见于内伤杂病，症见发热，腹满痛拒按，大便硬而干燥不解，舌苔黄燥，脉沉实有力者，断不可用枸杞子。

【讨论】

关于元阳气衰，阴虚精滑之人慎用枸杞子的问题。清代张璐在《本经逢原》提出："古谚有云：去家千里，勿食枸杞子。甚言其补益精气之速耳，然元阳气衰，阴虚精滑，及妇人失合，劳嗽蒸热之人慎用，以能益精血，精旺则思偶，理固然也。"后世有人断章取义，认为张氏所言与实际不符。其实，把张氏这一段文字读完，才能明其意图，其本来意思是肯定枸杞子补益精气的功效，恐用后相火妄动，以致房事不节，或久旷遗精滑精等，致伤肾之元阴元阳，并不是示人以禁忌矣。

【文献选要】

○"脾胃有寒痰冷癖者勿入"（《本草汇言》）。

○ "枸杞虽为益阴除热之上药，若脾胃薄弱，时时泄泻者勿入……即用，尚须同山药、莲肉、车前、茯苓相兼，则无润肠之患矣"（《神农本草经疏》）。

○ "甘，平，入肾肝二经。性润而能利大小肠，泄泻者勿用"（《本草必用》）。

○ "肠滑者禁用"（《本草述钩元》）。

○ "虽为益阴除热之要药，若脾胃虚弱，时泄泻者勿入，须先理脾，俟泻止用之"（《本草害利》）。

○ "便滑者宜避"（《本草撮要》）。

○ "惟多用须防其滑，而纯用又能增火也"（《本草思辨录》）。

○ "至若《本经逢原》提出的元阳气衰，阴虚精滑之人慎用的禁忌，似乎有误。这一提法，既无其他本草文献的支持，也与临床用药实际不符。枸杞子，味甘性平，有滋补肝肾，益精明目之效。既可用于治疗肝肾精血亏虚所致诸证，也可用于肾精或元阳不足所致的精滑不固，及不育、不孕等证。古代医籍所载此类名方也很多，如《普济方》中的枸杞子丸、《太平圣惠方》中的枸杞子散、《丹溪心法》中的五子衍宗丸、《医学入门》中的枸杞汤等。因此，临床用药可不拘泥于《本经逢原》所出之禁例"（《本草古籍常用药物应用禁忌考》）。

○ "余壮岁服药，每用枸杞子必齿痛，中年后服之甚安，又尝验之肝病有火者，服枸杞子往往增剧，谓非性温之征耶"（《冷庐医话》）。

七十四、独　　活

独活系伞形科植物重齿毛当归的干燥根。味辛、苦，性微温，归肾、膀胱经，具有祛风除湿、通痹止痛之功效。主要用于风寒湿痹，腰膝疼痛，少阴伏风头痛等病症。

【应用禁忌】

（1）阴虚内热，阴虚血燥者慎用独活。独活善祛在里在下之伏风，其性辛温燥散，易伤阴耗液，故凡阴虚内热，口干咽干，心悸烦躁，失眠多梦，头晕眼花，盗汗遗精等症，以及血燥生风，皮肤干燥，瘙痒久治不愈，大便干燥，舌红少苔等症，均应慎用独活，以防化燥伤阴，加重病情。

（2）气血虚弱，营血不和者忌用独活。独活善于祛风止痛，但无补益之功，故凡气血虚弱，营血不和所致的头痛，眩晕，遍体疼痛，骨节疼痛，虚热自汗，面色不华，口唇淡白，舌淡苔白，脉细数无力者，不可用独活之升散，以免伤及正气，犯虚虚之戒。

（3）虚风、类中者忌用独活。独活以治"风"为特点，但此风系外风，非内风，凡因肾阴肾水不足，肝阳上亢，心火炽盛，肝风内动，或气虚血弱，或为湿痰壅盛，化热生风的内风，均非独活之所宜，如症见眩晕，面目红赤，手足麻木，肌肤不仁，或突发口眼㖞斜，语言不利，半身不遂等，虽有头痛或下肢疼痛，亦当忌用独活。

（4）独活具有明显的中枢神经抑制作用，故昏迷、肝性脑病等患者慎用。

【文献选要】

○ "头眩目晕，非此不除……体虚气上则忌"（《药鉴》）。

○ "内而真气不足则虚，虚则补之……倘误用风药，反致燥竭其津液，血愈不足而病愈沉困，命曰虚虚……又有血虚头痛，及遍身疼痛骨痛，因而带寒热者，此属内证，误用反致作剧"(《神农本草经疏》)。

○"气血虚而遍身痛，及阴虚下体痿弱者，禁用。一切虚风类中，咸非独活所宜"(《本经逢原》)。

○"若血虚头痛，遍身疼痛，骨痛，因而作寒热者，俱属内伤症。二活皆是风药，能燥血，均忌"(《本草害利》)。

○"若血虚头痛，及遍身肢节痛，不可误服"(《罗氏会约医镜》)。

七十五、茯　苓

茯苓系多孔菌科真菌茯苓的干燥菌核。味甘淡，性平，归心、肺、脾、肾经，具有利水渗湿、健脾宁心之功效。主要用于水肿尿少，痰饮眩悸，脾虚食少，便溏泄泻，心神不宁，惊悸失眠等病症。

【应用禁忌】

（1）肾虚精滑者慎用茯苓。茯苓味甘而淡，能渗泄利水消肿，可用于治疗水肿，但茯苓行水伐肾，凡肾气不足，小便清长，或尿失禁，腰膝酸软，倦怠乏力，滑精自遗者，虽有浮肿，亦当慎用。

（2）气虚下陷者慎用茯苓。茯苓利湿趋下，故凡久病虚弱，气虚下陷，气短懒言，食欲不振，消瘦，腹胀下坠，甚至脱肛、子宫脱垂者应慎用，尤其不宜大剂量应用茯苓，以免过度渗利伤气。

（3）阴虚津伤者忌用茯苓。茯苓具有较好的渗利水湿功效，过用则有伤阴耗液之弊，故凡外感热病后气阴两虚者，症见乏力口渴，汗多气短，食纳欠佳，以及肝肾肺阴液不足，临床表现为眩晕，双眼干涩，盗汗，低热，遗精，滑精，干咳无痰，咽干口燥者，当忌过用茯苓渗利，以免加重津液阴精的耗损。

【文献选要】

○"马蔺为使，恶白蔹，畏牡蒙、地榆、雄黄、秦艽、龟甲"(《本草经集注》)。

○"甘淡纯阳，渗泄，止渴，伐肾邪，小便多则能止之，涩则能利之。白入辛壬癸，赤入丙。与白蔹、地榆相反"(《洁古珍珠囊》)。

○"……忌醋及酸物"(《本草约言》)。

○"……倘汗多阴虚者误煎，伤元夭寿；若小便素利者过服，助燥损阴。暴病有余相宜，久病不足切禁。凡须细察，不可妄投"(《本草蒙筌》)。

○"……时珍曰：若夫肺虚、心虚、胞热、厥阴病者，皆虚热也，其人必上热下寒，脉虚而弱，法当用升阳之药，以升水降火。膀胱下约、下焦虚者，乃火投于水，水泉不藏，脱阳之证，其人必肢冷脉迟，法当用温热之药，峻补其下，交济坎离。二证皆非茯苓辈淡渗之药所可治，故曰阴虚者不宜用也"(《本草纲目》)。

○"病人肾虚，小水自利，或不禁，火虚寒精清滑，皆不得服"(《神农本草经疏》)。

○"……如小便利或数者，多服则损人目。汗多人服之，亦损元气。久病虚人小便多或涩者，皆不可用"(《握灵本草》)。

○"若小便不禁，虚寒精滑者，皆不可服"(《本草必用》)。

○ "气虚下陷，水涸口干俱禁用"（《得配本草》）。

○ "渗脾肺湿，伐肝胃水邪。惟水衰精滑，小便不禁，非由水湿致者切忌。恐其走表泄气故耳"（《本草求真》）。

○ "功专行水伐肾。病人肾虚，小便自利或不禁，虚寒精滑，及阴亏而小便不利者，皆勿妄投"（《本草害利》）。

○ "茯苓自是仙家上药，但其中有赤筋脉，若不能去，服久不利人眼，或使人眼小"（《苏沈内翰良方校释》）。

○ "故多服最能损目，久弱极不相宜"（《景岳全书》）。

○ "雪白茯苓……丹溪曰阴虚者不宜用"（《红炉点雪》）。

○ "惟水衰精滑，小便不禁及病症非由水湿所致者切忌"（《医方十种汇编》）。

七十六、茵　　陈

茵陈系菊科植物滨蒿或茵陈蒿的干燥地上部分。味苦、辛，性微寒，归脾、胃、肝、胆经，具有清湿热、退黄疸之功效。主要用于黄疸尿少，湿疮瘙痒等病症。

【应用禁忌】

（1）寒湿阴黄不宜单用茵陈。茵陈苦辛微寒，为治阳黄之药，不可用于寒湿为患的阴黄之证。凡身目发黄而晦黯，脘闷腹胀，食欲减退，神疲乏力，畏寒肢冷，大便溏薄，舌淡胖苔白腻者，不宜单用茵陈，应配伍温中散寒之品，方为周全。

（2）女劳疸忌用茵陈。传统认为茵陈过用损伤正气，故凡气血两虚、浊邪瘀阻的女劳疸不宜用，以及蓄血发黄也当忌用。

（3）茵陈属于苦寒之品，长期大量服用易损伤脾胃，故脾胃虚寒、气虚便溏者不宜单味药大量服用。

【文献选要】

○ "只有阴黄一证，因以中寒不运，此非所宜"（《本草正》）。

○ "蓄血发黄者，禁用"（《神农本草经疏》）。

○ "过用损伤元气"（《杂症痘疹药性主治合参》）。

○ "热甚发黄，无湿气，二者禁用"（《得配本草》）。

○ "若蓄血发黄，则治不在茵陈之列。以茵陈本属气分药也，于血则不能治矣"（《本草求真》）。

○ "阳黄宜茵陈，阴黄宜温补，若用茵陈，多致不救，蓄血发黄，不可误用"（《本草害利》）。

○ "惟蓄血发黄则不当用茵陈等气分之药耳"（《医方十种汇编》）。

○ "惟内伤之寒湿合者不宜"（《本草述钩元》）。

七十七、荆　　芥

荆芥为唇形科一年生草本植物荆芥的地上部分。性辛，味微温，归肺、肝经，具有祛风解表、止血之功效。主要用于风疹瘙痒、麻疹透发不畅，疮疡初起有表证者或吐血、衄血、便血、崩漏等病症。

【应用禁忌】

（1）本品发表祛风，具升浮之性，无风邪或表虚自汗、阴虚头痛忌服。

（2）肝风内动，麻疹已透，疮疡已溃者忌用。

（3）《本草纲目》载，服用本品不宜食用鱼虾及驴肉。有报道称服荆芥后吃鱼虾引起上吐下泻、口唇青紫等现象，临床当加以注意。

【文献选要】

○ "凡荆芥风药，忌食鱼"（《苇航纪谈》）。

○ "病人表虚有汗者忌之；血虚寒热而不因于风湿风寒者勿用；阴虚火炎面赤，因而头痛者，慎勿投入"（《本草经疏》）。

○ "荆芥久服动渴疾"（《药性论》）。

七十八、钩　藤

钩藤为茜草科常绿木质藤本植物钩藤、大叶钩藤、毛钩藤、华钩藤或无柄果钩藤的带钩茎枝。以嫩枝切段入药。性微寒，味甘，归肝经、心包经，具有息风止痉、清热平肝之功效。主要用于肝风内动，惊痫抽搐、头痛眩晕、小儿夜啼等病症。

【应用禁忌】

（1）虚寒无火者慎用钩藤。钩藤性微寒，宜于肝热之风，对于虚风、寒滞之风不宜用。故症见面色不华，气短乏力，甚至怯寒畏风，苔白脉弱者，虽有头痛眩晕，惊痫抽搐等证，亦当慎之。

（2）钩藤性微寒，血虚风动引起的眩晕，应慎用。

（3）钩藤不宜久煎。本草文献有不宜久煎的记载，实验研究也发现钩藤的有效成分钩藤碱，加热后易被破坏，故不宜久煎，一般控制在15分钟以内。

【文献选要】

○ "最能盗气，虚者勿投"（《本草新编》）。

○ "但性稍寒，无火者勿服。除惊痫、眩晕，平息肝风相火之外，他无所长。凡病风温，邪未入营，尚在上中二焦卫分者，误服之恐致昏谵。以其轻扬入肝，未免激动肝阳上升，升则浊邪上蒙清窍故也"（《本草害利》）。

○ "和肝搜风，头晕目眩，舒筋止抽，下气宽中。但性稍寒，无火者勿服"（《药性分类》）。

○ "但久煎则无力，俟他药煎熟十余沸，投入即起，颇得力也"（《本草汇言》）。

七十九、香　附

香附系莎草科植物莎草的干燥根茎。味辛、微苦、微甘，性平，归肝、脾、三焦经，具有行气解郁、调经止痛之功效。主要用于肝郁气滞，胸、胁、脘腹胀痛，消化不良，胸脘痞闷，寒疝腹痛，乳房胀痛，月经不调，经闭痛经等病症。

【应用禁忌】

（1）气血虚弱者慎用香附。传统本草认为，香附能行气，但有耗血散气之弊，故气血虚弱，月经先期，血虚气不摄血之崩，气虚脾不运化之胀者不宜用，如头目眩晕，爪甲不华，自汗畏风，心悸心慌，眠差早醒者，均不宜单用，应配伍相应的益气养血药，方能发挥其效。

（2）阴虚燥热者慎用香附。自明清以后的本草，认为香附味辛，温而香燥，有伤阴耗津损液之不良反应，故凡阴虚燥热，热病后气阴两伤，肺虚火逆作喘者，不可多用、久用或单独使用。如盗汗潮热，大便干燥，口渴口干，舌红少苔，饥而不欲食，或干咳少痰，或痰黏咽不爽，或痰中带血，面红目赤者，均当慎用。

（3）香附气味辛香，内含挥发油成分，入汤剂不宜久煎，宜后下。

【讨论】

关于香附性味与禁忌的问题。香附始载于《名医别录》，原名"莎草根"，《新修本草》始称"香附子"，认为其味辛、微苦，性温。明代以后本草多认为其辛温香燥，并设有诸多证治禁忌与慎用，为制其弊，传统对香附的炮制方法有诸多讲究。后世各家多从此说。但亦有认为香附不燥不散，多用久用无碍，如《本草正义》说："惟此物虽含温和流动作用，而物质既坚，则虽善走而亦能守，不燥不散，皆其特异之性，故可频用而无流弊。"另《中华人民共和国药典》载其"性平"，未言其温，也没有列禁忌与慎用。多年来，据临床所验，香附为开郁之良品，诚如《本草纲目》所言乃"气病之总司"。六郁之患，非此莫能。其性平和，倘再经合理修制，无燥热之虞，大可放心遣用，毋须泥于古人之禁忌。

【文献选要】

〇 "《本草》不言治崩漏，后人多用之，诚非血虚崩漏所宜。亦以气郁血瘀、淋沥不止者，此能疏之，瘀血去而新血自生矣，此所谓益气而止血也。要之，止血之功居多，而逐血之功居少；破气之功居多，而益气之功居少。女子大抵气多血少，用之消气止血为最耳。专主发散，是以用酒炒，收敛其气，用童便制，降其燥性。火燥少血之人，并新产气耗之妇，亦所禁服"（《本草约言》）。

〇 "独用、多用、久用，耗气损血"（《本草汇言》）。

〇 "然其味辛而动，若阴虚躁热而汗出血失者，概谓其要，则大误矣"（《本草正》）。

〇 "香附香燥，苦温带辛。凡月事先期者，血热也，法当凉血，禁用此药"（《神农本草经疏》）。

〇 "但气实而血不大虚者为宜。若气虚甚者，用之益损其气、燥其血矣，故血虚崩漏者，是不可用"（《药品化义》）。

〇 "设使误用香附，耗泄真气，愈增胀满耳。甚有阴虚中败，火升作喘，而亦妄用之，只速其死也"（《药性微蕴》）。

〇 "惟气实而不大虚者为宜，若气虚甚，恐益损其气也"（《本草汇笺》）。

〇 "凡气郁血滞必用之，多服亦能走气"（《握灵本草》）。

〇 "辛香温燥之品，若月经先期者，法当凉血，不可误用"（《本草必用》）。

〇 "开郁散滞则有功，精血枯闭所当忌。若月事先期，血虚内热者禁用……性燥而香，味辛而苦，独用久用，甚能动火耗血，不可不知"（《杂证痘疹药性主治合参》）。

〇 "但气多香燥，阴虚气薄禁用"（《本草求真》）。

○ "气郁多用，气弱而郁者，必同补剂用。更有火伤元气以致郁者，治须降火，而以此佐之。若概谓开气之郁，反以燥助其火，则气愈弱而郁矣"（《本草述钩元》）。

○ "若以其名，人人言之耗气，不喜此药也。世讹之久矣，不肯服之者甚多，殊不知获效非常，方书所载者，香附可为妇人之仙药，不可轻忽，修制相感，岂可同日而语哉，能久服之，自显其功耳"（《宋氏女科秘书》）。

○ "香附，味苦气平，入足太阴脾、足厥阴肝经。开郁止痛，治肝家诸证。但肝以风木之气升达，不遂则生风燥，香附降伏之性最不相宜，香燥之气亦正相反。庸工香附诸方，造作谬妄不通"（《玉楸药解》）。

○ "香附辛燥，惟气实血足者宜之，若泥于女科仙药之一语而概用之，误矣"（《罗氏会约医镜》）。

八十、香　薷

香薷系唇形科一年生草本植物石香薷的全草。味辛，性微温，归肺、脾、胃经，具有发汗解表、和中化湿、利水消肿之功效。主要用于夏季乘凉饮冷或外感风寒所致的阴暑、水肿、小便不利等病症。

【应用禁忌】

（1）虚人多汗者忌用香薷。香薷性辛温走泄，有明显的发汗作用，故凡气虚多汗者不宜。如气短自汗，阴虚盗汗，小儿，老人及产后虚弱多汗等，均当忌用。对于阴暑之证，火盛气虚，阴虚有热，内伤元气，或因受暑热而大渴微恶风寒，短气少气，汗泄而表气不固者，皆当忌用香薷。

（2）香薷不宜久煎。香薷在用于阴暑或解表祛邪时，不宜久煎，以免影响疗效。

【文献选要】

○ "无表邪者戒之"（《本草从新》）。

○ "火盛气虚，阴虚有热者禁用"（《得配本草》）。

○ "盖香薷乃夏月解表之药，如冬月之用麻黄，气虚者尤不可多服。而今人不知暑伤元气，不拘有病无病，概用代茶，谓能辟暑，真痴人说梦也。且其性温，不可热饮，反致吐逆。饮者惟宜冷服，则无格拒之患"（《本草纲目》）。

○ "味苦、辛，气寒，气轻，能升能降。散暑热霍乱，中脘绞痛，小便涩难，清肺热，降胃火，除躁烦，解郁滞……湿热水肿者可消，中寒阴脏者须避之"（《本草正》）。

○ "但脾虚人，或有欲事者，及女经适来，又当禁用……若夏月乘凉饮冷，感阴邪者，恐误认暑症，切忌之"（《药品化义》）。

○ "盖香薷乃辛温之轻剂、宣剂也。汗泄而表气疏者禁用之"（《医学要诀》）。

○ "香薷辛温香散，宜于阴暑而不宜于阳暑也。盖阴暑无汗，用香薷发之，阳暑多汗，用之能无害乎……今人不别阴阳，一概用之则误甚"（《时病论》）。

八十一、骨　碎　补

骨碎补系水龙骨科植物槲蕨或中华槲蕨的干燥根茎。味苦，性温，归肾、肝经，具有补肾强骨、续伤止痛之功效。主要用于肾虚腰痛，耳鸣耳聋，牙齿松动，跌仆闪挫，筋骨折伤等病症。

【应用禁忌】

（1）热证阳盛者忌用骨碎补。骨碎补味苦，性温，功能补肾，故凡阳热炽盛者不宜应用，如外感风热，发热微恶风寒，咽痛，口渴者，或热入气分，壮热口渴脉洪大者，以及胃肠积热，大便干结不解者，均当忌用，以免助热生变。

（2）血虚诸证忌用骨碎补。骨碎补味苦能坚肾，温燥又可活血破血，如果再加风药之温燥，常可伤及血液，故临床主张血虚诸证忌用，尤其不宜与风药配伍，如血虚风燥皮肤干痒，大便干结者，血虚不能养筋，拘急挛痛者，均当忌用。

（3）阴虚火旺者忌用骨碎补。骨碎补性温，《滇南本草》称"此草药中之虎将也，用宜慎之"。阴虚火旺或血虚有火者不宜用骨碎补，临床表现为潮热盗汗，五心烦热，舌红少苔，或面色无华，乏力头晕，口舌生疮者，均应忌用骨碎补。

【讨论】

（1）关于骨碎补剂量不可过大的问题。骨碎补历代均认为药性平和而无毒，但近年有报道，采用骨碎补 100g 水煎服引起中毒者，出现口干、多语，有恐惧感，心悸胸闷，继而出现神志恍惚，胡言乱语等中毒症状（《中草药不良反应及防治》）。提示临床不可大剂量应用。

（2）关于妊娠慎用骨碎补的问题。历代无妊娠禁忌的记载，《中华人民共和国药典》也没有妊娠不宜的记载。但《开宝本草》言其"主破血"，《中华临床中药学》称"又因其活血破血，故无血瘀者亦当慎用"。按破血恐伤胎元，或致流产之虞，建议妊娠妇女以慎用为妥。

【文献选要】

〇 "其性走而不守，其用沉而不浮，得槟榔良。此草药中之虎将也，用宜慎之"（《滇南本草》）。

〇 "如血虚风燥，血虚有火，血虚挛痹者，俱禁用之"（《本草汇言》）。

〇 "不宜与风燥药同用"（《神农本草经疏》）。

〇 "忌羊肉、羊血、芸薹菜"（《得配本草》）。

〇 "勿与风药同用，以其苦坚肾。肾脏恶燥，再加风药温燥，反伤血液，是为太过"（《本草害利》）。

〇 "要知其为苦温之剂，勿施于阳盛之体而可耳"（《本草思辨录》）。

〇 "最能破血"（《寿世保元》）。

八十二、党　参

党参系桔梗科植物党参、素花党参或川党参的干燥根。味甘，性平，归脾、肺经，具有补中益气、健脾益肺之功效。主要用于脾肺虚弱，气短心悸，食少便溏，虚喘咳嗽，内热消渴等病症。

【应用禁忌】

（1）外感初起慎用党参。党参入肺而不燥，善补肺气，宜用于肺气虚衰，卫气不固，倦怠乏力，自汗，气短者，对于外感初起，肺气不宣，邪郁肌腠，恶寒发热，鼻塞多涕，身痛酸软，无汗少汗者有固表留邪之弊，故不宜单用，苟有气虚外感者，初起亦当慎用。

（2）实热诸证忌用党参。党参善补中气，又能生血，宜用于气血双虚诸证，但若非虚证，凡实证、热证者，咸宜忌之。《内经》云"邪气盛则实"，实证外有风、寒、暑、湿所侵，或内有痰、饮、瘀血、食盘踞，党参补益，守而不走，有碍祛邪。邪不去而正不安，故当忌之。另外，党参性虽甘平，但"气有余便是火"，就热证而言，初起热盛而气未伤者，亦当忌用，恐有补气助热之虞。

（3）党参不宜与藜芦同用。党参为晚出之药，自清代《本草从新》始载，因常用党参代人参，传统"十八反"的妊娠与藜芦的配伍禁忌，习惯党参与藜芦也禁忌同用，《中华人民共和国药典·一部》也有"不宜"的记载，故临床不可违禁。

【讨论】

关于党参与藜芦的配伍禁忌问题。党参反藜芦的说法源于 1985 年版《中华人民共和国药典》，第 5 版《中药学》教材则明确提出"反藜芦"。考"十八反"之源流，并无"党参反藜芦"之说，晚清诸家本草除《药性分类》之外，均不言其反藜芦。现代毒理研究表明，党参与藜芦合煎，水浸煎液给小鼠灌胃或腹腔注射，未见毒性加重［甘肃农大学报，1982，（1）：46］。况藜芦为有毒的涌吐药，近年涌吐之法临床用者极少，党参与藜芦同用的机会不多，故"党参反藜芦"的配伍禁忌并无实际意义。是非曲直有待进一步研究，临床以遵《中华人民共和国药典》为妥。

【文献选要】

○ "气滞、怒火盛者禁用"（《得配本草》）。

○ "惟中满有火者忌之"（《药笼小品》）。

○ "（潞党参害同人参）（人参）助气，闭气，属阳，阳旺则阴愈消。凡酒色过度，损伤肺胃真阴，阴虚火动，肺有火热，咳嗽吐痰，吐血衄血，齿衄内热，骨蒸劳瘵，均在禁例。实表，表有邪者伤寒始作，形症未定，而邪热方炽，瘀痘斑毒初发欲出，但闷热而不见点者，若误投之，以截阻其路，皆实实之害，非药可解"（《本草害利》）。

○ "调补脾胃，甚为平妥。畏五灵脂，恶皂角、黑大豆、紫石英、人溲，反藜芦"（《药性分类》）。

○ "凡气滞、火盛，或中满有火者不宜使用；阴虚内热，痘症初起，火热炽盛，或外有表邪者亦当忌用"（《本草古籍常用药物应用禁忌考》）。

八十三、柴　胡

柴胡系伞形科植物柴胡（北柴胡）和狭叶柴胡（南柴胡）的干燥根。味苦，性微寒，归肝、胆经，具有疏散退热、疏肝、升阳之功效。主要用于感冒发热，寒热往来，疟疾，胸胁胀痛，月经不调，子宫脱垂，脱肛等病症。

【应用禁忌】

（1）肾虚泄泻者忌用柴胡。柴胡性微寒，善升阳疏散而退热，有耗散机体阳气之弊，故肾阳不足，火不生土所致的肾虚泄泻，阳气下陷者不宜用。如症见五更泄泻，脐腹作痛，继则肠鸣而泻，甚至完谷不化，并见形寒肢冷，腹部喜暖者，均当忌用柴胡。

（2）血虚而气升者不宜用柴胡。柴胡善于升阳，补中益气汤用大剂人参、黄芪配伍少量柴胡即是此意。但肝血不足，气升眩晕者不宜用。如症见面色无华，头目眩晕，耳鸣，喘促倚息不得卧者，当慎用柴胡，以防升散加重症状。

（3）虚寒呕吐者慎用柴胡。胃气以降为顺，柴胡善升提阳气，性微寒，故胃气上逆之畏寒呕吐反胃者不宜用。如症见胃纳不佳，食入难化，脘腹痞闷，口淡不渴，倦怠乏力，呕吐呃逆，大便溏薄等，均当慎用柴胡。

（4）肝阳上亢者忌用柴胡。柴胡具有升阳之功，故肝阳上亢、阴虚火炎等上越趋势的病症不宜用。如症见热气上冲头部，头胀且痛，面目红赤，心烦口苦咽干，或自觉上重不稳，半身不遂，语言不利，精神恍惚者，均当忌用柴胡。

（5）慢性肝炎患者长期使用柴胡者，用量不宜过大，以免出现"耗竭肝阴"之弊。

【讨论】

关于"柴胡劫肝阴"的问题。温病学派的代表人物叶天士在其《三时伏气外感篇》和《幼科要略》中均有"柴胡劫肝阴"的告诫，对后世影响颇大。赞成此说者众，提出异议者也不少。如王孟英赞成，徐灵胎则反对。经过长期的临床检验，目前仍多有质疑。上海姜春华教授反对此说，认为："叶氏如疟不用柴胡，认为'柴胡劫肝阴'，此语一出，人多盲从，柴胡遂为废止，至今影响犹在。"柴胡功擅发表退热，对外感之热、内伤之热均可应用，仲景小柴胡汤之八两柴胡，东垣升阳散火汤也重用柴胡，均未见"劫肝阴"之害。说明在中医辨证指导下的柴胡应用，不必拘泥于"劫肝阴"之说。

【文献选要】

○ "伤寒症发汗用柴胡，至四日后方可用。若用在先，阳证引入阴经，当忌用"（《滇南本草》）。

○ "邪实者可用，真虚者当酌其宜。虽引清气上升，然升中有散，中虚者不可散，虚热者不可寒，岂容误哉！兼之性滑，善通大便，凡溏泄脾薄者，当慎用之。热结不通者，用佐当归、黄芩，正所宜也。愚谓柴胡之性，善泄善散，所以大能走汗，大能泄气，断非滋补之物。凡病阴虚水亏而孤阳劳热者，不可再损营气，盖未有用散而不泄营气者，未有动汗而不伤营血者……但察有邪无邪，以决可用不可用，此诚得理之见，而复有非之者，抑又何也？即在王海藏亦曰：苟无实热而用柴胡，不死何待？凡此所见略同，用者不可不察"（《本草正》）。

○ "柴胡性升而发散，病人虚而气升者忌之。呕吐及阴虚火炽炎上者，法所同忌。疟非少阳经者，勿入……不可久服"（《神农本草经疏》）。

○ "柴胡为少阳胆经半表半里之药，病在太阳者服之太早，则引贼入门；病在阴经者复用之，则重伤其表……若气虚者，不过些小助参、芪，非用以退热也。然有阳气下陷发热者，用以引清气上升而顺阳道，热去即须急止。大抵劳在肝、胆、心及包络，或系脾胃下陷，俱不妨用柴胡，惟劳在肺肾者不用"（《本草汇笺》）。

○ "凡病人虚而气升，及阴虚火炽炎上者均忌"（《本草必用》）。

○ "若劳在肺肾者用之，益增伤阴耗气之患"（《杂证痘疹药性主治合参》）。

○ "若阴虚无邪、气升火炎者，均为切禁"（《药性切用》）。

○ "太阳病用此，引盗入门；病入阴经，用此重伤其表；病在肝肾，用此经络不合；阴虚火动，痰喘，宜清不宜升；虚寒呕吐，愈升则愈吐。五者皆禁用"（《得配本草》）。

○"若病在太阳，用之太早，犹引贼入门；病在阴经，用之则重伤其表。必得邪至少阳而药始可用矣。李士材曰：疟非少阳经，慎用。至云能治五痨，必其诸脏诸腑其痨夹有实热者，暂可用此解散，实热是外邪内郁而实。真虚而夹实热，亦当酌其所宜。虽引清阳之气左旋上行，然升中有散，若无归、芪同投，其散滋甚。虚热不可寒，血衰火毒者不可燥，岂容误哉？识此三弊，则用柴胡不致有误……是以阴虚火炎，骨蒸劳热，肾虚泄泻，书载不应服"（《本草求真》）。

○"惟阴虚火炎气升者，禁用也"（《务中药性》）。

○"若阴已虚者，阳方无倚而欲越，更用升散，是速其毙矣。故凡元气下脱，病属虚而气升者，忌之。呕吐及阴虚发热，火炽炎上，不因血凝气阻为寒热者，近此正如砒鸩之毒也。疟非少阳经者勿用"（《本草害利》）。

○"余于风邪初感之轻症，及邪气淹留，表热不解之久病用之，并臻神效，奈何将此有用之良品，拘泥成说而畏之，即用亦准之以分散，竟至相沿成习，不得不为置辩"（《吴医汇讲》）。

八十四、桂　枝

桂枝系樟科常绿乔木肉桂的干燥嫩枝。味辛、甘，性温，归心、肺、膀胱经，具有发汗解肌、温通经脉、助阳化气之功效。主要用于风寒感冒，寒凝血滞诸痛证，也治心悸，痰饮及蓄水证等病症。

【应用禁忌】

（1）外感热病忌用桂枝。桂枝性温，金代张元素在《医学启源》中称其性热，说明其温性较明显，虽味辛可解散表邪，然外感热病者不可用。凡症见发热，微恶风寒，或不恶寒，但恶热，有汗，口渴，咽干，咽喉疼痛，脉浮数，舌红苔黄者，均当忌用桂枝。

（2）里热内盛者忌用桂枝。桂枝性温热，属阳，有助热之弊，故一切里热内盛之证不宜，肺热壅盛、阳明经证、阳明腑证等均当禁用；如临床症见咳喘，痰黄稠，汗出而高热不解，大渴引饮，大便干燥不解，或心悸烦躁，脉数洪大有力，舌红苔黄等切忌遣用桂枝，以免助热生变。

（3）阴虚火旺者忌用桂枝。桂枝辛味浓烈，能散能行，且性温热，多能伤津损液。故凡阴虚津竭，虚火上炎者当忌用桂枝。症见口咽干燥，心烦失眠，心悸，潮热颧红，盗汗，舌红少苔，脉细数者均不可遣用桂枝。

（4）诸出血证慎用桂枝。"血得热则行"，桂枝辛温，可鼓动血流加速，有动血之虞，故素有出血倾向者应慎用。凡有鼻衄、咯血、吐血、牙龈出血、痔疮出血、妇人月经量多，其血色鲜红，或伴有皮下出血，斑疹隐隐，脉细数，舌红苔黄者，均不宜单用桂枝。

（5）孕妇慎用桂枝。妊娠妇女多气血亢盛，患病易于化热，故桂枝性温不宜用。若病情需要，脉证相符，也应在辨证中配伍应用，不可单用。

（6）桂枝剂量不可过大。据临床观察，桂枝用量过大，可致头晕目胀、眼干涩、咳嗽、口渴、尿少及尿道灼热等不良反应，故临床不可过量。

【讨论】

关于"伤寒无汗之实邪"忌用桂枝的问题。《务中药性》云："惟有汗者宜之……故伤寒无汗之实邪，与阳盛之证，宜忌之。"这是误将桂枝与桂枝汤之禁忌相混。桂枝能透达营卫，发散肌表之风寒，既可用于外感风寒有汗的表虚证，又可用于外感风寒无汗的表实证，《伤寒论》之麻黄汤方中配伍桂枝即为典范，临床不必泥于此说。

【文献选要】

○"阴虚血乏，素有血证，外无寒邪，阳气内盛，四者禁用"（《得配本草》）。

○"……故伤寒无汗之实邪，与阳盛之证，宜忌之。桂枝辛温和营卫，太阳膀胱太阴肺，伤风自汗头疼痛，发汗解肌风邪闭，横行手臂治胁风，温经通关血脉利。寒实脉紧汗不出，兼与阳盛两般忌"（《务中药性》）。

○"阳盛之人，或夹暑热，下咽生灾"（《药笼小品》）。

○"阴虚之人，一切血证，不可误投"（《本草从新》）。

○"但孕妇忌用"（《药品化义》）。

○"……阴虚者忌服"（《本草撮要》）。

○"按桂枝偏阳，不可误投。如阴虚及一切血证无表寒者，均当忌之"（《罗氏会约医镜》）。

○"仲景如此之慎，可知失血家，不可轻用桂也"（《血证论》）。

○"惟上焦有热及恒患血证者忌用"（《医学衷中参西录》）。

八十五、桃　　仁

桃仁系蔷薇科落叶小乔木植物桃或山桃的干燥成熟种子。味苦、甘，性平，归心、脾、大肠经，具有活血祛瘀、润肠通便之功效。主要用于经闭，痛经，癥瘕痞块，跌仆损伤，肠燥便秘等病症。

【应用禁忌】

（1）气虚血少者忌用桃仁。桃仁功能散瘀破血，用之不当，有血下不止、损伤阴血之弊，故凡气虚血弱、津液亏虚无瘀滞者不宜用。如血虚经闭不通，经量过少，津亏肠燥的大便干结，或产后虚人血虚气弱，腹痛空虚等，均当忌用桃仁。

（2）脾虚便溏者慎用桃仁。桃仁有开结通滞，润肠之功，历代本草均认为其散而不收，泻而无补，故凡大便不实者不宜用。如脾虚运化失司，素有纳差腹胀，易于腹泻便稀者，应谨慎遣用，欲用也当配伍健脾补气药同用，以免误通伤脾。

（3）妊娠妇女忌用桃仁。桃仁逐瘀之力较强，性能堕胎，于妊妇及胎儿均不利，故当忌用。

【讨论】

关于桃仁的毒性问题。历代本草未称桃仁有毒，《中华人民共和国药典》也未载桃仁有毒。但药理研究发现，桃仁含有苦杏仁苷，在体内可分解为氢氰酸，能麻痹延髓呼吸中枢，大量服用易引起中毒。临床亦有成人食炒桃仁数十粒中毒者。因此，临床应用桃仁剂量不可过大，以防中毒。

【文献选要】

○ "桃仁苦重于甘，用破血为专也。然治血闭血结，须分虚实，实者宜，虚者亦不可也。但用滋血补血之剂，则自濡润而无闭结之患矣"（《本草约言》）。

○ "多用逐瘀血而止痛，少用生新血而通经。孕妇所禁"（《药鉴》）。

○ "若血枯经闭者，不可妄用"（《本草正》）。

○ "桃仁性善破血……第散而不收，泻而无补，过用之及用之不得其当，能使血下不止，损伤真阴，为害非细。故凡经闭不通由于血虚而不由于留血结块，大便不通由于津液不足而不由于血燥闭结，法并忌之"（《神农本草经疏》）。

○ "桃仁苦能泄滞，辛能散结，甘以生新，故破瘀血者用之。盖血者有形之物，周流一身，一有凝滞，则为血结、血秘、血燥、瘀血、蓄血、血痛、血瘕诸症，用之立通。然使不得其当，使血下不止，大损真阴。如经闭不通，由于血枯而不由于瘀滞；产后腹痛，由于血虚而不由于恶血结块；大便不通由于津液不足而不由于血燥闭结，粗工不辨，专以破血杀人，可胜道哉"（《本草汇笺》）。

○ "用之不当，大伤阴血，无瘀滞者勿服，孕妇亦忌"（《本草必用》）。

○ "入厥阴而调经破瘀，润燥通肠……肠滑者忌"（《药性切用》）。

○ "但苦重甘微，气薄味厚，沉而下降。故泻多补少，散而不收。用之不当，及过用多用，使血下不止，损伤真阴，不可不慎"（《本草求真》）。

○ "若非瘀滞而误用之，大伤阴气"（《药笼小品》）。

○ "惟血不足者禁用"（《务中药性》）。

○ "桃仁最易发胀"（《冷庐医话》）。

八十六、桔　　梗

桔梗系桔梗科植物桔梗的干燥根。味苦、辛，性平，归肺经，具有宣肺、利咽、祛痰、排脓之功效。主要用于咳嗽痰多，胸闷不畅，咽痛，音哑，肺痈吐脓，疮疡脓成不溃等病症。

【应用禁忌】

（1）阴虚久嗽者忌用桔梗。桔梗通阳泄气，拔火上乘，宜于痰多咳嗽，凡久嗽不愈，肺阴耗损，肺阴津不足者不宜用。如症见干咳气逆无痰，咽干舌燥，或咯血，大便干燥，小便黄少，舌红苔少者，法当忌之。

（2）气逆上升诸证忌用桔梗。桔梗之性属阳而升，善于载药上行，故凡气逆上升，不得下降及邪在下焦者勿用。如症见喘逆气促，无痰，呃逆上气，热气上冲，头面阵红，行动不稳，气急易怒，上重下轻等具有上逆趋势的病症均当忌用。

（3）眩晕呃逆者忌用桔梗。桔梗性升散，剂量过大易致呕吐，凡气机上逆诸证，如肝阳上亢，头痛眩晕，面赤口苦，或胃气上逆，呕吐，反胃，饮食不下，泛哕清水者均当忌用桔梗。

（4）桔梗对胃黏膜有刺激作用，故胃炎、胃溃疡、十二指肠溃疡、消化道出血的患者忌大量内服。

【文献选要】

〇 "节皮为使，畏白及、龙胆、龙眼"（《本草经集注》）。

〇 "辛，苦，阳中之阴。疗咽喉痛，利肺气，治鼻塞，为舟楫之剂。与草龙胆相反"（《洁古珍珠囊》）。

〇 "能升提气血，气药中宜用之。然为舟楫之剂，若上窒火升，及下逼之人勿用"（《本草约言》）。

〇 "忌猪肉"（《本草纲目》）。

〇 "有小毒，入足少阴经，入手太阴肺经，能升提男子气血，与甘草同，为舟楫之剂。诸药有此一味，不至下沉，亦能引将军至至高之分而成功也，故丹溪曰：下虚及怒气上升者不宜"（《本草真诠》）。

〇 "用此者，用其载药上升，故有舟楫之号，入肺、胆、胸膈、上焦……若欲专用降剂，此物不宜同用"（《本草正》）。

〇 "桔梗之性属阳而升。凡病气逆上升，不得下降，及邪在下焦者勿用，凡攻补下焦药勿入"（《神农本草经疏》）。

〇 "倘下虚及怒气，并血病、火病、痰上逆者，断不可用"（《药品正义》）。

〇 "倘下虚及怒气，并血病、火病、炎上之症，不得更用升提之药"（《本草汇笺》）。

〇 "桔梗既能引诸药以上行，又能下气者，为其入肺，肺金得令，则浊气下行耳。古人升提气血，及痰火、痢疾、诸郁证中用之，亦同此义。若病不属肺者，用之无益。凡病气逆上升者，勿得混加"（《杂证痘疹药性主治合参》）。

〇 "阴虚久嗽不宜用，以其通阳泄气也"（《本草逢原》）。

〇 "若欲专用降剂，此物不宜同用。诸气上浮，血病火炎，二者禁用"（《得配本草》）。

〇 "但痘疹下部不起勿用，以其性升之故；久嗽不宜妄用，以其通阳泄气之故；阴虚不宜妄用，以其拔火上乘之故"（《本草求真》）。

〇 "毕竟升药，凡病气逆上升，不得下降，若下焦阴虚而浮，及邪在下焦者，攻补下焦药中勿入。误用之，定致喘逆变端"（《本草害利》）。

〇 "不但阴虚内伤为禁药，即火毒上升之宜清降者，亦不可用也"（《重庆堂随笔》）。

八十七、益 母 草

益母草系唇形科益母草属一年生或二年生草本植物益母草的干燥地上部分。味苦、辛，性微寒，归肝、心包经，具有活血调经、利尿消肿之功效。主要用于月经不调，痛经，经闭，恶露不尽，水肿尿少等病症。

【应用禁忌】

（1）妊娠妇女禁用益母草。益母草性滑而利，宜于血滞及胎产艰涩者，《中华人民共和国药典》有"孕妇禁用"的记载，为了确保安全，对妊娠妇女当禁用。

（2）气血素虚者忌用益母草。益母草活血、利尿，苦寒，其性善攻，故凡气虚血虚，平素体质虚衰，无瘀滞者不宜用。如症见气短懒言，面色苍白，头晕眼花，心悸，舌淡苔白，脉象虚弱者，皆当忌用。

（3）脾虚有寒者慎用益母草。益母草有清热之功，故有伤阳之弊，凡脾虚阳气不足者不宜用，如症见胃腹胀满，喜温畏寒，大便溏泄，或呕吐清水，食纳不佳者，应慎用益母草，以免损伤阳气。

【文献选要】

○ "性善行走，能行血通经。血崩禁用，瞳子散大禁用"（《神农本草经疏》）。

○ "然惟血热血滞，及胎产艰涩者宜之。若气血素虚兼寒，及滑陷不固者，皆非所宜。不得以其益母之名，谓妇人所必用也"（《本草正》）。

○ "如血滞病目，或血欲贯瞳人，与凉血药同用也。惟瞳人散大，属血不足，不宜再行血矣。血证中崩漏亦禁用"（《本草汇笺》）。

○ "然用其滑利之性则可，求其补益之功尚未也。况既有行血除水通利之力，则益母不益子之义已寓于中，兼归、芍、地黄则无损矣"（《杂症痘疹药性主治合参》）。

○ "崩漏，瞳子散大，二者禁用。制硫黄、雄黄、砒石，忌铁"（《得配本草》）。

○ "益母，虽非大温大热之药，而气烈味苦，究是温燥队中之物。观于产后连服二三日，必口燥嗌干，尤其确据。故宜于寒令寒体，而不宜于暑令热体……若在三伏时令，新产虚体，多服此浊腻苦燥之药，耗血恋邪，变生不测，更可虑也。"（《本草正义》）。

○ "若执益母之名，施于胎前之证，血虚性怯，营血不足者，肝虚血少，瞳人散大者，血脱崩漏，阳竭阴走者，概而与之，未尝不取咎也"（《本草汇言》）。

○ "无瘀勿用"（《徐大椿医书全集》）。

○ "瞳子散大者，亦忌服"（《罗氏会约医镜》）。

八十八、莪　术

莪术为姜科多年生宿根草本植物蓬莪术、广西莪术或温郁金的根茎。味辛、苦，性温，归肝经、脾经，具有破血行气、消积止痛等功效。主要用于气滞血瘀所致的癥瘕积聚、经闭、心腹瘀痛，以及食积脘腹胀痛、跌打损伤、瘀肿疼痛等病症。

【应用禁忌】

（1）本品性刚气峻，凡无瘀无滞或气血虚弱者，均不宜使用。

（2）本品有抑制血小板聚集、抗凝等作用，凡血小板减少性疾病，以及血友病、维生素K缺乏症、严重肝病等凝血功能障碍性疾病，均属禁忌。

（3）本品破血力强，且还具有抗早孕作用，故孕妇及月经过多者忌用。

（4）本品具有减轻睾丸、精囊重量等作用，男性精少不育者应当慎用。

（5）本品味辛性烈，易伤正气，临床运用时当中病即止，不可过服。

【文献选要】

○ "若夫妇人、小儿气血两虚，脾胃素弱，而无积滞者用之，反能损真气，使食愈不消而脾胃益弱。目口有血气凝结，饮食积滞，亦当与健脾开胃，补益元气药同用，乃无损耳"（《神农本草经疏》）。

○ "蓬术色紫入肝，属血分，以其性辛味烈，专攻气中之血，主破积削坚，有星移电闪之能，去积聚癖块，经闭血瘀，扑损疼痛，与三棱功用颇同，亦勿过服"（《药品化义》）。

○ "若虚人服之，最属可危，须得参、术补助为妙"（《本草求真》）。

○ "凡经事先期，及一切血热为病忌之。若崩中淋露，皆应补气血，凉血清热则愈，一切辛走之药，法当所禁。虚人服之，积未去而真气已竭，兼以参术，或庶几焉耳"（《本草害利》）。

○ "堕胎，虚者忌服"（《本草撮要》）。

八十九、猪　　苓

猪苓为多孔菌科真菌猪苓的菌核。性平，味甘、淡，归肾、膀胱经，具有利水渗湿之功效。主要用于小便不利、水肿、淋浊、带下等病症。

【应用禁忌】

（1）本品性大燥易亡津液，久服可损肾昏目，故无湿者勿服。

（2）凡脾虚甚者，恐其更泄元气，也当慎用。

（3）长期用利水作用较强的药物，可伤阴致虚，肾虚精气不能上注于目而致目昏，故不宜久服猪苓。

（4）由于本品利水作用较强，凡无湿证者及阴液已伤者均不宜使用。

（5）猪苓有降低血压的作用，故低血压患者慎大量久服。

【文献选要】

○ "甘苦而淡，甘重于苦，阳也，无毒。入足太阳经、少阴经。《象》云：除湿，比诸淡渗药大燥，亡津液，无湿证勿服……《衍义》云：行水之功多，久服必损肾气，昏人目"（《汤液本草》）。

○ "倘无湿证，勿轻用之。若久煎尝，损肾昏目"（《本草蒙筌》）。

○ "反乌头、乌喙……又渴与肿，若肾虚所致者，皆不可用"（《药鉴》）。

○ "寇宗奭曰：猪苓利水之功多，久服必损肾气，昏人目。洁古曰：淡渗太燥，能亡津液，无湿证勿服。皆确论也，有湿尚宜暂用，久服断乎不可"（《神农本草经疏》）。

○ "凡脾虚甚者，恐泄元气，慎之"（《药品化义》）。

○ "目昏，无湿而渴，二者禁用"（《得配本草》）。

○ "淡渗利湿，引水有功。多用能亡津液，久服必损肾气，昏人眼目。无湿证者勿服"（《本草害利》）。

○ "利湿行水，肿胀泻痢，开腠发汗。无湿者勿服"（《药性分类》）。

九十、续　　断

续断系川续断科植物川续断的干燥根。味苦、辛，性微温，归肝、肾经，具有补肝肾、强筋骨、续折伤、止崩漏之功效。主要用于腰膝酸软，风湿痹痛，崩漏月经量多，胎漏下血，跌仆损伤等病症。

【应用禁忌】

（1）肝火易怒者忌用续断。续断味辛，性微温，其辛能散能行，有升阳之弊，其温者有助邪火之虞，故凡肝气不舒，久郁化火者不宜用，如头晕目眩，口苦口干，烦躁易怒，两胁肋窜痛，或失寐脉弦者，都当忌用。

（2）初痢湿热者忌用续断。续断善治肝肾不足之腰痛，但痢疾、腹泻初起，胃肠湿热聚于下焦者不宜用。常有里急后重、小腹隐痛而大便次数增多，此时虽有腰痛不适也当忌用续断。

（3）续断性微温，故风湿热痹、关节红肿热痛者慎用。

【文献选要】

○ "地黄为之使，恶雷丸"（《本草集要》）。

○ "禁与苦寒药同用以治血病，及与大辛热药用于胎前"（《神农本草经疏》）。

○ "初痢勿用。疏而兼补，怒气郁者禁用"（《得配本草》）。

○ "温肾补肝，以散筋骨血气凝滞。第因气薄而见精脱胎动、溺血失血等症，则又深忌，以性下流者故耳"（《本草求真》）。

○ "惟气薄而见精脱胎动尿血失血等症忌之"（《医方十种汇编》）。

九十一、蛇 床 子

蛇床子系伞形科植物蛇床子的干燥成熟果实。味辛、苦，性温，有小毒，归肾经，具有温肾壮阳、燥湿祛风、杀虫止痒之功效。主要用于阳痿，宫冷，寒湿带下，湿痹腰痛；外治外阴湿疹，妇人阴痒等病症。

【应用禁忌】

（1）肾阴不足者忌用蛇床子。蛇床子性温燥，凡肾虚有热，相火易动者不可用，如肾水不足诸证，症见口干咽燥，形体消瘦，骨蒸潮热，盗汗虚烦，颧红唇赤，性欲亢进，阳强易举，妇女则月经先期，过多，便秘尿黄，舌红苔少等，均应忌用。

（2）下焦湿热者忌用蛇床子。下焦湿热亦可出现带下腰痛，但不宜于用蛇床子，因其性苦温，易于助热，故凡下焦膀胱湿热内生，或外感湿浊内蕴，症见尿涩少淋痛，尿频尿急，或尿道灼热，尿黄赤混浊或有尿血，或发热心烦，舌红苔黄腻者，均忌用蛇床子。

【讨论】

关于蛇床子的毒性问题。《神农本草经》首载蛇床子，未明确标有毒无毒；《名医别录》明确标有"无毒"。但《药性论》《本草纲目》都称"有小毒"；《中华人民共和国药典》称"有小毒"。但近年临床报道，认为蛇床子无毒，仅为服用后的不适反应而已；动物毒性实验也表明，蛇床子没有明显毒性反应和脏器损害。临床只要辨证准确无误，注意不超量应用，不会有太大的反应，不必作禁忌看待。但为了临床用药安全，遵照《中华人民共和国药典》提示，目前仍宜注意其毒性。

【文献选要】

○ "之才曰：恶牡丹、贝母、巴豆，伏硫黄"（《本草纲目》）。

○ "蛇床子性温燥，肾家有火，及下部有热者，勿服"（《神农本草经疏》）。

○ "然亦宜于阴寒无火之人。倘阴虚火动者，服之非宜"（《本草新编》）。

○ "温燥之品，相火易动者勿服"（《本草必用》）。

〇 "但性温燥，肾家有火，下部有热者忌投"（《杂证痘疹药性主治合参》）。

〇 "肾火易动，阳强精不固者勿服"（《本经逢原》）。

〇 "但性温燥，凡命门火炽，及下部有热者切忌"（《本草求真》）。

〇 "肾火易动者勿服"（《药性分类》）。

九十二、鹿　　茸

鹿茸系脊椎动物鹿科梅花鹿或马鹿的雄鹿未骨化密生茸毛的幼角。味甘、咸，性温，归肾、肝经，具有壮肾阳、益精血、强筋骨、调冲任、托疮毒之功效。主要用于阳痿滑精，宫冷不孕，羸瘦，神疲，畏寒，眩晕，耳鸣耳聋，腰脊冷痛，筋骨痿软，崩漏带下，阴疽不敛等病症。

【应用禁忌】

（1）阴虚阳亢者禁用鹿茸。鹿茸性温，为补肾壮阳之要药，常有燥火之弊。凡肝肾阴虚，阴不制阳，相火妄动者切忌，如症见遗精梦泄，口咽干燥，潮热盗汗，心烦不寐，舌质红，苔少，脉细数等，均当禁用，以防"火上浇油"之灾。

（2）营血热盛者禁用鹿茸。温热病热邪入营血是病情危重之时，此时可能出现心烦失眠，身热夜甚，时有谵语，或斑疹隐隐，舌绛，脉细数，甚则吐衄便血，昏乱狂妄等，当严禁用鹿茸和含鹿茸的成药，以免导致严重后果。

（3）胃火炽盛者忌用鹿茸。鹿茸宜于阳虚诸证，凡热证、火证都不宜用，胃火炽盛更应切忌。如临床表现为胃脘灼痛，口干思冷饮，口腔溃疡，牙龈肿痛，口臭，面赤，便秘尿黄，舌红苔黄，脉数有力等，均应禁忌用鹿茸。

（4）肺热痰稠者忌用鹿茸。鹿茸性温，善于补阳，有燥热之弊，故凡肺热，或痰热壅肺者切忌。如临床表现为发热咳嗽，或咽痛红肿，胸膈满闷，咯黄色稠痰，或痰中带血，甚至呼吸急促，胸胁作痛，舌红苔黄腻等，此为痰热阻肺所致，鹿茸及其制剂断不可用。

（5）鹿茸不可重用。鹿茸的用量一般为 1～3g，研细末，每日 3 次分服。临床上应从小剂量开始，密切观察，缓缓增量，不可一次超量应用，以免阳升风动，导致头晕目赤，或动火动血等不良反应。

【讨论】

关于鹿茸的毒副反应问题。历代本草都载鹿茸无毒，但在临床上的确经常发现一些不良反应。据《鹿茸通考》中说："鹿茸补精填髓之功效虽甚伟，服食不善，往往发生吐血、衄血、尿血、目赤、头晕、中风晕厥等症。"近年也有临床报道，记录服用鹿茸后出现的不同程度的毒副反应。分析出现这些不良反应的原因，不外：①辨证不准，临床违反禁忌所致；②追求却病速效，用量过大过急；③为了刺激性欲，无病服用含鹿茸的壮阳补肾制剂所致。

因此，我们认为，鹿茸虽然无毒，但却是一味偏性明显的药物，正确应用疗效很好，滥用误用危害也很明显。因此，遣用鹿茸，应严格掌握只能用于肾阳虚衰，精血不足，无热的指征，先小剂量，逐渐加重的原则，切忌将鹿茸及其制剂视为"春药"滥用，欲求健身防病者，更应谨慎，不可妄用。

【文献选要】

○ "鹿乃仙兽，纯阳之物也……然而肾虚有火者，不宜用，以其偏于补阳也。上焦有痰热，及胃家有火者，不宜用，以其性热复腻滞难化也。凡吐血下血，系阴虚火炽者，概不得服"（《神农本草经疏》）。

○ "杜仲为使。畏大黄"（《药镜》）。

○ "升阳性热，阴虚而阳浮越者，目击误用而血脱于上以陨者多人矣。而不可嗅之，有虫恐入鼻颡伤脑。肾虚有火者，不宜用，以其偏于补阳也。上焦有痰热，胃家有火者亦勿用。凡吐血下血，俱阴虚火炽者，概不可服"（《本草害利》）。

○ "阴虚阳亢，血分有热，胃火炽盛或肺有痰热，外感热病者均忌服"（《中医百家药论荟萃》）。

九十三、麻　黄

麻黄系麻黄科植物草麻黄、中麻黄或木贼麻黄的干燥草质茎。味辛、微苦，性温，归肺、膀胱经，具有发汗解表、宣肺平喘、利尿消肿之功效，主要用于风寒表证，喘咳气急，风水水肿等病症。另外取麻黄散寒通滞之功，也可用于痹证，阴疽，痰核等病症。

【应用禁忌】

（1）体质虚弱者慎用麻黄。麻黄发汗力较强，老人、小儿及体质虚弱者慎用，而表虚自汗、阴虚盗汗者也应慎用。如临床虽证属外感风寒，但汗出较多者，也当慎用麻黄。

（2）肺肾虚喘者慎用麻黄。麻黄辛温燥烈，发汗、宣肺力较强，易伤阴耗气，故肺肾阴虚或气虚所致虚喘者慎用，但可配伍补虚之品使用。

（3）气虚外感者慎用麻黄。麻黄多用于实证，凡气虚外感风寒，症见恶风寒、气短乏力、动则自汗、舌质淡白、脉细弱无力者，应慎用麻黄。

（4）阴虚、血虚和有出血倾向者慎用麻黄。麻黄味辛性温，较燥烈，易伤阴动血，凡阴虚、血虚感冒风寒而症见恶风寒、口渴思饮、无汗或少汗、舌红少苔、脉细者，即使有胸闷咳喘，也应慎用麻黄。此外，皮肤斑疹瘙痒、色焮红灼热属血热者也应当慎用麻黄。

（5）麻黄具有兴奋中枢神经、升高血压等作用，虽可用于抑郁症、低血压的治疗，但心情烦躁易怒、心悸、失眠及血压升高者则当慎用。

（6）麻黄有加快心率的作用，可配益气活血之品用于治疗阳虚寒凝引起的心动过缓等病症，但麻黄不宜与洋地黄类强心苷药物合用，以免引起室性心律失常。

（7）麻黄辛温燥烈，不仅易耗伤阴血，还有抑制胃肠蠕动的作用，因此，各种原因所致便秘及肠梗阻等患者慎用。

（8）麻黄碱有兴奋膀胱括约肌的作用，过用或久用麻黄可致尿量减少，甚至尿潴留或尿闭，故凡小便不畅、尿少不通者慎用。

（9）麻黄用量不可过大。《中华人民共和国药典》载：成人水煎剂剂量为每日 3～9g，一般中毒剂量为 30～50g，过量可致心悸气促、震颤及心绞痛发作，严重中毒时可导致视物不清、瞳孔散大、昏迷、呼吸困难、惊厥等，甚至导致呼吸衰竭和心室颤动。

【讨论】

（1）关于麻黄发汗强度的问题。《本草纲目》载："麻黄发汗之气，骏不可御。"《本草求真》也有"太阳发汗重剂"的记载，故历来有"麻黄为发汗峻剂"之说。就单味麻黄而言，其温散发汗之力强于一般辛温解表药，如应用不当，则不良反应也较严重。因此，历代方书强调麻黄峻烈之性，告诫临床谨慎使用是十分必要的。

但麻黄的发汗强度还取决于用量、配伍、服法和药后护理等。临床经验认为："麻黄与桂枝并行乃为散寒之用；若不与桂枝同行，即不专主散寒发汗矣"（《本草正义》）。"若不温覆则不峻也"（《医宗金鉴》）。可见，单味麻黄发汗力也并不是那么可怕的。

（2）关于麻黄不可过钱之说。方书有麻黄不可超过"一钱"（3g）之说。张锡纯云："陆九芝谓麻黄用数分，即可发汗。此以治南方之人则可，非所论于北方者。盖南方气暖，其人肌肤薄弱，汗最易出，故南方有麻黄不过钱（3g）之语。北方若至塞外，气候寒冷，其人肌肤强厚……恒用至七、八钱始得汗出。"可见，麻黄的用量与季节、证型、体质、地域等相关，不必拘于成见。但若超常重用，仍须谨慎。

（3）关于"虚喘忌用麻黄"之说。麻黄温散发汗，有耗气之弊，虚喘多因肺气虚、肾不纳气所致，这一禁忌原则上是正确的，临床用药中应加以注意。但据临床经验，虚喘又并非绝对不可使用麻黄，特别是在虚喘外感，虚实并见或虚中夹实者，正可发挥麻黄宣肺达表、降逆平喘的功效特点，通过合理配伍补虚之品，制其弊而利其用，疗效卓著，不必拘于前贤"虚喘禁用"之说。

（4）关于"夏月忌用麻黄"之说。一些地区有"夏天忌用麻黄，可用香薷"的说法，即夏季如遇当用麻黄者，恒以香薷代之。此说失之偏颇，其实夏月无药不忌，又无药必忌，哪有一时一季之药呢？唯以证候相宜而用，才是平正之理。

【文献选要】

○ "之才曰：厚朴、白薇为之使，恶辛夷、石韦"（《本草纲目》）。

○ "若春末夏初则为禁用，因时已变，温热难抵剂之轻扬也。阴虚伤食者亦禁。久服多服，令人亡阳。凡用去节，水煮数沸去上沫用，否则令人烦闷，却又止汗"（《本草真诠》）。

○ "若夫表虚自汗，阴虚盗汗，肺虚有热，多痰咳嗽，以致鼻塞，疮疡热甚不因寒邪所郁，而自倒靥；虚人伤风，气虚发喘，阴虚火炎，以致眩晕头痛；南方中风瘫痪，及平日阳虚，腠理不密之人，皆禁用。汗多亡阳，能损人寿，戒之！戒之！自春深夏月，以至初秋，法所同禁"（《神农本草经疏》）。

○ "非冬月伤寒及腠理不密之人，皆禁用。汗多亡阳，能损人寿，戒之戒之"（《本草必用》）。

○ "过剂则汗多亡阳，夏月禁用"（《本草备要》）。

○ "寒邪在里，脉不浮紧有力，伤风有汗，素有血证，真阴内虚，卫气不足，春时瘟疫，发热恶寒，无头痛身疼拘急等症，皆禁用。时症亦有头疼身痛拘急者，宜细察之"（《得配本草》）。

○ "至或有载不宜多用，及夏月不宜用者，盖因过用则汗多亡阳，自汗表虚则耗人元气……然果春夏值有深寒内入，则又何不可用之有？至于手少阴心之风热斑疹，足厥阴之风痛、目痛，审其腠理坚闭，病应用散，亦当审实以投"（《本草求真》）。

○"其性轻扬善散，发表最速。若表虚自汗，饮食劳倦杂病；自汗，肺虚有热，多痰咳嗽，以致鼻塞；痘疮倒靥，不因寒邪所郁，而因热甚；虚人伤风，气虚发喘，阴虚火炎，以致眩晕头痛；南方类中风瘫痪及平日阳虚，腠理不密之人，皆禁用。汗多亡阳，能损人寿，戒之！戒之！春深夏月，以至初秋，法所同禁。惟冬月在表，真有寒邪伤营见证者宜之。若非冬月，或无寒邪，或寒邪在里，或风伤于卫等证，虽发热恶寒，不头痛身痛而拘急，六脉不浮紧者，皆不可用。虽可汗之症，亦不宜过剂。汗为心液，过汗则心血为之动，或亡阳，或血溢，而成大患"（《本草害利》）。

○"然此治中风不汗者为宜，若自汗者更用麻黄，则津液转脱，反为大害"（《医学纲目》）。

○麻黄轻可去实，为发表第一药。惟当冬令在表真有寒邪者，始为相宜。虽发热恶寒，苟不头疼、身痛、拘急、脉不浮紧者，不可用也。虽可汗之症，亦当察病之重轻，人之虚实，不得多服。盖汗乃心液，若不可汗而误汗，虽可汗而过汗，则心血为之动摇，或亡阳，或血虚而成坏证，可不兢兢致谨哉"（《本草通玄》）。

○"及见脉微恶寒，吐利烦躁等证，亡阳已顷刻，又不当用麻黄。即此推之，凡治暴病而用麻黄者，其杀人不转瞬矣"（《医门法律》）。

○"喉间起白所切忌药物：麻黄误用哑咽不可救"（《重楼玉钥》）。

九十四、黄　芩

黄芩系唇形科黄芩属多年生草本植物黄芩的干燥根。味苦，性寒，归肺、胆、脾、大肠、小肠经，具有泻火解毒、清热燥湿、止血安胎之功效。主要用于治疗湿温、暑湿胸闷呕恶，湿热痞满，泻痢黄疸，肺热咳嗽，高热烦渴，内热血证，痈肿疮毒，胎热不安等病症。

【应用禁忌】

（1）中焦虚寒者忌用黄芩。黄芩苦寒，易伤中气，故脾胃虚寒，一切寒证及虚证无热者均不宜用，如食少便溏，疲乏无力，脘腹隐痛，畏寒喜温、气短坠胀，舌质淡白多津，小便清长，以及白带清稀、小腹冷痛者，均当忌用黄芩。

（2）血虚胎动不安者忌用黄芩。黄芩为苦寒消萧之品，功在除热邪而非补益，虽有安胎之效是针对热扰胎动而言，故血虚所致胎动不安无热者不宜用，如症见面色苍白，腰膝酸软，气短乏力，心悸心慌，头目眩晕，脉细弱，尺脉乏力，舌质淡者，虽有胎动不安，亦当忌用。

（3）肺寒咳喘痰嗽者慎用黄芩。黄芩虽能清湿利热，消痰，然苦寒损伤肺之正气，故肺寒咳喘痰嗽不宜用，如症见痰涎色白而清稀，形寒肢冷，胸闷，便溏尿清者，均当忌用。

【文献选要】

○"山茱萸、龙骨为使，恶葱实，畏丹砂、牡丹、藜芦"（《本草经集注》）。

○"单恶葱实，勿令同煎。畏丹砂、牡丹、藜芦"（《本草蒙筌》）。

○"之才曰：山茱萸、龙骨为之使，恶葱实，畏丹砂、牡丹、藜芦……震亨曰……若肺虚者，多用则伤肺，必先以天门冬保定肺气而后用之"（《本草纲目》）。

○"大都治热宜寒，泻实宜苦。黄芩气味寒苦，必真有黄芩症，而后可用。若妄投之，则向为几席，今为磏锧矣"（《药鉴》）。

○"黄芩为苦寒清肃之药，功在除热邪而非补益之品……虽能清湿利热，消痰，然苦寒能损胃气而伤脾阴，脾肺虚热者忌之。故凡中寒作泄，中寒腹痛，肝肾虚而少腹痛，血虚腹痛，脾虚泄泻，肾虚溏泄，脾虚水肿，血枯经闭，气虚小水不利，肺受寒邪喘咳，及血虚胎不安，阴虚淋露，法并禁用"（《神农本草经疏》）。

○"大肠无火滑泄者，最当慎用"（《本草正》）。

○"按：黄芩禀寒金之性，除阳有余，为清肃之剂，功在除邪热，而非补益之品也。为肺家本药，肺苦气逆，急食苦以泻之，然有余者为宜。虽云安胎圣药，若女人而虚者，未可与也……稍夹虚寒者，宜切戒"（《本草汇》）。

○"非系实火之症，勿用。胎因血虚不安者，亦忌之"（《本草必用》）。

○"过服损胃，血虚、寒中者禁用"（《本草备要》）。

○"一切虚热并忌……泻肺胃火，解热毒，养阴退阳，上焦热盛者可用。然中枯而飘者，泻肺金之火，而消痰退热于肌表；细实而坚者，泻大肠之火而滋阴，兼退热于膀胱。但于初起以至灌浆，俱所禁服。惟收靥以后，余热毒盛者皆宜。安胎尤不可缺。如胃虚脾弱，脉沉细者，切勿混投"（《杂症痘疹药性主治合参》）。

○"痘疹灌浆时，大肠无火，肺气虚弱，血虚胎动，皆禁用"（《得配本草》）。

○"但肺虚腹痛属寒者切忌"（《本草求真》）。

○"虚寒者忌之"（《药笼小品》）。

○"凡苦寒性燥，功能除热，而非补益之品。但无湿者，如脾肺虚热，及中寒作泄，中寒腹痛，肝肾虚水肿，血枯经闭，肺受寒邪喘嗽，及血虚胎不安，阴虚淋漏皆忌。胎前若非实热而服之，因损胎元矣"（《本草害利》）。

○"惟血虚、中寒者禁用"（《本草撮要》）。

○"痰火热症大忌芩、连、柏"（《国医宗旨》）。

○"凡脉迟腹痛，心下悸，小便少者忌之"（《长沙药解》）。

九十五、黄　芪

黄芪系豆科黄芪属多年生草本植物蒙古黄芪或膜荚黄芪的干燥根。味甘，性温，归肺、脾经，具有补气固表、利尿托毒、排脓、敛疮生肌之功效。主要用于治疗气虚乏力，食少便溏，中气下陷，久泻脱肛，便血崩漏，表虚自汗，气虚水肿，痈疽难溃，久溃不敛，血虚萎黄，内热消渴等病症。

【应用禁忌】

（1）表实邪盛无论寒热均忌用黄芪。黄芪功善固表止汗，故外感初起，表实邪气盛者不宜用。诸如外感风寒表实证，症见恶寒无汗，头身疼痛，鼻塞清涕，脉浮紧者；或外感风热，发热微恶寒，咽痛，红肿，口微渴，脉浮数者，均当忌用黄芪，以防"闭门留寇"之虞。

（2）气滞湿阻者忌用黄芪。黄芪能助气，蜜炙黄芪益气补中之力更强，故凡气滞不畅，湿浊中阻者不宜用。如脾虚运化不强，又加上饮食不节，致食积不化，气滞胃腹胀满，大便不爽，以及外感湿邪，恶心呕逆，不饥不食，舌苔厚腻者，均当忌用。

（3）阳盛阴虚，火气升腾者忌用黄芪。黄芪为益气升阳之品，尤善升提，且性温，易于助火，故阳盛阴虚，火气升腾者不宜用，如症见头痛目赤，耳鸣口苦，眩晕咽干，烦躁易怒，吐血衄血，舌边尖红，苔黄脉数者，均当忌用黄芪。

（4）痈疽初起忌用黄芪。黄芪甘温，为"疮痈圣药"，善治疮痈日久不溃，或溃后久不收口，但疮痈疔毒初起，正气未虚，血气亢盛者不宜用，如症见疮疡局部红肿热痛，或发热，溃后热毒尚盛，脉象弦实有力者，当忌用黄芪，以免过早益气，助阳生变。

（5）肺胃壅实者忌用黄芪。黄芪入脾肺二经，既补脾气，又益肺气，宜于脾肺气虚，咳喘气短，痰多稀白，面白无华，神疲懒言，食少便溏者，对于肺胃痰热壅实之证不宜用，如咳喘上气，痰黄而稠，胸满膈闷或胃胀嗳气不食，大便不通，矢气不畅者，均当忌用。

（6）脉象强而有力者慎用黄芪。黄芪性温，而具有上升之力，功能补肝升阳。若肝气悍旺，肝阴虚而肝火上亢者，再用黄芪必有大碍，故凡症见脉象弦长有力，或弦数而紧，振振搏指，又有头目晕胀，肢体麻木，血压升高等中风先兆者，切忌用大剂量黄芪，以免温升助血上逆，导致中风危症。

【讨论】

（1）关于黄芪影响胃口的问题。《本草害利》称黄芪"极滞胃口"，一般而言，常规用量，黄芪当无此弊。但黄芪甘温，功善补虚，甘能壅中，如内邪未去，过早用补，或者用量过大，亦可致胃气壅塞，脘腹胀满，自然会不思饮食，导致"滞胃口"，但临床苟能辨证无误，当不必泥于此说。

（2）关于大剂量黄芪的不良反应问题。王清任补阳还五汤主张大剂量黄芪，近年主张重用黄芪者众，但黄芪升阳，易于助火。据临床报道，黄芪用量过大，可引起头晕、呕吐、胸闷、失眠等症，少数患者出现皮疹、瘙痒等反应。现代实验研究表明，黄芪的量效关系是 5～10g 能升阳举陷；15～25g 利尿作用较明显；但用至 50～60g 时，尿量反而减少；30～60g 其益气通络作用最著，可供临床应用参考。

【文献选要】

○ "性畏防风。防风能制黄芪，黄芪得防风，其功愈大，盖相畏而相使也。故二味多相须而用"（《本草集要》）。

○ "夫芪者，恶白鲜、龟甲"（《本草蒙筌》）。

○ "之才曰：茯苓为之使，恶龟甲、白鲜皮"（《本草纲目》）。

○ "恶鳖甲……大都表邪旺者不可用，用之反助邪气。就阴气弱者论之，亦宜少用。若用之以升元气于表，则内反虚耗矣"（《药鉴》）。

○ "然其性味俱浮，纯于气分。故中满气滞者，当酌用之"（《本草正》）。

○ "黄芪功能实表，有表邪勿用。能助气，气实者勿用。能内塞补不足，胸膈气闭闷，肠胃有积滞者勿用。能补阳，阳盛阴虚者忌之。上焦热甚，下焦虚寒者忌之。病人多怒，肝气不和者勿服。痘疮血分热盛者禁用"（《神农本草经疏》）。

○ "若气有余，表邪旺，腠理实，三焦火动，宜断戒之。至于中风手足不遂，痰壅气闭，始终皆不加"（《药品化义》）。

○ "丹溪曰：黄芪补元气，肥白而多汗为宜。若面黑形实而瘦者，服之令人胸满，宜以三拗汤泻之……大凡肥白多汗者元气便虚，元气既虚，未有卫气能独实者。谓曰补元气亦可，补元气即补卫气也。如面黑形瘦实者，非元气实乎？元气既实，卫气自然不虚，敢用此而犯实乎"（《药性微蕴》）。

○ "性畏防风，得之其功愈大，盖相畏而相使也。但阳盛阴虚者，上焦热甚，下焦虚寒者，病人多怒，肝气不和及肺脉洪大者，并戒之……黄芪为补表要药，肺主皮毛，脾主肌肉，故入此二经。得防风其功愈大，为其助达表分，有邪气方实者勿用"（《杂症痘疹药性主治合参》）。

○ "惟肺家有火，表邪未清，胃气壅实者，咸宜忌之"（《药笼小品》）。

○ "但升举有余，偏于阳分，气虚阳虚者，宜升宜提，而阴虚火扰者禁"（《本草正义》）。

○ "甘、温，升浮。补肺气，温三焦，壮脾胃，实腠理，泻阴火，解肌热……但滞胃尔"（《本草分经》）。

○ "黄芪极滞胃口，胸胃不宽，肠胃有积滞者勿用。实表，有表邪及表旺者勿用。助气，气实者勿用。病人多怒，则肝气不和勿服。能补阳，阳盛阴虚，上焦热甚，下焦虚寒者均忌。恐升气于表，而里愈虚耳。痘疮血分热者禁用"（《本草害利》）。

○ "气旺者禁用，阴虚者宜少用"（《本草撮要》）。

○ "阴虚肝旺，胃壮表实，禁用"（《药性分类》）。

○ "痰火初起发咳，不可擅用参芪。本草云：黄芪能动三焦之火，人参补火入髓，多致难救"（《国医宗旨》）。

○ "里虚者忌服，恐升气于表，愈致其虚；表邪忌服，恐益其邪也"（《雷公炮制药性解》）。

○ "妊成六月前，其胎尚未转运……黄芪肥胎，岂可常加"（《女科秘诀大全》）。

○ "按性味俱浮，彼气滞中满，表邪未散，怒气伤肝者，俱禁用"（《罗氏会约医镜》）。

○ "阳盛阴虚，上焦热盛，下焦虚寒，肝气不和，肺脉洪大者勿用"（《医方十种汇编》）。

○ "血枯、中风，火动生痰，内藏虚甚，上热下寒，痘色不润，肝气不和，皆禁用"（《得配本草》）。

○ "生用托邪实表，炙用补中益气，但其性滞，不似人参之灵活"（《徐大椿医书全集》）。

○ "若脉强有力而痿废者……初起最忌黄芪，误用之即凶危立见，其脉柔和而其痿废仍不愈者，亦可少用黄芪助活血之品，以通经络，若服药后，其脉又见有力，又必须仍辅以重坠之品"（《医学衷中参西录》）。

○ "若其脉象实而有力，其人脑中多患充血，而复用黄芪之温而升补者，以助其血愈上行，必至凶危立见，固不可不慎也"（《医学衷中参西录》）。

九十六、黄　　连

黄连系毛茛科黄连属多年生草本植物黄连、三角叶黄连或云连的干燥根茎。味苦，性寒，归心、脾、胃、肝、胆、大肠经，具有能清热燥湿、泻火解毒之功效。主要用于湿热痞满，呕吐，泻痢，黄疸，高热神昏，心火亢盛，心烦不寐，血热吐衄，目赤吞酸，牙痛，消渴，痈肿疔疮；外治湿疹，湿疮，耳道流脓等病症。

【应用禁忌】

（1）脾胃虚寒者忌用黄连。黄连苦寒阴沉，伐伤脾胃之气，故凡脾胃阳气不足，中气下陷，或脾虚不运，胃中停食者不宜用。如症见气短乏力，胃虚作呕，伤寒过早泻下伤阳而致痞，腹泻大便色白或完谷不化，或五更泄泻，而小腹冷痛，舌淡苔白，而脉象虚弱者，均当忌用黄连。

（2）阴虚津伤者忌用黄连。黄连宜于泻实火，对于阴虚火旺、津伤发热不宜用，且黄连苦燥易伤津液，故凡口干舌燥，咽干，心烦，失眠，盗汗，脉细数，舌红苔少者，以及热病后期气阴耗伤低热者，均当忌用黄连，欲用宜小剂量，中病即止，不可多服久服。

（3）血虚发热者忌用黄连。黄连是一味著名的清热药，但只能用于实证之热，倘血虚产后之热，或中气不足，阴火上乘之热，均不宜用。如症见面色苍白无华，气短疲乏，心悸心累，头晕眼花，唇舌淡白不红者，虽有发热，亦当慎用黄连。

（4）黄连具有一定的降血糖作用，故低血糖患者不宜长期服用。

【讨论】

关于黄连"忌猪肉"的问题。黄连不宜与猪肉同食之说，历代本草多认为犯之令人泄泻，如《神农本草经疏》称"大忌猪肉"。后世也有不支持此说者，如《本草纲目》说："书言黄连犯猪肉，令人泄泻，而方家有猪肚黄连丸、猪脏黄连丸，岂只忌肉而不忌脏腑乎？"我们认为，黄连性寒，猪肉亦性寒，两寒相伍，必致脾胃阳伤而泻。况且猪肉之肥腻常致消化不良，腹泻胀满，猪肚及猪之内脏，脂肪含量较少，自可不忌。对于猪肉，医者临床上应指导患者谨慎服食，若属脾胃素虚，中阳不足者，仍当忌服。

【文献选要】

○ "黄芩、龙骨、理石为之使，恶菊花、芫花、玄参、白鲜皮，畏款冬、胜乌头，解巴豆毒"（《本草经集注》）。

○ "畏牛膝"（《蜀本草》）。

○ "苦纯阴，泻心火……与芫花、菊花、僵蚕、款冬花相反"（《洁古珍珠囊》）。

○ "如不能食心下痞，勿加黄连"（《脾胃论》）。

○ "气虚，心血不足，虚弱症忌服"（《滇南本草》）。

○ "恶猪肉，忌冷水，解巴豆毒……又谓厚肠胃。盖肠胃为湿热所扰，而为痢为痛，得此苦寒之剂，则湿热除而痛去，脾胃自是而厚矣，非谓药有厚肠胃也。苟或中有虚寒作泄者，不可误用……又曰除肠红，因湿热者为宜。若阴虚下血，及损脾而血不归脾者，则不可用也"（《本草约言》）。

○ "胜乌、附（乌头、附子），畏款冬、芫、菊（芫花、菊花）、玄参，忌猪肉、冷水……误食令人泄精……苦先入心，心必就燥，黄连苦燥，乃入心经，虽云泻心实，泻脾脏，为子能令母实，实则泻其子也。但久服之，反从火化，愈觉发热，不知有寒。故其功效惟初病气实热盛者，服之最良，而久病气虚发热，服之又反助其火也"（《本草蒙筌》）。

○ "之才曰：黄芩、龙骨、理石为之使，恶菊花、玄参、白鲜皮、芫花、白僵蚕，畏款冬、牛膝，胜乌头，解巴豆毒。权曰：忌猪肉，恶冷水……宗奭曰：今人多用黄连治痢……若气实初病，热多血痢，服之便止，不必尽剂。虚而冷者，慎勿轻用"（《本草纲目》）。

○ "然其善泻心脾实火，虚热妄用，必致格阳。故寇宗奭曰：虚而冷者，慎勿轻用。王海藏曰：夏月久血痢，不用黄连，阴在内也。景岳曰……黄连之苦寒若此，所以过服芩、连者，无不败脾。此其湿滑，亦自明显易见……道书言服黄连犯猪肉，令人泄泻"（《本草正》）。

○ "凡病人血少气虚，脾胃薄弱，血不足以致惊悸不眠，而兼烦热燥渴，及产后不眠，血虚发热，泄泻腹痛，小儿痘疹，阳虚作泄，行浆后泄泻，老人脾胃虚寒作泄，阴虚人天明溏泄，病名肾泄，真阴不足内热烦躁诸证，法咸忌之。犯之使人危殆，大忌猪肉"（《神农本草经疏》）。

○"但胃中停食及胃虚作呕，伤寒下早致痞，皆宜禁用"（《药品化义》）。

○"然必惟患实热，元气、胃气未伤者，用之相宜，但中病即止，亦未可久服也"（《药性微蕴》）。

○"今人多用黄连治痢，微似有血便即用之，不顾寒热多少，多致危殆。若气实初病热多血痢，服之便止，虚而冷者，慎勿轻用"（《握灵本草》）。

○"虚寒为病者禁用。久服黄连、苦参反热，从火化也"（《本草备要》）。

○"近代庸流喜用黄连为清剂，殊不知黄连泻实火，若虚火而妄投，反伤中气，阴火愈逆上无制矣。故阴虚烦热，脾虚泄泻，五更肾泄，妇人产后血虚烦热，小儿痘疹气虚作泻，及行浆后泄泻，并皆禁用"（《本经逢原》）。

○"惟虚寒为病者禁用，不宜久服。久服黄连、苦参，反热从火化也"（《务中药性》）。

○"虚寒为病大忌。凡病人血少气虚，脾胃薄弱，血不足以致惊悸不眠，兼烦热燥渴；及产后不卧，血虚发热，泄泻腹痛；小儿痘疮，阳虚作泻，行浆后泄泻；老人脾胃虚寒作泻，虚人天明飧泄，病名肾泄；真阴不足，内热烦躁诸证，法咸忌之，犯之使人危殆。久服黄连、苦参，反热从火化也。盖炎上作苦，味苦必燥，燥则热矣。且苦寒沉阴，肃杀伐伤生和之气也"（《本草害利》）。

○"凡泻火清心之药，必用黄连，切当中病即止，不可过剂，过则中下寒生，上热愈甚，庸工不解，以为久服黄连，反从火化，真可笑也"（《长沙药解》）。

○"但不可常服，而脾胃素弱者，尤忌之"（《医方十种汇编》）。

○"吴又可温病禁黄连论：唐宋以来，治温热病者，初用辛温发表，见病不为药衰，则恣用苦寒……愈服愈燥，河间且犯弊。盖苦入心，其化以燥，燥气化火……吴又可非之诚是……余用普济消毒饮于温病初起，必去芩连，畏其入里而犯中下焦也……湿温门则不惟不忌芩连，仍重赖之，盖欲其化燥也"（《温病条辨》）。

○"程老治不寐用黄连，很注意配合。他认为，对心阴不足（或肾水不足）、心火有余的烦躁者，黄连用量宜小，一般在三分至五分之间，用水炒，盐水炒或蜜水炒，主要是防其'苦从燥化。'程老尝有因黄连用量较大而致彻夜不眠，后经减轻剂量，加入柔润，而得以见效的一些例子，所以曾提出轻用告诫"（《程门雪医案》）。

九十七、黄　柏

黄柏系芸香科黄柏属落叶乔木植物黄皮树或黄檗的干燥树皮。味苦，性寒，归肾、膀胱、大肠经，具有清热燥湿、泻火除蒸、解毒疗疮之功效。主要用于湿热泻痢，黄疸，带下，热淋，脚气，痿躄，骨蒸潮热，盗汗遗精，疮疡肿毒，湿疹瘙痒等病症。

【应用禁忌】

（1）脾胃虚寒者忌用黄柏。黄柏属大苦大寒之品，有伤害脾胃之弊，凡脾胃虚寒、中气不足者不宜用。如食欲不振，气短乏力，四肢不温，食入难消，胃腹胀痛，喜温喜按，或大便溏稀、泄泻，舌淡苔白，脉细无力者，均应忌用。

（2）肾阳不足者忌用黄柏。黄柏为阴寒之品，走少阴而泻肾火，有损肾阳之弊，故凡命门火衰，肾阳不足者不宜，如五更肾泄，大便溏薄，腰膝酸冷而痛，小便失禁或夜尿频多，性欲下降，阳痿不举，妇女宫寒不孕等，均当忌用黄柏。

【文献选要】

○ "味辛性寒，走少阴而泻火。今人谓其补弱，非也。特以肾家火旺，两尺脉盛，而为身热、为眼痛、为喉痹诸疾者，用其泻火，则肾亦坚固，而无狂荡之患矣，岂诚有补肾之功哉？故肾家无火，而两尺脉微弱，或左尺独旺者，皆不宜用。《内经》所谓强肾之阴，热之犹可，此又不可不知"（《本草约言》）。

○ "之才曰：恶干漆，伏硫黄……时珍曰……若中气不足而邪火炽甚者，久服则有寒中之变。近时虚损，及纵欲求嗣之人，用补阴药，往往以此二味为君，日日服饵。降令太过，脾胃受伤，真阳暗损，精气不暖，致生他病。盖不知此物苦寒而滑渗，且苦味久服，有反从火化之害。故叶氏《医学统旨》有'四物汤加知母、黄檗，久伤胃，不能生阴'之戒"（《本草纲目》）。

○ "黄柏固能除热益阴，然阴阳两虚之人，病兼脾胃薄弱，饮食少进，及食不消，或兼泄泻，或恶冷物，及好热食，肾虚天明作泄，上热下寒，小便不禁，少腹冷痛，子宫寒，血虚不孕，阳虚发热，瘀血停滞，产后血虚发热，金疮发热，痈疽溃后发热，伤食发热，阴虚小水不利，痘后脾虚，小水不利，血虚不得眠，血虚烦躁，脾阴不足作泄等证，法咸忌之"（《神农本草经疏》）。

○ "大抵阴寒之品，有妨脾胃。若脾虚作泄诸证，纵外显虚火，法宜忌之"（《本草汇笺》）。

○ "洁古、东垣、丹溪皆以为滋阴降火要药，故阴虚火动之病须之。然必少壮气盛能食者，用之相宜。若中气不足而邪火炽甚者，久服则有寒中之变"（《握灵本草》）。

○ "苦寒之性，利于实热，不利于虚热。凡胃虚食少，脾虚泻多忌之。肾虚五更溏泄勿用"（《本草必用》）。

○ "味苦，入足少阴经，功专去湿热。尺脉弱者忌服……恶干漆，得知母良"（《本草撮要》）。

九十八、滑　石

滑石系硅酸盐类矿物滑石族滑石，主含含水硅酸镁 $[Mg_3(Si_4O_{10})(OH)_2]$。味甘、淡，性寒，归膀胱、肺、胃经，具有利尿通淋、清热解暑、祛湿敛疮之功效。主要用于热淋、石淋、尿热涩痛、暑湿烦渴，湿热水泻，外治湿疹、痱子等病症。

【应用禁忌】

（1）阴虚滑精者忌用滑石。滑石降泄，利尿有伤津损阴之弊，凡阴虚津少、肾虚滑精者不宜用，如症见口舌干渴，咽燥咽痛，舌苔少或无苔，舌质干红，干裂少津等，均当忌用滑石，以防利尿更加重阴津丢失。

（2）脾胃虚寒者忌用滑石。滑石性寒，对阳气不足者不宜用，故凡胃腹隐痛，喜温喜按，食欲不振，四肢不温，大便稀薄，或腹泻，消瘦畏寒者，当忌用，以防重伤其阳。

（3）小便过多者禁用滑石。滑石淡渗利湿，专事利尿清热，若小便自利清长，或夜尿增多，滑石必在禁用之列。特别是因肾阳不足，肾气不固的小便过多，尤当严禁。

（4）孕妇禁用滑石。滑石滑利而性趋下坠，妊娠妇女服用，恐有堕胎流产之害，故当忌用。

【文献选要】

○ "……治前阴不利，性沉重，能泄上气令下行，故曰滑则利窍。不可与淡渗同用"（《汤液本草》）。

○ "利水道，除湿而定六腑；泄邪气，降火而解烦渴。小便多而渴者，又宜忌之……因其滑利，故加滑名，主产难滑胎，妊妇忌服。按：滑石治渴，非实能止渴也，资其利窍，渗去湿热，则脾气冲和，而渴自止耳。假如天令湿淫太过，人患小便不利而渴，正宜用以渗泄之，渴自不生。若或无湿，小便不利而渴者，则知内有燥热，燥宜滋润。苟误服之，亡其津液，而渴反盛矣，宁不犯禁乎，性既滑利，不可与淡渗同用"（《本草约言》）。

○ "堕胎如神，妊娠忌服……若或无湿，小便自利而渴者，则知内有燥热，燥宜滋润，苟误用服，是愈亡其津液，而渴反盛矣"（《本草蒙筌》）。

○ "之才曰：石韦为之使，恶曾青，制雄黄……元素曰：滑石气温味甘，治前阴窍涩不利，性沉重，能泄上气令下行，故曰滑则利窍，不与淡渗药同。好古曰……淡味渗泄为阳，故解表利小便也。若小便自利者，不宜用"（《本草纲目》）。

○ "若病人因阴精不足内热，以致小水短少、赤涩或不利，烦渴身热，由于阴虚火炽水涸者，皆禁用。脾肾俱虚者，虽作泻，勿服"（《神农本草经疏》）。

○ "若渴而小便自利者，是内津液少也。小便不利而口不渴者，是热在下焦血分也，均非宜用，且体滑，胎前亦忌之"（《药品化义》）。

○ "滑能利窍，以通水道，若小便自利者，不宜用。滑石利窍，不独小便也，上能利毛膝之窍，下能利精溺之窍。盖甘淡之味先入于胃，游溢精气，上输于肺，下通膀胱。肺主皮毛，膀胱主津液，故滑石上能发表，荡上中之湿热，下能利水，荡中下之湿热，则三焦宁而表里和。河间之用益元散通治表里上下诸病，盖是此意，但性沉重，能泄上气令下行，虚弱者必不可用"（《握灵本草》）。

○ "阴虚内热，小便不利者忌用"（《本草必用》）。

○ "燥热，滑精，孕妇，病当发表者，禁用……石韦为之使，恶曾青，制雄黄"（《得配本草》）。

○ "中气虚陷宜升者，所宜致慎，多服使人小便多，精窍滑"（《本草述钩元》）。

○ "性沉重降，能泄上气令下行，本利窍清暑之药。若病人脾虚下陷，及阴精不足内热，以致小水短少赤涩或不利，烦渴身热，由于阴虚火炽水涸者，皆禁用。脾肾俱虚者，虽作泻勿服。伤寒病当发表者，尤忌。表有邪，得此渗泄重降之品，必愈陷入里，而成败证矣"（《本草害利》）。

○ "味甘，寒，入足太阳经，功专发汗利小便。凡脾虚下陷，及精滑有孕，病当发表者均忌。石韦为使，宜甘草"（《本草撮要》）。

○ "脾虚下陷，及精滑者，禁之"（《药性分类》）。

○ "若渴而小便自利，自内津液少也；小便不利而口不渴，是热在下焦血分也，均非所宜。其体滑性坠，胎前亦忌"（《药义明辨》）。

○ "若无湿用之，是犯禁也"（《医学纲目》）。

○ "无故多服，滑精败脾，戒之"（《罗氏会约医镜》）。

○ "方内有滑石乃重剂，恐致堕胎"（《女科经纶》）。

九十九、紫　苏

紫苏系唇形科一年生草本植物紫苏的茎、叶。性温，味辛，归肺、脾经，具有发汗解表、行气宽中、理气安胎、解鱼蟹毒之功效。主要用于风寒感冒、咳嗽痰多、胸闷呕吐、胎动不安、鱼蟹中毒、腹痛呕吐等病症。

【应用禁忌】

（1）表虚自汗者忌用紫苏。历代本草均认为，紫苏为纯阳之草，味辛而散发，有发汗伤气之虞，故凡表虚自汗者不宜用。如患者症见动则多汗，畏风，气短乏力，反复感冒，脉细弱无力，苔薄白而淡者，当忌用或不可单用紫苏，以免过度发散，更伤肺气。

（2）风热外感，温病初起，以及胃热火升等温热证者忌用紫苏。紫苏性温，凡风热外感，温病初起，以及胃热火升等温热证者不宜用。如临床表现为发热不恶风寒，或仅微恶风寒，汗出而热不退，口干口渴，呕逆，咽痛红肿，牙龈红肿疼痛，斑疹红赤，舌红苔黄，脉浮数者，均不可遣用紫苏。

（3）脾虚滑泄者慎用紫苏子。紫苏子善降气开郁，滑肠通便，故脾虚滑泄者不宜，凡症见纳差运化无力，大便溏薄或滑泄无度，气短疲乏，舌淡苔薄白，脉虚细者，均当慎用。

（4）紫苏不宜久煎；紫苏忌鲤鱼，但其理何在，有待进一步研究。

【文献选要】

○ "久服亦泄人真气焉……病属气虚表虚阴虚，因发寒热或恶寒及头痛者，慎勿投之，以病宜敛宜补也。火升作呕者，惟可用子。不可同鲤鱼食，生毒疮"（《本草汇》）。

○ "多服泄人真气……宜橘皮，忌鲤鱼……梗下气稍缓，虚者宜之。叶，发汗散寒；梗下气安胎；子，降气开郁、消痰定喘。表弱气虚者忌用叶，肠滑气虚者忌用子"（《本草备要》）。

○ "惟脐下气逆而上者，不可用……紫苏本散风之剂，俗喜其芳香，旦暮资食，不知能泄真元之气，所谓芳香致豪贵之疾者是也。气虚表虚者禁用叶，肠润肺虚者禁用子。至于安胎和胃药中用之，不过取其辛香，暂调胃寒气滞之证，岂可概用、久用，以陷虚虚之祸耶……若汗多者忌用叶，善呕者忌用子"（《杂症痘疹药性主治合参》）。

○ "其味辛温，纯阳之草。凡病气虚表虚者，及由阴虚寒热，火炎头痛，火升作呕，慎勿投之。俗喜其芳香，旦暮资食，不知泄真元之气。若脾胃寒人，多致滑泄，往往不觉"（《本草害利》）。

一〇〇、紫　菀

紫菀系菊科植物紫菀的干燥根及根茎。味辛、苦，性温，归肺经，具有润肺下气、消痰止咳之功效。主要用于痰多咳喘，新久咳嗽，劳嗽咳血等病症。

【应用禁忌】

（1）肺肾阴虚，水亏金燥者忌用紫菀。紫菀味辛、苦，辛散、苦燥均有伤阴耗津之弊，故凡肺肾阴虚，阴不制阳，肾水不济肺者不宜用。如症见咽喉干燥疼痛，咳痰带血，手足心热，骨蒸盗汗，午后潮热，舌红少苔，脉细数者，均当忌用紫菀。

（2）肺热、风热、痰热所致之咳嗽者慎用紫菀。紫菀性温，有助热之虞，故凡肺热、风热、痰热所致之咳嗽吐痰不可单用、久用紫菀。如症见咳嗽气息粗促，或喉中有痰声，痰多、质黏厚或黄稠，咯吐不爽，或有热腥味，或吐血痰，同时兼有胸胁胀满，咳时引痛，面赤，或有身热，口干欲饮等，均当慎用紫菀。若必用须配伍清热药以监制其温性。

【文献选要】

○ "恶藁本"（《新修本草》）。

○ "忌雷丸、远志，恶瞿麦、天雄，畏茵陈蒿，使款冬蕊"（《本草蒙筌》）。

○ "若以劳伤肺肾，水亏金燥而咳喘失血者，则非所宜"（《本草正》）。

○ "紫菀，观其能开喉痹，取恶涩，则辛散之功烈矣。而其性温，肺病咳逆喘嗽，皆阴虚肺热证也，不宜专用及多用，即用，亦须与天门冬、百部、麦冬、桑白皮苦寒之药参用"（《神农本草经疏》）。

○ "阴虚肺热者不宜专用、多用，须二冬，桑皮共之"（《本草必用》）。

○ "能开喉痹，取恶涩，然辛散性滑，不宜多用独用"（《本草备要》）。

○ "紫菀，苦温下气，辛温润肺。故吐血虚劳，收为上品，虽入至高之脏，然又能下趋，使气化及于州都，小便自利，人所不知。但性滑不宜久用，且性辛温，阴虚肺热者不宜单用，须地黄、门冬共之"（《杂症痘疹药性主治合参》）。

○ "阴虚肺热，不宜多用、独用，亦可盐水或蜜水炒用"（《药性切用》）。

○ "……故肺虚干咳禁用，干咳类多血虚，不宜再泻"（《本草求真》）。

○ "惟其温而不热，润而不燥，所以寒热皆宜，无所避忌。景岳谓水亏金燥，咳嗽失血者，非其所宜；石顽谓阴虚肺热干咳者忌之；盖恐开泄太过，重伤肺金，又恐辛温之性，或至助火……惟实火作咳，及肺痈成脓者，则紫菀虽能泄降，微嫌其近于辛温，不可重任，然借为向导，以捣穴犁庭，亦无不可"（《本草正义》）。

○ "阴虚肺热者，不宜专用"（《药性分类》）。

○ "惟肺虚干咳禁用"（《医方十种汇编》）。

一〇一、葛　　根

葛根系豆科葛属多年生藤本落叶植物野葛或甘葛藤的根。味甘、辛，性凉，归脾、胃经，具有解肌退热、透发麻疹、生津止渴、升阳止泻之功效，主要用于外感发热头痛，项背强痛，口渴，消渴，麻疹不透，热痢，泄泻等病症。

【应用禁忌】

（1）脾胃虚寒，胃中无火者慎用葛根。葛根性凉，不利腐熟水谷，易于动呕，有伤胃阳之弊，故脾胃虚寒、胃中无火者慎用。若兼有脘腹痞闷，口淡不渴，倦怠乏力，舌质淡，脉象濡弱者，当慎用葛根，若辨证当用，也不可单用。

（2）妊娠妇女不可多服葛根。现代药理研究证实葛根具有活血化瘀作用，明代《药鉴》中也有葛根"孕妇所忌"之说，故孕妇用之不得不慎。而临床应用遵从此说者不多，但根据《神农本草经》载"葛根主诸痹"，"痹"即不通之意，各种不通畅者都可用葛根主治，引申其意，血瘀不通，葛根也可以使用。按常理，通瘀之药恐碍于胎，故妊娠者使用葛根，不得不慎之。

【讨论】

（1）关于"葛根竭胃汁"的问题。《伤暑全书》序云"葛根竭胃汁"，此语似与葛根生津之功相悖，但从暑伤气阴考虑，其强调葛根解肌发汗有伤阴之弊，特别提出"竭胃汁"示后人以戒，但验之临床，葛根既不会发汗伤阴，也未见胃阴耗伤的不良反应，故不必泥于此说。

（2）关于"妊娠所忌"的问题。葛根用于妊娠是否当忌？这是一个严肃的问题，临床实践中还未见葛根影响孕妇和胎儿的报道。但近年来对葛根的临床和药理研究表明，以葛根为主的中成药应用广泛，证明葛根不完全是一个解表中药，其有活血化瘀作用，从这个意义上说，对妊娠妇女有无影响，对胎儿有无影响，是否当忌等，都是值得认真研究的课题。

【文献选要】

〇"杀野葛、巴豆、百药毒"（《本草经集注》）。

〇"……然太阳初病，未入阳明而头痛者，未可便服葛根以发之，恐引贼入家也"（《本草约言》）。

〇"《珍》云：益阳生津，勿多用，恐伤胃气……易老又云：太阳初病未入阳明，头痛者，不可便服葛根发之。若服之，是引贼破家也"（《汤液本草》）。

〇"孕妇所忌"（《药鉴》）。

〇"伤寒初病，太阳未入阳明者，切不可服"（《本草真诠》）。

〇"但其性凉，易于动呕，胃寒者所当慎用"（《本草正》）。

〇"……邪犹未入阳明，故无渴证，不宜服。五劳七伤，上盛下虚之人，暑月虽有脾胃病，不宜服"（《神农本草经疏》）。

〇"凡表虚有汗者禁之"（《本草汇笺》）。

〇"勿多用，恐伤胃气"（《握灵本草》）。

〇"多用反伤气，升散太过"（《本草备要》）。

〇"……有汗不宜服，发惊不宜服，唇白不宜服，眼稍红不宜服，见点后不宜服……凡夏月表虚汗多者，并宜切忌"（《杂证痘疹药性主治合参》）。

〇"夏日表虚汗多尤忌"（《本草从新》）。

〇"血痢，温疟，肠风，痘疹，凡斑疹已见红点，不可更服。上盛下虚之人，须斟酌用之"（《药笼小品》）。

〇"邪未入阳明，故无渴症，不宜服。误服则邪气反引入阳明，为引盗入门也。斑疹已见红点，不宜用，恐表虚反增斑烂也。五劳七伤，上盛下虚之人，暑月虽有脾胃病，亦不宜服。当用亦宜少用，多则反伤胃气，以其升散太过也。夏月表虚汗多尤忌……葛根风药也。风药皆燥，本经言其生津止渴，生乃升字笔误。非葛根独能止渴，以其升胃气入肺，能生津尔。设非清阳下陷，而火炎津耗之渴，误服此药，则火借风威，燎原莫遏。即非阴虚火炎之证，凡胃津不足而渴者，亦当忌之。……张司农《伤暑全书》序云：柴胡劫肝阴，葛根竭胃汗。二语可谓开千古之群蒙也。故凡汗多勿用，前人已论及之。无汗亦勿用。……愚谓阳明胃经多血之所，火病燥热，无汗烦渴，胃液已伤，汗乃血液所化，夺汗则无血之戒，用者审之"（《得配本草》）。

一〇二、蒲　　黄

蒲黄系香蒲科香蒲属水生植物烛香蒲、东方香蒲，或同属植物的干燥花粉。味甘，性平，归肝、心包经，具有止血化瘀、通淋之功效。主要用于吐血，衄血，咯血，崩漏，外伤出血，经闭痛经，脘腹刺痛，跌仆肿痛，血淋涩痛等病症。

【应用禁忌】

（1）劳倦发热者忌用蒲黄。蒲黄化瘀，有耗气之弊，故凡中气虚弱、阴火上冲、劳倦气虚之发热者不宜用，如症见发热时高时低，劳累后加重，气短懒言，头晕乏力，自汗，易感冒，食少便溏，舌淡苔薄白，脉细弱者，当忌用蒲黄。

（2）妊娠妇女禁用蒲黄。《日华子本草》谓蒲黄"妊孕人下血堕胎"，皆因蒲黄性滑动血之故，现代实验研究也发现，生蒲黄对离体及在体子宫有兴奋作用，对豚鼠和小鼠的中期引产有明显作用。因此，妊娠妇女应当禁用蒲黄。

（3）阴虚内热者慎用蒲黄。蒲黄活血化瘀，有破血之虞，通淋有耗津之弊，况血亦属阴，故阴虚内热无瘀，以及身体极度虚弱者不宜用，如症见口干舌燥，盗汗潮热，舌红少苔，脉细数无力者，均当慎用，欲用，剂量亦不可过大。

（4）蒲黄功擅化瘀利尿，故一切劳伤发热，阴虚内热，无瘀血者禁用；遗尿及过敏体质者忌用。

【文献选要】

〇 "不可多食，令人自利，不宜极虚人"（《本草衍义》）。

〇 "妊娠不可生用"（《本草品汇精要》）。

〇 "但不益极虚人，若多食未免自利"（《本草蒙筌》）。

〇 "一切劳伤发热，阴虚内热，无瘀血者，禁用"（《神农本草经疏》）。

〇 "但为收功之药，在失血之初用之无益"（《药品化义》）。

〇 "……非因瘀血痛者勿用"（《本草必用》）。

〇 "性滑动血，一切劳伤发热，阴虚内热，无瘀血者，禁用。瘀因寒滞者忌投。多食令人自利，极能虚"（《本草害利》）。

〇 "然外因从标之血，可建奇功，若内伤不足之吐衄，不能收效也"（《罗氏会约医镜》）。

〇 "止血炒黑，勿犯铁器"（《得配本草》）。

一〇三、槟　　榔

槟榔系棕榈科常绿乔本植物槟榔的干燥成熟种子。味苦、辛，性温，归胃、大肠经，具有杀虫消积、降气行水、截疟之功效。主要用于绦虫、蛔虫、姜片虫，虫积腹痛，积滞泄痢，里急后重，水肿脚气，疟疾等病症。

【应用禁忌】

（1）气虚下陷者忌用槟榔。槟榔力专破气下行，故凡气虚下陷诸证，如中气下陷，症见气短坠胀，脱肛下垂，子宫脱垂，泄泻无度；心气下陷症见心悸怔忡，气脱汗出，面色苍白；肺气下陷症见气短气促，语声低微，大便失禁等，均当忌用。

（2）脾胃虚弱者忌用槟榔。槟榔杀虫消积，历代本草多认为有损伤正气之虞，称为"泻至高之气"，故凡后天之本不足，脾虚胃弱，受纳与运化功能欠佳，症见食欲不振，食入即饱或食后脘腹胀满，口不知味，甚至全不思食，大便溏薄，精神不振，倦怠嗜睡，面色萎黄不华，消瘦，舌淡或淡胖有齿痕，舌苔薄白，脉弱无力者当忌用。对于脾胃虚弱所致的饮食积滞也应慎用槟榔。

【讨论】

槟榔能损真气，传统本草多认为不可久服，特别是虚弱之人不可服。我国南方各地有服食槟榔的习俗。近年有人发现槟榔含有对人体有害的致癌物质，认为与槟榔中含的水解槟榔碱、鞣质有关，具致突变作用，对胎儿有损害等。《中医临床用药禁忌手册》称："孕妇口服，可致胎儿畸形，故孕妇慎用。"并谓"槟榔毒性较小"，但《中华人民共和国药典·一部》并没有"毒性"及"孕妇慎用"的记载，关于槟榔的禁忌，欲得到准确公认的说法，还有许多工作要做；我国南方服食槟榔习俗的民众，癌症发病率是否较高，都有待认真调研，故录此以供探讨。

【文献选要】

○"勿经火，若熟使，不如不用……多食则发热，勿同橙、橘食"（《饮食须知》）。

○"多食伤真气"（《本草约言》）。

○"专破滞气下行。若服过多，又泻胸中至高气也"（《本草蒙筌》）。

○"《本草》言其治后重如马奔，此亦因其性辛温行滞而然。若气虚下陷者，乃非所宜。又言其破气极速，较枳壳、青皮尤甚"（《本草正》）。

○"槟榔性能坠诸气，至于下极，病属气虚者忌之。脾胃病，虽有积滞者不宜用。下利，非后重者不宜用。心腹痛，无留结及非虫攻咬者不宜用。凡病属阴阳两虚，中气不足，而非肠胃壅滞，宿食胀满者，悉在所忌"（《神农本草经疏》）。

○"凡泄后、疟后虚痢，切不可用也"（《本经逢原》）。

○"虚人忌之"（《药性切用》）。

○"岭南瘴地，多以槟榔代茶。然非瘴之地，不可常服，恐其能泄真气耳"（《本草求真》）。

○"气虚下陷者，所当远避。虽能辟瘴，耗损真气，多食少寿"（《药笼小品》）。

○"气虚者，忌之。下痢非后重不用，疟非山岚瘴气不用。凡病属阴阳两虚，若非肠胃壅滞，宿食胀满者，悉忌……急治生用，经火则无力，金畏火也"（《本草述钩元》）。

○"惟虚弱人及淡泊家忌食"（《随息居饮食谱》）。

○"能坠诸气，至于下极，气虚下陷者，所当远避。如脾胃虚，虽有积滞者不宜用。下利非后重者不宜用。心腹痛无留结及非虫积者勿用。疟非山岚瘴气者不宜用。凡病属阴阳两虚，中气不足，而非肠胃壅滞，宿食胀满者，悉在所忌。多食亦发热。岭南多瘴，以槟榔代茶，损泄真气，所以居人多病少寿"（《本草害利》）。

○"下气去胀，化痰行水，大小便秘，里急后重，气虚下陷者忌用"（《药性分类》）。

○ "久食槟榔，则肺缩不能掩，故秽气升，闻之辅颊间，常欲唉槟榔宜降气，实无益于瘴也，彼病瘴纷然，非不食槟榔也。此论槟榔之害最为切要。知非特无瘴之地不可食也，嗜槟榔者其鉴之"（《冷庐医话》）。

一〇四、蔓 荆 子

蔓荆子为马鞭草科植物单叶蔓荆或蔓荆的成熟果实。性微寒，味辛、苦，归膀胱、肝、胃经，具有疏风清热、清利头目之功效。主要用于外感风热所致头昏、头痛及偏头痛，风热上扰所致目昏或目赤肿痛、多泪，以及风湿痹痛、肢体挛急等病症。

【应用禁忌】

（1）肝血虚者不宜用蔓荆子。蔓荆子气轻味辛，性升而浮，上行而散，故血虚有火上逆者不宜用。如症见头痛目眩，面色不华，唇色淡白，爪甲不荣，脉细弱无力，属肝血不足者，不宜单用蔓荆子。

（2）脾胃虚衰者慎用蔓荆子。蔓荆子性微寒，有损伤脾胃阳气之弊。故凡胃纳不香，或不饥不食，或胃冷胀满等，咸当慎之。

（3）蔓荆子性微寒，风寒头痛者不宜使用。

【文献选要】

○ "头目痛不因风邪，而由于血虚有火者忌之"（《本草经疏》）。

○ "胃虚人不可服，恐生痰疾"（《医学起源》）。

○ "痿痹拘挛不由风湿之邪，而由于阳虚血涸筋衰者勿用也；寒疝脚气不由阴湿外感，而由于肝脾羸败者亦勿用也"（《本草汇言》）。

○ "因于血虚有火者，宜慎用之"（《罗氏会约医镜》）。

○ "但气虚等症禁用"（《医方十种汇编》）。

○ "瞳神散大者，尤忌"（《本经逢原》）。

一〇五、酸 枣 仁

酸枣仁系鼠李科植物酸枣树的干燥成熟种子。味甘、酸，性平，归肝、胆、心经，具有补肝宁心、敛汗生津之功效。主要用于虚烦不眠，惊悸多梦，体虚多汗，津伤口渴等病症。

【应用禁忌】

（1）实邪郁火夹湿痰、湿热、肝火所致诸证忌用酸枣仁。酸枣仁有酸敛之性，酸以补肝，有敛邪之弊，故凡有实邪郁火，如湿痰、邪热、肝火等所致的病症不宜用，如火气上逆，口苦易怒，烦躁失眠，痰多黄稠，腹胀胃痞，大便干燥，舌苔厚腻等，均当忌用酸枣仁。

（2）大便滑泄者慎用酸枣仁。酸枣仁多脂，甘润而滑，有润肠通便之功，对脾虚不运，大便不实者不宜单用，如症见食欲不振，腹胀，便溏，疲乏无力者，当慎用酸枣仁。如临床必需，应配伍健脾消导药用，剂量不宜过大，以免导致酸收致胀，甘润致泻的不良反应。

【讨论】

关于"失眠不宜用生枣仁"的问题。自唐始，酸枣仁之药用有了生、熟之分。如《五代史》后唐刊《石药验》记载："酸枣仁睡多生使，不得睡炒熟。"《图经本草》亦载"《神农本草经》'主烦心不得眠'，医家两用之，睡多生使，不得睡炒熟，生熟便尔顿异。"《本草纲目》亦云："熟用疗胆虚不得眠，烦渴，虚汗之证，生用疗胆热好眠。"失眠不宜生者，临床相沿多年。对此一说，常有争论，如清代《本草从新》指出"生用疗胆热之说未可信也"。近年动物实验表明，酸枣仁生用、炒用对中枢神经系统均呈现镇静、安眠和抗惊厥作用，两者之间无显著差异［娄松年等. 生、炒、酸枣仁下水煎. 剂镇静、安眠作用的比较. 中成药研究，1987，（2）：18～19］。鉴于动物实验与临床应用不尽相同，目前还难以完全否认传统认识，有待进一步研究。

【文献选要】

○ "恶防己"（《本草经集注》）。

○ "凡肝、胆、脾三经有实邪热者，勿用，以其收敛故也"（《神农本草经疏》）。

○ "肝旺烦躁，肝强不眠，禁用"（《得配本草》）。

○ "但仁性多润，滑泄最忌，纵使香能舒脾，难免润不受滑矣，附记以补书所未及。炒久则油香不香，碎久则气味俱失，便难见功"（《本草求真》）。

○ "甘润，生用酸平，专补肝胆；炒熟酸温而香，亦能醒脾，敛汗，宁心，疗胆虚不眠。肝胆有邪热者勿用"（《本草分经》）。

○ "睡多生使，不得睡炒熟"（《本草拾遗》）。

○ "生用使其日间不卧，熟用使其夜间不醒也"（《重订石室秘录》）。

○ "生用泄胆热多眠，熟用补胆虚不寐"（《长沙药解》）。

○ "实而有热勿用，以其能收敛也"（《罗氏会约医镜》）。

一〇六、僵　蚕

僵蚕为蚕蛾科昆虫家蚕的幼虫感染（或人工接种）白僵菌而致死的干燥体。性平，味咸、辛，归肝、肺、胃经，具有息风止痉、祛风通络、疏散风热、化痰散结之功效。主要用于惊痫抽搐，风中经络，口眼㖞斜，风热头痛，目赤，咽痛，风疹瘙痒，痰核，瘰疬等病症。常用剂量为 3～10g，研末服 1～1.5g。

【应用禁忌】

（1）僵蚕味咸而辛，性平，入肝经，走串之力颇强，易耗伤气血，故气血虚弱之动风者慎用。

（2）僵蚕中含有多种蛋白质、脂肪、氨基酸等成分，内服可致变态反应，出现皮疹，故对高度过敏体质的患者应在密切观察下慎用。

【文献选要】

○ "小儿惊痫夜啼，由心虚神魂不宁、血虚经络劲急所致，及类中失音，非因外邪者均忌"（《本草必用》）。

○ "若诸证由于血虚，而无风寒客邪者勿用……恶桑螵蛸、茯苓、茯神、桔梗、萆薢"（《本草备要》）。

○ "凡中风口噤，小儿惊痫夜啼，由于心虚神魂不宁，血虚经络劲急所致，而无外邪为病者忌之。女子崩中，产后余痛，非风寒客入者，亦不宜用"（《本草经疏》）。

○ "若诸症由于血虚，而无风寒客邪者勿服……亦可解毒……恶茯苓、桔梗、萆薢"（《罗氏会约医镜·卷十八·本草》）。

○ "无风邪者，禁用"（《得配本草》）。

一○七、薏 苡 仁

薏苡仁系禾本科植物薏苡的干燥成熟种仁。味甘、淡，性凉，归脾、胃、肺经，具有健脾渗湿、除痹止泻、清热排脓之功效。主要用于水肿，脚气，小便不利，湿痹拘挛，脾虚泄泻，肺痈，肠痈，扁平疣等病症。

【应用禁忌】

（1）津枯血少便秘者忌用薏苡仁。薏苡仁性善走下，有渗湿利水止泻之功，故阴虚、血虚、津液不足者不宜用。如产后血亏，或老人虚弱者，肠燥便结如羊粪，或腹泻脱水之后的津伤便秘者，均当忌用，以免更伤阴液。

（2）脾虚无湿者不宜用薏苡仁。薏苡仁性寒凉，其健脾之功是通过渗湿实现的，故脾虚无湿者不宜用，如中气不足，脾虚不运，肠道动力不足，患者症见气短乏力，大便欲解不尽，或大便本不干燥而仍无便意者，不可单用薏苡仁。

（3）妊娠妇女禁用薏苡仁。薏苡仁利尿趋下，历代本草均有孕妇禁用的记载，现代药理证实薏苡仁能兴奋子宫，大量服用易损胎气，故孕妇、先兆流产者忌用，以免发生意外。

【文献选要】

○ "味甘，性微寒。因寒筋急，不可食用，以其性善走下也。妊妇食之堕胎"（《饮食须知》）。

○ "凡病人大便燥，小水短少，因寒转筋，脾虚无湿者忌之。妊娠禁用"（《神农本草经疏》）。

○ "苡仁理湿热，故受热使人筋挛，受湿使人筋缓者可用，若受寒使人筋急者忌之"（《药镜》）。

○ "若咳血久而食少者，假以气和力缓，倍用无不神效，但孕妇忌之"（《药品化义》）。

○ "大便燥结，因寒转筋者勿用。其根堕胎，妊娠亦忌"（《本草必用》）。

○ "用于汤剂，性力和缓，须倍他药。若津枯便秘，阴寒转筋及有孕妇女，不宜妄用，以性专下泄也"（《本草求真》）。

○ "大便燥结，因寒筋急勿用。其力缓，必须倍于他药"（《本草撮要》）。

○ "按大便燥结，因寒转筋及妊娠均忌"（《罗氏会约医镜》）。

○ "若津枯便秘，阴寒转筋及有孕妇女不宜妄用"（《医方十种汇编》）。

○ "苡仁虽有健脾除湿之功，但大泄精气，孕妇及肾虚体弱者均忌之"（《沈绍九医话》）。

一○八、薄 荷

薄荷为唇形科多年生草本植物薄荷的茎叶。性凉，味辛，归肝、肺经，具有疏散风热，清利头目，利咽透疹，疏肝解郁等功效。主要用于外感风热、温病初起的头痛、发热、目赤、咽喉肿痛，麻疹初起或风热外束肌表引起的疹发不畅、风疹瘙痒，以及肝气郁滞引起的胸闷、胁痛等病症。

【应用禁忌】

（1）气虚自汗者忌用薄荷。薄荷芳香辛散，有发汗之力，但同时具有耗气之弊，倘气虚自汗，或老人、小儿、产后体虚者，或外感初愈，营卫不和，汗多畏风者皆当忌用，恐汗多损气亡阳。

（2）阴虚血燥者慎用薄荷。薄荷功擅祛风，风药多燥，故阴虚血燥者慎之。如症见皮肤干燥，瘙痒无疹，脱屑灼热，大便干结不润，舌红少苔，脉象细数者，当配伍养血滋阴润肤之品，谨慎用之，且剂量不可过大。

（3）薄荷不宜久煎，入煎剂应后下，以免影响疗效。

【文献选要】

○ "新病瘥，人勿食，令人虚汗不止"（《药性论》）。

○ "病新痊者忌用，恐其泄汗亡阳"（《本草正》）。

○ "辛香伐气，多服损肺伤心，虚者远之"（《本草从新》）。

○ "多服久服，令人虚冷；阴虚发热，咳嗽自汗者勿施也"（《本草逢原》）。

○ "瘦弱人久食，动消渴病"（《广群芳谱》）。

一○九、鳖　　甲

鳖甲系鳖科动物鳖的背甲。味咸，性寒，归肝、肾经，具有滋阴潜阳、软坚散结、退热除蒸之功效。主要用于阴虚发热，劳热骨蒸，虚风内动，经闭，癥瘕，久疟疟母，肝脾肿大等病症。

【应用禁忌】

（1）脾胃虚寒者忌用鳖甲。鳖甲咸寒，质重而潜下，为血肉有情之品，多胶腻，影响消化，易损脾胃之阳，故脾胃虚寒，运化无力，症见胃腹胀满，冷痛喜温，食欲不振，大便溏薄或泄泻，或呕吐清水，舌淡苔白，脉象细弱者，均当忌用。

（2）妊娠妇女忌服用鳖甲。据《日华子本草》载鳖甲"堕胎"，《本草纲目》也有鳖甲主"妇人经脉不通，难产"的记载，《本草经疏》称鳖甲"妊娠禁用"。传统认识如此，当为经验之谈，故应忌服。

（3）产后妇女不宜用鳖甲。产后妇女气血两虚，鳖甲为至阴之品，性大寒，滋腻损脾土，食后难化，因此，不宜用于产后之补。

（4）肝虚无热者慎用。鳖甲有软坚散结的作用，故宜用于肝脾肿大，癥瘕痞块者，但鳖甲性寒，对于虽有肝虚之证，但无热象者应慎用，尤其是当肝脾不和，木郁乘土之时，症见两胁胀痛，消化不良，胃腹冷感，大便稀溏，舌淡苔白，脉细无力者，必须忌用，以免寒伤脾阳，加重症状。

【文献选要】

○ "恶矾石"（《本草经集注》）。

○ "合鸡子，食之杀人；合苋菜，食之生鳖瘕；合芥子，同食生恶疾"（《本草品汇精要》）。

○ "所恶须知，理石、矾石"（《本草蒙筌》）。

○ "倘阳虚胃弱，食饮不消，呕恶泄泻者，阴虚胃弱，吞咽不下，咳逆短气，升降不足息者，用此无益也"（《本草汇言》）。

○ "妊娠禁用。凡阴虚胃弱，阴虚泄泻，产后泄泻，产后饮食不消，不思食，及呕恶等证，咸忌之"（《神农本草经疏》）。

○ "鳖性至阴，大寒，又能破血。不可认其补，多用必伤土也"（《药镜》）。

○ "不可合鸡子、苋菜、薄荷食。按：鳖甲，全禀天地至阴之气，有养阴涤热之用。阴虚往来寒热，劳复，女劳复，皆为不必之剂。凡阴虚胃弱泄泻，并妊娠，及肝无热者，忌之"（《本草汇》）。

○ "凡阴虚人胃弱呕恶，脾虚泄泻者勿用。能堕胎，孕妇亦忌"（《本草必用》）。

○ "冷劳癥瘕人不宜服，血燥者禁用……忌薄荷"（《得配本草》）。

○ "其性阴寒，肝虚无热者忌用"（《本草害利》）。

○ "……脾虚者大忌"（《本草撮要》）。

○ "鸡子同餐却不宜"（《医经小学》）。

○ "妊妇忌用，以其能伐肝破血也，肝虚无热禁之"（《本经逢原》）。

○ "鳖……孕妇及中虚、寒湿内盛、时邪未净者，切忌之"（《随息居饮食谱》）。

○ "宜煎服，不宜入丸，如误服甲末，久则成鳖瘕，冷劳癥瘕人不宜服。其性燥，血燥者禁用"（《得配本草》）。

○ "鳖甲，龟甲，不可用于虚弱之证"（《医学衷中参西录》）。

○ "不可与鸡子同食"（《医方捷径》）。

一一〇、麝　香

麝香系鹿科动物林麝、马麝或原麝成熟雄体香囊中的干燥分泌物。味辛，性温，归心、脾经，具有开窍醒神、活血通经、消肿止痛之功效。主要用于热病神昏，中风痰厥，气郁暴厥，中恶昏迷，经闭，癥瘕，难产，死胎，心腹暴痛，痈肿瘰疬，咽喉肿痛，跌仆伤痛，痹痛麻木等病症。

【应用禁忌】

（1）妊娠妇女禁用麝香。麝香功能活血通经，用于催生下胎，《本草品汇精要》早有"妊娠不可服"的记载。现代药理研究也证实，麝香对实验动物子宫呈明显兴奋作用，且对妊娠子宫又较非妊娠子宫更为敏感，故孕妇内服、外用均不可，以防流产之害。

（2）虚证、脱证忌用麝香。麝香辛香走窜开通，易于耗气伤阳，夺血伤阴，只宜于实证与闭证，倘气虚、阳虚、血虚、阴虚和脱证者均非所宜，断不可用。如临床表现为突然大汗淋漓，精神委靡，目合口张，面色苍白，气短不续，二便自遗，舌淡胖，脉细微等属气脱之证，或头晕眼花，面色无华，心悸怔忡，气微而短，四肢清冷，舌淡白，脉空虚或芤属血脱者，均当忌用麝香，以免犯虚虚之戒。

（3）麝香之有效成分极易挥发，故不宜入煎剂，而宜入丸、散剂。

【文献选要】

○"妊娠不可服"（《本草品汇精要》）。

○"凡似中风，小儿慢脾风，与夫阴阳虚竭，发热，吐血，盗汗，自汗，气虚眩晕，气虚痰热，血虚痿弱，血虚目翳，心虚惊悸，肝虚痫痉，产后血虚，胎前气厥，诸证之属于虚者，法当补益，概勿施用。即如不得已，欲借其开通关窍于一时，亦宜少少用之，勿令过剂。苏省开通之后，不可复用矣。孕妇不宜佩带，劳怯人亦忌之"（《神农本草经疏》）。

○"味辛，温，无毒。忌大蒜。麝香不可近鼻，有白虫入脑，患癫，久带其香，透关，令人成异疾"（《食物本草会纂》）。

○"能开通十二经气闭。走窜之品，凡丹药用之，取其开窍通气也。善败瓜果，亦能堕胎"（《药品小笺》）。

○"辛温香窜，开经络，通诸窍。治中风诸痛，痰厥惊痫，癥瘕，鼻塞耳聋，辟邪解毒，杀虫坠胎，坏果败酒，果积酒积。气血虚者勿用。孕妇尤忌"（《药性分类》）。

○"然辛香之剂，必能耗损真元，用之不当，反引邪入髓，莫可救药，诚宜慎之"（《雷公炮制药性解》）。

○"误用之反引风入骨"（《本草分经》）。

○"然以走窜为功，消阴耗阳，坏果败酒，劳怯人及孕妇切忌佩带"（《罗氏会约医镜》）。

○"阴盛阳虚，有升无降者，禁用"（《得配本草》）。

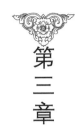

第三章

中医方剂禁忌

一、一 贯 煎
《续名医类案》

　　一贯煎由北沙参 10g，麦冬 10g，当归 10g，生地黄 18g，枸杞子 12g，川楝子 6g 组成。功能滋阴疏肝。主治阴虚肝郁证。用于肝阴不足，气机郁滞所致的胸脘胁痛，吞酸吐苦，咽干口燥，舌红少津，脉细数或虚弦等症。

　　本方为肝阴不足、气机郁滞而设。方中药物多甘寒滋腻，有湿热当忌用。且阴虚之证多有热象，但此热为虚热，非实热与湿热，应予分辨。

【应用禁忌】

　　（1）停痰积饮者忌用一贯煎。痰饮内蓄，久而化热，痰热互结，亦可见胸胁疼痛，口苦咽干等症，两者在临床上容易误辨。

　　但痰热者，当有痰黄稠，舌苔黄腻，脉滑数等症可供鉴别。

　　（2）肝胆湿热者忌用一贯煎。肝胆湿热证亦有胁痛，口苦，舌红等症。但多有头痛目赤，舌苔黄，脉弦而有力，且多为新病，而一贯煎证多为久病，一实一虚，切忌误用。

　　（3）湿热内盛者禁用一贯煎。一贯煎的配伍特点是在大队甘凉柔润，滋阴养血药中，仅少佐一味川楝子疏肝理气，对于湿热内盛、湿热下注、外感湿热所致的暑湿、湿温、黄疸、热淋等，虽有胸脘胁痛，吞酸吐苦等症，也当禁用，以防滋润碍湿，缠绵难愈。

　　舌红少津与舌苔黄腻是其应用禁忌的鉴别要点。

【煎服禁忌】

　　（1）一贯煎为补益剂，药物质地多汁而重，宜慢火久煎，不可武火急煎。

　　（2）肝阴不足者多为久病，因此，服用一贯煎宜守方坚持，切忌频频更方，中途停药。

【生活禁忌】

　　（1）忌食辛辣燥热食物，如辣椒、大蒜、胡椒、五香粉，以及烧烤、卤制品等食物，以免伤阴耗液，影响药效。

　　（2）不宜熬夜劳作，切忌纵欲房事过度，以免损伤肾精肾阴。

【文献选要】

　　○ "方下舌无津液四字，最宜注意，如其舌苔浊垢，即非所宜"（《中风斠诠》）。

　　○ "苟无停痰积饮，此方最有奇功"（《沈氏女科辑要笺正》）。

　　○ "气郁湿滞的胁痛脘胀不可误用本方"（《中医治法与方剂》）。

　　○ "一贯煎虽补中有散与峻补肝肾之剂不同，然枸杞、地黄汁稠味厚，不免有腻膈之弊，久服可出现胸闷、便溏、纳谷不香等脾运不佳症状，加一味山楂肉或麦芽，可防其弊"［宁卓.一贯煎临床运用一得. 湖南中医学院学报，1985，（1）：43］。

二、九 仙 散
《卫生宝鉴》

九仙散由人参 9g，阿胶 12g，款冬花 12g，桔梗 9g，川贝母 9g，桑白皮 15g，乌梅 15g，五味子 9g，罂粟壳 5g 组成。作散剂、水煎剂均可。功能敛肺止咳，益气养阴。主治久咳肺虚证。用于肺阴亏损，肺气耗散所致的久咳不已，咳甚则气喘自汗，痰少而黏，脉虚数等症。

久咳不愈，容易令人着急，医家与患者都想立即止咳，在这种心态驱使下，导致早用和错用本方，这是应该特别注意的。有些久咳是潜在大病所致，当通过检查，明确原发病，才能考虑用九仙散。

【应用禁忌】

（1）外感咳嗽，表邪未解者禁用九仙散。外邪袭表，肺气不宣，最容易引起咳嗽，但九仙散敛肺止咳，人参、乌梅、五味子、罂粟壳都不利于表散邪气，故凡表邪未解者无论新久咳嗽均应禁用，恐引邪入里，闭门留寇。

（2）痰涎壅盛者禁用九仙散。"有声曰咳有痰嗽，声痰俱有咳嗽名"（《医宗金鉴·杂病心法要诀》）。嗽，是祛除痰涎，保护肺脏的有益症状，如果体内停积痰浊邪气，均应因势利导，排出体外为好，痰不除，必停而生变。九仙散收敛，有强力的止咳作用，故痰多或嗽而痰不畅者，无论咳与不咳，均应禁用。

（3）大便秘结或不畅者慎用九仙散。九仙散方中大队收敛止涩之品，对肠道运化不利，可能让大便更加难解而干燥硬结，故虽有久咳不愈，也宜慎用。

【煎服禁忌】

（1）九仙散方中罂粟壳有毒，宜中病即止，不可多服、久服。

（2）九仙散在作散剂时，每次只取 5g，白开水浸泡，少量频服；如作水煎剂，每一次不宜喝得太多，不可每次服一碗，恐胃中不适或出现呕吐反应。

【生活禁忌】

（1）忌食伤阴燥热的食品，如胡椒、辣椒、大蒜、花椒，以及腌、卤、烧烤食物等。

（2）忌滥用补肾壮阳保健品，慎用辛温解表等感冒药。

（3）保证有充足的睡眠，切忌熬夜少睡，以免再度伤阴。

【文献选要】

〇 "治嗽痢者，多用粟壳，不必疑，但要先去病根，此乃收后药也"（《丹溪治法心要》）。

〇 "治病之功虽急，杀人如剑"（《本草衍义补遗》）。

〇 "但方中罂粟壳用量甚重，收敛之力特甚，当用于干咳无痰者为宜，否则不可妄投，凡外感咳嗽，表邪未解者，或不论新久咳嗽，而痰涎壅盛者均忌用"（《中国医学百科全书》）。

〇 "但其敛肺止咳之力颇强，故凡虽久咳不止，但内多痰涎，或外有表邪者，切勿误用，以免留邪为患"（许济群主编《方剂学》）。

三、九味羌活汤

《此事难知》

九味羌活汤由羌活 6g，防风 5g，苍术 5g，细辛 1g，川芎 3g，白芷 3g，生地黄 3g，黄芩 6g，甘草 3g 组成。功能发汗祛湿，兼清里热。主治外感风寒湿邪证。用于表寒夹湿，兼有里热者。临床表现为恶寒发热，肌表无汗，头痛项强，肢体酸楚疼痛，口苦微渴者可用。

本方为外感风寒湿邪，兼内有蕴热而设，临床十分常用。辛温之药较多，且外感新病常多急症，发病快，变化也快，辨证多在寒热虚实夹杂之间，不能误辨，很容易错用，应特别注意。辛温之药，耗气伤阴，剂量不宜太大，对老人、虚人之外感者，尤当忌慎。

【应用禁忌】

（1）阴虚内热者，虽有外感风寒，亦忌用九味羌活汤。九味羌活汤中羌活、防风、苍术、细辛、川芎、白芷皆辛温之药，虽配生地黄也难对抗其伤阴耗津之弊。故凡口干咽干，舌苔少，苔剥落，或镜面舌，或舌干少津者都当忌用。

（2）多汗者不宜用九味羌活汤。九味羌活汤发汗力较强，故凡虚人、小儿、产后之外感多汗者尤当慎用，以免汗多气阴耗伤变生他病。

（3）热病后期头身疼痛者慎用九味羌活汤。热病后期多气阴耗伤，虽头身疼痛，但有乏力、口干、纳差、脉弱等虚证表现，故临床不难辨识。

（4）风热表证忌用九味羌活汤。本方虽有生地黄、黄芩之寒，但总属辛温燥烈之剂，若误用于风热表证，必将助热伤津，病情加重，慎之慎之。

【煎服禁忌】

（1）九味羌活汤药物多有辛味，药效在于辛散解表发汗，故不宜久煎。宜先将诸药饮片，先用冷水浸渍 30～60 分钟，然后将水加至淹过 1cm 左右，微火煎至沸后 15 分钟，首煎即可温服，再煎分作两次服，直至微汗病解。病愈，则不必尽剂。

（2）临床应用本方，尚须据病情轻重，辅以羹粥。如寒邪较重，忌冷服，宜热，药后还须啜粥以助药力，以便酿汗祛邪，药后当取微汗，切忌大汗淋漓。

【生活禁忌】

（1）慎风寒，避湿邪。服药期间，宜适寒温，随时增减衣被免受风寒侵袭，尤其是服药后，全身有微汗时切忌当风受寒，如果卧室居处阴冷潮湿，应该想法改善居处环境，以免再感冒。

（2）忌油腻和酒类食物，以免滋生内湿，影响消化。

（3）避免劳累，宜卧床休息。

【文献选要】

○ "羌、防、苍、细、芎、芷，皆辛物也……此方冬可以治寒，夏可以治热，春可以治温，秋可以治湿……但于阴虚气弱之人，在所禁耳"（《医方考》）。

○ "此方用以代麻、桂等汤，实为稳妥。但地黄滋腻太过，不如仍用桂枝汤中之芍药，敛阴而不滋腻也。至其辛散燥烈，阴虚气弱者忌用，则固自言之矣"（《医方论》）。

○ "此方时医亦喜用之，但辛而近于燥烈，凡风寒不兼多湿，及轻微之表证，亦不可尽其量剂，以免燥伤津液，是又不可不加注意者也"（《中国医药汇海》）。

○ "盖本方虽配有寒凉之品，但温散之药居多，而温热阳邪为患，治当辛凉透散，温燥之剂在禁忌之列，误用则为逆，贻害无穷"（《古今名方发微》）。

四、二 妙 散
《丹溪心法》

二妙散由黄柏（炒）15g，苍术（米泔水浸，炒）15g 组成。古代作散剂，现可作丸、水煎剂。功能清热燥湿。主治湿热下注证。用于湿热走注之筋骨疼痛或湿热下注，两足痿软无力，或足膝红肿热痛，或湿热带下，或下部湿疮、湿疹，小便短黄，舌苔黄腻等症。

本方药仅两味，但十分常用而有效，适宜病机为湿热，因药少而力雄，单刀直入，必须辨证准确，否则忌用。

【应用禁忌】

（1）阴虚水亏证忌用二妙散。肾水一亏，真阴不足，亦常见有足膝疼热而痿软者，与二妙散证中两足痿软无力相近，极易误用。如若误用，二妙散方中黄柏与苍术皆为苦燥雄烈之品，对水亏火炎者极为不利，故当切忌。但阴虚水亏者尚兼有骨蒸潮热，盗汗，舌红少苔等症可供鉴别。如有阴虚兼湿热者，可配伍百合、石斛养阴以化忌为宜。

（2）寒湿足膝肿痛者忌用二妙散。寒湿痹阻亦常见肢体足膝肿痛者，但两者在病机上迥异，一寒一热，切忌误用；且寒湿证者有骨节寒凉，得温痛减，舌淡苔白等症状可供鉴别。寒热夹杂时可加小剂量肉桂，可化忌为宜，也可通阳活血，提高疗效。

【煎服禁忌】

二妙散方药少而力专，祛邪之力很强，故不宜久服，以免伤正。

【生活禁忌】

（1）居处环境不宜阴冷潮湿。

（2）切忌饮酒，慎食肥甘食品。

【文献选要】

○ "如邪气盛而正不虚者，即可用之"（《成方便读》）。

○"本方主治湿热下注病证，若属寒湿为患者不宜使用"（《中医药学高级丛书·方剂学》）。

五、八 正 散
《太平惠民和剂局方》

八正散由车前子 9g，瞿麦 9g，萹蓄 9g，滑石 9g，山栀仁 9g，炙甘草 9g，川木通 9g，大黄（面裹煨）9g 组成。古代作散剂，现多作水煎剂。功能清热泻火，利水通淋。主治湿热下注证。用于湿热蕴结于下焦所致的热淋、血淋、小便浑赤，溺时涩痛，淋沥不畅，尿频急促，或癃闭不通，小腹急胀，口燥咽干，舌苔黄腻，脉滑数等症。

本方的特点是清、利、通。过清则伤阳，过通利则伤阴，这是应该忌慎的。但见效后要坚持 1～2 周，以免死灰复燃。

【应用禁忌】

（1）肾阴虚淋涩者禁用八正散。"肾司二便"，当肾阴亏损，膀胱津少，气化不行，常见有小便淋涩疼痛不畅者，尤其是老年患者，很容易误辨错用。不过肾阴虚者必然兼有手足心发热，头晕耳鸣，腰膝酸软，午后低热，舌质红少苔而少津，脉细数等症，可供鉴别。如果误用，八正散方中多种利水药必然会伤津耗液，导致阴虚之证加重，故当禁用。

（2）气血两虚者虽有尿频涩痛亦当忌用八正散。八正散苦寒通利之剂，为实证而设，凡气血虚弱，中气下陷，面色不华，大便溏泄，食欲不振者均不宜用，方中大黄、山栀仁苦寒伤脾，川木通、滑石、车前子利水伤气，都不相宜，故当忌用。

（3）孕妇忌用八正散。妇人妊娠，多见尿频者，但并非下焦湿热所致，乃胎元坠压膀胱使然，故不可误用八正散。

另外方中瞿麦为妊娠禁忌药，大黄攻下，川木通、萹蓄、滑石通利，均呈下降药效，恐伤胎气，或导致早产、流产，故当忌用。

【煎服禁忌】

（1）八正散方中的车前子宜用布包同煎，以防体轻而漂浮液面，难以煎透，大黄宜制熟用，不可生用。

（2）八正散清热利水通淋的作用较强，即使实证，亦当见效即停用，不可久服。且宜饭后温服，以免伐伤正气。

【生活禁忌】

（1）服药期间，忌过劳。如夏日暑湿，劳倦过度，体育锻炼超量，或新婚房事过频等，均当禁忌，否则影响疗效。

（2）忌食辛辣燥热的食物，如羊肉、狗肉、火锅、酒类等。

（3）忌饮水过少。

【文献选要】

○ "方中瞿麦是妊娠禁忌药，清热利水作用较强，故当肿胀消失大半，即可减量"［吴国春，杨树林. 八正散加减治疗妊娠肿胀 36 例. 陕西中医，1991，（5）：207］。

○ "然本方毕竟为清利之剂，宜于湿热下注者，若虚中夹实，或实中夹虚者，则不宜单独使用"（《中医药学高级丛书·方剂学》）。

六、三　仁　汤
《温病条辨》

三仁汤由杏仁 12g，飞滑石 18g，白通草 6g，白豆蔻 6g，竹叶 6g，厚朴 6g，生薏苡仁 18g，半夏 10g 组成。功能宣畅气机，清热利湿。主治湿热初起及暑病夹湿证。用于湿重热轻的头痛如裹，恶寒，身重疼痛，肢体倦怠，午后身热，口干不渴，或渴不欲饮，痞闷胀满，或胀或痛，纳差泛恶，便溏不爽，小便短赤，面色淡黄，舌苔白腻，脉弦细而濡等症。

本方是《温病条辨》最为经典的治湿温诸症的代表方剂，用途十分广泛，临床应尊崇吴鞠通原方立方旨意，不可草草读过。湿性氤氲黏滞，为病缠绵，不可求其速效。

【应用禁忌】

（1）肝肾阴虚，脾胃津伤，肺阴不足，以及热病后期，阴津亏损等阴虚诸证禁用三仁汤。三仁汤选用轻灵宣畅利窍之品，集芳香化湿、淡渗利湿、苦温燥湿于一体，具有明显的伤阴耗气之不良反应，故凡肝肾阴虚，脾胃津伤，肺阴不足，以及热病后期，阴津亏损等证，均当禁用，以免加重病情；不过，阴虚者舌苔少而舌质红，甚至无苔如镜面，与三仁汤之苔白腻或厚，有天壤之别，临床不难辨识。

（2）脾胃虚弱，中气不足者禁用三仁汤脾胃虚弱、中气不足者，均常见肢体倦怠，纳差便溏，面色萎黄等临床表现，与三仁汤证的一些症状相似，但脾虚者无头痛恶寒身重等症可作鉴别，以防误用三仁汤导致利湿伤气之虞。

【煎服禁忌】

（1）三仁汤中白豆蔻芳香，不宜久煎，宜后下，或另捣粉冲服，效果更佳。

（2）中病即止，不可久服，以免伤阴耗气。

【生活禁忌】

（1）禁止饮酒及含有乙醇的饮料如醪糟等，以免助湿生热。

（2）慎食生冷瓜果、冰糕等，以防寒邪伤阳，影响脾之运化而生内湿。

【文献选要】

〇 "本方是宣、化、利并举之剂，常有邪尽遂伤气阴之虞，故中病即止，不宜久服，若湿已化燥者，亦不宜使用"（《中医药学高级丛书·方剂学》）。

七、大 承 气 汤
《伤寒论》

大承气汤由大黄 12g，厚朴 24g，枳实 12g，芒硝 9g 组成，多作水煎剂。功能峻下热结，主治阳明腑实证，见大便秘结，频转矢气，脘腹痞满、腹痛拒按，按之坚硬，甚或潮热谵语，舌苔黄燥起刺，或焦黑燥裂者，脉沉实；或热结旁流证，见下利清水，色纯清，其气臭秽，脐腹疼痛，按之坚硬有块，口舌干燥者，脉滑实。

大承气汤为阳明腑实证而设，功能峻下热结，属寒下剂，临床当具有痞满燥实坚的特点。而引起便秘的原因很多，治疗因其病机的不同，方药各异，尤当明辨。切忌但见便秘，一味攻下，以犯虚虚之戒。

【应用禁忌】

（1）大便秘结属寒积里实证者忌用大承气汤。大承气汤中的药物多为苦寒之品，易伤阳气而使阴寒更盛，犹如雪上加霜。症状表现兼有大便秘结、腹痛、手足厥冷、舌苔白腻等寒象，应不难辨识。

（2）津枯肠燥，大便艰难，年老或产后血虚便秘者，忌用大承气汤。大承气汤中大黄、枳实、厚朴易苦燥伤阴，且诸药配伍，泻下峻猛，伤其正气，重耗肠津，势必无水行舟，加重病势。症状表现兼有大便艰难、口干舌燥，舌面少津，少苔或无苔，脉细涩可供鉴别。

（3）脘腹胀满、大便艰难属于脾胃气虚者忌用大承气汤。大承气汤中的药物多为苦寒之品，易伤脾阳，使运化无力，厚朴、枳实行气，行气药多有耗气的不良反应，且本方泻下峻猛，易致脾虚气弱，无力推动。症状表现不思饮食、大便溏薄、倦怠短气、舌质淡白等不可误用。

（4）便秘、小便清长、腰膝酸软属于肾阳虚衰者忌用大承气汤。大承气汤中的药物多为苦寒之品，易伤阳气，使肾阳虚衰，津液不通，不能布津于肠。症状表现还兼有畏寒肢冷，舌淡苔白等，故当禁用。

（5）心下痞满、呕吐下利属于寒热错杂、脾胃失和者忌用大承气汤。大承气汤泻下峻猛，大黄、芒硝下利用之，泻下不止，损伤脾土，甚至中气下陷，变生他证。症状表现兼有心下痞，但满不痛，肠鸣下利，苔腻微黄，不宜用。

（6）孕妇便秘忌用大承气汤。大承气汤中大黄活血祛瘀，厚朴、枳实行气，且本方泻下峻猛，易致胎漏或胎动不安。

【煎服禁忌】

大承气汤中枳实、厚朴宜先煎，去渣后下大黄，不可久煎，这样有利于大黄蒽醌成分的溶出，最后将芒硝溶入药液中，使芒硝保持咸寒之性，利于其软坚润燥作用的发挥。

【生活禁忌】

服药期间，饮食不宜过多过饱，宜多进食含粗纤维多的食物，多饮水。忌食辣椒、燥烈、油腻及不消化的食物，忌饮酒如白酒、红酒、啤酒和醪糟等助湿生热之品。

【文献选要】

○"承气汤，下药也，用之尤宜审焉。审之大满大实，坚有燥屎。乃可投之也。如非大满，则犹生寒热，而病不除。况无实满者，而结胸痞气之属，由是而生矣。是以《脉经》有曰：伤寒有承气之戒，古人亦特谨之"（《伤寒明理论》）。

○"若脉若气馁，热邪不甚者，未可轻用也"（《伤寒溯源集》）。

○"然必审四证之轻重，四药之多少，适其宜，始可与也。若邪重剂轻，则邪气不服，邪轻剂重，则正气转伤，不可不慎也"（《医宗金鉴》）。

○"曰大承气者，合四药而观之，可谓无坚不破，无微不入，故曰大也。非真正实热蔽痼，气血俱结者，不可用也"（《温病条辨》）。

○"凡病涉虚损而大便秘结不通，则硝、黄攻击等剂必不可用"（《景岳全书》）。

○"年过花甲，其阴必虚，产后最易血虚，以及津枯肠燥所致大便艰难，都系无水舟停，若用峻药攻逐，重伤津液，每易发生变证，只宜润肠通便"（《历代名医良方注释》）。

○"治老人大便虚秘，冷秘，盖老年之人，阳气衰弱，往往大便闭结，上实下虚，不可用硝、黄攻下，宜用硫黄之温以下之"（《中国医药汇海》）。

八、小 青 龙 汤
《伤寒论》

小青龙汤由麻黄9g，芍药9g，细辛3g，干姜3g，炙甘草6g，桂枝6g，半夏9g，五味子3g组成。功能解表蠲饮，止咳平喘。主治风寒客表，肺失宣降，寒饮内停。用于恶寒发热，无汗，喘咳，痰多而稀，或痰饮咳喘，不得平卧，或身体疼重，头面四肢浮肿，舌苔白滑，脉浮等症者。

本方专为外感内伤之机而设。主治寒热无汗，咳喘痰稀。药物辛散温化之力较强，应据患者体质盛衰酌定剂量，其中麻黄、细辛之量应尤其谨慎，以策安全。

【应用禁忌】

（1）体质虚弱者慎用小青龙汤。小青龙汤为外寒内饮而设，实证者可用，虚证者当慎用。如患者久病羸虚，小儿体质未丰，或老年人脏器衰惫均当慎用。

（2）肺燥阴虚咳喘者忌用小青龙汤。小青龙汤中，麻黄、桂枝、细辛、干姜、半夏都属辛温药物，有伤阴燥热伤津之弊，故凡肺燥阴伤，虽有咳喘不得平卧者，亦当禁用小青龙汤。

肺燥咳喘者，尚有干咳少痰，舌质红少苔，脉细数，与小青龙汤证不同，两者不难鉴别。

（3）汗出较多者忌用小青龙汤。小青龙汤中麻黄配伍桂枝，辛温发汗相须为用，属峻汗之剂，再加上细辛、干姜之辛温，其发汗之力较强。临床如有自汗、盗汗者均应禁用小青龙汤。

（4）肺热痰黄者慎用小青龙汤。小青龙汤中多数药物性味为辛温，肺热壅盛，痰黄而浓稠者虽有外感表证，亦有咳喘，都当忌用，以免助热为虐，加重病情。

【煎服禁忌】

（1）《伤寒论》之小青龙汤方后注云："以水一斗，先煮麻黄，减二升，去上沫。"说明小青龙汤在煎煮时，先煮麻黄的时间应较长，"一斗"水蒸发了"二升"时才去上沫，不可将八味药一起煎煮。

（2）五味子宜捣碎入煎，以利药物有效成分溶出。

【生活禁忌】

（1）慎风寒，以免再次感冒加重病情。

（2）不宜兼服滋补药物。因为滋补药物可能生湿、生痰。

（3）忌饮酒类，以免内生湿热；不宜吃生冷食物，以免损伤脾阳，内生痰饮。

【文献选要】

〇 "阳虚多汗妄用青龙"（《医门法律》）。

〇 "设非风寒而为风温，麻、桂亦不可擅用，学者宜细心辨证，对证酌用也"（《重订通俗伤寒论》）。

〇 "本方辛散温化之力较强，应以确属水寒相搏于肺者，方宜使用，且视病人体质强弱酌定。阴虚干咳无痰或痰热证者，不宜使用"（《中医药学高级丛书·方剂学》）。

九、小 柴 胡 汤
《伤寒论》

小柴胡汤由柴胡24g，黄芩9g，人参9g，甘草9g，半夏9g，生姜9g，大枣4枚组成。多作水煎剂。功能和解少阳。主治伤寒少阳证。用于往来寒热，默默不欲饮食，心烦喜呕，胸胁苦满，口苦，咽干，目眩，舌苔薄白，脉弦者。

小柴胡汤为邪在少阳之证而设，功能和解少阳，益气扶正，以驱邪为主，兼补胃气，使邪气得解，胃气调和。若病邪在表，或已入里，或实热之证均非本方所治，尤当注意禁慎。

【应用禁忌】

（1）恶寒发热，无汗属于表实证者忌用小柴胡汤。小柴胡汤方中柴胡、黄芩配伍清泄热邪，外感寒邪用之，卫阳受损，不能抗御外邪，可能引贼入门，使表邪入里，病邪深入，且方中人参补气，易致邪气留恋，甚至助长邪气。症状表现兼有喷嚏、头身疼痛，流清涕、咳嗽、口不干，舌苔薄白可供鉴别。

（2）两胁胀痛，咽干，目眩，属于肝郁血虚证者忌用小柴胡汤。小柴胡汤中柴胡性升散，劫肝阴，黄芩、半夏性燥，生姜性温，易伤阴血，血虚不能养肝，则肝郁愈重，甚至血虚生风。症状表现兼有头痛目眩、口燥咽干，神疲食少，或往来寒热，或月经不调，乳房胀痛，舌质淡红，故当禁用。如配伍四物汤等养血之品，可化忌为宜。

（3）头晕目眩，脘腹疼痛，属于血虚或阴虚者忌用小柴胡汤。小柴胡汤中柴胡升散，耗劫阴液，黄芩、半夏性燥，生姜、半夏性温，易伤阴血，使血虚阴亏。症状表现兼有心悸失眠，面色无华或五心烦热、两颧潮红，或伴月经不调，舌淡或舌红少苔等表现，应不难辨识。

（4）头晕目眩，胁肋疼痛，属于肝阳上亢者忌用小柴胡汤。小柴胡汤中柴胡升散，耗劫阴液，生姜、半夏性温，人参补气，均有伤阴助阳之弊，犹如火上浇油，临床上可见面红目赤，烦躁易怒，口干，舌红苔黄等症，忌用小柴胡汤。

【煎服禁忌】

小柴胡汤一般先用清水浸泡饮片 30 分钟，然后煎至沸后 15 分钟后去渣再煎，使药性温和，作用持久而缓和，同时，使药液浓缩，减少药量，减轻药液对胃的刺激，对于呕吐患者尤为适宜。

【生活禁忌】

服药期间，饮食不宜过多过饱，宜进食易消化食物，慎食油腻、糯米、甜食等物，忌辛辣刺激食物及饮酒类饮料如白酒、红酒、啤酒和醪糟等助湿生热之品，忌情志不畅。

【文献选要】

○"得病六七日，脉迟浮弱，恶风寒，手足温，医二三下之，不能食，而胁下满痛，面目及身黄，头项强，小便难者，与柴胡汤，后必下重；本渴饮水而呕者，柴胡不中与也，食谷者哕"（《伤寒论》）。

○"但和法范围虽广，亦当和而有据，勿使之过泛，避免当攻邪而用和解之法，贻误病机"（《蒲辅周医疗经验》）。

十、川芎茶调散
《太平惠民和剂局方》

川芎茶调散由川芎 12g，荆芥 12g，羌活 6g，防风 6g，白芷 6g，甘草 6g，细辛 3g，薄荷叶 24g 组成。功能疏风止痛。主治风邪外感之头痛。用于外感风邪，上犯头目所致的偏正头痛或巅顶作痛，恶寒发热，目眩鼻塞，舌苔薄白，脉浮等症。

本方用于外感风邪头痛有良效。方中川芎是主药，剂量应大一些，但川芎性较烈，应防其辛温太过。为求安全，可配生白芍以化忌为宜。

【应用禁忌】

（1）风热头痛者慎用川芎茶调散。川芎茶调散方中薄荷叶用量特别重，也许是为监制他药之辛温太过，原方认为可通用于风寒与风热之头痛，但据临床所验，方中集辛散之药于一体，以温性为主，风寒之头痛相宜，风热之头痛当慎用。如果随证加减后可用于风热者，又当别论。

（2）气血亏虚之头痛者忌用川芎茶调散。气血两虚，清空失养，多有头痛者，但此为虚痛，尚有头晕，痛势绵绵，时发时止，倦怠无力，面色无华，唇甲淡白等症，可作鉴别。

（3）肝肾阴虚，肝阳上扰之头痛者忌用川芎茶调散。肝肾阴虚，肝阳上扰之头痛，也属虚痛，乃阴虚有火热上升所致，与川芎茶调散方中大队辛温升散药物极不合拍，如果误用，可致风火相煽，必助其焰，有病情加重之虞，故应禁用或忌用。不过阴虚阳亢之头痛，尚有头晕眼花，心烦易怒，夜眠不安，口苦目赤，舌红苔黄，脉弦有力等症不同，不难辨识。

（4）痰湿阻滞头痛者不宜用川芎茶调散。痰与湿均为阴邪，易伤清阳之气，按理川芎茶调散以辛温为主，应该对痰湿之邪有一定驱除之力，但方中药物均长于祛风，没有祛痰、除湿、化湿、利湿之药，嫌不十分合拍，故不宜选用。痰湿之证临床尚有头痛昏蒙，胸脘痞闷，纳呆呕恶，舌苔白腻等，与川芎茶调散证不同，可资鉴别。

（5）外感风热也多见头痛者，本方可加入菊花、生石膏、蝉蜕、僵蚕，减去细辛，可化忌为宜。

【煎服禁忌】

（1）川芎茶调散药多辛味，性为升散，故不宜久煎。一般宜于沸后 5～10 分钟即可饮服。方中薄荷叶、茶叶尤宜后下，只煎 3 分钟即可。

（2）为了让药力专注于上，故本方宜饭后服用。

【生活禁忌】

服药期间，宜注意避风寒，适气候之变化，切勿再次感外邪。

【文献选要】

〇 "兼用细辛，并能散寒，惟虚人宜去此一味。盖细辛善走，诚恐重门洞开，反引三阳之邪内犯少阴，此不可以不虑也"（《医方考》）。

〇 "但如气虚、血虚，或因肝风、肝阳而引起的头痛，则非本方所宜"（许济群主编《方剂学》）。

〇 "感受风邪而成头昏重痛，是使用本方依据，若因其他原因引起的头痛，不可妄投此方"（《中医治法与方剂》）。

十一、乌 梅 丸
《伤寒论》

乌梅丸由乌梅 600g，蜀椒 120g，细辛 180g，干姜 300g，黄连 480g，当归 120g，熟附子 180g，桂枝 180g，人参 180g，黄柏 180g 组成。古代作丸剂，今多作水煎剂，用量可按比例减少。功能温脏安蛔。主治蛔厥证。用于寒热错杂，蛔虫上扰所致脘腹阵痛，烦闷呕吐，时发时止，得食则吐，甚则吐蛔，手足厥冷；或久痢久泻等症。

传统认为本方主蛔厥，但切忌以治蛔厥而忽视其他许多临床应用的效能，当充分发挥其实用价值。

【应用禁忌】

（1）实热或湿热证慎用乌梅丸。乌梅丸虽为寒热错杂而设，但方中药物总以温热为主，苦寒清热之力不足，故凡实热之腹痛呕吐，实热之腹痛下痢等均当慎用，以免熟附子、干姜、桂枝、细辛等助热为虐，加重病情。

（2）初病外感风寒或外感风热者均不宜用乌梅丸。久病多虚，新病多实。乌梅丸多用于正气虚弱而寒热错杂者，况方中大剂量乌梅酸涩，人参之峻补也不利于初起之外感实证，故不宜用，以免生闭门留寇之患。

（3）孕妇忌用乌梅丸，以防热毒之药伤胎。

（4）乌梅丸是张仲景创制的重点经方，方以乌梅为君，剂量应遵原方的比例，不可随心所欲，否则难有疗效。

【煎服禁忌】

（1）乌梅丸方中之熟附子，若作汤剂，也宜先煎，未煎熟饮之口麻者，不可服，以免中毒。

（2）丸剂宜饭前空腹服。

【生活禁忌】

（1）服药期间，忌生冷及一切不清洁、不易消化的食物。

（2）禁止饮酒。

【文献选要】

○"禁生冷，滑物，臭食等"（《伤寒论》）。

○"此方虽寒热错杂，但温脏之力居多，又得乌梅之酸涩以固脱，故又主久利"（《伤寒寻源》）。

○"但性质毕竟偏温，以寒重者为宜"（《谦斋医学讲稿》）。

○"孕妇4～9个月一般不用。用治蛔虫时，最好忌香甜滑臭之物"[周子娄. 乌梅丸临床运用浅识.四川中医，1988，（3）：10]。

十二、五 皮 饮
《华氏中藏经》

五皮饮由生姜皮9g，桑白皮9g，陈橘皮9g，大腹皮9g，茯苓皮9g组成。古代作散剂，现代多作汤剂。功能化湿消肿，理气醒脾。主治脾郁湿盛，皮水。用于脾郁不能运化水湿所致的四肢面目悉肿，脘腹胀满，上气喘气，小便不利，舌白脉缓等症。

【应用禁忌】

（1）阴虚、血虚、津伤诸证慎用五皮饮。阴虚、血虚、津伤者虽有水肿，亦当慎用五皮饮，因为五皮饮的主要作用在于利尿，小便过多必然伤津耗液，对于素有阴虚、血虚，以及吐泻之后、热病后期均当慎用五皮饮，以免再度耗伤津液。

（2）脾肾两虚不可单用五皮饮。脾肾两虚常有水肿者，五皮饮利水除湿，但补脾补肾之力不足，如脾虚较重，或肾阳虚衰者，单用五皮饮非但不能消肿，还可能加重脾肾之虚，故不可单用。

（3）本方主要用于脾虚水肿，对其他证候的水肿也可用，如血虚者加当归、黄芪，阴虚者加石斛、生地黄，可化忌为宜。

【煎服禁忌】

按五皮饮原方后注要求，宜温服，不可冷服，忌食生冷、油腻、硬物，以免影响消化吸收。

【生活禁忌】

服药期间忌盐，不可食得过咸。

【文献选要】

○ "本方之药性虽较平和，但毕竟是以渗利为主，故脾虚甚者，又当配伍健脾益气之品，以邪正兼顾"（《古今名方发微》）。

十三、五味消毒饮
《医宗金鉴》

五味消毒饮由金银花 30g，野菊花 30g，蒲公英 30g，紫背天葵 15g，紫花地丁 30g 组成。功能清热解毒，消散疔疮。主治疔疮初起。用于火毒积热之皮肤红肿热痛，或发热恶寒，各种疔毒，疮形如粟，坚硬根深，状如铁钉，以及痈疮疖肿，舌红苔黄，脉数等症。

本方为热毒疔疮而设，有清热攻毒，消散因热毒所致的疮痈疔疖的作用。但药物能伤人体正气，故凡属阴疽寒凝之疮疖癥块，均不可用。且应中病即止，切忌过服。

【应用禁忌】

（1）阴疽寒证者忌用五味消毒饮。五味消毒饮方中五种药物均为寒凉之性，而阴疽多为阳虚寒盛，致气血凝滞而成，如再用寒凉解毒之剂，违背"寒者热之"的治疗原则，故当忌用。

（2）脾胃素虚者慎用五味消毒饮。"苦寒伤胃"，这是历代经验所共识者，而五味消毒饮方中药物，多为苦味而性属寒凉，若误用必然损伤脾胃之阳气，影响纳谷与运化，故脾胃素虚者，虽患热疔疮毒，亦当慎用。

（3）凡肌肤漫肿无头，皮色不变，胀痛不热的阴疽，不可遣用本方。

【煎服禁忌】

（1）五味消毒饮在作水煎剂时，宜用水酒各半煎熬，仅用水煎恐难保证药效。

（2）药液宜热服，不可冷服。

（3）服药后，忌风寒，宜盖上被子，取其微微发汗，以开皮毛之窍，逐邪毒外出。

【生活禁忌】

服药期间，忌食油腻、鱼、虾、蟹、海鲜等食品。

【文献选要】

○ "水煮，汤成加酒适量再煮二、三沸，去渣热服，盖被出汗为度"（《中医治法与方剂》）。

○ "阴疽忌用，以免攻伐伤正；脾胃素虚者慎用"（《中医药学高级丛书·方剂学》）。

十四、五 苓 散
《伤寒论》

五苓散由桂枝 9g，白术 12g，茯苓 12g，猪苓 12g，泽泻 24g 组成。功能利水渗湿，温阳化气。主治：①外有表证，内停水湿所致头痛发热，烦渴欲饮，或水入即吐，小便不利，舌苔白，脉浮者；②水饮内停所致水肿，泄泻，小便不利，以及呕吐等症者；③痰饮所致脐下动悸，吐涎沫而头眩，或短气而咳者。

【应用禁忌】

（1）脾虚气弱者忌用五苓散。脾虚则水液运化迟缓，常见乏力倦怠，呕恶泄泻等症，与五苓散证有相疑似之表现，病机均涉及脾运，但五苓散为表邪未解，水蓄膀胱，气化不行而设，脾虚气弱者无表证，小便自利，故当忌用，误用可能重伤其气。

（2）肾阳不足者慎用五苓散。肾阳虚衰不能化气行水，多有出现浮肿、小便短少者，但五苓散重在渗湿利水，仅配有桂枝散表邪，温化膀胱之气，没有温阳补肾之功，且大剂利水，恐伤肾气，故当慎用。临床当以腰部酸重冷痛，畏寒，四肢厥冷等症作为鉴别要点，避免误用。

（3）津伤液脱者禁用五苓散。五苓散方中泽泻直达肾与膀胱，以淡渗利湿，再配茯苓、猪苓之利，白术之燥湿利水，其力量之强，堪称利水渗湿之最，如遇热病后期，津伤液脱，或素有阴伤津亏而小便不利者，再用五苓散利水，则更虚其虚，故当禁用。

如体弱脾胃气虚者，常配伍黄芪、党参、山药等可化忌为宜。

【煎服禁忌】

（1）按五苓散原方后注要求，服用散剂时，宜多饮温热开水，并使之全身出微汗，疗效更佳。

（2）五苓散为利水重剂，宜中病即止，不可久服，以免伤气伤阴。

（3）文献报道，五苓散不可久煎，原因有待研究。

【生活禁忌】

饮食宜清淡，不可食得过咸。

【文献选要】

○ "小便不利亦有因汗、下之后内亡津而致者，不可强以五苓散利之，强利之则重亡津液，益亏其阴"（《医方考》）。

○ "若水肿与足太阳无涉者，又非对证之方"（《绛雪园古方选注》）。

○ "然小便利者不可用，恐重伤津液也"（《医宗金鉴》）。

○ "故治腹满肿胀之症，设使一谓利水，则三焦之气更不能施化，而膀胱津液为之下竭，非仲景五苓之意也"（《吴医汇讲》）。

○ "余谓观此则多饮暖水汗出愈之义益明，故霍乱无阳气郁遏身热之表证，无三焦闭塞气化不宣之里证，而欲饮水者，切勿误解热多为热证，而妄援圣训，浪投此药也"（《随息居重订霍乱论》）。

○ "本方药性偏于渗利，故脾气虚弱，肾气不足，如过用本方，可出现头晕、目眩、口淡、食欲减退、胃纳差等反应……现代一般用汤剂热服，注意不宜久煎，以免减弱渗利之性"（《中医药学高级丛书·方剂学》）。

○ "本方煎熬时间宜短，或后下桂枝，以免影响疗效"[金仲达. 五苓散治疗带状疱疹. 四川中医，1988，（7）：43]。

○ "温病小便不利者，淡渗不可与也，忌五苓、八正辈"（《温病条辨》）。

十五、六味地黄丸
《小儿药证直诀》

六味地黄丸由熟地黄 240g，山茱萸 120g，干山药 120g，泽泻 90g，茯苓 90g，牡丹皮 90g 组成。古代作丸剂，炼蜜为丸，如桐子大，空心温开水化下 3 丸（9g），日服 2～3 次，现代若作汤剂，酌减剂量。功能滋阴补肾。主治肾阴虚证。用于肾阴亏损，虚火上炎，症见腰膝酸软，头晕目眩，耳鸣耳聋，盗汗，遗精，消渴，骨蒸潮热，手足心热，舌燥咽痛，牙齿松动，足跟疼痛，以及小儿囟门不合，舌红少苔，脉沉细数者。

本方系传统补肝肾之阴为主的代表方，三补三泻，比较平稳，但仍有一些应用注意。

【应用禁忌】

（1）脾虚食少者忌用六味地黄丸。六味地黄丸的方剂配伍，历代医家都认为设计周全，平和无碍。但该方以味厚之熟地黄为主，山萸肉酸敛收涩，对脾运不利，干山药、茯苓虽可益脾，也难对付熟地黄、山茱萸之滋腻，故对于脾虚不运，腹胀食少，以及脾阳不足，大便溏薄，胃腹畏寒者，切忌误用。或加少量砂仁、陈皮，可化忌为宜。

（2）湿温发热者禁用六味地黄丸。湿温证有午后身热的临床表现，常与六味地黄丸的午后潮热相似，易于误治。故吴鞠通在《温病条辨》中有"湿温三禁"的告诫，禁"润"即是禁用滋阴之法，六味地黄丸当在禁忌之列，以免邪气胶结难解。临床上可以依据湿温证的胸闷不饥，身重身痛，舌苔白腻不渴等症状与阴虚潮热鉴别。

【煎服禁忌】

（1）六味地黄丸在制作汤剂时，宜水量充足，慢火久煎，并经常翻动药渣，以免方中干山药粘锅焦糊。

（2）六味地黄丸宜坚持服用，切忌随意停药，一般坚持 1～3 个月，始能见效。

【生活禁忌】

（1）忌食辛温燥热的食品，如胡椒、辣椒、五香粉、烧烤、卤制品、羊肉、狗肉、桂圆等。

（2）节制房事。服药期间，症状明显者应禁止性生活 1～2 个月，以保证六味地黄丸的药效。

【文献选要】

○"见其午后身热，以为阴虚而用柔药润之，湿为胶滞阴邪，再加柔润阴药，二阴相合，同气相求，遂有锢结而不可解之势"（《温病条辨》）。

○"六味地黄丸主要是治肾阴亏损引起的瘦弱腰痛等证。虽然书上说治肝肾不足，也有说三阴并治……毕竟要认清主因、主脏、主证，根据具体情况而加减。假如认为阴虚证都能通治，对所有阴虚证都用六味地黄丸，肯定是疗效不高的"（《谦斋医学讲稿》）。

十六、天王补心丹
《校注妇人良方》

天王补心丹由生地黄 120g，人参 12g，玄参 15g，丹参 15g，白茯苓 15g，五味子 15g，制远志 10g，桔梗 15g，天冬 6g，麦冬 6g，当归 6g，柏子仁 6g，酸枣仁 6g 组成。古代作蜜丸，今多作水煎剂。功能滋阴清热，养血安神。主治阴虚血少，神志不安证。用于因为阴亏血少，蓄热内扰所致的心悸失眠，虚烦神疲，梦遗健忘，手足心热，口舌生疮，舌红少苔，脉细而数等症。大便干、舌质红、舌苔少、脉细数为本方遣用指标。

【应用禁忌】

（1）心脾两虚证者忌用天王补心丹。心脾两虚证临床亦可出现心悸失眠，神疲健忘等症，与天王补心丹证有相似之处，但心脾两虚证尚有食少，舌淡，腹胀等症，恐天王补心丹方中大队甘寒滋腻之品对脾虚不运者不利，故应忌用。

（2）湿滞中焦者禁用天王补心丹。《内经》云"胃不和则卧不安"，湿滞中焦，痰湿上扰，或食积胃中，都可引起失眠，心神不安，但这是实证，并非虚证，且天王补心丹养血补阴之剂，若误用犯"实实"之戒，故应禁用。舌苔厚腻是其鉴别要点。如稍佐藿香10g，砂仁5g，可化忌为宜。

（3）脾胃虚寒者禁用天王补心丹。脾胃虚寒证，脾运化失司，清阳不升，常有吐泻腹痛，不欲饮食，或畏寒腹胀，四肢不温等症，天王补心丹中寒凉诸药，可能进一步损伤脾阳，影响脾之运化，加重腹痛吐泻之症，故当禁用。

【煎服禁忌】

（1）天王补心丹在古代多炼蜜为丸，用朱砂为衣，现代亦有用者，即使水煎剂，也可以朱砂水飞后冲服，而朱砂为汞的硫化物，长期服用，可致蓄积中毒，因此切忌久服。

（2）天王补心丹在作水煎剂时，宜先用清水浸泡30～60分钟，然后文火慢煎熬30～60分钟，不可急火猛煎，以免影响药效。

【生活禁忌】

（1）服药期间忌饮浓茶、咖啡、烈酒等。

（2）作息时间应顺应自然，切忌熬夜劳作，耗伤心血。

【文献选要】

○"本方药味偏于寒凉滋腻，故脾胃虚弱者，应当慎用"（《中医药学高级丛书·方剂学》）。

○"忌胡荽，大蒜，萝卜，鱼腥，烧酒"（《摄生秘剖》）。

十七、天麻钩藤饮
《中医内科杂病证治新义》

天麻钩藤饮由天麻9g，钩藤12g，生石决明18g，山栀9g，黄芩9g，川牛膝12g，杜仲9g，益母草9g，桑寄生9g，夜交藤9g，朱茯神9g组成。功能平肝息风，清热活血，补益肝肾。主治肝阳偏亢，肝风上扰证。用于头痛眩晕，失眠，舌红苔黄，脉弦等症。

本方总体之势为趋下，重坠镇阳之药较多，凡气短、下注之症者不宜用。如胃下垂、子宫下垂等病当慎用。

【应用禁忌】

（1）心脾两虚证者忌用天麻钩藤饮。思虑过度，劳伤心脾，气血生化不足，脑失濡养，可以导致头痛，头昏，失眠和眩晕，与天麻钩藤饮的区别在于前者为气血两虚，无热，而后者阴虚而有热，且心脾两虚证兼有心悸，面色不华，气短懒言，纳食减少，舌质淡，脉细弱等症，两者不可混淆。

（2）妊娠妇女忌用天麻钩藤饮。天麻钩藤饮方中川牛膝引血下行而活血，益母草活血祛瘀，恐有影响子宫之虞，故应忌用。

（3）痰厥头痛者忌用天麻钩藤饮。痰浊上扰清窍，经络阻塞，清阳不得上达，也可见头痛眩晕症，但此证因痰属阴，无热，而天麻钩藤饮证属阳亢，有热，两者不能混淆，故当忌用。痰厥头痛者尚有头重，呕吐痰涎，胸脘满闷，四肢厥冷，舌苔白腻等症可供鉴别。

【生活禁忌】

（1）宜保持精神愉快，切忌恼怒，忧思过度。

（2）饮食宜清淡，不可吃得太咸，慎食辛辣燥热食品，禁止饮酒。

十八、止　嗽　散
《医学心悟》

止嗽散由荆芥 10g，桔梗 10g，紫菀 10g，百部 10g，白前 10g，陈皮 6g，甘草 6g 组成。古代作散剂，今多作汤剂。功能止咳化痰，疏表宣肺。主治咳嗽，用于余邪未尽而肺失宣肃所致的咳嗽咽痛，咯痰不爽，或微有恶风发热，苔薄白，脉浮缓等症。

本方特点为初起有邪犯表之咳，多用于新病，久咳不宜。

【应用禁忌】

（1）阴虚劳嗽者慎用止嗽散。阴虚证包括肺阴虚、肾阴虚、胃阴虚，虽有咳嗽也当忌用止嗽散，特别是痨瘵阴虚火旺之咳，当慎用止嗽散。因为方中荆芥、桔梗、白前、陈皮都具辛味，辛能散能行，有伤津耗液之弊，故当慎用。

（2）肺热咳嗽者不宜用止嗽散。止嗽散方中少有苦寒之清肺热药物，故对于肺热之咳嗽，药证不符，不宜遣用。

（3）肺气不足，没有外邪的咳嗽忌用止嗽散。止嗽散为外感邪气未尽，肺气不宣而设，因此若属纯虚无邪之肺气虚衰，咳嗽气短、心累心悸或浮肿者，忌用止嗽散，以防犯虚虚之戒。若有虚人外感之咳，暂用可配伍南沙参。

【煎服禁忌】

止嗽散在作水煎剂时不宜久煎，一般先用冷水浸泡 30 分钟，待药物浸透以后，再加热到沸后 10 分钟即可，以免影响发散宣肺之药效。

【生活禁忌】

服药期间，应注意保暖，慎受风寒外袭。

【文献选要】

○"阴虚劳嗽或肺热咳嗽等无表邪者，忌用。表邪重者，亦非本方所宜"（《中医药学高级丛书·方剂学》）。

十九、仙方活命饮
《妇科万金方》

仙方活命饮由白芷 3g，贝母 3g，防风 3g，赤芍 3g，生当归尾 3g，甘草节 3g，皂角刺

（炒）3g，穿山甲（炙）3g，天花粉 3g，乳香 3g，没药 3g，金银花 9g，陈皮 9g 组成。功能清热解毒，消肿溃坚，活血止痛。主治疮痈肿毒初起，热毒壅聚，气滞血瘀。用于阳证而体实的痈疽疮疡红肿焮痛，或身热凛寒，舌苔薄白或黄，脉数有力等症。

本方的临床指征是疮痈出现红、肿、热痛阳症，初起即用，脓未成可使消散，已成脓可使速溃。如已溃不可再服。

【应用禁忌】

（1）脾胃素虚者忌用仙方活命饮。仙方活命饮方中陈皮理气，生当归尾、赤芍、乳香、没药活血，穿山甲、皂角刺之溃坚攻积，均有耗气伤血之弊，故凡脾胃气虚者，症见气短乏力，纳差便溏，消瘦，面色无华，舌淡苔白，脉细数等，虽有疮疖，也应慎用。

（2）阴证疮疡者忌用仙方活命饮。仙方活命饮专为疮疡肿毒初起属阳热证者而设，故凡阴寒证之疮疡症见患处漫肿无头，皮色不变，不发热，不口渴，舌淡苔白者，理应忌用，以免进一步伤阳耗血，致阴疽久久难愈。

（3）痈疽疮疡已溃者不宜用仙方活命饮。疮疡溃后，黄水或脓液流溢，常致气血两伤，故不宜再用或过用仙方活命饮清热活血破坚，以免影响疮口之愈合。

（4）虚人气血不足者，如暂用本方，可去穿山甲、皂角刺，加黄芪，以化忌为宜。

【煎服禁忌】

（1）仙方活命饮在作水煎剂时，宜酒水各半，不可单用水煎，以免影响疗效。

（2）疮疡长在上半身者，宜饭后服；下半身者，宜饭前服，以助药势直达病所。

【生活禁忌】

（1）服药期间忌食辛辣燥热之品，如火锅、麻辣烫、烧烤、卤制品等，慎食羊肉、狗肉。

（2）禁忌饮烈酒，慎食肥腻甜食。

【文献选要】

○ "然是方为营卫尚强，中气不亏者设。若脾胃素弱，营卫不调，则有托里消毒散结之法，必须斟酌而用"（《古今名医方论》）。

○ "此药当服于未溃之先，未成者散，已成者溃，若已溃者不可服"（《医方集解》）。

○ "此药并无酒气，无动脏腑，不伤气血，忌酸、薄酒、铁器，服后则睡觉，痛定回生，神功浩大，不可臆度"（《证治准绳》）。

○ "而气血亏耗，阳虚外寒，脾胃虚弱者当慎用之"［胡友珍.仙方活命饮临床运用心得.湖北中医杂志，1988，（1）：37］。

二十、半夏白术天麻汤
《医学心悟》

半夏白术天麻汤由制半夏 12g，陈皮 10g，茯苓 15g，甘草 3g，白术 12g，天麻 12g，生姜 1 片，大枣 2 枚组成。功能燥湿化痰，平肝息风。主治风痰上扰证。用于眩晕头痛，或头重如蒙，胸闷呕恶，舌苔白腻，脉弦滑等症。

本方的临床应用指征是眩晕，痰多，苔腻，脉弦滑，非痰湿者不宜用。

【应用禁忌】

（1）肝肾阴虚证者慎用半夏白术天麻汤。肝肾阴虚亦常见有眩晕者，但半夏白术天麻汤方中制半夏、陈皮、白术、生姜，均辛温而燥湿伤阴，茯苓淡渗利湿伤津液，故当慎用。不过肝肾阴虚证之眩晕，尚有耳鸣腰膝酸软，口干，便结，苔少舌红，脉细数，与半夏白术天麻汤证之胸闷、苔腻、脉弦滑迥异，不难辨识。

（2）气血两虚者慎用半夏白术天麻汤。气血两虚亦常见有眩晕者，但半夏白术天麻汤为因痰致眩而设，方中仅白术、甘草两味具有补气作用，缺补血养血之品，药证不符，故不宜用。临床上气血两虚者，尚有面色无华，气短乏力，舌质淡，脉细弱无力等表现，可供鉴别。

（3）凡眩晕有昏蒙感，乏力，清阳不升者，可配伍黄芪、升麻、荷叶以化忌为宜。

【煎服禁忌】

半夏白术天麻汤方，宜饭后服，不宜空腹冷服，以免再伤脾胃而生痰湿。

【生活禁忌】

半夏白术天麻汤在服药期间禁饮酒，慎食醪糟、糯米甜食和生冷瓜果等。

【文献选要】

〇"对于肝肾阴虚，气血不足之眩晕，不宜应用"（《中医药学高级丛书·方剂学》）。

二十一、半夏泻心汤
《伤寒论》

半夏泻心汤由半夏 12g，干姜 9g，黄芩 9g，黄连 3g，人参 9g，炙甘草 9g，大枣 12 枚组成。功能寒热平调，消痞散结。主治胃气不和之痞证。用于脾不运湿，湿热中阻，升降失调所致的心下痞，但满而不痛，或呕吐，肠鸣下利，舌苔腻而微黄，脉弦数等症。

本方应用较广，临证的指征是痞满，呕恶，轻泄，多有苔黄，舌质红，脉数。

【应用禁忌】

（1）脾虚气滞者不宜用半夏泻心汤。脾虚气滞证常有胸脘痞闷，肠鸣便溏者，在临床症状上最容易与半夏泻心汤证相混淆，在病因病机区别上，前者无热，而后者有热；前者气虚较重，而后者气虚很轻；前者之湿不明显，后者之湿较明显；症状方面，脾虚气滞者，尚有舌苔薄而不腻，脉细弱，可作鉴别。

（2）饮食积滞者不宜用半夏泻心汤。饮食不节，停滞胃脘者，也有胸脘痞满，肠鸣便稀等症，而且食积化热，也可以出现苔黄腻脉数口苦等热象，极易与半夏泻心汤证相混。但饮食积滞者，有明确的饮食不节的病史，且嗳腐吞酸，胀满拒按等实证表现都很明显，半夏泻心汤证方中人参、大枣、炙甘草甘温补中药物很不相宜，且有助湿增胀之弊，故不宜用。

（3）大便难解而痞满者忌用半夏泻心汤。大便难解，包括湿热或血虚津液不足所致的大便干结，燥而难通，或气虚不运，便软也不通畅，都会导致胃腹痞、满、胀，容易误辨为"痞"证。然而半夏泻心汤是以吐、泻、痞为主症的，方中黄连、黄芩苦燥，半夏、干姜温燥，都有耗津伤阴致便结的不良反应，故当切忌。

（4）应用本方，历代加减经验较多，可在配伍中化忌为宜。《温病条辨》有其示范，不必拘泥于禁忌。

【煎服禁忌】

（1）半夏泻心汤方后注有"煮取六升，去滓，再煎取三升"的告诫，这种"去滓重煎"的方法，至少有两方面的意义：一是浓缩药液，可以减少胃肠负担；二是在"再煎"的过程中，能让方中辛甘苦三种药味更能化痞降逆，趋利避害。因此，每次药液不可服用太多。

（2）宜温服，不可冷服。

【生活禁忌】

忌食生冷甜腻食物，禁饮酒。

【文献选要】

〇　"妙在去滓再煎，取其轻清上浮，以成化痞降逆之用耳"（《金匮方歌》）。

〇　"若属单纯的寒、热、虚、实证，均非本方所宜"［俞长荣，俞宜年．半夏泻心汤的临床应用．福建中医药，1981，（3）：30］。

二十二、右　归　丸
《景岳全书》

右归丸由大怀熟地黄 240g，山药（炒）120g，山茱萸（微炒）90g，枸杞子（微炒）120g，鹿角胶（炒珠）120g，菟丝子（制）120g，杜仲（姜汁炒）120g，当归 90g，肉桂 60～120g，制附子 60～180g 组成。古代作丸剂，食前用滚汤或淡盐汤送下。现多用水煎剂，用量按原方比例酌减。功能温补肾阳，填精益髓。主治肾阳不足，命门火衰证。用于老年或久病气衰神疲，畏寒肢冷，腰膝软弱，阳痿遗精，或阳衰无子，或饮食减少，大便不实，或小便自遗，或青盲、雀目、内障，舌淡苔白，脉沉而迟等症。

本方益肾精，温肾阳，纯补无泻，有邪者咸忌。

【应用禁忌】

（1）脾阳虚衰者，虽畏寒肢冷亦当忌用右归丸。脾气虚，脾阳虚衰，运化之力不足，阳气不能达于四末，均可出现神疲乏力，四肢不温，畏寒怕冷，大便溏薄等症，与右归丸证都属阳虚，但有脾肾不同，右归丸中大剂量的大怀熟地黄、枸杞子、山茱萸、鹿角胶滋补药可能影响脾运，导致胃腹胀满，腹泻和食欲下降等不良反应，故当忌用。酌加砂仁、陈皮，可减轻其不良反应。

（2）外感风寒湿邪禁用右归丸。外感风寒，内伤湿滞者，亦可能出现恶寒、乏力、大便稀的现象，但外感必是新病，尚有胸膈痞闷、舌苔白腻等症，可与右归丸鉴别，以免误用。

（3）长夏暑热正盛之时，虽有肾阳不足亦当慎用右归丸。右归丸纯补无泻，且方中有肉桂、制附子之辛热，大怀熟地黄之滋腻，对于长夏湿热之季，恐燥热生变或助湿为患，故当慎用。

（4）服用期间，若遇外感或腹泻腹痛等新病，宜暂停服，待新病愈后，再继续服用。

【生活禁忌】

（1）忌食生冷伤阳的食物，如西瓜、梨、冰糕、冰水等。

（2）慎避风寒，忌居处阴冷潮湿的环境。

【文献选要】

○ "本方纯补无泻，故对肾虚而有湿浊者，不宜应用"（《中医药学高级丛书·方剂学》）。

二十三、四君子汤
《太平惠民和剂局方》

四君子汤由人参（去芦）10g，白术 9g，茯苓（去皮）9g，炙甘草 6g 组成。功能益气健脾。主治脾胃气虚证。用于面色萎黄，语声低微，四肢无力，食少，或便溏，舌质淡，脉细缓等症。本方为补气的基本方，后世的许多健脾方剂均由四君子汤发展而来，如异功散、六君子汤、香砂六君子汤、保元汤等。

【应用禁忌】

（1）真阴亏损证忌用四君子汤。四君子汤中的人参、白术性温，白术性燥，有伤阴耗液之弊，对于各种阴虚证，如肝肾阴亏见有手足心热、骨蒸潮热、口干咽干、大便干燥，舌红少苔等症；肺胃阴虚见有干咳无痰、咯血、口渴食少，舌苔剥落等症者，均当慎用四君子汤。

（2）外感诸证者忌用四君子汤。四君子汤为补气方剂的代表，对于以外邪滞表为主要病机的各种感冒证都当忌用或慎用。因为补益之药有滞邪恋邪之弊，恐过用、早用，生"闭门留寇"之变，若遇气虚外感者，当遣他方，亦非四君子汤所宜。

（3）热证与实证禁用四君子汤。热证和实证患者也可能出现食欲不振，疲乏倦怠的症状，容易误辨为气虚，但热证必有发热、口渴、舌红脉数，实证应有腹胀满或痛、大便不通或苔厚、脉有力等症可辨，切忌误投四君子汤。

不过，本方之性味，比较平和，虽多温性也不偏倚，故有君子之称。临床好用，不必过多禁慎。

【煎服禁忌】

（1）四君子汤水煎时，不宜加水过多。

（2）四君子汤仅有四味药，且剂量不重，如果煎煮时加水过多，恐药液过淡不浓，影响疗效，而且对于脾运不佳的患者，大碗药液服后，可能加重其胃肠负担，致腹胀腹痛，影响消化与食欲。一般经三次煎煮之药液，如果太多，可以采用"去渣重煎"的方法，浓缩后再服。

（3）服药的次数，以每日 3～4 次为宜，不宜顿服。脾胃气虚多属慢性，用药宜缓不宜急。在服用四君子汤时，应分次缓服，不可顿服，也不可 3～4 天服一剂、或每天只服一次。

【生活禁忌】

（1）切忌暴饮暴食，也忌饥饱不匀。《内经》云："饮食自倍，肠胃乃伤。"过饥太饱，都会影响脾胃受纳与运化的功能，故在用四君子汤期间，以及在平时的饮食保养中，都应该注意饮食有节，定时定量，如此则疗效明显，愈后不发。

（2）忌过度劳倦。过于剧烈的体育活动，缺乏休息的重体力劳动，以及长时间的思虑谋划等脑力劳动都会影响脾的运化，也影响四君子汤的临床疗效，所以在平时的生活中，尤其在服药期间，应注意劳逸适度，切忌疲劳太过。

（3）慎生冷食物和过多油腻食物。

【文献选要】

○ "盖土恶湿而喜燥，即用汤剂，并宜浓煎少服。盖汤者荡也，脾虚者所忌，以服下即行，不可久驻胃中故尔"（《红炉点雪》）。

○ "四君子汤固然是治脾气虚良方，但毕竟补中欠'运'，如加陈皮一味则更妙"[杜同仿. 名老中医沈炎南"补土"经验新中医，1986，（7）：10]。

○ "我们观察了四君子汤证 26 例病人……结论：服药后作用时间约 8～10 小时，故每天以一剂两煎，早晚饭前服为宜，每日煎服一次似嫌间隔时间过长"[王汝琨. 四君子汤证适宜服药间隔时间初步观察. 河南中医，1996，（2）：18]。

二十四、四 物 汤
《仙授理伤续断秘方》

四物汤由当归（去芦，酒浸炒）10g，川芎 8g，白芍 12g，熟地黄 12g 组成。功能补血和血。主治营血虚滞证。用于心悸失眠，头晕目眩，面色无华，形瘦乏力；妇人冲任虚损，月经不调，脐腹疼痛，以及产后恶露不尽，时作寒热，舌质淡，脉细弱等症。

本方系《金匮要略》胶艾汤化裁而成，是补血调经基础方。经四物汤加减化裁之方有数十个，都是化忌为宜的作品。

【应用禁忌】

（1）湿阻中焦，胃腹胀满者忌用四物汤。湿邪碍脾，阻滞中焦，亦有面色淡黄不华，形体消瘦乏力者，与四物汤的适应证有相似之处，但湿阻者，多舌苔厚腻，腹胀胃胀，纳差不食，大便溏薄或大便不爽等症，可与之鉴别。若误用四物汤，方中熟地黄滋腻，当归养血滑润，均能助湿伤脾，必致症状加重，湿邪缠绵，久久不能治愈。

（2）血脱气微者当慎单用四物汤。古云："气为血之帅，血为气之母。"四物汤虽为补血之基础方，但若遇突然的大出血，出现血虚气脱者，又当慎用四物汤。原因之一是川芎之辛温耗散；原因之二，但补血不补气，阴血呆滞不和，反而会伤微弱之阳，临床可加大剂量人参、黄芪固脱，方可力挽狂澜。

（3）阴虚内热者当慎用四物汤。四物汤中的川芎、当归均为辛温之性，于阴虚内热不利，如口干咽燥、咯血、吐血、月经过多、苔少、舌红者，均当慎用。

（4）造血功能障碍的贫血，单用本方，力薄乏效，当加用鹿角胶、紫河车等血肉有情之品。

（5）用于月经不调，当据气滞、血瘀、偏寒、偏热等加味应用，不可滥施。

【煎服禁忌】

（1）宜温热服，忌冷服。

（2）宜空腹饭前服，不宜饭后服，以利于药物的吸收。

【生活禁忌】

注意饮食有节，荤素搭配，合理营养，切忌挑食、偏食、饥饱失度、劳倦伤脾等。

【文献选要】

○ "血不足者，以此方调之则可，若上下失血太多，气息几微之际，则四物禁勿与之。所以然者，四物皆阴，阴者天地闭塞之令，均非所以生万物者也，故曰禁勿与之"（《医方考》）。

○"治血之剂，古人多以四物汤为主，然亦有宜与不宜者。盖补血行血无如当归，但当归之性动而滑，凡因火动血者忌之，因火而嗽，因湿而滑者，皆忌之；行血散血无如川芎，然川芎之性升而散，凡火载血上者忌之，气虚多汗，火不归原者，皆忌之；生血凉血无如生地，敛血清血无如芍药，然二物皆凉，凡阳虚者非宜也，脾弱者非宜也，脉弱身凉，多呕便溏者，皆非宜也。故凡用四物以治血者，不可不察其宜否之性"（《景岳全书》）。

○"四物为阴血受病之专剂，非调补真阴之的方。而方书咸谓四物补阴，致后世则而行之，用以治阴虚发热，火炎失血等证，蒙害至今未息"（《伤寒绪论》）。

○吴琨尝谓："草木无情，何以便能生血？所以谓其生血者，以当归、芍药、地黄能养五脏之阴，川芎能调营中之气，五脏和而血生耳。若曰四物便能生血，则未也。师云：血不足者以此方调之则可，若上下失血太多，气息几微之际，则四物禁勿与之。"

○张石顽谓："四物为阴血受病之专剂，非调补真阴之的方。专事女科者则以此汤随证漫加风食痰气药，所以近代诸汤，祖四物者，纷然杂出，欲求足法后世者究竟不可多得。"

○"用于崩漏更应慎重，瘀血引起血不循经，才可使用此方加阿胶、艾叶等止血药，否则不可妄投"（《中医治法与方剂》）。

○"如遇血崩、血晕等症，四物不能骤补，而反助其滑脱，则又当补气生血，助阳生阴长之理"（《医宗金鉴》）。

○"此方乃调理一切血证，是其所长，若纯属阴虚血少，宜静不能动者，则归、芎之走窜行散，又非所宜也"（《成方便读》）。

○"当归、川芎，性味辛窜，对于阴虚血热，肝火旺盛而致的月经过多，崩中漏下，胎动漏红等证，应该慎用"[刘世昌. 四物汤的临床应用. 河北中医，1985，（5）：39]。

○"气盛血实之病，不宜贸然主以四物汤，此用本方之微旨也"[何任. 王孟英的医学成就. 浙江中医药大学学报，1987，（6）：48]。

二十五、四 神 丸
《内科摘要》

四神丸由补骨脂 120g，肉豆蔻 60g，五味子 60g，吴茱萸（浸炒）30g，生姜 250g，大枣 100 枚组成。功能温肾暖脾，固肠止泻。主治脾肾阳虚之肾泄证。用于因命门火衰，不能温煦脾土所致的五更泄泻，不思饮食，食不消化，或久泻不愈，腹痛肢冷，神疲乏力，舌淡，苔薄白，脉沉迟等症。

本方体现温肾暖脾，调肝止泻的治疗法则，温阳不用姜附子而用吴茱萸、补骨脂是其特点。

【应用禁忌】

（1）饮食积滞者忌用四神丸。饮食积滞，其中包括饮酒过多，也可能出现腹泻，食不消化，腹痛等症，与四神丸证酷似。但是饮食积滞者尚有明显的饮食过多病史，而且病程较短，舌苔厚腻，脉滑数有力，可作鉴别。

（2）脾气虚者慎用四神丸。脾气虚证也有便溏，乏力，纳差，脉无力等症，容易与四神丸证混淆，鉴别的关键在于脾气虚者是便溏而不是腹泻，也不是定时在五更时泻，说明仅仅是气虚并非阳虚，也无肾阳虚，故忌用四神丸。

（3）胃肠湿热者禁用四神丸。胃肠湿热者亦常致腹泻、腹痛等症，但阳不虚，反而热重，如果误用，必致火上浇油，病情加重，故当禁之。鉴别要点在于没有肢冷脉迟等寒象，尚有肛门灼热，舌苔厚腻质红等热象，故不难辨识。

（4）大便秘结者禁用四神丸。大便秘结者，无论寒、热、虚、实均当禁用四神丸，因为四神丸是以治"五更泄"为主的，"止泻"必然导致便秘加重，故当禁用。

【煎服禁忌】

（1）四神丸治晨泄，故服药时间，以睡前一次顿服较好，不宜一日三次服用。

（2）四神丸方中肉豆蔻，用时宜以面裹煨去油，以加强其温肾涩肠止泻之功。

【生活禁忌】

忌食生冷油腻等食物。酒、辛辣等刺激性食物均当慎食。

【文献选要】

○ "晨泄，空心服药不效，令至晚服即效。以暖药一夜在腹，可胜阴气也"（《医述》）。

○ "本方晚间服用，温命门，暖脾土，助子时以后阳气萌发，则五更阳气健旺，阴霾自消；且先予固涩，制病于机先"［周汉清. 运用《内经》时间医学治疗五更泻临床观察.新中医，1994，26（11）：21］。

○ "若平旦服之，至夜药力已尽，不能敌一夜阴霾故也"（《古今名方发微》）。

二十六、四　逆　散
《伤寒论》

四逆散由柴胡、枳实、芍药、甘草各 6g 组成。古代作散剂，现代多作水煎剂。功能透邪解郁，疏肝理气。主治肝脾不和所致的胁肋胀满，脘腹疼痛，脉弦；或阳郁厥逆所致的手足不温，或身微热，或咳，或悸，或小便不利，或腹痛，或泄利下重者。

【应用禁忌】

（1）胸脘胁痛、吞酸吐苦属于阴虚肝郁者忌用四逆散。四逆散中柴胡性升散，劫肝阴，枳实升散苦泄，易耗气伤阴，使阴虚而郁更甚。症状表现兼有咽干口燥、舌红少津可供鉴别。

（2）四肢厥冷、腹痛下利属于阳虚厥逆者忌用四逆散。四逆散中柴胡、枳实、芍药皆性寒，易伤阳气，且芍药养血敛阴，《得配本草》谓"脾气虚寒，下痢纯血禁用"，《本草经疏》谓"凡中寒腹痛，中寒作泄，腹中冷痛，肠胃中觉冷等证忌用"。症状表现神疲欲寐，恶寒蜷卧、呕吐不渴、舌淡苔白可供鉴别。

【煎服禁忌】

四逆散方中药物多辛散，煎熬时不宜久煎，一般先用清水浸泡饮片 30 分钟，然后煎至沸后 15 分钟即可；药液不可太多，一般每次服用 150ml 即可，以免过多药液增加胃肠负担。

【生活禁忌】

服药期间，饮食不宜过多过饱，宜进食易消化食物，慎食油腻、糯米、甜食、生冷等物，忌饮酒类饮料如白酒、红酒、啤酒和醪糟等助湿生热之品。

【文献选要】

○ "胁肋胀痛，脘腹奢撑，多是肝气不舒，刚木恣肆为病。治标之法，每用香燥破气，轻病得之，往往有效。然燥必伤阴，液愈虚而气愈滞。势必渐发渐剧，而香药、气药不足恃矣"（《中风斠诠》）。

〇"治疗肝气不难，难于肝阴不足而肝气横逆，因为理气疏肝药大多香燥伤阴，存在着基本上的矛盾"（《谦斋医学讲稿》）。

二十七、平 胃 散
《太平惠民和剂局方》

平胃散由苍术 20g，厚朴 10g，陈皮 10g，甘草 6g 组成。古代作散剂，现代多作水煎剂。功能运脾除湿。主治因寒湿困脾所致的脘腹胀满，嗳气吞酸，不思饮食，呕吐恶心，大便溏薄，倦怠嗜卧，身重疼痛和舌苔白腻而厚者。

【应用禁忌】

（1）脘腹胀满、不思饮食、恶心呕吐属实热阻滞者忌用平胃散。平胃散中药物皆为温性，可能助热生害。症状表现兼有大便燥结、舌苔黄腻、舌质红赤可供鉴别。

（2）不思饮食、恶心呕吐属脾胃阴虚者忌用平胃散。平胃散中苍术、厚朴、陈皮皆苦燥伤阴，不利于脾胃阴虚者。症状表现兼有大便干燥、口渴思饮、饥不欲食、舌红苔少或见剥落舌苔，甚则舌如镜面可供鉴别。

（3）脘腹胀满、不思饮食、恶心呕吐、大便溏薄、倦怠嗜卧属脾虚气弱者慎用平胃散。平胃散方中厚朴、陈皮都行气，行气药多有耗气的不良反应，一般不宜多用，故气虚者谨慎单用。症状表现兼有短气、舌质淡白可供鉴别。

（4）妊娠妇女慎用平胃散。平胃散方中厚朴下气，"误服脱人元气，切禁之"（《本草发挥》），故妊娠，尤其胎元不固者慎之。

【煎服禁忌】

平胃散中苍术、厚朴、陈皮都是芳香化湿药，煎熬时不可久煎，一般先用清水浸泡饮片30 分钟，然后煎至沸后 15 分钟即可；药液不可太多，一般饭前热饮每次服用 250ml 即可，以免过多药液增加胃肠负担。

【生活禁忌】

服药期间，注意腹部保暖。饮食不宜过多过饱，慎食油腻、糯米、甜食、生冷、水果等物，忌饮酒类饮料如白酒、红酒、啤酒和醪糟等助湿生热之品；对于胃腹胀满明显者，应慎食芋头、黄豆、豌豆、胡豆和牛奶等易于助湿产气的食物；大便溏薄者，不可食用蜂蜜、蜂王浆和香蕉等润肠通便的食物。

【文献选要】

〇"是方也，惟湿土太过者能用之。若脾土不足及老弱阴虚之人皆非所宜也"（《医方考》）。

〇"夫所谓平胃者，欲平治其不平也。此东垣为胃强邪实者设，故其性味从辛从燥从苦，而能消能散，惟有滞、有湿、有积者宜之。今见方家每以此为常服健脾之剂，动辄用之，而不察可否，其误甚矣"（《景岳全书》）。

〇"对阴虚火旺，诸如舌红脉数，口干乏津者，当在所禁忌，以免化燥伤阴"[邵继棠.平胃散在妇科病中的运用.四川中医，1985，（5）：11]。

○"本方辛苦温燥，易伤正耗阴，故阴虚气滞，脾胃虚弱者以及孕妇不宜使用"（《中医药学高级丛书·方剂学》）。

二十八、归 脾 汤
《正体类要》

归脾汤由人参 12g，白术 9g，茯苓 12g，甘草 6g，黄芪 20g，当归 12g，龙眼肉 15g，酸枣仁 15g，制远志 6g，木香 3g 组成。功能健脾益气，养心宁神。主治心脾气血两虚，心神不宁。用于：①心脾气血两虚证，症见心悸怔忡，健忘失眠，盗汗虚热，体倦食少，面色萎黄，舌质淡，苔薄白，脉细弱者；②脾不统血证，症见便血，皮下紫癜，妇女崩漏，月经超前，量多而色淡，或淋漓不尽，舌质淡，脉细弱者。

本方以补为主，凡邪气未解，外感、内伤、痰、热、湿、食内蕴未解都应慎用。为防止药后腹胀等不良反应，可加陈皮、佛手以助木香行气。

【应用禁忌】

（1）痰湿阻滞者忌用归脾汤。痰湿阻滞，清窍不宁，脾运不佳，可能出现心悸，失眠，健忘，食纳无味，面色萎黄等症，与归脾汤证颇有相似之处，但痰湿阻滞者还有胸脘痞满，痰较多，苔白腻，脉滑等症与之不同，可供鉴别。其病机相异，故当忌用。

（2）心阴亏虚者忌用归脾汤。心阴不足，心热扰神者亦可出现惊悸怔忡，失眠多梦，与归脾汤证相似，但心阴不足者尚有心中烦乱而热，舌质红，脉细数等症不同，可供鉴别，切忌误用。

（3）营血有热者忌用归脾汤。营血有热，热迫血溢，热扰心神，容易出现斑疹隐隐，皮下出血，夜寐不安，月经提前，量多或淋漓不尽等症，易与归脾汤证相混淆，但营血有热者，尚有身热，斑疹红赤，血色鲜红，舌质绛红，脉数等症与归脾汤证迥异，可供鉴别。

【煎服禁忌】

（1）不宜用急火煎煮。归脾汤系补养药，煎煮之前，宜用冷水将药物一起浸泡 30～60 分钟，待饮片完全被水浸透后，再将水加至淹过药渣面 2cm，再用小火煎煮。如用急火猛火，煎煮时间过短，不利于药物的有效成分充分溶出，也可能导致药液涨溢或烧焦，影响疗效。

（2）不宜冷服。归脾汤宜温服，不宜冷服，以免损伤脾胃阳气，影响消化。

（3）药液不宜过多。归脾汤用于心脾两虚证，对于脾运不佳的患者，药液不宜过多，一般每次服药掌握在 200～250ml，如果经三次煎煮的药液太多，可以采取"去渣重煎"的方法，将药液浓缩至规定的范围内，然后再分次服用。

【生活禁忌】

（1）切忌操劳过度。劳倦伤心脾，在服用归脾汤期间，应特别注意劳逸适度的调养，切忌剧烈的体育活动，劳动强度太大的体力劳动，以及缺乏休息的脑力劳动，尤其不能加班熬夜，以免影响疗效。

（2）切忌饮食不节。脾为后天之本，饮食营养是人体赖以生存的必备条件，因此，不能不食，又不可滥食，关键就是一个"节"字。不节，包括暴饮暴食、挑食偏食、食至过饱，以及因各种原因所致的饥饿等，在归脾汤服药期间，均应注意。

【文献选要】

○ "此方滋养心脾，鼓动少火，妙以木香调畅诸气。世以木香性燥不用，服之多致痞闷，或泄泻、减食者，以其纯阴无阳，不能输化药力故耳"（《古今名医方论·卷一》）。

二十九、玉 女 煎
《景岳全书》

玉女煎由生石膏 15～30g，熟地黄 9～30g，麦冬 6g，知母 4.5g，牛膝 4.5g 组成。水煎剂。功能养阴清胃。主治因胃热阴虚所致的烦热干渴、头痛、牙痛、牙龈出血、舌红苔黄且干，亦治消渴、消谷善饥等，脉滑大而数者。

【应用禁忌】

（1）烦热干渴、头痛、牙痛属寒邪侵袭者不宜使用玉女煎。玉女煎中的药物养阴清胃，非解表祛寒，可能致表证不解，表寒更盛。症状表现兼有恶寒发热，头痛身痛，无汗，喉痒，鼻塞，舌淡苔白可供鉴别。

（2）头痛、牙痛、牙龈出血属脾胃虚弱者忌用玉女煎。玉女煎中的药物寒凉清泄，易损伤脾胃。症状表现兼有四肢无力，面色萎黄，纳差乏味，大便稀溏，舌淡苔白，脉细可供鉴别。

【煎服禁忌】

玉女煎中的生石膏坚实难煎出有效成分，应打碎先煎沸 20 分钟，然后再入其他药同煎，再煎至沸后约 15 分钟，去渣即可，放冷服。药液不可太多，一般每次服用 150ml 即可，以免药液过多增加胃肠负担。

【生活禁忌】

服药期间，饮食不宜过多过饱，慎用油炸、烧烤、辛辣、腌腊、海鲜等物，忌饮酒类、饮料如白酒、红酒、啤酒和醪糟等生热之品；对体弱、脾虚之体宜辅以小米粥以养其胃。

【文献选要】

○ "若大便溏泄者，乃非所宜"（《景岳全书》）。

三十、玉 屏 风 散
《医方类聚》

玉屏风散由防风 30g，黄芪（蜜炙）60g，白术 60g，大枣 1 枚组成。水煎服。功能益气，固表，止汗。主治表虚自汗，以及肺卫气虚，腠理不固，易感风邪者。用于汗出恶风，面色㿠白，舌淡苔薄白，脉浮虚等症。

本方以补与固为法，以治自汗，凡邪气未解者不宜用。

【应用禁忌】

（1）外感表实者忌用玉屏风散。外感风寒表实证，因风寒之邪袭人肌表，毛窍闭塞，肺气不宣，常有"无汗"主证，而玉屏风散固表止汗，汗不能出，风寒何能外解？故当忌用。

（2）邪多虚少者忌用玉屏风散。玉屏风散多用于虚人外感，此类患者常常反复感冒，虚实夹杂，玉屏风散方中的黄芪、白术、大枣为补气要药，而仅配防风祛邪，故临证当注意权衡"外邪"与"内虚"之孰轻孰重，对于邪气尚盛，气虚不是很明显的虚人外感，也要忌用玉屏风散，以防早补有留邪之弊。

（3）阴虚盗汗者忌用玉屏风散。阴虚证因阴虚火扰，潮热而盗汗，与玉屏风散证之自汗，在病机上迥异，切忌误用。阴虚者出汗时常在夜间，睡后出汗，醒时汗止，且有潮热，舌红苔少，脉细数，而表虚自汗，则是醒时动则汗多，可供鉴别。

【生活禁忌】

玉屏风散在服药期间，应注意适寒温，避风寒，同时宜坚持适当的体育锻炼，以增强体质，"正气存内，邪不可干"，切忌久坐久卧。

【文献选要】

○"此固表去风药，用以实表则可，若云加减可代桂枝、麻黄等汤，则表实而邪无出路，断断不可。此等议论，误人不浅，必不可从"（《医方论》）。

○"虚人外感，邪多虚少，以及阴虚发热之盗汗，不宜使用本方"（《中医药学高级丛书·方剂学·上册》）。

○"初用此方，宜以汤剂为佳。'汤者荡也'，以求速效。善后则以散剂为宜"〔梁学林. 应用玉屏风散的新经验.成都中医学院学报，1986，（3）：34〕。

三十一、甘露消毒丹
《医效秘传》

甘露消毒丹由白豆蔻 10g，藿香 10g，石菖蒲 12g，薄荷 10g，连翘 10g，射干 10g，川贝母 10g，黄芩 20g，茵陈 24g，滑石 30g，川木通 9g 组成。功能利湿化浊，清热解毒。主治湿温，时疫，湿热并重，毒邪为患。用于发热倦怠，或午后身热，胸闷腹胀，神识昏蒙，小便短赤，泄泻，舌苔黄腻，脉象濡数。亦治咽肿、颐肿、斑疹、出血、黄疸、淋浊等证。

本方主要以化湿为主，药性不烈，禁慎不多，略加注意即可。

【应用禁忌】

（1）脾虚湿重者忌用甘露消毒丹。脾主运化，脾虚多有湿滞中焦，常见倦怠乏力，腹胀纳呆，泄泻或便溏等临床表现，容易与甘露消毒丹证相混淆；但脾虚湿盛者多无热象，还兼有气短，舌苔白质淡，脉细弱无力等症，可作鉴别。

（2）阴虚诸证禁用甘露消毒丹。阴虚则生内热，如肝肾阴虚，肺肾阴虚，心肾阴虚证多有午后虚热症状，与甘露消毒丹证湿温所致的午后身热酷似，临床最易误治；但阴虚必然还兼有盗汗、口干、咽干、大便干燥、脉细数等症状，其中舌质红、舌苔少与舌苔黄腻的舌象，是辨别阴虚与湿温最为直接的征象，不难辨识。

【煎服禁忌】

甘露消毒丹中的薄荷、白豆蔻都不可久煎，薄荷宜后下，白豆蔻宜后下，或打碎后吞服。

【生活禁忌】

（1）禁止酒类饮品。慎食油腻、生冷和不易消化的食物。

（2）忌食辛辣、温燥食品，如油炸、烧烤、卤制食物，不宜食狗肉、羊肉等。

（3）按时作息，忌熬夜劳作与娱乐，慎纵欲房劳，以免阴伤火动。

【文献选要】

○ "本方清利湿热，易伤阴液，凡阴虚者不宜使用"（《中医药学高级丛书·方剂学》）。

三十二、生 脉 散
《医学启源》

生脉散由人参 10g，麦冬 15g，五味子 6g 组成。功能益气生津，敛阴止汗。主治：①暑热汗多，耗气伤液，用于体倦气短，咽干口渴，脉虚细；②久咳肺虚，气阴两伤，用于呛咳少痰，气短自汗，口干舌燥，舌苔薄少津，舌质红，脉虚数等症。古代作散剂和水煎剂，现代作水煎剂、胶囊剂和注射液用。

本方虽药只有三味，临床应用很广，凡气阴两虚的病机都可用，唯五味子之酸味很浓，剂量不可大于人参与麦冬。

【应用禁忌】

（1）痰多咳嗽者慎用生脉散。生脉散的立方旨意从"久咳肺虚"着眼，倘有新病实证痰多者当忌用。因为《伤寒论》早有"咳去人参"的告诫，以免壅邪增痰；此外，五味子酸收，不利于祛痰，故亦当忌用。

（2）外感风寒无汗者忌用生脉散。生脉散敛阴止汗，如遇虚人外感风寒，表实无汗，五味子酸收，令汗不出，外邪难去，可致病情加重或缠绵难愈。

（3）余热未清的气阴两伤者慎用生脉散。温病多有发热大汗，病后多呈一派气阴两虚证，与生脉散证颇为相似，但应审其内热尽否，若内热未尽，断不可早用，以免余热难尽矣。

【煎服禁忌】

注意在煎煮之前，应将人参切薄片，五味子打碎，否则将会影响药效。

【生活禁忌】

（1）慎食辣椒、大蒜、胡椒、五香粉、羊肉、桂圆等燥热伤阴的食品。

（2）夏季宜注意防暑降温，切忌烈日暴晒，并注意补充含盐饮料，不宜出汗过多，以免伤阴耗气。

【文献选要】

○ "徐洄溪云：此伤暑之后，存其津液之方也。观方下治证，无一字治暑邪者，庸医以之治暑病，误之甚矣。其命名之意，即复脉汤内取参、麦二味。因止汗故加五味子。近人不论何病，每用此方收住邪气，杀人无算。用此方者，须详审其邪气有无，不可徇俗而视为治暑之剂也"（《温热经纬》）。

○ "生脉散……以收耗散之气，止汗定咳。虚人无外感者，暑月宜之"（《医方论》）。

○ "临床用之所忌者极少，是以用之广泛。但如有表邪者不宜应用，否则，闭门留寇，使病情缠绵，后患无穷。热甚者则邪实，妄施本方易犯实实之戒，故亦不宜选用。因此，本方的应用原则是无表邪热不甚"［区显维.生脉散临床应用体会.内蒙古中医药，1988，（2）：20］。

○ "关于本方外邪未解不宜用的问题，我们的经验是，温热病后期，只要病机是气阴两虚，纵有外邪，也可选用。脱证一例，兼有表证，选配连翘等透表之品，用后无留邪之弊"

[罗致强，陈庆全.生脉散加减在温热病中的应用和体会.新中医，1983，（5）：30]。

○ "本方乃补敛合法，故宜于气阴两虚，纯虚无实之证。若温病气阴虽伤，但余热未清，或久咳肺虚，仍有痰热者，均非所宜"（《中医药学高级丛书·方剂学》）。

○ "有肝硬化改变者，本方当慎用或少量应用"[刘玉英，元东喜. 参麦注射液致黄疸二例.辽宁中医杂志 1989，（2）：16]。

三十三、白虎加人参汤
《伤寒论》

白虎汤由生石膏 30～60g，知母 15g，甘草 6g，粳米 15g，人参 10～20g 组成。水煎剂。功能辛寒清热，益气生津。主治气分热盛，气液两伤所致的大热、大汗、大渴、舌红、苔黄、脉大而虚者。

【应用禁忌】

（1）大热、口烦渴，同时表证明显，与脉浮、恶寒、头项强痛等症并见，不宜使用白虎加人参汤。因为白虎加人参汤中的主要药物辛寒清热，无辛温解表之用，可能致表证不解，里热更盛。症状表现兼有恶寒，头项强痛，一身酸痛，鼻塞，舌淡苔白，脉浮可供鉴别。

（2）脉浮，或口不渴，背恶寒较重，不宜使用白虎加人参汤。 白虎加人参汤中的主要药物辛寒清热，有损伤脾胃的不良反应，症状表现兼有口淡不欲饮，背恶寒，舌淡苔白，脉浮可供鉴别。

【煎服禁忌】

白虎加人参汤中的生石膏坚实难煎出有效成分，应打碎先煎沸 20 分钟，然后再入其他药同煎，再煎至沸后约 15 分钟，米熟去渣即可，温服。药液不可太多，一般每次服用 150ml 即可，以免药液过多增加胃肠负担。

【生活禁忌】

服药期间，饮食不宜过多过饱，慎用油炸、烧烤、辛辣等物，忌饮酒类、饮料如白酒、红酒、啤酒和醪糟等生热之品；对体弱、脾虚之体宜辅以小米粥以养其胃。

【文献选要】

○ "伤寒脉浮，发热无汗，其表不解，不可与白虎汤；渴欲饮水，无表证，白虎加人参汤主之"（《伤寒论》）。

三十四、白 虎 汤
《伤寒论》

白虎汤由生石膏 60g，知母 20g，甘草 10g，粳米 30g 组成。水煎剂。功能辛寒清热，生津除烦。主治气分热盛所致的高热、汗出、烦渴饮冷、舌红、苔黄、脉洪大有力者。

【应用禁忌】

（1）发热无汗、表证未解者不宜使用白虎汤。白虎汤中的主要药物辛寒清热，无辛温解表之用，可能导致表证不解，表寒内陷。症状表现兼有恶寒，头痛颈强，一身酸痛，鼻塞，舌淡苔白可供鉴别。

（2）脉浮而细、或沉，或口不渴，无里热征象者不宜使用白虎汤。白虎汤中的主要药物辛寒清热，有损伤脾胃的不良反应，症状表现兼有口淡不欲饮，或喜热饮，大便稀溏，舌淡苔白可供鉴别。

（3）血虚阳浮者禁用白虎汤。白虎汤中的药物辛寒清热，阻碍胃气，影响脾胃运化功能，气血生化无源，祸不旋踵。症状表现兼有面色苍白，肢软乏力，头晕目眩，舌淡苔白可供鉴别。

（4）阴盛格阳、真寒假热者禁用白虎汤。白虎汤中的药物辛寒清热，可能致寒证更盛，雪上加霜。症状表现兼有畏寒肢冷，喜静蜷卧，小便清长，大便稀溏，舌淡苔白可供鉴别。

【煎服禁忌】

白虎汤中的生石膏坚实难煎出有效成分，应打碎先煎沸20分钟，然后再入其他药同煎，再煎至沸后约15分钟，米熟去渣即可，温服。药液不可太多，一般每次服用150ml即可，以免药液过多增加胃肠负担。

【生活禁忌】

服药期间，饮食不宜过多过饱，慎用油炸、烧烤、辛辣等物，忌饮酒类、饮料如白酒、红酒、啤酒和醪糟等生热之品；对体弱、脾虚之体宜辅以小米粥以养其胃。

【文献选要】

○"伤寒脉浮，发热无汗，其表不解，不可与白虎汤；渴欲饮水，无表证，白虎加人参汤主之"（《伤寒论》）。

○"太阳发病无汗而渴，忌白虎，表未解也。阳明汗多而渴，忌五苓，猪苓，津液大耗也"（《医方集解》）。

○"白虎本为达热出表，若其脉弦而细者，不可与也；脉沉者，不可与也；不渴者，不可与也；汗不出者，不可与也；常须识此，勿令误也"（《温病条辨》）。

三十五、龙胆泻肝汤
《医方集解》

龙胆泻肝汤由龙胆6g，黄芩9g，栀子9g，泽泻12g，川木通9g，车前子9g，当归3g，生地黄9g，柴胡6g，生甘草6g组成。水煎剂。功能清肝泻火。主治肝胆实火上扰所致的头痛目赤，胁痛口苦，耳聋，耳肿；或湿热下注，症见阴肿，阴痒，小便淋浊，妇女带下臭秽、黏稠，舌红苔黄，脉弦数有力者。

【应用禁忌】

（1）头痛目赤、胁痛口苦，同时有纳差食少、大便稀溏等脾胃虚弱者不宜使用龙胆泻肝汤。因为龙胆泻肝汤中的药物多苦寒，易损伤脾胃。症状表现兼有四肢无力，面色萎黄，纳差乏味，大便稀溏，舌淡苔白，脉细无力可供鉴别。

（2）头痛目赤、胁痛口苦、耳聋属阴虚阳亢者不宜使用龙胆泻肝汤。因为龙胆泻肝汤中的药物均为清肝泻火之品，无滋阴潜阳之药，致虚火更盛。症状表现兼有手足心热，口渴喜冷饮，牙龈红肿疼痛，夜寐不安，耳鸣，舌绛红，少苔或无苔，脉细数可供鉴别。

【生活禁忌】

服药期间，饮食不宜过多过饱，慎吃油炸、烧烤、辛辣、腌腊、海鲜等食物，忌饮酒类饮料如白酒、红酒、啤酒和醪糟等生湿热之品；对体弱、脾虚之体宜辅以小米粥以养其胃。

【文献选要】

○ "本方药性苦寒，易伤脾胃，且以清泻肝胆实火为主，故不宜用于脾胃虚寒和阴虚阳亢者"（《中医药学高级丛书·方剂学》）。

三十六、当归六黄汤
《兰室秘藏》

当归六黄汤由当归 10g，生地黄 10g，熟地黄 10g，黄芩 10g，黄柏 10g，黄连 10g，黄芪 30g 组成。水煎剂。功能养阴泻火。主治阴虚有火而致发热盗汗，面赤，心烦，口干唇燥，便结尿黄，舌红，脉数者。

【应用禁忌】

（1）发热汗出、面赤、心烦、口干唇燥属热盛于内者不宜使用当归六黄汤。因为当归六黄汤中的药物养阴泻火之力颇强，清热生津之力不足，如症状表现兼有发热汗出、面赤烘热、心烦不宁、口渴喜冷饮、便结尿黄、舌红脉数等实热之证可供鉴别。

（2）发热盗汗、睡则汗出、醒则汗止属气血两虚者不宜使用当归六黄汤。当归六黄汤中的药物多苦寒滋腻，易损伤脾胃，致气血不足，症状表现兼有面色无华、气短神倦、心悸不寐、舌淡苔薄、脉细弱可供鉴别。

（3）发热盗汗、面赤、心烦，同时有纳差食少、大便稀溏等脾胃虚弱者不宜使用当归六黄汤。当归六黄汤中药物苦寒居多，易重伤胃气。症状表现兼有四肢无力，面色萎黄，纳差乏味，大便稀溏，舌淡苔白，脉细无力可供鉴别。

【煎服禁忌】

一般先用清水浸泡 30 分钟，再煎至沸后约 15 分钟，去渣即可，温服。药液不可太多，一般每次服用 150ml 即可，以免药液过多增加胃肠负担。

【生活禁忌】

服药期间，饮食不宜过多过饱，慎吃油炸、烧烤、辛辣、腌腊、海鲜等食物，忌饮酒类、饮料如白酒、红酒、啤酒和醪糟等生热之品；对体弱、脾虚之体宜辅以小米粥以养其胃。

【文献选要】

○ "故用本方时，必须严格辨证，阴虚火扰者方可用之。若为伤寒邪在半表半里而盗汗，或杂证盗汗而不属于阴虚火旺者，本方断不可用。又本方苦寒之药较多，容易伤人胃气，若脾胃素虚者当慎用。正如李士材所云，此方'惟火实气强者宜之，不然，苦寒损胃，祸弥深耳'"（《古今名方发微》）。

○ "若脾胃虚弱，纳减便溏者，则不宜使用"（《中医药学高级丛书·方剂学》）。

○ "或云此药太苦寒，胃弱气虚在所忌"（《汤头歌诀》）。

三十七、当归四逆汤

《伤寒论》

当归四逆汤由当归 10g，桂枝 10g，细辛 5g，通草 6g，芍药 10g，炙甘草 6g，大枣 25 枚组成。功能温经舒脉，调滞和营。主治因寒伤厥阴，血脉凝滞所致的手足厥寒，肢体疼痛，脉细欲绝者。

【应用禁忌】

（1）手足逆冷因于肝气郁结、经脉挛急者忌用当归四逆散。当归四逆散以当归、桂枝、细辛温散外寒，可能不利于内生气滞，症状表现兼有咳嗽、或心悸、或小便不利，或大便不畅等气机不畅的表现，尤以脉弦可供鉴别。

（2）手足逆冷属热厥者忌用当归四逆汤。当归四逆汤中的桂枝、细辛辛温发散，助火生热，不利于内热格拒者。症状表现兼有高热、口渴、烦躁、或胸腹灼热、或喜凉畏热，脉弦、滑、数等可供鉴别。

（3）手足逆冷属于血虚者不宜单用当归四逆汤。当归四逆汤用桂枝、细辛、通草温燥，易耗散阴血，不利于血虚所致的经脉失养者。症状表现面色无华、神倦、心悸、脉细弱等可供鉴别。

（4）手足逆冷属外感风寒表证者慎用当归四逆汤。当归四逆汤中的当归、芍药为养血药，宜于营血分而不利于气分，宜于里证而不宜于表证，以免妨碍表邪透达。症状表现兼有头昏、畏风、咳嗽、鼻塞、脉浮等可供鉴别。

【煎服禁忌】

当归四逆汤中的当归、桂枝、细辛都是味辛芳香的药味，不宜久煎。可以冷水浸泡饮片 30～60 分钟，然后煮沸后 15 分钟即可。一般餐前热服，每次约 150ml，不宜冷服。

【生活禁忌】

服药期间，注意防寒保暖，尤以四肢为甚，以免加重寒邪；饮食不宜生冷，如冷餐、凉菜、水果、冷饮等，以免妨碍药力；桂枝、细辛、通草等辛温走散之药不利于胎元和产后气血不足者，所以妊娠或产后妇女都当慎用。

【文献选要】

○ "阳衰寒厥者，忌用本方"（《新编方剂学》）。

三十八、百合固金汤

《慎斋遗书》

百合固金汤由生地黄 12g，熟地黄 9g，玄参 9g，当归 9g，芍药 9g，百合 15g，麦冬 6g，天冬 6g，贝母 6g，桔梗 6g，生甘草 3g 组成。功能滋肾保肺，止咳化痰。主治肺肾阴亏，虚火上炎。用于咳嗽气喘，痰中带血，咽喉燥痛，眩晕耳鸣，骨蒸盗汗，舌红少苔，脉细数等症。

【应用禁忌】

（1）痰湿咳喘者忌用百合固金汤。痰湿阻肺、肺气不利亦有咳嗽喘气等症，但痰湿阻肺者为脾胃虚弱，痰湿内生，症见平素痰多、咳声重浊、痰色白稠、胸闷脘痞、舌苔白腻等，与百合固金汤之阴亏虚火者迥异，故不难鉴别。

（2）阳虚咳嗽者禁用百合固金汤。阳虚者易于招致外寒，也可导致水饮内停，均可致肺气不宣，寒饮射肺而出现咳嗽反复发作，但此证为阳虚，痰涎清稀，畏寒头眩心悸，苔白而润，与百合固金汤阴亏虚热证迥异，故不难鉴别。

（3）脾虚便溏者忌用百合固金汤。脾虚不运，便溏便泻，食不知味，苔白质淡者，虽有咳喘，亦当忌用百合固金汤，因为方中药物多属甘寒养阴、滋润之品，有润肠通便和增湿滞气的不良反应，故当忌用。

【煎服禁忌】

（1）百合固金汤属于滋补为主的方剂，水煎时宜小火慢煎，以保证药效充分溶出，慎不可猛火急煎。

（2）肺肾阴亏，系慢性病证，滋阴养肺必须有较长的时间保证，故服用时宜坚持足够的疗程，切忌急于求成。

【生活禁忌】

（1）在服药期间忌食辛辣燥热之品。

（2）戒烟，忌酒。

（3）保证足够的睡眠时间，切忌在工作或娱乐中过度劳倦。

【文献选要】

○ "但宜多服数剂，少则无效"（《中医治法与方剂》）。

○ "本方中药物多属甘寒滋润之品，对于脾虚便溏，饮食减少者，慎用或忌用。服用本方时忌食生冷、辛辣、油腻之品"（《中医药学高级丛书·方剂学》）。

三十九、竹叶石膏汤
《伤寒论》

竹叶石膏汤由竹叶 10g，生石膏 30g，制半夏 12g，麦冬 30g，人参 6g，炙甘草 6g，粳米 10g 组成。水煎剂。功能清热降逆，益气生津。主治气分余热未尽，气阴两伤所致的发热、汗多、形体消瘦、少气欲呕、咽干口渴、喜冷饮、舌红、少苔、脉虚数者；亦治伤暑口渴或虚烦不得眠、脉虚数者。

【应用禁忌】

（1）发热、汗多、少气欲呕属太阳少阳合并证忌用竹叶石膏汤。竹叶石膏汤清热降逆，益气生津，并无解表之药，可能致表证不解，外邪内陷。症状表现兼有恶寒，头项强痛，鼻塞，舌淡苔白，脉浮可供鉴别。

（2）形体消瘦、咽干口渴、喜冷饮、虚烦不得眠、舌红、少苔、脉虚数属阴虚者慎用竹叶石膏汤。竹叶石膏汤中的药物清热除烦，可能致虚热不解，药轻病重，不达病所。症状表现兼有潮热，盗汗，五心烦热，舌红，无苔，脉细数可供鉴别。

【煎服禁忌】

竹叶石膏汤一般先用清水浸泡 30 分钟，再煎至沸后约 15 分钟去渣，加粳米，煮米熟成汤，去米即可，温服。药液不可太多，一般每次服用 200ml 即可，以免药液过多增加胃肠负担。

【生活禁忌】

服药期间，饮食不宜过多过饱，慎用油腻、烧烤、辛辣等物，忌饮酒类、饮料如白酒、红酒、啤酒和醪糟等生热之品；对于呕吐明显者，应慎用生冷食物。

四十、血府逐瘀汤
《医林改错》

血府逐瘀汤由当归 9g，生地黄 9g，桃仁 12g，红花 9g，枳壳 6g，赤芍 6g，柴胡 3g，甘草 6g，桔梗 4.5g，牛膝 9g 组成。功能活血祛瘀，行气止痛。主治胸中血瘀证。用于因瘀血内阻，气机郁滞所致的胸痛、头痛日久不愈，痛如针刺有定处，或呃逆日久不止，或内热烦闷、心悸失眠、急躁易怒、入暮潮热，唇黯或两目黯黑，舌黯红或有瘀斑，脉涩或弦紧等症。

受传统"久病多瘀"的影响，本方活血行气，临床应用广泛，容易失误，必须注意。或加用补气养血之药，可化忌为宜。

【应用禁忌】

（1）气血虚诸证慎用血府逐瘀汤。血府逐瘀汤方中大队活血化瘀和行气药，恐有耗血伤气之弊，故气血两虚者，虽有瘀血证，亦当慎用。如用，宜中病即止，不可久服。

（2）出血性疾病又非瘀血阻滞者忌用血府逐瘀汤。活血之法能加速血液运行，化瘀之法能破血消结，均可能加重出血症状，因此，苟非因血瘀引起的各种出血症均忌用血府逐瘀汤，以免导致出血不止的危症。

（3）孕妇禁用血府逐瘀汤。血府逐瘀汤方中的活血药、行气药和牛膝引血下行，恐有损胎或堕胎之虞，故应禁用。

【煎服禁忌】

血府逐瘀汤纯攻无补，体现了《内经》"坚者削之，留者攻之"的治疗法则，血得热则行，得寒则凝，因此，汤剂宜趁热服用，不可冷服。

【生活禁忌】

（1）慎食生冷油腻滞气的食物。

（2）居处宜避寒湿，注意保暖。

【文献选要】

○ "因方中活血祛瘀药物较多，故孕妇忌服"（《中医药学高级丛书·方剂学》）。

四十一、防风通圣散
《宣明论方》

防风通圣散由防风 15g，麻黄 15g，荆芥 15g，薄荷 15g，连翘 15g，桔梗 30g，川芎 15g，当归 15g，炒白芍 15g，白术 15g，黑山栀 15g，酒蒸大黄 15g，芒硝 15g，石膏 30g，黄芩

30g，甘草 60g，滑石 90g 组成。原方作散剂，现代作丸剂，也可加生姜 3 片作水煎剂。功能疏风清热，表里双解。主治因风热壅盛，表里俱实所致的憎寒壮热，头目昏眩，目赤睛痛，口干口苦、咽喉不利，胸膈痞闷，大便秘结，小便赤涩及疮痈肿毒，肠风痔漏，风丹癮疹，或土漆过敏，舌红苔腻，脉象滑数者。

【应用禁忌】

（1）发热恶寒属于风寒表证忌用防风通圣散。防风通圣散中的大黄、芒硝、滑石、黑山栀、黄芩等苦寒药清泻内热，不利于表邪外解。症状表现尿赤、便秘、胸痞、腹胀等里实征象可供鉴别。

（2）壮热口渴属于阳明气分证忌用防风通圣散。防风通圣散中的防风、麻黄、荆芥、川芎等辛散药疏风走表，不利于阳明气分的实热证；大黄、芒硝通泻腑实，不利于阳明经证。症状表现汗出、脉洪且不畏风寒或不伴便秘等可供鉴别。

（3）发热、胸痞、便秘、尿赤属阳明腑实证慎用防风通圣散。防风通圣散中的防风、麻黄、荆芥、薄荷、连翘等辛散药无助于通腑泻热，反而可能助热或伤津。症状表现腹胀、腹痛、口干舌燥，脉沉而无恶风畏寒等症可供鉴别。

（4）头目昏眩、目赤睛痛、口干口苦、咽喉不利、便秘尿赤属肝胆火热证慎用防风通圣散。防风通圣散中的防风、麻黄辛温疏风，升散走表，不利于肝经火热上攻的病机。症状表现无憎寒壮热等可供鉴别。

【煎服禁忌】

丸剂或散剂可酌量温水吞服；煎剂药物剂量根据临床表现适当调整；石膏宜先煎，滑石宜包煎，芒硝宜兑服，荆芥、薄荷宜后下；因热盛胸膈痞闷以致上焦格拒，药入口即吐时，宜加姜片煎汁热服。大黄、芒硝、滑石通下滑利，脾弱者、孕产妇及出血证者当减量或慎用；此方宜透三焦郁热，长于解散时邪，当中病即止，不宜久服。

【生活禁忌】

服药期间应节制饮食，如油腻、厚味、辛燥、香炒、烧腊荤腥、酒、茶、烟、咖啡等都宜慎食；同时忌情绪抑郁或暴怒激动，以免加重表里郁热；不宜过于操劳或劳形，不宜晚睡。

【文献选要】

〇"本方汗下之力较峻猛，有损胎气，虚人及孕妇慎用"（《中医药学高级丛书·方剂学》）。

四十二、杏 苏 散

《温病条辨》

杏苏散由苏叶 6g，苦杏仁 9g，半夏 10g，茯苓 15g，甘草 3g，前胡 6g，桔梗 6g，枳壳 6g，橘皮 6g，生姜 6g，大枣 3 枚组成。功能轻宣凉燥，宣肺化痰。主治外感凉燥证。用于外感凉燥，肺气不宣，痰湿内阻所致的恶寒无汗，头微痛，咳嗽痰稀，鼻塞，咽干，苔白，脉弦等症。

【应用禁忌】

（1）风温咳嗽、燥热犯肺者忌用杏苏散。杏苏散方中的苏叶、苦杏仁、半夏、橘皮、生姜均属温性药，对于风温犯肺、燥热犯肺的咳嗽证自当忌用，否则可能助热生变。不过在临床上风温咳嗽有身热，口渴，有汗，脉浮数，苔薄黄等症，可与杏苏散证相鉴别。

（2）外寒内饮、痰热壅肺的咳嗽不宜用杏苏散。杏苏散证系外感凉燥，内阻痰湿所致，与外感风寒，水饮内停的痰饮咳嗽，在症状上有许多相似之处，但两者证情前者轻，后者重，用杏苏散祛寒蠲饮之力显然不足，故不宜选用。痰热壅肺与外感凉燥均有咳嗽，但寒热虚实不同，故不能用杏苏散。

【煎服禁忌】

杏苏散在煎熬时不宜久煎，以免影响其散寒之功；服药宜温服，不可冷服，以利祛痰化湿。

【生活禁忌】

（1）适寒温，忌风寒外感。

（2）慎食生冷及糯米等不易消化的食物，忌饮酒、醪糟，以防再生痰湿。

【文献选要】

○ "今世盒用杏苏散通治四时咳嗽，不知杏苏散辛温，只宜风寒，不宜风温，且有不分表里之弊"（《温病条辨·卷一桑菊饮方论》）。

○ "适用于秋季受凉，咳嗽痰稀之证。寒重者，此方不能胜任，当用小青龙汤"（《中医治法与方剂》）。

四十三、补中益气汤
《脾胃论》

补中益气汤由黄芪12～20g，炙甘草5g，人参（去芦）10g，当归（酒焙干）10g，橘皮（不去白）10g，升麻3g，柴胡3g，白术10g组成。功能补中益气，升阳举陷。主治：①脾胃气虚，用于发热，自汗出，渴喜温饮，少气懒言，体倦肢软，面色㿠白，大便稀溏，脉细而虚，舌质淡，苔薄白等症；②气虚下陷，用于脱肛，子宫下垂，久泻，久痢，久疟等症。

本方系古今重要方剂，历代经加减有许多发展，用途甚广，易于滥用失误。

【应用禁忌】

（1）久病之后，元气既虚，胃中多寒而肠鸣胀痛者，不可使用补中益气汤。在补中益气汤原方加减法中，对于气虚初起，表现热中的患者，如热中善饥，大便溏薄，气短者，可在原方中加芍药、五味子。倘若久病，热中转为寒中，出现肠鸣腹痛，腹胀者则不可用补中益气汤。

（2）上焦痰湿阻滞，中焦湿热者，忌用补中益气汤。补中益气汤甘温补虚，忌用于实证者，若见胃脘疼痛、腹胀、胃纳差等证属邪滞不畅者，切忌使用补中益气汤补而壅塞，不利于邪气外出而加重病情。

（3）上焦邪实，停痰留饮、肺气上逆之咳喘证，忌用补中益气汤。补中益气汤具有升阳举陷之功，对邪实阻滞、停痰留饮、肺气上逆之咳喘、气促上涌之证可能加重病情，故当忌用。

（4）伤食积滞发热、腹胀满者，忌用补中益气汤。饮食积滞、腹胀满者也可能出现发热、体倦和大便稀，与补中益气汤证的一些病证相似，但饮食积滞属实证非虚，胃气当降为顺，用补中益气汤升提则为逆，故当忌之。

（5）阴虚热盛，水亏火旺诸证禁用补中益气汤。补中益气汤中的药物多为温性，具升散特点，对于阴虚津伤，头热火升，口渴少苔，或水亏火旺，吐血、衄血者，犹如"火上浇油"，宜禁之。

（6）补中益气汤在应用中当谨慎加减，柴胡剂量不可过大。补中益气汤在临床上十分常用，古今医家已做过大量的验证与研究，是中医方剂中少有的经典方。因此，临床应用必须遵循原方剂量，尤其药物之间的剂量比例，切忌随意加减药味，或增减剂量。其中，对升麻和柴胡的剂量，历代讨论较多，智仁各见，都有一定道理，对于柴胡的剂量，宜小不宜大，这是得到公认的，临床须当慎之。

（7）命门火衰，清阳不升者忌用补中益气汤。补中益气汤为清阳下陷者而设，对于下元虚惫，命门火衰，症见精神委靡，动则气喘，腰膝酸冷，四肢清冷，腹大胫肿，黎明前泄泻，癃闭或夜尿频数，尺脉沉迟者，属真元下虚重症，此时治宜温补命门，切忌升散。

【煎服禁忌】

（1）补中益气汤宜温服，不宜冷服。补中益气汤为补益中气之方，药液宜温热时服用，忌凉冷服，以免损伤脾阳，且不宜饭前空腹服用。

（2）注意坚持一定疗程，切忌中途停药。补中益气汤证为慢性虚弱性疾病，见效较慢，不可急于求成，应该设计足够的疗程，缓慢求之，在服药期间切忌一曝十寒。不坚持服用，或者随意停药都会影响疗效。

【生活禁忌】

（1）忌饮食饥饱不节。《金匮要略》有饥伤病证，指因饥饿而伤脾胃者，张景岳有云："凡失饥伤饱，损及脾胃。"补中益气汤健脾补气之外，尚必须注意调摄，切忌在饮食方面过饥饿，或吃得过饱，都不利于脾胃功能的康复。

（2）忌劳倦过度。生活中的劳碌疲倦过度，不适当休整，多能伤及脾气，《素问·调经论》曰："有所劳倦，形气衰少。"这不利于补中益气汤功效的发挥。

【文献选要】

○"始病热中，则可用之。若末传为寒中，则不可用也"（《脾胃论注释》）。

○"《黄帝针经》：'胃病者，腹胀、胃脘当心而痛，上支两胁，膈咽不通，饮食不下，取足三里以补之。'若见此病中一证，皆大寒，禁用诸甘、酸药，上已明之矣"（《脾胃论注释》）。

○"凡上焦痰湿阻隔，中焦湿热为患，或邪实喘咳，伤食积滞则非本方所宜"［俞慎初.补中益气汤的临床运用.福建中医药，1981，（1）：48］。

○"使用本方，应注意辨证与辨病相结合。凡阴虚热盛，水亏火旺而见吐衄便血，或真阳衰微，阳气欲脱，或湿热蕴结，脉证俱实的实热证，虽血压低者，不宜使用"［何志军.补中益气汤加味治疗低血压的体会.河北中医，1984，（2）：33］。

○"临床使用本方，宜在原方基础上加味或加量使用，不宜减去方中任何一味药"［张年顺.补中益气汤的组成规范探讨——附65例验案分析.黑龙江中医药，1984，（5）：4］。

○"补中益气一汤，允为东垣独得之心法……若全无表邪寒热，而中气亏甚者，则升柴大非所宜。盖升柴之味兼苦寒，升柴之性兼疏散，惟有邪者，可因升而散之……寇宗奭极言五劳七伤，大忌柴胡，而李时珍以为不然，要之能散者，断不能聚；能泄者断不能补……人但知补中益气可以补虚，不知几微关系，判于举指之间，纤维不可紊误者正此类也"(《古今名医方论》)。

○ "张景岳云：'表不固而汗不敛者不可用；外无表邪而阴虚发热者不可用，阳气无根而格阳戴阳者不可用；脾肺虚甚而气促似喘者不可用；命门火衰而虚寒泄泻者不可用；水亏火亢而衄血吐血者不可用；四肢厥而阳气欲脱者不可用。总之，元气虚极者不可泄，清阳下竭者不可升。'最后两句是禁用本方的总纲"(《中医治法与方剂》)。

○ "此为清阳下陷者言之，非为下虚而清阳不升者言之也。倘人之两尺虚微者，或是癸水消竭，或是命门火衰，若再一升提，则如大木将摇而拔其本也"(《删补名医方论》)。

○ "若阳气未必陷下，反升举其阴气，干犯阳位，为变岂小哉。更有阴气素惯于上干清阳，而胸中之肉隆耸为膜，胸间之气散漫为胀者，而误施此法，天翻地覆，九窍皆塞，有濒于死而坐困耳"(《医门法律》)。

四十四、补阳还五汤
《医林改错》

补阳还五汤由生黄芪 120g，当归尾 6g，赤芍 4.5g，地龙 3g，川芎 3g，红花 3g 组成。功能补气、活血、通络。主治中风后遗症。用于因瘀阻脑络所致的半身不遂，口眼㖞斜，语言謇涩，口角流涎，小便频数，或二便失禁等症。

【应用禁忌】

(1) 中风患者在急性期，病情尚不稳定者，忌用补阳还五汤。补阳还五汤宜用于神志清醒，体温恢复正常，脑出血停止者，对于半身不遂，偏身麻木，舌强言謇或不语，或口舌㖞斜，眩晕头痛，面红目赤，口苦咽干，心烦易怒，尿赤便干，舌质红或绛，苔薄黄，脉弦有力者，因肝阳暴亢，风火上扰，患者处于急性期，当忌用或暂时不用补阳还五汤。

(2) 肝阳上亢者慎用补阳还五汤。补阳还五汤中的生黄芪用量特别重，除补气之外，尚有急剧的升阳作用，对于肝阳上亢，肝肾阴虚，头晕发热，火气上升，脉象弦急而有力者，自当慎用，特别对生黄芪的剂量，切宜斟酌，以免犯以升助升之戒。

(3) 血分有热者慎用补阳还五汤。补阳还五汤方中的药物性味多为辛温，具有升散之性，热迫血行，恐有致斑疹出血之虞，故宜慎用。

(4) 孕妇忌用补阳还五汤。补阳还五汤方中虽有生黄芪补气扶正，但仍有几味活血通络之品，恐伤胎元，致堕胎之后果，故宜忌用。

【煎服禁忌】

中风在临床上为重症，恢复较慢，故服用补阳还五汤应有足够的思想准备，必须久服缓治，坚持服药，甚至愈后还宜继续服药 1～2 个月，以巩固疗效，预防复发，切忌过早停药。

【生活禁忌】

(1) 保持情绪稳定，切忌烦躁、发怒和气郁，以防再次中风。

(2) 饮食宜清淡易于消化，忌食油腻和动物内脏等食物。慎食燥热辛辣之品，禁止饮酒、吸烟。

【文献选要】

〇 "服此方愈后，药不可断，或隔三五日吃一付，或七八日吃一付"（《医林改错》）。

〇 "若其脉象实而有力，其人脑中多患充血，而复用黄芪之温而升补者，以助其血愈上行，必至凶危立现，此固不可不慎也……其方仿王氏补阳还五汤，有黄芪八钱。服药之后，须臾晕厥不醒也。夫病本无性命之忧，而误服黄芪八钱，竟至如此，可不慎哉"（《医学衷中参西录》）。

四十五、参苓白术散
《太平惠民和剂局方》

参苓白术散由人参 15g，白术 15g，茯苓 15g，炙甘草 15g，山药 15g，白扁豆 12g，莲子肉 9g，薏苡仁 9g，缩砂仁 9g，陈皮 9g 组成。古代作散剂用，现代多作汤剂，亦有作散剂者。功能益气健脾，渗湿止泻。主治脾胃虚弱，用于饮食不消，大便稀溏或泻，或吐，四肢无力，形体消瘦，胸脘闷胀，面色萎黄，舌苔薄白，舌质淡红，脉细缓等症。

【应用禁忌】

（1）胃阴虚之食欲不振，消瘦乏力者，忌用参苓白术散。参苓白术散证与胃阴虚证都可能出现食欲不振，消瘦乏力等症状表现，但胃阴虚常是饥而不食，尚有口干思饮，大便干结，苔少舌质红，与本方证不同，可作鉴别。

（2）大便干燥者忌用参苓白术散。参苓白术散中有缩砂仁、人参、白术等温性燥热之品，易致津液损伤导致大便干燥加重，故应慎之。

【煎服禁忌】

参苓白术散方中的山药、莲子肉、薏苡仁、白扁豆富含淀粉，因此水煎剂时要注意多加一些水，以免药液过于浓稠，且宜在煎煮时多翻动药渣，以免粘糊锅底，烧焦变质，影响疗效。

【生活禁忌】

（1）切忌饮食饥饱不节。在服药期间，饮食宜清淡，吃易于消化的食物，慎食生冷刺激性很强的食物。

（2）切忌劳倦过度。在服药期间，应注意劳逸结合，忌过度的体力劳动或剧烈的体育活动，脑力劳动也应忌思虑过度。

四十六、炙甘草汤
《伤寒论》

炙甘草汤由炙甘草 12g，生姜 9g，人参 6g，生地黄 50g，桂枝（去皮）9g，阿胶（烊化）6g，麦冬 10g，麻仁 10g，大枣 10 枚组成。功能益气养血，通阳复脉。主治：①脉结代，心动悸，用于虚羸少气，舌光少苔，或舌质干而瘦小者；②虚劳肺痿，用于咳嗽，涎唾多，形瘦短气，虚烦不眠，自汗盗汗，咽干舌燥，大便干结，脉虚数者。

【应用禁忌】

（1）痰湿、痰饮诸证，忌用炙甘草汤。痰湿、痰饮证由于水湿痰饮内停日久，影响心阳，亦可生咳嗽、心动悸、脉结代而短气等症，容易与炙甘草汤证某些临床表现相混。但痰湿为患者，其咳嗽痰多，色白而质清稀，胸部痞闷，呕吐纳呆，舌淡胖，苔滑腻与炙甘草汤证迥异，可供临床鉴别。

（2）心脾两虚之心悸、消瘦、倦怠者，忌用炙甘草汤。心脾两虚证，因心神失养，脾气虚弱，很容易出现心悸、消瘦少气、倦怠等临床表现，容易与炙甘草汤证相混，但心脾两虚证尚有腹胀，大便稀溏，舌质淡嫩，脉细弱不数等症，可供鉴别。

（3）应谨慎加减药味。炙甘草汤是张仲景配伍十分精当的名方之一，历代医家倍加赞赏。临床上应遵循原方药味的完整，以及剂量的轻重比例，不可轻率裁夺加减，剂量也不可信手滥用，否则，将失去原方旨意，难获疗效。

【煎服禁忌】

（1）煎煮时应注意加酒，不可轻视。在《伤寒论》中炙甘草方后有云："清酒七升，水八升，先煮八味，取三升，去滓。"其用酒之量较大，因为酒可以通阳，且酒可以对抗大剂量生地黄之滋腻，又可以帮助全方有效成分之溶出，可谓一举多得，切不可轻视之。据临床体会，清酒，以选黄酒为宜。

（2）宜小火久煎，不可大火快煎。按原方《伤寒论》方后注要求，酒与水共 15 升，只煮取 3 升，可见必须小火久熬，煎煮的时间过短是会影响疗效的。

（3）必须守方服药，切忌过早停药。炙甘草汤仲景用治心悸，王焘用治肺痿，孙思邈用治虚劳，三者皆为久病致虚，津涸燥热之证，疗程太短，欲速不达，恐难建功。经验认为，服用此方，至少也需要 10～15 剂，缓缓与服，方获初效。

【生活禁忌】

（1）禁忌生活中一切能伤津耗液的因素。如起居应顺应自然规律，按时作息，不熬夜，不吃辛温燥热的食物，不纵欲伤精等。

（2）注意按时体检，预防疾病。遇有疾病，应积极治疗，切忌在健康问题上粗心大意或故意拖延，致使小病酿成大病，大病延及心肾而危及生命。

【文献选要】

○"此方为补血之大剂。乡先辈杨西山言，此方亟戒加减，惜未能言明其理"（《血证论》）。

○"酒七升，水八升，只取三升者，久煎之则气不峻，此虚家用酒之法，且知地黄、麦冬得酒良"（《古今名医方论》）。

○"其煮法，用酒七升，水八升，只取三升者，以煎良久，方得炉底变化之功，步步是法"（《伤寒论浅注》）。

○"表明临床运用本方时，不必过于虑其劫阴动血之弊，二药（指桂枝，生姜）通达之性反而有助气血的化生，正如吕震所说：'阴无阳则不能化气，故复以桂枝、生姜宣阳化阴'"（《伤寒寻源》）。

○"气阴两伤之虚劳干咳等证，使用本方，是用其益气滋阴籍以补肺，但对阴伤肺燥较显著病证，方中姜、桂、酒应考虑减少用量或不用，因为温药毕竟有耗灼阴液之弊，故应慎重使用"（许济群主编《方剂学》）。

○ "今人用炙甘草汤常略去清酒，很不妥当。酒是重要的通阳药，阴药补养阴血须得阳药相助；酒不仅能够通阳气，而且是较好的溶媒，以酒加水浸煎有利于药物有效成分的煎出，经过煎煮后，酒精成分已经挥发，故于心脏病人有利无弊"〔俞惠英，胡又常．柯雪帆应用经方医案六例.黑龙江中医药，1985，（5）：16〕。

○ "可不用生地。据报道中量可使心肌收缩，其耗氧量增加，反而加重了心脏的负担；如果生地剂量过大，可使心脏中毒。炙甘草用量宜大，其余诸药可用中量"〔傅明章．加减炙甘草汤治疗室性早搏.四川中医，1986，（1）：38〕。

○ "然此方系滋阴补血，通阳复脉之剂，只宜于气虚血少，脉结代，心动悸，舌光少苔之证。若心阳虚衰，或心血瘀阻而见脉结代，心动悸者，则不能选用，否则造成不良后果"〔叶益丰．浙江中医杂志，1988，（3）：135〕。

四十七、金锁固精丸
《医方集解》

金锁固精丸由沙苑蒺藜（炒）60g，芡实（炒）60g，莲须60g，龙骨（煅）30g，牡蛎（煅）30g组成。古代以莲子粉糊为丸，亦可作水煎剂。功能涩精补肾。主治肾虚不固的遗精。用于肾虚精关不固所致的遗精滑泄，神疲乏力，四肢酸冷，腰痛，耳鸣，舌淡苔白，脉细弱等症。

本方为收敛止遗的代表方，常被急功者滥用，必须谨慎注意。

【应用禁忌】

（1）肝经湿热下注之遗精者禁用金锁固精丸。湿热太盛，蕴蒸于下焦，逼精外泄亦有遗精者，但与金锁固精丸证病机迥异。且湿热下注尚有口苦口渴，尿频急痛，灼热，尿黄，舌苔黄腻，脉滑数等症可供鉴别，切忌误用。

（2）阴虚相火妄动之遗精者禁用金锁固精丸。肾阴虚，虚火扰动精关，常有遗精频作，但相火妄动者，多是因梦而遗，还常常兼有咽干口燥、盗汗、五心烦热、舌红少苔、脉细数等症，宜滋阴降火以治本，不可强固急止，故当禁用。

（3）外感发热者，虽有遗精滑精，亦慎用金锁固精丸。金锁固精丸方中药物多有固涩收敛作用，因此对于遗精滑精又新近兼感冒发热者，应慎用，或暂停用，以防恋邪之弊。

（4）青壮年遗精多数属湿热或阴虚，慎用金锁固精丸。

【煎服禁忌】

金锁固精丸在作丸剂吞服时，宜用淡盐水冲服；在作水煎剂时亦宜用淡盐水煮，因为咸则入肾，更利于药性直达病所。

【生活禁忌】

（1）服药期间慎食辛辣刺激性食物，禁忌饮酒。

（2）金锁固精丸方所针对的病证，属于肾阴亏虚，精关不固。主要是因为房室不节，纵欲过度，或久病失于治疗导致封藏不密。因此在服药期间，宜节制房室。

【文献选要】

○ "但肝经湿热下注或君相火旺以至遗精者，本方切不可施用"（《汤头歌诀详解》）。

四十八、青蒿鳖甲汤
《温病条辨》

青蒿鳖甲汤由青蒿 6g，鳖甲 15g，细地黄 12g，知母 6g，牡丹皮 9g 组成。水煎剂。功能滋阴清热。主治温病后期，阴液耗伤，热入营血所致夜热早凉，热退无汗，舌红苔少，脉细数者。

【应用禁忌】

（1）气分余热未尽、气阴两伤者，不宜用青蒿鳖甲汤。青蒿鳖甲汤中的药物滋阴清热，无益气生津之用，症状表现兼有发热、汗多、形体消瘦、少气欲呕、咽干口渴、喜冷饮、舌红少苔、脉虚数可供鉴别。

（2）夜热早凉、热退无汗，同时表证明显，与脉浮、恶寒、头项强痛等证并见，不宜使用青蒿鳖甲汤。青蒿鳖甲汤中的主要药物滋阴清热，无辛温解表之用，可能致表证不解，外邪内陷。症状表现兼有恶寒，头项强痛，一身酸痛，鼻塞，舌淡苔白，脉浮可供鉴别。

【煎服禁忌】

青蒿不耐高温，可后下或用药汁兑服，鳖甲应先煎半小时，其他药物用清水浸泡 30 分钟，再煎至沸后约 15 分钟，去渣即可，放冷或温服。药液不可太多，一般每次服用 150ml 即可，以免药液过多增加胃肠负担。

【生活禁忌】

服药期间，饮食不宜过多过饱，慎吃油炸、烧烤、辛辣、腌腊、海鲜等食物，忌饮酒类、饮料如白酒、红酒、啤酒和醪糟等生热之品；对体弱、脾虚之体宜辅以小米粥以养其胃。

【文献选要】

○ "此方侧重于清宣气分之热而生津止渴，用于疟疾，青蒿仅 9g 不能胜任，以用 30～100g 为宜，此药不耐久煎，宜于泡服"（《中医治法与方剂》）。

四十九、保 和 丸
《丹溪心法》

保和丸由山楂 10g，神曲 12g，莱菔子 10g，陈皮 10g，半夏 10g，茯苓 10g，连翘 10g 组成。功能消食和胃，主治食积证。用于饮食不节引起的胸脘痞满，腹胀时痛，嗳气吞酸，厌食呕恶，或大便溏泻，舌苔厚腻而黄，脉滑等症。

本方十分常用，尤其儿科临床中更为常用，把握虚实是用好保和丸方的关键之处。

【应用禁忌】

（1）脾胃虚弱，运化无力者，忌用保和丸。脾胃虚弱，运化无力，虽没有暴饮暴食之食积，亦可能出现脘腹胀满、厌食、腹泻等，与保和丸证极易混淆，但脾胃虚者，除无饮食不节之病史外，尚有气短乏力，脉细弱无力，舌苔薄白不厚腻等表现，切忌误用，以免消导伤气，犯虚虚之戒。

（2）寒湿内停虽腹胀腹痛，呕吐厌食者，慎用保和丸。保和丸为食积化热者而设，脾胃阳气不足，湿从内生所出现的腹胀腹痛，呕吐厌食，腹泻便溏者均当慎用，以免再度损伤阳气，加重病情。

【煎服禁忌】

保和丸及水煎剂，均宜饭后服，宜温服，不可冷服，以免影响运化。

【生活禁忌】

（1）服药期间，切忌暴食过多，一般进食七分饱即可。

（2）忌食生冷瓜果、冰糕、冰水等，以免影响消化。

（3）禁饮白酒、红酒、啤酒，亦慎食醪糟、甜食、油腻等。

（4）注意胃腹部保暖，避免受凉。

【文献选要】

○ "本方消导之力较缓，一般宜于食积不甚、正气未虚而偏热者，若正气已虚，或偏寒者，应适当加减"（《中医药学高级丛书·方剂学》）。

五十、枳实导滞丸
《内外伤辨惑论》

枳实导滞丸由枳实 10g，大黄 10g，黄芩 10g，黄连 10g，茯苓 10g，泽泻 15g，白术 10g，神曲 12g 组成。功能消食导滞，清热利湿。主治湿热食积证。用于湿热与食积互结于胃肠所致的脘腹胀痛，二便不通，或下痢泄泻，里急后重，舌苔黄腻者。

本方主治在于实证与热证，辨证必须精准，否则动手便错。

【应用禁忌】

（1）脾气虚、脾阳虚、脾阴虚诸证忌用枳实导滞丸。枳实导滞丸方中，消下与清利并用，总为实证而设，故脾气虚、脾阳虚、脾阴虚等证，症见气短乏力、便溏纳差、舌红少苔者，黄芩、黄连、大黄苦寒而燥，伤脾碍胃，均当忌用，以免犯虚虚之戒。

（2）素有大便秘结但无积滞者慎用枳实导滞丸。久病多虚，虽见大便不通，或脘腹胀痛，亦当慎用。因枳实导滞丸之应用有一个重要的指标，即积滞，必须见湿热积滞或饮食积滞，舌苔厚腻者才可遣用。

【煎服禁忌】

枳实导滞丸宜饭后服，不宜空腹服。宜温服，不宜冷服。

【生活禁忌】

（1）服药期间，切忌暴饮暴食，慎食生冷瓜果。

（2）禁止饮酒类饮料与食品。

（3）注意胃脘与腹部的保暖，夏天切忌贪凉受寒。

【文献选要】

○ "便秘使用此方，应以便秘而兼苔腻为其辨证要点。这是肠中燥结与三焦湿热两种病理并存的现象，所以才用利水渗湿药物，若无苔腻，不可妄投"（《中医治法与方剂》）。

五十一、独活寄生汤
《备急千金要方》

独活寄生汤由独活 15g，防风 9g，细辛 6g，秦艽 10g，桑寄生 24g，杜仲 15g，牛膝 15g，桂心 9g，当归 9g，芍药 30g，干地黄 18g，人参 12g，茯苓 12g，甘草 6g 组成。功能祛风湿，止痹痛，益肝肾，补气血。主治痹证日久，肝肾两亏，气血不足。用于腰膝疼痛，肢节屈伸不利，或麻木不仁，畏寒喜暖，心悸气短，舌淡苔白，脉细弱等症。

【应用禁忌】

（1）外感寒湿，表证尚在者，慎用独活寄生汤。外感风寒湿邪，表阳受阻，经络不通，亦常见关节肢体疼痛者，但外感者一般病程不长，为新病，而独活寄生汤既着眼于风寒湿邪痹阻筋骨，又重视肝肾不足，气血亏虚的内因，为久病不愈而设，且方中芍药、干地黄与人参对祛外邪有不利影响，故当慎用。

（2）湿热痹证，关节红肿热痛者，忌用独活寄生汤。湿热为患之痹，亦有肢体疼痛，屈伸不利等临床表现，但必关节红肿热痛，且尚有小便黄赤，舌苔黄腻等可作鉴别，切忌误用。

（3）阴虚诸证，虽有腰膝疼痛，慎用独活寄生汤。素有阴虚内热者，虽有腰膝疼痛，亦应慎用，恐方中辛散燥湿之品伤阴耗液，阴虚者舌苔少，舌质红，是其鉴别要点。

【生活禁忌】

（1）服药期间注意避风寒，按原方后注的要求，"温身勿冷也"，一般宜在服药后卧床盖被 1 小时，以使身体温热为度，不可再受风寒外袭。

（2）服药期间，忌食生冷食物，忌冷水洗浴或游泳。

【文献选要】

〇 "本方由辛散燥湿及扶正之品组成，对于痹证属湿热实证者，非其所宜"（《中医药学高级丛书·方剂学》）。

〇"如有明显火旺、热象者，则须待火降热清，方可使用"[刘传珍.浙江中医杂志，1987，（6）：464]。

五十二、茵 陈 蒿 汤
《伤寒论》

茵陈蒿汤由茵陈蒿 60g，栀子 15g，大黄 9g 组成。功能清热利湿退黄，主治湿热黄疸。用于阳明瘀热在里，湿热壅滞中焦所致的一身面目俱黄，黄色鲜明，发热，腹微满，口渴，不欲饮食，恶心欲吐，大便秘结或不爽，汗出不彻，无汗或但头汗出，剂颈而还，小便不利，舌苔黄腻，脉滑数等症。

本方系有名的经方，原方药物剂量很讲究，特别是茵陈蒿的剂量必须注意。

【应用禁忌】

（1）阴黄，黄色晦黯者禁用茵陈蒿汤。阴黄，黄疸之色晦黯，其病乃寒湿内阻所致，与茵陈蒿所治之阳黄，其病机迥异，故当禁用。阴黄除肌肤黄色晦黯外，尚有神倦食少，肢体逆冷，脉沉细等症，可供鉴别。

（2）孕妇忌用茵陈蒿汤。茵陈蒿汤方中的大黄，具有攻下、活血化瘀之功，易于引起子宫收缩而导致流产，故当忌用。

（3）脾胃气虚，虽见有阳黄者亦当慎用茵陈蒿汤。茵陈蒿汤中的三味药，均具苦寒之性，易伤脾胃，其中大黄通下之力较强，尤当禁用于脾虚大便稀溏或泄泻者。脾胃气虚者尚有气短乏力，食欲不振，苔薄白，脉细等症，可供鉴别。

【煎服禁忌】

（1）茵陈蒿汤仅三味药，但三药不宜一起下锅煎熬，其中茵陈蒿宜先用水浸透并另外先煎，原方云"先煮茵陈，减六升"即为此意。大黄宜后下，不可久煎，以保证药效的发挥。

（2）茵陈蒿汤药多苦寒，其攻下，利尿，不可久用、过用，恐伤正气。

【生活禁忌】

（1）严禁饮酒，因酒生湿热，不仅影响疗效，而且还可能进一步加重病情。

（2）慎食辛辣燥热的食物。

【文献选要】

〇 "茵陈发扬芳郁，禀太阳寒水之气，善解肌表之湿热，欲其祛邪由小便而去，必得多煮以厚其力"（《本草思辨录》）。

五十三、荆防败毒散
《摄生众妙方》

荆防败毒散由羌活、柴胡、前胡、独活、枳壳、茯苓、荆芥、防风、桔梗、川芎各 5g，甘草 3g 组成。可作散剂，或水煎剂。功能发汗解表，消疮止痛。主治疮肿初起并见表寒证，局部红肿疼痛，恶寒发热，肢体酸痛，无汗不渴，舌苔薄白者。现代多用本方治疗外感风寒湿所致之表证。

【应用禁忌】

（1）疮疡局部红肿热痛明显属热毒炽盛者，忌用荆防败毒散。荆防败毒散用羌活、独活、荆芥、防风等，体现辛温解表之法，不利于清热解毒，反助邪化热，进而使热盛肉腐酿脓，甚至使热盛津伤，动血生风，加重病情，如抱薪救火。症状表现兼发热心烦、口干喜冷饮、舌红苔黄、脉数可供鉴别。

（2）外感风热表证者，忌用荆防败毒散。荆防败毒散用羌活、独活、荆芥、防风等，体现辛温解表之法，不利于疏散风热，使表热未解，里热炽盛，且辛温之品，易加重邪热，耗伤津液，甚至热极生风。症状表现兼有发热而微恶风寒、头痛口渴、有汗或无汗、咳嗽咽痛、舌尖红，苔薄白或薄黄、脉浮数可供鉴别。

（3）出汗过多者，忌用荆防败毒散。荆防败毒散用羌活、独活、荆芥、防风等，皆有很强的发汗解表作用，发汗太过，耗气伤阴，无论是表虚证、气虚证的自汗或是阴虚证的盗汗，用之不仅病不能除，而且大汗更伤气阴，加重病情。

（4）湿温或湿热内蕴者，忌用荆防败毒散。荆防败毒散多用辛温香燥之品，不利于清热化湿，且易助热伤阴，使津亏热炽而湿不化，如火上浇油。症状表现有午后身热，胸闷呕恶，体倦身重，脘腹不适，舌苔白腻或黄腻、脉濡或弦滑可供鉴别。

【煎服禁忌】

荆防败毒散中羌活、独活、荆芥、防风都是辛温香燥药，煎熬时不可久煎，一般先用清水浸泡饮片 30 分钟，然后煎至沸后 15 分钟即可；药液不可太多，一般每次服用 250ml 即可，以免过多药液增加胃肠负担。

【生活禁忌】

服药期间，宜进食易消化食物，慎食生冷饮食，忌烟酒，慎起居，避风寒，以免复感外邪。

【文献选要】

○ "若云统治伤寒、温疫，痹气则不可。犯病各有索引，岂一方之所得而统之也哉？此方在风湿门中，用处甚多，若湿不兼风而兼热者，即不合拍"（《温病条辨》）。

五十四、桂 枝 汤
《伤寒论》

桂枝汤由桂枝 15g，芍药 15g，生姜 15g，炙甘草 10g，大枣 12 枚组成。功能解肌发表，调和营卫。主治外感风寒表虚证。用于头痛项强，发热汗出，恶风，鼻鸣，干呕，苔白不渴，脉浮缓者。

本方系《伤寒论》第一重要方，仲景早有应用要领，必要的忌慎应该遵守。

【应用禁忌】

（1）外感风热证禁用桂枝汤。桂枝汤证与外感风热证有相似的临床表现，易于误用，如都是"外感发热"，都"有汗"，脉都"浮"；但外感风热证为有汗不畅，脉浮数，口微渴，咽痛，而桂枝汤所主治的外感风寒为汗出，脉浮缓，口不渴，咽不痛。两者有"寒""热""温"之迥别，故当禁用。

（2）外感风寒表实证忌用桂枝汤。桂枝汤用于外感风寒表虚证，一虚一实不可混同。表实者无汗，脉浮紧，表虚者汗出，脉浮缓，此为辨证之着眼点。

（3）表寒里热证不可用桂枝汤。表寒里热证，亦有外感风寒之临床表现，但必有口渴心烦，可作鉴别。

（4）嗜酒者慎用桂枝汤。长期嗜酒，必中焦湿热积滞，桂枝甘温辛热助阳，必致内热炽盛，故当慎用。

【煎服禁忌】

在《伤寒论》中，对于桂枝汤药物的煎煮法，仲景交代得很详细。

（1）注意查对药味是否与处方的"五味"相符，炮制、剂量等都宜在煎煮前弄清楚，切忌草率从事。

（2）注意加水适当，不可过少，如"以水七升"则可，太少不宜。

（3）忌用大火煎煮，只宜"微火煮"，以免桂枝之辛味挥发和满溢焦损，影响疗效。

（4）不宜取药汁过多，宜"取三升"则可，每次服 1/3，太多可能伤胃气。

（5）不宜多次煎煮，只留三升药液即可。

（6）不一定把药液服完。一般认为，外感病初愈，为了巩固疗效，应再服 1～2 次，对桂枝汤来说，见效了，就停药，所谓"若一服汗出病瘥，停后服，不必尽剂"。

【生活禁忌】

（1）慎避风寒。宜注意再次招致风寒侵袭，一般服药后应马上盖上被子，卧床休息1～2小时，所谓"温覆令一时许"。

（2）服药期间，饮食应禁忌生冷、辛辣、酒肉类及一切黏腻不易消化的食物，宜食稀米粥以助胃气。

（3）切忌发汗过多。服桂枝汤以后，宜见微汗为度，大汗可能再虚其表，又可招致再次感冒，不可不慎。

【文献选要】

○ "温覆令一时许，遍身之漐漐，微似有汗者益佳，不可令如水流漓，病必不除。若一服汗后病瘥，停后服，不必尽剂"（《伤寒论》）。

○ "禁生冷、黏滑、肉面、五辛、酒酪、臭恶等物"（《伤寒论》）。

○ "桂枝本为解肌，若其人脉浮紧，发热汗不出者，不可与也。当须识此，勿令误也"（《伤寒论》）。

○ "酒客病，不可与桂枝汤，得汤则呕，以酒客不喜甘故也"（《伤寒论》）。

○ "凡服桂枝汤吐者，其后必吐脓血（桂枝汤不特酒客当禁，凡热淫于内者，用甘温辛热以助其阳，不能解肌，反能涌越热势所过，致伤阳络，则吐脓血可必也。所谓桂枝下咽，阳盛则毙者以此）"（《伤寒来苏集》）。

○ "太阳病三日，已发汗，若吐若下若温针，仍不解者，此为坏病，桂枝不中与也。观其脉证，知犯何逆，随证治之"（《伤寒论》）。

○ "全书力辟以温治温之非，而以桂枝发端，明乎外寒搏内热，或非寒时而感寒气者，本可用之。而纯乎温病者不可用，明矣"（《温病条辨》）。

五十五、桂枝茯苓丸
《金匮要略》

桂枝茯苓丸由桂枝 9g，茯苓 9g，牡丹皮（去心）9g，桃仁（去皮尖）9g，芍药 9g组成。功能活血化瘀，缓消癥块。主治血瘀成癥，血不循经。用于因血瘀痰阻所致的妇人小腹有癥块，下血淋漓不断，或经闭腹痛，或产后恶露不尽，腹痛拒按，舌质紫黯，脉沉涩者。

【应用禁忌】

（1）妊娠妇女慎用桂枝茯苓丸。桂枝茯苓丸历代医家多有主张"去癥保胎"之说，但就本方组方与主治来说，宜于瘀血与痰湿为患之癥，果属妊娠兼癥块之下血，当年仲景在用量上也十分小心谨慎，方后注"如兔屎大，每日食前服一丸，不知，加至三丸"就是证明。因此妇人有妊，当慎用，以免发生不必要的事故与纠纷。

（2）气虚不摄，血海空虚者忌用桂枝茯苓丸。气虚不摄血，可能出现月经淋漓不断，血海空虚也可出现经闭、月经不调等。但两者皆为虚证，无癥块，腹痛也不拒按，可作鉴别，切忌误用，以免犯虚虚之戒。

【煎服禁忌】

（1）按桂枝茯苓丸原方旨意，如妇人宿有癥病又怀孕者，可用本方，但必须从小量开始，疗效不佳时，再慢慢加量，不可峻攻猛破，以免伤胎。

（2）服药中病即止，不可服用过久。

【生活禁忌】

服药期间，应忌生冷滞腻之食物，以免寒滞血脉。

【文献选要】

○ "本条多数注家认为是'去癥保胎'，之说，但不可从，在于对原文未分段论述之故。还有注家认为剂量小，下癥不伤胎，而本证属癥病下血，虽是瘀血，只宜小剂量以化癥，癥去则血止，若剂量过大，致使大量出血，有血随气脱之险"（《金匮要略指难》）。

○ "但本方为消癥祛瘀之剂，须壮实之人为宜"（许济群主编《方剂学》）。

五十六、桑 菊 饮

《温病条辨》

桑菊饮由桑叶 7.5g，菊花 3g，苦杏仁 6g，连翘 5g，薄荷 2.5g，桔梗 6g，甘草 2.5g，苇根 6g 组成。功能疏风清热，宣肺止咳。主治风温初起。用于治疗风温袭肺，肺失清肃的咳嗽，身热不甚，口微渴，苔薄白，脉浮数等症。

【应用禁忌】

（1）外感风热重证不宜用桑菊饮。桑菊饮，在《温病条辨》中作"辛凉轻剂"，一是剂量轻，二是药性轻而不烈，三是桑叶、菊花、薄荷轻而性浮，宜用于"风温初起"，对外感风热病程在 5 天以上、病情较重者，不宜用桑菊饮，以免药不胜病，贻误病机。

（2）肺热咳喘证忌用桑菊饮。按桑菊饮原方的加减法，即"二、三日不解，气粗似喘，燥在气分者，加石膏、知母"，明确指出其清热之力不足，如肺热壅盛者，宜改用其他方，用桑菊饮加减也可以，但终不是很适合。

（3）风寒咳嗽证忌用桑菊饮。风寒咳嗽与风温初起的咳嗽有一些相似，风温初起也可能微恶风寒，易于误辨，不过一般风寒咳嗽的症状要比风温初起重，且有明显的恶寒症状，口不渴，可作鉴别。

【煎服禁忌】

桑菊饮全方药味多辛味，取其散热之功，不宜久煎，以免辛香之气挥发而失效。其中薄荷一味宜后下，一般是在其他药物煎煮沸后 10 分钟左右，再下薄荷，再煎 5 分钟即可。

【生活禁忌】

（1）慎风寒避邪热，以免再次感冒。

（2）忌辛辣燥热食物。

【文献选要】

○ "不过不能冀其如时而降，得大汗而解也。此可与银翘散斟酌用之"（《中国医药汇海》）。

五十七、真　武　汤
《伤寒论》

真武汤由茯苓 9g，芍药 9g，生姜（切）9g，白术 6g，附子（炮，去皮）9g 组成。功能温阳利水。主治脾肾阳虚，水气内停证。用于小便不利，四肢沉重疼痛，腹痛下利，或肢体浮肿，苔白不渴，脉沉等症；还用于太阳病，发汗，汗出不解，其人仍发热，心下悸，头眩，身瞤动，振振欲擗地者。

本方应用极广，舌体淡胖，脉象沉细是其指征。凡属阳气不足及因阳气虚损所致的水液失调均可应用。用时应遵原方剂量之比例，才能保证疗效。

【应用禁忌】

（1）阴虚诸证忌用真武汤。阴虚多内热，真武汤方中，附子、白术、生姜皆温性，不利于阴虚者；茯苓淡渗利湿，也不利于阴虚津液亏损者；仅芍药一味阴柔之品，难以护阴。所以凡肝肾阴虚，肺胃阴虚，心阴虚证，虽小便不利、心悸头眩，也应忌用。鉴别要点在舌脉。阴虚者，必苔少，舌质红，或无苔，脉细数，且有口渴、大便干燥等症，不难辨识。

（2）寒湿证不宜用真武汤。寒湿证主要是指寒湿之邪外袭机体所致，主要临床表现为头身困重，关节疼痛并屈伸不利，或面浮身肿，大便溏等。因为寒与湿皆为阴邪，寒性凝滞，易于伤阳气，湿邪重浊，聚而为水，与真武汤证之阳虚水停相似，但寒湿者以外寒为主，而真武汤以内虚为主，故不宜用。

【煎服禁忌】

真武汤方中附子应炮制后用，慎不可生用。水煎服时应单味先煎，煎至不麻口时，其他药物再入煎，未煎熟者禁服，以免中毒。

【生活禁忌】

（1）在服药期间忌食生冷瓜果，以防伤阳气。

（2）禁饮酒类饮料，以免生湿。

（3）慎风寒外袭，预防感冒。

【文献选要】

○ "忌酢、猪肉、桃、李、雀肉等"（《中医药学高级丛书·方剂学》）。

五十八、逍　遥　散
《太平惠民和剂局方》

逍遥散由柴胡、白芍、当归、茯苓、白术各 30g，甘草 15g，生姜、薄荷各少许组成。古代作散剂，现代多作水煎剂。功能疏肝解郁，养血健脾。主治因肝郁血虚所致的两胁作痛，头痛目眩，口燥咽干，神疲食少，或往来寒热，或月经不调、乳房胀痛和舌质淡红者。

【应用禁忌】

（1）胁肋疼痛，头痛目赤属肝胆湿热者，忌用逍遥散。逍遥散方中白芍、当归养血敛阴，养阴之品大多滋腻，有碍运化，脾失健运，湿从内生，可能助长湿邪而生害。症状表现兼有口苦溺赤，舌红苔黄可供鉴别。

（2）脘腹胀痛，纳差呕恶，头痛属湿温者，忌用逍遥散。白芍、当归可能助长湿邪而生害；且补益之品，有恋邪之弊，易导致病情迁延。症状表现兼有胸闷、午后身热、体倦身重、脘腹不适、口渴不欲饮、舌苔白腻可供鉴别。

（3）倦怠嗜卧、不思饮食、恶心呕吐属湿滞脾虚者，慎用逍遥散。白芍、当归可能助长湿邪而生害，症状表现兼有脘腹胀满、口淡不渴、舌苔厚腻可供鉴别。

（4）胁肋疼痛、目眩头昏属肝火犯胃者，慎用逍遥散。逍遥散方中的柴胡、生姜、薄荷性皆升散，助火生害，劫伤肝阴，使肝阳上亢，甚至生风动血，变生他证。症状表现兼有目赤肿痛，烦躁易怒，嘈杂吞酸，口苦口干，舌红苔黄可供鉴别。

【煎服禁忌】

逍遥散方中的白芍宜酒炒为佳，有利于有效成分白芍苷的稳定和充分利用。作散剂，每次服6～9g，生姜、薄荷少许共煎汤温服；亦可作汤剂，水煎服，一般先用清水浸泡饮片30分钟，然后煎至沸后15分钟，加入生姜、薄荷少许同煎数分钟，去渣热服。

【生活禁忌】

服药期间，必须调畅情志，方能获效，否则，药"逍遥"而人不"逍遥"终究无济于事。饮食不宜过多过饱，慎食油腻、糯米、甜食、生冷、水果等物，忌饮酒类饮料如白酒、红酒、啤酒和醪糟等助湿生热之品。

【文献选要】

〇 "如果肝旺而用归、芍、柴，势必助长气火；脾受克制，再用术、草、茯苓，也会更使壅滞。必须明辨虚实，才能理解本证的寒热往来不同于少阳证；头痛胁胀不同于肝气横逆，饮食呆减不同于胃家实满，从而不可简单地把它当作疏肝主方"（《谦斋医学讲稿》）。

五十九、清 胃 散
《兰室秘藏》

清胃散由当归5g，黄连6g，生地黄10g，牡丹皮12g，升麻3g组成。水煎剂。功能清宣胃火，凉血养阴。主治胃有积热，上下牙痛，牵引头脑，满面发热，其牙喜寒恶热，或牙龈红肿溃烂，牙宣出血，或口气热臭，或唇口腮颊肿痛，口干舌燥，舌红少苔，脉滑大而数者。

【应用禁忌】

（1）牙痛，牵引头脑属寒邪侵袭者，不宜使用清胃散。清胃散中的药物清宣胃火，非解表祛寒，可能致表证不解，表寒更盛。症状表现兼有恶寒发热，头痛身痛，无汗，喉痒，鼻塞，舌淡苔白可供鉴别。

（2）牙痛，牵引头脑，满面发热，其牙喜寒恶热，牙宣出血属肾中虚热者，不宜使用清胃散。清胃散中以清宣胃火为主，凉血养阴较弱，恐有药轻病重之嫌。症状表现兼有潮热盗汗，五心烦热，腰膝酸软，夜寐不安，耳鸣，舌绛红，少苔或无苔，脉细数可供鉴别。

（3）牙痛，牙龈红肿疼痛，而牙根亦松痛属少阴不足，阳明有余者，不宜使用清胃散。清胃散中以清宣胃火为主，养阴潜阳不足，而致虚火上亢。症状表现兼有牙龈红肿疼痛，牙根亦松痛，潮热盗汗，五心烦热，口渴喜冷饮，夜寐不安，耳鸣，舌红，少苔或无苔，脉细数可供鉴别。

【煎服禁忌】

一般先用清水浸泡 30 分钟，再煎至沸后约 15 分钟，去渣即可，放冷服。药液不可太多，一般每次服用 150ml 即可，以免药液过多增加胃肠负担。

【生活禁忌】

服药期间，饮食不宜过多过饱，慎用油炸、烧烤、辛辣等物，忌饮酒类、饮料如白酒、红酒、啤酒和醪糟等生热之品；对体弱、脾虚之体宜辅以小米粥以养其胃。

【文献选要】

○ "凡属风火牙痛或肾虚火炎所致的牙龈肿痛，牙宣出血者，不宜使用本方"（《中医药学高级丛书·方剂学》）。

六十、理 中 丸
《伤寒论》

理中丸由人参 90g，干姜 90g，白术 90g，炙甘草 90g 组成。原书中作蜜丸，每次服 10g，温开水送服。现代多作水煎剂，药物剂量及其配伍多有调整。功能温中健脾。主治中焦虚寒，气机升降失调所表现出的吐、利、腹痛、口不渴、舌淡苔白、或苔黑湿嫩、脉象沉迟者。

【应用禁忌】

（1）吐利腹痛属湿热阻滞中焦者忌用理中丸。理中丸以温阳散寒、健脾益气为法，药性甘温，不利于湿热。湿热者症状表现为吐利酸腐臭秽，或利下夹杂脓血黏液，或腹痛坠胀，舌红苔黄，脉象数等可供鉴别。

（2）吐利腹痛属肺胃阴虚者忌用理中丸。理中丸中的干姜辛热，白术渗利，不利于肺胃阴虚津亏者。症状表现为口干，咽燥，纳减，呃逆，饥不欲食，舌红苔少欠润，脉象细数或弦数等可供鉴别。

（3）吐利腹痛属于中焦寒湿者慎用理中丸。理中丸中的人参益气，炙甘草甘缓碍湿，都不利于寒湿阻滞者。症状表现胸闷、脘痞、腹胀，舌苔厚腻，脉弦等可供鉴别。

（4）吐利腹痛属肝郁乘脾者慎用理中丸。理中丸中的人参补益壅滞，干姜辛热助火，不利于肝旺脾滞者。症状表现口苦、胁胀或痛，反酸，腹痛而泻，舌红，脉弦等可供鉴别。

【煎服禁忌】

理中丸中的人参可单煎取汤兑服，若以党参代人参则合煎。一般先以冷水浸泡饮片至药材润透后煎沸约 20 分钟即可。取药液 300～450ml，分 3 次温服，餐前或餐后均可。对呕吐较剧或服药即吐者可将药液少量多次凉服。

【生活禁忌】

服药期间注意保暖防寒，尤其脘腹部的温热保暖有助于治疗。忌食冷饮、凉食、荤腥等，慎食水果、茶酒等。对于寒凉性饮食如萝卜、梨、生藕、荸荠、橙、柑等少食或不食。腹泻者少食不易消化食物如坚果、玉米、胡豆等，也少食润肠食物如蜂蜜、香蕉、无花果、猕猴桃等。

【文献选要】

○ "本方药性偏于温燥，故感冒发热，阴虚内热者忌用"（《医方发挥》）。

六十一、银 翘 散
《温病条辨》

银翘散由金银花 9g，连翘 9g，苦桔梗 6g，薄荷 6g，竹叶 4g，生甘草 5g，荆芥穗 5g，淡豆豉 5g，牛蒡子 9g 组成。功能辛凉透表，清热解毒。主治温病初起。用于治疗发热无汗或者有汗不畅，微恶风寒，头痛口渴，咳嗽咽痛，舌尖红，苔薄白或薄黄，脉浮数等症。

本方乃温邪在表的经典方，也是温病学派的代表方，指征明确，辨证无误，疗效很好。

【应用禁忌】

（1）外感风寒证慎用银翘散。银翘散所适应的温病初起证，有无汗、恶风寒、头痛、咳嗽、脉浮，与外感风寒证颇为相似，非常容易误辨。但银翘散证尚有明显的发热，轻微的恶风寒，咽痛，口渴，舌尖红，苔薄黄，脉数，与外感风寒迥别，不可误用。

（2）温热病邪在中下焦者忌用银翘散。银翘散为辛凉平剂，宜于温病初起，邪在肺胃上焦者。倘温热病内热较重，邪在中下焦者，虽是初起，仍当忌用，或按《温病条辨》原方加减法："热渐入里，加细生地、麦冬保津液；再不解，或小便短者，加知母、黄芩、栀子之苦寒，与麦、地之甘寒，合化阴气，而治热淫所胜。"否则，将药不胜病，延误治疗。

（3）湿温病初起身重疼烦者慎用银翘散。湿温病初起亦有发热，症状与温邪上受者相似，但湿温证有身重疼烦，发热多在午后，舌苔腻等症状与银翘散证不同。

【煎服禁忌】

（1）银翘散不宜久煎。银翘散按原方后要求："上杵为散，每服六钱，鲜苇根汤煎，香气大出，即取服，勿过煎。"宜将药物先放在罐中，冷水浸泡约 30 分钟，然后加热煎服，一般煎至沸后 5 分钟即可，以免久煎影响药效。

（2）勿拘于一日 3 次之服法。按常规服药都是一日 3 次，或要求 3 次药汁合而分服。而银翘散用于温病初起的上焦之病，宜头煎待温即服，一天可以服 4～6 次。

【生活禁忌】

（1）禁忌在服药期间服用具有补气温阳和滋阴壮阳的保健品或药膳。

（2）忌酒和辛辣食物。

（3）慎劳作、旅游，宜卧床休息。

【文献选要】

○ "香气大出，即取服，勿过煎。肺药取轻清，过煎则味厚而入中焦矣。病重者，约二时一服，日三服，夜一服；轻者三时一服，日二服，夜一服"（《温病条辨》）。

六十二、麻 仁 丸
《伤寒论》

麻仁丸由麻子仁 500g，芍药 250g，枳实 250g，大黄 500g，厚朴 250g，苦杏仁 250g 组成。可作蜜丸剂，或水煎剂（剂量酌减）。功能润肠泄热，行气通便。主治脾约证，胃肠燥热，津液不足，大便干结，小便频数，苔黄少津者。

【应用禁忌】

（1）大便秘结、腹痛、手足厥冷属寒积里实证者，忌用麻仁丸。麻仁丸中的大黄、枳实、芍药等药物多为寒性，易伤阳气而加重内寒。症状表现兼有大便秘结、腹痛、手足厥冷、舌苔白腻可供鉴别。

（2）大便艰难、脘腹胀满、不思饮食属于脾胃气虚者，忌用麻仁丸。麻仁丸中的药物多为苦寒之品，易伤脾阳，使运化无力，厚朴、枳实行气，行气药多有耗气的不良反应，易致脾虚气弱，犯虚虚之戒。症状表现兼有大便溏薄、倦怠短气、舌质淡白可供鉴别。

（3）小便清长、腰膝酸软、便秘属于肾阳虚衰者，忌用麻仁丸。麻仁丸中的药物大黄、枳实、芍药等药物多为寒性，易伤阳气，使肾阳虚衰，津液不通，不能布津于肠。症状表现兼有畏寒肢冷，舌淡苔白可供鉴别。

（4）孕妇便秘慎用麻仁丸。麻仁丸中的大黄能活血祛瘀，厚朴、枳实行气，恐致胎漏、胎动不安，甚至滑胎。

【煎服禁忌】

麻仁丸为蜜和丸，服时应逐渐加大剂量，方不失通润缓下之义，若改作汤剂，药力必增强，不逊于小承气汤，宜适当减量。

【生活禁忌】

服药期间，饮食不宜过多过饱，可进食含粗纤维多的食物，以及蜂蜜、蜂王浆和香蕉等润肠通便食物。多饮水，忌食辣椒、燥烈、油腻及不消化的食物。

【文献选要】

〇"枳实、大黄、厚朴，承气物也；麻仁、杏仁，润肠物也；芍药之酸，敛津液也。然必胃强者能用之，若非胃强，则承气之物在所禁矣"（《医方考》）。

六十三、麻杏石甘汤
《伤寒论》

麻杏石甘汤由麻黄 6g，苦杏仁 9g，石膏 24g，甘草 6g 组成。多作水煎剂。功能辛凉宣泄，清肺平喘。主治外感风邪肺热咳喘证，临床常见身热不解，咳逆气急，甚则鼻煽，口渴，有汗或无汗，舌苔薄白或黄，脉浮数者。

【应用禁忌】

（1）喘咳属风寒束表者忌用麻杏石甘汤。麻杏石甘汤中的麻黄配大剂量石膏，体现辛凉宣肺之法，而不利于辛温发汗，反助寒生害，徒伤正气。症状表现兼有恶寒发热、头身疼痛、无汗、舌苔薄白、脉浮紧可供鉴别。

（2）喘咳属外寒内饮者忌用麻杏石甘汤。麻杏石甘汤用大剂量石膏清热，不利于温肺化饮，反伤阳气，使寒饮更剧。症状表现兼有恶寒发热、头身疼痛、无汗、痰涎清稀量多、胸闷、或头面四肢浮肿、苔白滑、脉浮可供鉴别。

（3）喘咳属上盛下虚者忌用麻杏石甘汤。麻杏石甘汤用大剂量石膏清热，不利于温阳祛痰，且寒凉之品易伤阳气，而加重下元虚损。症状表现兼有痰涎壅盛、喘咳短气、胸膈满闷、或腰疼腿软、或肢体浮肿，舌质淡白，苔白滑或白腻、脉弦滑可供鉴别。

【煎服禁忌】

麻杏石甘汤中的药物不宜同时煎煮，宜先煎麻黄，后入诸药，这样麻黄中总生物碱含量最多，同时在沸水中加入苦杏仁，高温能破坏苦杏仁酶，从而保留苦杏仁苷，如果在冷水中浸泡时间过久，苦杏仁苷太多会水解释放出氢氰酸，在沸腾时则更易挥发。

【生活禁忌】

服药期间，饮食不宜过多过饱，宜进食易消化食物，忌食辣椒、胡椒、油腻、卤菜、火锅、麻辣烫，忌烟酒等。慎起居，避风寒，以免复感外邪。

【文献选要】

○ "因其里邪化热，闭塞肺窍而喘，恐麻黄发表迅速，故先煮减二升，以缓其性，使与诸药和合而内开肺窍……杂证由肾虚而喘，老年有痰火而喘，更有多种不同，皆当详辨其因，不可误用也"（《医门棒喝》）。

○ "喘家作桂枝汤，加厚朴、杏子，治寒喘也。今以麻黄、石膏加杏子，治热喘也。麻黄开毛窍，杏仁下里气，而以甘草载石膏辛寒之性从肺发泄，俾阳邪出者出，降者降，分头解散。喘虽忌汗，然此重在急清肺热以存阴，热清喘定，汗即不辍，而阳亦不亡矣。观二喘一寒一热，治法仍有营卫分途之义"（《绛雪园古方选注》）。

六十四、麻 黄 汤
《伤寒论》

麻黄汤由麻黄6g，桂枝4g，苦杏仁9g，炙甘草3g组成。功能发汗解表，宣肺平喘。主治外感风寒表实证。宜用于恶寒发热，头身疼痛，无汗而喘，舌苔薄白，脉浮紧等症者。

本方为辛温解表之峻剂，药味虽不多，但作用较强，用之得宜疗效迅捷，用之不当不良反应也很明显，必须谨慎。其中麻黄的用量最为重要，初学者应有老师指导，或用炙麻黄，先少量，不可孟浪。

【应用禁忌】

（1）表虚证禁用麻黄汤。凡见头痛发热，汗出恶风属外感风寒表虚证者，禁用麻黄汤。因为麻黄汤宜于外感风寒表实证，麻黄与桂枝配伍相须为用，发汗力量很强，误用可能导致表更虚，汗更多。症状表现为汗出恶风是其鉴别要点。

（2）体虚者慎用麻黄汤。凡老人小孩，症见憎寒发热，头项强痛，肢体酸痛，无汗咳嗽有痰，舌苔白，脉浮无力者，证属气虚外感风寒，慎用麻黄汤。因为麻黄汤属峻汗之剂，不宜于老人、小孩或病后体质虚弱者。脉细弱无力是其鉴别要点。

（3）产后忌用麻黄汤。凡产后发热身痛，恶寒有汗，属血虚外感风寒者，亦当忌用麻黄汤，因为产后气血俱虚，如重发其汗，必犯虚虚之戒，致变生他证。产后有汗，是其辨别要点。

（4）出血性疾病忌用麻黄汤。凡小便淋涩不通、鼻血、咯血、痔疮出血、皮下紫癜、疮疡急性期，以及心悸失眠者，忌用麻黄汤。因为汗为阴液，汗血同源，对失血津伤诸证，汗出过多均可加重病情，且血虚津伤，心神不宁，亦可导致失眠，故应予禁忌。

（5）里热证慎用麻黄汤。凡壮热、口渴、脉数，兼有里热，虽有外寒诸证，都不可单用麻黄汤。因为麻黄与桂枝性均辛温，易于助热生变。对于外感风热，症见发热，微恶风寒，咽痛，脉浮数者，亦当忌用麻黄汤。

（6）凡心悸，脉数或结代，或血压升高，心力衰竭浮肿者，应忌用麻黄汤。

【煎服禁忌】

（1）按《伤寒论》麻黄汤原方后注的要求，宜"先煮麻黄减二升，去上沫"，不可将麻黄汤四味药一起煎煮，忌不去上沫，以免服后出现烦闷的不良反应。

（2）服药后，宜"覆取微似汗"，盖上薄被，令其出微汗，忌厚被出大汗，也不可药后啜粥以助汗。

（3）麻黄汤只可暂用，不可久服多服。一般来说，一服汗出，不需再服，若汗出表未解，应改他法，也不宜再服。

【生活禁忌】

（1）服药期间慎风寒再袭，宜适寒温变化，随时增减衣被。

（2）不宜过食生冷食物，以免损伤阳气，不利祛寒邪外散。

（3）不可过劳，宜安排1～2天卧床休息，以待正气来复，邪不再干。

【文献选要】

○ "血与汗皆阴也，衄家复汗则阴重伤矣"（《伤寒贯珠集》）。

○ "麻黄汤用处不多，南方人肌疏易汗，不得汗的很少，相反是汗出而热不解，或汗出热反甚的为多；壮热不出汗的不少见，但不是麻黄汤所宜"（《中医百家方论荟萃》）。

○ "本方发汗力量较强，只宜于风寒束表，表实无汗之证，表虚自汗、外感风热、体虚外感、产后、失血病人均非所宜"（《中医治法与方剂》）。

○ "本方为辛温发汗之峻剂，故《伤寒论》对'疮家'、'淋家'、'衄家'、'亡血家'以及外感表虚自汗、血虚而脉兼'尺中迟'、误下而见'身重心悸'等，虽有表寒证，亦皆忌用"（《中医药学高级丛书·方剂学》）。

○ "此乃纯阳之剂，过于发散，如单刀直入之将，投之恰当，一战成功。不当则不戢而招祸，故用之发表，可一而不可再"（《伤寒来苏集》）。

○ "若脉弱自汗者，不可服此方"（《金镜内台方议》）。

○ "若不斟酌人品之虚实、时令之寒暄，则又有汗多亡阳之戒"（《医方考》）。

六十五、黄芪建中汤
《金匮要略》

黄芪建中汤由桂枝15g，生姜15g，炙甘草10g，芍药30g，大枣12g，黄芪8g，饴糖60g组成。功能调补阴阳，柔肝缓急。主治阴阳气血不足，五脏经脉失养，导致经脉挛急的虚劳里急，腹痛，喜暖喜按，得食则舒，舌淡苔少，脉虚或弦细等。

【应用禁忌】

（1）经脉挛急腹痛见于气滞、血寒凝、食积、虫积所致者，忌用黄芪建中汤。黄芪建中汤重用辛酸甘味，性偏温补，不利于里实之症。如症状表现胀痛，时作时止，矢气后拒按多属气滞；如痛处固定，兼见包块等多属血瘀；如突发绞痛，手足发凉等多为寒凝；如餐后痛甚，饱胀嗳腐多属食积；如突发腹痛，合并病史者则以虫积多见。

（2）经脉挛急腹痛见于湿热中阻，或者浊滞者，忌用黄芪建中汤。黄芪建中汤甘温平补，不利于浊邪中阻之症，其发病迅速，有明显季节或气候特征，多伴下利呕恶等中气升降失和之症可供鉴别。

【煎服禁忌】

前六味，加水淹没药材浸泡润透后煮沸约 30 分钟，去渣取药液，饴糖另加热至消溶，分 3 次餐前温服。每次服药量以 150ml 左右为宜，不可过量；糖尿病患者服本方时不宜过长，饴糖剂量不宜过大。

【生活禁忌】

疲劳之体不宜烦劳而需静养，不耐寒热而需温和，所以服药期间注意节欲，适情志调寒温；饮食五味不宜太过，尤其酸辣咸等，以免妨碍本方性味；生冷果蔬不宜过量，以免肠胃调节不及；黏滑之物，如糯米、芋头、油腻、荤腥等，当慎摄入，以防进一步加重气机阻滞。

【文献选要】

〇"阴虚火旺者，呕家及中满者，均忌用本方"（《中医药学高级丛书·方剂学》）。

六十六、黄连解毒汤
《外台秘要》

黄连解毒汤由黄连 3～9g，黄芩 6g，黄柏 6g，栀子 9g 组成。水煎剂。功能泻火解毒。主治一切实热火毒，三焦热盛之证。用于大热烦躁，口燥咽干，错言乱语，入夜难眠；或热病吐血，衄血；或热甚发斑，身热下痢，湿热黄疸；外科痈疽疔毒，小便黄赤，舌红苔黄，脉数有力者。

【应用禁忌】

（1）潮热烦躁、口燥咽干、错言乱语、入夜难眠属热盛伤津者，慎用黄连解毒汤。黄连解毒汤四药均系大苦大寒之品，无养阴生津之用。症状表现兼有五心烦热，口渴喜冷饮，牙龈红肿疼痛，耳鸣，舌干乏津，脉细数可供鉴别。

（2）发热烦躁、口燥咽干、入夜难眠属气阴两虚者，不宜使用黄连解毒汤。黄连解毒汤四药均系大苦大寒之品，易损伤脾胃，以致更耗气伤阴。症状表现兼有四肢无力，面色萎黄，口渴喜冷饮，舌红少苔，脉细可供鉴别。

（3）口燥咽干、入夜难眠，或热病吐血、衄血属脾胃虚弱者，不宜使用黄连解毒汤。黄连解毒汤四药均系大苦大寒之品，易损伤脾胃，以致更耗伤正气，不宜久服或过量。症状表现兼有四肢无力，面色萎黄，纳差乏味，大便稀溏，舌淡苔白，脉细无力可供鉴别。

【煎服禁忌】

一般先用清水浸泡30分钟，再煎至沸后约15分钟，去渣即可，待冷服。药液不可太多，一般每次服用150ml即可，以免药液过多增加胃肠负担。

【生活禁忌】

服药期间，饮食不宜过多过饱，慎用油炸、烧烤、辛辣、腌腊、海鲜等物，忌饮酒类饮料如白酒、红酒、啤酒和醪糟等生热之品；对体弱、脾虚之体宜辅以小米粥以养其胃。

【文献选要】

○"若阴虚之火，则降多亡阴，若从火化，而出血益甚，是方在所禁矣"（《医方考》）。

○"然非实热，不可轻投耳"（《成方便读》）。

六十七、普济消毒饮
《东垣试效方》

普济消毒饮由黄芩 15g，黄连 15g，陈皮 12g，连翘 12g，板蓝根 20g，马勃 6g，牛蒡子 6g，薄荷 6g，甘草 30g，玄参 30g，僵蚕 12g，升麻 2g，柴胡 6g，桔梗 6g 组成。上药共研细末，煎汤频服，或作水煎剂。功能疏风散邪，清热解毒。主治大头瘟。用于感受风热疫毒之邪，致恶寒发热，头面红肿焮痛，目不能开，咽喉不利，舌燥口渴，舌红苔黄，脉浮数有力者。

【应用禁忌】

（1）恶寒发热、头面肿痛、目不能开、咽喉不利属风寒外犯者，不宜用普济消毒饮。普济消毒饮中的药物连翘、板蓝根、薄荷、僵蚕疏风清热解毒，无辛温解表，致风寒表证更盛。症状表现兼有头痛身痛，鼻塞，流清涕，舌淡苔白，脉浮可供鉴别。

（2）头面红肿焮痛、目不能开、咽喉不利、舌燥口渴属外感燥热者，不宜用普济消毒饮。普济消毒饮中的马勃、牛蒡子、玄参、僵蚕、桔梗疏风清热利咽，养阴润燥不足。症状表现兼有头痛身热，咽干口渴，或干咳无痰，舌燥乏津可供鉴别。

（3）头面红肿焮痛、目不能开、咽喉不利、舌燥口渴属虚火上炎者，不宜用普济消毒饮。因为普济消毒饮中的黄芩、黄连、连翘、板蓝根清热解毒之力颇强，养阴降火之力逊色，可致虚火上炎加重。症状表现兼有手足心热，口渴喜冷饮，牙龈红肿疼痛，夜寐不安，耳鸣，舌绛红，少苔或无苔，脉细数可供鉴别。

【煎服禁忌】

上药共研细末，煎汤频服，或作水煎剂。一般先用清水浸泡 30 分钟，再煎至沸后约 15 分钟，去渣即可，放冷服。药液不可太多，一般每次服用 150ml 即可，以免药液过多增加胃肠负担。

【生活禁忌】

服药期间，饮食不宜过多过饱，慎用油炸、烧烤、辛辣、腌腊、海鲜等物，忌饮酒类、饮料如白酒、红酒、啤酒和醪糟等生热之品；对体弱、脾虚之体宜辅以小米粥以养其胃。

【文献选要】

○"本方药物多苦寒辛散，阴虚者慎用"（《中医药学高级丛书·方剂学》）。

六十八、温 经 汤
《金匮要略》

温经汤由吴茱萸 9g，当归 6g，川芎 6g，芍药 6g，人参 6g，桂枝 6g，阿胶 6g，生姜 6g，牡丹皮（去心）6g，甘草 6g，半夏 6g，麦冬（去心）9g 组成。功能温经散寒，养血祛瘀。主治冲任虚寒，瘀阻胞宫证。用于漏下不止，月经不调，或前或后，或逾期不止，或一月两行，或停经不至，而见傍晚发热，手心烦热，唇口干燥，少腹里急，腹满，舌质黯红，脉细而涩等症。

本方为妇科调经之主方。方证病机是既有阳气亏虚，虚寒内生，寒凝血瘀，又兼阴血不足，瘀热内生。方中温清补消并用，温而不燥，刚柔相济，是一首平和之剂。禁忌不多，稍事注意既可。

【应用禁忌】

（1）下焦湿热，月经不调者忌用温经汤。下焦湿热证亦可见月经不调，少腹里急，腹满痛者，但还有白带黄稠，口干苦，小便短赤，舌红苔黄腻，脉滑数有力与温经汤证不同，湿热与虚寒迥异，切忌误用。

（2）气虚不摄，月经过多者慎用温经汤。气虚不摄者，亦月经不调或月经过多者，证属纯虚，没有寒与瘀，故当慎用，此外，气虚不摄者尚有头晕肢冷，神疲气短，脉象微弱等症与温经汤证不同，可供鉴别。

【煎服禁忌】

（1）原方后注云"以水一斗，煮取三升，分温三服"，说明温经汤在水煎时，除阿胶烊化兑服之外，其余各药宜慢火久煎。

（2）温经汤所治之证皆慢性久病，临床必须守方坚持，不可追求速效而急服或骤停。

【生活禁忌】

严禁生冷饮食，尤其在月经前和月经期中，应禁食生冷、冰块、瓜果，并避免受风寒外袭。

【文献选要】

〇 "至于'兼取崩中去血，或来过多'，尚有斟酌的必要，因崩中和月经过多，多属气虚不摄，或冲任伏火。方中吴茱萸、生姜、桂枝、当归、川芎等辛温之品，丹皮凉血活血，均非所宜"（《金匮要略指难》）。

〇 "本方作用于人体需要一个调整过程，故使用时应注意守方，切忌急于求功"［顾小痴.《金匮》温经汤小议.天津中医，1988，（2）：99］。

六十九、温 胆 汤
《三因极一病证方论》

温胆汤由陈皮 15g，半夏 10g，茯苓 10g，枳实 10g，竹茹 10g，甘草 5g，生姜 5 片，大枣 1 枚组成。功能理气化痰，温胆和胃。主治胆胃不和，痰热内扰证。用于心烦心悸，失眠，呕吐嘈杂，眩晕，癫痫，胸闷痰多，口苦微渴，苔黄而腻，脉滑数等症。

本方通常视为清热化痰之方，但方中重用陈皮之辛温，还配伍半夏，其温胆之义是指温通少阳三焦津气而言，惊悸、失眠是本方主症。稍事化裁，临床应用广泛，唯医者善于灵活运用耳。

【应用禁忌】

（1）阴虚内热者忌用温胆汤。温胆汤方中的药物偏重于燥湿祛痰，对于阴虚内热者，虽有心悸失眠，也应忌用，如误用将有燥湿伤阴之弊，其要点在于阴虚少痰，且有舌质红苔少，脉细数可供鉴别。

（2）心经实火者慎用温胆汤。心经实火，为火热扰心神之实证，除心烦失眠之外，还见有狂躁谵语之症，其热盛极重，温胆汤中的药物仅有轻微的清热之功，病重药轻，难泻其火热，故当慎用。

【煎服禁忌】

温胆汤宜饭前服用。

【生活禁忌】

服药期间忌饮酒，慎食醪糟、糯米、芋头等不易消化，滋生痰湿的食物。

【文献选要】

〇 "本方适用于胆胃不和，痰热内扰之证，但其热象较轻，若痰热重者，本方力有不逮，当随证化裁"（《中医药学高级丛书·方剂学》）。

七十、清热地黄汤（原犀角地黄汤）
《备急千金要方》

清热地黄汤由水牛角 30g（代犀角 9g），生地黄 30g，芍药 12g，牡丹皮 9g 组成。水煎剂。功能清营凉血。主治温热病。用于热入血分，迫血妄行所致吐血，衄血，咳血，便血，溺血，以及发斑呈紫黯色，神昏谵语，舌绛起刺，脉数者。

【应用禁忌】

（1）吐血，衄血，咳血，便血，溺血属脾胃阳虚，统摄无权者，不宜使用清热地黄汤。清热地黄汤中的药物清热凉血，养阴增液，寒凉较多，以致中焦虚寒更盛，芍药、牡丹皮凉血散血，导致出血加剧。症状表现兼有四肢冷，喜温，面色萎黄，食少便溏，舌淡苔白，脉沉细无力可供鉴别。

（2）吐血，衄血，咳血，便血，溺血属气血亏虚，统摄无权者，不宜使用清热地黄汤。清热地黄汤中的犀角（水牛角）大清营血之热，有损伤脾胃的不良反应。症状表现兼有神倦乏力，面色㿠白，头晕，心悸，夜寐不宁，舌淡苔白，脉细无力可供鉴别。

（3）吐血，衄血，咳血，便血，溺血属实热蕴积，灼伤血络者，不宜使用清热地黄汤。清热地黄汤中的芍药、牡丹皮凉血活血，恐令出血加重。症状表现兼有血色鲜红，脘腹闷胀，口苦胁痛，心烦，夜寐不安，舌红苔黄或腻，脉弦数或濡数或滑数可供鉴别。

【煎服禁忌】

清热地黄汤中的犀角已禁用，一般用水牛角替代。水牛角坚实，难煎出有效成分，应打碎先煎沸 20 分钟，然后再入他药同煎，再煎至沸后约 15 分钟，去渣即可，温服。药液不可太多，一般每次服用 150ml 即可，以免药液过多增加胃肠负担。

【生活禁忌】

服药期间，饮食不宜过多过饱，慎用油炸、烧烤、辛辣、腌腊、海鲜等物，忌饮酒类、饮料如白酒、红酒、啤酒和醪糟等生热之品；对体弱、脾虚之体宜辅以小米粥以养其胃。

【文献选要】

〇 "阳虚劳嗽及脾胃虚者，皆不宜……伤寒四五日，吐血不止，医以犀角地黄汤、茅花汤治之，反剧"（《医贯》）。

○"阳虚失血及脾胃虚寒者禁用"（《中医药学高级丛书·方剂学》）。

七十一、痛 泻 要 方
《太平惠民和剂局方》

痛泻要方由炒白术 90g，炒芍药 60g，炒陈皮 45g，防风 30g 组成。水煎或丸服，现代多作汤剂，用量酌减。功能补脾柔肝，祛湿止泻。主治因脾虚肝郁所致的肠鸣腹痛，大便泄泻，泻必腹痛和舌苔薄白者。

【应用禁忌】

（1）腹痛腹泻，下痢脓血属热毒痢疾者，忌用痛泻要方。痛泻要方中的炒陈皮、防风皆辛温香燥，可能助长热邪，迫血妄行，加重出血。症状表现兼有下痢赤多白少，里急后重、肛门灼热、渴欲饮水、舌红苔黄可供鉴别。

（2）腹痛腹泻，泻下臭秽、发热属热毒痢疾者，忌用痛泻要方。痛泻要方中的炒陈皮、防风皆为温性，可能助热生害，加重里热。症状表现兼有身热口渴、汗出而喘、舌红苔黄可供鉴别。

（3）呕吐腹泻，胸脘痞闷属霍乱者，忌用痛泻要方。痛泻要方中的炒陈皮、防风皆为温性，可能助热生害，加重里热，而炒芍药养阴滋腻，有碍脾运。

（4）腹痛腹泻，泻下臭秽、不思饮食、恶心呕吐属饮食积滞者，不宜用痛泻要方。痛泻要方中的药物既无消食导滞之品，又无和胃降逆之用，用之于事无补，反而贻误治疗。症状表现兼有脘腹胀满、嗳腐吞酸、泻下臭秽、舌苔厚腻可供鉴别。

【煎服禁忌】

痛泻要方中的防风、炒陈皮都是辛散药，煎熬时不可久煎，一般先用清水浸泡饮片 30 分钟，然后煎至沸后 15 分钟即可；药液不可太多，一般每次服用 150ml 即可，以免过多药液增加胃肠负担。

【生活禁忌】

服药期间，饮食不宜过多过饱，慎食油腻、糯米、甜食、生冷及辛辣刺激性食物，忌饮酒类饮料如白酒、红酒、啤酒和醪糟等助湿生热之品；不可食用蜂蜜、蜂王浆和香蕉等润肠通便食物。

【文献选要】

○"宜与伤食痛泻相鉴别，若伤食腹痛者，不宜使用本方"（《中医药学高级丛书·方剂学》）。

七十二、镇肝熄风汤
《医学衷中参西录》

镇肝熄风汤由怀牛膝 30g，生代赭石（轧细）15g，生龙骨（捣碎）15g，生牡蛎 15g，龟甲 15g，生白芍 15g，玄参 15g，天冬 15g，川楝子（捣碎）6g，茵陈 15g，生麦芽 6g，甘草 4g 组成。功能镇肝息风，滋阴潜阳。主治类中风。用于肝阳上亢，肝风内动所致的头目眩晕，眼胀耳鸣，脑部热痛，心中烦热，面色如醉，或四肢渐觉不利，口角㖞斜，甚或眩晕跌仆，昏不知人，醒后肢体偏废，舌红少苔，脉弦长有力等症。

本方用于阳亢风动之证，药味偏于重坠阴寒，多有下行趋势，凡与之相类病证，如气短、脱肛、子宫下垂者慎用。

【应用禁忌】

（1）中气不足者禁用镇肝熄风汤。"气为血之帅"，气虚亦能致虚风内动，出现头目眩晕，甚至偏瘫无力，但中气不足，脾运失司，常有清阳不升之证，如气短，便溏，语声低微，倦怠乏力，食欲不振，脉细弱无力等症，恰与镇肝熄风汤引血下行，重镇平肝所宜的病机相反，若误用必致病情加重，故当禁用。

（2）血虚眩晕者忌用镇肝熄风汤。营血亏虚，不能上荣于头部，常有头晕眼花之症，镇肝熄风汤方中虽有大队平肝之药，但缺补肝血之味，药证不符，不甚相宜，故应忌用。血虚眩晕者，尚有面色不华，气短乏力，心悸，爪甲不荣，苔白质淡，脉细数等症，可供鉴别。

（3）风寒外束之头痛头晕，甚至头紧，与镇肝熄风汤证有外风与内风之别，外有风寒者兼有恶寒无汗，苔薄白，脉浮紧等症可供鉴别。

【煎服禁忌】

（1）镇肝熄风汤方中的龟甲宜先煎。生代赭石、生龙骨、生牡蛎宜用纱布包煎，以免重坠之品下沉锅底，焦糊变质，影响药效。

（2）茵陈、生麦芽宜后下，不宜久煎。

【生活禁忌】

（1）保持心情愉快稳定，切忌急躁发怒与过度焦虑。

（2）不宜食过咸、辛辣、燥热伤阴和补气升阳的食物与补品。

【文献选要】

○"风寒外束，脉络收引，以致血压上升，可用解表之方疏散外邪，非本方所宜"（《中医治法与方剂》）。

○"非内风为患，非阴虚阳亢、肝风内动之疾，则不可妄投。外风之疾误用本方则有闭门留寇之患"[周天寒. 镇肝熄风汤临床治验. 四川中医，1985，（1）：38]。

七十三、藿香正气散
《太平惠民和剂局方》

藿香正气散由藿香 10g，紫苏 10g，白芷 10g，桔梗 10g，陈皮 10g，厚朴 12g，大腹皮 15g，半夏 12g，白术 10g，茯苓 15g，甘草 3g 组成。古代作散剂，现可作水煎剂、丸剂、胶囊剂、口服液等。功能解表化湿，理气和中。主治外感风寒，内伤湿滞证。用于恶寒发热，头重胀痛，胸膈痞闷，呕吐泄泻，舌苔白腻，脉濡等症。

本方临床应用很广，凡风寒外感、湿滞内停者宜用，其中"湿滞"是其指征，非湿者不宜。

【应用禁忌】

（1）阴虚内热者禁用藿香正气散。藿香正气散方中的药物偏于温燥，易于伤津耗液，故对于肺胃阴虚、肝肾阴虚、脾胃阴虚及热病后期气阴耗伤者，虽有外感吐泻胀满，亦当禁用。

临床当以口干，盗汗，潮热，舌红少苔，脉细数等症作为辨别阴虚的要点，避免误用。

（2）脾胃气弱者慎用藿香正气散。脾气虚、脾阳虚，因温运无力，常有吐泻、痞胀者，与藿香正气散证颇有相似之处；但脾虚者有内湿而无外感，且兼有气短乏力，面色萎黄，消瘦畏寒，不欲饮食，脉弱无力等症可供鉴别。

【煎服禁忌】

（1）藿香正气散水煎剂，宜趁热服，不可冷服，以免伤胃。

（2）藿香正气散发汗之力不强，表寒重而无汗者，若需出汗，宜在服药后卧床，再盖上被子，以候微汗。不可外出再受风寒。

【生活禁忌】

（1）服药期间，忌食生冷油腻及不易消化的食物。

（2）禁止饮酒。

【文献选要】

〇 "若证属湿热或暑热所致者，则不宜用。辨证必须准确，以免毫厘千里之误"（《中医药学高级丛书·方剂学》）。

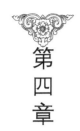

第四章

中医病证禁忌

第一节 内 科 病 证

一、感 冒

凡感受风邪或时行疫毒，导致肺卫失和，以鼻塞、流涕、头痛、恶寒发热、全身不适等为主要临床表现的外感疾病，称为感冒。如在同一时期，或某一地域广泛流行，症状相似者，则称为时行感冒。本病全年均可发病，尤以冬春为多。因四季气候变化和病邪不同，或人体体质强弱之异，在证候表现上常有风寒、风热、暑湿及体虚感冒之别。

感冒辨证，主要是辨别风寒证或风热证。感冒分为一般感冒、时行感冒或虚人感冒。感冒为表证，治则宜发汗解表。风寒感冒宜辛温解表、宣肺散寒，方选荆防败毒散加减；风热感冒宜辛凉解表、宣肺透邪，方选银翘散加减；暑湿感冒宜清暑祛湿解表，方选新加香薷饮加减；气虚感冒宜益气解表，方选参苏饮加减；阴虚感冒宜滋阴解表，方选沙参麦冬汤加减。

感冒是一种十分常见的病证，而且在虚实寒热等各型感冒之间，临床上多无明显的界限，在感冒的不同阶段，临床表现错综复杂，容易误辨，应该重视忌慎干预。

【辨证禁忌】

（1）忌将时行感冒误为普通感冒。时行感冒多呈流行性，同时同地有较多人发病，蔓延迅速，症状较重，如恶寒或寒战、高热、体温 39～40℃、周身酸痛、疲乏无力，或见咽痛、咳嗽、面红目赤等。故不难辨识。

（2）忌将感冒夹湿误为虚证。感冒各证型都可能兼夹湿邪。因湿为阴邪，其性缠绵，常困脾土，多见乏力气短、低热、头晕、食欲不振、舌淡苔白腻、脉细或濡，且经久不愈，酷似气血两虚或阴虚表现，容易误诊。此时切忌过早补益气血，严禁遣用滋阴清热之品，以免滋腻生湿，导致感冒难愈。

（3）忌将其他病证误为感冒。临床上有很多疾病初起时症状酷似感冒，必须提高警惕，认真辨证。切忌将其他病证误辨为感冒，从而造成误治、坏病等。

如鼻渊（急性或慢性鼻窦炎）、乳蛾（急性扁桃体炎）、湿温（如胃肠炎、病毒性肝炎等）、热痹（如风湿热等）、麻疹、暑湿（如乙型脑炎等）、春温（如脑膜炎等）等在发病早期，特别应注意与感冒鉴别。

一般而言，忌将鼻渊的腥臭黄浊涕、鼻塞误认为感冒的清涕、鼻塞；忌将乳蛾的咽喉红肿疼痛化脓，误为感冒的咽红、咽痛；忌将湿温的午后低热、食欲不振、乏力误为感冒的发热、纳差；忌将热痹的发热、关节肿痛，误为感冒的发热身痛；忌将麻疹的发热、鼻涕多泪，误为风热感冒的发热、皮疹；忌将春温、暑湿的发热、头痛、颈项强直、呕吐，误为普通风寒感冒的颈项强痛等。

【治法禁忌】

（1）谨慎使用汗法。发汗解表为治疗感冒的正法。《内经》有"其在皮者，汗而发之"的治则；又说"体若燔炭，汗出而散"。故对感冒高热、无汗者，汗法确有立竿见影之效。但汗法用之不当又能产生不良反应，甚至造成严重后果，应谨慎选用。

对汗法的应用，历代医家设有不少禁忌，如《伤寒论》有"诸亡血家不可发汗，汗则直视额上陷"的告诫，至今仍有重要的临床价值。下面这几种情况，遇有感冒无汗或少汗，也当慎用。

体质虚弱，脉细数者，慎发汗。对于老人、小孩、产后，或大病初愈者，有神疲气短、面色苍白、舌质淡白不红或紫黯、脉细无力或脉似有似无等表现者，尤应慎用汗法，如麻黄及含有麻黄的制剂等均应忌用。

曾有出血或出血倾向者，慎发汗。经常有出血性疾病者，如鼻衄、咯血、呕血、尿血、便血、痔疮出血、妇女月经过多或皮下出血（紫癜）、外伤出血等都应慎用或忌用汗法。

经常好发疮痈并有脓液、黄水淋漓难尽者，应慎用汗法。

小便淋沥、疼痛、尿少者，慎用汗法。

另外，在用汗法时必须掌握一个度的问题，切忌过度，以免伤阴耗气致虚，特别是感冒兼风湿者，当取微汗，大汗则风去湿留，病反不去。

（2）忌单用补法。对于虚人感冒，可兼用补法，但感冒未痊愈之前禁忌单用补法。按中医"急则治标"的原则，感冒一般病程较短，3～7 天可愈，待感冒痊愈后，如确有体虚证候，再行辨证施补。

（3）忌过早使用收涩法。感冒伴有咳嗽剧烈者，或腹泻无度者，或表虚自汗、盗汗者，不可过早使用收敛法止咳、止泻、止汗，恐表邪不去，久恋生变。

（4）忌不辨证候滥用治疗感冒的中成药。中成药治疗感冒，具有明显的优势，但必须辨明证候，选用相应成药，才能获效。虽同是治疗感冒的中成药，证候不相对应，也应禁忌。

【分证论忌】

1. 风寒感冒

主症：轻者鼻塞声重，喷嚏，时流清涕，痰清稀色白，咽痒；重者恶寒重，发热轻，无汗，头痛，肢节酸痛。

兼次症：夹湿则见头重体倦、胸闷、恶心欲吐、纳差腹泻、口淡不渴；夹痰浊则见咳嗽痰多、胸闷食少；夹气滞则见胸闷不适，甚则胁肋胀痛。

舌脉象：舌苔薄白而润，夹湿或痰浊则苔白腻；脉浮或浮紧。

感冒症状有很多相似之处，寒证与热证表现不够分明，容易误用药物。尤其是一些感冒成药，患者随意将家里存藏之药，未经辨证，先用再说。

治法禁忌：不宜辛凉解表，也不宜补肺收敛止咳。

方剂禁忌：方剂不宜用银翘散；中成药不宜用维 C 银翘片、板蓝根冲剂、清热解毒冲剂、双黄连口服液等。

药物禁忌：慎用金银花、菊花、石膏、黄连、大黄等。

2. 风热感冒

主症：发热，微恶寒，汗出不畅，头痛，鼻塞浊涕，口干而渴，咽喉红肿疼痛，咳嗽，痰黄黏稠。

兼次症：风热重证或感受时疫之邪，可见高热不退，恶寒或有寒战，头痛，鼻咽干燥，口渴心烦；风热夹湿可见头重体倦、胸闷、恶心、小便赤；秋令夹燥者，可见口唇鼻咽干燥、干咳无痰或咳痰不爽、口渴。

舌脉象：苔薄黄，若风热重证则舌红苔黄，夹湿则苔黄腻，夹燥则舌红少津，脉浮数。

治法禁忌：忌用辛温解表法。

方剂禁忌：方剂不宜用麻黄汤、桂枝汤、荆防败毒散、九味羌活汤；中成药不宜用桂枝合剂、荆防合剂、九味羌活丸等。

药物禁忌：慎用麻黄、桂枝、细辛、制附片、防风、川芎、肉桂、干姜等。

3. 暑湿感冒

主症：发于夏季，发热，汗出热不解，面垢，鼻塞流浊涕。

兼次症：头晕重胀满，身重倦怠，心烦口渴，胸闷欲呕，尿短赤。

舌脉象：舌质红，苔黄腻；脉濡数。

暑必夹湿，其中当以湿邪为着眼点，一切影响祛湿之因素都会影响治疗，应该注意。

治法禁忌：忌用辛温解表、滋阴解表法。

方剂禁忌：方剂不宜用沙参麦冬汤、桂枝汤等；中成药不宜用六味地黄丸、桂枝合剂。

药物禁忌：慎用生地黄、熟地黄、麦冬、阿胶、当归、麻黄、桂枝等。

4. 气虚感冒

主症：恶寒发热，头痛鼻塞，倦怠无力，气短懒言，反复发作，稍有不慎即发病。

兼次症：年老或多病，恶风，易汗出等。

舌脉象：舌质淡，苔薄白；脉浮而无力。

此证多内外虚实夹杂，方药剂量使用都应该非常谨慎，否则容易出错。

治法禁忌：慎用辛温解表、辛凉解表法。

方剂禁忌：方剂忌用麻黄汤；中成药忌用银柴合剂、抗病毒冲剂、九味羌活丸等。

药物禁忌：忌用麻黄、桂枝、木香、枳实、青皮、川芎等，慎用金银花、黄连、黄芩等。

5. 阴虚感冒

主症：头痛身热，微恶风，无汗或微汗。

兼次症：阴虚体质或体弱病后常有盗汗，头晕心悸，口干不欲饮，手足心热，干咳少痰，或痰中带血丝，心烦失眠等。

舌脉象：舌质红，苔剥脱或无苔；脉细数。

阴虚之人患感冒，常见于许多重病过程中，矛盾交织，治之棘手。

治法禁忌：忌用辛温解表、化湿解表。

方剂禁忌：方剂忌用九味羌活汤、麻黄汤、桂枝汤、藿香正气散、平胃散；中成药忌用九味羌活丸（片、颗粒）、藿香正气液（水）、桂枝合剂等。

药物禁忌：禁用麻黄、桂枝、制附子、肉桂、苍术等，慎用白豆蔻、砂仁等。

【生活禁忌】

（1）不宜到公共场所或探访亲友，时行感冒重证应卧床休息，不宜外出旅游，以免互相传染。

（2）不宜经常闭门关窗，宜经常保持室内通风良好。

（3）忌不参加运动，宜因人而异经常参加所喜爱的体育活动，以增强体质，预防感冒。感冒发热期间，也忌剧烈运动和高强度体力劳动。

（4）严禁饮酒，注意多饮水。风热、阴虚感冒应慎食油炸、烧烤、卤制、火锅等食品；暑湿感冒应慎食甜腻、醪糟、糯米等食品。

（5）感冒初愈，特别是风热感冒，应慎食过多油腻食物，避免复发。

【文献选要】

○ "岐伯曰：病热少愈，食肉则复，多食则遗，此其禁也"（《内经》）。

○ "太阳病，得之八九日，如疟状，发热恶寒，热多寒少……脉微而恶寒者，此阴阳俱虚，不可更发汗"（《伤寒论》）。

○ "太阳病，发热恶寒，热多寒少，脉微弱者，此无阳也，不可更发汗"（《伤寒论》）。

○ "脉浮数者，法当汗出而愈，若下之，身重，心悸者，不可发汗"（《伤寒论》）。

○ "脉浮紧者，法当身疼痛，宜以汗解之。假令尺中迟者，不可发汗。何以知然？以荣气不足，血少故也"（《伤寒论》）。

○ "咽喉干燥者，不可发汗"（《伤寒论》）。

○ "淋家不可发汗，汗出必便血"（《伤寒论》）。

○ "疮家，虽身疼痛，不可发汗，汗出则痉"（《伤寒论》）。

○ "衄家，不可发汗"（《伤寒论》）。

○ "亡血家，不可发汗"（《伤寒论》）。

○ "汗家，重发汗，必恍惚心乱，小便已阴疼"（《伤寒论》）。

○ "太阳与少阳并病，头项强痛，或眩冒，时如结胸，心下痞硬者……慎不可发汗，发汗则谵语脉弦"（《伤寒论》）。

○ "少阴病，脉细沉数，病为在里，不可发汗"（《伤寒论》）。

○ "少阴病，脉微，不可发汗，亡阳故也"（《伤寒论》）。

○ "下利清谷，不可攻表，汗出必胀满"（《伤寒论》）。

○ "禁生冷，黏滑，肉面，五辛，酒酪，臭恶等物"（《伤寒论》）。

○ "然诸病此者，渴而下利，小便数者，皆不可发汗"（《金匮要略》）。

○ "伤风中风，虽有风之名，不可均作表证……中风之病，虽形证似风，实由内伤所致，本无外邪，故不可以表证论治"（《景岳全书》）。

○ "疮家湿疟，忌用发散"（《温病条辨》）。

○ "太阴温病，不可发汗，发汗而汗不出者，必发斑疹，汗出过多者，必神昏谵语"（《温病条辨》）。

○ "……乃火酒下鸡，夫鸡乃关风之物，酒为助火之物，宜乎增剧，无怪方药"（《时病论》）。

二、湿 温

湿温是一种由于感受湿热之邪，导致气机阻滞、郁遏清阳、脾失健运，以身热缠绵、胸痞身重、苔腻不渴、病程缓长等为主要临床表现的外感热病。湿温多发于夏秋雨多潮湿的季节，病变以中焦脾胃为中心。临床易于出现辨证与治疗的失误。

湿温的辨证，主要是辨别湿重于热或热重于湿。其次是辨别邪在卫分、气分或营分。对于气分证的湿重于热者，治则宜宣气化湿，佐以淡渗，方选三仁汤加减；热重于湿者，治则宜清热为主，兼化湿邪，方选白虎加苍术汤；湿热并重者，治则宜化湿清热，方选王氏连朴饮。热入营分者，治则宜清营泄热，入血者则宜凉血散血，方选清营汤加味。

湿温乃中医独具特色的一种病证，临床表现复杂多变，不循常道，易于出错。

【辨证禁忌】

1. 忌将午后身热误为阴虚内热　湿温证的病程较长，常"缠绵难愈"，按"旧病多虚"的常规，容易把湿温证当作虚证，加上湿温有疲乏身重、午后低热等表现，特别容易误辨为阴虚内热。

但阴虚者舌苔少，舌质红，口渴思饮；而湿温者，舌苔黄腻或白腻，口干不思饮等，可供辨别。

2. 忌将湿温误为外感风寒　外感风寒，因风寒束表，表现为恶寒发热，头痛身痛，无汗，常与湿温初起，湿遏卫阳所致的身热不扬，恶寒身重，头痛昏胀等症有相似之处，容易误诊。

但湿温初起的恶寒，一般不如风寒束表者重；其发热为身热不扬或午后热盛，还有苔白腻等湿盛之象，与外感风寒不同，可供鉴别。

3. 忌将湿温误为暑湿　暑湿多发于夏季，由于"暑多夹湿"，故与湿温有一些相似之处，临床上容易误诊。但暑湿起病急剧，传变迅速，以壮热、烦渴、汗多为主症，而湿温起病缓慢，热象不显，可供鉴别。

【治法禁忌】

1. 邪在气分禁忌使用滋液养阴法　湿温之为病，以湿邪为患最为关键，所谓"湿去则热孤"。湿为重浊阴邪，湿热相合，如油入面，黏滞难解。因此，湿热化燥伤阴之前，忌用养阴滋液治法，以免病邪缠绵难愈。正如吴鞠通于《温病条辨》中所言："润之则病深不解。"

2. 谨慎使用汗法　湿温有头痛、恶寒、身痛等表现，临床易误为伤寒而使用汗法。汗多伤心阳，湿随辛温发散之药蒸腾上逆，内蒙心窍则神昏，上蒙清窍则耳聋目瞑不言，此为误治之过，不可不慎。

3. 谨慎使用下法　湿温因中焦气机不畅，常见胸闷不饥，腹胀滞满之状，临床容易误认为是阳明腑实而错用下法。因为误下伤中，重创脾阳之升清，脾气下陷，湿邪乘虚盘踞，脾运失常多致洞泄不止，不可不慎。

【分证论忌】

1. 湿遏卫阳

主症：恶寒无汗，身热不扬，头重闷胀，胸痞。

兼次症：不渴，或渴不欲饮，四肢酸困，肌肉烦疼。

舌脉象：舌苔白腻，舌质淡不红；脉濡。

此证易于误辨为外感风寒证。

治法禁忌：忌辛温发汗，忌苦寒通下。

方药禁忌：方药不宜用麻黄汤；中成药不宜用九味羌活丸、防风通圣散、黄连上清丸；药物不宜用麻黄、桂枝、大黄、芒硝等。

2. 湿重于热

主症：身热起伏，午后热增，头重身重，疲乏纳呆，胸闷脘痞。

兼次症：腹胀，便溏不爽，小便少而浑浊，口渴不思饮水。

舌脉象：苔白腻，或白腻兼黄，舌质不红；脉濡。

此证酷似肝肾阴虚证，容易出错。

治法禁忌：禁忌养阴增液法。

方剂禁忌：禁用六味地黄汤、青蒿鳖甲汤；中成药不宜用六味地黄丸、杞菊地黄丸、知柏地黄丸、龟苓膏、复方阿胶浆；药物慎用地黄、麦冬、白芍、玄参。

生活禁忌：忌用滋阴养血补品。饮食忌肥腻甘甜、滞气和不易消化的食物，禁饮酒类、醪糟。

3. 热重于湿

主症：身热壮盛，口渴引饮，面赤大汗，呼吸气粗。

兼次症：身重脘痞，疲乏无力。

舌脉象：舌苔黄微腻；脉洪大。

治法禁忌：忌辛温发散。

方剂禁忌：忌用桂枝汤；中成药忌用玉屏风胶囊、虚汗停颗粒；药物忌用肉桂、附片、桂枝、麻黄等。

4. 热入营血

主症：身热夜甚，心烦不安，时有谵语或神昏不语，皮肤斑疹隐隐。

兼次症：手足抽搐或便血、吐血、衄血。甚至出现身热骤退，面色苍白，汗出肢冷，呼吸急促等危象。

舌脉象：舌绛少苔；脉细数或细微而急促。

此证需要急诊抢救，患者神昏，不便交流，寒证与热证之间，难辨分明，易于出错。

治法禁忌：忌辛散法，慎温阳法。

方剂禁忌：慎用参附汤；中成药慎用参附注射液；药物慎用肉桂、桂枝、附子、麻黄等辛热之品。

【生活禁忌】

（1）饮食切忌过多过饱。湿温是中焦之病，应特别重视保护脾胃的运化功能。因此，提倡吃"八分饱"。

（2）慎生冷肥腻甘酸食物。尤其在夏秋季节，要注意饮食洁净清淡。

（3）病后初愈，虽热退脉静，食欲渐振也应忌暴饮暴食，以防食复。

【文献选要】

○ "头痛恶寒，身重疼痛，舌白不渴，脉弦细而濡，面色淡黄，胸闷不饥，午后身热，状若阴虚，病难速已，名曰湿温。汗之则神昏耳聋，甚则目瞑不欲言；下之则洞泄；润之则病深不解。长夏深秋冬日同法，三仁汤主之"（《温病条辨》）。

○ "湿温病大便溏为邪未尽。必大便硬，慎不可再攻也。以粪燥为无湿矣"（《温热经纬》）。

○ "热得湿则郁遏不宣，故愈炽；湿得热则蒸腾而上熏，故愈横。两邪相合，为病最多……素有湿热之人易患湿温，误发其汗则湿热混合为一，而成死证，名曰重暍也。湿热两分其病轻而缓，湿热两合，其病重而速……若误作虚而用补法，则闭塞气道而死矣"（《温热经纬》）。

○ "湿病发汗，昔贤有禁，此不微汗之，病必不出。盖既有不可汗之大戒，复有得汗始解之治法，临证者，当知所变通矣"（《温热经纬》）。

○ "伤寒湿温，其人常伤于湿，因而中暍，湿热相搏，则发温病。病苦两胫逆冷，腹满叉胸，头目痛苦，妄言，治在足太阴。不可发汗，汗出，必不能言，耳聋，不知痛所在，身青面色变，名曰重暍。如此者死，医杀之也"（《医门法律》）。

○ "若病家急于求效，医家急于建功，每见速死有之，而病之能痊者，一无反复者，则百不见一二也。医家病家切宜慎重"（《湿温时疫治疗法》）。

○ "虽湿邪化热后法应清凉，然则十分之六七，不可过用寒凉，恐成功反弃，何也？湿热一去，阳亦衰微也"（《类证治裁》）。

三、秋　燥

秋燥是在秋季感受时令燥气之邪，以肺系症状表现为重点的外感疾病。就其病变性质分类，秋燥属热者称为温燥，属寒者称为凉燥。临床多见口、鼻、唇、咽等清窍干燥症状。在病程中有易于化火伤阴、损伤肺络的病理特点。凉燥治宜疏表透邪，开肺润燥，方宜杏苏散；温燥治宜宣透肺卫、生津润燥，方选桑杏汤；燥气化火，治宜宣泄肺热，润燥养阴，方宜清燥救肺汤；肺胃阴伤，治宜滋养肺胃，方宜沙参麦冬汤。

【辨证禁忌】

（1）忌将温燥误辨为风温。风温初起，其证候表现与温燥相似，易于误诊。但温燥初起除见肺卫证候外，必伴有口、鼻、唇、咽干燥及干咳无痰等肺燥征象，在病程中容易出现肺燥阴伤，肺络受伤，而逆传心包少见。病情一般较风温为轻，发病时间也限于秋季。风温初起热象较重，常有肺热和心营之变，发病多在冬春，可作鉴别。

（2）忌将凉燥误辨为风寒感冒。风寒感冒，其证候表现有一些与凉燥相似，如恶寒、无汗、鼻塞等，但凉燥初起就有明显的唇干、鼻燥、咽干等津伤表现，可供鉴别。

【治法禁忌】

（1）解表忌过于辛散。凉燥初起，邪袭肺卫，透表之法只能辛开温润，切忌过汗伤津；倘为温燥，当宜辛凉轻透，切忌辛温发散。

（2）润燥忌过于滋腻。秋燥当润，此为正法，但润之不可滋腻，以免留恋表邪，致病迁延不愈。况滋腻太过，滞脾胃之运化，亦不利于正气祛邪外出。

（3）清泻燥热忌过苦 清泻燥热，当用甘寒，避免苦燥伤阴。

【分证论忌】

1. 凉燥袭肺

主症：恶寒发热，无汗，鼻塞，鼻干，咳嗽少痰。

兼次症：头痛，口唇干燥，畏风。

舌脉象：舌苔薄白少津，脉浮。

治法禁忌：慎用辛温汗法。

方剂禁忌：忌用麻黄汤、荆防败毒散、九味羌活汤，不宜用银翘散、小柴胡汤；中成药不宜用九味羌活丸、维 C 银翘片等；药物忌用麻黄、桂枝、细辛、羌活、防风等。

2. 温燥袭肺

主症：发热，微恶风寒，干咳无痰，咽干鼻燥。

兼次症：头痛，少汗或有微汗，口渴思饮。

舌脉象：舌苔薄白而干，舌质边尖红；脉浮数。

治法禁忌：忌用辛温发汗法。

方剂禁忌：禁用麻黄汤，桂枝汤；中成药不宜用九味羌活丸、荆防败毒合剂等；药物忌用麻黄、桂枝等，慎用荆芥、柴胡、川芎等。

3. 燥气化火

主症：低热，干咳无痰，甚或咯血，心烦口渴，咽干鼻燥。

兼次症：气逆而喘，胸满胁痛，大便干结。

舌脉象：舌苔薄白或薄黄而燥，舌质红；脉细数。

治法禁忌：忌辛温发汗和温阳燥热法。

方剂禁忌：忌用小青龙汤，慎用止嗽散；中成药不宜用小青龙合剂、急支糖浆；药物忌用麻黄、干姜、半夏、陈皮，慎用百部、款冬花。

4. 肺胃阴伤

主症：身热已退，干咳不已，口咽干燥、无味或饥饿而不欲食。

兼次症：或尚有微热，大便燥结不解，口渴思冷饮。

舌脉象：苔少或苔剥脱，舌质红；脉细。

治法禁忌：忌用温法，慎用苦寒清热法和芳化开胃法。

方剂禁忌：不宜用止嗽散、六君子汤；中成药不宜用急支糖浆、小青龙合剂、香砂六君丸；药物忌用麻黄、干姜、黄连、黄芩、砂仁、白豆蔻、白术、藿香等。

【生活禁忌】

（1）切忌经常服用感冒药。入秋气温转凉，易于感冒，但大多感冒药（成药）都有发汗作用，故切忌动辄使用感冒药，以免汗多伤津伤气，反复感冒。

（2）慎用温补药。温补药如果过用久用，必致伤津伤阴，时到秋月，燥气主令，必致秋燥发病。

（3）不宜食用胡椒、生姜、火锅、卤制、油炸、煎炒等食品。

【文献选要】

○ "凡秋月燥病，误以为湿治者，操刃之事也。从前未明，咎犹可逭。今明知故犯，伤人必多。孽镜当前，悔之无及"（《医门法律》）。

○ "凡治燥病，燥在气而治血，燥在血而治气，燥在表而治里，燥在里而治表，药不适病，医之过也"（《医门法律》）。

○ "凡治燥病，不深达治燥之旨，但用润剂润燥，虽不重伤，亦误时日，只名粗工，所当戒也"（《医门法律》）。

四、咳　嗽

咳嗽是指外感或内伤等多种病因导致肺失宣降，肺气上逆，以咳嗽、咳痰为主要症状的病证。咳嗽是肺系疾病的一个常见症状，也是一个具有独立性的证候。咳嗽分为外感和内伤两大类。六淫外邪从肌表或口鼻而入，侵袭肺系，使肺失宣降，肺气上逆，导致外感咳嗽。由于四时主气的不同，人体所感受的外邪亦有区别，风为六淫之首，其他外邪多随风邪侵袭人体，故有夹寒、夹热、夹燥之分。内伤咳嗽由肺或他脏功能失调，影响及肺所致；但其主要病位在肺，与肝脾肾关系最为密切。

咳嗽辨证，主要是在辨明外感与内伤的同时，分清寒热虚实。在治疗原则上，外感咳嗽治以宣肺散邪为主，其中风寒袭肺宜疏风散寒，宣肺止咳，方用三拗汤合止嗽散加减；风热犯肺宜疏风清热，宣肺止咳，方选桑菊饮加减；风燥伤肺宜疏风清热，润燥止咳，方选桑杏汤加减。内伤咳嗽治当祛邪扶正，标本兼治；如痰湿蕴肺宜燥湿化痰，理气止咳，方选二陈汤合三子养亲汤加减；痰热蕴肺宜清热化痰，肃肺止咳，方选清金化痰汤加减；肝火犯肺宜清肺泻肝，化痰止咳，方选黄芩泻白散合黛蛤散加减；肺阴亏耗宜养阴清热，润肺止咳，方选沙参麦冬汤加减。

【辨证禁忌】

（1）忌将内伤咳嗽误为外感咳嗽。外感咳嗽其病多急，病程短，初起多兼有恶寒发热，头痛鼻塞等表证；内伤咳嗽多为久病，病程长，常反复发作，多伴有脏腑功能失调的症状。

（2）忌将其他病证误为咳嗽。临床上有很多疾病都可引起咳嗽，咳嗽是一个以症状为病名的病证，但必须除外肺胀、哮喘、肺痨、肺痈等病而有咳嗽表现者，应认真鉴别。切忌将其他病证误辨为咳嗽，从而造成误治、坏病等。

一般而言，忌将肺痨的咳嗽、咯血、潮热盗汗，误认为普通的阴虚咳嗽；忌将肺胀的胸满、上气咳喘、口唇发绀、面目晦黯，误为普通瘀血咳嗽；忌将哮喘的咳嗽、痰鸣气吼，误为痰湿咳嗽的咳嗽痰鸣；忌将肺痈的发热咳嗽，咳吐大量腥臭脓痰，误为痰热咳嗽的咳吐黄稠痰。

【治法禁忌】

（1）忌过早使用敛肺止咳法。敛肺止咳法适用于久咳不愈，肺中确无实邪之证。治疗咳嗽应分清寒热虚实，标本缓急，采用"实则泻之，虚则补之""急则治其标，缓则治其本"的基本原则。一般而言，外感咳嗽及咳嗽初期，以祛邪宣肺为主；忌收敛止咳，以免闭门留寇，导致邪气闭伏，迁延不愈。应因势利导，使肺气宣畅则咳嗽自止，邪去正安。

（2）忌妄用补法。外感咳嗽及咳嗽初期，多属实证，治疗以宣肺气，疏散外邪为主，切忌妄用补法，使肺气壅塞，邪气留恋，痰浊不易排除，从而加重病情或使病程缠绵难愈。内伤咳嗽多属邪实正虚，虚实夹杂，宜分清虚实主次，以祛邪扶正为原则，标本兼治，不宜盲目施补；即使是虚证咳嗽，也应辨证施补，注意治脾，治肝，治肾。

（3）忌过用宣肺法。在用宣肺法时必须掌握一个度的问题，切忌宣散过度，以免损伤正气，耗气伤阴，致正虚邪盛，变生他证；尤其是阴虚肺燥之证，当润而宣，否则易生燥动血，而致咯血。

（4）忌不辨证候滥用治疗咳嗽的中成药。中成药治疗咳嗽，方便、良效，但必须辨明证候，选用相应成药，才能获效，"毋见咳而止咳"。虽同是治疗咳嗽的中成药，证候不相对应，也应禁忌。

【分证论忌】

1.外感咳嗽

（1）风寒束肺

主症：咳嗽声重，气急咽痒，咳痰清稀色白。

兼次症：鼻塞，流清涕，头痛，肢体酸痛，恶寒，发热，无汗。

舌脉象：舌苔薄白而润；脉浮或浮紧。"寒包火"可见舌红苔黄腻；脉滑数。

本证型设忌的要点在于强调风寒束肺之病机，同是咳嗽，若兼见发热重，恶寒轻，口干咽痛，舌红苔黄之证，当属风热犯肺，不可妄用疏风散热之法。寒包火之咳嗽，最易误辨误治，因有舌红苔黄等热象，而投与疏风清热之剂，遂致雪上加霜。寒包火之咳嗽临床上兼见恶寒发热，鼻塞，流清涕，咳痰清稀色白等寒象，当可辨识。本证治疗时，还应注意外感初起，不能妄用收敛之法，以致病邪难出，贻误病情。

治法禁忌：忌用疏散风热法，禁用补肺收敛止咳法。

方剂禁忌：不宜用桑菊饮、桑杏汤、养阴清肺汤、清燥救肺汤、麻杏石膏汤、清金化痰汤、九仙散、补肺汤等；中成药不宜用桔贝合剂、复方百部止咳糖浆、竹沥膏、野马追糖浆、黛蛤散、宁嗽丸、蛇胆川贝液、蛇胆川贝枇杷膏、川贝枇杷糖浆、养阴清肺糖浆等。

药物禁忌：忌用金银花、菊花、桑叶、石膏、黄连、黄芩、川贝母、枇杷叶、鱼腥草、大黄等。

如在止咳化痰之剂中配伍散寒解表之品，如麻黄、桂枝、荆芥、防风等药物，也可适当用之。

感冒、急性支气管炎、急性咽喉炎、急性扁桃体炎等引起的咳嗽可参照此证型论忌。

（2）风热犯肺

主症：咳嗽频剧，气粗或咳声音哑，喉燥咽痛，咯痰不爽，痰黏稠或稠黄。

兼次症：咳时汗出，鼻涕黄稠，口渴，头痛，肢体酸楚，恶风，身热。

舌脉象：舌质红，苔薄黄；脉浮数或浮滑。

本证型为风热犯肺之病机而设，临床上咳嗽，如兼见恶寒发热，鼻塞，流清涕，咳痰清稀色白等症状，为风寒束肺之证，不可妄用疏风清热之剂。本证治疗时，还应注意外感初起，不能妄用收敛之法，以致闭门留寇，贻误病情。另外，肺热炽盛之咳嗽，当清热泻火，仅用疏散风热之法，如隔靴搔痒，难以奏效。肺热炽盛之咳嗽临床常见身热不解，咳逆气急，甚则鼻煽，口渴，有汗或无汗等症状，当不难辨识。

治法禁忌：忌用疏风散寒法，禁用补肺收敛止咳法，慎用清热泻火之重剂。

方剂禁忌：方剂不宜用三拗汤、杏苏散、麻黄汤、桂枝汤、小青龙汤、射干麻黄汤、九仙散、补肺汤等；中成药不宜用通宣理肺丸、杏苏二陈丸、荆防合剂、半夏糖浆、桂龙咳喘宁胶囊、小青龙合剂、人参固本丸、扶正养阴丸等。

药物禁忌：药物慎用麻黄、桂枝、细辛、制附片、半夏、陈皮、防风、川芎、肉桂、干姜等。

必要时在止咳化痰之剂中配伍疏风清热之品，如桑叶、菊花、金银花、连翘等药物，也可稍稍用之。

感冒、急性支气管炎、急性咽喉炎、急性扁桃体炎等引起的咳嗽可参照此证型论忌。

（3）风燥伤肺

主症：干咳，连声作呛，无痰或有少量黏痰，不易咯出。

兼次症：喉痒，唇鼻干燥，咳甚则胸痛，或痰中带血丝，口干，咽干而痛，或鼻塞，头痛，身热微恶寒。

舌脉象：舌质红，干而少津，苔薄白或薄黄；脉浮数或小数。

本证型的设忌要点在于风燥伤肺的病机特点，燥易伤阴，燥易化热，必兼见津伤热盛之象，但与阴虚之咳不同，后者可见潮热，颧红，手足心热，盗汗，少苔，脉细数等症，可资鉴别。忌用辛温发散之法，更不宜燥湿化痰，以免助长热邪，加重阴液亏虚，同时不宜妄用大剂清热泻火之剂，以致误伤正气，使病邪深入。另外补益肺气之剂，易滋长病邪，同时补益药物，药性大多偏温，助燥化热，故当明辨。

治法禁忌：禁用辛温宣肺法，忌用补益肺气法，不宜燥湿化痰。

方剂禁忌：方剂忌用麻黄汤、桂枝汤、小青龙汤、射干麻黄汤、二陈汤、补肺汤等；中成药不宜用通宣理肺丸、桂龙咳喘宁胶囊、小青龙合剂等。

药物禁忌：药物慎用麻黄、桂枝、细辛、制附片、半夏、肉桂、干姜、人参等。

此证如在宣肺止咳之剂中加入养阴润肺的药物，如桑叶、桑白皮、北沙参、麦冬等，或可化忌为宜。

感冒、急性支气管炎、急性咽喉炎、急性扁桃体炎等引起的咳嗽可参照此证型论忌。

2. 内伤咳嗽

（1）痰湿蕴肺

主症：咳嗽痰多，咳声重浊，痰白黏稠或稠厚或稀薄，每于晨间咳痰尤甚，因痰而咳，痰出咳缓。

兼次症：胸闷，脘痞，呕恶，纳差，腹胀，大便时溏。

舌脉象：舌苔白腻；脉濡滑。

本证型之病机为痰湿壅肺，设忌要点在于痰湿，临床兼见咳嗽痰多，咳声重浊，痰白黏稠或稠厚或稀薄，胸闷，脘痞，呕恶等症。与阴虚肺热之证迥异，本证无发热，痰黄，干咳无痰，口干舌燥，舌红少津，少苔或无苔等阴虚之象，应不难辨识。唯痰热之咳嗽当明辨，两者均有痰湿的表现，其区别在于，本证无明显热象。痰湿为水液代谢障碍形成的病理产物，所以治疗时忌补益养阴之品，用之易助生痰湿之邪；清热泄肺，易伤阳气，导致运化无力，水湿停聚；而收敛之法，无益化痰祛湿，反致病情缠绵，故当审慎。

治法禁忌：忌用养阴润肺之法，禁用清泻肺热之剂，慎用补肺收敛止咳之剂。

方剂禁忌：方剂不宜用养阴清肺汤、清燥救肺汤、九仙散等；中成药不宜用蛇胆川贝枇杷膏、养阴清肺糖浆等。

药物禁忌：慎用百合、麦冬、生地黄、熟地黄、玄参、当归、阿胶等。

咳嗽伴变应性哮喘、慢性支气管炎、慢性咽喉炎、反流性食管炎等引起的咳嗽可参照此证型论忌。

（2）痰热蕴肺

主症：咳嗽气息粗促，或喉中有痰声，痰多稠厚或稠黄，咯痰不爽，或有腥臭味，或吐血痰，头痛身热。

兼次症：胸胁胀满，咳时引痛，面赤，或有身热，口干欲饮等。

舌脉象：舌质红，苔黄腻；脉滑数。

本证型病机是痰热壅肺，临床辨证的要点在于咳嗽气粗，痰多稠黄，咯痰不爽，面赤，口干欲饮，身热，舌质红，苔黄腻，脉滑数。与阴虚之内热截然不同，阴虚内热表现为干咳，痰少或痰中带血，午后潮热，颧红，手足心热，盗汗，口干咽燥，舌质红，少苔，脉细数，当不难辨识。因为痰热所致，故禁用辛温之剂，否则助热为虐，伤津耗气；而养阴补肺之品，反致痰湿滋生；收敛之法，亦不利于祛除痰湿，有闭门留寇之嫌。

治法禁忌：禁用辛温解表之法，忌用养阴补肺之品，慎用收敛止咳之剂。

方剂禁忌：方剂忌用三拗汤、杏苏散、麻黄汤、桂枝汤、小青龙汤、射干麻黄汤、九仙散等；中成药不宜用通宣理肺丸、荆防合剂、半夏糖浆、桂龙咳喘宁胶囊、小青龙合剂等。

药物禁忌：忌用麻黄、桂枝、细辛、制附片、川芎、肉桂、干姜等。

可在燥湿化痰止咳之剂中加入清泻肺热的药物，如二陈汤加黄芩、栀子、鱼腥草等，或可获效。

咳嗽伴变应性哮喘、慢性支气管炎、慢性咽喉炎、反流性食管炎等引起的咳嗽可参照此证型论忌。

（3）肝火犯肺

主症：气逆咳嗽阵作，咳时面红目赤，引胸胁痛，可随情绪变化而增减。

兼次症：烦热咽干，常感痰滞咽喉，咯之难出，量少质黏，或痰如絮条，口干口苦，胸胁胀痛。

舌脉象：舌质红，苔薄黄少津；脉弦数。

本证型之咳嗽有明显特点，与痰热、风热及阴虚证不难辨识。虽都有热象，但痰热壅肺可见咳嗽气粗，痰多稠黄，或喉中有痰声，咯痰不爽，苔黄腻，脉滑数；风热犯肺有恶寒发热等表证；肺阴虚则有午后潮热，颧红，手足心热，盗汗，少苔，脉细数等阴虚之象，可资鉴别。治疗上如用辛温或温补之法，犹如抱薪救火，助纣为虐。

治法禁忌：忌用温散补肺之剂。

方剂禁忌：方剂不宜用三拗汤、真武汤、麻黄汤、桂枝汤、小青龙汤、射干麻黄汤等；中成药不宜用通宣理肺丸、荆防合剂、半夏糖浆、桂龙咳喘宁胶囊、小青龙合剂等。

药物禁忌：忌用辛温解表药，如麻黄、桂枝、细辛等；禁用温阳补气药，如制附片、川芎、肉桂、干姜、红参等。

咳嗽伴变应性哮喘、慢性支气管炎、慢性咽喉炎、反流性食管炎等引起的咳嗽可参照此证型论忌。

（4）肺阴亏耗

主症：干咳，咳声短促，痰少黏白，或痰中带血，或声音逐渐嘶哑。

兼次症：午后潮热，颧红，手足心热，夜寐盗汗，口干咽燥，其病缓慢，日渐消瘦，神疲。

舌脉象：舌质红，少苔；脉细数。

本证型病机为肺阴亏虚，临床只要抓住阴虚的特点，应不难辨识。治疗上切忌妄投辛温之剂，亦勿用燥湿化痰之法。因辛温发散，伤阴助热，耗竭阴津，如火上浇油，加重病情，故当谨慎。

治法禁忌：忌用辛温散寒之法，禁用燥湿化痰之剂。

方剂禁忌：方剂忌用麻黄汤、桂枝汤、小青龙汤、射干麻黄汤等；中成药不宜用通宣理肺丸、荆防合剂、半夏糖浆、桂龙咳喘宁胶囊、小青龙合剂、桂枝合剂等。

药物禁忌：药物禁用麻黄、桂枝、细辛、肉桂、干姜等；慎用白豆蔻、砂仁等。

咳嗽伴变应性哮喘、慢性支气管炎、慢性咽喉炎、反流性食管炎、肺结核等引起的咳嗽可参照此证型论忌。

【生活禁忌】

（1）不宜闭门关窗，忌居处空气污秽。

（2）忌不参加运动，也不宜剧烈运动和高强度体力劳动。

（3）避免受凉，注意气候变化，防寒保暖。

（4）严禁烟酒。

（5）忌饮食不节。咳嗽痰多及咳嗽初愈者，不宜进食肥甘厚味及过于寒凉之品，避免食复。

（6）忌情志过激，如肝火咳嗽，多与七情内伤有关，宜戒郁怒，保持心情舒畅。

（7）忌不注意排痰，应鼓励患者尽量将痰排除，咳而无力者，可翻身拍背等助其排痰，必要时吸痰，但吸时要避免刺激或损伤肺部。

【文献选要】

○ "岐伯曰：病热少愈，食肉则复，多食则遗，此其禁也"（《素问·热论》）。

○ "内伤之咳，治各不同，火盛壮水，金虚崇土，郁甚舒肝，气逆理肺，食积和中，房劳补下，用热远热，用寒远寒，内已先伤，药不宜峻"（《医门法律》）。

○ "然治表者虽宜动以散邪，若形病俱虚者，又当补中气而佐以和解，倘专于发散，恐肺气益弱，腠理益疏，邪乘虚而入，病反增剧也。治内者，虽静以养阴，若命门火衰不能归元，则参芪桂附在所必用，否则气不化水，终无补于阴也"（《医宗必读》）。

○ "脉浮数者，法当汗出而愈，若下之，身重，心悸者，不可发汗"（《伤寒论》）。

○ "新咳有痰者外感，随时解散；无痰者便是火热，只宜清之。久咳有痰者燥脾化痰，无痰者，清金降火。盖外感久则郁热，内伤久则火炎，俱宜开郁润燥……苟不治本而浪用兜铃、粟壳涩剂，反致缠绵"（《医学入门》）。

○ "大抵治表者，药不宜静，静则留连不解，变生他病，故忌寒凉收敛。治内者，药不宜动，动则虚火不宁，燥痒愈甚，故忌辛香燥热"（《医宗必读》）。

〇"凡治咳嗽，当先各因其病根，伐去邪气，而后以乌梅、诃子、五味子、罂粟壳、款冬花之类，其性燥涩，有收敛劫夺之功，亦在所必用，可一服而愈，慎毋越其先后之权衡也"（《古今医统大全》）。

〇"……咳甚者，去人参"（《脾胃论》）。

〇"……如久病痰嗽者，去人参"（《脾胃论》）。

〇"凡治咳不分外感内伤，虚实新久，袭用清凉药，少加疏散者，因仍苟且，贻患实深，良医所不为也。

凡治咳遇阴虚火盛，干燥少痰，及痰咯艰出者，妄用二陈汤，转劫其阴而生大患者，医之罪也。

凡咳而且利，上下交征，而罔顾其人中气者，十无一起。如此死者，医杀之也。此有肺热肾寒两证，水火不同，毋论用凉用温，总以回护中气为主。

凡邪盛，咳频，断不可用劫涩药。咳久邪衰，其势不脱，方可涩之。误则伤肺，必至咳无休止，坐以待毙，医之罪也。

凡属肺痿、肺痈之咳，误作虚劳，妄补阴血，转滞其痰，因致其人不救者，医之罪也。

凡咳而渐至气高汗渍，宜不俟喘急痰鸣，急补其本。若仍治标亡本，必至气脱卒亡，医之罪也"（《医门法律》）。

〇"凡阴虚火盛，干咳少痰，及痰咯难出之嗽，妄用二陈汤，转劫其阴，而生大患。

张介宾云：大法，咳嗽治表邪者，药不宜静，静则流连不解，变生他病，故忌寒凉收敛，经所谓肺欲辛者是也。治里证者，药不宜动，动则虚火不宁，故忌辛香燥热，所谓辛走气，气病无多食辛是也"（《张氏医通》）。

五、喘 证

喘证是由肺失宣降，肺气上逆，或肺肾摄纳失常而致，以呼吸困难，甚至张口抬肩，鼻煽，不能平卧等为主要临床表现的一种常见病证。喘证可出现在许多急慢性疾病过程中，当喘成为这些疾病某一阶段的主症时，即称为喘证。喘证由多种疾病引起，其病因归纳起来不外外感六淫，内伤饮食、七情及久病劳倦，病位主要在肺、肾，与肝、脾关系密切，病甚可累及于心。喘证临床有虚实之分，虚证以肺肾二脏之虚为主，实证为邪气壅肺。

喘证的辨证，主要是辨别寒热、虚实及病位。其治疗以虚实为纲，实喘治在肺，以祛邪利气为法，应根据寒、热、痰、气之不同而分别采用温宣、清肃、祛痰、降气等法。风寒闭肺，宜宣肺散寒，方选麻黄汤；表寒里热宜宣肺泄热，方选麻杏石甘汤加减；痰热遏肺，宜清泄痰热，方选桑白皮汤加减；痰浊阻肺，宜化痰降逆，方选二陈汤合三子养亲汤加减；肝气乘肺宜开郁降气平喘，方选五磨饮子加减；水凌心肺，宜温阳利水，泻肺平喘，方用真武汤合葶苈大枣泻肺汤加减。虚喘治在肺肾，肺气虚，宜补肺益气，方选补肺汤合玉屏风散加减；肾气虚，宜补肾纳气，方选金匮肾气丸合参蛤散加减；喘脱，宜扶阳固脱，镇摄肾气，方选参附汤加减。

【辨证禁忌】

（1）忌将短气误为喘证。喘与短气之证有相似又有区别。短气即呼吸气短，状若不能接续，似喘而无痰声，无抬肩，活动后加重，尚可平卧；而喘证呼吸气促困难，喉间痰声辘辘，张口抬肩，倚息不能平卧。如《杂病证治准绳·喘》："若夫少气不足以息，呼吸不相接续，出多入少，名曰气短，气短者，气微力弱，非若喘证之气粗奔迫也。"故不难辨识。

（2）忌将哮病误为喘证虚证。哮与喘都表现为呼吸困难，但哮指声响言，同时兼喉中有哮鸣音，是一种反复发作的疾病。喘指气息言，为呼吸气促困难，是出现于多种急慢性疾病中的一个症状。哮必兼喘，哮病反复迁延，可发展为持续性的喘，故有哮喘之称，但喘未必兼哮。

（3）忌将肺胀误为喘证。肺胀以喘促、咳嗽、咯痰，胸部膨满、憋闷如塞等为主要表现，为多种慢性肺部疾病长期反复发作、迁延不愈发展而来。喘促仅仅是肺胀的一个症状，但喘证日久，可发展为肺胀。

（4）忌不重视病史。喘证的虚实，与病史有密切的关系，忽视病史的收集，常常导致误诊。病史重点了解年龄和既往健康状况。有无心跳气急，腰酸遗精、尿少身肿，咳嗽咯血及其他出血病史；发病前有无受凉感寒，精神紧张、过劳、饮食不当等明显的发病诱因。

一般情况下，青壮年多为实证，中老年多为虚证。既往身体健康，无类似发作者，多为实证；既往身体健康状况不良，常有咳喘发作，或遇劳遇寒即发者，多为虚证。有慢性失血或大出血者，或重病大病之后，突然出现气喘，多属于虚证，甚至是元气败绝的危证。受寒或饮食不当而喘者，多属于实证；精神紧张，或因疲劳而喘者，多属于虚证。

【治法禁忌】

（1）忌不明病因，见喘治喘。喘证多继发于多种急慢性疾病，处理时应注意积极治疗原发病，不能不问病因，见喘治喘。如大失血引起的喘证，久病重病突然出现呼吸困难，属于元气欲脱的危象，当扶阳固脱，这时仅仅治喘，不仅无济于事，反而加重病情，贻误抢救时机。

（2）忌妄用补法。《景岳全书·杂证谟·喘促》云："气喘之病，最为危候，治失其要，鲜不误人，欲辨之者，亦惟二证者，所谓二证者，一曰实喘，一曰虚喘也。"喘证的治疗应以虚实为纲，实喘治以祛邪利气，并根据寒、热、痰、气之不同而分别采用温宣、清肃、祛痰、降气等法。虚喘方可培补正气，应针对病机采用补肺、补肾、温阳、益气、养阴、固脱等法。虚实夹杂，下虚上实者，当扶正与祛邪并举。要分清主次，权衡标本，有所侧重，辨证施补，均不可妄用补法。

（3）忌不辨证候滥用平喘的中成药。中成药治疗喘证，疗效确切，使用方便，但临床应用必须辨明证候，选用相应成药，才能获效。虽是治疗喘证的中成药，证候不相对应，也应禁忌。

【分证论忌】

1. 实证

（1）风寒束肺

主症：喘息，呼吸气促，胸部胀闷。

兼次症：咳嗽，痰清稀色白，无汗恶寒，头痛，鼻塞，喷嚏，流清涕，或伴发热，口淡不渴。

舌脉象：舌苔薄白而润；脉浮或浮紧。

本证型为风寒束肺之病机而设，因此这种喘证必伴有风寒表证，与表寒里热证的区别在于，后者还兼见里热之身热口渴，小便黄，大便干，舌红等，当不难鉴别。治疗时应注意本已外感风寒，误用清热，寒者寒之，如雪上加霜。外感之证，妄用补益收敛，必致邪气愈盛，难以祛邪外出，恐生他变。

治法禁忌：忌用疏风清热之法，禁用清热泄肺之剂，慎用补肺收敛之剂。

方剂禁忌：方剂不宜用桑菊饮、桑杏汤、养阴清肺汤、清燥救肺汤、麻杏石膏汤、清金化痰汤等；中成药不宜用蛤蚧定喘丸、橘红丸、固肾定喘丸、参茸黑锡丸、海珠喘息定片、祛痰灵口服液、理气定喘丸、哮喘宁片、银黄平喘气雾剂、咳嗽枇杷膏、七味都气丸、河车大造丸、镇咳宁嗽糖浆、止嗽定喘口服液等。

药物禁忌：药物慎用石膏、黄连、黄芩、川贝母、瓜蒌、枇杷叶、鱼腥草、大黄、竹沥、胆南星、人参、鹿茸等。

咳嗽伴变应性哮喘、慢性支气管炎、支气管哮喘等可参照此证型论忌。

（2）表寒里热

主症：喘逆上气，胸胀或痛，息粗，鼻煽。

兼次症：咳而不爽，咯痰黏稠，形寒，身热，烦闷，身痛，有汗或无汗，口渴，小便黄，大便干。

舌脉象：舌红，苔薄白或黄；脉浮数或滑。

本证型关键在于既有外感风寒表证，同时还兼有里热之证。断不可见身热，息粗，鼻煽，口渴，小便黄，大便干，舌红等，而误以为里热或外感风热，误用辛凉清泻之法，以致表寒更甚，贻误病情；也不能妄用温补之剂，助长里热之邪；收敛之法，易致病邪难以外出，迁移不愈，均宜谨慎。

治法禁忌：忌用辛凉解表法，禁用温肺补肺剂，也不宜收敛平喘。

方剂禁忌：不宜用银翘散、麻杏石甘汤、小青龙汤、射干麻黄汤、九仙散等；中成药不宜用小青龙合剂、定喘膏、理气定喘丸、七味都气丸、河车大造丸、黑锡丸、补肺丸、蛤蚧定喘丸、固肾定喘丸等。

药物禁忌：忌用金银花、连翘、菊花、桑叶等辛凉解表药，禁用细辛、制附片、防风、川芎、肉桂、干姜、人参、鹿茸等温补药，慎用罂粟壳、诃子等收敛之品。

辛温之剂如小青龙汤、射干麻黄汤、杏苏散中，可适当配伍清热之品，如黄芩、石膏等，便可既解表寒，兼清里热。

咳嗽伴变应性哮喘、慢性支气管炎、支气管哮喘等可参照此证型论忌。

（3）痰热遏肺

主症：喘咳气涌，胸部胀痛。

兼次症：痰多黏稠色黄，或痰中带血，或目睛胀突，胸中烦热，身热，面红，有汗，咽干，渴喜冷饮，尿赤，或便秘。

舌脉象：舌质红，苔黄或黄腻；脉滑数。

本证型因痰热而起，临床辨证的要点在于喘咳气涌，痰多稠黄，面赤，口干欲饮，身热，舌质红，苔黄腻，脉滑数。与表寒里热证之热象不同，本证无恶寒发热之表象，当不难辨识。

因为痰热所致，故禁用辛温之剂，否则助热为虐，伤津耗气；而养阴补肺，反致痰湿滋生；收敛之法，亦不利于祛除痰湿，有闭门留寇之嫌。

治法禁忌：忌用辛温解表之法，忌温肺润肺，忌补肺收敛平喘。

方剂禁忌：忌用麻黄汤、小青龙汤、射干麻黄汤、杏苏散、沙参麦冬汤、补肺汤、苏子降气汤等；中成药不宜用小青龙合剂、定喘膏、咳喘丸、桂枝合剂、人参保肺丸、七味都气丸、苏子降气丸、河车大造丸、黑锡丸、补肺丸、蛤蚧定喘丸、固肾定喘丸、金水宝胶囊等。

药物禁忌：忌用麻黄、桂枝、细辛、防风、制附片、川芎、肉桂、干姜、人参、鹿茸、阿胶等。

可在燥湿化痰平喘之剂中加入清泻肺热的药物，如二陈汤加黄芩、栀子、鱼腥草等，或可获效。

咳嗽伴变应性哮喘、慢性支气管炎、支气管哮喘等可参照此证型论忌。

（4）痰湿阻肺

主症：喘而胸满闷窒，甚则胸盈仰息。

兼次症：咳嗽痰多，黏腻色白，咯吐不利，或脘闷，呕恶，纳呆，口黏不渴。

舌脉象：舌质淡，苔厚腻色白；脉滑。

本证型的设忌要点在于痰湿所致的喘咳痰多，黏腻色白，或脘闷，呕恶，纳呆，口黏不渴，舌质淡，苔厚腻色白，脉滑等，而全无热象，可与痰热之喘鉴别；同时无喘促短气，气怯声低，咳声低微，自汗畏风，极易感冒等肺气虚弱的临床表现，故不难辨识。痰湿为水液代谢障碍形成的病理产物，所以治疗时忌补益养阴之品，用之易助生痰湿之邪；清热及辛凉之品，易伤阳气，导致运化无力，水湿停聚；而收敛之法，无益化痰祛湿，反致病情缠绵，故当审慎。

治法禁忌：慎用辛凉解表法、清热解毒法，忌养阴润肺，忌补肺敛肺。

方药禁忌：方剂不宜用桑菊饮、沙参麦冬汤、桑杏汤、养阴清肺汤、清燥救肺汤；中成药忌用止嗽定喘口服液、固肾定喘丸、人参保肺丸、七味都气丸、苏子降气丸、河车大造丸、黑锡丸、补肺丸、参茸黑锡丸、海珠喘息定片、金水宝胶囊等。

药物禁忌：忌用桑白皮、石膏、黄连、黄芩、沙参、麦冬、生地黄、熟地黄、人参、鹿茸、阿胶、当归等。

咳嗽伴变应性哮喘、慢性支气管炎、支气管哮喘等可参照此证型论忌。

（5）肝气乘肺

主症：每遇情志刺激而诱发，突然呼吸短促，息粗气憋。

兼次症：胸闷胸痛，咽中如窒，但喉中无明显痰声，平素常忧思抑郁，或失眠，心悸，或不思饮食，大便不爽，或心烦易怒，面红目赤等。

舌脉象：舌质淡或红，苔薄白或薄黄；脉弦或弦数。

本证型与痰热、风热及阴虚证不难辨识。虽都有热象，但痰热壅肺可见喘咳气粗，痰多稠黄，或喉中有痰声，苔黄腻，脉滑数；表寒里热有恶寒发热等表证，可资鉴别。治疗上如用辛温或温补之法，犹如抱薪救火，助纣为虐。亦不宜发汗解表，以免辛散助热，汗出伤阴，致肝火妄动。

治法禁忌：不宜辛温解表、辛凉解表，忌用温肺宣肺之剂。

方剂禁忌：忌用小青龙汤、射干麻黄汤、杏苏散、沙参麦冬汤、补肺汤、苏子降气汤等；中成药不宜用小青龙合剂、定喘膏、咳喘丸、桂枝合剂、人参保肺丸、七味都气丸、苏子降气丸、河车大造丸、黑锡丸、补肺丸、固肾定喘丸、金水宝胶囊等。

药物禁忌：忌用细辛、防风、肉桂、干姜、人参、鹿茸、阿胶、当归等。

咳嗽伴变应性哮喘、慢性支气管炎、支气管哮喘等可参照此证型论忌。

2. 虚证

（1）肺气虚

主症：喘促短气，气怯声低，喉有鼾声。

兼次症：咳声低微，痰液清稀，自汗畏风，极易感冒，或呛咳痰少质黏，烦热口干，咽喉不利，面色潮红；或兼食少，食后腹胀不舒，便溏或食后即便，肌肉瘦削，痰多。

舌脉象：舌质淡红或红，苔薄白或无苔；脉弱或细数。

本证型设忌的要点在于肺气亏虚，而肺脾肾三脏皆与痰湿的生成有密切关系，因此肺虚之证也可见喘咳，痰液清稀，脘闷，呕恶，纳呆，口黏不渴等证，与痰湿阻肺极易混淆。但本证型还应有短气，气怯声低，自汗畏风，极易感冒等肺气不足的表现，可资辨识。既是肺气虚，发汗耗伤气阴，故当忌用汗法。

治法禁忌：忌用辛温解表法、辛凉解表法，慎用养阴润肺之品。

方剂禁忌：忌用桑菊饮、葶苈大枣泻肺汤、麻杏石膏汤、小青龙汤、射干麻黄汤、杏苏散、清金化痰汤、沙参麦冬汤、百合固金汤等；中成药禁用小青龙合剂、定喘膏、咳喘丸、桂枝合剂、麻黄止嗽丸、止嗽定喘口服液、百合固金口服液等。

药物禁忌：禁用桑白皮、葶苈子、紫苏子、石膏、黄连、黄芩、枇杷叶、鱼腥草、大黄、竹沥、胆南星、沙参、麦冬、百合等。

咳嗽伴变应性哮喘、慢性支气管炎、支气管哮喘等可参照此证型论忌。

（2）肾气虚

主症：喘促日久，气息短促，呼多吸少，动则尤甚，气不得续。

兼次症：形瘦神惫，小便常因咳甚而失禁，或尿后余沥，面青唇紫，汗出肢冷；或干咳，面红烦躁，口咽干燥，足冷，汗出如油。

舌脉象：舌质淡，苔薄或黑润，或舌质红少津；脉微细或沉弱，或细数。

本证型设忌的要点在于肾气亏虚，与肺气虚证同有短气、自汗畏风等症状。但本证还兼有喘促，气息短促，呼多吸少动则尤甚，气不得续，小便常因咳甚而失禁，或尿后余沥，面青唇紫，汗出肢冷；或足冷，汗出如油等肾不纳气之证，可资辨识。本已肾气虚衰，误用汗法，耗伤气阴，犯虚虚之戒。

治法禁忌：忌用发汗解表法。

方剂禁忌：忌用麻杏石甘汤、小青龙汤、射干麻黄汤、杏苏散等；中成药禁用小青龙合剂、定喘膏、理气定喘丸、咳喘丸、桂枝合剂、麻黄止嗽丸、止嗽定喘口服液等。

药物禁忌：慎用桑白皮、菊花、桑叶、石膏、黄连、黄芩、枇杷叶、鱼腥草、大黄、竹沥、胆南星等。

咳嗽伴变应性哮喘、慢性支气管炎、支气管哮喘等可参照此证型论忌。

（3）喘脱

主症：喘逆剧烈，张口抬肩，鼻煽，端坐呼吸，不能平卧，动则喘甚欲绝。

兼次症：心慌动剧，烦躁不安，肢厥，面青唇紫，汗出如珠。

舌脉象：舌质淡而无华或干瘦枯萎，少苔或无苔；脉浮大无根，或间歇止，或模糊不清。

本证型设忌的要点在于喘咳日久，肺脾肾俱虚，乃至亡阴亡阳而出现喘脱，临床见喘逆剧烈，端坐呼吸，不能平卧，动则喘甚欲绝，烦躁不安，肢厥，面青唇紫，汗出如珠，脉浮大无根，或间歇止，或模糊不清等危急证候，可资辨识。本证阴阳欲绝，此时若误用汗法，必将伤阴耗气亡阳，以致害人性命。故当忌用汗法。

治法禁忌：忌用发汗解表法。

方剂禁忌：忌用银翘散、麻杏石甘汤、小青龙汤、射干麻黄汤、杏苏散、清金化痰汤等；中成药忌用小青龙合剂、定喘膏、理气定喘丸、咳喘丸、桂枝合剂、麻黄止嗽丸、止嗽定喘口服液等。

药物禁忌：慎用桑白皮、葶苈子、紫苏子、石膏、黄连、黄芩、枇杷叶、鱼腥草、大黄、竹沥、胆南星等。

【生活禁忌】

（1）慎风寒，适寒温，避免感受外邪。注意顺应四时气候变化，尤其是季节交替时，增减衣服；冬季尤其要注意背部和颈部的保暖。

（2）忌情志不调，避免嗔、郁、忧、怒等，宜保持情绪稳定，保证机体气机调畅，气血平和条达。

（3）忌不参加运动，宜适当的体育锻炼，如太极拳、气功、散步、慢跑等，以增强体质，避免外感诱发喘证。

（4）节饮食。饮食宜新鲜、清淡而有营养，忌肥甘厚味、辛辣香燥。戒烟酒，使脾胃健运，痰湿无从化生。

（5）忌不及时治疗，有病早治，以防止久病损伤脾肾，引起虚喘而难以治愈。

（6）忌不观察病情变化，尤其是肺肾两虚的喘证和喘脱证，应密切注意血压、脉搏的变化，以免贻误病情。

【文献选要】

〇"治实者攻之即效，无所难也。治虚者补之未必即效，须悠久成功，其间转折进退，良非易也"（《医宗必读》）。

六、肺　胀

肺胀是由于咳喘日久不愈，肺脾肾心虚损，导致痰瘀阻结，气道不畅，肺气壅滞，胸膺胀满，临床以喘息气促，咳嗽，咯痰，胸部膨满，憋闷如塞，或唇甲发绀，心悸浮肿等为主要表现的病证。严重者可出现昏迷、痉厥、出血、喘脱等危重证候。其病因不外久病肺虚，感受外邪，病位早期在肺，逐渐累及脾肾，后期病及于心。病理性质为痰浊水饮与血瘀互为影响，兼见同病，本虚标实。

肺胀的辨证，主要是辨标本虚实的偏重，以及脏腑阴阳的主次。其治疗根据标本虚实的不同，有侧重地选择扶正与祛邪。标实者，分别采用宣肺化痰、逐饮利水、利气降逆、调气行血之法；本虚者，根据辨证分别选用补养心脾、益肾健脾之法，或益气，或温阳，或养阴。对于本病，在扶正祛邪的同时，尤其应注意，治病必求于本，并顺其生机、因势利导。寒饮束肺，宜宣肺散寒，温肺化饮，方选小青龙汤加减；痰浊阻肺，宜健脾益肺，降逆化痰，方选二陈汤合三子养亲汤加减；痰热郁肺，宜清肺化痰，降逆平喘，方选清气化痰汤加减；痰蒙神窍，宜涤痰开窍醒脑，方选菖蒲郁金汤加减；肺肾两虚，宜补肺纳肾，降气平喘，方选补虚汤和参蛤散加减；阳虚水泛，宜温肾健脾，化饮利水，方选真武汤合五苓散加减。

【辨证禁忌】

（1）忌将肺痿误为肺胀。肺痿是肺部多种慢性疾病后期转归而成，如肺痈、肺痨及咳嗽日久等，导致肺叶痿弱不用而成。临床以咳吐浊唾涎沫为主症，与肺胀的喘，咳痰，胸部膨满，憋闷如塞，或唇甲发绀，心悸浮肿不难辨别。

（2）忌将哮病误为肺胀。哮病发作时喉中有哮鸣音，咳、痰均少，缓解后无胸部胀满及气短，且无肿、瘀，肺胀经治疗缓解后，仍有胸中胀满及气短。哮病反复发作，可发展为肺胀。

（3）忌将喘证误为肺胀。两者均有喘促、呼吸困难，但喘证还可见鼻煽，张口抬肩，不能平卧等症状，可见于多种急慢性疾病过程中。肺胀除喘促、呼吸困难外，尚有咳嗽，咯痰，胸部膨满，憋闷如塞等症状，是多种慢性肺部疾病长期反复发作的结果。

【治法禁忌】

（1）忌滥用敛肺止咳法。敛肺止咳法适用于久咳不愈，肺中确无实邪之证。治疗肺胀应分清标本虚实，分而治之。如痰浊阻肺，而误用敛肺止咳法，反致邪气闭伏，迁延不愈。应因势利导，宣肺祛痰，使肺气宣畅则咳喘自止。

（2）忌过用攻伐。肺胀系本虚标实、虚实错杂之证，治疗应兼顾扶正与祛邪，并根据辨证而各有侧重。过用攻伐，使正气受损，更易招致外邪入侵，导致病情反复，病程缠绵，贻误治疗。

【分证论忌】

1.寒饮束肺

主症：咳逆喘满不得卧，气短气急，咯痰白稀量多，呈泡沫状，胸部膨满。

兼次症：口干不欲饮，面色青黯，周身酸楚，头痛，恶寒，无汗。

舌脉象：舌体胖大，舌质黯淡，苔白滑；脉浮紧。

本证型之病机为外寒里饮，可有表寒证，同时见饮停胸中，肺失宣降之证，如咳逆喘满不得卧，气短气急，咯痰白稀量多，呈泡沫状等，当不难鉴别。治疗时应注意本已外感风寒，误用辛凉或清热，使寒者寒之，如雪上加霜。妄用补益收敛之法，必致邪气愈盛，难以祛邪外出，妄生他变。

治法禁忌：忌用辛凉解表法，禁用辛寒清热、养阴润肺、敛肺补肺之剂。

方剂禁忌：不宜用麻杏石甘汤、清金化痰汤、清气化痰汤、百合固金汤、清燥救肺汤等；中成药不宜用川贝止咳露、川贝枇杷糖浆、蛇胆川贝枇杷膏、二母宁嗽丸、百合固金丸、清气化痰丸、复方蛇胆川贝液、蛤蚧定喘丸等。

药物禁忌：慎用石膏、川贝母、枇杷叶、桑白皮、沙参、麦冬、百合、大黄、黄芩、黄连、竹沥、胆南星、瓜蒌等。

2. 痰浊阻肺

主症：胸满，咳嗽痰多，色白黏腻或呈泡沫状，短气喘息，劳则加重。

兼次症：怕风易汗，脘腹胀满，纳少，泛恶，便溏，倦怠乏力。或面色紫黯，唇甲青紫。

舌脉象：舌质偏淡或淡胖，或舌质紫黯，舌下青筋暴露，苔薄腻或浊腻；脉细滑。

本证型的辨证要点在于痰湿所致的咳嗽痰多黏腻色白，或脘闷，呕恶，纳呆等，而全无热象，可与痰热之证鉴别；同时伴短气喘息，自汗畏风，倦怠乏力等肺气虚弱的临床表现，故不难辨识。本证肺脾气虚，误汗不仅伤正，而且使皮毛腠理开泄，以致外邪趁虚而入，故忌用发汗解表法。痰湿为水液代谢障碍形成的病理产物，所以治疗时忌补益养阴之品，用之易助生痰湿之邪；清热之法，易伤阳气，导致运化无力，水湿停聚；而收敛之法，无益化痰祛湿，反致病情缠绵，故当审慎。

治法禁忌：忌用解表法、辛寒清热法，忌养阴润肺、敛肺补肺之品。

方剂禁忌：不宜用麻杏石甘汤、百合固金汤、沙参麦冬汤、桑杏汤、清燥救肺汤等；中成药不宜用川贝止咳露、川贝枇杷糖浆、急支糖浆、蛇胆川贝枇杷膏、二冬膏、雪梨膏、百合固金丸、复方蛇胆川贝液、海珠喘息定片、蛤蚧定喘丸、人参保肺丸、补肺丸、黑锡丹等。

药物禁忌：慎用石膏、川贝母、枇杷叶、桑白皮、沙参、麦冬、百合、天冬、生地黄、熟地黄、大黄、黄芩、黄连等。

3. 痰热壅肺

主症：咳逆喘促气粗，胸满，咯痰白或黄，黏稠难咯。

兼次症：身热，烦躁，目睛胀突，溲黄，便干，口渴欲饮；或发热微恶寒，咽痒疼痛，身体酸楚，出汗。

舌脉象：舌质红或边尖红，苔薄黄或黄腻；脉滑数或浮滑数。

本证因痰热而起，临床辨证的要点在于咳逆喘促气粗，黏稠难咯，痰多稠黄，并有明显口干欲饮，身热，舌质红，苔黄腻，脉滑数等热证，可与痰湿之证相鉴别。因为痰热所致，故禁用辛温及温阳之法，否则助热为虐，伤津耗气；而滋阴补肺，反致痰湿滋生；收敛之法，亦不利于祛除痰湿，有闭门留寇之嫌。

治法禁忌：忌用辛温解表法，忌敛肺补肺之品，忌温阳滋阴之品。

方剂禁忌：不宜用小青龙汤、射干麻黄汤、参苏饮、沙参麦冬汤、百合固金汤、苏子降气汤、麦味地黄汤、补肺汤等；中成药不宜用小青龙合剂、杏苏止咳露、通宣理肺丸、蛇胆陈皮液、杏仁止咳糖浆、半夏糖浆、百合固金丸、二冬膏、二母宁嗽丸、苏子降气丸、固肾定喘丸、人参保肺丸、补肺丸、黑锡丹等。

药物禁忌：慎用麻黄、桂枝、细辛、沙参、麦冬、天冬、熟地黄、阿胶等。

可在燥湿化痰平喘之剂中加入清泻肺热的药物，如二陈汤加黄芩、栀子、鱼腥草等，或可获效。

4. 痰蒙神窍

主症：神志恍惚，表情淡漠，嗜睡，或烦躁不安，谵妄，撮空理线。

兼次症：或肢体瞤动，抽搐；咳逆喘促，咯痰黏稠或黄黏不爽，或痰鸣；唇甲青紫。

舌脉象：舌质黯红或淡紫，或紫绛，苔白腻或黄腻；脉细滑数。

本证的辨证要点在于痰湿上蒙清窍而出现神志症状，故不难辨识。应注意此时病情危重，必须遵循急则治标，缓则治本的原则，否则贻误病情。本证为邪盛正虚，以邪气盛为主，治疗当抓住这个主要矛盾。

治法禁忌：忌敛肺补肺，忌温阳滋阴。禁用发汗解表法。

方剂禁忌：禁用麻黄汤、小青龙汤、杏苏散、沙参麦冬汤、桑杏汤、百合固金汤、苏子降气汤、麦味地黄汤、补肺汤等；中成药忌用小青龙合剂、海珠喘息定片、二冬膏、雪梨膏、人参保肺丸、蛤蚧定喘丸、黑锡丹等。

药物禁忌：石膏、黄连、黄芩、麻黄、桂枝、枳壳、沙参、麦冬、百合、天冬、熟地黄、阿胶等。

5. 肺肾气虚

主症：呼吸浅短难续，甚则张口抬肩，倚息不能平卧，咳嗽，痰白如沫，咯吐不利，胸满闷窒。

兼次症：声低气怯，心慌，形寒汗出，面色晦黯，或腰膝酸软，小便清长，或尿后余沥，或咳则小便自遗。

舌脉象：舌质淡或黯紫，或紫绛，苔白润；脉细虚数无力或有结代。

本证的病机在于肺肾气虚，临床有肺气虚而致声低气怯，形寒汗出，或肾虚腰膝酸软，小便清长，或尿后余沥，或咳则小便自遗等症状，当不难辨识。此时正气虚衰，设忌须注意勿伤正气。

治法禁忌：忌用解表法、辛寒清热法，禁用滋阴润肺之剂。

方剂禁忌：忌用麻黄汤、小青龙汤、射干麻黄汤、越婢加半夏汤、桑菊饮、银翘散、麻杏石膏汤、清金化痰汤、桑杏汤等；中成药不宜用小青龙合剂、橘红丸、杏苏止咳露、通宣理肺丸、蛇胆陈皮液、杏仁止咳糖浆、半夏糖浆、二陈丸、清气化痰丸、复方蛇胆川贝液、川贝止咳露、川贝枇杷糖浆、蛇胆川贝枇杷膏、百合固金丸、二冬膏、雪梨膏、二母宁嗽丸等。

药物禁忌：慎用石膏、黄连、黄芩、麻黄、桂枝、麦冬、百合、天冬等。

6. 阳虚水泛

主症：喘逆不能平卧，咯痰清稀，胸满气憋。

兼次症：面浮，下肢肿，甚则一身悉肿，腹部胀满有水，尿少，脘痞，纳差，心悸，怕冷，嘴唇青紫。

舌脉象：舌淡胖质黯，苔白滑；脉细滑或结代。

本证为脾肾阳虚致水饮内停，辨证要点在于喘逆，身肿，腹部胀满有水，尿少，脘痞，纳差，怕冷，舌淡胖，苔白滑，临床当不难辨识。设忌时应避免误认面浮肢肿为风水，误用汗法而致气随汗泄，伤及阳气；见水肿尿少而一味利尿，阴损及阳。脾肾阳虚，治疗应避免滋腻之品。

治法禁忌：忌用解表法，忌滋阴润肺。

方剂禁忌：不宜用射干麻黄汤、杏苏散、桑菊饮、银翘散、麻杏石膏汤、越婢加半夏汤、清金化痰汤、沙参麦冬汤、桑杏汤、百合固金汤等；中成药不宜用橘红丸、杏苏止咳露、通宣理肺丸、蛇胆陈皮液、利肺片、杏仁止咳糖浆、半夏糖浆、二陈丸、清气化痰丸、复方蛇胆川贝液、川贝止咳露、川贝枇杷糖浆、急支糖浆、蛇胆川贝枇杷膏、百合固金丸、海珠喘息定片、二冬膏、雪梨膏、二母宁嗽丸等。

药物禁忌：慎用石膏、黄连、黄芩、大黄、桑白皮、瓜蒌、竹沥、胆南星、沙参、麦冬、百合、天冬、熟地黄、阿胶等。

【生活禁忌】

（1）忌忽视原发病的治疗，应积极治疗外感，尤其对年老、体虚、久病之人，近期内咳喘突然加剧，痰色变黄，舌质变红，虽无发热恶寒等表证，也要考虑复感外邪的可能，应及时诊治，以免病势向前发展。

（2）避免劳欲过度，适当参加体育锻炼，如太极拳、气功、散步、慢跑等，增强体质。

（3）慎风寒，节起居，注意防寒保暖，尤其是背部的保暖，避免感受外邪。

（4）远房事，节起居，慎寒温。

（5）戒烟酒，忌辛辣香燥、酸咸肥甘及生冷发物，以绝生痰之源，饮食宜新鲜、清淡而有营养。

（6）注意保持气道通畅，以免引起窒息。对重证患者，忌忽视观察神志、血压、脉搏、呼吸、痰的颜色质量变化、出汗情况、有无出血倾向等，警惕内闭外脱的发生。

七、肺　痨

肺痨是由于体质虚弱，气血不足，感染痨虫，侵蚀肺脏所致的具有传染性的慢性虚弱性疾病。临床以咳嗽、咯血、胸痛、潮热、盗汗及身体逐渐消瘦为主要症状。其病因是痨虫侵袭，病位在肺，发病与病机演变取决于正气强弱，正虚是发病的关键，病理性质是阴虚，病变过程中可以形成五脏亏损，而以肺脾肾三脏为重点。

肺痨的辨证，主要是按病理属性，结合脏腑病机进行分证。其治疗以补虚培元和杀虫为原则，根据患者体质强弱而分清主次，调补脏腑，重点在肺，兼顾脾肾，并注意脏腑整体关系。治疗大法以滋阴为主，火旺者兼以降火，合并气虚、阳虚者，又当同时兼顾。肺阴亏虚，宜滋阴润肺，清热杀虫，方选月华丸加减；阴虚火旺，宜补益肺肾，滋阴降火，方选百合固金汤合秦艽鳖甲散加减；气阴耗伤，宜养阴润肺，益气健脾，方选保真汤加减；阴阳两虚，宜温补脾肾，滋养精血，方选补天大造丸加减。

【辨证禁忌】

（1）忌将虚劳误为肺痨。肺痨是一种慢性传染性疾病，虚劳是多种慢性疾病的总称；肺痨病位在肺，不同于虚劳的五脏并重以肾为主；肺痨的病机以阴虚为主，不同于虚劳的阴阳俱虚；肺痨的临床表现以咳嗽、咯血、胸痛、潮热、盗汗及身体逐渐消瘦为主，不同于虚劳的临床表现多种多样，故不难辨识。

（2）忌将肺痈误为肺痨。肺痈与肺痨都有咳嗽、发热、汗出，但肺痈发病急骤，多有高热、恶寒、咳嗽、胸痛，并咳吐大量腥臭脓痰，甚至脓血相间，病程一般不长，属于热壅血瘀，属实热证；肺痨多为低热，每在午后开始，暮夜为盛，而早晨则热退如常，咳嗽多为干咳，午后夜间为剧，咯血常是痰中带血，常有胸部不适或隐痛，盗汗，属于阴虚。

（3）忌将肺痿误为肺痨。肺痿是肺部多种慢性疾病后期转归而成，如肺痈、肺痨及咳嗽日久等，导致肺叶痿弱不用而成。临床以咳吐浊唾涎沫为主症，与肺痨的咳嗽、咯血、胸痛、潮热、盗汗不难辨别。

（4）忌将肺癌误为肺痨。肺癌与肺痨都有咳嗽、咯血、胸痛、发热、消瘦等症状。但肺癌多发于 40 岁以上的中老年男性，表现为呛咳，顽固性干咳，持续不减，或反复咯血痰，或顽固性胸痛，发热，伴消瘦、疲乏等；不同于肺痨的咳嗽、咯血、胸痛、潮热、盗汗，且肺痨多发于 40 岁以下者。

【治法禁忌】

（1）忌燥烈、苦寒、升散、克伐。本病乃阴虚所致，而燥烈之品最易动热生火，苦寒易化燥伤阴，升散克伐易耗气伤阴，故对治疗不利，甚至会加重病情。

（2）慎用寒凉药物。由于肺痨的病理本质是阴虚，其治疗也以滋阴为主，但应注意慎用寒凉之品，以免损伤胃气。治疗应本着"有胃气则生，无胃气则死"的原则，以甘平滋阴为主要方法。

（3）忌不辨证候滥用止咳的中成药。中成药治疗肺痨，有一定疗效，且使用方便，但临床应用必须辨明证候，选用相应成药，才能获效。虽是治疗肺痨的中成药，证候不相对应，也应禁忌。

【分证论忌】

1.肺阴亏虚

主症：干咳，咳声短促，少痰或痰中带血，如丝如点，色鲜红。

兼次症：午后手足心热，皮肤干灼，或有少量盗汗，口干咽燥，胸部隐痛。

舌脉象：舌质红，苔薄少津；脉细或兼数。

本证之病机为阴阳两虚，病位兼及肺脾肾三脏，辨证要点在于干咳，痰中带血，午后身热，手足心热，盗汗，舌红苔少，脉细数。与表证及肺热壅盛之发热咳嗽，当不难辨识。故设忌要点应尽量避免伤阴。忌用发汗解表法，以免汗出伤阴；若滥用燥湿化痰，犹如火上浇油，加重病情；也不可但见发热咳嗽，即以为肺热，误用辛寒清热之法。

治法禁忌：不宜解表，也不宜辛寒清热、燥湿化痰。

方剂禁忌：忌用麻杏石甘汤、小青龙汤、杏苏散等；中成药不宜用橘红丸、杏苏止咳露、通宣理肺丸、蛇胆陈皮液、利肺片、杏仁止咳糖浆、半夏糖浆、二陈丸、清气化痰丸、复方蛇胆川贝液等。

药物禁忌：慎用麻黄、桂枝、前胡、紫菀、枳壳、瓜蒌、半夏、陈皮等。

2.阴虚火旺

主症：呛咳气急，痰少质黏，反复咯血，量多色鲜。

兼次症：五心烦热，颧红，心烦口渴，或吐痰黄稠量多，急躁易怒，胸胁掣痛，失眠多梦，男子梦遗，女子月经不调，骨蒸潮热，盗汗量多，形体日渐消瘦。

舌脉象：舌质红绛而干，苔薄黄或剥；脉细数。

本证之病机为肺肾阴虚，辨证要点在于呛咳痰少，咯血，五心烦热，颧红，骨蒸潮热，盗汗消瘦，男子梦遗，女子月经不调，舌质红绛而干，脉细数，与表证及肺热壅盛之发热咳嗽，当不难辨识；且较肺阴亏虚之证进一步加重，病位由肺及肾。故设忌要点应尽量避免伤阴。忌发汗解表，以免汗出伤阴；若滥用温燥之品，必犯虚虚之戒，加重病情。也不可但见发热咳嗽，即以为肺热，误用辛寒清热之法。

治法禁忌：忌用解表法、辛寒清热法，忌温阳燥湿化痰。

方剂禁忌：禁用麻杏石甘汤、小青龙汤、射干麻黄汤、杏苏散等；中成药不宜用小青龙合剂、橘红丸、杏苏止咳露、通宣理肺丸、利肺片、杏仁止咳糖浆、半夏糖浆、二陈丸、清气化痰丸。

药物禁忌：慎用麻黄、桂枝、前胡、紫菀、半夏、陈皮、附子、干姜等。

3.气阴两虚

主症：咳嗽无力，痰中偶夹有血，血色淡红，气短声低。

兼次症：神疲乏力，午后潮热，热势不剧，身体消瘦，食欲不振，面色㿠白，盗汗颧红。

舌脉象：舌质嫩红，边有齿痕，苔薄；脉细弱而数。

本证之病机为肺阴亏虚的同时，兼见肺脾气虚，与表证及肺热壅盛之发热咳嗽，当不难辨识；且较肺阴亏虚之证进一步加重，病位由肺及脾。故设忌要点应尽量避免损伤气阴。忌用发汗解表法，以免汗出耗气伤阴；若滥用温燥之品，必犯虚虚之戒，加重病情。

治法禁忌：忌用解表法，忌温阳法。

方剂禁忌：忌用苏子降气汤、小青龙汤、射干麻黄汤、杏苏散等；中成药不宜用小青龙合剂、橘红丸、杏苏止咳露、通宣理肺丸、蛇胆陈皮液、二陈丸、清气化痰丸、复方蛇胆川贝液等。

药物禁忌：慎用麻黄、桂枝、前胡、紫菀、枳壳、半夏、陈皮、大黄等。

4.阴阳两虚

主症：痰呈泡沫状或夹血，血色黯淡，咳逆喘息少气，形体羸瘦，劳热骨蒸，面浮肢肿。

兼次症：潮热，形寒，自汗，盗汗，音嘶失音，心慌，唇青，肢冷，五更泄泻，口舌生疮，男子滑精、阳痿，女子经少、经闭。

舌脉象：舌质光红少津，或舌质淡胖，边有齿痕；脉微细而数，或虚大无力。

本证之病机为肺阴亏虚，与表证及肺热壅盛之发热咳嗽，当不难辨识；且较肺阴亏虚之证进一步加重，病位由肺及脾。故设忌要点应尽量避免伤阴损阳。忌用发汗解表法，以免汗出伤阴；也禁用辛寒清热之品，而致雪上加霜；既不宜单纯养阴，也不宜过用温燥之品，以免顾此失彼，加重病情。

治法禁忌：忌用解表法、辛寒清热法。

方剂禁忌：忌用小青龙汤、射干麻黄汤、杏苏散、桑菊饮、银翘散、麻杏石膏汤、清金化痰汤等；中成药忌用小青龙合剂、橘红丸、杏苏止咳露、通宣理肺丸、蛇胆陈皮液、利肺片、杏仁止咳糖浆、半夏糖浆、二陈丸、清气化痰丸、复方蛇胆川贝液等。

药物禁忌：慎用石膏、黄连、黄芩、麻黄、桂枝、前胡、紫菀、大黄、竹沥、胆南星等。

【生活禁忌】

（1）忌忽视本病的传染性，注意隔离治疗或在专科医院治疗。忌随地吐痰。保持室内空气新鲜，阳光充足；加强病室及患者用具、分泌物、排泄物的消毒。

（2）咯血者，忌高声讲话或剧烈咳嗽，应卧床休息；大量咯血者应绝对卧床休息，并及时排除痰血，以免引起窒息。

（3）忌情志不调，避免嗔、郁、忧、怒等，宜保持情绪稳定，保证机体气机条畅，气血平和条达。

（4）远房事，节起居，慎寒温，并进行适当的体育锻炼，如太极拳、气功、散步、慢跑等，以增强体质。

（5）戒烟酒，忌辛辣香燥之品，饮食宜新鲜、清淡而有营养，如甲鱼、鸡鸭、牛羊乳、银耳、百合、山药、藕等。

（6）忌不及时治疗，有病早治，以免贻误病情。

【文献选要】

○ "殊不知大寒则愈虚其中，大热则愈竭其内"（《丹溪心法》）。

○ "最重难治，轻者必用药数十服，重者期以岁年，然必须病人爱命，坚心定志，绝房事，息妄想，戒恼怒，节饮食，以自培其根，否则虽服良药，亦无用也。此病治之于早则易，若到肌肉消灼，沉困着床，脉沉伏细数，则难为矣"（《明医杂著》）。

八、呕　吐

呕吐又名吐逆，是食物或痰涎等由胃中上逆而出的病证。古代将有物有声者称为呕，有物无声者称为吐，无物有声者称为干呕。由于临床呕与吐多同时发生，很难截然分开，故并称为呕吐。

呕吐是内科常见病证，多为脾胃之病，但其他多种慢性病证过程中，也常出现呕吐证。

呕吐的病机，主要是胃气不降而上逆。凡外邪犯胃，饮食不节，情志失调，脾胃虚弱，致气逆而上，均可发生呕吐。对于外邪犯胃之呕吐，治宜解表疏邪，和胃降逆，方宜藿香正气散；饮食停滞之呕吐，治宜消食导滞，和胃降逆，方宜保和丸加减；肝气犯胃之呕吐，治宜疏肝理气，和胃止呕，方宜四逆散加味；脾胃虚寒呕吐者，治宜温胃降逆，方宜理中丸加味；胃阴不足者，治宜养胃降逆，方宜麦门冬汤加减。

呕吐的病势是上逆不降，故在辨证治疗中应顺势而为，一切有上升之势的方药均当慎忌。

【辨证禁忌】

（1）忌将兼症辨作主症。呕吐以食物或痰涎水饮诸物，从胃中上逆而出作主症，但因其病因不同，兼症也不同。有时兼症最显著，如因寒滞者兼腹痛，因食滞者兼胀满，因气滞者兼胀痛连胁肋，外感者兼头痛恶寒，勿因误辨而忽视呕吐主症的治疗。

（2）忌误辨虚与实。实呕与虚呕，病因不同，证候各异，在临床上首先应辨虚实。实证多因外邪所致，祛邪可止呕；虚证无邪，全由胃气之虚而作，扶正降逆，待胃气恢复，升降得宜，呕吐便可自愈。

（3）忌将噎膈误辨为呕吐。噎膈病至严重者，也会出现呕吐，但噎膈尚有吞咽困难，日益消瘦和大便秘结等症。X 线或 CT 检查可以协助确诊。

【治法禁忌】

（1）呕吐不宜滥用下法。早期的呕吐慎用下法，这是因为呕吐其病位在胃不在肠，不应用下法攻肠；呕吐能使胃中停滞之宿食或不洁之物从上排出，下法没有必要；若呕吐属于虚证，下法更有虚其虚的弊端。当然，如果呕吐因为胃肠实热，大便秘结不通，又当灵活看待。

（2）邪毒滞胃不可止吐。呕吐症采用止呕吐的方药，这是顺理成章的事，但也并不是对所有呕吐一概止吐。例如，胃中有脓血、痰浊、食积或误吞毒物引起的呕吐，是机体排出胃内有害物质的功能，当因势利导，让其吐出，则邪去正安。所以对邪毒滞胃的呕吐，又不可止吐。

【分证论忌】

1. 外邪犯胃

主症：突然呕吐，发病急骤，胸脘满闷，不思饮食。

兼次症：感受寒邪，兼见发热、恶寒，头痛无汗；感受风邪，兼见发热恶风，咽痛有汗；感受暑湿，则兼见发热多汗，心烦口渴。

舌脉象：感受寒邪见苔薄白，脉浮紧；感受风热见舌苔薄黄，脉浮数；感受暑湿者见舌苔黄腻，脉濡数。

本证型设忌的原则，在于利于祛邪，一切不利邪气外达的治法和方药应当忌慎。

治法禁忌：慎用甘温补脾法。

方剂禁忌：不宜用六君子汤、参苓白术散；中成药不宜用补中益气丸、香砂养胃丸、附子理中丸。

药物禁忌：不宜用党参、人参、大枣、黄芪、甘草等。

2. 饮食停滞

主症：呕吐酸腐，脘腹胀满，嗳气厌食，呕吐后反觉诸症减轻。

兼次症：腹痛或大便溏，不爽。

舌脉象：舌苔厚腻；脉滑。

本证型设忌要点在于，不要为厌食、纳差的临床表现所惑，误为呕吐乃脾虚胃弱而错用健胃补脾之治法和方药。

治法禁忌：忌用健脾补气法。

方剂禁忌：不宜用四君子汤；中成药忌用归脾丸、补中益气丸、健脾片。

药物禁忌：忌用人参、大枣、甘草、莲子、芡实。

3. 痰饮内停

主症：呕吐物多为清水痰涎，头晕目眩，心悸。

兼次症：胸脘痞闷，不思饮食，或呕而肠鸣有声。

舌脉象：苔白腻，舌质淡；脉滑。

治法禁忌：忌用补脾滋阴法。

方剂禁忌：不宜用四物汤、六味地黄汤；中成药不宜用四物合剂、六味地黄丸。

药物禁忌：不宜用熟地黄、当归、白芍。

4. 脾胃虚寒

主症：饮食稍有不慎即易呕吐，大便溏薄，时作时止。

兼次症：胃纳不佳，食入难化，脘腹痞闷，口淡不渴，面色少华，倦怠乏力。

舌脉象：苔薄白，舌质淡；脉细弱无力。

本证可能有腹泻、气短的临床表现，与中气不足证相混不清，应注意辨识。

治法禁忌：忌用苦寒清热法。

方剂禁忌：不宜用苏叶黄连汤、补中益气汤。

药物禁忌：不宜用黄连、大黄、黄芪、升麻等。

5. 胃阴不足

主症：呕吐反复发作，时作干呕，口燥咽干。

兼次症：呕吐物不多，或仅唾涎沫，胃中嘈杂，知饥但不欲食。

舌脉象：苔少，舌红，少津液；脉细数。

本证型的特点是呕吐而知饥不食，酷似脾虚不运，胃气上逆，容易犯错，但舌脉可作临床鉴别。

治法禁忌：忌用芳香化湿法。

方剂禁忌：不宜用藿香正气散；中成药不宜用藿香正气水、藿香正气丸、藿香正气液、理中丸、香砂养胃丸等。

药物禁忌：忌用苍术、白术、砂仁、半夏、白豆蔻、生姜、丁香等。

【生活禁忌】

（1）注意休息，不宜劳累。呕吐剧烈者不宜外出活动，应卧床休息，避免风寒暑湿及秽浊之气的影响。保持心情舒畅，切忌生气发怒。

（2）避风寒。不宜食用甜食。忌用保健滋补品。切忌暴饮暴食。

（3）忌食生冷，如冰棍、冰块，慎食瓜果，谨防胃腹部受凉。

（4）胃阴不足者忌食胡椒、茴香、八角等香料，以及用这些香料制作的卤制品，如卤牛肉、卤鸡、卤鸭等。慎食火锅、麻辣烫、炒瓜子、炒花生及油炸食品，少吃葱、蒜、姜，慎饮酒。

【文献选要】

○ "呕吐药，忌瓜蒌、杏仁、桃仁、萝卜子、山栀，皆要作吐"（《杂病广要》）。

○ "呕吐难纳药者，必徐徐一匙而进，不可太急"（《杂病广要》）。

○ "呕吐津液既去，其口必渴，不可因渴而遽以为热"（《杂病广要》）。

九、痞 满

痞满是心下痞塞，胸膈满闷，触之无形，按之不痛的病证。多因中焦气机阻滞，升降失常所致。痞满的病位主要在胃脘，辨证要点在于分清虚实寒热，治疗为苦辛通降，理气消痞。属脾胃虚弱者，治宜补气健脾，升清降浊，方宜选补中益气汤加减；饮食积滞者治宜消食导滞，行气除痞，方宜选保和丸加味；痰湿内阻者，治宜除湿化痰，理气宽中，方宜选平胃散合二陈汤加减；属邪热内陷者，治宜泻热消痞，和胃开结，方宜选大黄黄连泻心汤加味。

痞满证的辨治宜通畅，一切阴柔、甘腻、壅塞、收敛的方药均当慎忌。

【辨证禁忌】

（1）忌将痞满误为臌胀。臌胀，与痞满均有胀满之苦，但臌胀以腹部外形胀大如鼓为特征；痞满则仅自觉满闷，外无胀大之形，所以《证治汇补·痞满》说："痞与胀满不同，胀满则内胀而外亦有形，痞满则内觉满塞而外无胀迹。"

（2）忌将痞满误为胸痹。胸痹偶有胃腹不舒，而痞满兼有胸膈不适，两者容易误诊，特别是老年人突然出现胃脘痞满时，应警惕胸痹的漏诊。但胸痹尚有胸痛、心悸、短气等症，可作鉴别。

（3）忌将痞满误为聚证。聚证为腹内可触及包块，时聚时散，而痞满为自觉症状，并无块状物可触及，不难辨识。

【治法禁忌】

（1）忌用收涩法。陈潮祖云："气血津精有三种病变，即不通、太通、亏损。亏损宜补，不通宜通，太通宜涩。"痞满病机为不通，宜通忌涩，学者应当留意。

（2）行气除痞，中病即止，不可太过。痞满一证常用行气理气方药，但气药多温，多用伤津，且行气则耗气，甚则破气，致实证转虚，不可不慎。

（3）慎用滋阴法。滋阴方药阴柔滋腻，守而不走，多能滞塞气机，加重痞满，苟有阴虚痞满者，只宜养阴，不可滋阴。

【分证论忌】

1. 邪热内陷

主症：胃脘痞满，灼热急迫，按之满甚。

兼次症：心中烦热，渴喜冷饮，身热汗出，大便干结，小便短赤。

舌脉象：舌质红，苔黄；脉数。

本证属实热，设忌在于注意一切阴柔清热之方药应当慎用。

治法禁忌：不宜用甘寒清热法。

方剂禁忌：不宜用白虎汤。

药物禁忌：不宜用石膏、知母、生地黄等。

2. 饮食积滞

主症：嗳腐吞酸，脘腹满闷，痞满不舒，按之更甚。

兼次症：恶心呕吐，不思饮食，大便不调。

舌脉象：舌苔厚腻；脉弦滑。

治法禁忌：不宜用健脾、养血和滋阴等法。

方剂禁忌：不宜选用参苓白术散，忌用四物汤、益胃汤；中成药忌用健脾丸、四物合剂、六味地黄丸等。

药物禁忌：忌用生地黄、熟地黄、大枣。

3. 痰湿内阻

主症：胸脘痞满，恶心呕吐。

兼次症：头晕目眩，头重如裹，身重肢倦，或咳嗽痰多，口淡不渴。

舌脉象：舌质胖大，边有齿痕，苔白厚腻；脉沉而滑。

治法禁忌：忌用滋阴法，慎用清热法。

方剂禁忌：忌用益胃汤、大承气汤；中成药忌用六味地黄丸系列、黄连上清丸等。

药物禁忌：忌用生地黄、熟地黄、大黄、生石膏等。

4. 肝郁气滞

主症：脘腹不舒，痞塞胸闷，胸胁胀闷，嗳气则舒。

兼次症：心烦易怒，时作太息，常因情绪因素而致诸症加重。

舌脉象：苔薄白；脉弦。

本证病机核心是不通，注意一切影响气血津液不通的治法与方药，以及包括情志不遂在内的其他多种因素。

治法禁忌：慎用补肝血法，忌用温阳法。

方剂禁忌：慎用四物汤、当归生姜羊肉汤，忌用参附汤、良附丸；中成药慎用四物合剂、肾气丸、桂附地黄丸、附子理中丸。

药物禁忌：慎用人参、党参、黄芪，忌用附片、肉桂、干姜、细辛等。

5.脾胃虚弱

主症：脘腹不适，痞塞胀满，时缓时急，喜温喜按。

兼次症：不知饥饿，不欲饮食，倦怠乏力，气短懒言，大便稀溏。

舌脉象：舌质淡，舌苔白；脉沉弱。

治法禁忌：忌用攻下法，慎用理气法。

方剂禁忌：忌用枳实导滞丸，慎用四磨饮子；中成药忌用牛黄解毒片、上清丸、沉香化气丸。

药物禁忌：忌用大黄、芒硝、枳实、沉香，慎用青皮、厚朴。

【生活禁忌】

（1）保持心情愉快，切忌恼怒、生气、抑郁，以免气机郁滞。

（2）忌烟，禁酒，不宜喝浓茶，不宜过饥过饱，慎食生冷、肥甘与厚味。

（3）注意气候变化，避受风寒与湿热的侵袭。

（4）经常参加集体活动与体育锻炼，多与外界交流，切忌一个人在阴暗潮湿之地、孤独居处生活。

【文献选要】

〇"伤寒大下后，复发汗，心下痞，恶寒者，表未解也，不可攻痞"（《伤寒论》）。

〇"伤寒中风，医反下之，其人下利日数十行，谷不下，腹中雷鸣，心下痞硬而满，干呕心烦不得安。医见心下痞，谓病不尽，复下之，其痞益甚"（《伤寒论》）。

十、胃　痛

胃痛又称胃脘痛，以胃脘部疼痛为主要症状，常兼见胃脘胀满、嗳气、吐酸、纳呆、胁胀和腹胀等症。常反复发作，久治难愈。

古代文献中，常把胃痛与心痛混称。病因病机多为郁怒伤肝，肝气犯胃；饮食不节，损伤脾胃；禀赋不足，脾胃虚弱等。治疗以理气和胃止痛为基本原则。寒凝气滞型治以温胃散寒，行气止痛，方宜良附丸加味；饮食积滞型治以消导行气，和胃止痛，方宜保和丸；肝郁气滞型，治以疏肝理气，和胃止痛，方宜柴胡疏肝散加味；瘀血阻络型，治以活血化瘀为主，方宜失笑散加味；脾胃虚寒型治以温中益气，方宜黄芪建中汤加减；脾胃阴虚型，治以养阴益气为主，方宜益胃汤加味。

【辨证禁忌】

（1）忌将真心痛误辨为胃痛。胃痛最容易与真心痛（冠心病、心绞痛）相混，造成误诊。

但两者疼痛部位、疼痛性质、疼痛的程度都不同。胃痛的病位在胃脘，即上腹部，而真心痛的部位在左胸或胸骨下 1/3；胃痛以隐痛为主，持续时间较长，而心痛绞急如割，痛彻胸背，伴有心悸、憋闷、压迫感，严重者有濒死的恐惧感，初起的心痛时间较短暂。

（2）忌将腹痛辨为胃痛。胃与腹部互为关联，胃痛也常有伴腹痛者，但胃痛是指胃脘部之疼痛，而腹痛包括胁肋、大腹、小腹部的疼痛。

【治法禁忌】

胃痛分为虚实两端，虚证者慎用行气破气之法；实证者多有不通的病机。因此，凡补腻、滞塞、收敛之法，对于实证之胃痛，均当禁忌或慎用。

【分证论忌】

1. 寒凝气滞

主症：胃痛暴作，疼痛剧烈，畏寒喜暖，得热痛减。

兼次症：喜热饮，口不渴。

舌脉象：舌苔白；脉弦紧或弦迟。

本证的核心是一个"寒"字，治法、方药、生活的禁忌，不能违背"寒者热之"的原则。

治法禁忌：忌用苦寒清热法。

方剂禁忌：忌用清胃散；中成药慎用沉香露白露片。

药物禁忌：忌用黄连、生石膏、山栀子等。

2. 饮食积滞

主症：胃脘胀满，疼痛拒按，嗳腐吞酸，不思饮食或厌食。

兼次症：呕吐酸腐食物，大便不爽，口苦口腻。

舌脉象：舌苔厚腻；脉滑。

治法禁忌：忌用健脾益气法。

方剂禁忌：忌用建中汤、参苓白术散；中成药忌用补中益气丸、归脾丸。

药物禁忌：忌用党参、人参、熟地黄、当归、大枣等。

3. 肝郁气滞

主症：胃脘胀，攻撑作痛，痛连两胁，嗳气。

兼次症：胸闷、善太息，每因烦恼郁怒而疼痛发作，口干口苦。

舌脉象：舌苔薄白或薄黄；脉弦。

治法禁忌：忌用补气健脾法。

方剂禁忌：不宜用四君子汤、补中益气汤；中成药忌用健脾丸、参芪片。

药物禁忌：忌用黄芪、党参、人参、罂粟壳、五倍子等。

4. 瘀血阻络

主症：胃脘痛剧烈，如针刺感，痛处固定，拒按。

兼次症：胃胀，或见吐血、黑便。

舌脉象：舌质紫黯或有瘀斑；脉涩。

治法禁忌：忌养血补血法。

方剂禁忌：不宜单用四物汤或八珍汤，必要时可加延胡索、泽兰等以化忌为宜；中成药不宜用人参养荣丸。

药物禁忌：不宜用熟地黄、生地黄、麦冬、党参、大枣。

5. 脾胃虚寒

主症：胃脘隐隐作痛，绵绵不断，喜温喜按，得食痛减。

兼次症：时吐清水，纳少，神疲乏力，手足不温，大便溏薄。

舌脉象：舌质淡，舌苔白；脉细弱。

治法禁忌：忌用养阴益胃法。

方剂禁忌：忌用益胃汤；中成药不宜用六味地黄丸系列。

药物禁忌：不宜用生地黄、麦冬、石斛、生石膏、大黄等；注意慎食生冷饮食。

6. 脾胃阴虚

主症：胃脘或上腹部灼热而隐痛，嘈杂似饥，但知饥饿而不欲食、或食而无味；或脘痞不舒，大便干结不畅。

兼次症：明显消瘦乏力，口干咽燥，不思饮水，心烦，手足心热。

舌脉象：舌质红，舌苔少，甚至无苔如镜面，或舌苔花剥脱落，舌有裂纹；脉细数，无力或细弦。

本证型设忌的要点在于强调"阴虚则内热"的病理特点。脾胃阴虚，不足之证也有热，但此"热"非"实热"，更不是"湿热"。如果临床一见热就一概施"清"，则错了。症状表现中的灼热、似饥、大便干结不解、口干心烦、手足热、脉数等，都很容易被医者和患者误认为实热而苦寒叠进，或误辨湿热而燥湿芳香。

此外，本证型有明显的食欲欠佳，甚至厌食，致患者消瘦萎黄，五心烦热，酷似饥饿所致营养不良，或误为劳倦所伤，脾胃气虚，误用芳香甘温开胃健脾之剂。当今小儿多数厌食者，常见此证，应注意禁忌。

治法禁忌：苦寒清热、芳香开胃。

方剂禁忌：忌用清胃散、半夏泻心汤、香砂养胃汤（丸）、补中益气汤（丸）。

药物禁忌：忌用黄连、大黄、黄芩、黄柏、苍术、白蔻仁、砂仁、藿香。

必要时配伍百合、山药、石斛、麦冬。

凡慢性萎缩性胃炎，或伴肠化、不典型增生、胃手术切除后、胃酸胃蛋白酶缺乏者可参考此证型论忌。

【生活禁忌】

（1）胃痛初起，多与情志不遂有关，故切忌恼怒与抑郁。

（2）切忌暴饮暴食，慎食肥甘厚味及生冷粗硬饮食，严禁饮酒，不宜食用辛辣刺激性食物。

（3）不宜过度疲劳，注意劳逸结合，胃痛剧烈者，宜卧床休息。

【文献选要】

〇 "胃疡者，腹胀，胃脘当心而痛，上支两胁，膈咽不通，饮食不下，取三里以补之。若见此病中一证，皆大寒，禁用诸甘、酸药，上已明之矣"（《脾胃论》引《黄帝针经》）。

十一、腹　　痛

腹痛是指胃脘以下，耻骨毛际以上部位的疼痛。病因包括外感寒实，阳虚内寒，里热内结，血瘀痹阻和食滞不化等。辨证当分清寒、热、虚、瘀血、气滞和食积之性质，以及分别少腹、脐周、小腹等部位。

寒实腹痛，治宜温里散寒，通便止痛，方宜大黄附子汤；虚寒腹痛治宜温中补虚，缓急止痛，方选小建中汤；实热腹痛治宜清热通腑，方选大承气汤；气滞腹痛治宜舒肝解郁，理气止痛，方宜四逆散加味；瘀血腹痛治宜活血化瘀，方宜少腹逐瘀汤加减；食积腹痛治宜消食导滞，方宜香砂枳术汤加味。

【辨证禁忌】

（1）忌将腹痛误辨为胃痛。胃处腹上，腹痛常有胃中不适，容易误辨为胃痛，应注意鉴别。胃痛的部位在上腹，而腹痛的部位在胃脘之下。如果腹痛、胃痛同时存在，必须辨明主症与兼次症。

（2）慎与痢疾、霍乱、积聚、臌胀之腹痛相混。痢疾、霍乱、积聚、臌胀都可能出现腹痛，但痢疾之腹痛伴有里急后重，下痢赤白脓血；霍乱之腹痛，伴有吐泻交作；积聚之腹痛，以腹中包块为特征；臌胀之腹痛，以腹部外形胀大、尿少为特征，可供鉴别。

（3）注意与肠痈、痛经、流产、异位妊娠等外科、妇科的急性腹痛相鉴别，切忌延误。

【治法禁忌】

（1）慎用收涩滞气之法。六腑以通为顺，以降为和，"不通则痛"，故治疗腹痛以"通"字为原则，凡阻滞气、血、大便的治法，都须慎用。

（2）不可过用香燥行气破气方药。理气疏导是治疗腹痛常用的方法，但这一类方药多辛温香燥，易于伤阴耗气，当中病即止，不可过用。

【分证论忌】

1. 寒实腹痛

主症：腹痛较剧，大便不通。

兼次症：胁下偏痛，手足厥逆。

舌脉象：苔白；脉弦紧。

治法禁忌：忌用清热通腑法。

方剂禁忌：忌用大承气汤；中成药不宜用上清丸、三黄片。

药物禁忌：慎用芒硝、生大黄、番泻叶等。

2. 虚寒腹痛

主症：腹中时痛，遇冷加重，或绵绵不休。

兼次症：面色无华，神疲乏力，畏寒，气短。

舌脉象：舌淡苔白；脉细无力。

治法禁忌：禁用苦寒攻下法。

方剂禁忌：禁用大承气汤；中成药忌用上清丸、三黄片。

药物禁忌：忌用石膏、大黄、黄连、黄芩、黄柏等。

3. 实热腹痛

主症：腹部胀满，疼痛拒按，潮热，大便不通。

兼次症：口干引饮，手足溅然汗出，矢气频作，或下利清水，臭秽。

舌脉象：苔焦黄起刺或焦黑干燥；脉沉实有力。

治法禁忌：禁用辛热、辛温及补法。

方剂禁忌：忌用黄芪建中汤、理中汤；中成药忌用理中丸、附子理中丸。

药物禁忌：禁用附片、桂枝、干姜。

4. 气滞腹痛

主症：腹痛兼胀闷不舒，疼痛攻窜不定，痛引少腹。

兼次症：嗳气后疼痛减轻，每因情绪过激时加剧。

舌脉象：苔白；脉弦。

治法禁忌：慎用补益法。

方剂禁忌：忌用八珍汤；中成药不宜用八珍益母丸、补中益气丸。

药物禁忌：慎用人参、党参、黄芪、熟地黄。

5. 瘀血腹痛

主症：少腹疼痛，痛处不移，如针刺。

兼次症：或痛处有积块，病情经久不愈。

舌脉象：舌质青紫；脉涩。

治法禁忌：忌用清热法，慎用滋阴法。

方剂禁忌：忌用清胃散，慎用六味地黄汤；中成药不宜用知柏地黄丸、大补阴丸。

药物禁忌：不宜用生石膏、黄连、黄芩、黄柏、阿胶、生地黄等。

6. 食积腹痛

主症：脘腹胀满疼痛，拒按，嗳腐吞酸。

兼次症：厌食，呕吐，痛甚欲便，便后痛减，或大便不通。

舌脉象：舌苔厚腻，脉滑有力。

治法禁忌：忌用补法。

方剂禁忌：忌用四君子汤，开胃进食汤；中成药不宜用六君子丸、补中益气丸。

药物禁忌：慎用当归、熟地黄、党参、人参。

【生活禁忌】

（1）适寒温，慎外邪侵袭机体，尤其要注意胃腹部的保暖。

（2）慎饮食，切忌暴饮暴食、过食生冷、辛辣油腻和酒类等。

（3）调情志，切忌忧思郁怒等不良精神因素的影响。

（4）对于腹痛剧烈者，必须加强护理，注意观察，及时采取抢救措施，切忌粗心大意。

【文献选要】

〇 "病在脾……禁温食，饱食、湿地濡衣"（《脾胃论》）。

〇 "温能除大热，大忌苦寒之药损其脾胃"（《脾胃论》）。

十二、泄　泻

泄泻是指大便次数增多，粪质稀溏，甚至泻出如水样的病证。其病位主要在脾胃和大小肠。本病病因较多，脾虚湿盛是导致泄泻的主要病机。运脾化湿为治疗原则。对于寒湿泄泻治宜芳香化湿，疏表散寒，方宜用藿香正气散；湿热泄泻，治宜清热利湿，方宜用葛根芩连汤；食滞胃肠，治宜消食导滞，方宜用保和丸；脾胃虚弱，治宜健脾益胃，方宜用参苓白术散；肾阳虚衰，治宜温肾健脾，固涩止泻，方宜用四神丸。

【辨证禁忌】

（1）慎将痢疾误辨为泄泻。痢疾与泄泻的临床表现均是便次增多，粪质稀薄，且病变部位均在肠，辨证易于失误。但痢疾以腹痛、里急后重、便下赤白黏液为主症；泄泻亦有腹痛者，但多与肠鸣同时出现，其痛便后即减。大便常规检查可以鉴别。

（2）禁忌将霍乱误辨为泄泻。霍乱与泄泻均有大便稀，或伴有腹痛，肠鸣。但霍乱是一种呕吐与泄泻同时发生的病证，其发病特点是起病急，变化迅速，而且病情凶险，常伴恶寒、发热，部分患者在吐泻之后，津液耗伤，筋失濡养而发生转筋、腹中绞痛；吐泻剧烈者，则见面色苍白，目眶凹陷，汗出肢冷等危象，可资鉴别。

【治法禁忌】

（1）泄泻初起，不可骤用补涩法。泄泻，常规应该止泻，但泄泻初起，寒湿或湿热之邪尚停滞腹中，如果用补脾收涩之法，强行止泻，邪气停留腹中，久久不去，可生他变。

（2）久泻不止，不可分利太过。中医有"无湿不成泻"之说，故有"利小便以实大便"的经验。但对于泄泻久病不止，本已阴伤，再利恐加重阴津耗伤。

（3）热邪所致泄泻，清热不可过于苦寒。因为苦寒太过易于损伤脾阳，影响脾的运化功能，致泄泻迁延不愈。

【分证论忌】

1. 寒湿泄泻

主症：泄泻清稀，甚则如水样，腹痛肠鸣。

兼次症：脘闷食少，或恶寒发热，鼻塞头痛，肢体酸痛。

舌脉象：舌苔白腻；脉濡缓。

治法禁忌：忌用清热法，慎用收涩法。

方剂禁忌：不宜用香连丸，忌用四神丸；中成药不宜用补脾益肠丸、驻车丸。

药物禁忌：慎用生石膏、知母、黄芩、栀子、罂粟壳、石榴皮等。

2. 湿热泄泻

主症：腹痛即泻，泻下急迫，势如水注，粪色黄褐而臭。

兼次症：泻而不爽，肛门灼热，小便短黄。

舌脉象：舌苔黄腻；脉滑数或濡数。

治法禁忌：忌用健脾止泻法。

方剂禁忌：忌用补中益气汤、六君子汤；中成药不宜用健脾丸，忌用四神丸。

药物禁忌：慎用党参、人参、黄芪、干姜、肉豆蔻、罂粟壳。

3. 食积泄泻

主症：腹痛肠鸣，泻后痛减，泻下粪便臭如败卵。

兼次症：脘腹胀满，嗳腐吞酸，不思饮食。

舌脉象：舌苔厚腻或垢浊；脉滑。

治法禁忌：忌用健脾固涩法。

方剂禁忌：忌用参苓白术散、开胃进食汤；中成药不宜用健脾片、补中益气丸、理中丸、附子理中丸。

4. 脾虚泄泻

主症：大便时溏时泻，迁延反复，完谷不化，神疲乏力。

兼次症：饮食减少，食后脘闷不舒，稍进油腻则大便次数增多，面色萎黄。

舌脉象：舌淡苔白；脉细弱。

治法禁忌：忌用苦寒清热法。

方剂禁忌：忌用香连丸、葛根芩连汤；中成药慎用黄连素片、牛黄解毒片、黄连解毒丸、芩连片。

药物禁忌：慎用黄柏、黄连，忌用熟地黄、当归、柏子仁、大黄等。

5. 肾阳虚衰

主症：黎明之前脐腹作痛，肠鸣即泻，泻后则安。

兼次症：形寒肢冷，腰膝酸软，腹部喜按。

舌脉象：舌质淡，舌苔白；脉沉细。

治法禁忌：慎用苦寒清热法。

方剂禁忌：忌用知柏地黄汤、大补阴丸；中成药不宜用复方黄连素片、六味地黄丸、杞菊地黄丸。

药物禁忌：慎用熟地黄、黄连、麦冬、西洋参、生石膏等。

【生活禁忌】

（1）忌喝生水，慎生冷瓜果，忌不洁食物，忌暴饮暴食。

（2）注意腹部保暖，慎腹部受寒。

【文献选要】

〇"虚损泄一症，最不可忽略，何也？盖亡阴脱液之肇端，实劳怯之大忌"（《不居集》）。

十三、便　秘

便秘是指大肠传导功能失常，导致大便秘结，排便周期延长；或周期不长，但粪质干结，排便艰涩；或粪质不硬，虽有便意，但便出不畅的病证。

便秘的形成，主要在于大肠传导功能失常，主要原因有胃肠积热、气机郁滞、气血阴津亏虚和阴寒凝滞。对于肠胃积热，治宜泻热导滞，润肠通便，方宜麻子仁丸；气机郁滞，治宜顺气导滞，降逆通便，方宜用六磨汤加味；气虚便秘，治宜补气健脾，润肠通便，方宜用黄芪汤（《实用中医内科学》）加味；血虚便秘，治宜养血润燥通便，方宜用润肠丸加减；阳虚便秘，治宜温阳通便，方宜用济川煎加味。

便秘一证十分常见，多被患者和医者忽视，使小病酿成大病，应提高警惕，认真诊治。

【辨证禁忌】

（1）注意勿将积聚的包块误为便秘。便秘患者，腹部切诊时，左下腹可扪及条索状包块，应注意鉴别。一般说来，便秘的包块，通下后即消失，或明显减少；而积聚的包块，通下之后，依旧不变，可供鉴别。

（2）注意分辨大便不畅与大便干结。临床上对大便软而不畅与大便干燥硬结、解便困难，患者常笼统称之为便秘，应仔细询问分辨，以免误诊。

【治法禁忌】

（1）慎单用攻下法。便秘治疗虽以通下为原则，但切忌单独用攻下之法。实证之秘，宜配合清热法，或顺气导滞法；虚证便秘，当配合益气、养血或温阳法。对于肠道滞塞、腹部胀痛、排气停止的便秘（肠梗阻），切忌通便攻下，以免造成严重后果。

（2）忌泻下太过。对实证，在应用泻下法时，宜中病即止，不可太过，以免损伤脾胃；对于虚证便秘，可以在实施补法的同时，配伍泻下法，但只宜小剂，切忌大剂量。

【分证论忌】

1. 胃肠积热

主症：大便干结，腹中胀满，口干口臭。

兼次症：面红身热，心烦不安，多汗，口渴饮冷，小便短赤。

舌脉象：舌质红，少津，苔黄燥，或焦黄起刺；脉弦数或滑数。

治法禁忌：忌用温下法。

方剂禁忌：忌用济川煎、三物备急丸。

药物禁忌：忌用干姜、巴豆霜，慎用肉苁蓉。

2. 气滞不通

主症：大便干结，欲便不出，腹中胀满。

兼次症：胸胁满闷，嗳气呃逆，食欲不振，肠鸣矢气，便后不爽。

舌脉象：舌苔薄白；脉弦。

治法禁忌：慎用甘温补法，忌用收涩法。

方剂禁忌：慎用黄芪汤；中成药慎用麻仁滋脾丸、益气润肠膏。

药物禁忌：不宜用柏子仁、火麻仁、黄芪、人参，忌用罂粟壳、诃子肉等。

3. 气虚便秘

主症：粪便不干结，有便意，但临厕努挣乏力，难以排出。

兼次症：便后乏力，汗出气短，面白懒言。

舌脉象：舌质胖嫩，或舌边有齿痕，苔薄白；脉细弱。

本证型临床多见，尤其是老年、虚弱者，设忌在于容易误诊与误治。另外，值得注意的是治疗不在通便而在于运化气机，临床切忌急于求成。

治法禁忌：切忌苦寒攻下法。

方剂禁忌：禁用大承气汤、小承气汤、调胃承气汤；中成药不宜用上清丸、大黄通便冲剂、龙荟丸，慎用麻仁丸、润肠丸。

药物禁忌：忌用大黄、芒硝，不宜用火麻仁、蜂蜜、柏子仁、郁李仁等。

4. 血虚便秘

主症：大便干结，努挣乏力，面色苍白。

兼次症：头晕目眩，心悸气短，失眠健忘；或口干心烦，潮热盗汗，耳鸣，腰膝酸软。

舌脉象：舌质红，舌苔白，或舌质红，少苔；脉细弱或细数。

治法禁忌：慎用温下法，不宜用苦寒攻下法。

方剂禁忌：忌用济川煎、三物备急丸；中成药慎用黄连上清丸、三黄片。

药物禁忌：忌用干姜、巴豆霜，慎用大黄、槟榔。

5.阳虚便秘

主症：大便艰涩，排出困难，四肢不温，喜热怕冷。

兼次症：面色㿠白，小便清长，或腹中冷痛，拘急拒按，或腰膝酸冷。

舌脉象：舌质淡，舌苔白；脉沉迟或沉弦。

治法禁忌：严禁苦寒通下法。

方剂禁忌：禁用大承气汤；中成药忌用黄连上清丸、三黄片、番泻叶冲剂。

药物禁忌：忌用大黄、芒硝、芦荟、番泻叶、决明子等。

【生活禁忌】

（1）不可滥用泻药。病后因为进食过少而致的便秘，宜以开胃健脾为主，切忌滥用通下中成药，和与通便相关的保健品再损脾胃。

（2）老人、体弱之便秘，切忌过度用力努挣，以防发生虚脱。

（3）饮食不可过于精细，宜粗细搭配。

（4）切忌久坐久卧、少动，应坚持力所能及的体育活动。

【文献选要】

〇 "如大便闭塞，或里急后重，数至圊而不能便，或有白脓，或少有血，慎勿利之，利之则致病重，反郁结而不通也"（《脾胃论》）。

〇 "予观古方，通大便皆用降气品剂，盖肺气不降，则大便难传送，用杏仁、枳壳、沉香、诃子等是也。又老人、虚人、风人，津液少而秘者，宜以药滑之，用胡麻、麻仁、阿胶等是也。如妄加峻利药逐之，则津液走，气血耗，虽暂通而即秘矣，必更生他病。昔王少府患此疾，有人以驶药利之者累矣。后为肺痿咯脓血，卒至不能通尔"（《丹溪心法》）。

十四、口　疮

口疮是指口舌疮疡或溃烂的一种病证。常反复发作，经久不愈，临床颇为常见。多因心脾积热，外感热邪或阴虚阳亢，虚阳浮越所致。

口疮虽生在口腔，但与机体脏腑经络都有密切的联系，辨证与治疗，均应关注整体。一般实火者易治，虚火者难疗。对于心脾积热者，治宜清热泻火，方宜用泻黄散合导赤散加减；肺胃实热者，治宜清肺胃热，解毒，方宜用凉膈散；阴虚火旺者，治宜滋阴降火，方宜用甘露饮加味；阳虚浮火者，治宜补肾温阳，敛火止痛，方宜用金匮肾气丸加味。

口疮容易被误认为是火热所致，导致错用清热泻火之剂，临床尤当小心。

【辨证禁忌】

（1）慎将舌癌误辨为口疮。口疮与舌癌都可见舌痛、舌体溃疡。但舌癌疼痛剧烈，溃疡边缘隆起，触之易于出血，有恶臭，局部有渗出液，与口疮不同，可供鉴别。

（2）慎将狐惑病误辨为口疮。口疮与狐惑病均可见口疮，但狐惑还兼有眼部、皮肤和二阴疮疡，还有默默欲眠，卧起不安等症，可供鉴别。

（3）慎将口糜误辨为口疮。口疮与口糜均有口舌疼痛等症，但口糜是口舌片状糜烂，面较宽，而口疮多为口舌点状溃疡，可供鉴别。

【治法禁忌】

口疮之火为虚火，乃相火不潜其位之过，口疮之治，宜引火归元，不能清热泻火。

（1）切忌过用清热法。口疮以灼热疼痛为主，初起实证多有邪热，清热当为正法；但清热泻火方药多为苦寒，过用易于影响脾胃运化，导致正气受损，口疮转为慢性而经久不愈。对于久病虚火上炎之口疮，更应禁忌过用苦寒清热法。

（2）慎用辛温燥热法。口疮属虚证者，常因虚火上浮，出现上热下寒的临床表现，收敛浮火之温药，剂量宜轻，切忌过重。

【分证论忌】

1. 心脾积热

主症：口疮数目不等，灼热疼痛，疮之表面多有黄白色分泌物，周围焮红微肿。

兼次症：口渴口臭，心烦失眠，大便干燥，小便短赤。

舌脉象：舌质红，舌苔黄；脉滑数。

治法禁忌：忌用温阳法。

方剂禁忌：忌用桂附地黄汤；中成药不宜用天王补心丸、归脾丸，忌用金匮肾气丸。

药物禁忌：忌用肉桂、桂枝、附子、小茴香、干姜等。

2. 肺胃实热

主症：口疮起病较快，数量较多，表面多黄白色分泌物，疮周红肿或有水疱。

兼次症：发热头痛，咽痛，咳嗽，口渴，大便秘结，小便黄。

舌脉象：舌质红，舌苔黄；脉数。

治法禁忌：忌用温阳、补气法。

方剂禁忌：忌用桂附地黄汤；中成药不宜用天王补心丸、归脾丸、十全大补丸，忌用金匮肾气丸。

药物禁忌：忌用人参、党参、苍术、肉桂、桂枝、附子、干姜等。

3. 阴虚火旺

主症：口疮反复发作，灼热疼痛，疮周红肿稍窄。

兼次症：口燥咽干，头晕耳鸣，失眠多梦，心悸健忘，腰膝酸痛，手足心热。

舌脉象：舌质红，舌苔少；脉细数。

治法禁忌：禁用辛温、燥湿、化湿法。

方剂禁忌：忌用右归饮、五子补肾汤；中成药不宜用右归丸、补肾益寿胶囊、藿香正气水。

药物禁忌：忌用干姜、桂枝、附片、苍术、白术、白豆蔻、砂仁、藿香等。

4. 阳虚浮火

主症：口疮淡而不红，疮口大而深，表面灰白。

兼次症：经久不愈，服用清热寒凉药物则症状加重。腹胀，纳少，便溏，头晕乏力，或腰膝酸软，面色青，四肢凉，口淡无味。

舌脉象：舌质红，舌苔白；脉沉弱或浮大无力。

治法禁忌：慎用清热、养阴法。

方剂禁忌：忌用清胃散、甘露饮；中成药禁用黄连上清丸、六神丸，慎用新癀片。

药物禁忌：忌用黄连、大黄、生石膏、生地黄、玄参、麦冬等。

【生活禁忌】

（1）注意口腔卫生。忌不刷牙漱口；忌进食过快、过烫。

（2）注意营养搭配，保持大便通畅。忌挑食、偏食，忌食物过精，切忌不食果蔬、嗜好过多动物性食物的不良习惯。

（3）注意劳逸适度，保持心情舒畅。忌熬夜少睡，忌气郁发怒，忌不参加体育活动。

十五、心　痛

心痛是指心脏本身病损所致的一种病证，以膻中部位及左胸部疼痛为主要临床表现。多由心脏阴阳气血偏虚，以及寒凝、热结、痰阻、气滞、血瘀等因素引起。

心痛辨证，实证：寒凝心脉宜祛寒活血，宣痹通阳，以当归四逆汤为主方；火邪热结宜清热泻火，散结活血，以小陷胸汤为主方；气滞心胸宜疏调气机，理脾和血，方选用《景岳全书》柴胡疏肝饮；痰浊闭阻宜温化痰饮，或化痰清热，或泻火逐痰，或息风化痰等法为主，佐以宣痹通阳，痰饮者以瓜蒌薤白半夏汤或瓜蒌枳实薤白桂枝汤合苓甘五味姜辛汤去五味子、温胆汤或涤痰汤治疗；瘀血阻闭宜活血化瘀，通脉止痛，方选用血府逐瘀汤。虚证：心气不足宜补养心气而振胸阳，方选保元汤合甘麦大枣汤加减；心阴不足宜滋阴养心，活血清热，方选用天王补心丹；心阳亏虚宜补益阳气，温振心阳，方选人参汤合肾气丸。

【辨证禁忌】

（1）忌将胃脘痛误为心痛。胃脘痛多因长期饮食失节，饥饱劳倦，情志郁结，或外感寒邪，或素体阳虚，脾胃虚寒所致。但其疼痛的发生，多在食后或饥饿之时，部位主要在胃脘部，多有胃脘或闷或胀、或呕吐吞酸、或不食、或便难、或泻痢、或面浮黄、四肢倦怠等症，与胃经本病参杂而见。而心痛则少有此类症状，多兼见胸闷、气短、心悸等症。进行心电图、胃镜等检查，不难鉴别。

（2）忌将胁痛误为心痛。胁痛部位主要在两胁部，且少有引及后背者，其疼痛特点或刺痛不移，或胀痛不休，或隐痛悠悠，鲜有短暂即逝者；其疼痛诱因常由情绪激动；而缘于劳累者多属气血亏损，病久体弱者。常兼见胁满不舒、善太息、善嗳气、纳呆腹胀或口干、咽干、目赤等肝胆经症状及肝郁气结乘脾之症状，这些则是心痛少见的伴随症状。但是部分胆囊炎的患者临床表现为胸痛，即胆心综合征，需要进行心电图与超声波检查以便区分。

（3）忌将胸痛误为心痛。凡歧骨之上的疼痛称为胸痛，可由心肺两脏的病变（急性心包炎、急性肺动脉栓塞、主动脉夹层动脉瘤等）所引起。胸痛之因于肺者，其疼痛特点多呈持续不解，常与咳嗽或呼吸有关，而且多有咳唾、发热或吐痰等。心痛的范围较局限，且短气、心悸多与心痛同时出现，心痛缓解，短气、心悸等亦随之而减。现代医学认为肺、胸膜、心包、食管、纵隔的病变均可能出现胸痛的症状。可行胸部 CT、纤维支气管镜、食管镜等检查，以便鉴别。

（4）忌将腹痛误为心痛。真心痛的部分患者症状不典型，临床上以腹痛为主要表现，此时千万不要想当然地认为是急腹症（急性胰腺炎、消化性溃疡穿孔、急性胆囊炎、胆石症等），而忽略心脏病变。

（5）忌将牙痛误为心痛。牙痛患者因为牙齿与牙周的病变出现牙痛，容易与部分心绞痛表现为牙痛者相混淆，需要检查心电图、心肌酶谱、肌钙蛋白等，以进行鉴别。

（6）忌将背痛误为心痛。真心痛大多伴有放射痛，具体表现为胸痛，同时向右上肢、右前臂与左侧背部放射；如果以放射至背部为主要表现者，切不可误以为腰背痛、腰肌劳损而误诊。

【治法禁忌】

1. 忌不辨心痛轻重　一般情况下，心痛病情轻重的判别，大致可根据以下几点：

（1）心痛发作有无诱因：若无明显诱因，发生在清晨，安静状态者更严重。

（2）心痛发作频率：发作频繁者重；反之则轻。

（3）每次心痛发作的持续时间：瞬息即逝者轻；持续时间长者重；若心痛持续数小时或数天不止者，而且经含化硝酸酯类药物，症状没有缓解者更重。

（4）心痛发作部位是否固定：疼痛部位固定，病情较深、较重；反之则轻。

（5）心痛证候的虚实：证候属实者较轻；证候虚象明显者较重。

（6）病程长短：一般说来，初发者较轻；病程迁延日久者较重。

（7）患者全身情况：各项生命体征是否平稳，有无烦躁不安、出汗、恐惧，或有濒死感；从而判断属于稳定性心绞痛、不稳定性心绞痛、急性心肌梗死。

总之，判断心痛病情的轻重，应把心痛的局部表现与全身状况结合起来进行综合分析，才能得出正确的结论。

2. 忌不辨证，滥用活血化瘀或豁痰通络药　《素问•脉要精微论》云："脉者，血之府也……涩则心痛。"由于致痛原因有别，故又有寒凝血瘀、热结血瘀、气滞血瘀、痰瘀互结、气虚血瘀等不同，临床辨证应将各有关证候与本病互相参照，以资鉴别。此外，尚须提及的是，无论何因所引起之心痛，即使临床中血瘀的证候不明显，但由于"心主血脉"，而经又云"心痹者，脉不通"，故总与"心脉痹阻"的病机有关。在辨证时，对病程短者，应考虑其伴有血脉涩滞的一面；对病程长者，则应顾及其伴有阻痹心脉的一面。《灵枢•经脉》谓："手少阴气绝则脉不通，脉不通则血不流"，故发生心痛、胸闷、短气、喘息；心气鼓动无力，则心慌，脉虚细缓或结代。但是如果不辨证而单独使用活血化瘀药，临床验证其疗效很差。

"脾为生痰之源"，脾虚运化无权，既能生痰，又多兼湿。痰为阴邪，其性黏滞，停于心胸，则窒塞阳气，络脉阻滞，酿成是证。痰之为患，也常可因恼怒气逆而致痰浊气结互阻胸中，猝然而作心胸剧痛。痰浊闭阻一证，有如此不同表现，必须据证详析。同样，如果不辨证论治，单纯使用豁痰之品，疗效一样不佳。

【分证论忌】

1. 实证

（1）阴寒凝滞

主症：心痛较剧，遇寒易作，猝然心痛如绞，形寒，天时寒冷或迎寒风则心痛易作或加剧，甚则手足不温，冷汗出，短气心悸，心痛彻背，背痛彻心。

兼次症：胸闷，心悸气短，手足不温，甚至四肢厥冷，冷汗出。

舌脉象：舌淡，苔薄白；脉紧。

本证型设忌的要点在于强调心阳不振，复受寒邪，以致阴寒盛于胸中，阳气失去布展，寒凝心脉，营血运行不畅，"阳微阴弦"的病机特点。《素问·举痛论》云："帝曰：愿闻人之五脏卒痛，何气使然？岐伯对曰：经行不止，环周不休，寒气入经而稽迟，泣而不行，客于脉外则血少，客于脉中则气不通，故卒然而痛。"此证明显伴有寒邪外感的天时寒冷或迎寒风则心痛易作或加剧的症状，首先必须与胃脘痛鉴别，胃脘痛大多伴有打嗝、反酸，因此不宜理气和胃止痛；不是表寒里热，更不能清热解毒、凉血，再度损伤阳气，"寒则凝"，导致气血运行障碍；也不宜滋阴养血，加重血脉壅塞；临床上患者出现心痛彻背，背痛彻心，单纯使用活血化瘀法治疗，疗效也欠佳。如果出现四肢厥冷，冷汗出，高度警惕出现厥脱的可能。

治法禁忌：忌用清热泻火、凉血解毒法。

方剂禁忌：忌用小陷胸汤、左归饮。

药物禁忌：忌用大黄、黄柏、黄连、芒硝、阿胶、熟地黄、龟甲、鳖甲。

必要时配伍活血行气之品，体现"气行则血行"，如当归、白芍、川芎；由于寒邪容易损伤人体阳气，而阳虚又易生阴寒，配伍温阳益气之品如黄芪、党参、桂枝顾护正气，"热则行"；还可以配伍化痰药物，如瓜蒌、薤白、半夏，避免痰浊为患，随气升降，阻滞经络。

现代医学的冠心病、心肌梗死、心包炎等引起的心前区疼痛，可以参考此证型论忌。

（2）火邪热结

主症：心中灼痛，口干，烦躁，气粗，痰稠。

兼次症：或有发热，大便不通。

舌脉象：舌红，苔黄或糙；脉数或滑数。

本证型设忌的要点在于强调感受温热火邪，或者气郁化火的火热病机特点。《诸病源候论·胸痹候》曰："因邪迫于阳气，不得宣畅，壅瘀生热。"症见心中灼痛，口干，烦躁，气粗，痰稠，舌绛红，无苔，脉细，此为实火，不能误认为"阴虚生内热"，治疗不能"滋阴清热"，更不能"抱薪救火"，贸然使用祛寒温阳、宣痹通阳、温阳益气之品导致两阳相加，热灼津液而为痰，热煎血结而成瘀，加重闭阻心脉的情况；温燥活血之品也不宜选用；理气之品大多数性味偏温不宜单独使用。

治法禁忌：忌用祛寒温阳、宣痹通阳、温阳益气法。

方剂禁忌：忌用当归四逆汤、肾气丸、右归饮。

药物禁忌：忌用人参、附片、鹿茸、桂枝、干姜、黄芪。

必要时针对热结胸脉，配伍凉血、活血、行气之品，体现"通则不痛"，如牡丹皮、赤芍、枳实、蒲黄、郁金；配伍化瘀搜络的水蛭粉、土鳖虫；还可以配伍化痰药物，如胆南星、浙贝母、天花粉，避免热邪瘀血夹痰为患，阻滞心脉。

现代医学的冠心病、心肌梗死、心包炎等引起的心前区疼痛，可以参考此证型论忌。

（3）气滞心胸

主症：心胸满闷，隐痛阵阵，痛无定处，时欲太息，遇情志不畅则诱发、加剧。

兼次症：或可兼有脘胀，得嗳气、矢气则舒等症。若见口干、心烦易怒、面颊时红等，为气郁化热之象。

舌脉象：苔薄或薄腻；脉细弦。

本证型设忌的要点在于强调情志抑郁，气滞上焦，胸阳失展，血脉不和的病机特点。《杂病源流犀烛·心痛源流》曰："心痛之不同如此，总之七情之由作心痛"。口干、心烦易怒、面颊时红等，为气郁化热之象；伴有脘胀，得嗳气、矢气则舒等症不是阳明腑实，切忌清热泻下、通腑泄热，损伤正气，加重气滞。亦不能填精养阴，因为滋腻之品胶固气机，气血运行更加不畅；单独使用温阳之品，可能导致化燥伤阴。

治法禁忌：忌用清热泄下、温阳益气、填精滋阴法。

方剂禁忌：忌用小陷胸汤、泻心汤、生脉散、真武汤。

药物禁忌：忌用黄连、黄芩、大黄、黄柏、芒硝、附片、桂枝、龟甲、鳖甲、熟地黄、麦冬、枸杞子、山药。

治疗应当根据"气帅血行""气行则血行"的理论，以行气活血为法。气滞血瘀明显心痛者，必要时配伍蒲黄、五灵脂（失笑散），增强活血化瘀、散结止痛的功效；兼见脾胃气滞者，合用逍遥散理脾和血；兼见脾湿者，加砂仁、檀香。

现代医学的冠心病、心肌梗死、心包炎等引起的心前区疼痛，可以参考此证型论忌。

（4）痰浊闭阻

主症：胸闷如窒而痛，或痛引肩背，气短喘促，肢体沉重，形体肥胖，痰多。痰饮者，胸闷重而心痛轻，遇阴天易作，咳唾痰涎；痰浊者，胸闷而兼心痛时作，痰黏；痰热者，痰稠，色或黄，大便偏干；痰火者，胸闷，心胸时作灼痛，痰黄稠厚，心烦，口干，大便干或秘；风痰者，胸闷时痛，并见舌謇偏瘫，眩晕，手足颤抖麻木之症。

兼次症：兼湿者，则可见口黏，恶心，纳呆，倦怠，或便软等症。

舌脉象：苔白腻或白滑，脉滑；或苔白腻而干，或淡黄腻，脉滑数；或苔黄腻，脉滑数；或苔腻，脉弦滑。

本证型设忌的要点在于注重痰为阴邪，其性黏滞，停于胸中，窒塞阳气，脉络阻滞的病机特点。《内经》云："痰之本，水也，源于肾。"治疗应该分清寒痰、热痰。如果胸闷重而心痛轻，遇阴天易作，咳唾痰涎属于痰饮者，不宜化痰清热，或者泻火逐痰；如果胸闷，心胸时作灼痛，痰黄稠厚，心烦，口干，大便干或秘属痰火者，不宜温化痰饮；舌謇偏瘫，眩晕，手足颤抖麻木之症，要与肝风内动区别，不宜平肝息风，应当息风化痰为法。尤其不能使用滋腻之品，助湿生痰；也不能使用克伐脾胃之品，脾胃运化失常更容易滋生痰湿。

治法禁忌：忌用滋养心肾，养心安神法。

方剂禁忌：忌用左归饮、生脉散、真武汤。

药物禁忌：忌用阿胶、龟甲、鳖甲、麦冬、五味子、熟地黄、白芍、大黄、制首乌。

《医述》曰："凡用痰药，须加行气药于其中，如木香、香附、砂仁之类，胃气得香味而能行，痰涎因气行而不滞。若无行气药，多不见效。寒痰用气药固然，至于热痰，虽用芩连，亦必以气药助之，所谓从治法也。不然痰已胶固，又用凉药，必不运行。常见人以凉药治热痰而不效者，以其中无气药为之向导故耳。"因此，必要时配伍陈皮、瓜蒌皮、木香、砂仁。对痰与瘀的关系，近来有人提出"痰瘀相关论"，认为痰与瘀具有同源、同病、同治的密切关系，因此，在祛痰时应考虑到化瘀问题，选用丹参、桃仁、红花、川芎。另外，考虑"脾为生痰之源"，应该使用健脾的党参、黄芪、白术、茯苓，《临证指南医案》中说："痰乃病之标，非病之本也，善治者治其生痰之源。"

现代医学的冠心病、心肌梗死、心包炎等引起的心前区疼痛，可以参考此证型论忌。

（5）瘀血痹阻

主症：心胸疼痛较剧，如刺如绞，痛有定处，固定不移，入夜尤甚，时或心悸不宁。

兼次症：伴有胸闷，日久不愈，或可由暴怒而致心胸剧痛。

舌脉象：舌黯红，苔薄，紫黯或有瘀斑，或舌下血脉青紫；脉沉涩或结代。

本证型设忌的要点在于强调如由于寒凝、热结、痰阻、气滞、气虚等多种因素导致血脉瘀滞的病机特点。《素问·脉要精微论》曰："脉者，血之府也……涩则心痛。"虽然胸闷，日久不愈，脉沉涩或结代，不能拘泥于"久病多虚"，本证具有疼痛较剧，如刺如绞，痛有定处，固定不移的瘀血阻塞心脉特征，不宜单纯采用补气药物，以免壅滞气机；而如果使用滋阴等补法则会导致气机更加闭阻，心脉更加不通的情况，应当活血化瘀，通脉止痛；同时不能使用清泻痰火之品，损伤阳气，引起血液无力被推动；也不能养阴滋腻，阻碍气机，引起气血运行障碍。

治法禁忌：忌用清泄痰火、养阴滋腻法。

方剂禁忌：忌用小陷胸汤、右归饮、瓜蒌薤白半夏汤、瓜蒌薤白白酒汤。

药物禁忌：忌用熟地黄、麦冬、五味子、白芍、黄柏、龟甲、鳖甲。

临证时，注意区分寒凝与热瘀，从而选用温性或者凉性活血药；区分寒痰、热痰、风痰，还可以配伍化痰药物，如僵蚕、半夏、白芥子、猪牙皂或者胆南星、贝母、天花粉，避免风邪夹痰为患，随气升降，阻滞脉络；瘀血内停，可以配伍活血搜络的全蝎、蜈蚣，但是不能长期使用破血药物，以免耗伤正气。

现代医学的冠心病、心肌梗死、心包炎急性加重期等出现的心前区疼痛，可以参考此证型论忌。

2. 虚证

（1）心气不足

主症：心胸阵阵隐痛，时作时止，心悸，胸闷气短，动则喘息，心悸且慌，倦怠乏力，遇劳则甚。

兼次症：或懒言，面色㿠白，头晕目眩，或易汗出。

舌脉象：舌淡红胖，有齿痕，苔薄；脉虚细缓或结代。

本证型设忌的要点在于强调"心主血脉"，如果思虑过度，劳伤心神，损伤心气，心气不足，胸阳不振的病机特点。《灵枢·经脉》曰："手少阴气绝，则脉不通；脉不通，则血不流；血不流，则发色不泽，故其面黑如漆柴者，血先死。"症见胸闷气短，动则喘息，应该与喘证相鉴别。喘证是肺气宣降失调，大多伴有咳嗽、咯痰，治疗应当宣肺平喘。心胸阵阵隐痛，倦怠乏力，遇劳则甚，脉虚细缓或结代，不能认为是"不通则痛"，从而使用清热解毒、泻火、通阳泄浊法，这样会更加损伤正气，犯"虚虚实实"之戒，导致气血运行更加无力；克伐正气的破气、破血、泄痰之品亦然。

治法禁忌：忌用清热泻火、通阳泄浊法。

方剂禁忌：忌用小陷胸汤、血府逐瘀汤、左归饮。

药物禁忌：忌用大黄、芒硝、黄连、黄芩。

此证型补养心气，振奋胸阳为正法；必要时配伍补心阳之品，体现"阳化气""辛甘通阳"之意，如桂枝、细辛；同时注意配伍活血、理气、化痰之品而不伤正气，如用当归、丹参养血行瘀；少用青皮、枳实理气，瓜蒌、薤白化痰。

现代医学的冠心病、心肌梗死、心包炎等引起的心前区疼痛，可以参考此证型论忌。

（2）心肾阴虚

主症：心胸疼痛时作，胸闷且痛，或灼痛，腰酸腿软。

兼次症：或兼胸闷，心悸怔忡，心烦不寐，头晕目眩，耳鸣，盗汗口干，大便不爽，或有面红升火之象。

舌脉象：舌红少津，苔薄或剥；脉细数、细涩或结代。

本证型设忌的要点在于素体阴虚，或者思虑劳伤过度，耗伤营阴，或者邪火、痰火灼伤心阴，久病及肾，心失所养的病机特点。虽然症见胸闷且痛，或灼痛，盗汗口干，或有面红升火之象，但是其舌红少津，苔薄或剥，脉细数，细涩或结代，切勿误认为是"心肝火旺"，治以温补心肾，使用温阳之品重伤阴津；伴见头晕目眩，耳鸣，又不能认为是外风扰动，误用祛风之品，加重虚风内动；临床上又有阴伤及气、气阴两伤、阴虚发热的不同，不能清热解毒、利尿除湿，否则损伤正气、阴津。

治法禁忌：忌用温补心肾、通阳泄浊、开痹散寒法。

方剂禁忌：忌用真武汤、右归饮、参附汤。

药物禁忌：忌用附片、肉桂、干姜、仙茅、淫羊藿；不宜用半夏、南星；慎用柴胡、降香、青皮、川芎、泽泻。

必要时配伍"酸甘化阴"之品，如五味子、山茱萸、甘草；心痛明显者，配伍宜行气通脉，如牡丹皮、丹参、赤芍，甚至搜剔经络的全蝎、蜈蚣；还可以伍用理气药物，如瓜蒌皮、郁金、枳实、玫瑰花、延胡索，但是避免用药温燥；如果阴伤及血，可以配伍四物汤、归脾汤心脾双调。

现代医学的冠心病、心肌梗死、心包炎慢性期等引起的心前区疼痛，可以参考此证型论忌。

（3）阳气虚衰

主症：心悸动而痛，胸闷，气短，甚则胸痛彻背，腰酸，乏力，面色苍白，唇甲淡白或青紫。

兼次症：神倦怯寒，遇冷则心痛加剧，动则更甚，四肢欠温，自汗。

舌脉象：舌质淡胖，苔白或腻，脉虚细迟或结代；舌质淡白或紫黯，脉沉细或沉微欲绝。

本证型设忌的要点在于强调"阳微阴弦"的病机特点，是针对素体阳气不足，或者心气不足发展成为阳气亏虚，或者寒湿饮冷损伤心阳，气血失去鼓动，阳虚生内寒，寒凝心脉。《金匮要略·胸痹心痛短气病脉证治》曰："师曰：夫脉当取太过不及，阳微阴弦，即胸痹而痛，所以然者，责其极虚也；今阳虚知在上焦，所以胸痹、心痛者，以其阴弦故也。"症见心悸动而痛，胸闷，气短，甚则胸痛彻背，腰酸，乏力，面色苍白，唇甲淡白或青紫，不是单纯的瘀血内停，不宜单独使用理气、化痰、活血化瘀之品，防止耗伤正气；不能使用清热泻火之品，导致心阳更加受伤。

治法禁忌：忌用清热泻火法。

方剂禁忌：方剂忌用小陷胸汤。

药物禁忌：忌用黄连、黄芩、大黄、黄柏、金银花、连翘。

治疗主要以补益阳气、温通心脉为法，如同"离照当空，阴霾自散"；必要时配伍温通心阳与温补肾阳之品，因为肾为元气之根，如川乌、鹿角片、细辛、高良姜；阳虚出现水饮犯肺者，可以伍用真武汤；如果大汗淋漓，脉细欲绝者，使用参附龙牡汤、山茱萸回阳固脱；寒凝气滞者，加用檀香、沉香、薤白、香附。

现代医学的冠心病、心肌梗死、心包炎晚期出现心力衰竭等引起的心前区疼痛，可以参考此证型论忌。

【生活禁忌】

（1）忌不注意调摄精神。精神情志变化可直接影响于心，导致心脏损伤，即沈金鳌指出的"七情之由作心痛"。因此，注意精神的调摄，避免过于激动、喜怒或思虑无度，保持心情愉快，这对预防心痛的发生、发展是很重要的。调畅情志，使患者情志舒畅，建立战胜疾病的信心，减轻思想负担，解除焦虑、紧张，以利于气血畅达，脏腑功能恢复。

（2）忌不在急性期卧床休息。真心痛急性期要求患者必须卧床休息两周以上，慎大声说话、剧烈咳嗽，忌下床大小便，保持环境安静，减少探视。

（3）忌不注意生活起居。气候的寒暑晴雨变化，对心痛的发生、发展也有明显的影响。应避免薄衣单被，忌受风寒和暑热，做到冷暖适宜。

（4）忌不注意饮食调节。平素饮食注意调节是十分重要的，饮食上避免过食肥甘，宜少食多餐，饮食以含必需的热量和营养、易消化、低钠、低脂肪而少产气者为宜。另外，酒烟等刺激之品对于脏腑功能亦有影响，应该禁烟戒酒，同时避免吃得过饱。

（5）忌不注意劳逸结合。在中医摄生理论中，不仅主张"饮食有节""起居有常"，而且还主张"不妄作劳"。所谓"不妄作劳"表达了"要劳"，但不要"过劳"的劳逸结合的思想。《素问·宣明五气》所说的"久视伤血，久卧伤气，久坐伤肉，久立伤骨，久行伤筋"，就是说明劳逸失宜会给人体带来损害，这对于心痛同样是重要的。过劳易耗伤心及其他脏腑的气血阴阳，好逸则易致气血停滞，这些对于心痛都是不利的。因此，必须强调在患者体力许可范围内要适当活动锻炼，也就是丹溪强调的所谓"动而中节"。

（6）忌不保持大便通畅。若大便秘结，患者用力排便，易诱发真心痛，严重者导致猝死。

【文献选要】

○"治心疝发作，有时激痛难忍方。真射罔、吴茱萸分等。捣末，蜜和丸，如麻子。服二丸，日三服。勿吃热食"（《肘后备急方》）。

○"忌猪肉、生葱、海藻、菘菜、桃、李、雀肉等。药尽更合，酒饮无拘，食前后任意"（《外台秘要》）。

○"九种心痛方三首　《广济》疗九种心痛，蛔虫冷气，先从两肋，胸背撮痛，欲变吐。当归鹤虱散方……忌生葱、生冷物、油腻、黏食"（《外台秘要》）。

○"心痛甚者，脉必伏，以心主脉，不胜其痛，其脉自伏也，切不可因其脉伏神乱，骇为心虚，而用地黄、白术补之。盖邪得温药则散，得寒腻药则不散，不可不慎之也"（《叶选医衡》）。

○"痛甚脉必伏，用温药附子之类，不可用参、术。诸痛不可补气"（《丹溪心法》）。

○"脉法：大凡痛甚者，脉必伏，且有厥冷昏闷、自汗寒热之症。切不可疑为虚寒，即投温补，宜究病因而施治，方为无失"（《证治汇补》）。

十六、不 寐

不寐，又称失眠，是因为脏腑功能失调，阳不入阴，心神不安所引起的经常不易入寐的病证。有入寐困难者，有入寐后易醒者，有醒后难以再寐者，也有时寐时醒者。不寐多因内伤所致，如情志不舒、心脾两虚、阴虚火旺、心肾不交、痰热内扰和胃气不和等。辨证要点在于抓住脏腑病变特点和不寐的不同临床表现；治疗强调在辨证的基础上采用安神镇静法。对心脾两虚者，治宜补益心脾、养血安神，方宜用归脾汤；阴虚火旺者，治宜滋阴降火、清心安神，方宜用交泰丸；肝郁血虚者，治宜疏肝、养血、安神，方宜用安神定志丸加味；痰热内扰者，治宜化痰清热、养心安神，方宜用清火涤痰汤；胃气不和者，治宜和胃化滞，方宜用保和丸合越鞠丸。

不寐之证极为常见，病因复杂，反复难愈，病患十分痛苦，医者应该重视，耐心诊治，切忌轻率了事。

【辨证禁忌】

（1）注意仔细辨别因其他病证引起的不寐。忌将他病之苦所致的不得卧误为不寐。

（2）切忌将癫证、狂证误辨为不寐。癫与狂常有顽固性的不寐，互相有明显的因果关系，临床上没有明显的界限，容易被忽视。一般来说，不寐虽病程也长，但预后良好。若不寐久治误治，忧思久郁，进一步损伤心脾，久病则气滞痰生，加上心胆气虚，痰浊上逆，蒙蔽心窍，神志恍惚，不能自主，转为癫证；也有因痰浊内阻，肝郁化火，或心火内炽，结为痰火，火扰心神，心窍不开，神志为之逆乱，而发为狂证。鉴别的要点在于癫狂有神志失常的各种表现，而不寐则始终神志不乱，可供鉴别。

【治法禁忌】

（1）慎用燥热辛温治法。对于热邪扰心的不寐者，自当禁用燥、热、辛、温治法，这很容易理解，即使是阳虚内寒的不寐者，也应慎用燥热、辛温法，以免致躁动兴奋而加重不寐。

（2）忌忽视精神疏导法。治疗不寐，不宜单独依赖药物，应该配合医者、家人疏导，以及自我调适，才能获得巩固的疗效。

【分证论忌】

1.心脾两虚

主症：不寐，多梦，易醒，醒后再难入睡，不思饮食，面色萎黄。

兼次症：心悸，心慌，神疲乏力，口淡无味，或食后腹胀，或月经过多。

舌脉象：舌质淡，苔薄白；脉缓弱。

本证之设忌在于对失寐临床表现的仔细辨证，有一些心脾两虚的失寐者，醒后难以入睡，亦有短暂心烦不安者，易于误辨热邪扰心而错用清热重镇之方药。

治法禁忌：忌用清热安神法。

方剂禁忌：忌用朱砂安神汤、天王补心汤；中成药不宜用朱砂安神丸、天王补心丸、牛黄清心丸、磁朱丸、交泰丸。

药物禁忌：忌用黄连、大黄、牛黄、磁石、朱砂等。

2. 阴虚火旺

主症：入寐困难，心中烦热，悸动不安。

兼次症：手足心发热，盗汗，咽干，或头晕目眩，腰酸梦遗。

舌脉象：舌质红，舌苔少；脉细数。

本证之设忌主要关注阳热扰神的失寐者，久治不愈，兴奋不安，亦有精神困倦者，当以舌脉为据，切忌被假象所惑。

治法禁忌：忌用辛温、燥热法。

方剂禁忌：不宜用归脾汤、高枕无忧散；中成药不宜用归脾丸、柏子养心丸、安神补脑液。

药物禁忌：不宜用麻黄、桂枝、附子、干姜、鹿茸，慎用川芎、细辛等。

3. 痰热内扰

主症：不寐，入睡困难，心烦口苦，头重目眩，胸闷。

兼次症：恶心，痰多，嗳气或大便秘结。

舌脉象：舌质红，舌苔厚腻；脉滑数。

本证之设忌，在于痰邪之特殊性，痰为阴邪，痰热扰神，易生怪病、难症，在纷繁复杂的临床症状面前最易误辨，故当注意禁慎。

治法禁忌：忌用补气、健脾、温里法。

方剂禁忌：忌用归脾汤、天王补心汤；中成药不宜用安神补脑液、柏子养心丸、养血安神片、天王补心丸、归脾丸。

药物禁忌：不宜用党参、人参、生地黄、熟地黄、肉苁蓉、鹿角胶、桂枝、附片等。

4. 肝郁化火

主症：难以入睡，睡后易惊醒，多梦。

兼次症：胸胁胀满，善太息，平素性情急躁易怒。

舌脉象：舌质红，舌苔白；脉弦。

本证之设忌，侧重“郁”字之特性，郁乃气机壅塞不通，此失寐之神，不必安，贵在于“通”。凡“郁”表面为肝，实为心神之病，使道通畅，君令顺达则神安，何来失寐哉！故最忌阻塞的方药与情志不遂。

治法禁忌：忌用甘温补气法。

方剂禁忌：忌用补中益气汤；中成药不宜用补中益气丸、归脾丸。

药物禁忌：不宜用黄芪、人参、红参、党参、桂枝、麻黄等。

5. 胃气不和

主症：不寐，脘腹胀满，或胀痛，嗳腐吞酸，厌食。

兼次症：恶心或呕吐，大便奇臭，或便秘不畅。

舌脉象：舌苔黄厚或腻；脉弦滑或滑数。

本证设忌主要考虑临床上易于把失寐与胃胀、腹胀当作脾胃虚弱论治，忽视因食积不化所致失寐者。

治法禁忌：忌用健脾补气法。

方剂禁忌：忌用四君子汤、参苓白术散；中成药不宜用香砂养胃片（丸）、归脾丸、朱砂安神丸。

药物禁忌：不宜用人参、白术、熟地黄、当归、麦冬等。

【生活禁忌】

（1）忌精神紧张和疑虑，宜配合心理疏导。

（2）忌居处环境喧闹噪声。

（3）忌生活无规律，不按时作息、工作、生活、学习。忌不参加体育活动。

（4）夜间忌过饱，不宜服用浓茶、咖啡等兴奋性饮品。忌熬夜劳作；忌房事过多；忌食辛辣燥热食品，如胡椒、羊肉、狗肉、桂圆等。

凡睡眠障碍，以及现代医学所谓抑郁症、焦虑症、强迫症等出现睡眠不佳者，均可参照辨证论忌。

【文献选要】

○ "胃不和，则卧不安"（《素问》）。

○ "晚食常宜申酉前，何夜徒劳滞胸膈"（《孙真人卫生歌》）。

○ "寝不得大声叫呼"（《老老恒言》）。

○ "首勿北卧，谓避阴气"（《老老恒言》）。

○ "夜寝燃灯，令人心神不安"（《云笈七笺》）。

○ "头勿北卧，及墙北亦勿安床"（《备急千金要方》）。

○ "饮浓茶则不寐……而浓茶为阴寒之性，大制元阳，阳为阴抑，则神索不安，是以不寐也"（《景岳全书》）。

十七、癫　痫

癫痫是以突然仆倒，昏不知人，口吐涎沫，两目上视，肢体抽搐，或口中如作猪羊叫声等，移时苏醒等为主要表现的一种发作性神志失常的疾病。又称痫证、癫疾，俗称"羊痫风"。由于癫痫多是时发时止，且呈反复发作，日久必然影响到五脏的功能，导致五脏气血阴阳俱虚，即所谓"痫久必归五脏"，故多见虚实夹杂、正虚邪实的情况。

癫痫辨证，发作期：阳痫证宜清化痰热，息风定痫，方选清热镇惊汤化裁，尚可送服定痫丸；阴痫证宜温阳除痰，顺气定痫，方选五生丸以二陈汤送服。休止期：脾虚痰盛宜健脾化痰，方选六君子汤加减，若痰黄量多，舌苔黄腻者，可改用温胆汤加减；肝火痰热宜清肝泻火，化痰开窍，方选用龙胆泻肝汤合涤痰汤加减；肝肾阴虚宜滋养肝肾，方选大补元煎加减。因惊怖所触，宜镇惊安神法。有外伤病史而常发癫痫者，或癫痫病久频繁发作者，宜重视活血化瘀，并酌加顺气化痰、疏肝清火等品，如通窍活血汤加减。

【辨证禁忌】

（1）忌忽略癫痫不典型发作（小发作、精神运动型发作）。本病一般具有神志失常和肢体抽搐等特定的临床症状，但因证候轻重之异，发作表现也有不同。有的临床症状典型，也有表现为突然神志丧失而无抽搐者，如患者突然中断活动，手中物件掉落，或短暂时间两目直视、呆木不动、呼之不应，经几秒钟即迅速恢复，事后对发作情况完全不知。一般说发作时间短，间歇时间长者病情轻；反之，则病情重。

（2）癫痫忌不与厥证加以区分。厥证是以突然昏倒，不省人事，或伴有四肢逆冷，发作后一般常在短时内逐渐苏醒，轻者昏厥时间较短，自会逐渐苏醒，醒后无偏瘫、失语、口眼㖞斜等后遗症。如《素问·厥论》说："厥……或令人暴不知人，或至半日，远至一日乃知人者。"厥证发作严重者，有突然仆倒，昏不知人的现象，与癫痫相似，但一般无口吐涎沫，两目上视，肢体抽搐，或口中如作猪羊叫声等的表现。

（3）忌不与慢惊之证鉴别。慢惊多属小儿高热或吐泻后之并发症，多属虚证，无突然昏仆抽搐，吐沫和声若畜叫等症出现，病愈之后，无反复发作，不难鉴别。

（4）忌不与癫狂之证鉴别。《医学正传·癫狂痫证》指出："盖阳气逆乱，故令人卒然暴仆而不知人，气复则苏，此则痫之类也……癫疾欲走呼，腹满不得卧，面赤而热，妄见妄言……此则癫狂之候也。"《医学从众录·痉厥癫狂痫瘫痪》曰："痫者，猝然昏仆，筋脉瘛疭，口角流涎，或作牛马猪羊鸡之声，后人分为五痫是也。癫者，或歌或哭，如醉如痴，其候多静而常昏。狂者，语言狂妄，少卧不饥，其候多躁而常醒。"《医学入门·痫与癫狂不同》曰："痫与癫狂相似，但痫病时发时止，邪流五脏；癫狂经久不愈，邪全归心。"故不难鉴别。

（5）癫痫忌不与痉证加以区分。癫痫与痉证虽同有四肢抽搐拘急，然而癫痫发后四肢软倦，短时间神志转清，不伴发热；痉病发时多身强直而兼角弓反张，不易清醒，常伴发热。

（6）癫痫忌不与中风加以区分。清代李用粹《证治汇补·痫与卒中痉病辨》云："三症相因，但痫病仆时口作六畜声……若中风……则仆地无声，醒时无涎沫，亦不复发。惟痉病虽时发时止，然身体强直，反张如弓，不似痫病身软作声也。"可见癫痫与中风虽同有昏仆，然而癫痫仆地有声，神昏片刻即醒，醒后如常可以再发；中风仆地无声，神昏须经救治或可逐渐清醒，而且多有半身不遂、偏身麻木诸症存在。

【治法禁忌】

（1）忌治疗不区分发作期与休止期。发作期先治其标，在休止期杜其生痰动风之源，以治其本。《中医内科急症证治·癫痫》曰："癫痫发作的急救处理原则，首先是急治其标，控制发作。宜以豁痰息风，开窍定痫为法，选用药效快而作用强的方药，采用不同给药途径，尽快解除病人昏厥和抽搐的危急证候""……病情转入间歇期阶段，治疗重点当以调理脏腑，平顺气机，健脾化痰，补益肝肾，养心安神，杜其生痰动风之源，以治其本，防止癫痫的复发"。

（2）忌不区分阳痫和阴痫。阳痫偏于实热；阴痫偏于虚寒。临床辨别主要根据症状、舌象和脉象。此外，也有抽搐频繁发作，可于一小时内二三发，或一日内十数次以上发作，神志障碍严重，因在两次发作之间，神志未及清醒则又丧失，其病愈加深重，终至神志昏聩。

（3）谨慎使用涌吐风痰法。此法适用于阳痫频作而体质壮实者，并且在发作时多有大量痰涎从口中溢出，属痰浊壅塞胸中而上逆者，选三圣散。本法对痰涎壅盛的阳痫有一定的疗效，但体虚者慎用。

（4）忌忽略休止期的调理。本病休止期仍有一定的临床症状，其中以脾虚痰盛、肝火痰热、肝肾阴虚等脉证为多见；但部分病例休止期可毫无自觉症状。对无自觉症状的患者，应了解发病形式上的变化；追访病史，重视外伤病史、发热病史与发病的关系；询问患病以后体质、智力的变化，进行辨证分析。重点在于调理生活，去除发作的诱因。

【分证论忌】

1. 发作期

（1）阳痫证

主症：常有头晕头痛，胸闷，善欠伸等先兆症状（亦可无明显先兆者），旋即昏倒仆地，不省人事，面色先潮红、紫红，继之青紫或苍白，口唇青黯，两目上视，牙关紧闭，颈项侧扭，手足搐搦、抽掣，或喉中痰鸣，或口吐涎沫，或发时有类似猪、羊的叫声。也有短暂神志不清，或精神恍惚而无抽搐者。

兼次症：甚则二便自遗，不久渐渐苏醒，除感疲乏无力外，起居饮食如常。

舌脉象：舌质红，苔多白腻或黄腻；脉弦数或弦滑。

本证型设忌的要点在于强调内风夹痰横窜，气血逆乱于胸中，心神失守。阳痫属于实热证，一般情况下患者体质比较强壮，每次发作时间较短，发作比较频繁。常有头晕头痛，胸闷，善欠伸等先兆症状，旋即昏倒仆地，不省人事，与厥证发作严重者、中风患者，有突然仆倒，昏不知人的现象相似。但癫痫一般有口吐涎沫，两目上视，肢体抽搐，或口中如作猪羊叫声等的表现；厥证患者伴见四肢逆冷，但是恢复后一般没有后遗症；而中风患者还大多遗留半身不遂的症状。癫痫昏倒仆地，不省人事，面色先潮红、紫红，继之青紫或苍白，口唇青黯，两目上视，牙关紧闭，颈项侧扭，手足搐搦、抽掣，需要与痉证鉴别。

阳痫偏于湿热，多有痰热内蕴，虽然喉中痰鸣，或口吐涎沫，但是舌质红，苔多白腻或黄腻，脉弦数或弦滑，不宜温阳益气，否则化火炼津为痰，化火动风，更加蒙蔽清窍。如果癫痫的小发作，出现短暂神志不清，或精神恍惚而无抽搐，要与眩晕区别。不能误认为水不涵木，虚风内动，而轻易使用滋补之品，否则就会助湿生痰，阻滞气机升降。

治法禁忌：忌用温阳益气、滋补肝肾法。

方剂禁忌：忌用参附汤、五生丸、独参汤。

药物禁忌：忌用人参、附片、桂枝、肉桂、鹿茸、熟地黄、龟甲、何首乌。

古人有"百病皆生于痰""怪病多痰"之说，《古今医鉴·五痫》指出："夫痫者有五等……皆是痰迷心窍。治之不须分五，俱宜豁痰顺气，清火平肝。"又如《张氏医通·痫》说："丹溪主痰与热，以星、半、芩、连为主。"但是需要注意祛痰不伤正气，"见痰休治痰，治痰调气为先"，临床上要与理气、行气、降气、温阳、补气等方法有机的结合运用。现代研究表明，配合活血化瘀法用于痫证治疗可取得较好疗效。

临床上，癫痫病急性发作期，尤其是大发作者此证型居多，可以参照论忌。

（2）阴痫证

主症：发痫时面色晦黯萎黄，手足清冷，双眼半开半阖而神志昏聩，偃卧拘急，或颤动、抽搐时发，口吐涎沫，一般口不啼叫，或声音微小。

兼次症：也有仅表现为呆木无知，不闻不见，不动不语，但一日数十次频作者。醒后全身疲惫瘫软，数日后逐渐恢复。

舌脉象：舌苔厚腻；脉沉细或沉迟。

本证型设忌的要点在于强调痰（湿）迷蒙清窍而神昏，风性动摇而抽搐、颤动的病机特点。阴痫属于虚寒证，患者体质虚弱，每次发作时间较长，发作周期也长。发痫时症见面色晦黯萎黄，手足清冷，双眼半开半阖而神志昏聩，偃卧拘急，或颤动、抽搐时发，口吐涎沫，一般口不啼叫，或声音微小，应当与阳痫相区别，禁忌清热化痰；与中风不同，忌平肝潜阳；如果仅表现为呆木无知，不闻不见，不动不语，但一日数十次频作，醒后全身疲惫瘫软，数日后逐渐恢复，舌苔厚腻，脉沉细或沉迟，其颤动、抽搐时发，是风夹痰浊为患，不能误以为热盛动风，滥用清热息风之品；也不能认为是阴虚"虚风内动"，滥用滋腻之品。

频繁发作时，以治标为主，着重豁痰顺气，息风开窍定痫，尤其是要分清痰的寒热属性，不能见痰就清化痰热，损伤脾胃，反而滋生更多的痰湿，加重病情。

治法禁忌：忌用清泻肝火、清化痰热、滋养肝肾法。

方剂禁忌：忌用清热镇惊汤、龙胆泻肝汤、竹沥达痰丸、河车大造丸。

药物禁忌：忌用大黄、黄连、黄芩、黄柏、龙胆草、栀子、紫河车、何首乌、熟地黄、龟甲、鳖甲。

癫痫病痰为痫祸之首，由痰聚气逆，风动而作，随痰散、气平、风息而止，但是因痰浊聚散无常，以致痫发无定时。因为脾胃为生痰之源，临床上必须注重健脾化痰，用党参、茯苓、白术、甘草健脾化湿，用陈皮、半夏、胆南星、石菖蒲等化痰开窍，可以少佐温阳药物。

临床上，癫痫病发病日久、小发作或者慢性反复发作者此证型居多，可以参照论忌。

2. 休止期

（1）脾虚痰盛

主症：神疲乏力，身体瘦弱，食欲不佳，大便溏薄。

兼次症：咯痰或痰多，或恶心泛呕，或胸脘痞闷。

舌脉象：舌质淡，苔白腻；脉濡滑或细弦滑。

本证型设忌的要点在于强调脾胃阳虚，湿痰内蕴，痰湿蒙蔽清窍的病机特点。肝为风木之脏，体阴而用阳，其性刚劲，主升主动；如果脾胃虚弱，气血生化无源，肝木失养，风阳升动，夹痰上蒙清窍则发为癫痫。但是此为虚风，伴见平日倦怠乏力、眩晕、胸闷。由于阳气不足，无以温煦肢体，故发作时面色晦滞、四肢厥冷、啼声低怯。禁忌使用克伐脾胃的药物，更忌配滋养之品，以免妨碍脾胃运化，酿生痰浊。

治法禁忌：忌用清泻肝火、滋养肝肾法。

方剂禁忌：忌用清热镇惊汤、龙胆泻肝汤、涤痰汤、河车大造丸。

药物禁忌：忌用大黄、芒硝、黄连、黄芩、黄柏、龙胆草、栀子、石决明、熟地黄、阿胶、龟甲、鳖甲。

针对癫痫病风痰胶固的特点，祛风涤痰、豁痰开窍是治标；健脾化痰是"缓则治其本"，从而去其生痰之源。还可以配伍温肾阳之品，温肾以温脾，从而减少癫痫的发作。

临床上，癫痫病此证型属于痰湿体质者居多，可以参照论忌。

（2）肝火痰热

主症：平素情绪急躁，每因焦急郁怒诱发癫痫，发作时昏仆抽搐、吐沫，或有叫吼。

兼次症：痫止后，仍然烦躁不安，失眠，口苦而干，便秘，或咯痰胶稠。

舌脉象：舌质偏红，苔黄；脉弦数。

本证型设忌的要点在于强调性情急躁，肝火亢盛，肝风夹痰上逆，扰乱心神的病机特点。《素问》云："百病皆生于气也。"肝藏血，主疏泄，为风木之脏，体阴而用阳，其性刚劲，主升主动。阳盛之人，或者忧郁、恼怒太过，肝失条达，气郁化火，肝阴耗伤，煎熬津液成痰，阴亏于下，阳亢于上，风阳夹痰升动，上扰头目所致，应该清火息风、化痰。如果长期心情不畅，郁而化火，或喜食辛辣肥腻食品，久而化热生火，引起心火炽盛，有时心阴虚相对阳亢，也可出现心火上炎，心中烦热，焦躁失眠，面赤口渴，口舌生疮，舌红脉数，甚则扰动心神，狂躁谵语，或兼见移热小肠，小便赤涩刺痛，尿血等，又要及时清心火等五志之火。万万不可认为"虚热"，采用养阴、温阳之法；伴见失眠，口苦而干，便秘，或咯痰胶稠，舌质偏红，苔黄，脉弦数，不可认为是阴虚，妄用补阴养心法，导致痰生气闭。

治法禁忌：忌用温阳滋补心肾法。

方剂禁忌：忌用参附汤、河车大造丸、独参汤。

药物禁忌：忌用附子、肉桂、干姜、桂枝、黄芪、人参、熟地黄、阿胶、龟甲。

兼见阳明腑实的便秘，狂躁谵语，可以使用通腑泄热之品，让邪有去路，但要用之有度不伤正气。

临床上，癫痫病急性发作期此证型居多，可以参照论忌。

（3）肝肾阴虚

主症：痫病频发之后，神思恍惚，面色晦黯，头晕目眩，两眼干涩，耳轮焦枯不泽。

兼次症：健忘失眠，心悸，神疲乏力，腰酸腿软，大便秘或干燥。

舌脉象：舌质红，苔薄腻；脉细数或细弱。

本证型设忌的要点在于强调癫痫频繁发作，肝肾俱亏的病机特点。久病之后气血先亏，"穷必及肾"，肝藏血，肾藏精；肾精亏虚，水不涵木，肝肾俱亏，髓海失养。治疗应当"虚则补之"，首先分清是偏于阴虚，头晕目眩，两眼干涩，耳轮焦枯不泽；还是兼见气虚，健忘失眠，心悸，神疲乏力，腰酸腿软；养阴之时，不宜滋腻，滋腻过度即会妨碍脾胃运化，影响气血化生，又会滋生痰浊；"阴血同源"，养阴时，配伍补血之品功效更佳；补气健脾即可化生气阴，但是用药不可温燥，以免化火伤阴。

治法禁忌：忌用清肝泻火、豁痰息风法。

方剂禁忌：忌用清热镇惊汤、龙胆泻肝汤、竹沥达痰丸、涤痰汤。

药物禁忌：忌用附子、肉桂、干姜、黄连、黄柏。

"阳化气，阴成形"。阴阳互根，在治疗时注意"阴中求阳""阳中求阴"。同时不能忘记活血化瘀、涤痰开窍。

临床上，癫痫病后期此证型居多，可以参照论忌。

【生活禁忌】

（1）忌不注重生活调理。癫痫的预防主要是对已知的致病因素和诱发因素的预防，如避免惊恐、劳累、饮食不节、房劳过度等，以及增强体质的有关措施。在这方面最重要的是保持精神愉快，情绪乐观，避免精神刺激，怡养性情。生活宜规律化，起居有节，保持二便通畅。适当参加文娱活动和体育锻炼，但不可过劳，保证充足的睡眠。对病程长、体质差的患者，适当加强营养也很重要。饮食宜清淡，多吃蔬菜，或选用山药、薏米、赤豆、绿豆、小米煮粥，可收健脾化湿的功效。羊肉、酒浆等燥热之品，常易诱发癫痫，故应忌用。

（2）忌不注重加强预防发作措施的重要性。加强休止期的治疗，不仅能防止癫痫的频繁发作，延长发作的间歇时间，也是预防的重要方面。

（3）忌不加强护理工作。本病的护理工作非常重要。首先对病情观察要认真仔细，应注意神志的变化、持续的时间和证候表现，以及舌象、脉象、饮食、睡眠和二便的情况，为辨证论治提供可靠的资料。对频繁发作的住院患者，要加用床挡等保护装置，以免发作时从床上跌下。有义齿者应取下。痫证发作时，应用裹纱布的压舌板放于上下磨牙间，以免咬伤舌头。神志失常者，更应加强护理，以免发生意外。对癫痫日久且频繁发作的重症患者，于发作时特别应注意口腔卫生，保持呼吸道的通畅，以免发生窒息死亡。

（4）本证患者不可从事驾驶工作、高空作业，不可骑自行车，以免发生意外。

【文献选要】

〇 "……世有少盛之人，不避风湿，触犯禁忌，暴竭精液，虽得微疾，皆不可轻以利药下之。一利大重，竭其精液，困滞著床，动经年月也。凡长宿病，宜服利汤，不须尽剂，候利之足则止。病源未除者，于后更合耳，稍有气力，堪尽剂，则不论也。病源须服利汤取除者，服利汤后，宜将丸散时时助之"（《备急千金要方》）。

〇 "老子曰：……大劳行房室露卧，发癫病"（《千金翼方》）。

〇 "……大人曰癫，小儿则为痫，其实是一。此方为治，万无不愈，但恐证候不审，或致差违。大都忌食十二属肉……后人能晓得此方，幸勿参以余术焉。"

〇 "食禁：虎兔龙蛇马羊猴鸡犬猪鼠牛，上十二相属肉物，皆不得食，及以为药。牛黄、龙骨齿用不可废"（《备急千金要方》）。

〇 "生生子曰：诸书有言癫狂者，有言癫痫者，有言风痫者，有言风癫者，有言惊痫者，有分癫痫为二门者，略无定论。究其独言癫者，祖《内经》也。言癫痫，言癫狂者，祖《灵枢》也。要之，癫、痫、狂，大相径庭，非名殊而实一之谓也。《灵枢》虽编癫狂为一门，而形症两具，取治异途，较之于痫，又不相侔矣。诸书有云大人为癫，小儿为癫痫，此又大不然也。《素问》谓癫为胎病，自母腹中受惊所致，今乃曰小儿无癫，可乎？痫病，大人历历有之，妇人尤多，予故据经文分为三目，庶治者有所辨别云"（《医旨绪余》）。

〇 "孙（十八）神呆脉沉，因惊恐以致痫疾，语言不甚明了，此痰火阻其灵窍。深戒酒肉厚味，静室善调，经年可愈。（惊恐痰火升）"（《临证指南医案》）。

〇 "安神丸治痫病，常服……上为极细末，炼蜜为丸，如梧桐子大。每服五十丸，清米汤下。忌母猪肉、牛羊犬马等肉、胡椒葱蒜"（《万病回春》）。

〇 "癫狂此证多生于脾胃之虚寒，饮食入胃，不变精而变痰，痰迷心窍，遂成癫狂。苟徒治痰而不补气，未有不死者也"（《傅青主男科》）。

十八、黄　疸

黄疸亦称黄瘅，盖瘅与疸通。是以面、目、身、肤熏黄，小便黄赤，其中尤以目睛黄染为特征的疾患。多因时气疫毒、湿热、寒湿之邪侵袭，或酒食不节、劳倦内伤，以致肝、胆、脾、胃功能失调，寒湿阻遏、湿热蕴蒸，以及气机郁滞，胆失疏泄，胆液渗溢于肌肤，而发为黄疸。

分型辨证，阳黄：湿热兼表者宜清热、化湿、解表，方选麻黄连轺赤小豆汤合甘露消毒丹化裁；热重于湿者宜清热化湿，解毒散结，方选用茵陈蒿汤加味；肝胆瘀热者宜清肝利胆，化湿退黄，方选清胆汤化裁。阴黄：寒湿阻遏者宜健脾和胃，温化寒湿，方选用茵陈术附汤加味；肝郁血瘀者宜活血通瘀，疏肝退黄，方选用鳖甲煎丸治疗；脾虚血亏宜健脾温中，补养气血，方选小建中汤加味。急黄：热毒炽盛者宜清热解毒，泻火退黄，宜茵陈蒿汤、黄连解毒汤合五味消毒饮化裁；热毒内陷者宜清热解毒，凉血救阴，方选用犀角散治疗。

【辨证禁忌】

（1）忌与感冒相混淆。黄疸病男女老少均可发生，但以青壮年患者较多。一般在患病初期，黄疸并不出现，而是以畏寒发热，食欲不振，四肢无力等类似感冒的症状表现为先驱，三五天以后，才逐渐出现黄疸。因此，在疾病早期对这些临床表现，应有足够的认识和评估。感冒可具有一般表证，但绝不会出现黄疸。其中以目睛发黄最有诊断价值，因目睛发黄是最早出现而最晚消失的指征，故两者不难鉴别。

（2）忌与钩虫病相混淆。钩虫病是因钩虫匿伏肠中所致，如日久耗伤气血而引起面部肿胖色黄，全身皮肤色黄带白，则称为"黄胖病"。黄疸以目黄、身黄、尿黄为主要特征，不难鉴别。

（3）忌与萎黄相混淆。萎黄病多因大失血或大病之后，气血亏耗，致使身面皮肤呈萎黄的病证。《临证要诀·五疸证治》有云："诸失血后，多令面黄……亦黄遍身黄者，但黄不及耳目"，与黄疸眼目全身皆黄、小便黄短可作鉴别。

（4）忌与湿病相混淆。湿病湿邪郁蒸也可出现面色黄的情况，当作鉴别。《医学入门》说："又湿病与黄病相似，但湿病在表，一身尽痛；黄病在里，一身不痛。"《医学纲要》也指出："色如烟熏黄，乃湿病也，一身尽痛；色如橘子黄，乃黄病也，一身不痛。"黄疸的病因，从外邪来说，以湿邪为主。《金匮要略·黄疸病脉证并治》篇有"黄家所得，从湿得之"的说法。湿与热引起湿热发黄；湿与寒合，引起寒湿发黄。

（5）忌与积聚相混淆。积聚日久不消，瘀血阻滞胆道，胆汁外溢亦可发生黄疸。此即《张氏医通·杂门》所谓"有瘀血发黄，大便必黑，腹胁有块或胀……"，说明癥瘕积聚，亦是形成黄疸的病因之一。

（6）忌阳黄与阴黄相混淆。临证要辨别黄疸证候性质，一般着重从两个方面进行：

1）从发病时间及病程长短来辨别：阳黄起病速，病程短；阴黄起病缓，病程长；急黄起病急骤，变化迅速。

2）从黄疸的色泽及临床的症状进行辨别：阳黄黄色鲜明，属热证实证；阴黄黄色晦黯或黧黑，属虚证寒证；急黄身黄如金，属虚实错综、寒热夹杂之证。

（7）忌黄疸顺逆相混淆。辨别黄疸病势轻重，主要是以观察黄疸的色泽变化为标志。如黄疸逐渐加深，提示病势加重；黄疸逐渐变浅变淡，表明病情好转。黄疸色泽鲜明，神清气爽，为顺证，病轻；颜色晦滞，烦躁不宁，为逆证，病重。

【治法禁忌】

（1）忌不辨清证候性质与湿热之偏胜。黄疸之因，多与湿邪有关，湿从热化则为阳黄，湿从寒化则为阴黄，湿热夹毒则为急黄。阳黄当清热解毒，同时分清湿重或热重，而配以除湿或通腑之治法；阴黄当温化，同时要辨明血瘀或血虚，而配以疏肝、健脾、活血或补血之治法；急黄为阳黄重证，当清热解毒、凉血滋阴，必要时根据证候适当配用清心开窍、透邪醒神等治法。

（2）忌在临证时忽略病程的阶段性。要区别邪毒之浅深，湿与热之消长，阳黄、阴黄之间转化，针对病变处于急性期、慢性期，从而采取相应处理。阳黄、阴黄虽属不同性质的证候，但在一定的条件下可以互相转化。如阳黄治疗不当，迁延日久，脾阳不振，可转为阴黄；阴黄不愈，重感时邪，复加热毒，可加重病情，虚中夹实，病变更为复杂；急黄抢救及时，治疗得当，虽然热毒渐解，但正气渐衰，可形成正虚邪恋之候。

【分证论忌】

1. 阳黄

（1）湿热兼表

主症：黄疸初起，轻度目黄或不明显，畏寒发热，小便黄。

兼次症：头重身疼，倦怠乏力，脘闷不饥。

舌脉象：苔薄腻；脉浮弦或浮数。

治法禁忌：忌用温化寒湿、养阴滋腻法；不宜清热解毒，凉营开窍。

方剂禁忌：忌用清瘟败毒饮、犀角散、茵陈术附汤、鳖甲煎丸；中成药忌用安宫牛黄丸、至宝丹、龙胆泻肝片，不宜用慢肝养阴胶囊、干易克（葫芦素）片，慎用乙肝解毒胶囊、乙肝扶正胶囊。

药物禁忌：忌用芒硝、水牛角（代犀角）、熟地黄、阿胶，不宜用人参、黄芪、生地黄、石膏。

本证型设忌的要点在于强调湿热外袭，侵入肌表，气机不宣，阳气被遏，阻滞经络的病机特点。《伤寒论》第262条曰："伤寒，瘀热在里，身必黄，麻黄连翘赤小豆汤主之。"《金匮要略·黄疸病脉证并治》云："黄家所得，从湿得之"。湿热外袭，虽然伴见畏寒发热，不宜引邪深入，应该因势利导，从表透之。因此不能使用清热解毒、凉血之法，以免再度损伤脾胃阳气，引邪深入，导致脾胃受伤运化失常。湿热内生明显，黄疸加重，故不宜滋阴养血，以免导致表里合邪，湿热胶固，阻滞气机，加重血脉壅塞；身体疼痛乏力是湿热阻滞经络，不能因为舌淡红，苔薄腻，脉浮弦或浮数，误认为是寒湿闭阻的痹证，从而使用温热药物；虽然头重身疼，倦怠乏力，脘闷不饥，但不是单纯的脾虚，此是湿热困阻，不宜仅仅健脾。

治法禁忌：忌用温化寒湿、养阴滋腻法。

方剂禁忌：忌用清瘟败毒饮、犀角散、茵陈术附汤、鳖甲煎丸。

药物禁忌：忌用芒硝、水牛角（代犀角）、熟地黄、阿胶、生地黄、石膏。

针对疾病初期，病邪在表，应该宣散外邪，正如《温热论》所谓"挟风则加入薄荷、牛蒡之属，挟湿加芦根、滑石之流。或透风于热外，或渗湿于热下，不与热相搏，势必孤矣"。治疗遵循《湿热病篇》"湿在表分，宜藿香、香薷、羌活、苍术皮、薄荷、牛蒡子等味"。用量宜轻，取其微微汗出，透邪外出。湿邪是有形之邪，热依附于湿，合则黏腻胶固，治疗应该分消，配伍淡渗利湿之品，如滑石、木通、赤小豆。

黄疸病（病毒性肝炎、肝硬化、胆结石、胆囊炎、钩端螺旋体病）初期可以参考此证型论忌。

（2）热重于湿

主症：身目俱黄，黄色鲜明，发热口渴，小便短赤，大便秘结，口干口苦，恶心欲吐。

兼次症：心烦欲呕，脘腹满胀，食欲减退。

舌脉象：舌质红，苔黄腻或黄糙；脉弦数或滑数。

治法禁忌：忌用温化寒湿、发汗解表、滋阴养血法；不宜凉营开窍；慎用活血化瘀法。

方剂禁忌：忌用茵陈术附汤、鳖甲煎丸；不宜用茵陈五苓散、栀子柏皮汤、六君子汤；中成药忌用慢肝养阴胶囊、乙肝养阴活血冲剂、安宫牛黄丸、至宝丹；不宜用乙肝冲剂。

药物禁忌：忌用麻黄、桂枝、附片、肉桂、龟甲、熟地黄；不宜用人参、黄芪、生地黄；慎用桃仁、红花。

本证型设忌的要点在于强调内外之湿阻滞于阳明胃，脾胃运化功能失常，导致胆失疏泄，胆汁不循常道而泛溢肌肤，同时具有从热化的病机特点。正如《丹溪心法·疸》所言："疸不用分其五，同是湿热。"此证型病理属性与脾胃阳气盛衰有关，中阳偏盛，湿从热化，则致湿热为患，发为阳黄。临床以湿从热化的阳黄居多。

此证热邪内蕴，黄色鲜明，发热口渴，不能用温化寒湿之品，否则助热生火，甚至动血；邪已入里，也不宜发汗解表，再度辛温助阳；也不宜滋阴养血，妨碍湿邪外出，加重气机壅塞；小便短赤，大便秘结，口干口苦，恶心欲吐，不能认为是阳明腑实证而使用通腑泄热法，那样的话会损伤脾胃功能。

治法禁忌：忌用温化寒湿、发汗解表、滋阴养血法。

方剂禁忌：忌用茵陈术附汤、鳖甲煎丸。

药物禁忌：忌用麻黄、桂枝、附片、肉桂、龟甲、熟地黄、阿胶。

《温热论》云："湿热病属阳明太阴经者居多，中气实则病在阳明，中气虚则病在太阴。病在二经之表者，多兼少阳三焦，病在二经之里者，每兼厥阴风木；太阴之表四肢也，阳明也；阳明之表肌肉也，胸中也，膜原者，外通肌肉，内近胃腑，即三焦之门户，实一身之半表半里也。"湿热内蕴，最易阻滞气机，缠绵难愈，具有蒙上流下的特征，治疗时应注重分消走泄，既要芳香开窍，又要淡渗利湿；必要时配伍活血、行气之品，体现"气行则血行"，如活血药当归、赤芍、川芎与行气药豆蔻、木香、厚朴。由于湿热久羁容易损伤人体阳气，而阳虚又易生阴寒，故后期应配伍温阳益气之品顾护正气，如黄芪、党参；还可以伍用化痰药物，如瓜蒌、薤白、半夏、白芥子，以避免痰浊为患，随气升降，阻滞经络。

黄疸病（病毒性肝炎、肝硬化、胆结石、胆囊炎、钩端螺旋体病）急性期可以参考此证型论忌。

（3）湿重于热

主症：身目色黄而不光亮，身热不扬，头身困重，胸脘痞闷，恶心欲吐，腹胀。

兼次症：食欲减退，口渴不多饮，小便短黄，便稀不爽。

舌脉象：苔厚腻或黄白相兼；脉濡缓数或弦滑。

治法禁忌：忌用清热解毒、发汗解表、滋阴养血法；不宜健脾益气、凉营开窍。

方剂禁忌：忌用鳖甲煎丸、犀角散；不宜用麻黄连翘赤小豆汤；中成药忌用安宫牛黄丸、至宝丹；不宜用慢肝养阴胶囊、乙肝养阴活血冲剂。

药物禁忌：忌用龟甲、鳖甲、熟地黄、何首乌；不宜用白芍、枸杞子、天冬、麦冬、五味子。

本证型设忌的要点在于强调湿遏热伏。湿为阴邪，湿重于热，波及肝胆，胆失疏泄，胆汁不循常道，或者热被湿遏，不能外透；或者湿困中宫，脾胃运化功能减退；或者湿阻肠道，具有"虚则太阴"的病机特点。《金匮要略·黄疸病脉证并治》曰："小便不利者，不在表里，故以茵陈五苓散主之。"

此证以湿重于热为特征，身目色黄而不光亮，身热不高，因此不能清热解毒、凉血，以免再次损伤脾胃阳气，导致中焦气机升降失调，气血运行障碍，湿热更甚；身热不扬，甚至午后潮热，状若阴虚，也不宜滋阴养血，阻碍气机，加重血脉壅塞，使胆汁外溢，出现头身困重，如果发汗解表，则会损伤表阳。临床上，看见食欲减退，口渴不多饮，小便短黄，便稀不爽，说明脾胃已经损伤，不能使用通腑泄热的通因通用法；也不是热结旁流之燥屎内结，以致粪水从旁而下，纯利稀水者，因为，热结旁流所下之水恶臭异常，且肛门有灼热感，腹部拒按。

治法禁忌：忌用清热解毒、发汗解表、滋阴养血法。

方剂禁忌：忌用鳖甲煎丸、犀角散。

药物禁忌：忌用龟甲、鳖甲、熟地黄、何首乌、白芍、枸杞子、天冬、麦冬、五味子。

此证型湿热合邪，"如油入面"，常常缠绵难愈，治疗时要分清楚寒热虚实，辨别所波及的脏腑、经络，从而分型论治，大法不外"宣上、畅中、淡渗"，攻补兼施。由于湿为阴邪，容易损伤人体阳气，而阳虚又易生阴寒，所以可以配伍温阳益气之品顾护正气，如黄芪、党参；湿为有形之邪，容易阻碍气机，又要注意条畅气机，使用陈皮、豆蔻、木香、厚朴。必要时配伍活血之品，如当归、赤芍、川芎。此证型大便多稀溏，治疗时注意，"伤寒大便溏为邪已尽，不可再下；湿温病大便溏为邪未尽，必大便硬，慎不可再攻也"。

黄疸病（病毒性肝炎、肝硬化、胆结石、胆囊炎、钩端螺旋体病）慢性期可以参考此证型论忌。

（4）胆热瘀结

主症：黄疸，胁痛，高热烦躁，大便秘结，小便短赤。

兼次症：口苦口干，纳呆，恶心呕吐，腹部满胀。

舌脉象：苔黄糙；脉滑数。

治法禁忌：忌用温化寒湿、滋阴养血法；不宜健脾益气。

方剂禁忌：忌用茵陈术附汤；不宜用麻黄连轺赤小豆汤；中成药忌用乙肝养阴活血冲剂、慢肝养阴胶囊、朝阳丸；不宜用乙肝冲剂、茵陈五苓丸；慎用参芪肝康胶囊、干易克（葫芦素）片。

药物禁忌：忌用附片、鹿茸、肉桂、熟地黄、枸杞子、阿胶；不宜用党参、黄芪、苍术。

本证型设忌的要点在于热邪瘀结胆腑，不通则痛；或者胆热炽盛，高热、烦躁、口苦；或者胆胃不合，恶心呕吐、纳呆的病机特点。

此证明显伴有热邪炽盛的高热烦躁，大便秘结，小便短赤等症状，不是虚热，因此不能温化寒湿、健脾益气，使用温阳之品，则加剧热邪，此为"火上浇油"，将会出现出血、动血的危象；也不宜滋阴养血，这不利于胆腑的清利；口苦口干，纳呆，恶心呕吐，腹部满胀等症是胆热犯胃，为了防止热邪伤阴，也不宜用淡渗之品。

治法禁忌：忌用温化寒湿、滋阴养血、健脾益气法。

方剂禁忌：忌用茵陈术附汤、理中汤、麻黄连轺赤小豆汤。

药物禁忌：忌用附片、鹿茸、肉桂、熟地黄、枸杞子、阿胶、党参、黄芪、苍术。

六腑以通为用，以降为顺。治疗时以疏肝利胆为基本原则。胆热犯胃必须通腑泄热；疏肝采用四逆散，利胆可以使用赤芍、茵陈、栀子、龙胆草、黄芩、大黄、柴胡、金钱草、蒲公英、郁金、金银花、黄柏、黄连、小檗、亮菌、巴豆、玉米须、夏枯草等；必要时配伍活血、凉血之品，这体现了"寒则热之"的原则，如牡丹皮、赤芍、水牛角、紫草。

病毒性肝炎、肝硬化伴感染、胆结石、胆囊炎、钩端螺旋体病急性发作期可以参考论忌。

2. 阴黄

（1）寒湿阻遏

主症：身目俱黄，黄色晦黯，或如烟熏，脘闷腹胀。

兼次症：食欲减退，大便溏薄，神疲畏寒，口渴不饮。

舌脉象：质淡体胖，苔白腻；脉沉细而迟或濡缓。

治法禁忌：忌用凉营开窍、滋阴法，不宜清热利湿，泻下。

方剂禁忌：忌用甘露消毒丹、犀角散，不宜用清胆汤；中成药忌用龙胆泻肝片（颗粒）、双虎清肝颗粒，不宜用乙肝养阴活血冲剂、慢肝养阴胶囊、干易克（葫芦素）片、肝苏颗粒、鳖甲煎丸。

药物禁忌：忌用栀子、大黄、芒硝、硝石、黄连、黄芩、黄柏，不宜用熟地黄、阿胶、枸杞子、何首乌。

本证型设忌的要点在于强调湿从寒化，"虚则太阴"，波及太阴脾，呈现寒湿内阻，阳气不宣，土壅木郁的病机特点。

脾胃主运化，脾胃主运化功能失调，脾脏真色外显，其黄没有光泽，黄色晦黯，或如烟熏。脘闷腹胀是伴有脾阳不足的征象，如果误认为是热甚的阳黄而采用清热解毒、凉营开窍的方法，就犯"虚虚实实"的错误；也不能误认为是瘀血内停而单纯使用活血化瘀法；本来脾胃运化已经受伤，由于"脾喜燥恶湿"，再给予滋阴法将会加重脾胃负担；症见食欲减退，大便溏薄，单独使用利湿之法，疗效亦不佳。

治法禁忌：忌用凉营开窍、滋阴法。

方剂禁忌：忌用甘露消毒丹、犀角散。

药物禁忌：忌用栀子、大黄、芒硝、硝石、黄连、黄芩、黄柏、熟地黄、阿胶、枸杞子、何首乌。

阴黄属于寒湿凝滞，温中散寒为常法，温中散寒如同"离照当空，阴霾自散"。但是温阳不可过度，以免转化成为湿热；"治湿不利小便非其治也"，故同时配伍淡渗利湿之品，如茯苓、泽泻，效果更佳；但是不可用药过度，防止耗伤阴液。

黄疸病（病毒性肝炎、肝硬化、胆结石、胆囊炎、钩端螺旋体病）慢性迁延期可以参考此证型论忌。

（2）肝郁血瘀

主症：身目发黄而晦黯，皮肤可见赤纹丝缕，胸胁刺痛拒按，固定不移。

兼次症：面色黧黑，胁下有癥块。

舌脉象：舌质紫或有瘀斑；脉弦涩或细。

治法禁忌：忌用凉营开窍法；不宜清热利湿，泻下；慎用养阴法。

方剂禁忌：忌用犀角散、茵陈术附汤、甘露消毒丹；中成药忌用龙胆泻肝片（颗粒），不宜用乙肝养阴活血冲剂、慢肝养阴胶囊、干易克（葫芦素）片、肝苏颗粒、鳖甲煎丸、朝阳丸。

药物禁忌：不宜用附子、肉桂、淫羊藿、干姜，慎用熟地黄、枸杞子。

本证型设忌的要点在于强调黄疸日久失治，由气郁而致瘀血，"气病及血"，瘀血留着，结于胁下，渐成癥瘕积聚的病机特点。

此证明显伴见有形的积滞，这是由于肝脏藏血，不能疏泄，气滞血瘀而成。此时，正气已经受伤，皮肤出现赤纹丝缕，这不是血热妄行，因此不能用凉营开窍、泻下法，以防再度损伤脾胃与肝胆阳气，导致气血运行更加障碍；也不宜滋阴养血，以免加重血脉壅塞；虽然面色黧黑，胁下有癥块，但是也不能过度使用活血化瘀的药物，以免导致"血不归经"的大出血。

治法禁忌：忌用凉营开窍法，不宜清热利湿，泻下。

方剂禁忌：忌用犀角散、茵陈术附汤、甘露消毒丹。

药物禁忌：忌用附子、肉桂、淫羊藿、干姜。

肝脏既主藏血，又主人体的气机升降，肝气宜调达，治疗中要注意养肝、柔肝；黄疸久病失治、误治，常常出现虚实夹杂证，或者偏热、或者偏寒；偏于脾虚血亏则肌肤发黄，无光泽，神疲乏力，心悸失眠，头晕，爪甲不荣，舌质淡，脉濡细，以健脾为主，兼以疏肝；偏于瘀血停积，可以加强活血化瘀、软坚散结的功效，但是不能克伐过度，以免损伤正气、肝阴。

黄疸病（病毒性肝炎、肝硬化）晚期可以参考此证型论忌。

（3）脾虚血亏

主症：面目及肌肤发黄，黄色较淡，脘腹作胀，胁肋隐痛，小便黄，肢软乏力。

兼次症：心悸气短，纳呆，便溏。

舌脉象：舌淡苔薄；脉濡细或弦细。

治法禁忌：忌用凉营开窍法，不宜清热利湿，泻下，慎用活血化瘀法。

方剂禁忌：忌用清瘟败毒饮、甘露消毒丹；不宜用清胆汤、茵陈术附汤、栀子柏皮汤；中成药忌用双虎清肝颗粒、龙胆泻肝片（颗粒）、朝阳丸，不宜用茵栀黄口服液、肝苏颗粒。

药物禁忌：忌用附子、肉桂、大黄、黄柏、黄连、黄芩、栀子，不宜用龟甲、鳖甲、淫羊藿，慎用丹参、桃仁、姜黄、红花。

本证型设忌的要点在于脾胃虚弱，气血不足，不能营养内外的病机特点。《景岳全书·黄疸》云："则全非湿热，而总由血气之败，概气不生血，所以血败；血不华色，所以色败。"

"脾胃为后天之本，气血生化之源"，此证为脾胃虚弱，虽然见面目及肌肤发黄，但是黄色较淡，舌淡苔薄，脉濡细或弦细，不可使用清热、凉营开窍、通腑泻下药物，以免损伤脾胃阳气，导致气血化生障碍。伴见脘腹作胀，胁肋隐痛，不能过度使用理气法，否则会导致耗气、散气。

治法禁忌：忌用凉营开窍，通腑泻下法。

方剂禁忌：忌用清瘟败毒饮、甘露消毒丹、茵陈蒿汤。

药物禁忌：忌用附子、肉桂、大黄、黄柏、黄连、黄芩、栀子。

临证需要区分，偏于气虚者，加党参、黄芪；偏于血虚者，加当归、熟地黄；气虚及阳者，可以少佐温阳之品，如肉桂、淫羊藿。

黄疸病（病毒性肝炎、肝硬化、胆结石、胆囊炎、钩端螺旋体病）慢性迁延期可以参考此证型论忌。

3. 急黄

（1）热毒炽盛

主症：黄疸急起，迅即加深，高热烦渴，烦躁不安。

兼次症：呕吐频作，脘腹满胀，疼痛拒按，大便秘结，小便短少。

舌脉象：苔黄糙，舌边尖红，扪之干；脉弦数或洪大。

治法禁忌：忌用温化寒湿法，不宜淡渗利湿、益气健脾，慎用疏肝理气法。

方剂禁忌：忌用茵陈术附汤、麻黄连翘赤小豆汤，不宜用慢肝养阴胶囊、乙肝冲剂、乙肝养阴活血冲剂。

药物禁忌：忌用附子、肉桂、淫羊藿、麻黄、干姜，不宜用人参、黄芪、泽泻、车前草、木通，慎用柴胡、青皮、香附。

本证型设忌的要点在于热毒入侵，毒性猛烈，熏灼肝胆，胆汁外溢，耗伤津液；甚至热结阳明，腑气不通，胃失和降。《杂病源流犀烛·黄疸源流》云："又有天行疫疠，以致发黄者，俗谓之瘟黄，杀人最急。"

此证热毒内炽，黄疸急起，迅即加深，高热烦渴，烦躁不安，传变迅速，而不是虚热，因此不能使用温化寒湿、益气健脾的方法，以免助纣为虐。虽然小便短少，但是苔黄糙，舌边尖红，扪之干，脉弦数或洪大，也不宜淡渗利湿，利湿则会伤阴，导致阴不制阳，加重阴阳失调；伴见呕吐频作，脘腹满胀，是气机升降失调节，故也不宜健脾理气。

治法禁忌：忌用温化寒湿、淡渗利湿、益气健脾法。

方剂禁忌：忌用茵陈术附汤、麻黄连翘赤小豆汤。

药物禁忌：忌用附子、肉桂、淫羊藿、麻黄、干姜、人参、黄芪、泽泻、车前草、木通。

本证型患者属于邪实而正气尚支，元气未脱，邪毒尚未深陷，清窍蒙而未闭，故宜采用苦寒直折法，用泻火解毒的方药，但必须中病即止，不可过用，以免损伤正气。必要时配伍凉血、养阴之品，如牡丹皮、紫草、赤芍、生地黄，防范耗血伤阴；通腑泄热之品也可加入，让邪有去路。

黄疸病（病毒性肝炎、肝硬化、胆结石、胆囊炎、钩端螺旋体病）急性加重或休克期可以参考此证型论忌。

（2）热毒内陷

主症：起病急骤，变化迅速，黄疸迅速加重，身黄如金，高热尿闭，血便，胁痛腹满，皮下斑疹。

兼次症：或躁动不安，甚则狂乱，抽搐，或神情恍惚，甚则神昏谵语。

舌脉象：舌质红绛，舌苔秽浊或黄而燥；脉弦滑数或弦细而数。

治法禁忌：忌用温化寒湿法，不宜淡渗利湿、益气健脾，慎用疏肝法。

方剂禁忌：忌用温化寒湿法，不宜淡渗利湿、益气健脾；中成药忌用朝阳丸，不宜用慢肝养阴胶囊、乙肝冲剂、乙肝养阴活血冲剂、鳖甲煎丸。

药物禁忌：忌用附子、肉桂、淫羊藿、鹿茸、细辛、桂枝，不宜用人参、黄芪、熟地黄、干姜、玉竹、沙参、天花粉，慎用车前草、泽泻、木通、猪苓、柴胡、香附。

本证型设忌的要点在于疫毒邪热，其势凶猛，传变迅速，起病急骤，甚至热入营血。急黄为湿热夹时邪疫毒所致，也与脾胃阳气盛衰相关。

此证明显为热毒侵犯营血，出现动血、耗血、斑疹、吐血、便血，舌质红绛，舌苔秽浊或黄而燥，脉弦滑数或弦细而数的症状。此证皮下斑疹鲜艳，而不是虚斑的色淡浅，因此必须立即清热解毒、凉血，"直须凉血散血"，以救危难于万一，不可使用温热之品，热甚动风，轻则肢体颤动，重则躁动抽搐，此与阴虚风动的肢体微微蠕动截然不同；神昏谵语属于热毒内陷心包，也与痰湿蒙闭清窍的头昏沉重不同。

治法禁忌：忌用温化寒湿、淡渗利湿、益气健脾法。

方剂禁忌：忌用茵陈术附汤、茵陈五苓散。

药物禁忌：忌用附子、肉桂、淫羊藿、鹿茸、细辛、桂枝、人参、黄芪、熟地黄、干姜、玉竹、沙参、天花粉、车前草、泽泻、木通、猪苓、柴胡、香附。

此时疫邪火毒，内攻心肝，迅速耗伤气阴，出现神昏谵语，临床上常常正虚邪实，错综复杂，或者夹痰热蒙蔽，或者痰湿壅滞，故应及时伍用芳香开窍，清心涤痰之品，如安宫牛黄丸、至宝丹、紫雪丹。若高热、抽搐、痉厥者加用全蝎10g，钩藤15g，以清肝息风镇静；如呕吐频繁，胃阴耗伤，舌红而干，应酌加西洋参12g，麦冬30g，石斛15g，以养胃阴；呕吐不止，可投玉枢丹口服以和中止呕；下利无度，水食不入或四肢不温，面色苍白，冷汗出，喘促者，乃毒热内闭，阳气外脱，急服独参汤或人参四逆汤浓煎顿服，以益气固脱。

黄疸病（病毒性肝炎、肝硬化、胆结石、胆囊炎、钩端螺旋体病）急性加重或休克期可以参考此证型论忌。

【生活禁忌】

1. 急性期

（1）忌不卧床休息，患者要保持心情舒畅，使肝气条达。

（2）忌不节饮食，可进新鲜清淡、富有营养的软食或半流质食；禁辛辣、甘甜、酒及油腻之品，因其能助湿生热，有碍脾胃运化。

2. 慢性期

（1）忌不注意休息，宜劳逸结合，适当参加体育锻炼（如太极拳、气功之类），以增强体质，有利于疾病恢复。

（2）禁食生冷、油腻、辛辣、甘甜之品，以免影响脾胃运化。不吃油炸、坚硬的食物，避免损伤血络，导致出血。忌酒。

3. 急黄

（1）忌不注意休息，患者应绝对卧床休息。

（2）忌不调摄饮食，宜吃流质食物。如呕吐频发，可暂禁食，给予补液，禁辛辣、肥腻、油炸、枯香之品，以防助热伤络。

（3）忌不按时服药，中药每日一剂浓煎，小量多次频服。

（4）忌不密切观察脉证变化，如出现脉象微弱欲绝，神志恍惚，烦躁不安等，可能是欲脱之征象，应及时抢救。

（5）忌不密切观察皮肤情况，黄疸加深，或皮肤出现斑疹，应考虑热毒耗动营血，属病情恶化之兆。

4.忌不及时进行诊治　黄疸为常见之病，治疗得当，预后良好。《金匮要略》云："黄疸之病，当以十八日为期，治之十日以上瘥；反剧，为难治。"说明黄疸经过10日左右的治疗应逐渐消退，如不退而反剧者，则病属难治。此外，属急黄者预后多不良，即所谓"命在顷刻，故云急黄也。"

5.忌不做好预防工作　感受外邪引起的黄疸，多具有传染性，必须做好预防工作。

（1）忌不对这类黄疸患者进行隔离，一般从发病开始，至少隔离30~40日。

（2）忌不注意饮食卫生，餐具应煮沸消毒。尤其是从事饮食业工作人员，一旦发现黄疸，应立即隔离，并调动其工作岗位。

6.忌治疗肝病用药过多、过滥　肝脏本身作为人体的一个重要代谢器官，承担着繁重的解毒代谢功能，如果用药过多，反而会加重肝脏的负担，加重肝损害。因此，肝病用药宜精，不宜多。

【文献选要】

○ "伤寒发汗已，身目为黄，所以然者，以寒湿在里不解故也。以为不可下也，于寒湿中求之"（《伤寒论》）。

○ "黄疸之病，当以十八日为期，治之十日以上瘥；反剧，为难治"（《伤寒论》）。

○ "犯黄候　有得黄病已差，而将息失宜，饮食过度，犯触禁忌，致病发胃，名为犯黄候"（《诸病源候论》）。

○ "九疸候　夫九疸者，一曰胃疸，二曰心疸，三曰肾疸，四曰肠疸，五曰膏疸，六曰舌疸，七曰体疸，八曰肉疸，九曰肝疸。凡诸疸病，皆由饮食过度，醉酒劳伤，脾胃有瘀热所致。其病，身面皆发黄，但立名不同耳"（《诸病源候论》）。

○ "夫百病之本，有中风伤寒，寒热温疟，中恶霍乱，大腹水肿，肠澼下痢，大小便不通，奔豚上气，咳逆呕吐，黄疸消渴……世有少盛之人，不避风湿，触犯禁忌，暴竭精液，虽得微疾，皆不可轻以利药下之。一利大重，竭其精液，困滞著床，动经年月也。凡长宿病，宜服利汤，不须尽剂，候利之足则止。病源未除者，于后更合耳，稍有气力，堪尽剂，则不论也。病源须服利汤取除者，服利汤后，宜将丸散时时助之"（《备急千金要方》）。

○ "论曰：凡遇时行热病，多必内瘀著黄，但用瓜丁散纳鼻中，令黄汁出，乃愈。即于后不复病黄者矣。常须用心警候，病人四肢身面微似有黄气，须用瓜丁散，不得令散漫，失候必大危矣。特忌酒面，犯者死"（《千金翼方》）。

○ "论曰：黄疸之为病，若不急救，多致于死……有人患之，皆昏昧不识好恶，与茵陈汤一剂不解，亦有惺惺如常，身形似金色，再服亦然，隔两日一剂，其黄不变，于后与灸诸穴乃瘥，疮上皆黄水出，然此大慎面、肉、醋、鱼、蒜、韭、热食，犯之即死"（《千金翼方》）。

○ "然外感之热，可从汗解，若阳明内蕴之热，发汗则劫阴，而内热更甚，只宜清胃热，利脾湿，而汗、吐、下之法，均不可用矣"（《医醇賸义》）。

○ "黄疸乃脾胃经有热所致，当究其所因，分利为先，解毒次之。诸疸口淡怔忡，耳鸣脚软，微寒发热，小便白浊，此为虚证，治宜四君子汤吞八味丸，不可过用凉剂强通小便，恐肾水枯竭，久而面黑黄色，及有渴者不治，不渴者可治"（《丹溪心法》）。

○ "张三二　述初病似疟，乃夏暑先伏，秋凉继受，因不慎食物，胃脘气滞生热，内蒸变现黄疸，乃五疸中之谷疸也。溺黄便秘，当宣腑湿热，但不宜下，恐犯太阴变胀"（《临证指南医案》）。

○"治禁苦寒 疸属脾胃，不可骤用凉药伤胃，必佐以甘温，君以淡渗，则湿易除，而热易解。若纯用苦寒，重伤脾肾，轻则呕哕下利，重则喘满腹胀"（《证治汇补》）。

○"黄瘅病，得之外感者，误用补法，是谓实实，医之罪也。

黄瘅病，得之内伤者，误用攻法，是谓虚虚，医之罪也。

阴瘅病，误从阳治，袭用苦寒，倒行逆施，以致极重不返者，医杀之也。

阴瘅无热恶寒，小便自利，脉迟而微，误开鬼门，则肌肤冷硬，自汗不止；误洁净府，则膀胱不约，小便如奔，死期且在旦暮，况于吐下之大谬乎？即以平善之药迁延，亦为待毙之术耳。在半阴半阳之证，其始必先退阴复阳，阴退乃从阳治，若以附子、黄连合用，必且有害，奈何纯阴无阳，辄用苦寒耶"（《医门法律》）。

十九、臌　胀

臌胀是因腹部胀大如鼓而命名。以腹部胀大，皮色苍黄，甚则腹皮青筋暴露、四肢不肿或微肿为特征。多因酒食不节，情志所伤，感染血吸虫，劳欲过度，以及黄疸、积聚失治，使肝、脾、肾功能失调，气、血、水瘀积于腹而成。

臌胀辨证，实胀者：气滞湿阻宜疏肝理气、除湿消满，方选柴胡疏肝散合平胃散加减；寒湿凝聚宜温阳散寒、化湿利水，方选实脾饮加减；湿热蕴结宜清热利湿、攻下逐水，方选中满分消丸加减；肝脾血瘀宜活血化瘀、行气利水，方选化瘀汤加减。虚胀者：脾虚水困宜补脾益气，化湿利水，方选加味异功散；脾肾阳虚宜健脾温肾、化气行水，方选附子理中汤合五苓散化裁；肝肾阴虚宜滋养肝肾，凉血化瘀，方选一贯煎合消瘀汤加减。

【辨证禁忌】

（1）忌不与水肿相鉴别。水肿是指体内水液潴留，泛溢肌肤，引起头面、眼睑、四肢、腹背甚至全身浮肿。严重的水肿患者，还可以出现胸腔积液、腹水，因此须与臌胀做出鉴别诊断。鉴别要点是：臌胀为单纯腹部胀大，腹部有青筋暴露，或兼下肢肿胀，上肢及头面一般不肿；水肿则头面四肢皆肿，若有腹部胀大，则绝无青筋暴露等体征可供鉴别。

（2）忌不与肠覃相鉴别。肠覃病名首见于《灵枢·水胀》，明确指出这是属于妇女所患的疾病，由于寒邪留滞，客于冲任、肠脉之间，结而成块，开始由下腹部发生，逐渐向上增大，最后可大如怀胎足月之状。两者的鉴别要点是：臌胀初起，腹部尚柔软，叩之如鼓；臌胀晚期，腹部坚硬，不能推动。肠覃则始终均为按之坚硬，但推之可以移动。若再配合近代妇科B超、CT等检查，则更易做出鉴别诊断。

（3）忌不辨起病的缓急，病程的长短。臌胀虽然大多为缓慢发病，但辨证中仍需注意仔细询问，而且在缓慢发病当中又有缓急之分。若臌胀在半月至一月之间不断进展，则属缓中之急，多为阳证、实证。若臌胀迁延数月，则为缓中之缓，多属阴证、虚证。

（4）忌不辨气结、血瘀、水裹的主次。臌胀主要是由气、血、水、瘀积于腹内，但在疾病发展的各个阶段，气结、瘀血、水裹的主次又有所不同，应辨明主次，才能恰当用药。

大凡臌胀初起一般以气结为主，按压腹部，随按随起，如按气囊。若治疗不当，病情逐渐深入，病变则以水裹、血瘀为主。以水裹为主者，腹部坚满，摇动有水声，按之如囊裹水。若以血瘀为主，则见腹上青筋暴露，面、颈、胸部出现红缕赤痕。

【治法禁忌】

（1）忌滥用、过用利水法。臌胀的治疗，首先要明辨虚实，臌胀初起，多属实证，可根据病情，选用行气、利水、消瘀、化积等治法以消其胀。

但由于臌胀病起于肝、脾、肾三脏功能障碍，从病一开始，就是实中有虚，而使用上述治法，又往往能耗伤脏气，因此用药遣方，勿求速效，千万不要攻伐过猛，要遵照《素问•至真要大论》之"衰其大半而止"、《格致余论•臌胀论》之"此病之起，或三五年、或十余年，根深矣，势笃矣，欲求速效，自求祸耳"的原则。在治疗过程中，若发现有各个脏腑的虚证出现，尚需适当给予照顾。臌胀晚期，则多属虚证，可根据病情，选用温补脾肾或滋养肝肾等治法以培其本。

由于臌胀病的病机是气、水、血三者瘀结而成，此时虽属本虚，但仍有标实，使用这些治法，又容易助邪增胀，故在补虚的同时应兼顾祛邪。

（2）疏肝理气而不宜温燥伤阴。疏肝理气之品大多性味温燥，使用时要注意不要耗伤阴津、阴血。加之本证多容易出现攻下逐水太过，更加伤津耗液，以致肝肾阴亏。当治以滋肝肾，养阴血，少佐化瘀之品。力求好转或带病延年。倘若肝肾阴竭，瘀血日甚，容易突发他变，变成危候。

（3）谨慎使用活血化瘀法。臌胀病的病机就是气、水、血瘀结而成，虽有标实，但是其质属本虚，而且臌胀晚期大多有消化道出血的情况，因此要防止使用破瘀活血之品诱发出血，酿成坏病危证。

（4）忌用药过多、过滥。臌胀病位在肝，肝脏为人体的重要代谢器官，如果用药过多，反而会加重肝脏的负担，引起肝脏损害的加剧。

【分证论忌】

1. 实胀

（1）气滞湿阻

主症：腹大胀满，腹胀而按之不坚，胁下痞胀或疼痛。

兼次症：纳食减少，食后胀甚，嗳气，小便短少，大便不爽，矢气夹杂。

舌脉象：舌苔白腻；脉弦。

本证型设忌的要点在于强调肝胆不和，气滞湿阻，升降失调，浊气充塞的病机特点。此为臌胀初起，肝郁脾虚，运化失常，纳食减少，食后胀甚，虽然大便不爽，舌苔白腻，脉弦，但是不能逞一时之快，妄用清热攻下之品。虽然小便短少，更忌过度使用淡渗利湿之品，如滑石、木通、赤小豆、金钱草，防止损伤阴液耗气。伴见腹胀而按之不坚，胁下痞胀或疼痛，但这不是痞证，痞证是指胸腹间结气，表现为心下胃脘部滞塞满闷不舒的一种证候，可因太阳表邪误用攻下或胃气素虚，表邪内陷，致无形的邪热壅聚在胃脘，阴阳升降失职、中气痞塞而形成，治疗以调理脾胃、辛开苦降为原则；也不适宜使用大剂量补气之品，如党参、黄芪，以防壅滞气机。

治法禁忌：忌用滋养肝肾、攻下利水法。

方剂禁忌：忌用一贯煎、六味地黄丸、茵陈蒿汤。

药物禁忌：忌用熟地黄、阿胶、何首乌。

此乃臌胀病起于肝脾肾功能失调，病情复杂，从一开始，就是虚实夹杂，一般发病初期多属肝脾失调，气滞湿阻；治疗时要祛邪不伤正，遣方用药，勿求速效；配合使用理气、利水之品，勿忘消瘀、散结。

临床上，若病（肝硬化腹水、结核性腹膜炎、腹腔内肿瘤）在早期，正虚不著，经适当调治，腹水可以消失，病情可趋缓解。臌胀病此证型居多，可以参照论忌。

（2）寒湿凝聚

主症：腹大胀满，按之如囊裹水，胸腹胀满，得热稍舒，甚则颜面微浮，下肢浮肿，脘腹痞胀，得热稍舒，精神困倦，怯寒懒动。

兼次症：身重头重，怯寒肢肿，小便短少，大便溏薄。

舌脉象：苔白腻而滑；脉濡缓或弦迟。

本证型设忌的要点在于强调寒湿停聚，阻滞中阳，水蓄不行的病机特点。水湿内停，既是病理产物，又是致病因素，化湿利水之时，必须分清寒湿，还是湿热；出现腹大胀满，按之如囊裹水，胸腹胀满，甚则颜面微浮，下肢浮肿，但是其特征是得热稍舒，不能认为是湿热阻滞，而采用清热除湿的方法，更忌配伍峻下之品如甘遂、大戟、芫花，逞一时之快，导致"气随液脱"，耗伤正气、阴液。

治法禁忌：忌用清热利湿、凉血解毒、攻下逐水法。

方剂禁忌：忌用龙胆泻肝汤、中满分消丸加减、十枣汤。

药物禁忌：忌用大黄、芒硝、黄连、黄柏、金银花、栀子、连翘。

水肿主要为肺、脾、肾功能失调，水湿泛溢肌肤。其浮肿多从眼睑开始，继则延及头面及肢体，或下肢先肿，后及全身，每见面色㿠白、腰酸倦怠等，水肿较甚者亦可伴见腹水，应该与臌胀之肝、脾、肾受损，气血水互结于腹中相区分。临床首先应辨其虚实标本的主次，标实者当辨气滞、血瘀、水湿的偏盛，本虚者当辨阴虚与阳虚的不同。如果水湿停滞，迁延日久，失治误治，可能转为虚胀；适度配伍补气、理气之品，鼓舞正气，"气行则水行"；也不能一味的利湿，以免化燥伤阴。

临床上，臌胀病（肝硬化腹水、结核性腹膜炎、腹腔内肿瘤）阳虚体质者此证型居多，可以参照论忌。

（3）湿热蕴结

主症：腹大坚满，拒按，脘腹绷急，外坚内痛，烦热口苦，渴不饮水。

兼次症：小便赤涩，大便秘结或溏垢，或见面、目、皮肤色黄。

舌脉象：舌边尖红，苔黄腻或兼灰黑；脉弦数。

本证型设忌的要点在于强调湿热互结，水浊停聚的病机特点。《丹溪心法》曰："七情内伤，六淫外侵，饮食不节，房劳致虚……清浊相混，隧道壅塞，郁而为热，热留为湿，湿热相生，遂成胀满。"

臌胀患者湿热内蕴，湿热胶固，如油入面，脘腹绷急，外坚内痛，烦热口苦，渴不饮水，大便秘结或溏垢，舌边尖红，苔黄腻或兼灰黑，脉弦数，此时使用温阳药物则助热，如果出现阴虚血热，络脉瘀损，可致鼻衄、齿衄，甚或大量呕血、便血；此非阳明腑实证，清热过度则伤阳，导致水湿运化无力，则气血凝滞，隧道壅塞，则瘀结水肿更甚；若出现小便赤涩，虽然"治湿不利小便非其治也"，但是利湿过度又易伤阴、化燥；临证必须掌握好平衡，进行分消走泄。

治法禁忌：忌用温阳散寒，滋养肝肾法。

方剂禁忌：忌用实脾饮、理中汤、济生肾气丸、一贯煎。

药物禁忌：忌用附片、熟地黄、龟甲、鳖甲、桂枝、何首乌。

本证为水湿内蕴，而从热化，导致湿热蕴结；此为虚中夹实，湿热为主要矛盾，斟酌清热化湿利水；同时不忘活血化瘀、理气导滞，祛邪要适可而止，中病即可。

临床上，臌胀病（肝硬化腹水、结核性腹膜炎、腹腔内肿瘤）体质强壮者此证型居多，可以参照论忌。

（4）肝脾血瘀

主症：腹大坚满，按之不陷而硬，青筋怒张，胁腹刺痛，面色黧黑。

兼次症：头、颈、胸部红点赤缕，手掌赤痕，唇色紫褐，口渴，饮水不能下，大便色黑。

舌脉象：舌质紫黯或瘀斑；脉细涩或扎。

本证型设忌的要点在于强调瘀血阻于肝脾脉络之中，隧道不通的病机特点。

患者临床上出现唇色紫褐，口渴，饮水不能下，但是伴见腹大坚满，按之不陷而硬，青筋怒张，头、颈、胸部红点赤缕，手掌赤痕，这是瘀血内停，水津敷布障碍，不能误认为阴虚，而采用养阴之品；也不可采用清热解毒的方法导致阳气损伤，气血运行无力推动。

治法禁忌：忌用滋养肝肾、清热利湿法。

方剂禁忌：忌用龙胆泻肝汤、中满分消丸、实脾饮、理中汤、济生肾气丸、一贯煎。

药物禁忌：忌用熟地黄、阿胶、黄连、黄柏、大黄、麦冬、栀子。

临床上，分清臌胀病变涉及肝脏、脾脏的轻重，以恢复脏腑正常功能为要；肝主疏泄，要通过疏肝理气，促进血液的正常运行；脾主运化，为水液代谢的中心，健脾益胃可以促进水液的正常运行。

臌胀病瘀血贯穿在疾病发生发展过程的始终，"血不利则为水"，瘀血内停，影响血液运行，反而化为水，活血化瘀法应当及时选用。

临床上，臌胀病（肝硬化腹水、结核性腹膜炎、腹腔内肿瘤）慢性期此证型居多，可以参照论忌。

2. 虚胀

（1）脾虚水困

主症：腹部胀满不舒，早宽暮急，肠鸣便溏，面色萎黄或㿠白，神疲乏力，脘闷纳呆，神疲怯寒。

兼次症：四肢无力，少气懒言，肢冷或下肢浮肿，小便不利。

舌脉象：舌苔薄腻，舌质淡胖有齿痕；脉沉弱。

治法禁忌：忌用清热解毒、凉血开窍法，不宜养阴、清热利湿、攻下利水，慎用疏肝理气、活血化瘀法。

方剂禁忌：忌用龙胆泻肝汤、中满分消丸、茵陈蒿汤，不宜用柴胡疏肝散、一贯煎；中成药忌用龙胆泻肝丸（颗粒）、至宝丹、安宫牛黄丸、鳖甲煎丸，不宜用六味地黄丸、慢肝养阴胶囊、乙肝解毒胶囊，慎用复方鳖甲软肝片、水飞蓟素片、大黄䗪虫丸。

药物禁忌：忌用熟地黄、黄连、黄柏、大黄、麦冬、栀子、金银花，不宜用大戟、甘遂、芫花，慎用柴胡、青皮、丹参、红花。

本证型设忌的要点在于强调脾虚运化失职，水湿停滞的病机特点。《素问·至真要大论》云："诸湿肿满，皆属于脾。"

临床上虽然出现腹部胀满不舒，早宽暮急的气滞表现，但是由于脾气已虚，也不宜重用理气、破气之品；肠鸣便溏，面色萎黄或㿠白，神疲乏力，脘闷纳呆，舌苔薄腻，舌质淡胖有齿痕，脉沉弱等症不是湿热阻滞，更不能使用清热解毒之品，损伤中阳；也不能使用养阴之品，阻碍气机。

治法禁忌：忌用清热解毒、凉血开窍法。

方剂禁忌：忌用龙胆泻肝汤、中满分消丸、茵陈蒿汤。

药物禁忌：忌用熟地黄、黄连、黄柏、大黄、麦冬、栀子、金银花。

中焦脾胃为人体水液代谢的中心，在治疗中一定要顾护脾气，以达到脾气散精，水津四布的目的。

临床上，此为臌胀病（肝硬化腹水、结核性腹膜炎、腹腔内肿瘤）常见基础证型，可以参照论忌。

（2）脾肾阳虚

主症：腹部胀满，入暮较甚，脘闷纳呆，神疲怯寒，肢冷浮肿。

兼次症：小便短少，面色萎黄或㿠白。

舌脉象：舌质淡、体胖嫩有齿痕；脉沉细或弦大重按无力。

本证型设忌的要点在于强调脾肾阳气亏虚，寒水停聚的病机特点。如果脾肾阳虚，湿浊内蒙，蒙蔽心窍，亦可导致神昏肢厥之变，终至邪陷正虚，由闭转脱，病情极为险恶。此时应该益气养阴、回阳固脱；不能因为腹胀、脘闷纳呆，而使用理气、破气、消导之品；虽然小便短少，更忌过用淡渗利湿之品，如滑石、木通、赤小豆、金钱草伤阳、伤阴。

治法禁忌：忌用清热解毒、攻下利水法。

方剂禁忌：忌用龙胆泻肝汤、中满分消丸、茵陈蒿汤、一贯煎。

药物禁忌：忌用大黄、黄连、黄芩、黄柏、栀子、苦参、连翘。

臌胀病由气滞、血瘀、水停导致，行气、活血、利水为常法；如延至晚期，邪实正虚，则预后较差，腹水反复发生，病情不易稳定。即使临床上出现脾肾阳虚，也不能温阳过度，以免伤阴化燥。

临床上，臌胀病（肝硬化腹水、结核性腹膜炎、腹腔内肿瘤）晚期此证型居多，可以参照论忌。

（3）肝肾阴虚

主症：腹大坚满，甚则青筋暴露，形体消瘦，面色黧黑，唇紫口燥。

兼次症：心烦，掌心热，失眠，齿鼻有时出血，小便短赤。

舌脉象：舌质红绛少津；脉弦细数。

本证型设忌的要点在于强调病久不愈，肝脾两伤，久病及肾，阴虚兼夹水湿停留不化，瘀血内停的病机特点。临床上出现心烦，掌心热，失眠，鼻衄，齿衄，甚或大量呕血、便血，小便短赤，舌质红绛少津，脉弦细数是阴虚生内热，络脉瘀损，不能认为是"实火"，而采用清热的方法，苦寒亦能化燥伤阴；更不能使用温燥之品，会动血、耗血，导致一发不可收拾。形体消瘦，唇紫口燥亦是瘀血内停的征象，佐症是青筋暴露，面色黧黑；加之小便短赤，不仅仅是阴虚的表现；如果肝肾阴虚，邪从热化，蒸液生痰，内蒙心窍，引动肝风，则见神昏谵语、痉厥等严重症状。

治法禁忌：忌用温阳益气法。

方剂禁忌：忌用五苓散、龙胆泻肝汤、中满分消丸、茵陈蒿汤。

药物禁忌：忌用鹿茸、附片、干姜、肉桂、桂枝、黄柏。

臌胀病常常由于攻下逐水，以致肝肾阴亏，此时应该滋肝肾、养阴血，少佐化瘀散结之品；脾胃为气血生化之源，不忘健脾亦是养阴；养阴之品生地黄、熟地黄、制首乌大多滋腻，注意配伍少许理气醒脾之品砂仁、陈皮。临证时记住本病总属本虚标实错杂，故治当攻补兼施，补虚不忘祛邪，祛邪不忘补虚。

临床上，臌胀病（肝硬化腹水、结核性腹膜炎、腹腔内肿瘤）晚期此证型居多，可以参照论忌。

【生活禁忌】

1.忌不注意预防　针对引起臌胀的原因，应该做好以下几个方面，有利于预防臌胀的发生。

（1）避免饮酒过度，已患过黄疸的患者更应忌饮酒。

（2）感染血吸虫也是臌胀的一个主要病因，应注意避免与疫水接触。

（3）避免情志所伤和劳欲过度；安心静养，解除顾虑，注意保暖。

（4）已患黄疸和积聚的患者，应及时治疗，休养将息，务使疾病好转、痊愈。

2.忌不加强护理　对已患臌胀病的患者，应从以下几个方面进行护理。

（1）忌不卧床休息。如腹水较多，应取半卧位。病情稳定者，可适当进行轻微体育活动，如气功、太极拳之类，以助脾胃健运，肝气条达，血脉流畅，有利于疾病恢复。

（2）忌不调节饮食。宜进低盐饮食，《格致余论》说："却盐味，以防助邪。"因食盐有凝涩助水之弊。在尿量特别少的情况下，应给予无盐饮食。对有出血倾向的患者，忌食煎炸、辛辣、坚硬的食物，以防助热伤络。一般饮食以半流质和无渣饮食为宜，少量多餐，多吃蔬菜、豆腐、瘦肉、鸡蛋等富于营养的食物，餐次分配为早上、中午多食，晚餐少进，这样有助于脾胃的转输，并能避免夜间腹胀影响睡眠。

（3）忌滥用药物，过度治疗，加重肝脏的负担。

【文献选要】

○"臌胀又名单鼓。宜大补中气、行湿。此乃脾虚之甚，必须远音乐，断厚味……却厚味，断妄想，远音乐，无有不安。医又不察虚实，急于作效，病者苦于胀急，喜行利药，以求通快，不知觉得一日半日其肿愈甚，病邪甚矣！真气伤矣"（《丹溪心法》）。

○"凡胀初起是气久成水，治胀必补中行湿，兼以消积，更断盐酱"（《医学入门》）。

○"少年纵酒无节，多成水鼓"（《景岳全书》）。

○"此惟不善调摄，而凡七情、劳倦、饮食、房闱，一有过伤，皆能戕脏气，以致脾土受亏，转输失职，正气不行，清浊相混，乃成此证"（《景岳全书》）。

○"单腹胀症多属腑，腑宜通，勿用滋腻守补"（《类证治裁》）。

○ "《经》曰：臌胀是也。中空无物有似于鼓，小便短涩不利，其病胶固难以治疗。用分消汤加减治之，健脾顺水宽中为主也。不可大用猛烈之药反伤脾胃，病再复来不可治也。若脐凸肉硬、肚大青筋、足背手掌俱浮，男从脚下肿上，女从头上肿下，并皆不治"（《万病回春》）。

○ "渗忌太过 治湿当利小便，虽为常法。然执此一说以治虚症，往往多死。盖脾气虚败，愈下愈虚。虽劫效目前，而正气阴损"（《证治汇补》）。

○ "水肿禁法 水肿初起，其势方锐，最忌甘温助湿作满之药。尤戒针刺，犯之流水而死。当绝酒色，却盐酱，戒忿怒，以全太和，否则不治"（《证治汇补》）。

○ "张子和云：病肿胀既平，当节饮食，忌盐、血、房室。犯禁者病再作，乃死不救""水肿之后，忌油盐"（《先醒斋医学广笔记》）。

○ "（水臌）此证满身皆水，按之如泥者是。若不急治，水流四肢，不得从膀胱出，则为死证矣。方用决流汤……断勿与三剂也，与三剂反杀之矣。盖二丑、甘遂最善利水，又加肉桂、车前子引水以入膀胱，利水而不走气，不使牛、遂之过猛也。二剂之后，须改五苓散，调理二剂；再用六君子汤补脾可也；忌食盐，犯之则不救矣"（《傅青主男科》）。

二十、眩 晕

眩晕是目眩与头晕的总称。目眩即眼花或眼前发黑，视物模糊；头晕即感觉自身或外界景物旋转，站立不稳。两者常同时并见，轻者闭目即止，重者如坐舟船，旋转不定，不能站立，或伴恶心呕吐，汗出，甚则昏迷等症状，故统称为"眩晕"。眩晕多属肝的病变，可由风、火、痰、虚、瘀等多种原因引起。

眩晕辨证，肝阳上亢宜平肝潜阳，清火息风，常用天麻钩藤饮；气血亏虚者宜补益气血，健运脾胃，方选八珍汤、十全大补汤、人参养营汤；肾精不足者宜补益肾精，充养脑髓，常用河车大造丸；痰浊内蕴者宜燥湿祛痰，健脾和胃，常用半夏白术天麻汤；痰郁化火者，宜温胆汤或二陈汤合当归龙荟丸；瘀血阻络者宜祛瘀生新，行血清经，方选血府逐瘀汤。

【辨证禁忌】

（1）忌将厥证误为眩晕。厥证以突然昏倒，不省人事，或伴有四肢逆冷，发作后一般常在短时间内逐渐苏醒，醒后无偏瘫、失语、口眼㖞斜等后遗症。但特别严重的，也可一厥不复而死亡为特点。

《素问·厥论》说："厥……或令人暴不知人，或至半日，远至一日乃知人者。"眩晕发作严重者，有欲仆或晕旋仆倒的现象，与厥证相似，但一般无昏迷及不省人事的表现。《证治汇补·厥证章》云："世以卒然昏冒，不省人事为厥。方书以手足厥冷为厥。厥者，气逆也……不独手足厥冷而已也。"

（2）忌将中风误为眩晕。中风以猝然昏仆，不省人事，伴有口眼㖞斜，偏瘫，失语；或不经昏仆而仅以㖞僻不遂为特征。

本证昏仆与眩晕之甚者似，但其昏仆则必昏迷不省人事，且伴㖞僻不遂，则与眩晕迥然不同。

（3）忌将痫证误为眩晕 痫证昏仆与眩晕之甚者似，且其发作前常有眩晕、乏力、胸闷等先兆，发作日久之人，常有神疲乏力，眩晕时作等症状出现，故亦应与眩晕进行鉴别。

鉴别要点在于痫证之昏仆，亦必昏迷不省人事，更伴口吐涎沫，两目上视，四肢抽搐，或口中如作猪羊叫声等表现。

（4）忌将头痛误为眩晕。头痛是由于外感六淫之邪，上犯巅顶，邪气稽留，阻碍清阳，或内伤诸疾多种因素导致气血逆乱，瘀血阻络，脑失所养出现以头部疼痛为主要表现的病证。眩晕则晕而不痛，两者不难鉴别。

【治法禁忌】

（1）忌将外感之头晕与眩晕相混。《脉因证治·眩运》云："外因者，风在三阳经，头重项强有汗；寒则掣痛，暑则热闷；湿则重着；皆令吐逆晕倒。内因者，因七情致脏气不行，郁而生涎，结为饮，随气上厥，伏留阳经，呕吐，眉目疼痛，眼不得开。因房劳、饥饱、去血过多者，眼花屋倒，起则晕倒。"眩晕之治法，以滋肾养肝、益气补血、健脾和胃为主。若肝阳上亢，化火生风者，则清之、镇之、潜之、降之；痰浊上逆则荡涤之；兼外感则表散之；兼气郁则疏理之，均系急则治标之法。由于眩晕多属本虚标实之证，所以一般常需标本兼顾，或在标证缓解之后，即需考虑治本。

（2）忌不辨标本缓急。古人曰"无痰不作眩""无虚不作眩""无瘀不作眩"。眩晕多属本虚标实之证，肝肾阴亏，气血不足，为病之本；痰、瘀、风、火为病之标。痰、瘀、风、火都各具特点，如风性主动，火性上炎，痰性黏滞，痰性留著等，都需加以辨识。其中尤以肝风、肝火为病最急，风升火动，两阳相搏，上干清空，症见眩晕、面赤、烦躁、口苦，重者甚至昏仆；尤应注意，以免缓不济急，酿成严重后果。

（3）忌不辨虚实。眩晕辨证要点不过虚实两端。首先要注意舌象和脉象，再将患者症状表现结合起来进行分析，则其病机之虚实，不难判断。《证治汇补·眩晕》曰："虚者，内外之邪，乘虚入表而上攻。实者，内外之邪，郁痰上结而下虚。"《古今医鉴·眩晕》云："外感六淫，内伤七情，皆能眩晕。当以脉症别之，眩晕之证，人皆称为上盛下虚所致，而不明其所以然之故。盖所谓虚者，血与气也；所谓实者，痰涎风火也。"《仁术便览·眩晕》云："左手脉数，热多；脉涩而有力，为死血；右手脉实有痰积；脉大是久病为气血俱虚，痰浊不降也。"

（4）忌过用重镇潜降之品。眩晕病机多端，不可一味重镇潜降，必须辨明虚实，随证治疗。一般原发病得愈，眩晕亦随之而愈。不能脱离辨证论治精神，去追求一方一药的疗效，如一见眩晕，便投以天麻、石决明、龙骨、牡蛎、菊花之类，鲜能中病。

【分证论忌】

1.肝阳上亢

主症：眩晕，耳鸣，头胀且痛，急躁易怒，失眠多梦，每因烦劳或恼怒而头晕、头痛加重。

兼次症：或兼面时潮红、目赤、口干口苦、便秘尿赤；或兼腰膝酸软，健忘，遗精，甚或眩晕欲仆，泛泛欲呕，头痛如掣，肢麻震颤，筋惕肉瞤，语言不利，步履不正。

舌脉象：舌红苔黄，脉弦数；或舌红少苔，脉弦细数。

本证型设忌的要点在于强调肝阳上亢，上冒巅顶的病机特点。《素问·至真要大论》谓"诸风掉眩，皆属于肝"。肝为风木之脏，体阴而用阳，其性刚劲，主升主动；阳盛之人，或者忧郁、恼怒太过，肝失条达，气郁化火，肝阴耗伤，阴亏于下，阳亢于上，风阳升动，上扰头目所致，出现眩晕，耳鸣，头胀且痛，急躁易怒，即如《灵枢·卫气》谓"上虚则眩"，不能使用温阳助火、补益气血之法，耗伤肝阴，导致阳亢加重，甚至出现眩晕欲仆，泛泛欲呕，头痛如掣，肢麻震颤，筋惕肉瞤，语言不利，步履不正，发为肝阳亢盛化风，此为"内风"，更不可以与外风混淆，使用辛温祛外风之品；眩晕，每因烦劳或恼怒而头晕、头痛加重，这不是气虚，禁忌温补阳气。临证需注意区分急躁易怒，面时潮红、目赤、口干口苦、便秘、尿赤非为肝经实火、湿热，是虚中夹实，忌配伍淡渗利湿之品，如滑石、木通、赤小豆、豆卷重伤阴液。

治法禁忌：忌用温阳助火、补益、利湿法。

方剂禁忌：忌用理中汤、五苓散、补中益气汤。

药物禁忌：忌用桂枝、干姜、附片、人参、鹿茸。

此乃眩晕的上盛下虚之证，育阴涵阳为正法，应该平肝潜阳、清火息风。临证时，偏于阴虚明显者，治疗注重滋阴养肾的龟板、鳖甲、生地黄、淡菜；有肝阳亢极化风先兆者，应该加上羚羊角、代赭石、牡蛎重镇息风；适度使用重镇之品，不可过度，以免损伤中焦脾胃生发之气。

临床上，高血压、高血压脑病、中毒性眩晕此证型居多，可以参照论忌。

2.气血亏虚

主症：眩晕，动则加剧，劳累即发，神疲懒言，气短声低，面白少华，唇甲不华，发色不润。

兼次症：或萎黄、或面有垢色，心悸少寐，失眠，纳减体倦，或兼食后腹胀，大便溏薄；或兼畏寒肢冷，唇甲淡白；或兼诸失血证。

舌脉象：舌色淡、质胖嫩、边有齿印，苔少或厚；脉细弱或虚大。

本证型设忌的要点在于强调气血不足，脑失所养的病机特点。《景岳全书·眩晕》曰："原病之由有气虚者，乃清气不能上升，或汗多亡阳而导致，当升阳补气；有血虚者，乃因为亡血太多，阳无所依附而然，当益阴补血，此皆不足之证也。""无虚不作眩""虚则补之"为治疗大法，因此，不能看见眩晕就使用重镇、平肝潜阳之法，此眩晕有动则加剧，劳累即发的气虚的特征，如果再度损伤脾胃阳气，脾胃受伤运化失常，气血化生无源，则导致眩晕加重；严重者，出现血虚风动，手足搐搦，不能误以为是热甚动风的实证，而妄用清火息风之品。

治法禁忌：忌用平肝潜阳，清火息风法。

方剂禁忌：忌用当归龙荟丸、天麻钩藤饮。

药物禁忌：忌用龙胆草、大黄、黄连、黄芩、黄柏。

临证时，牢牢记住"脾胃为后天之本，气血生化之源"的基本原理。同时注意此证型又有偏于脾虚气陷者，表现为食后腹胀，大便稀溏，治疗时，宜健脾运脾；偏于阳虚者，畏寒肢凉，口唇指甲淡白，治疗时，温阳益气并重，所谓"阳化气"也；血虚明显者，可以使用当归补血汤；如果暴发失血而突然晕倒者，可以急用针灸促其复苏，内服六味回阳饮。

临床上，各种慢性衰弱性疾病气血不足者，如贫血、低血压、内耳眩晕症、妇女产后等都可以参考此证型论忌。

3. 肾精不足

主症：眩晕，精神委靡，腰膝酸软，健忘，少寐多梦，或遗精、滑泄，耳鸣，发落，齿摇。

兼次症：或兼见头痛，颧红，咽干，形瘦，五心烦热，或兼见面色㿠白或黧黑，形寒肢冷。形寒怯冷，四肢不温。

舌脉象：舌瘦嫩或嫩红，少苔或无苔，脉弦细或弱或细数；或舌淡嫩、苔白或根部有浊苔，脉弱尺甚。

本证型设忌的要点在于肾精不足，无以生髓，脑髓失充的病机特点。《灵枢·海论》谓"髓海不足，则脑转耳鸣，胫痠眩冒"。肾藏精，精生髓；肾精不足则出现眩晕，伴见精神委靡，腰膝酸软，健忘，少寐多梦，应该"虚则补之"，可以采用血肉有情之品龟板、鳖甲、紫河车补之；而不能使用平肝潜阳之法，再度损伤正气，导致眩晕、耳鸣加重；遗精、滑泄是相火妄动，不是湿热下注扰动精腑，故不能清热，以免导致精关更加不固；临床上素体阴虚之人，更容易出现头痛，颧红，咽干，形瘦，五心烦热等阴不维阳之象，此乃"虚火"，不宜清火息风，导致气阴俱虚；同时需要注意，使用滋腻之品，应当注意顾护脾胃运化功能，以防碍脾，可以斟酌少加陈皮、砂仁等醒脾之品。

治法禁忌：忌用平肝潜阳，清火息风法。

方剂禁忌：忌用当归龙荟丸、温胆汤。

药物禁忌：忌用黄芩、芦荟、大黄、黄柏、黄连、龙胆草、山栀子、牡丹皮。

临证时，注意分辨虚热内生，还是真阳衰弱，治疗时，或者选用补肾滋阴清热的左归丸，或者补肾助阳的右归丸；遵循张景岳"善补阳者，必欲阴中求阳，则阳得阴助而生化无穷；善补阴者，必欲阳中求阴，则阴得阳升而泉源不竭"的原则。

临床上，高血压、椎基底动脉供血不足、脑动脉硬化、高血压脑病等出现此证型者，可以参考此证型论忌。

4. 痰浊内蕴

主症：眩晕，倦怠或头重如蒙，胸闷恶心，或时吐痰涎，少食多寐。

兼次症：或兼见心下逆满，心悸怔忡；或兼头目胀痛，心烦而悸，口苦尿赤，或兼头痛耳鸣，面赤易怒，胁痛，脉濡弦滑。

舌脉象：舌胖、苔浊腻或白厚而润，脉滑或弦滑或兼结代；或舌苔黄腻，脉弦滑而数。

本证型设忌的要点在于强调痰浊中阻，上蒙清窍的病机特点。朱丹溪曰"无痰不做眩"。此类患者素体丰腴者多，以眩晕，倦怠或头重如蒙，舌胖、苔浊腻为特征，"脾胃为生痰之源"，应该燥湿祛痰，因此不能误认为是"无虚不作眩"，从而使用滋肾养肝、滋阴补血、填精充髓之法，以免助湿生痰，阻滞气机，加重脾胃负担；即使兼心烦而悸，口苦尿赤，也不能过度清热，损伤脾胃，导致运化失常，水湿内生酿痰；应当使得脾胃"水精四布，五经并行"，不得酿生痰浊。

治法禁忌：忌用滋肾养肝、滋阴补血、填精充髓、清热解毒法。

方剂禁忌：忌用河车大造丸、左归丸、右归丸、天王补心丹。

药物禁忌：忌用龟甲、鳖甲、生地黄、熟地黄、阿胶、大黄、黄芩、龙胆草、菊花、牡丹皮、栀子。

痰多因病而致，其中无形之痰又是致病之因，能"随气升降，无处不到"，上至巅顶，下至涌泉，外而四肢筋骨，内而五脏六腑。"见痰休治痰"，注意针对生痰之因进行治疗。

临证时，如果舌苔厚腻，水湿盛重者，可以配合五苓散；痰浊中阻，需要分清化热与否，如果更兼内生之风、火作祟，则痰夹风、火上攻头面，出现头痛耳鸣、面赤易怒、眩晕更甚，治疗应该化痰、息风、清热并重，宜用二陈汤、当归龙荟丸；如果痰浊兼中寒，寒痰上犯，头重如蒙，胸闷恶心，亦有昏仆之虞，急当涤痰开窍。

临床上，内耳眩晕症、神经官能症、晕动病、中毒性眩晕等出现眩晕者，都可以参考此证型论忌。

5. 瘀血阻络

主症：眩晕，头痛，痛处固定，状如针刺。

兼次症：或兼见健忘，失眠，心悸，精神不振，面或唇色紫黯。

舌脉象：舌有紫斑或瘀点，脉弦涩或细涩。

本证型设忌的要点在于强调由于外伤，或者产妇生产时感寒，瘀血阻络，气血得不到正常流布，脑失所养的病机特点。《医学正传》云："外有因坠损而眩运者，胸中有死血迷闭心窍而然，是宜行血清经，以散其瘀结。"《景岳全书·妇人规》云："血晕之证本由气虚……然而壅痰盛者，亦或有之……如果形气、脉气俱有余，胸腹胀痛作冲，此血逆也，宜失笑散。"本证型临床症状以痛处固定，状如针刺的瘀血内阻为特征；虽然有健忘，失眠，心悸，但不能拘泥于"痰、虚"，而使用补养心脾、滋肾养肝之法，否则妨碍血液循环；亦不可使用清热平肝之法，损伤阳气，导致血液运行无力推动。

治法禁忌：忌用滋肾养肝、清热平肝法。

方剂禁忌：忌用当归龙荟丸、五苓散、河车大造丸、左归丸、右归丸。

药物禁忌：忌用熟地黄、山茱萸、牡丹皮、山栀子、大黄、黄柏、黄连。

此证型若兼寒凝，畏寒肢凉，可加制附片、桂枝；若兼骨蒸潮热，肌肤甲错，可加牡丹皮、黄柏、知母，重用干地黄；若为生产后血瘀血晕，可用清魂散；因为"气行则血行"，故应适当的配伍理气活血之品，方能达到事半功倍的目的。

临床上头部外伤后眩晕、椎基底动脉供血不足、房室传导阻滞、妇女产后等出现的眩晕可参考此证型论忌。

【生活禁忌】

（1）忌不注意劳逸结合，应避免体力和脑力的过度劳累，节制房事，切忌纵欲过度；避免突然、强力的主动或被动的头部运动，可减少某些眩晕证的发生。这些都是预防眩晕发病及发作的重要措施。

（2）忌不节制饮食，应尽可能定时定量，忌暴饮暴食及过食肥甘厚味，或过咸伤肾之品；忌辛辣。需要特别注意生活及饮食上的调理。

（3）忌烟酒嗜好。

（4）忌不注意适当休息。眩晕发病后要及时治疗，症状严重者一定要卧床休息及有人陪伴或住院治疗，以免发生意外，这些措施对患者早日康复是极为必要的。

【文献选要】

〇"要寻致病之因，随机应敌，其间以升降镇坠行汗为最，不可妄施汗下，识者将有采薪之忧"（《丹溪心法》）。

○"吴四五　诊脉芤弱，痰多眩晕。心神过劳，阳升风动，不可过饮助升。治痰须健中，熄风可缓晕。九蒸白术、炒杞子、白蒺、茯苓、菊花炭"（《临证指南医案》）。

○"又云：髓海不足，目为之眩是也。风火之眩晕属乎外感，三虚之眩晕本内伤。其云痰而作眩者，必内外合邪而后痰聚而为害，非竟主乎痰而可以为眩也。若一纯攻痰，而不大补气血、壮水滋阴，以救其本，病未有不毙者也"（《质疑录》）。

二十一、中　风

中风又名"卒中"，多由忧思恼怒、饮食不节、恣酒纵欲等因，造成阴阳失调、脏腑气偏、气血错乱所致。临床表现以猝然昏仆、不省人事，伴口眼㖞斜、半身不遂、语言不利为主要特征，亦有未见昏仆，仅见㖞僻不遂者。与《伤寒论》所称"中风"名同实异。

中风辨证：中经络：络脉空虚，风邪入中宜祛风通络，方选大秦艽汤加减；肝肾阴虚，风阳上扰宜滋养肝肾，平息内风，方选镇肝熄风汤加减；痰热腑实，风痰上扰宜化痰通腑，方选星蒌承气汤加减。中脏腑：闭证：阳闭宜辛凉开窍，清肝息风，方选局方至宝丹一粒灌服或鼻饲以开窍，并用羚羊角汤加减；阴闭宜辛温开窍，除痰息风，方选苏合香丸一粒灌服或鼻饲以开窍，并用涤痰汤加减。脱证：宜回阳固脱，方选参附汤。

【辨证禁忌】

（1）忌不与痫证相区别。痫证为阵发性的猝然昏仆疾病，猝发仆地，时常口中作声，如猪、羊啼叫，四肢频抽而口吐白沫，醒如常人，且可再发。中风则仆地无声，一般无四肢抽搐及口吐涎沫的症状，有神昏者需即时治疗，方可逐渐清醒，并多有口眼㖞斜、半身不遂等症。神昏尚浅者，口眼㖞斜、半身不遂可以通过检查发现；神昏重者，待醒后则半身不遂诸症可知。一般中风患者的抽搐多在一侧，另一侧当是半身不遂，而痫证患者多为全身性抽搐。

（2）忌不与痿证相区别。中风后遗症为中风后，半身不遂日久不能恢复者，其肌肉瘦削，筋脉弛缓，应注意与痿证区别。痿证一般起病缓慢，多表现为双下肢痿躄不用，或四肢肌肉萎缩，与中风半身不遂不同。

（3）忌不与痹证相区别。痹证是由风、寒、湿三气夹杂，导致气血运行障碍而引起肢体、关节、肌肉疼痛、酸楚、麻木、重着及活动障碍为主要特征的一种病证。临床上具有渐进性或反复发作的特点。

（4）忌不与厥证相区别。厥证以突然昏倒，不省人事，或伴有四肢逆冷，发作后一般常在短时内逐渐苏醒，醒后无偏瘫、失语、口眼㖞斜等后遗症。但特别严重的，也可一厥不复而死亡。如《素问·厥论》说："厥……或令人暴不知人，或至半日，远至一日乃知人者。"其眩晕发作严重者，有欲仆或晕眩仆倒的现象，与厥证相似，但一般无昏迷及不省人事的表现。

（5）忌不与痉证相区别。痉证是以项背强直，四肢抽搐，甚至角弓反张，或见昏迷，但无口眼㖞斜及半身不遂为特征。

（6）忌真中风不与类中相区别。《医略十三篇·类中风》说："由其不知同一击仆偏枯，神昏不语等症，有邪证邪脉可据者，真中风也。无邪证邪脉可据者……与真中风相似，即名类中风也。"《医家四要·卒中风有两端治分四中》说:"中风之病,其因有二:一曰真中……一曰痰火,因痰火从内而发,病入心主之官,轻则舌强难语,重则痰壅神昏……犹有暑中湿中,寒中火中,虚中气中,食中恶中,皆类中风之症也,慎勿误为真中,当细辨之。"《奇效良方·风门》说:"又有中气与中风相类,语言謇涩,涎潮昏塞,不知人事,牙关紧急,但手足不偏废为异耳。"类中是指无外邪侵袭而发病者,有外邪侵袭而引发者称为真中风。因此根据有无外邪,采用不同的治法。

【治法禁忌】

(1)忌在出现中风先兆时未能加以预防。本病未发之前,多有先兆症状。眩晕和肢体一侧麻木,为常见之发病先兆。本病多发生在中年以上,老年尤多。但现在中风的发病年龄有提早的趋向。

(2)忌在起病之初未能及时抢救,中风起病急剧,病情复杂。后世医家称中风之病,如矢石之中人,骤然而至。临床上既有暴怒之后内风旋动、顷刻昏仆、骤然起病者;也有猝然眩晕、麻木,数小时后迅速发生半身不遂,伴见口眼㖞斜,病情逐步加重者,此虽起病急且有渐进的发展过程。还有猝发半身不遂、偏身麻木等症,历时短暂而一日三五次复发者,此种起病速而好转亦速,但不及时治疗,终将中而不复。

(3)忌不辨病位浅深和病情轻重。中风急性期分中经络与中脏腑。

中络是以肌肤麻木、口眼㖞斜为主症,其麻木多偏于一侧手足,此邪中浅,病情轻。中经是以半身不遂、口眼㖞斜、偏身麻木、言语謇涩为主症,无昏仆,比中络重。但两者皆由病邪窜扰经络而成,故可统称中经络。

中腑是以半身不遂、口眼㖞斜、偏身麻木、言语謇涩而神志异常为主症,但其神志障碍较轻,一般属意识朦胧,思睡或嗜睡。中脏是以猝暴昏仆而半身不遂者,其神志障碍重,完全昏聩无知;或以九窍闭塞,如目瞀、视一为二、视长为短、目不能眴、言语謇涩、吞咽困难、尿闭便秘等,此邪中深、病情重。因两者皆有神志障碍,故统称中脏腑。

从病期来看,中经络与中脏腑均属急性期的见证。若病程迁延半年以上则属后遗症。以中经络、中脏腑、后遗症的证候分类,进行动态观察可辨别病情的浅深轻重。

(4)忌不辨闭证与脱证。中脏腑有闭证和脱证的区别。

闭证是邪闭于内,症见牙关紧闭,口噤不开,两手握固,大小便闭,肢体强痉,多属实证,急宜祛邪;脱证是阳脱于外,症见目合口张,鼻鼾息微,手撒遗尿,这是五脏之气衰弱欲绝的表现,多属虚证,急宜扶正。闭证和脱证均为危急重证,治法不可混同,因此临床上必须分辨清楚。

在闭证中,又有阳闭与阴闭之分。阳闭是闭证兼有热象,为痰热闭郁清窍,症见面赤身热,气粗口臭,躁扰不宁,舌苔黄腻,脉象弦滑而数。阴闭是闭证兼有寒象,为湿痰闭阻清窍,症见面白唇黯,静卧不烦,四肢不温,痰涎壅盛,舌白腻,脉象沉滑或缓。阳闭与阴闭的辨别,以舌脉、症状为主要依据,阳闭苔黄腻,舌质偏红;阴闭苔白腻,舌质偏淡。阳闭脉数而弦滑,且偏瘫侧脉大有力;阴闭脉缓滑。

阳闭与阴闭可以互相转化,可根据舌象、脉象,结合症状的变化来评定。

(5)忌不辨病势的顺逆。如起病时嗜睡而半身不遂,治后神志转为清醒,是先中腑后转为中经,病情转轻,预后亦好;倘若神志障碍和半身不遂加重渐至昏迷,是先中腑而转为中脏证，病情逆转，多预后不良。先中脏腑，如神志渐渐转清，半身不遂未再加重或有恢复者，病由中脏腑向中经络转化，病势为顺，预后多好。若属中脏腑的重证，如神昏偏瘫症状在急性期，仍属顺境。如见呃逆频频，或突然神昏，四肢抽搐不已，或背腹骤然灼热而四肢发凉及至手足厥逆，或见戴阳证及呕血证，均属病势逆转。呃逆频频，是痰热郁闭，渐耗元气，胃气衰败的表现。突然神昏、四肢抽搐不已，是由内风鸱张，气血逆乱而成。背腹骤然灼热而四肢发凉，手足厥逆，或见戴阳之证，皆由阴阳离决所致，病入险境。至于合并呕血、便血者，是邪热猖獗，迫伤血络而成，亡血之后气随血脱，多难挽救。

（6）忌单纯使用活血化瘀或化痰开窍法。若肝风内动，在治疗上先拟镇肝息风为主，若能获效，继以通络化痰，最后用大剂滋阴潜阳、补益肝肾之品以固本，杜绝内风煽动，从而使病情向顺境发展。

若痰浊闭窍，则需要先化痰开窍，随后活血化瘀，最后培补肝肾。临证时要根据病机循序渐进地灵活使用。

（7）忌单纯使用解表发汗法、利尿法。过度使用解表发汗法、利尿法可损伤人体阳气与阴津，使本身已经阴虚阳亢的肌体，更加阴阳失调。

（8）忌过度使用泻下法。中风患者若伴有阳明腑实者，可以采用通腑泄下法，使得胃肠的积滞得以下行，内闭的气机得以舒展，从而阻断病情的发展，促进神志的清醒。但是泄下过度，反而损伤人体正气、阴津。

【分证论忌】

1. 中经络

（1）络脉空虚，风邪入中

主症：手足麻木，肌肤不仁，或突然口眼㖞斜，语言不利，口角流涎，甚至半身不遂。

兼次症：或兼见恶寒发热，肢体拘急，关节酸痛。

舌脉象：舌苔薄白腻；脉象弦滑或弦细。

本证型设忌的要点在于强调"外风直中""脉络空虚，贼邪不泻"的病机特点。《金匮要略·中风历节病脉证并治》说："寸口脉浮而紧，紧则为寒，浮则为虚，寒虚相搏，邪在皮肤。浮者血虚，络脉空虚，贼邪不泻，或左或右，邪气反缓，正气即急，正气引邪，㖞僻不遂。"在唐宋以前对于中风的认识以外风学说为主，正所谓"内虚邪中"，治疗主要以祛风散邪，扶助正气为法。中风治疗不能拘泥于"内风"学说，虽然有手足麻木，肌肤不仁，但是贸然使用滋阴潜阳等补法会有闭门留寇之患。此证明显伴有外感风邪，营卫不和所致的恶寒发热，肢体拘急，关节酸痛等症状，应当因势利导，祛风外出。同时不能清热解毒、通腑泄热，以免损伤正气，引邪深入。

治法禁忌：忌用滋阴潜阳、清肝息风法。

方剂禁忌：忌用镇肝熄风汤、羚角钩藤汤、三化汤、稀涎散。

药物禁忌：忌用龟甲、熟地黄、鳖甲、大黄、黄柏、芒硝。

临证时，必要时配伍养血活血之品，这体现了"治风先治血，血行风自灭"的治疗原则，如当归、白芍、川芎、鸡血藤。配伍祛风搜络的全蝎、蜈蚣；还可以伍用化痰药物，如僵蚕、贝母、天花粉、半夏、白芥子、猪牙皂，避免风邪夹痰为患，随气升降，阻滞经络。

现代医学认为的出血性脑血管病（高血压脑溢血）、缺血性脑血管病（脑血栓形成、脑栓塞）等中风初期，可以参考此证型论忌。

（2）肝肾阴虚、风阳上扰

主症：平素头晕头痛，耳鸣目眩，少眠多梦，腰酸腿软，突然一侧手足沉重麻木，口眼㖞斜，半身不遂，舌强语謇，或见手足重滞，甚至半身不遂。

兼次症：或渐而痴呆，或神志失常，或抽搐发作。

舌脉象：舌质红，苔白或薄黄；脉弦滑或弦细而数。

本证型设忌的要点在于强调"水不涵木，虚风内动""上实下虚"的病机特点。表现为平素头晕头痛，耳鸣目眩，舌强语謇，但即使有腰酸腿软，脉弦滑，也不能误认为外风袭扰，从而使用祛风药物，导致风火相煽。禁忌温阳动火，否则更伤阴津，加重风阳上扰，或导致抽搐发作。患者出现突然一侧手足沉重麻木，口眼㖞斜，半身不遂，舌质红，苔白或薄黄，脉弦滑或弦细而数等症，也不宜单纯使用活血化瘀、通络化痰之品。

治法禁忌：忌用温阳益气、通腑泻热法。

方剂禁忌：忌用补阳还五汤、星蒌承气汤、涤痰汤、解语丹、搜风顺气丸。

药物禁忌：忌用附片、鹿茸、仙茅、淫羊藿、肉桂、黄芪。

此证型治疗应该滋水涵木。薄荷、防风、菊花、钩藤四味皆入肝，外风可散，内风可息；地龙、乌梢蛇既可以辅助祛风，又可以活血通络。

必要时配伍化痰开窍的胆南星、瓜蒌皮、天花粉、天竺黄、川贝母，补肾活血化瘀的川牛膝，养血敛阴的白芍、熟地黄；还可以配伍牡蛎、石决明。

现代医学认为的出血性脑血管病（高血压脑溢血）、缺血性脑血管病（脑血栓形成、脑栓塞、短暂性脑缺血发作）急性期可以参照此证型论忌。

（3）痰热腑实，风痰上扰

主症：突然半身不遂，偏身麻木，口眼㖞斜，便干或便秘，瘫软无力。

兼次症：或头晕，或痰多，舌謇。

舌脉象：舌苔黄或黄腻；脉弦滑，瘫侧脉多弦滑而大。

本证型设忌的要点在于强调"阳明腑实"与"痰热闭窍"的病机特点。临床上，不能看见头晕，瘫软无力，半身不遂，偏身麻木，痰多，就认为是气虚而使用益气温阳之品，否则会导致"风火相煽"，炼津为痰，蒙蔽清窍；虽然出现便干或便秘，伴见舌苔黄或黄腻，脉弦滑，瘫侧脉多弦滑而大，但是如果单纯养阴润肠，则会出现助湿生痰，妨碍脾胃，胶固气机；更不能使用五苓散等伤阴的方剂与药物。

治法禁忌：忌用益气温阳、滋阴潜阳法。

方剂禁忌：忌用桂枝汤、补阳还五汤、大秦艽汤、右归饮。

药物禁忌：忌用附片、桂枝、肉桂、黄芪、龟甲、鳖甲、阿胶、生地黄、熟地黄、泽泻。

必要时配伍活血化瘀的牛膝、川芎、桃仁、红花；伍用理气导滞的枳实、厚朴；清化痰热的胆南星、天竺黄、天花粉、浙贝母。痰热久蕴，可能出现伤阴，可以配伍少许玄参、麦冬、生地黄。

现代医学认为的出血性脑血管病（高血压脑溢血）、缺血性脑血管病（脑血栓形成、脑栓塞、短暂性脑缺血发作）急性期可以参照此证型论忌。

2. 闭证

（1）阳闭

主症：突然昏倒，不省人事，牙关紧闭，口噤不开。

兼次症：两手握固，大小便闭，肢体强痉。还可见有面赤身热，气粗口臭，躁扰不宁。

舌脉象：舌苔黄腻；脉弦滑而数。

本证型设忌的要点在于强调内伤积损，气血逆乱，肝阳暴张，风生阳动，邪热内闭清窍的病机特点。症见面赤身热，气粗口臭，躁扰不宁，舌苔黄腻，脉象弦滑而数是闭证兼有热象，为痰热闭郁清窍。如果不能分清楚寒热虚实，而采用温阳之品，无异于抱薪救火，使邪闭于内，神昏肢厥，甚至热甚动风、动血。因为有肢体强痉，误认为"内风"或者"外风"，而采用祛风、养阴之品，都是"管中窥豹"，将会贻误病情。

治法禁忌：忌用辛温开窍，益气回阳，救阴固脱法。

方剂禁忌：忌用参附汤、苏合香丸、地黄饮子、生脉饮。

药物禁忌：忌用人参、附片、麻黄、细辛、黄芪、阿胶、熟地黄。

在辛凉开窍、清肝息风的基础上，配伍祛风通络的防风、全蝎、蜈蚣预防抽搐；豁痰开窍的胆南星、青礞石、贝母、天花粉、竹茹，可以促进神志的恢复；痰热津伤者，还可以伍用沙参、麦冬、石斛、生地黄；可以谨慎使用养血通络的桃仁、红花、川芎、丹参；呕血者可以配伍犀角（水牛角代）、牡丹皮、鲜生地黄、白茅根、竹茹凉血止血。

现代医学认为的出血性脑血管病（高血压脑溢血）、缺血性脑血管病（脑血栓形成、脑栓塞）休克期可以参照此证型论忌。

（2）阴闭

主症：除闭证的一般症状外，还有面白唇黯，静卧不烦。

兼次症：四肢不温，痰涎壅盛。

舌脉象：苔白腻；脉沉滑缓。

本证型设忌的要点在于强调闭证兼有寒象，为风邪夹湿痰闭阻清窍，症见面白唇黯，静卧不烦，四肢不温，痰涎壅盛，舌白腻，脉象沉滑或缓。寒痰内闭气机，禁忌辛凉开窍，清热解毒，以免损伤阳气，痰湿更生。如果使用清肝息风法，反而导致寒痰随气升降，闭窍。如果滋阴，则痰浊更加滋生，胶固气机，清窍更加闭阻。

治法禁忌：忌用辛凉开窍，清肝息风，清热解毒、滋阴潜阳法，慎用养血通络法。

方剂禁忌：忌用安宫牛黄丸、至宝丹、三化汤、镇肝熄风汤、羚角钩藤汤。

药物禁忌：忌用熟地黄、龟甲、鳖甲、大黄、黄芩、黄连、石膏、阿胶。

临床上，此证型以辛温开窍、祛痰息风为常法，可以谨慎使用养血通络的地龙、红花、桃仁；豁痰开窍的石菖蒲、郁金、胆南星；配伍理气的枳实、厚朴、旋覆花气降则痰消；如果出现戴阳证，必须立即鼻饲参附汤、白通加猪胆汁汤扶元气、敛浮阳。

现代医学认为的出血性脑血管病（高血压脑溢血）、缺血性脑血管病（脑血栓形成、脑栓塞）休克期可以参照此证型论忌。

（3）脱证

主症：突然昏倒，不省人事，目合口张，鼻鼾息微，手撒肢冷。

兼次症：汗多，大小便自遗，肢体瘫软。

舌脉象：舌痿；脉微欲绝。

本证型设忌的要点在于强调阳脱于外，是阴阳离决的前期征象，症见突然昏倒，不省人事，目合口张，鼻鼾息微，手撒肢冷，兼见汗多，大小便自遗，肢体瘫软，舌痿，脉微欲绝。如果不区分虚实，将虚阳外越的戴阳证，误认为阳热内盛，采用清热解毒、平肝息风的方法，则犯"虚虚实实"错误，导致阴阳立即离决。

临证时，突然昏倒，手撒肢冷不能与气厥之证混淆。气厥是因恼怒惊骇、情志过极而致气机逆乱，上壅心胸，蒙闭窍隧而昏倒；又可因过度疲劳，以致阳气消乏，心气下陷，清阳不升造成突然昏厥。

治法禁忌：忌用辛凉开窍、通腑泄热、清肝息风，滋阴潜阳、化痰开窍法。

方剂禁忌：忌用星蒌承气汤、涤痰汤、解语丹、搜风顺气丸、三化汤、镇肝熄风汤、羚角钩藤汤。

药物禁忌：忌用羚羊角、大黄、芒硝、黄连、麝香、栀子。

此证型，患者命悬一线，必须立即回阳救脱，否则气散血脱，阴阳离决终致不治。针对阳脱于外的基本病机，应该分清阴虚、阳虚的偏盛，加以养阴敛阴的山茱萸、麦冬、五味子，益气固脱的人参、黄芪。阴津耗伤明显者，加玉竹、黄精以救阴护津。

现代医学认为的出血性脑血管病（高血压脑溢血）、缺血性脑血管病（脑血栓形成、脑栓塞）休克期可以参照此证型论忌。

【生活禁忌】

（1）忌不认真观察病情的变化以判断病情顺逆。如患者神志的清醒与昏迷，由昏迷转清醒者为顺，反之为逆；手足转温与逆冷，由逆冷转温者为顺，反之为逆。其他可对抽搐发作次数的多少，每次的表现形式及时间长短；戴阳、呕血、便血等症状表现，都应该仔细观察、记录。脉证的相应与否，对辨别顺逆也很重要。本病如阳闭之证，脉来沉迟或见代脉，是有暴亡之可能。后遗症的半身不遂，本属气虚脉缓者，骤然脉弦劲而数，多有复中之可能。所以在护理上均应细察。

（2）忌过食肥甘厚味。避免油腻厚味、肥甘助湿助火之品。饮食宜清淡，限制钠盐的摄入。忌食用鸡、牛、羊等肉类。中风患者的饮食以清淡为宜。凡中风患者必须戒酒。

（3）忌不加强护理。中风急性期，重证患者多有五不会，即翻身、咳痰、说话、进食、大小便均不能自主。而且要严密观察、精心护理，积极抢救以促进病情向愈，减少后遗症。尤其是预防褥疮，中风急性期最易发生褥疮。为防止褥疮的发生，必须做到勤翻身，对神昏者要检查皮肤、衣服、被单是否干燥和平整，当受压皮肤发红时，应用手掌揉擦或外搽红花酊，或使用充气垫圈以改善局部血液循环。

（4）忌不及时进行功能锻炼。鼓励和辅导患者进行功能锻炼是中风恢复期和后遗症期护理工作的重点。忌忽视患肢的被动运动和按摩。即使进入恢复期，也应坚持锻炼，切忌半途而废。

（5）忌不注意预防复发问题。明代秦景明在《症因脉治·内伤中风证》中提到："中风之证……一年半载，又复举发，三二发作，其病渐重。"沈金鳌在《杂病源流犀烛·中风源流》中说："若风病即愈，而根株未能悬拔，隔一二年或数年必再发，发则必加重，或至丧命，故平时宜预防之，第一防劳暴怒郁结，调气血，养精神，又常服药以维持之，庶乎可安。"

由此可见中风容易复发，且复发时病情必然加重，故应以预防复发为主。改善生活方式、劳逸结合，同时要减轻体重，防止肥胖。进行适当的体育锻炼，如气功、太极拳等。

【文献选要】

○ "夫风为天地浩荡之气……风邪之气中于人也，其状奄忽，不省人事，涎潮昏塞，舌强不能言者，可先与通关散搐鼻，次服至宝丹，此药性凉，稍壮人可与，气虚及年高人不可与服，只与后药……论诸风气中此病多生于骄贵之人……不可妄投取涎，发汗等药，反生他病"（《太平惠民和剂局方》）。

○ "叙曰：风者，百病之长……乌梅擦牙关方病人初中风筋急，口噤不开，便以铁物开之，恐伤其齿，宜用乌梅肉擦其牙关。稀涎散……师曰：凡吐中风之痰，使咽喉疏通，能进汤液便止。若攻尽其痰，则无液以养筋，能令人挛急偏枯，此大戒也。苏合香丸……丹溪谓辛香走散真气，又谓脑、麝能引风入骨，如油入面，不可解也。医者但可用之以救急，慎毋令人多服也"（《医方考》）。

○ "中风之人，如小便不利，不可以药利之。既得自汗，则津液外亡，小便自少。若利之，使荣卫枯竭，无以制火，烦热愈甚。当候热退汗止，小便自行也。

中风之人，不宜用龙麝犀珠，譬之提铃巡于街，使盗者伏而不出，盖使风邪入于骨髓，如油入面，莫能出也，此之类焉。若痰潮不省，昏聩不知事，宜用药下其痰涎"（《素问病机气宜保命集》）。

○ "雷公真君曰：凡人忽然猝倒不知人，口中痰声作响，人以为中风也，谁知是气虚？若作风治，未有不死者，盖因平日不慎女色，精虚以致气衰，又加起居不慎，故一时猝中，有似乎风之吹倒也""更有中风之症，口渴引饮，眼红气喘，心脉洪大，舌不能言，又不可作气虚治之。倘作气虚，用参芪之药，去生亦远。此乃肾虚之极，不能上滋于心，心火亢极自焚，闷乱遂至身倒，有如中风也。法当大补肾水，而佐之清心祛火之药，自然水足以济火"（《石室秘录》）。

○ "《乾坤生气》云：凡人有手足渐觉不遂，或臂膊及髀股指节麻痹不仁；或口眼㖞斜，语言謇涩；或胸膈迷闷，吐痰相续；或六脉弦滑而虚软无力，虽未至于倒仆，其中风晕厥之候，可指日而决矣，须预防之。愚谓预防之理，当节饮食，戒七情，远房事，此至要者也。如欲服饵预防，须察其脉证之虚实……若以搜风顺气，及清气化痰等药，适所以招风取中也，不可不知"（《医贯》）。

○ "风有真风、类风，不可不辨"（《景岳全书》）。

○ "治痰之法，凡非风初病而痰气不甚者，必不可猜其为痰而妄用痰药，此大戒也……但恐元气大虚，不能当此峻利之物，或但用新方之吐法为妥，或用牛黄丸、抱龙丸之类，但使咽喉气通，能进汤饮即止，不可尽攻其痰，致令危困，则最所当慎。以故治痰之法，又必察其可攻与否，然后用之，斯无误也""一、若死证已具，而痰声漉漉于喉间者，吐亦无益，不必吐也。若痰气盛极而不能吐者，亦不治之证也。又凡形气大虚者，忌用吐法，是皆不可攻者也。一、凡形证已定而痰气不甚，则万勿治痰，但当调理气血，自可渐愈。如果痰涎未清，则治痰之法当分虚实……最忌行气化痰及倒仓之法"（《景岳全书》）。

"凡非风证未有不因表里俱虚而病者也，外病者病在经，内病者病在脏。治此之法，只当以从培补元气为主，若无兼证，亦不宜攻补兼施，徒致无益。盖其形体之坏，神志之乱，皆根本伤败之病，何邪之有？能复其元，则于乎可望其愈……凡多热多火者忌辛温及参术姜桂之类，皆不宜轻用；多寒多湿者忌清凉，如生地、芍药、麦冬、石斛之类，皆非所宜。若气虚卒倒，别无痰火气实等证，而或妄言中风，遂用牛黄丸、苏合丸之类再散其气，则不可救矣"（《景岳全书》）。

"《经》曰：营气虚则不仁，卫气虚则不用，营卫俱虚则不仁且不用，肉如故也。人身与志不相和曰死，亦此类也。故凡遇此证，只宜培养血气，勿得误认为痰"（《景岳全书》）。

○"……不入脏而连经者，所用之药，总宜强筋壮骨，补血补气，如芪、术、熟地、归、芍、参、苓、附、桂等，而祛风消散，清凉豁痰，在所禁也"（《医学真传》）。

○"何左　痰湿素盛，于五日前陡然口眼㖞斜，左手指伸屈不利，左关脉弦，右关脉滑。此痰湿阻于阳明之络，类中之先声也。急宜戒饮，以酒性上升而热故也"（《张聿青医案》）。

○"中血脉者，病在半表半里，外无六经之证，内无二便之闭，但见口眼㖞斜，半身作痛。不可过汗，恐虚其卫；不可大下，恐伤其营；惟当养血、顺气，以大秦艽汤、羌活愈风汤和之"（《医宗必读》）。

"即是脱证……宜大剂理中汤灌之，及灸脐下，虽曰不治，亦可治十中之一。若误服苏合香丸、牛黄、至宝之类，即不可救矣。盖斩关夺门之将，原为闭证，设若施之脱证，如人入井，而又下之石也。世人蹈此弊而死者，不可胜数，故特表而出之（惟中脏之证是闭而非脱者，宜苏合香丸、牛黄丸、至宝丹、活命丹之类；若中腑与中血脉之证，断不宜用。为内有麝香入脾治肉，牛黄入肝治筋，龙脑入肾治骨，反引风邪入骨髓，如油入面，莫之能出）"（《医宗必读》）。

○"《宝鉴》云：凡大指、次指麻木，或不用者，三年内有中风之患，宜服愈风汤、天麻丸。薛立斋云：预防者，当养气血，节饮食，远帏幕。若服前方，适所以招风取中也"（《医宗必读》）。

○"……正所谓风淫所胜，治以清凉者也，不宜用桂附""王节斋云：饮食过伤，变为异常急暴之病，人所不识。多有饮食醉饱之后，或感风寒，或著气恼，食填太阴胃气不行，须臾厥逆，昏迷不省。若误作中风、中气治之立毙。惟以阴阳淡盐汤探吐之，食出即愈。经曰：上部有脉，下部无脉，法当吐，不吐则死"（《医贯》）。

○"……夫病属脱证，设误用疏通开窍之药，如人既入井而又加之以石也，必须参附大剂饮之，方为合法"（《医学心悟》）。

○"……以上三中，诸般种种，轻重不同，岂可不审寒热虚实，内外有无伤感所挟，真中类中，混同施治，概以二陈、芩、连损真之剂，专治痰火，鲜不败事。表而出之，以俟知者"（《名医类案》）。

○"半身不遂，病本一体，诸家立论，竟不相同……以一亏损五成元气之病，反用攻发克消之方，安得不错"（《医林改错》）。

○"……总之，气虚则火动痰升，其症似风非风，皆辨明类中之由，与真中症异。专宜养气血，兼清痰火，大忌风燥之剂"（《类证治裁》）。

○"陈四七　肝血肾液内枯，阳扰风旋乘窍。大忌风药寒凉""沈四九　脉细而数，细为脏阴之亏，数为营液之耗。上年夏秋病伤，更因冬暖失藏，入春地气升，肝木风动，遂令右肢偏痿，舌本络强，言謇，都因根蒂有亏之症。庸俗泄气降痰，发散攻风，再劫真阴，渐渐神愦如寐。倘加昏厥，将何疗治？议用仲景复脉法"（《临证指南医案》）。

"三者皆辨明类中之由也。类者伪也，近代以来医者不分真伪，每用羌、防、星、半、乌、附、细辛以祛风豁痰，虚证实治，不啻如枘凿之殊矣"（《临证指南医案》）。

○ "……治风之法，初得之即当顺气，及日久即当活血，此万古不易之理，惟可以四物汤吞活络丹，愈者正是此义。若先不顺气化痰，遽用乌、附，又不活血，徒用防风、天麻、羌活辈，吾未见能治也。又见风中于肤腠，辄用脑、麝治之者，是引风入骨髓也，尤为难治，深可戒哉"（《丹溪心法》）。

○ "按：类中风之证不必皆因虚。王孟英曰：若其平素禀阳盛，过啖肥甘，积热酿毒，壅塞隧络，多患类中风。宜化痰清热，流利机关。自始至终，忌投补滞"（《医学衷中参西录》）。

"若辨证不清，本系内中风，而亦以祛风之药发表之，其脏腑之血，必益随发表之药上升，则脑中充血必益甚，或至于血管破裂，不可救药。此关未透，诚唐宋医学家一大障碍也"（《医学衷中参西录》）。

○ "……晕即愈。继续服之，更加以化瘀活络之品，肢体亦可渐愈。若不知如此治法，惟确信王勋臣补阳还五之说，于方中重用黄芪，其上升之血益多，脑中血管必将至破裂不止也，可不慎哉"（《医学衷中参西录》）。

○ "平人手指麻木，不时眩晕，乃中风先兆，须预防之。宜慎起居，节饮食，远房帏，调情志。更以十全大补汤加羌活，常服自愈。若古法用天麻、豨莶、愈风等汤，开其玄府，漏其真液，适所以招风取中，预防云乎哉"（《证治汇补》）。

○ "[治法大略] 凡言中风，有真假内外之别。差之毫厘，谬以千里……设若误用治真中风药，如前种种风燥之剂，则轻变为重，重则必死。祸福反掌，不可不察也……仲淳曰：此内热生风及痰也。治痰先清火，清火先养阴，最忌燥剂"（《先醒斋医学广笔记·中风》）。

○ "……若中血脉、中府之病，初不宜用龙、麝、牛黄。为麝香治脾入肉，牛黄入肝治筋，龙脑入肾治骨，恐引风深入骨髓，如油入面，莫之能出。又不可一概用大戟、芫花、甘遂泻大便，损其阴血，真气愈虚"（《医学发明》）。

○ "王安道中风辨 今人纵情嗜欲，以致肾气虚衰，根先绝矣……观此，凡治中风者，既以前法治其根本，则痰者不治而自去矣。若初时痰涎壅盛，汤药不入，少用稀涎散之类，使喉咽疏通，能进汤液即止。若欲必尽攻其痰，顷刻立毙矣。戒之哉！戒之哉"（《医贯》）。

○ "口眼㖞斜《灵枢》言足阳明之筋，其病颊筋有寒……夫寒不可径用辛热之剂，盖左中寒，则逼热于，右中寒，则迫热于左，阳气不得宣行故也"（《医贯》）。

"况风能胜湿而为燥，风病势甚而成筋缩，燥之甚也。此等证候，正所谓风淫所胜，治以清凉者也，不宜用桂附"（《医贯》）。

"或问曰：当此之时，小续命汤可用乎……世间内伤者多，外感者间而有之，此方终不可轻用也"（《医贯》）。

○ "今之患中风偏瘫等病者，百无一愈，十死其九……今人一见中风等症，即用人参、熟地、附子、肉桂等纯补温热之品，将风火痰气，尽行补住。轻者变重，重者即死，或有元气未伤而感邪浅者，亦必迁延时日，以成偏枯永废之人。此非医者误之耶？或云邪之所凑，其气必虚，故补正即所以驱邪。此大谬也……惟服热补者，无一存者矣"（《医学源流论》）。

○ "凡暴厥，卒中，痫，及跌坠晕仆诸病，其身中气血扰乱未定，切勿张谎喧闹，妄为移动，以致气绝不返。总宜在原处量证设法，可以得生。如闭证宜取嚏，服玉枢丹、苏合丸之类以开之。虚证用炭醋熏之，或令人紧抱，以口接气，再灌以参汤、姜汤、童便之类，按证施治，俟其苏醒，然后移归卧室可也。世俗不知，往往扶掖他徙，多致不救。总由不知古法，赘此以冀仁心为质者传播于世也"（《存存斋医话稿》）。

○"卒中之患……且当肝阳恣扰之时，多挟痰浊以肆虐，必不能早投补肾厚腻之药，反多流弊。而此养心宁神之法，清而不滞，淡而不浊，无助痰之患，有养正之功，可与潜镇抑降法门，并辔扬镳，分途奏绩……彼夫立斋、景岳诸贤，止知厚腻养阴，滋填重浊，未免窒而不化、滞而不灵者，盖尚未达此中之一间也"（《中风斠诠》）。

○"猝暴昏仆……但能潜降肝阳，则气火俱平，神经之功用顷刻自复，必不能误与风药、燥药，行经走窜，反以扰乱大气，不得安静，非徒无益而又害之"（《中风斠诠》）。

○"寿颐按：……若夫肝阳浮越、气焰横肆之时，禁风药升散，以助其气火之猖狂；禁表药疏泄，以速其亡阳之汗脱；禁芳香走窜，以耗散正气；禁温补刚燥，以消铄真阴；禁滋腻养阴，以窒塞痰浊；禁呆笨补中，以壅遏气化，则上文皆已详言之"（《中风斠诠》）。

二十二、郁　病

凡因气机郁滞，脏腑功能失调，神明受扰而致心情抑郁，以情绪不宁，胸部满闷，胁肋胀痛，或易怒欲哭、不眠、独语，或咽中有异物感等症为主要临床表现的一类神志异常病证，称为郁病。郁病以神志异常为主证，以心神不明、使道不通、神机渐泯为主要病机。脏躁、梅核气属于本病范畴。

郁病多发常见，情志因素是郁病致病的主要原因，脏气虚弱是郁病发病的内因条件，病机主要涉及心、肝、脾，"始而伤气，继必及血，终乃成劳"（《类证治裁•郁证》）。

理气开郁，移情易性是治疗郁病的基本原则。对肝气郁结者，治宜疏肝解郁，理气畅中，方宜用柴胡疏肝散；气郁化火者，治宜疏肝解郁，清肝泻火，方宜用丹栀逍遥散；血行瘀滞者，治宜理气解郁，活血化瘀，方宜用血府逐瘀汤；痰气郁结者，治宜行气解郁，化痰散结，方宜用半夏厚朴汤；心阴亏虚者，治宜滋阴养血，补心安神，方宜用天王补心丹；心脾两虚者，治宜健脾养心，补益气血，方宜用归脾汤；肝阴亏虚者，治宜滋养阴精，补益肝肾，方宜用滋水清肝饮；心神惑乱者，治宜甘润缓急，养心安神，方宜用甘麦大枣汤加味。

郁病之病因复杂，病程较长，迁延缠绵，常初起多实，日久渐虚，又多兼痰瘀湿浊诸邪，患者可能出现认知力损伤，或有轻生倾向，尤当进行早期干预，家人与医者切忌大意疏忽。

【辨证禁忌】

（1）慎与癫狂相混。郁病中脏躁属心神惑乱者，有精神恍惚，哭笑无常等表现，须与癫狂作鉴别。脏躁多发于中年女性或绝经期，起病缓慢，具有自知自控能力；而癫狂多发于青壮年，病程迁延，神志失常的症状，很少自行缓解，可供鉴别。

（2）注意与噎膈鉴别。郁病中的梅核气，时有咽部梗阻感，易与噎膈混淆。噎膈之证梗塞的部位多在胸骨后，饮食难下，逐日加重，直至粒米难进，进行性消瘦，而梅核气之梗塞进食无碍，可供鉴别。食管吞钡、CT 检查等可以确诊。

（3）注意与痴呆鉴别。痴呆表现为表情呆滞，行动愚笨，反应迟钝，缺乏独立处理日常事物的能力等，认知障碍明显，此类患者往往记忆力、理解力、判断力都有很大损伤，郁病患者一般多表现为某一方面的神志异常，但智力正常，"心常不乐"的心理体验贯穿疾病的全过程，与痴呆完全不同，痴呆和郁病往往都有呆滞的行为表现，但前者主要表现为思维内容与逻辑的不连贯，后者主要表现为思维的迟钝和缓慢。不难鉴别。

【治法禁忌】

（1）慎用攻法和补法。郁病一般病情反复，病程较长，治法不可峻猛。应注意理气不耗气，活血不破血，清热不败胃，祛痰不伤正，消食不伤脾，补心脾不宜过燥，养肝肾不宜过腻。

（2）忌单用药物治疗，忽视心理疏导法。郁病的预后良好。药物配合精神治法，解除情志致病因素，综合从意共情、调畅情志、情志相胜、开导解惑、移情易性、心理暗示、修心明神甚至祝由法等多种方法综合治疗，对提高疗效、巩固疗效具有重要价值。

【分证论忌】

1. 肝气郁结

主症：精神抑郁，情绪不宁，胁肋胀痛，气窜游走不定。

兼次症：胸部满闷，嗳气，不思饮食，大便不调。

舌脉象：舌苔薄腻；脉弦。

治法禁忌：忌用补气健脾法。

方剂禁忌：慎用四君子汤、参苓白术散；中成药不宜用补中益气丸、四君子合剂、人参注射液。

药物禁忌：不宜用人参、党参、白术、大枣、黄芪等。

2. 气郁化火

主症：性情急躁易怒，胸胁胀满，口苦口干。

兼次症：头痛目赤，耳鸣，睡眠差，大便干燥。

舌脉象：舌质红，舌苔黄；脉弦数。

治法禁忌：忌用辛温法、补气法。

方剂禁忌：忌用半夏厚朴汤；中成药不宜用川芎茶调片、人参败毒胶囊、补中益气丸。

药物禁忌：忌用麻黄、桂枝、干姜、半夏、人参、党参、黄芪等。

3. 血行瘀滞

主症：精神抑郁，胸胁刺痛。

兼次症：性情急躁，头痛，失眠，健忘，或身体某部有发热或发冷感。

舌脉象：舌质紫黯，或有瘀斑，舌苔薄；脉弦或涩。

治法禁忌：慎用甘寒清热法。

方剂禁忌：不宜用竹叶石膏汤；中成药不宜用玄麦甘桔冲剂、六味地黄丸、龟甲胶。

药物禁忌：不宜用石膏、麦冬、生地黄、石斛、五味子、山萸肉、罂粟壳等。

4. 痰气郁结

主症：精神抑郁，咽中异物感，咽之不下，咯之不出。

兼次症：胸部闷塞，胁肋胀痛，或见咳嗽有痰，或吐痰而不咳嗽。

舌脉象：舌质淡红，苔白腻；脉弦滑。

治法禁忌：忌用滋阴养血法。

方剂禁忌：忌用玄麦甘桔汤；中成药不宜用六味地黄丸、麦味地黄丸，四物合剂。

药物禁忌：不宜用生地黄、麦冬、当归、白芍等。

5. 心阴亏虚

主症：情绪不宁，心烦而悸，咽干口燥，失眠多梦。

兼次症：健忘、潮热、盗汗或遗精，腰膝酸软。

舌脉象：舌质红少津，舌苔少，甚至无苔；脉细数。

治法禁忌：忌辛温、燥湿、利湿法。

方剂禁忌：忌用五子衍宗丸；中成药不宜用补肾益寿胶囊、桂附地黄丸、右归丸、苁蓉健肾丸。

药物禁忌：不宜用鹿茸、鹿角、苍术、砂仁、木通、滑石等。

6. 心脾两虚

主症：多思善疑，纳差，神疲，心悸，失眠，多梦。

兼次症：头晕健忘，或胆怯，或面色无华，少气懒言，自汗，或食后腹胀。

舌脉象：舌质淡，舌苔薄白；脉细数。

治法禁忌：忌用清热、攻下法。

方剂禁忌：忌用朱砂安神汤；中成药不宜用天王补心丸、牛黄清心丸。

药物禁忌：不宜用黄连、竹叶、大黄、枳实、青皮、沉香等。

7. 肝阴亏虚

主症：情绪不宁，目睛干涩，视物不明，畏光。

兼次症：眩晕耳鸣，急躁易怒，或头痛眼胀，面目红赤，或肢体麻木，筋惕肉瞤。

舌脉象：舌质干红，少苔；脉弦细，或弦细数。

治法禁忌：忌用温燥法；慎用清热利湿。

方剂禁忌：忌用桂附地黄汤，慎用龙胆泻肝汤；中成药忌用桂附地黄丸、右归丸，慎用龙胆泻肝片，不宜用逍遥丸。

药物禁忌：忌用桂枝、细辛、干姜、附片，慎用黄连、黄芩、木通、泽泻、滑石。

8. 心神惑乱

主症：精神恍惚，心神不宁，失眠多梦。

兼次症：多疑易惊，悲忧善哭，喜怒无常，或时时呵欠，或手舞足蹈，或骂詈喊叫等。

舌脉象：舌质淡；脉弦。

治法禁忌：忌用辛燥、收涩法。

方剂禁忌：忌用麻黄附子细辛汤；中成药不宜用小青龙合剂。

药物禁忌：忌用麻黄、桂枝，慎用五倍子、罂粟壳、诃子等。

【生活禁忌】

（1）避免忧思焦虑过度；切忌自我封闭，忌在光线昏暗、潮湿阴冷的环境中久居，宜较多地参加集体活动。

（2）医者切忌询问草率，对患者的述说不耐心倾听，因而得不到患者的配合与信任。

现代医学所称的神经官能症、狂躁性抑郁症、更年期综合征、反应性精神病及老年性抑郁症等，可参照此证型辨证论忌。

【文献选要】

○ "然以情治病，当以理遣以命安，若不能怡情放怀，至积郁成劳，草木无能为挽矣"（《类证治裁》）。

○ "不重在攻补，而在乎用苦泄热而不损脾胃，用辛理气而不破气，用滋润濡燥涩而不腻气机，用宣通而不揠苗助长"（《临证指南医案》）。

○ "本病病程冗长，易于复发，迅速控制症状，避免危及生命，防止复发是治疗的关键"（《中医神志病学》）。

二十三、水　　肿

水肿是因肺失通调，脾失转输，肾失开合，膀胱气化不利，导致体内水液潴留，泛溢肌肤，表现以头面、眼眶、四肢、腹背甚至全身浮肿为特征的病证。病因有风邪外袭、湿毒浸淫、饮食劳倦等，病机多关乎肺脾肾三脏。辨证宜注意阴水与阳水、外感与内伤的辨识。对于风水泛滥者，治宜散风清热，宣肺利水，方宜选越婢加术汤加减；湿毒浸淫者，治宜宣肺解毒，利湿消肿，方宜选麻黄连轺赤小豆汤合五味消毒饮；水湿浸渍者，治宜健脾化湿，方宜选五皮散合胃苓汤；湿热壅盛者，治宜分利湿热，方宜选疏凿饮子加减；脾阳虚衰者，治宜温运脾阳，方宜选实脾饮；肾虚水泛者，治宜温肾助阳，化气行水，方宜选济生肾气丸合真武汤。

【辨证禁忌】

（1）忌与臌胀混淆。严重水肿也可以出现腹水，因此，水肿应与臌胀鉴别。水肿多因全身皆肿，先从眼睑或下肢开始，继而延及四肢、全身，腹壁无青筋暴露；而臌胀多单腹胀大如鼓，四肢不肿，反见瘦削，后期才可有轻度肢体浮肿，且面色苍黄，腹壁有青筋暴露，可供鉴别。

（2）慎将肾病水肿与心病水肿相混淆。一般肾病水肿多先从眼睑、颜面开始，伴面色㿠白等症；而心病水肿多从足跗开始，伴见心悸、胸闷、脉结代等，可供鉴别。

【治法禁忌】

（1）注意分清上、下、阴、阳而治。上半身肿，以发汗为主；下半身肿，以利尿为主；阳水可发汗祛邪；阴水宜扶正为主，这是治法的大原则，切忌误用。

（2）慎用峻下逐水药。水肿，治宜消肿，这是理所当然的，但对虚证之水肿，禁用峻下逐水，即使实证当用逐水者，亦不可过用，以免损伤正气。

【分证论忌】

1. 风水泛滥

主症：眼睑浮肿，继则肿及四肢、全身，起病较急，常伴外感风寒或风热征象。

兼次症：多有恶寒，发热，肢节酸重，小便不利，或咽喉红肿疼痛。

舌脉象：舌苔薄白，或舌质红；脉浮紧或浮缓。

本证设忌在于风水泛滥，多起病较急，初犯新发，易于被人忽视，或只见颜面浮肿，误为虚证。

治法禁忌：慎用补肺收涩法。

方剂禁忌：慎用四君子汤；中成药不宜用十全大补丸等。

药物禁忌：慎用人参、党参、五味子、诃子肉、罂粟壳、益智仁等。

2. 湿毒浸淫

主症：眼睑浮肿，延及周身，小便不利，身发疮痍，甚者溃烂。

兼次症：恶风发热。

舌脉象：舌质红，苔薄黄；脉浮或滑数。

治法禁忌：忌用温阳燥热法。

方剂禁忌：忌用真武汤；中成药忌用桂附地黄丸、理中丸等。

药物禁忌：忌用附子、肉桂、桂枝、干姜等。

3. 水湿浸渍

主症：全身水肿，按之没指，小便短少，起病缓慢，病程较长。

兼次症：身体困重，胸闷，纳呆，泛恶。

舌脉象：舌苔白腻；脉沉缓。

本证之设忌，主要是水与湿都是阴邪，阴邪必损阳，常人多忽视而犯错，如果当作阴血不足之肿去用药与方，那就大错特错了。

治法禁忌：禁用滋阴生津法。

方剂禁忌：忌用四物汤，慎用六味地黄汤；中成药不宜用六味地黄丸、四物合剂、玄麦甘桔冲剂等。

药物禁忌：忌用熟地黄、生地黄、玄参、当归、乌梅、大枣等。

4. 湿热壅盛

主症：遍体浮肿，皮肤绷紧发亮。

兼次症：胸脘痞闷，烦热口渴，小便短赤，或大便干结。

舌脉象：舌苔黄腻；脉沉数或濡数。

治法禁忌：忌用滋阴养血法，禁用逐水法。

方剂禁忌：忌用八珍汤、四物汤、大补阴丸；中成药不宜用八珍丸、四物合剂、六味地黄丸等。

药物禁忌：慎用当归、桂枝、地黄、干姜、制何首乌、桑椹、枸杞子等。

5. 脾阳虚衰

主症：身肿，腰以下为甚，按之凹陷不易恢复，小便短少，面色萎黄，纳减便溏。

兼次症：四肢不温，精神倦怠，脘腹胀闷。

舌脉象：舌质淡，苔白腻或白滑；脉沉缓或沉弱。

治法禁忌：忌用逐水清热法，慎过用利尿法。

方剂禁忌：慎用四苓散，禁用疏凿饮子；中成药不宜用五苓丸、肾炎消肿片等。

药物禁忌：禁用甘遂、大黄、芒硝、牵牛子，慎用猪苓、木通等。

6. 肾虚水泛

主症：面浮身肿，腰以下尤甚，按之凹陷不起，尿量减少，或增多，心悸、气促，腰部冷痛酸重。

兼次症：四肢厥冷，怯寒神疲，面色㿠白，或灰滞。

舌脉象：舌质淡胖，苔白；脉沉细或沉迟无力。

本证设忌是因为病症日久不愈，且全身衰弱，尿也少，患者与医家皆为消肿而着急，最容易犯急功之错。

治法禁忌：禁用清热逐水法，慎过用利尿、发汗法。

方剂禁忌：慎用知柏地黄汤、四苓散；中成药不宜用知柏地黄丸、六味地黄丸、杞菊地黄丸。

药物禁忌：忌用甘遂、芫花、黄芩、生石膏，慎用金钱草、海金沙、木通、通草、猪苓等。

【生活禁忌】

（1）忌食辛辣等刺激性食品；忌烟酒。宜低盐，忌过咸。

（2）慎风寒，防感冒。

（3）慎房事过度。

（4）对于肿势较甚，兼见心悸、唇绀、气急、喘促不能平卧，甚至尿闭下血者，属病情危重，宜注意观察，切勿大意。

凡现代医学所称的心源性水肿、肾源性水肿、低蛋白血症、维生素 B_1 缺乏症、严重贫血、甲状腺功能减退、原发性醛固酮增多症及特发性水肿等，可参照此病证辨证论忌。

【文献选要】

○ "不可过用芫花、大戟、甘遂猛烈之剂，一发不收，吾恐峻决者易，固闭者难，水气复来，无以治之也"（《丹溪心法》）。

○ "鱼勿用盐……始终一切断盐……慎盐酱五辛"（《备急千金要方》）。

○ "凡水肿惟忌盐，虽毫米许不得入口，若无以为味，即水病去后，宜以酢少许，调和饮食……果欲去病，切须忌盐"（《世医得效方》）。

○ "凡治水肿病，不分风水、皮水、正水、石水、黄汗五证，及脾肺肾三藏所主，恣用驱水恶劣之药，及禹功、舟车、导水等定方者，杀人之事也。

凡治水肿病，有当发汗散邪者，不知兼实其卫，致水随汗越，浸淫皮膝，不复顺趋水道，医之罪也。

凡治水肿病，遇渴而下利之证，误利其水，致津液随竭，中土坐困，甚者脉代气促，滨于死亡，医之罪也。

凡治水肿病，遇少腹素有积块疝瘕，误行发表攻里，致其人浊气上冲胸胃，大呕大逆，痛引阴筋，卒死无救者，医杀之也。

凡治水肿黄汗证，乃胃热酿成瘅水，误用热药，转增其热，贻患痈脓，医之罪也。

凡治水肿病，不察寸口脉之浮沉迟数，弦紧微涩，以及趺阳脉之浮数微迟紧伏，则无从辨证用药，动罹凶祸，医之罪也。

凡治胀病，而用耗气散气，泻肺泻膀胱诸药者，杀人之事也。

治病之药，贵得其宜，病有气结而不散者，当散其结；甚有除下荡涤，而其气之结仍未遽散者，渐积使然也。今胀病乃气散而不收，更散其气，岂欲直裂其腹乎？收之不能遽收，亦渐积使然也，缓缓图成可也。若求快意一朝，如草头诸方，明明立见杀人，若辈全不悔祸，辗转以售奸，吾不知其何等肺肠，千劫不能出地狱矣"（《医门法律》）。

二十四、消　渴

　　消渴是因阴虚燥热，五脏虚弱所导致的以多饮、多食、多尿和形体消瘦为特征的病证。本病多因先天禀赋不足，素体阴虚，复因饮食失节，情志不遂或劳欲过度所致。阴津亏损，燥热内生是消渴发病的基本病机。治疗以养阴生津，清热润燥为基本原则。对津伤燥热者，治宜清热生津，方宜选白虎加人参汤加味；阴精亏虚者，治宜滋补肝肾，益精养血，方宜选六味地黄丸加味；气阴两虚者，治宜益气养阴，方宜选生脉散加味；阴阳两虚者，治宜滋阴、温阳、益肾，方宜选金匮肾气丸加味；瘀血阻滞者，治宜活血化瘀，方宜选血府逐瘀汤。

　　本病患者以中老年居多，疾病发展过程中，涉及全身多个脏器，兼症多，病情复杂，常并发心痛、中风等重病，应提高警惕，并应耐心坚持治疗，切忌急躁求快。

　　【辨证禁忌】

　　（1）慎将口渴症误辨为消渴证。口渴症可以出现于多种疾病中，如外感热病多有口渴思饮的症状，与消渴病之口渴有相似之处。但口渴症无多食、消瘦和血糖高于正常等临床表现，可供鉴别。

　　（2）慎将消渴本病与消渴的并发症误辨。当消渴发展到一定阶段，并发症就会逐渐出现，如痈疽疮疡久久不愈，白内障视物模糊，劳咳少痰，大便溏泄，腹胀水肿，肢体麻木。一些久病者或年老者，可能本病不明显，而并发症更显突出，宜认真辨识，避免失误。

　　【治法禁忌】

　　（1）慎用清热攻下法。消渴病以阴虚燥热为基本病机，常以阴虚为本，燥热为标，如临床被表面标热所惑，妄用清热法或攻下法，则犯虚虚之戒，变证丛生。

　　（2）慎用温阳燥热法。消渴病后期，出现命门火衰时可用温阳法，但这是其变，一般情况下宜慎用温燥，以免重伤阴津，加重病情。

　　【分证论忌】

　　1.津伤燥热

　　主症：烦渴引饮，口干舌燥，尿频量多，消谷善饥，身体渐瘦。

　　兼次症：大便秘结，四肢无力，皮肤干燥。

　　舌脉象：舌质红而干，苔薄黄或苔少；脉细数或滑数。

　　治法禁忌：忌用温阳补肾法。

　　方剂禁忌：忌用五子补肾汤；中成药忌用五子衍宗丸、补肾益寿胶囊、桂附地黄丸。

　　药物禁忌：慎用附子、干姜、肉桂、益智仁、金樱子等。

　　2.阴精亏虚

　　主症：尿频量多，浊如脂膏，口干欲饮，形体消瘦。

　　兼次症：五心烦热，骨蒸潮热，头晕耳鸣，腰膝酸软，乏力，遗精，失眠，盗汗，皮肤干燥或瘙痒。

　　舌脉象：舌质红，舌体瘦而干，苔少或薄白；脉细或细数。

　　治法禁忌：禁用温阳法。

　　方剂禁忌：禁用桂附地黄汤，中成药忌用五子衍宗丸，慎用补肾益寿胶囊，禁用桂附地黄丸。

药物禁忌：禁用附子、干姜、肉桂、桂枝，慎用白术、苍术、藿香、砂仁、白豆蔻，不宜用猪苓、木通、泽泻等。

3. 气阴两虚

主症：口渴欲饮，能食易饥，尿频量多，神疲乏力。

兼次症：面色不华，或口干而欲饮，或头晕多梦，或纳差腹胀，大便溏薄，或腰膝酸软，肢体麻木，或自汗盗汗。

舌脉象：舌质红，苔白；脉沉细。

治法禁忌：忌用温阳法，慎用理气法。

方剂禁忌：慎用桂附地黄汤；中成药不宜用肾气丸、五子衍宗丸。

药物禁忌：慎用枳实、青皮，禁用干姜、桂枝、附子等。

4. 阴阳两虚

主症：多饮多尿，尿频，浑如脂膏，甚则饮一溲一，畏寒，四肢欠温，面色黧黑，耳轮干枯。

兼次症：乏力自汗，或五更泄泻，或水肿尿少，或阳痿早泄。

舌脉象：舌质淡，苔白而干；脉沉细无力。

治法禁忌：禁用清热泻火法。

方剂禁忌：禁用白虎汤、大承气汤；中成药不宜用知柏地黄丸。

药物禁忌：忌用黄柏、知母、生石膏、大黄、黄连等。

5. 瘀血阻滞

主症：口干尿多，形体消瘦，面色晦黯。

兼次症：肢体麻木或刺痛，入夜尤甚，或肌肤甲错，唇紫不华。

舌脉象：舌质黯或有瘀块；脉弦或沉涩。

治法禁忌：忌用苦寒清热法（血遇寒则凝）。

方剂禁忌：忌用黄连解毒汤；中成药慎用牛黄解毒丸，牛黄清胃丸。

药物禁忌：忌用黄连、黄芩、大黄、黄柏等。

【生活禁忌】

（1）忌食糖和甜食。饮食宜按照医生的要求合理安排，切忌超量食用，慎食肥腻甘甜。严禁饮酒。

（2）切忌久坐久卧，宜坚持适当体育活动。避免精神刺激与抑郁。

（3）忌自作主张，停止或减量用药。应严格按照医生的疗程计划坚持用药。

凡现代医学所称的糖尿病，包括胰岛素依赖型、非胰岛素依赖型及其他类型的糖尿病，均可参照此病证辨证论忌。

【文献选要】

〇 "盛壮之时，不自慎惜，快情纵欲，极意房中，稍至年长，肾气虚竭……此皆由房室不节之所致也"（《备急千金要方》）。

〇 "能慎此者（指饮食控制），虽不服药，而自可无他，不知此者，纵有金丹，亦不可救，深思慎之"（《备急千金要方》）。

○ "不宜饮食便卧，终日久坐"（《外台秘要》）。

○ "《总录》论消渴有三种……特忌房劳。《千金》云：消渴病宜慎者有三：一饮酒，二房劳，三咸食及面。能慎此三者，虽不服药亦可自愈"（《医学纲目》）。

○ "酒面无节，酷嗜炙煿……于是炎火上熏，脏腑生热，燥热炽盛，津液干焦，渴引水浆，而不能自禁"（《丹溪心法》）。

○ "消之为病，一原于心火炽炎……然其病之始，皆由不节嗜欲，不慎喜怒"（《医宗己任编》）。

○ "心思过度……此心火乘脾，胃燥而肾无救"（《慎斋遗书》）。

○ "消渴者……耗乱精神，过违其度，而燥热郁盛之所成也"（《儒门事亲》）。

○ "过用苦寒，久成中满之证，所谓上热未除，中寒复起也"（《证治汇补》）。

○ "渴家误作火治，凉药乱投，促人生命"（《张氏医通》）。

○ "凡治初得消渴病，不急生津补水，降火彻热，用药无当，迁延误人，医之罪也。

凡治中消病成，不急救金、水二脏，泉之竭矣，不云自中，医之罪也。

凡治肺消病而以地黄丸治其血分，肾消病而以白虎汤治其气分，执一不通，病不能除，医之罪也。

凡消渴病少愈，不亟回枯泽槁，听其土燥不生，致酿疮疽无救，医之罪也。

凡治消渴病，用寒凉太过，乃至水胜火湮，犹不知返，渐成肿满不救，医之罪也"（《医门法律》）。

○ "确然审是命门火衰，然后可用桂附，若由是热结所致，下咽立毙矣"（《杂病源流犀烛》）。

○ "若误用承气下之，则危不旋踵"（《医学衷中参西录》）。

○ "不减滋味，不戒嗜欲，不节喜怒，病已而复作。能从此之三项者，消渴亦不足为忧矣"（《儒门事亲》）。

二十五、虚　劳

虚劳是多种原因导致的久虚不复，以脏腑元气亏损，精血不足为主要病理过程的一类慢性虚衰性病证的总称。主要的病因有先天不足，烦劳过度，饮食不节，大病久病，失治误治等，治疗当以补益为原则。对于气阴耗伤者，治宜益气养阴，方选黄芪鳖甲散；肺肾气虚者，治宜补肺益肾，培元纳气，方选补肺汤合人参蛤蚧散；心脾气血亏虚者，治宜健脾养心，方选归脾汤加味；肝肾阴虚者，治宜滋补肝肾，养阴清热，方宜选用六味地黄汤合补肝汤；脾肾阳虚者，治宜温补脾肾，方宜选附子理中汤加味；心肾阳虚者，治宜温补心肾，方宜选用拯阳理劳汤加味；肾阴阳两虚者，治宜滋阴补阳，培元固本，方宜选用右归丸（偏阳虚者）或左归丸（偏阴虚者）；肾精亏耗者，治宜补肾填精，滋阴充髓，方宜选用河车大造丸；正虚瘀结者，治宜补益气血，活血化瘀，方宜选用大黄䗪虫丸。

虚劳的范围很广，病情复杂，应谨慎辨治，以免失误。

【辨证禁忌】

（1）慎将虚劳与其他内科疾病中的虚证相混。虚劳具有两个或多个脏腑劳伤，气血阴阳中两种或多种因素虚损，并为慢性过程的特征。与其他内科疾病中的虚证有相似之处。但内科病之虚证，都是以各自的病证为主要表现，病程不一定都长，可作鉴别。

（2）慎将肺痨辨为虚劳。两者的鉴别要点是：就病因而言，肺痨是痨虫，而虚劳有多种原因；就病机而言，肺痨以阴虚肺燥为主，而虚劳之虚，涉及阴阳气血；肺痨有传染流行的特点，而虚劳则不传染，不难鉴别。

（3）忌与急性病中的亡阴、亡阳、血脱、亡津相混。虚、损、劳、极是虚劳四个慢性发展阶段，而急性病证过程中出现的一时性急性亡阳、亡阴、亡津液、气脱、神散、血脱等虚证不同，前者来势缓慢，恢复慢；后者来势急骤，恢复也较快。应予辨清，切忌混同。

【治法禁忌】

（1）忌蛮补。《素问·三部九候论》云："虚则补之"，补益法是治疗虚劳的正法，但在实施补益法的过程中，切忌蛮补，以免壅滞脾胃，反令受纳运化不佳，影响虚劳之康复。

（2）忌过用祛邪法。对于虚中夹实或虚劳兼外感者，宜在补法中兼以祛邪，且所用祛邪之法，如发汗、攻下、活血化瘀，均不宜太过，以免重伤正气。

【分证论忌】

1. 气阴耗伤

主症：面色㿠白，气短难续，体倦乏力，两颧潮红，五心烦热。

兼次症：语声低怯，形体虚羸，自汗或盗汗，或见咳嗽咯血，血色淡红。

舌脉象：舌质嫩红，有齿痕，舌苔少；脉细弱或细数。

治法禁忌：慎用汗、吐、下法。

方剂禁忌：禁用麻黄汤、大承气汤；中成药忌用牛黄清心片，慎用九味羌活丸、速效感冒胶囊、重感灵等。

药物禁忌：禁用麻黄，忌用附子、桂枝，慎用大黄、枳实、青皮。

2. 肺肾气虚

主症：呼吸浅短难续，呼多吸少，动则尤甚，腰膝酸软，小便不利或小便自遗。

兼次症：面白神疲，声低气怯，畏风自汗，易于感冒。或呼吸困难，甚则张口抬肩，倚息不能平卧，冷汗淋漓，肢冷唇青。

舌脉象：舌质淡胖，苔白；脉沉弱或浮大无根。

治法禁忌：禁汗法，忌清法，慎下法。

方剂禁忌：禁用麻黄汤，忌用白虎汤，慎用调胃承气汤；中成药慎用银翘解毒片、感冒清热冲剂、双黄连口服液、羚羊感冒片、黄连上清丸、防风通圣丸等。

药物禁忌：禁用麻黄，忌用荆芥、紫苏叶、薄荷，慎用大黄、黄连等。

3. 心脾气血亏虚

主症：心悸怔忡，失眠多梦，食少腹胀，大便溏薄，肌肤紫斑，齿衄，鼻衄。

兼次症：头晕健忘，倦怠乏力，面色萎黄，女子经少、色淡、或淋漓不断。

舌脉象：舌质淡嫩；脉细弱。

治法禁忌：忌用下法，慎用活血化瘀法。

方剂禁忌：忌用承气汤类诸方，慎用桃仁四物汤；中成药忌用牛黄解毒片、上清丸、大黄䗪虫丸、桂枝茯苓胶囊、妇炎康复片等。

药物禁忌：忌用大黄、枳实、沉香、水蛭，慎用红花、桃仁、益母草等。

4. 肝肾阴虚

主症：爪甲失荣，筋惕肉瞤，胁痛隐隐，眼花目涩，腰膝酸软，头晕目眩，两颧发红，心胸烦热。

兼次症：咽干口燥，耳鸣健忘，盗汗失眠，男子遗精，女子月经量少，下肢痿软无力，甚至步履全废，腿胫大肉尽脱。

舌脉象：舌质红，少苔或无苔；脉沉细而数。

治法禁忌：禁用温阳法，慎用燥湿法。

方剂禁忌：禁用金匮肾气丸，慎用平胃散方；中成药忌用海马三肾丸、更年康片、还少丹胶囊、五子衍宗丸、右归丸、强肾片等。

药物禁忌：禁用鹿茸、鹿鞭、鹿角片，忌用干姜、附片，慎用苍术、砂仁、益智仁等。

5. 脾肾阳虚

主症：畏寒肢冷，腰膝酸冷，或脘腹冷痛，五更泄泻，下利清谷，面浮肢肿。

兼次症：面色㿠白，形神衰惫，饮食少进，小便不利。

舌脉象：舌质淡胖有齿痕，舌苔白滑，或舌质紫黯；脉细弱无力。

治法禁忌：禁清法、汗法，忌下法，慎消法。

方剂禁忌：禁用葛根芩连汤、麻黄汤，忌承气类诸方，慎用保和丸方；中成药慎用黄连素片、九味羌活丸。

6. 心肾阳虚

主症：心悸怔忡，小便不利，面浮肢肿。

兼次症：畏寒肢冷，甚至唇甲青紫，神倦无力。

舌脉象：舌质黯淡或青紫，苔白滑；脉沉微细或结代。

治法禁忌：忌清法。

方剂禁忌：忌用黄连解毒汤；中成药忌用牛黄解毒片、穿心莲片、黄连解毒丸、热毒清片、一清胶囊、龙胆泻肝丸等。

药物禁忌：忌用黄连、黄芩、黄柏等。

7. 肾阴阳两虚

主症：腰膝酸软或冷痛，耳鸣，头发枯焦，颧红盗汗或形寒肢冷。

兼次症：头晕目眩，午后潮热，小便频数，浑浊如膏，或饮一溲一，男子梦遗或滑精，阳痿，女子经少或经闭。

舌脉象：舌质淡红少津，或舌淡胖，边有齿痕；脉细而数或虚大。

治法禁忌：忌清法、温法，慎利尿法。

方剂禁忌：忌用龙胆泻肝汤，慎用八正散方；中成药慎用龙胆泻肝片、八正合剂；药物忌用黄连、黄柏，慎用桂枝、干姜、猪苓、木通、泽泻等。

8. 肾精亏耗

主症：形体羸瘦，精神呆滞，发落齿摇，壮年男子精少不育，育龄女子经闭不孕。

兼次症：头晕目眩。健忘恍惚，耳鸣耳聋，足痿无力，面色㿠白。

舌脉象：舌萎无华；脉细弱。

治法禁忌：禁用汗、吐、下法，忌用清热法，慎用理气破气法。

方剂禁忌：慎用小青龙汤、大青龙汤；中成药慎用牛黄解毒片、上清丸、沉香化气丸、木香顺气丸；药物慎用麻黄、大黄、枳实、生石膏等。

9. 正虚瘀结

主症：面色萎黄或黧黑，肌肤甲错，体瘦形脱，腹部胀满或内有肿块。

兼次症：饮食大减，常伴鼻衄、齿衄、咯血等，唇甲黯淡。

舌脉象：舌质紫黯，或有瘀斑瘀点；脉细数或细涩。

治法禁忌：慎用清热法，攻下法。

方剂禁忌：慎用黄连解毒汤、大承气汤；中成药慎用牛黄解毒片、沉香化气丸、木香顺气丸；药物慎用黄连、黄芩、黄柏、番泻叶、水蛭等。

【生活禁忌】

（1）慎避风寒。虚劳正气久耗，易受外邪侵袭，使病情恶化，故宜适天气之寒温，增减衣被，预防感冒。

（2）戒除烟酒，忌食生冷、油腻、辛辣、厚味。

（3）忌劳逸过度。劳倦伤脾，房事太过伤肾精，贪图安逸久坐、久卧伤气血，均不利于虚劳康复，故宜按时作息，参加一些力所能及的体育活动，节制房事。

凡现代医学所称的免疫功能自稳失调，或自身免疫功能低下，内分泌腺体功能紊乱，造血功能障碍、代谢失常、营养缺乏、神经功能低落或过分抑制（非保护性）等引起的疾病，以及其他系统器官功能衰退性疾病等，均可参照本节辨证论忌。

【文献选要】

○ "五劳所伤，久视伤血，久卧伤气，久坐伤肉，久立伤骨，久行伤筋"（《素问》）。

○ "食饮有节，起居有常，不妄作劳"（《素问》）。

○ "五劳六极之证，非骨蒸传尸之比，多由不能摄生，始于过用所致"（《济生方》）。

○ "凡虚损之由……无非酒色劳倦，七情饮食所致"（《景岳全书》）。

○ "清金保肺，无犯中州之土……培土调中，不损至高之气"（《理虚元鉴》）。

○ "色欲过度者多成劳损……劳倦不顾者多成劳损……少年纵酒者多成劳损……疾病误治及失于调理者多成劳损"（《景岳全书》）。

○ "心动则相火亦动，动则精自走，相火翕然而起，虽不交会亦暗流疏泄矣"（《格致余论》）。

○ "曲运神机则劳心，尽心谋虑则劳肝，意外过思则劳脾，遇事而忧则劳肺，色欲过度则劳肾"（《诊家四要》）。

○ "是故多食咸，则脉凝泣而变色；多食苦，则皮槁而毛拔；多食辛，则筋急而爪枯；多食酸，则肉胝䐱而唇揭；多食甘，则骨痛而发落"（《素问》）。

○ "凡一切损身者戒之，益身者遵之，早为培补，后天人功，可以挽回造化"（《罗氏会约医镜》）。

○ "饮食自倍，肠胃乃伤"（《素问》）。

○ "……起于色者节欲，起于气者慎怒，起于文艺者抛书，起于劳倦者安逸，起于忧思者遣怀，起于悲哀者达观，如是方得除根"（《理虚元鉴》）。

二十六、血 证

（一）鼻衄

凡因肺、胃、肝火热偏盛，迫血妄行，非因外伤而致血自鼻道外溢，以从鼻孔出血为主要临床表现的病证，称为鼻衄。鼻衄量多时，又称为鼻洪或鼻大衄。本病全年均可发病，尤以春夏季多见。根据鼻衄不同临床表现，在证候表现上常有风热犯肺、热毒内蕴、肝风内动、肾精亏虚及气血两虚之别。

鼻衄的辨证，应着重辨明外感、内伤，同时还要辨明属火和属虚。风热犯肺治以清热泻肺，凉血止血，方选桑菊饮加减；热毒内蕴治以泻火解毒，凉血止血，方选黄连解毒汤加减；胃热亢盛治以清胃泻火，凉血止血，方选玉女煎加减；肝火内动治以清肝泻火，凉血止血，方选栀子清肝汤加减；肾精亏虚治以补肾益精，滋阴降火，方选大补元煎加减；气血两虚治以益气摄血，方选归脾汤加减。

【辨证禁忌】

（1）忌将外感鼻衄误辨为内伤鼻衄。因外感所致的鼻衄，病程短，起病较急，常先伴有恶寒、发热、头痛、身疼等表证，出现鼻衄或涕中带血，或咽喉疼痛，口干等表现；内伤引起者，病程较长，多有胃热、肝火、肾虚或气血亏虚致血不循常道，而溢于脉外，血自鼻孔流出的症状，鼻衄的同时，多伴齿衄、紫斑、或妇女月经量过多等临床表现。

（2）忌将虚火鼻衄误辨为实火鼻衄。鼻衄以因于火者为多见，必须分清实火或虚火。属实火者一般病程短，起病较急，因胃热、肝火，火盛灼伤脉络，迫血妄行，而致鼻衄，多数血色鲜红，血量较多，伴有身热，舌红，脉数；属虚火者病程较长，起病较缓慢，因肾虚或气血亏虚均可导致血不循常道，导致鼻衄，一般血色较淡，兼有面色苍白，头晕，心慌，舌淡红，脉沉细等临床表现。

（3）忌将其他病症误为鼻衄。临床上很多患者误将从鼻孔流出来的血认为是鼻衄，应详细询问，仔细辨证，切忌将其他病症误为鼻衄，从而造成误治。如外伤鼻衄、鼻腔占位性病变、经行鼻衄等病症在发病时，血从鼻孔流出，特别注意与鼻衄相鉴别。

忌将碰伤、挖鼻等引起血管破裂而致外伤出血（多见一侧出血，血色鲜红）者误认为鼻衄的血色鲜红；忌将鼻腔占位病变，误认为鼻衄的涕血相兼；忌将鼻息肉的鼻出血（常伴鼻塞、嗅觉减退等症），误认为鼻衄的纯血鲜红；忌将鼻渊的鼻涕中带血，且以鼻流浊涕不止，误认为鼻衄的涕血相间等。

【治法禁忌】

（1）谨慎使用清热泻火法。鼻衄多由火热迫血妄行所致，故以清热泻火、凉血止血为主要治疗原则。但火有实火、虚火之别，应辨明实火虚火，还应根据所病脏腑的不同，而采用具体的清热泻火法则，属实火者，当分别治以清热泻肺、清胃泻火、清肝泻火、清泻热毒；属虚火者，治当滋阴降火。还应分清热证的真假，如真寒假热，不可误用清热泻火法；另外对于老人、小孩、或体质虚弱者、或久病不愈者，更要慎用清热泻火法，亦不宜久用，恐寒凉之品损伤脾胃，影响消化功能。

（2）忌过早使用补血法。鼻衄由气血亏虚，气不摄血所致者，鼻衄血色淡红，可见紫斑及其他部位各种出血，常兼齿衄，面色不华，头昏目眩，心悸耳鸣，乏力，精神委靡，舌淡红，苔白，脉细或虚大。但必须在止血的同时，或在血止之后，予益气补血治之，不可过早使用补血法，应避免补血药过于温燥，加重出血，同时补血药易于滞气，影响消化功能。

（3）忌不辨证候滥用治疗鼻衄的中成药。治疗鼻衄的中成药品种繁多，疗效较好，但应认真明辨证候，以证选药，方可获效。若药证不对应，也应禁忌。

【分证论忌】

1. 风热犯肺证

主症：鼻衄或涕中带血，或咽喉疼痛，咳嗽，口干。

兼次症：初起恶寒发热，头痛，遍身骨节酸楚。

舌脉象：舌质红，苔薄；脉数。

本证型设忌的要点在于强调"风热犯肺"的病机特点。风热之邪上受，肺气不宣，属于热证，但此"热"非"虚热"，更不是"湿热"。如果临床一见热状就一概施"清"，则错了。症状表现中的鼻衄或涕中带血，或咽喉疼痛，咳嗽痰少，口干，脉数等，都很容易被医者和患者误为虚热而养阴清热，或误解为湿热而燥湿芳香。

此外，本证型初起有明显的恶寒发热，头痛，遍身骨节酸楚等症状，酷似外感风寒，因而误用辛温解表之剂。当今小儿、中青年多数鼻衄者，常见兼次症，应注意禁忌。

治法禁忌：疏风散寒。

方剂禁忌：麻黄汤、桂枝汤、荆防败毒散、九味羌活丸等。

药物禁忌：荆芥、防风、细辛、羌活、麻黄、桂枝等。

必要时配伍金银花、连翘、桑叶、黄芩、白茅根、薄荷。

凡慢性鼻炎、鼻窦炎、鼻息肉，鼻咽癌手术后，放、化疗后，皆可参照此证型论忌。

2. 热毒内蕴证

主症：鼻衄，或见有皮肤紫斑及其他部位出血，如吐血、便血、尿血等，烦躁，气急，口干喜饮。

兼次症：初起恶寒发热，继则汗出而身热不退，常兼齿衄；热盛阴伤甚者则见口、鼻、咽干燥明显。

舌脉象：舌质红，苔黄；脉数。

本证型设忌的要点在于强调"热毒内蕴"的病机特点。热毒内蕴，属于实热，但此"热"非"虚热"，更不是"湿热"。如果临床一见热状就一概施"清"，则错了。症状表现中的鼻衄，或见有皮肤紫斑及其他部位出血，如吐血、便血、尿血等，烦躁，气急，口干喜饮，脉数等，都很容易被医者和患者误为虚热而滋阴清热，或误解为湿热而燥湿清热。

此外，本证型初起有明显的恶寒发热，继则汗出而身热不退的症状，酷似风热外袭，因而误用辛温解表之剂。当今小儿、中青年多数鼻衄者，常见兼次症，应注意禁忌。

治法禁忌：辛温散寒、温阳止血。

方剂禁忌：麻黄汤、甘草干姜汤、黄土汤、九味羌活丸等。

药物禁忌：荆芥、防风、细辛、羌活、麻黄、桂枝、干姜、附子等。

必要时配伍黄芩炭、栀子炭、白茅根。

凡慢性鼻炎、鼻窦炎、鼻息肉，鼻咽癌手术后，放、化疗后，皆可参照此证型论忌。

3. 胃热亢盛证

主症：鼻衄，血色鲜红，量多，或兼齿衄，胃脘不适，口干臭秽。

兼次症：热结肠道者则见大便秘结；阴虚较甚者则见口渴喜冷饮，舌红苔少。

舌脉象：舌红，苔黄；脉数。

本证型设忌的要点在于强调"胃热亢盛"的病机特点。胃热亢盛属实热，但此"热"非"虚热"，更不是"湿热"。如果临床一见热状就一概施"清"，则错了。症状表现中的鼻衄，血色鲜红，量多，或兼齿衄，胃脘不适，口干喜冷饮，脉数等，都很容易被医者和患者误为虚热而滋阴清热，或误解为湿热而燥湿清热。

此外，本证型有明显的口渴喜冷饮，大便秘结的症状，酷似阴虚内热，因而误用滋阴清热之剂。当今小儿、中青年多数鼻衄者，常见兼次症，应注意禁忌。

治法禁忌：温中散寒、温阳止血。

方剂禁忌：甘草干姜汤、黄土汤、理中汤、小建中汤等。

药物禁忌：干姜、附子、细辛、羌活、独活、麻黄、桂枝、小茴香、台乌药等。

必要时配伍黄连、黄芩、苍术、白蔻仁、砂仁、藿香。

凡慢性鼻炎、鼻窦炎、鼻息肉，鼻咽癌手术后，放、化疗后，皆可参照此证型论忌。

4. 肝火内动证

主症：鼻衄时发时止，色红，妇女月经过多，头晕目眩，心烦易怒，面目红赤，口苦。

兼次症：发病与情志不舒，肝气郁结有关。若阴液亏耗，则口鼻干燥，舌红少津；阴虚内热者则见手足心热，潮热盗汗。

舌脉象：舌红，苔黄；脉弦数。

本证型设忌的要点在于强调"肝火上炎"的病机特点。因肝气郁结，气郁化火，肝火上扰致鼻衄，但此"火"非"虚火"。症状表现中的头痛，目眩，耳鸣，烦躁易怒，两目红赤，口苦，脉弦数等，都很容易被医者和患者误为虚火而滋阴降火。

此外，本证型中次症有烦躁易怒，两目红赤，口苦等症，易误为肝经湿热，误用疏肝清热利湿之剂。当今中青年多数鼻衄者，常见兼次症，应注意禁忌。

治法禁忌：温肝散寒、补血调肝。

方剂禁忌：当归四逆散、暖肝煎、吴茱萸汤、当归生姜羊肉汤、理中丸、逍遥散等。

药物禁忌：人参、生姜、肉桂、当归、吴茱萸、大枣、小茴香等。

必要时配伍黄芩、黄连、夏枯草。

凡慢性鼻炎、鼻窦炎、鼻息肉，鼻咽癌手术后，放、化疗后，皆可参照此证型论忌。

5. 肾精亏虚证

主症：鼻衄，色黯红，妇女月经过多，头晕目眩，腰酸耳鸣，大便干结不畅。

兼次症：常兼齿衄，颧红潮热，五心烦热，两足酸软，形体消瘦，纳差食少，或见遗精。

舌脉象：舌光红，少津；脉弦细数。

本证型设忌的要点在于强调"肾精亏虚"的病机特点。肾精亏虚，阴虚内热，不足之证也有热，但此"热"非"实热"，更不是"湿热"。如果临床一见热状就一概施"清"，则错了。症状表现中的鼻衄，色黯红，妇女月经过多，头晕目眩，腰酸耳鸣，大便干结不畅，脉弦细数等，都很容易被医者和患者误为实热而苦寒叠进，或误解为湿热而燥湿芳香。

此外，本证型有明显的形体消瘦，纳差食少，头晕目眩，易误为劳倦所伤，脾胃气虚，从而误用芳香甘温开胃健脾之剂。当今年老体弱，多数久病未愈鼻衄者，常见兼次症，应注意禁忌。

治法禁忌：温阳补肾、辛温解表。

方剂禁忌：右归饮、桂附地黄丸、还少丹、麻黄汤、桂枝汤等。

药物禁忌：巴戟天、鹿茸、制附子、干姜、肉桂等。

凡慢性鼻炎、鼻窦炎、鼻息肉，鼻咽癌手术后，放、化疗后，皆可参照此证型论忌。

6.气血亏虚证

主症：鼻衄，多兼齿衄，肌衄，神倦乏力。

兼次症：面色苍白，形体消瘦，头晕，耳鸣，心悸，夜寐不宁。

舌脉象：舌淡红，苔白；脉细无力。

本证型设忌的要点在于强调"气血亏虚"的病机特点。脾胃虚弱，气血生化无源，不足之证也有热，但此"虚"非"肺虚"，更不是"肾虚"。如果临床一见虚状就一概施"补"，则错了。症状表现中的神倦乏力，面色苍白，形体消瘦，头晕，耳鸣，心悸，夜寐不宁，脉细无力等，都很容易被医者和患者误为肺虚而益气补肺，或误为肾虚而温补肾阳。

此外，本证型有明显的形体消瘦，头晕，耳鸣等症，易误为劳倦所伤，肝肾两虚，误用滋补肝肾之剂。当今年老体弱，多数久病未愈鼻衄者，常见兼次症，应注意禁忌。

治法禁忌：辛温散寒、温阳升提。

方剂禁忌：麻黄汤、桂枝汤、九味羌活丸、右归饮、桂附地黄丸等。

药物禁忌：麻黄、桂枝、荆芥、防风、细辛、羌活、独活、附子等。

必要时配伍党参、黄芪、当归、大枣。

凡慢性鼻炎、鼻窦炎、鼻息肉，鼻咽癌手术后，放、化疗后，皆可参照此证型论忌。

【生活禁忌】

（1）饮食方面，宜少食或不食辛辣、腌腊、烧烤、卤制、油炸饮食，以及生痰动火之物。忌烟酒。

（2）护理方面，鼻衄或齿衄者，应避免疲劳，更不宜过度活动，否则剧烈运动会加重衄血。衄血量多的患者，则应绝对卧床休息。

（3）鼻衄者，特别注意避免情志激动，加重衄血复发，故对患者必须进行精神安慰，消除紧张情绪。

（4）无论鼻衄或齿衄者，不宜穿得过多或盖得太厚，在局部可用冷敷，如敷前额或鼻部等处，但也要防止受寒。保持室内空气新鲜、流通。

（5）此外，除按医嘱治疗外，可用蒲黄炭、槐花末吹拭患处。

【文献选要】

○"衄家，不可发汗"（《伤寒论》）。

"亡血家，不可发汗"（《伤寒论》）。

○"夫衄血之病，虽属平常，若出而不止，阴阳离脱，亦有死者。临病施治，常须识此，不可忽也"（《医学真传》）。

○ "外感衄血之因：其人内有积热，外冒风寒，伤于太阳之经，郁而发热，经络热甚，热侵阳明，迫血妄行于鼻；有阳明本经郁热，热邪在经，不得发越；又有过服辛温，或以火劫汗，两阳相搏，此皆外感衄血之因也"（《症因脉治》）。

○ "芍药地黄汤疗伤寒及温病，应发汗而不发之，内瘀有蓄血者，及鼻衄、吐血不尽，内余瘀血，面黄，大便黑者，此主消化瘀血"（《小品方辑校》）。

（二）咳血

凡各种原因导致肺络损伤，血液妄行，溢出血道，其血必经气道咳嗽而出，以咳血，或痰血相兼，或痰中带血丝，或纯血鲜红，间夹泡沫等为主要临床表现的疾病称为咳血。亦有不咳而咯血者，谓之咯血，治同咳血。根据咳血不同临床表现，在证候表现上常有风寒袭肺、风热伤肺、燥热伤肺、肝火犯肺、阴虚火旺及气不摄血之别。

咳血的辨证，主要辨别外感咳血或内伤咳血，同时还要辨明实证和虚证。风寒袭肺治以疏风散寒，肃肺止血，方选止嗽散加减；风热伤肺治以清宣肺热，凉血止血，方选桑杏汤加减；燥热伤肺宜清肺润燥，宁嗽止血，方选清燥救肺汤加减；肝火犯肺宜泻肝清肺，凉血止血，方选泻白散合黛蛤散加减；阴虚火旺治以养阴清热，凉血止血，方选百合固金汤加减；气不摄血治以益气摄血，健脾养血，方选八珍汤加减。

【辨证禁忌】

（1）忌将外感咳血误辨为内伤咳血。外感咳血起病急，病程短，初起均伴恶寒、发热等表证，如风寒袭肺、风热犯肺等；内伤咳血则与之相反，起病缓，病程长，均有脏腑、阴阳、气血虚衰或偏盛的表现，如肺肾阴虚、正气亏虚或肝火上炎等。

（2）忌将虚火咳血误辨为实火咳血。咳血可分为外感及内伤两类，故应辨明火之有无及属虚属实。咳血由火热熏灼肺络引起者为多，但火有虚实之别，外感之火及肝郁之火属于实火；内伤之火则为虚火，常见为阴虚及气虚，阴虚则火灼肺络，气虚则不能摄血，均可导致咳血。

（3）忌将其他病症误为咳血。临床上很多患者误将从口腔出来的血认为是咳血，应仔细询问，认真辨证，切忌将其他病症误为咳血，从而造成误治。如吐血（上消化道出血）、齿龈出血（牙周炎）、鼻腔出血（外伤性鼻腔出血）等病症在发病时，血从口腔而吐出，需特别注意与咳血相鉴别。

忌将吐血的血（随呕吐物而出，血中夹有食物残渣，血量较多，血色紫黯）误认为咳血的痰间夹泡沫；忌将咽喉、齿龈及口腔其他部位出血，误认为咳血的纯血鲜红；忌将鼻腔出血的涕血相兼，误认为咳血的痰中带血等。

【治法禁忌】

（1）谨慎使用清法。咳血以由火热熏灼肺络引起者为多，但火有实火、虚火之别，实火治当清热泻火、凉血止血；虚火治当滋阴清热、宁络止血。应辨明热证的真假，勿被假象所迷惑，如真寒假热，不可误用清法；若屡用清热泻火而热不退血不止，是"寒之不寒，是无水也"的缘故，禁用清热泻火法，应改用滋阴壮水之法，待阴复后其热退血止。

另外对于老人、小孩、体质虚弱者或久病不愈者，更要慎用清法，亦不宜久用，恐寒凉之品损伤脾胃，影响消化功能。

（2）忌单用止血法。止血法是治疗咳血的主要治法，由于离经之血聚体内易形成瘀血，因此，在止血的同时，必须考虑到活血化瘀，勿使瘀血停留，引起后患。在血止之后，还应该考虑宁络、补血，以及针对出血的原因进行治疗，以防再度出血。

（3）忌过早使用补血法。咳血属气不摄血，伴面色少华，神疲乏力，头晕目眩，痰中带血或咳吐纯血，但必须在止血的同时，或在血止之后给予益气补血之品，不可过早使用补血法，以免补血药过于温燥，加重出血，且补血药易造成滞气，影响消化功能。

（4）忌不辨证候滥用治疗咳血的中成药。治疗咳血的中成药品种较多，疗效较好，但必须仔细明辨证候，选用对证成药，才可获效。若证候不对应，也应禁忌。

【分证论忌】

1. 风寒袭肺证

主症：咳嗽痰稀，渐至咳嗽不已，痰中夹血，血量一般不多。

兼次症：初起恶寒、发热、头痛、鼻塞；兼湿者头重体倦，胸闷泛恶，纳呆腹泻。

舌脉象：苔白；脉浮或浮缓。

本证型设忌的要点在于强调"风寒袭肺"的病机特点。风邪上受，袭于肺脏，肺气失宣，但此"寒"非"寒湿"。如果临床一见寒状就一概施"辛温"，则错了。症状表现中的咳嗽痰稀，渐至咳嗽不已，痰中夹血，血量一般不多，头重体倦，胸闷泛恶，纳呆腹泻，脉浮或浮紧等，都很容易被医者和患者误为是寒湿而辛温燥湿。

此外，本证型有咳嗽痰稀，渐至咳嗽不已，头重体倦，纳呆腹泻症状，易误为肺脾气虚，从而误用益肺健脾之剂，当今中青年多数咯血者，常见兼次症，应注意禁忌。

治法禁忌：清热宣肺。

方剂禁忌：银翘散、桑菊饮、麻杏石膏汤、清金化痰汤等。

药物禁忌：金银花、菊花、石膏、黄芩、黄连、大黄等。

必要时配伍紫苏、桑白皮、杏仁。

凡支气管扩张，或肺结核，肺脓肿，肺癌手术切除后、放化疗后或介入后，皆可参照此证型论忌。

2. 风热犯肺证

主症：初起恶寒发热，咳嗽痰黄，痰中夹血，血色鲜红。

兼次症：伴口渴，咽痛，或头痛；兼湿者头重体倦，胸闷泛恶，纳呆腹泻。

舌脉象：舌苔薄黄；脉浮数。

本证型设忌的要点在于强调"风热犯肺"的病机特点。风热犯肺，肺失肃降，灼伤津液，咳嗽痰黄，此证属热，但此"热"非"燥热"，更不是"痰热"。如果临床一见热状就一概施"清"，则错了。症状表现中的恶寒发热，咳嗽痰黄，痰中夹血，血色鲜红，口渴，咽痛，头重体倦，胸闷泛恶，脉浮数等，都很容易被医者和患者误为是燥热而养阴润燥，或误解为痰热而清热化痰。

此外，本证型有咳嗽痰黄，痰中夹血，血色鲜红，头重体倦，胸闷泛恶，纳呆腹泻，易误为痰湿蕴肺，从而误用燥湿化痰之剂，当今中青年多数咯血者，常见兼次症，应注意禁忌。

治法禁忌：疏风散寒、肃肺止血。

方剂禁忌：止嗽散、麻黄汤、桂枝汤、荆防败毒散等。

药物禁忌：麻黄、桂枝、细辛、干姜、荆芥、防风、羌活等。

必要时配伍金银花、连翘、黄芩、芦根。

凡支气管扩张，或肺结核，肺脓肿，肺癌手术切除后、放化疗后或介入后，皆可参照此证型论忌。

3. 燥热伤肺证

主症：喉痒咳嗽，痰中带血，口干鼻燥，心烦口渴，咽喉干燥。

兼次症：身热、咳嗽、头痛、咽痛；津伤较盛者，可见干咳无痰，痰量不多，咯痰不爽。

舌脉象：舌红，苔薄白而燥；脉浮数。

本证型设忌的要点在于强调"燥热伤肺"的病机特点。燥热伤肺，肺阴受灼，喉痒咳嗽，口干鼻燥，属于热证，但此"热"非"风热"，更不是"湿热"。如果临床一见热状就一概施"清"，则错了。症状表现中的喉痒咳嗽，痰中带血，口干鼻燥，身热，头痛，咽痛，咳嗽、痰量不多，咯痰不爽，脉浮数等，都很容易被医者和患者误为是风热而疏风清热，或误解为湿热而燥湿清热。

此外，本证型有明显的口干鼻燥，心烦口渴，咽喉干燥，干咳无痰，或痰黏不易咯出，舌红，苔少乏津的症状，酷似阴虚内热，从而误用滋阴清热之剂，当今中青年多数咯血者，常见兼次症，应注意禁忌。

治法禁忌：疏风散寒、肃肺止血。

方剂禁忌：止嗽散、麻黄汤、桂枝汤、荆防败毒散等。

药物禁忌：麻黄、桂枝、细辛、干姜、荆芥、防风、羌活等。

必要时配伍桑叶、石斛、麦冬。

凡支气管扩张，或肺结核，肺脓肿，肺癌手术切除后、放化疗后或介入后，皆可参照此证型论忌。

4. 肝火犯肺证

主症：咳嗽，痰中带血或血色鲜红，胸胁疼痛。

兼次症：肝火较盛则见头晕目赤，烦躁易怒，口苦而干，大便干结。

舌脉象：舌质红，苔薄黄；脉弦数。

本证型设忌的要点在于强调"肝火犯肺"的病机特点。肝气郁结化火，气火逆承于肺，肺失清肃，则咳嗽，咳吐纯血，胸胁疼痛。此证属于火，但此"火"非"虚火"，更不是"湿热"。如果临床一见火热症状就一概施"降火"，则错了。症状表现中的咳嗽，咳吐纯血，胸胁疼痛，头晕目赤，烦躁易怒，口苦而干，大便干结，脉弦数等，都很容易被医者和患者误为是虚火而滋阴清火，或误解为湿热而燥湿清热。

此外，本证型有头晕目赤，烦躁易怒，口苦而干，胸胁疼痛等症状，易误为邪犯少阳，从而误用和解少阳之剂，或误为肝郁气滞，误用疏肝理气之剂。当今中青年多数咯血者，常见兼次症，应注意禁忌。

治法禁忌：疏风散寒。

方剂禁忌：麻黄汤、桂枝汤、荆防败毒散、止嗽散等。

药物禁忌：麻黄、桂枝、细辛、干姜、荆芥、防风、羌活、独活等。

必要时配伍黄芩、桑白皮、知母。

凡支气管扩张，或肺结核，肺脓肿，肺癌手术切除后、放化疗后或介入后，皆可参照此证型论忌。

5. 阴虚火旺证

主症：干咳少痰，口干咽燥，痰中带血或反复咳血，颧红，潮热盗汗，或兼耳鸣，腰膝酸软。

兼次症：兼阴虚内热，肺络损伤者则见痰中带血；热盛津伤者则见心烦口渴，大便干结，小便短少。

舌脉象：舌质红，少苔；脉细数。

本证型设忌的要点在于强调"阴虚火旺"的病机特点。肺阴亏虚，虽然不足之证也有火，但此"火"非"实火"，更不是"湿热"。如果临床一见热状就一概施"清热""降火"则错了。症状表现中干咳少痰，口干咽燥，痰中带血或反复咳血，心烦口渴，大便干结，舌质红，少苔，脉细数等，都很容易被医者和患者误为是实火而苦寒清热降火，或误解为湿热而燥湿清热。

此外，本证型有明显的潮热盗汗，或兼耳鸣，腰膝酸软、心烦口渴之症，酷似肝肾阴虚之证，因而误用滋补肝肾之剂。当今多数年老体弱，久病未愈咯血者，常见兼次症，应注意禁忌。

治法禁忌：辛温解表、温补肾阳。

方剂禁忌：麻黄汤、桂附地黄丸、右归饮、济生肾气丸、还少丹等。

药物禁忌：麻黄、桂枝、细辛、干姜、制附片、巴戟天等。

必要时配伍百合、知母、石斛、麦冬。

凡支气管扩张，或肺结核，肺脓肿，肺癌手术切除后、放化疗后或介入后，皆可参照此证型论忌。

6. 气不摄血证

主症：咳或不咳，痰中带血或咳吐纯血，或兼便血，面色少华，神疲乏力，心悸耳鸣。

兼次症：气虚明显者则见肢软乏力，纳差，便溏，口淡无味；血虚明显者则见面色苍白，头晕目眩。

舌脉象：舌质淡；脉虚细。

本证型设忌的要点在于强调"气不摄血"的病机特点。气血亏虚，气不摄血，肺气亏虚，但此"虚"非"脾虚"，更不是"肾虚"。如果临床一见虚状就一概施"补"，则错了。症状表现中的咳或不咳，痰中带血或咳吐纯血，面色少华，神疲乏力，纳差，便溏，心悸耳鸣，脉虚细等，都很容易被医者和患者误为是脾虚而补益脾胃，或误解为肾虚而补益肾气。

此外，本证型有明显的肢软乏力，面色苍白，心悸，头晕目眩，易误为心气不足，从而误用益气养心之剂。当今多数年老体弱，久病未愈咯血者，常见兼次症，应注意禁忌。

治法禁忌：清热宣肺、疏风散寒。

方剂禁忌：麻杏石膏汤、桑菊饮、清金化痰汤、麻黄汤、荆防败毒散、止嗽散等。

药物禁忌：金银花、连翘、菊花、石膏、黄芩、荆芥、防风、羌活、独活、麻黄、桂枝等。

必要时配伍党参、黄芪、当归、大枣、龙眼肉。

凡支气管扩张，或肺结核，肺脓肿，肺癌手术切除后、放化疗后或介入后，皆可参照此证型论忌。

【生活禁忌】

（1）饮食方面，宜少食或不食辛辣、腌腊、烧烤、卤制、油炸饮食，以及生痰动火之物。忌烟酒。

（2）护理方面，痰中带血者，可做适当的室内及户外活动，应避免疲劳，更不宜过度活动，否则剧烈运动会加重咳血。咳血量多的患者，则应绝对卧床休息。

（3）咳血者，衣服或被褥要冷暖适度，不宜穿得过多或盖得太厚，但也要防止受寒。保持室内空气新鲜、流通。

【文献选要】

〇 "王节斋曰：大抵咳嗽见血，多是肺受热邪，气得热而变为火，火盛而阴血不宁，从火上升，故治宜泻火滋阴，忌用人参等甘温之药"（《景岳全书》）。

〇 "丹溪曰：壅于肺者易治，不过散之清之而已，不比内伤门损于肺者之难治也"（《症因脉治》）。

〇 "咳血多是火郁肺中，治宜清肺降火，开郁消痰，咳止而血亦止也。不可纯用血药，使气滞痰塞而郁不开，咳既不止，血安止哉。设下午身热而脉细数，此真阴不足，当清上补下"（《杂病广要》）。

〇 "嗽血其因有二：热壅于肺者易治，不过凉之而已；久病损于肺者难治，此已成痨也"（《赤水玄珠全集》）。

〇 "亡血家，不可发汗"（《伤寒论》）。

（三）尿血

凡因火热熏灼肾及膀胱，或脾肾不固，或气滞血瘀，脉络受损，血溢脉外，随尿而出，导致小便中混有血液，甚至伴有血块夹杂而下的一种病证，称为尿血。随出血量多少的不同，小便可呈淡红色、鲜红色或淡酱油色。本病全年均可发病，尤以夏季为多。因四季变化和感受的病邪不同，或人体的体质的盛衰各异、生活环境不同，在证候表现上常有热迫膀胱、火毒迫血、心火内盛、阴虚火旺、气阴两虚、脾肾亏虚及气滞血瘀之别。

尿血的辨证，主要辨别外感和内伤。外感实火所致者，治宜清热泻火，凉血止血；热迫膀胱治以清热利水，凉血止血，方选导赤散加减；火毒迫血治以泻火解毒，凉血止血，方选黄连解毒汤加减；心火内盛治以清心泻火，凉血止血，方选小蓟饮子加减。内伤虚火所致者，治宜养阴清热，凉血止血。阴虚火旺治以滋阴清火，凉血止血，方选大补阴丸合阿胶汤加减；气阴两虚治以益气养阴，凉血止血，方选生脉散加减；脾肾亏虚治当补益脾肾，益气固摄，方选大补元煎加减；属于脾虚者方选补中益气汤；属肾虚者方选无比山药丸加减；而对于气滞血瘀所致者，则宜理气化瘀，养血止血，方选茜根散合蒲黄散加减。

【辨证禁忌】

（1）忌将外感尿血误为内伤尿血。由外感所致的尿血，多属实证，以邪热为主，初起多见恶寒发热等表证，发病亦急骤。由内伤所致者，则多属虚证，一般先有阴阳偏盛、气血亏虚或脾肾虚衰的全身症状，其后表现尿血，起病比较缓慢。

（2）忌将实证尿血误辨为虚证尿血。尿血是血随尿而出，可通过辨血色，分清实证和虚证。实证有热迫膀胱证、火盛迫血证、心火内盛证和气滞血瘀证，尿血一般出血量较大，尿血多见鲜红，尿色较深；气滞血瘀证可见尿中夹有血丝或血块。虚证有气血亏虚证、脾肾不固证和阴虚火旺证，尿血多见出血量少，一般尿血淡红，尿色微红。

（3）忌将其他病证误为尿血。临床上有很多疾病症状与尿血难以区别，必须认真辨证，切忌将其他病证误辨为尿血，因而导致误治。

恶性肿瘤、血淋、石淋（尿路结石）等病证，虽也表现为血随尿出，易与尿血相混淆，但小便时痛或不痛，尿中有无夹有砂石及伴随症状，各有特点，临床辨证论治时要注意鉴别。

一般而言，忌将石淋的尿血、尿中有时夹有砂石，有时排尿突然中断，或有腰腹绞痛难忍误认为尿血的小便频急，血随尿出，血色鲜红。

【治法禁忌】

（1）谨慎使用清热泻火法。尿血以由火热迫于肾及膀胱，灼伤脉络所致者为多，故主要治疗原则是清热泻火、凉血止血。但火热有虚火、实火之分，还应根据所病脏腑的不同，而采用具体的清热泻火法则。外感实火所致者，治宜清热利尿、清热泻火；内伤虚火所致者，治宜清心泻火、滋阴清火。还应明察火热证的真假，细辨病变脏腑的所在，如真寒假热、上热下寒等，均应慎用清热泻火法。对于老人、小孩、体质虚弱者、久病不愈或素体脾胃功能较差者，更要慎用清热泻火法，亦不宜久用，否则易耗伤正气，又恐寒凉之品损伤脾胃，影响消化功能。

（2）忌单用或重用活血化瘀法。活血化瘀法是治疗尿血的主要治法之一。气机阻滞，瘀血凝聚，结于肾或膀胱，瘀久则络破血溢，血渗膀胱而致尿血。因此，气滞血瘀所致者，则宜理气化瘀，养血止血。故治疗应重视活血化瘀法的应用，特别是一些反复尿血患者，常有留瘀为患的可能，可适当配伍活血化瘀药物。但临床上忌单用和重用活血化瘀法，使用时必须考虑到配合养血止血法，目的在于祛瘀而不耗血，止血而不留瘀。此外，使用活血化瘀法对于月经过多的患者，应禁用和慎用，以免加重出血。

（3）忌不辨证候滥用治疗尿血的中成药。治疗尿血的中成药种类较多，疗效明显，但必须细心辨明证候，对证准确选用成药，可获较好疗效。若药证不相符，应禁忌。

【分证论忌】

1. 热迫膀胱证

主症：小便带血，血色多见鲜红，口渴喜饮，少腹作胀，或腰酸腰痛。

兼次症：初起多夹表证则见恶寒发热，遍身骨节酸楚；若热盛者则见心烦口渴。

舌脉象：苔黄；脉数。

本证型设忌的要点在于强调"热迫膀胱"的病机特点。热迫膀胱，迫血妄行，属于热证，但此"热"非"虚热"，更不是"湿热"。如果临床一见热状就一概施"清"，则错了。症状表现中的小便带血，血色多见鲜红，心烦，口渴喜饮，少腹作胀，或腰酸腰痛，脉数等，都很容易被医者和患者误为虚热而滋阴清热，或误解为湿热而燥湿清热。

此外，本证型初起多见恶寒发热，遍身骨节酸楚，酷似外感风寒所致，因而误用祛风散寒之剂。当今中青年多数尿血者，常见兼次症，应注意禁忌。

治法禁忌：温补肾阳、辛温解表。

方剂禁忌：桂附地黄丸、右归饮、麻黄汤、还少丹等。

药物禁忌：附子、肉桂、菟丝子、仙茅、淫羊藿、巴戟天、鹿茸、麻黄、桂枝。

必要时配伍黄柏、石苇、车前草、大蓟、小蓟。

凡慢性肾盂肾炎、尿路结石、膀胱结石、前列腺增生、膀胱癌手术切除后者，皆可参照此证型论忌。

2.火毒迫血证

主症：尿血，血色鲜红，口干唇燥欲饮，头昏头痛，心烦，神倦乏力。

兼次症：热盛入血分则见高热、衄血、便血、皮肤紫斑等。

舌脉象：舌质红，苔黄；脉弦数。

本证型设忌的要点在于强调"火毒迫血"的病机特点。火毒炽盛，迫血妄行，但此"火"非"虚火"，更不是"湿热"。如果临床一见火热状就一概施"降火"，则错了。症状表现中的尿血，血色鲜红，口干唇燥欲饮，头昏头痛，烦躁，脉弦数等，都很容易被医者和患者误为虚火而滋阴降火，或误解为湿热而燥湿清热。

此外，本证型有口干唇燥欲饮，心烦，神倦乏力之症，易误为心火亢盛，从而误用清心泻火之剂，当今中青年多数尿血者，常见兼次症，应注意禁忌。

治法禁忌：温补肾阳、辛温解表。

方剂禁忌：桂附地黄汤（丸）、右归饮（丸）、小青龙汤、还少丹等。

药物禁忌：附子、肉桂、菟丝子、仙茅、淫羊藿、巴戟天、鹿茸、肉苁蓉等。

必要时配伍黄柏、知母、车前草。

凡慢性肾盂肾炎、尿路结石、膀胱结石、前列腺增生、膀胱癌手术切除后者，皆可参照此证型论忌。

3.心火内盛证

主症：小便热赤，尿中带血，色鲜红，心烦，夜寐不安，口舌生疮。

兼次症：面赤，口渴而苦。

舌脉象：舌尖红；脉数。

本证型设忌的要点在于强调"心火内盛"的病机特点。烦劳过度，耗伤心阴，心火内盛，但此"火"非"虚火"，更不是"湿热"。如果临床一见火热状就一概施"降火"，则错了。症状表现中的小便热赤，尿中带血，色鲜红，心烦，夜寐不安，口舌生疮，面赤，口渴而苦，脉数等，都很容易被医者和患者误为虚火而滋阴降火，或误解为湿热而燥湿清热。

此外，本证型有心烦，面赤，口渴而苦，易误为肝气郁结化火，从而误用疏肝清热之剂。当今中青年多数尿血者，常见兼次症，应注意禁忌。

治法禁忌：温补肾阳、辛温解表。

方剂禁忌：桂附地黄汤（丸）、右归饮（丸）、参附汤、还少丹等。

药物禁忌：附子、肉桂、菟丝子、仙茅、淫羊藿、巴戟天、鹿茸、肉苁蓉等。

必要时配伍黄连、百合、竹叶、莲子心。

凡慢性肾盂肾炎、尿路结石、膀胱结石、前列腺增生、膀胱癌手术切除后者，皆可参照此证型论忌。

4.阴虚火旺证

主症：小便色赤带血，头晕目眩，颧红潮热，腰膝酸软，耳鸣心悸。

兼次症：神疲乏力，易怒，口渴欲饮。

舌脉象：舌质红少苔；脉细数。

本证型设忌的要点在于强调"阴虚火旺"的病机特点。阴虚火旺，不足之证也有热，但此"热"非"实热"，更不是"湿热"。如果临床一见热状就一概施"清"，则错了。症状表现中的小便色赤带血，头晕目眩，颧红潮热，腰膝酸软，耳鸣心悸，神疲易怒，口渴欲饮，脉细数等，都很容易被医者和患者误为实热而苦寒清热，或误解为湿热而燥湿清热。

此外，本证型有明显的头晕目眩，神疲乏力，口渴欲饮之症，酷似气血两虚之证，从而误用补气养血之剂。当今多数年老体弱，久病未愈尿血者，常见兼次症，应注意禁忌。

治法禁忌：温补肾阳、发汗解表。

方剂禁忌：桂附地黄丸、右归饮、济生肾气丸、还少丹等。

药物禁忌：附子、肉桂、菟丝子、仙茅、淫羊藿、巴戟天、鹿茸、肉苁蓉等。

必要时配伍生地黄、百合、知母、石斛、麦冬。

凡慢性肾盂肾炎、尿路结石、膀胱结石、前列腺增生、膀胱癌手术切除后者，皆可参照此证型论忌。

5. 气阴两虚证

主症：小便频急，尿血，血色淡红，颧红潮热，腰脊酸痛。

兼次症：若阴虚明显者则见手足灼热，盗汗，口燥咽干，大便不畅；若气虚明显者则见神疲乏力，面色萎黄或面色苍白。

舌脉象：舌淡红，苔薄白；脉细。

本证型设忌的要点在于强调"气阴两虚"的病机特点。气阴两虚，属于虚证，但此"虚"非"阳虚"，更不是"血虚"。如果临床一见虚状就一概施"补"，则错了。症状表现中的小便频急，尿血，血色淡红，大便不畅，腰脊酸痛，神疲乏力，面色萎黄或面色苍白等，都很容易被医者和患者误为阳虚而温补脾肾，或误解为血虚而益气养血。

此外，本证型有明显的颧红潮热，腰脊酸痛，手足灼热，盗汗，口燥咽干等症，易误为肝肾阴虚，从而误用补益肝肾之剂。当今多数年老体弱，久病未愈尿血者，常见兼次症，应注意禁忌。

治法禁忌：温补肾阳、清热利水。

方剂禁忌：八正散、小蓟饮子、五苓散、导赤散、石韦散等。

药物禁忌：金钱草、肉桂、附片、知母、泽泻、茯苓、猪苓、木通等。

必要时配伍生地黄、北沙参、山药、石斛、麦冬。

凡慢性肾盂肾炎、尿路结石、膀胱结石、前列腺增生、膀胱癌手术切除后者，皆可参照此证型论忌。

6. 脾肾不固证

主症：久病尿血，血色淡红，精神困顿，气短声低，头晕目眩，腰脊酸软。

兼次症：若脾虚失于统血明显者则见面色苍白、体倦食少，甚或兼衄血、便血、皮肤紫斑；肾气不固明显者则见耳鸣耳聋、夜尿频数。

舌脉象：舌质淡，脉细弱。

本证型设忌的要点在于强调"脾肾两虚"的病机特点。因劳倦或久病伤及脾肾两脏，但此"虚"非"阴虚"，更不是"气虚"。如果临床一见虚状就一概施"温补"，则错了。症状表现中的久病尿血，血色淡红，精神困顿，气短声低，头晕目眩，面色苍白，体倦食少，耳鸣耳聋，夜尿频数，脉细弱等，都很容易被医者和患者误为阴虚而滋补养阴，或误解为气虚而温补气血。

此外，本证型有明显的面色苍白、体倦食少、气短声低、头晕目眩等症，酷似气血两虚，因此误用益气养血之剂。当今多数年老体弱，久病未愈尿血者，常见兼次症，应注意禁忌。

治法禁忌：清热泻火、凉血止血。

方剂禁忌：八正散、小蓟饮子、四生丸、清热地黄汤（代犀角地黄汤）等。

药物禁忌：黄柏、黄芩、栀子、金钱草、水牛角、牡丹皮、生地黄、生侧柏叶等。

必要时配伍党参、茯苓、山药、枸杞子、女贞子。

凡慢性肾盂肾炎、尿路结石、膀胱结石、前列腺增生、膀胱癌手术切除后者，皆可参照此证型论忌。

7. 气滞血瘀证

主症：尿血，血色较黯，少腹刺痛拒按。

兼次症：或可触到肿块，时有低热，或畏寒肢冷。

舌脉象：舌质紫黯或有瘀点瘀斑，苔薄；脉细涩或沉细。

本证型设忌的要点在于强调"气滞血瘀"的病机特点。气机阻滞，血脉瘀滞，但此"瘀"非"热瘀"，更不是"阴亏血瘀"。如果临床一见瘀状就一概施"化瘀"，则错了。症状表现中的尿血，血色较黯，少腹刺痛拒按，或可触到积块，时有低热，舌质紫黯或有瘀点瘀斑，苔薄，脉细涩或沉细等，都很容易被医者和患者误为热瘀而清热活血通络，或误解为阴亏血瘀而育阴化瘀。

此外，本证型有明显的少腹刺痛拒按，畏寒肢冷等症，酷似寒邪侵袭，脉络凝滞，寒瘀互结，因而误用温阳化瘀之剂。当今多数年老体弱，久病未愈尿血者，常见兼次症，应注意禁忌。

治法禁忌：温补肾阳，发汗解表。

方剂禁忌：桂附地黄汤（丸）、右归饮（丸）、还少丹、六味地黄汤（丸）、知柏地黄汤（丸）、杞菊地黄汤（丸）等。

药物禁忌：附子、肉桂、菟丝子、仙茅、淫羊藿、巴戟天、鹿茸、肉苁蓉等。

必要时配伍香附、赤芍、川芎、桃仁、红花。

凡慢性肾盂肾炎、尿路结石、膀胱结石、前列腺增生、膀胱癌手术切除后者，皆可参照此证型论忌。

【生活禁忌】

（1）饮食方面，宜少食或不食辛辣刺激、腌腊、烧烤、卤制、油炸饮食，以及虾、蟹、羊肉等物，宜多吃水果。忌烟酒。

（2）护理方面，尿血者，应避免烦劳过度，防止心火偏盛。更不宜过度活动，否则剧烈运动会加重尿血。尿血量多者，则应绝对卧床休息，并记录小便情况，包括次数、血色、血尿浓度等。

（3）尿血患者，应注意清洁卫生，勤洗澡换衣，同时节制房事。

（4）若患感冒及疮疖等皮肤疾病，应及时治疗，避免尿血加重。

【文献选要】

○"暴热实火，宜甘寒清火，房劳虚损，宜滋阴补肾，此病日久中枯，非清心静养，不可治也"（《证治汇补》）。

○"老人溲血，多是阴虚，亦有过服助阳药而致者，多难治，惟大剂六味丸加紫菀茸作汤服之"（《张氏医通》）。

○"凡治尿血，不可轻用止涩药，恐积瘀于阴茎，痛楚难当也"（《医学心悟》）。

○"淋家不可发汗，汗出必便血"（《伤寒论》）。

二十七、阳　　痿

凡因斫伤太过，情志失调，湿热下注，使肝、脾、肾功能失调，宗筋弛纵而引起的男子青壮年时期临房时阴茎痿软不举，或举而不坚，影响正常性生活的病证称阳痿。古代又称阴痿。

阳痿一般起病缓慢，病位在宗筋与肾，但与心、肝、脾关系密切，证候方面有实证、虚证、虚实夹杂证，但以虚证居多。辨证要点在于有火无火，与脏腑虚实。证属命门火衰者，治宜温肾壮阳，方选右归丸加减；证属心脾两虚者，治宜补益心脾，方选归脾汤；证属肝郁不舒者，治宜疏肝解郁，方选逍遥散加减；证属惊恐伤肾者，治宜补肾宁神，方选达郁汤加减；证属湿热下注者，治宜清热利湿，方选龙胆泻肝汤加减。

【辨证禁忌】

（1）忌将实热证误为虚损证。阳痿一证，从理论上讲，以虚损为主，但据临证所见，实证热证也不少，因此，最容易辨证失误，故当谨慎。

为了减少失误，临床上除病史、临床表现之外，查验脉象与舌象尤为重要。一般实热证者脉象多弦滑，数而有力，舌苔多厚腻，舌质常红赤，干燥而色苍；虚损证者脉象多细数，沉涩无力，舌苔薄白或少苔花剥，舌质多淡而嫩，或舌边有明显的齿痕，可供鉴别。

（2）忌将正常生理现象误辨为阳痿。由于社会环境影响，人们常将男女正常的性生活神秘化，至今不少人仍处于性知识极度匮乏的状态。因此不少以"阳痿"为主诉的就医者，本来并不是真正的阳痿，医者临证应仔细询问辨证，以免误辨。

有的人把房事过早射精后的阴茎痿软，未能达到理想的房事效果称为"阳痿"；也有人把非性兴奋期的阴茎软、短、小称为"阳痿"；还有人把偶尔一次或两次，暂时的房事不成功误称为"阳痿"者。如此等等，只要能掌握阳痿的辨证标准，就能减少或避免失误。

【治法禁忌】

（1）谨慎使用壮阳法。阳痿不举，治法采用壮阳起痿，似乎理所当然。殊不知，肾藏精，主生殖，肾精化生肾气，肾的精气包含着肾阳与肾阴，阴茎必须赖肾阴以滋养，才能维持正常功能。阳痿从临床表现上看是肾阳不足，实际上这个肾阳也离不开肾阴，这就是"独阳不生"的道理。因此，一见阳痿，便谓壮阳助火是错误的，应该谨慎。

（2）切忌依赖药物。阳痿的病因，常是多方面的，必须采用综合治疗的方法，除药物之外，心理治疗、体育疗法、针灸推拿等都具有很好疗效，切忌单纯依赖药物，特别是对于某些属肝气不舒，精神抑郁所致的阳痿，药物常常无效，肆意加大药物用量，或者长期服用药物都是不对的。

【分证论忌】

1. 命门火衰

主症：阳痿精薄，精冷精少，畏寒肢冷。

兼次症：腰膝酸软，眩晕耳鸣，神疲乏力，面色㿠白。

舌脉象：舌质淡，胖嫩；尺脉沉弱。

本证设忌，主要强调命门肾阳不足，《内经》云："阳气者若天与日，失其所则折寿而不彰。"阳气对于生命的维持特别重要，今已火衰阳虚，自当倍加保护，一切阴柔损阳之方药都在禁例。

治法禁忌：忌用清热泻火法。

方剂禁忌：不宜用六味地黄汤；中成药忌用知柏地黄丸，不宜用六味地黄丸，禁用黄连上清丸等。

药物禁忌：慎用黄柏、知母、生石膏、大黄等。

2. 心脾两虚

主症：阳痿，饮食倦怠。

兼次症：心悸健忘，失眠多梦，腹胀便溏，面色萎黄。

舌脉象：舌质淡，苔白；脉细数。

治法禁忌：忌苦寒清热法，慎用行气破气法。

方剂禁忌：忌用天王补心丹；中成药忌用朱砂安神丸、天王补心丸、柏子养心丸、沉香化气丸、六味地黄丸等。

药物禁忌：慎用黄连、黄芩、大黄、枳实、青皮、槟榔等。

3. 肝气不舒

主症：阳痿，烦躁易怒，胸胁胀痛。

兼次症：胸脘满闷，食少便溏，头晕眠差。

舌脉象：舌质淡红，苔薄黄；脉弦细。

本证设忌，在于切准肝之郁。肝喜条达而苦抑郁，倘郁滞不通，久必化热，切忌一见阳痿，便谓肾虚，或迎合患者之求，甚至壮阳起痿，以犯火上浇油的大错。

治法禁忌：禁用壮阳滋肾法。

方剂禁忌：忌用桂附地黄汤；中成药忌用五子衍宗丸、金匮肾气丸、右归丸、还少丹、补肾益寿胶囊、三鞭酒、强肾片等。

药物禁忌：禁用鹿茸、鹿鞭、海狗肾、淫羊藿、附片、肉桂，不宜用熟地黄、枸杞子、肉苁蓉等。

4. 惊恐扰神

主症：阳痿或举而不坚，心悸易惊，夜寐不安。

兼次症：胆怯多疑，睡中惊叫，噩梦呓语。

舌脉象：舌质淡红；脉细弦数。

本证多起于异常惊吓，恐惧，伤及肾气，继而心神不宁，治疗之法应心肾同治，并当补益，不可过用重镇理气之品。

治法禁忌：忌用清热破气法。

方剂禁忌：忌用朱砂安神丸；中成药不宜用朱砂安神丸、礞石滚痰丸、牛黄清心丸。

药物禁忌：慎用黄连、磁石、朱砂、枳实、青皮等。

5. 湿热下注

主症：阳痿或举而不坚，伴有阴囊潮湿，肢体困倦。

兼次症：阴囊胀痛、下坠、肿胀，小便赤涩灼痛，口苦口干。

舌脉象：舌质红，苔黄腻；脉滑数。

本证设忌，强调此处之痿属实证而非虚证，临床上如以俗谚作信条，则容易误导医者犯错。

治法禁忌：禁用滋阴壮阳法。

方剂禁忌：禁用桂附地黄汤，忌用六味地黄汤；中成药忌用六味地黄丸、肾气丸、肾宝、男宝、补肾胶囊、人参归脾丸等。

药物禁忌：忌用熟地黄、鹿茸、肉桂、人参、附片、淫羊藿、巴戟天等。

【生活禁忌】

（1）阳痿患者宜积极正规治疗，解除思想顾虑，树立必胜信心，切忌自我封闭，丧失信心，听之任之。

（2）切忌房事过频，手淫过多，不宜观看黄色小说及影视节目；禁饮烈性酒类饮料，慎食辛辣等刺激性食物。宜经常参加体育活动，不宜久坐、久卧。

（3）不宜听信民间有关性知识的传说，切忌固执己见，自视清高的思想状态。

【文献选要】

○ "少年阳痿，有因于失志者，但宜舒郁，不宜补阳"（《医述》）。

○ "凡思虑焦劳，忧郁太过者，多致阳痿"（《景岳全书》）。

○ "五劳七伤阴痿，十年阳不起，皆由少小房多损阳"（《外台秘要》）。

○ "如病因与恣情纵欲有关，应清心寡欲，戒除手淫"（《实用中医内科学》）。

二十八、遗　精

遗精，主要是由于肾虚不固或邪扰精室，导致不因房事而精液排泄的病证。有梦而遗精者，称为梦遗；无梦而遗精者，甚至清醒时精液流出者，称为滑精。

遗精总的病机是肾气不能固摄，而导致肾气不固的原因，多与情志失调、饮食不节、劳心太过、房劳过度、手淫斫伤等因素有关。证属心肾不交者治宜滋阴清热、交通心肾，方选黄连清心饮合三才封髓丹；证属湿热下注者，治宜清热利湿，方选程氏萆薢分清饮；证属劳伤心脾者，治宜调补心脾，益气摄精，方选妙香散；证属肾气不固，肾阴亏虚者，治宜滋阴补肾，佐以固涩，方选六味地黄汤；肾阳虚衰者，治宜温肾助阳，固涩止遗，方选右归丸。

遗精这一病症，大多数属功能性而非器质性，预后良好，切忌心情紧张。

【辨证禁忌】

（1）忌将正常的生理遗精误辨为遗精。一般来说，成年未婚男子，或婚后夫妻分居者，一月泄精 1~2 次，次日并无不适感觉者，属生理性遗精，并非病态。医家切忌误辨，患者也应注意，以免因此产生恐惧。

（2）忌将"精浊"与"膏淋"误辨为遗精。"精浊"与"膏淋"也是从尿道口流出的白色分泌物，与遗精极为相似，容易误辨。但精浊者，尿道口滴沥不断，茎中作痛，痛甚时如刀割火灼，而遗精无疼痛；膏淋患者小便浑浊，溲时尿道有涩痛感，且遗精者小便不浑浊，可作鉴别。

【治法禁忌】

（1）谨慎过早用固涩法。遗精特别是梦遗，有虚有实，初起以实证为多，心火、肝郁、湿热居其大半，君相火动，扰动精室，应梦而遗。如在梦遗之初，过早选用固涩法，或者但用涩精法，企图涩精治标以解燃眉之急，但如为实证，因火因热之遗精，早用收涩，不利邪气外出，反而会留寇生乱，加重病情，故收涩之法宜谨慎。

（2）慎用补肾壮阳法。频繁的遗精患者，常可出现腰膝酸软等肾虚症状，有些人因缺乏性知识，对遗精产生恐惧、自责等心理压力，也可能出现一系列如头晕、乏力、心悸、阳痿的症状，酷似虚损，容易误辨为肾阳虚弱，而启用壮阳法，致使相火妄动而遗精更重。

【分证论忌】

1.心肾不交

主症：梦则遗精，心中烦热，少寐难眠。

兼次症：头晕目眩，倦怠乏力，心悸健忘，口干，小便短赤。

舌脉象：舌质红，少苔；脉细而数。

本证设忌，强调心肾同治，不可蛮补生变。

治法禁忌：禁用温阳补肾法，慎用苦寒清热法。

方剂禁忌：忌用金匮肾气丸；中成药忌用右归丸、补肾益寿胶囊、强肾片。

药物禁忌：禁用鹿茸、鹿鞭、海马等，慎用附子、干姜、淫羊藿、补骨脂。

2.湿热下注

主症：遗精频作，或尿时有少量精液外流。

兼次症：小便热涩浑浊或尿涩不爽，口苦或渴，心烦少寐，口舌生疮，大便常溏臭不爽，或见脘腹痞闷，恶心。

舌脉象：舌质红，舌苔黄腻；脉濡数。

治法禁忌：禁用固肾、涩精、温里法。

方剂禁忌：禁用金锁固精丸；中成药忌用六味地黄丸、桂附地黄丸。

中药禁忌：慎用熟地黄、山萸肉、金樱子、五味子、补骨脂、枸杞子、菟丝子等。

3.劳伤心脾

主症：劳倦后遗精加重。

兼次症：心悸怔忡，失眠健忘，面色萎黄，四肢困倦，食少，便溏。

舌脉象：舌质淡，苔薄白；脉细数无力。

治法禁忌：忌苦寒清热与重镇潜阳法。

方剂禁忌：忌用黄连清心饮；中成药忌用朱砂安神丸、天王补心丸、磁朱丸等。

药物禁忌：不宜用黄连、黄柏、知母、大黄、磁石、代赭石等。

4.肾虚不固

（1）肾阴亏耗

主症：梦遗频作，甚至滑精，腰膝酸软，咽干心烦。

兼次症：眩晕，耳鸣，失眠健忘，潮热盗汗，发落齿摇。

舌脉象：舌质红，少苔；脉细数。

治法禁忌：忌用温里助阳药。

方剂禁忌：忌用右归饮；中成药不宜用右归丸、金匮肾气丸、五子衍宗丸、补肾益寿胶囊等。

药物禁忌：禁用鹿茸，人参，慎用淫羊藿、补骨脂、仙茅、肉苁蓉等。

（2）肾阳虚衰

主症：遗精久而不愈，或滑精，形寒肢冷，精神委靡。

兼次症：阳痿早泄，精冷，夜尿频多，尿色清长，浮肿。

舌脉象：舌质淡嫩或有齿痕，苔白滑；脉沉细。

治法禁忌：忌苦寒清降及渗泄利尿法。

方剂禁忌：忌用黄连清心饮、知柏地黄汤；中成药不宜用六味地黄丸、八正合剂、龙胆泻肝片等。

药物禁忌：忌用黄柏、知母，慎用泽泻、茯苓、猪苓、木通。

【生活禁忌】

（1）遗精多与精神因素有关，因此，除用药物治疗之外，要非常重视心理调节，切忌心驰于外，多愁善感。并宜清心寡欲，注意睡前用温水洗脚，被褥不宜过厚，脚部不宜盖的过暖，内裤不宜过紧。

（2）切忌房事过频，慎手淫；忌饮酒，慎辛辣、卤制、烧烤、油炸食品。

【文献选要】

〇 "治疗遗精切忌只用固肾涩精一法，而应分清虚实"（《实用中医内科学》）。

〇 "为病有虚实，务需注意升清、益气、健脾、利湿、散邪、疏肝等法的运用，不可一概清心补肾"（《中医内科学》）。

二十九、癃　闭

癃闭是小便量少，点滴而出，甚则闭塞不通为主症的一种疾患。以小便不利，点滴而短少，病势较缓者称为"癃"；小便闭塞，点滴不通，病势较急者称为"闭"。

癃闭的病位虽在膀胱，但与三焦、肺、脾、肾密切相关；治疗原则要着眼于通，但通之法，又当因证候的虚实而各异。肺热气壅证，治宜清肺热，利水道，方选清肺饮加减；肝郁气滞证，治宜疏调气机，通利小便，方选沉香散加减；膀胱湿热证，治宜清热利湿，通利小便，方选八正散加减；尿路阻塞证，治宜行瘀散结，通利水道，方选代抵当丸化裁；脾虚气陷证，治宜升清降浊，化气行水，方选补中益气汤和春泽汤加减；肾阳衰惫证，治宜温阳益气，补肾利水，方选济生肾气丸化裁；肾阴亏耗证，治宜滋阴补肾，通利小便，方选六味地黄丸合滋肾通关丸。

癃闭症状，临床多见，病情有轻有重，病程较长，重者常需药物、理疗、手术等综合治疗，才能提高疗效，减少复发。

【辨证禁忌】

（1）忌将关格误辨为癃闭。关格也有小便不通，但两者病情程度不同，关格严重，而癃闭较轻，误辨将影响抢救时机，故应切忌混淆。癃闭发展至危候，上下痞满，可出现呕吐不止，小便闭塞，转成关格，医者不可不知。

（2）忌将淋证误辨为癃闭。淋证也有小便困难，小便量少的表现，与癃闭相似，易于误辨。淋证以小便频数短涩，滴沥刺痛，欲出未尽为特征，每日排出小便的总量多为正常；而癃闭小便无刺痛，每天排出的小便总量少于正常，甚则无尿排出，可供鉴别。

【治法禁忌】

（1）不可滥用通利法。癃闭以小便不畅为主症，最容易导致滥用通利之法，故应慎之。因为癃闭之因有虚有实，应审因论治，根据病变的部位和疾病之性质不同，采用求本治疗的方法，以免违犯虚虚之戒。

（2）忌单纯依赖内服法治法。癃闭的病情发展到小腹胀急，小便点滴不下的时候，内服药物缓不济急，应配合导尿、外敷神阙、针灸、探吐等治法，以急通小便，切忌死守内服一法。

【分证论忌】

1. 肺热气壅

主症：小便不畅或点滴不通，呼吸急促。

兼次症：咽干烦渴，或有咳嗽。

舌脉象：舌质红，苔薄黄；脉数。

治法禁忌：禁用辛温法、汗法。

方剂禁忌：忌用小青龙汤；中成药不宜用九味羌活丸、荆防败毒合剂。

药物禁忌：忌用麻黄、桂枝，慎用干姜、肉桂、羌活、防风等。

2. 肝郁气滞

主症：小便突然不通，或通而不畅，胁肋及小腹胀满。

兼次症：心烦易怒，情志抑郁。

舌脉象：舌质红，苔薄白或薄黄；脉弦。

治法禁忌：忌用补气法和收敛法。

方剂禁忌：忌用四君子汤；中成药忌用十全大补丸、人参养荣丸、八珍益母丸。

药物禁忌：慎用人参、党参、黄芪、黄精等。

3. 膀胱湿热

主症：小便点滴不通，或短赤灼热，小腹胀满。

兼次症：大便不爽，口苦口黏，口干不欲饮。

舌脉象：舌质红，苔黄腻；脉滑数。

治法禁忌：禁用滋阴和温法。

方剂禁忌：禁用桂附地黄汤；中成药忌用补肾益寿胶囊、金匮肾气丸、右归丸等。

药物禁忌：禁用肉桂、附子，忌用干姜、桂枝、熟地黄、生地黄、肉苁蓉、补骨脂等。

4. 尿路阻塞

主症：小便点滴而下，或尿细如线，甚则阻塞不通。

兼次症：小腹胀满疼痛。

舌脉象：舌质紫黯或有瘀斑；脉涩。

治法禁忌：忌用收敛法。

方剂禁忌：禁用缩泉丸；中成药忌用缩泉胶囊、五子补肾丸、金锁固精丸。

药物禁忌：禁用罂粟壳、五倍子，慎用山萸肉、五味子、益智仁、桑螵蛸。

5. 脾虚气陷

主症：小腹坠胀，时欲小便而不得出，或量少而不畅。

兼次症：精神疲乏，气短声低，食欲不振。

舌脉象：舌淡苔薄；脉细弱。

治法禁忌：忌苦寒清热，慎用破气法。

方剂禁忌：忌用沉香散；中成药不宜用沉香化气丸、黄连上清丸、枳实导滞丸。

药物禁忌：慎用枳实、槟榔、牛膝、青皮、木香等。

6. 肾阳衰惫

主症：小便不通或点滴不爽，排出无力，腰膝冷而酸软。

兼次症：面色㿠白，神气怯弱，畏寒肢冷。

舌脉象：舌淡苔白；脉沉细而尺弱。

治法禁忌：忌用苦寒通利法。

方剂禁忌：禁用八正散、四苓散；中成药忌用八正合剂、三金片、金钱草冲剂、热淋清颗粒。

药物禁忌：慎用木通、滑石、车前子、泽泻、萹蓄、瞿麦等。

7. 肾阴亏耗

主症：小便频数，淋漓不畅，甚或不通，咽干心烦。

兼次症：头晕耳鸣，手足心热，腰膝酸软。

舌脉象：舌质红，舌苔少，或无苔；脉细数。

治法禁忌：禁用辛散、温热通利法。

方剂禁忌：忌用桂附地黄汤；中成药忌用金匮肾气丸、五子衍宗丸、补肾益寿胶囊、九味羌活丸等。

药物禁忌：忌用麻黄、桂枝，慎用附子、肉桂、干姜、羌活、防风、苍术等。

【生活禁忌】

（1）癃闭患者宜卧床休息，不宜走动过多，更不宜参加体力劳动与体育锻炼。对于膀胱尿潴留者，宜用按摩膀胱法，轻压膀胱以助排尿，但切忌用力过重。

（2）慎房劳，保证充足睡眠，切忌熬夜劳累。

【文献选要】

○ "不可滥用通利小便之品"（《实用中医内科学》）。

○ "保持心情舒畅，切忌忧思恼怒；消除各种外邪侵入和湿热内生的有关因素，如忍尿、过食肥甘辛辣及酗酒、贪凉、纵欲过劳等"（《中医内科学》）。

三十、淋　　证

淋证是以小便频急，淋沥不尽，尿道涩痛，小腹拘急，痛引腰腹为主要临床表现的病证。多因肾虚或膀胱湿热，气化失司，水道不利所致。古代又称淋病，但与西医学所称之淋病不同，切忌相混。

淋证初起多属湿热蕴结膀胱，日久则由实转虚，或虚实夹杂。治疗原则是实则清利，虚则补益。热淋治宜清热利湿通淋，方选八正散加减。石淋治宜清热利湿，通淋排石，方选石韦散加减。气淋属实者宜利气疏导，方选沉香散；虚者宜补中益气，方选补中益气汤。血淋实证治宜清热通淋，凉血止血，方选小蓟饮子；虚证治宜滋阴清热，补虚止血，方选知柏地黄汤。膏淋实证治宜清热利湿，分清泄浊，方选程氏萆薢分清饮；虚证治宜补虚固涩，方选膏淋汤。劳淋治宜补脾益肾，方选无比山药丸加减。

【辨证禁忌】

淋证的辨证在于辨识区别各种不同淋证的基础上，详察证候的虚实，以及虚实夹杂，切忌顾此失彼，导致辨证不准，影响立法与选方。

一般说来，淋证初起，以膀胱湿热，砂石结聚，气滞不利为主。但淋证反复发作，日久不愈，或年老体虚，正气不足，又多以脾虚、肾虚、气阴两虚为主，或湿热未去，又出现肾阴不足的虚实并见证候，均当详辨。

【治法禁忌】

（1）淋证慎用汗法。淋证初起往往有畏寒发热的临床表现，酷似表证，但并非表证，而是湿热熏蒸，邪正相搏所致，此时误用发汗解表，常可致症状加重。因为淋证初起，多为膀胱有热，热伤津液，如再用发汗法，必然加重阴液耗伤，故当慎用。

古有"淋家不可发汗"之说，应当活看，对于外感诱发之淋证，或淋家又新感外邪者，配合运用辛凉解表之法也是可以的，但只能暂用，不可重用。这里称"慎用"，而不是"禁用"，就是其意。

（2）淋证慎用泄利之法。淋证多有反复发病的特点，临床新病易治，久病难疗，且求中医治疗者多是久病，故虽清利为淋证实证之正法，亦当慎用。因为对于中气下陷、肾阴虚损和下元不固的淋证之虚者，一概泄利，则犯虚虚之戒，故当慎用。

【分证论忌】

1. 热淋

主症：小便短数，灼热刺痛，溺色黄赤，小腹拘急胀痛。

兼次症：恶寒发热，口苦，大便秘结，腰痛拒按。

舌脉象：舌苔黄腻；脉滑数。

治法禁忌：忌用温里法、补益法，慎用汗法。

方剂禁忌：禁用桂附地黄汤，忌用六味地黄汤，慎用麻黄汤；中成药忌用金匮肾气丸、五子衍宗丸、六味地黄丸，慎用九味羌活丸、荆防败毒散、银柴冲剂等。

药物禁忌：忌用附子、干姜、肉桂、桂枝、补骨脂、麻黄，慎用紫苏叶、荆芥、熟地黄等。

2. 石淋

主症：小便排出砂石，小便艰涩窘迫疼痛，或排尿突然中断，少腹拘急，或腰腹绞痛难忍，尿中带血。

兼次症：面色少华，精神萎顿，少气乏力，或腰酸隐痛，手足心热。

舌脉象：舌质红，苔薄黄；或舌质淡，舌边有齿痕；或舌质红，少苔。脉象弦细，或细数，或细弱。

治法禁忌：慎用汗法、化瘀法。

方剂禁忌：慎用麻黄汤、膈下逐瘀汤；中成药慎用九味羌活丸、银柴合剂。

3. 气淋

主症：实证表现为小便涩滞，淋沥不尽；虚证表现为尿有余沥。

兼次症：少腹满痛，或少腹坠胀；面色㿠白。

舌脉象：舌质淡，苔薄白；脉沉弦，或虚细无力。

治法禁忌：忌用收敛法，慎用汗法。

方剂禁忌：忌用缩泉丸、九仙散；中成药不宜用缩泉胶囊、五子补肾丸、金锁固精丸。

药物禁忌：慎用益智仁、山萸肉、罂粟壳、金樱子等。

4. 血淋

主症：实证表现为小便热涩刺痛，尿色深红，或夹有血块；虚证表现为尿色淡红，尿痛涩滞不明显。

兼次症：心烦，腰膝酸软，神疲乏力。

舌脉象：舌质淡红，苔黄；脉滑数或细数。

治法禁忌：慎用活血化瘀法。

方剂禁忌：慎用桃红四物汤；中成药忌用人参鳖甲煎丸、五瘕丸、活血通脉胶囊。

药物禁忌：忌用水蛭、红花、桃仁，慎用益母草、川牛膝、川芎等。

5. 膏淋

主症：实证表现为小便浑浊如米泔水，置之沉淀如絮状，上有浮油如脂；虚证病久不愈，反复发作，淋出如脂，涩痛反不重。

兼次症：实证者或见尿时不畅，灼热而痛；虚证者形体消瘦，头昏乏力，腰膝酸软。

舌脉象：舌红苔黄腻，脉濡数；或舌质淡，脉虚弱。

治法禁忌：实证忌用滋阴法；虚证忌用清利法。

方剂禁忌：实证方剂忌用六味地黄汤；中成药不宜用六味地黄丸。虚证方剂忌用程氏萆薢分清饮；中成药忌用八正合剂。

药物禁忌：实证中药慎用生地黄、熟地黄、桑椹、枸杞子等；虚证中药慎用黄柏、泽泻、茯苓、猪苓、海金沙、金钱草等。

6. 劳淋

主症：小便赤涩不重，但淋沥不尽，遇劳即发。

兼次症：腰膝酸软，神疲乏力。

舌脉象：舌质淡；脉虚弱。

治法禁忌：忌用通利、泻下法。

方剂禁忌：方剂慎用四苓散、五淋散；中成药慎用三金片、八正合剂、金钱草冲剂。

药物禁忌：慎用猪苓、茯苓、泽泻、木通、大黄、芒硝等。

【生活禁忌】

（1）急性期患者应卧床休息，不宜劳倦过度。

（2）禁止饮酒，忌油腻过多，忌食辛辣、油炸和卤制食品。

（3）切忌不洁房事，以及房事过频，不可经常憋尿、忍尿。

【文献选要】

○"淋家不可发汗，发汗则必便血"（《金匮要略》）。

○"最不可用补气之药，气得补而愈胀，血得补而愈涩，热得补而愈盛"（《丹溪心法》）。

○"忌肥腻、香燥、辛辣之品；禁房事；注意休息，有利于恢复"（《中医内科学》）。

○"磷酸盐结石者，禁食牛奶、蛋黄、虾米皮、豆腐、芝麻酱，多食酸性食物"（《中医药学高级丛书·中医内科学》）。

○"淋证忌补之说乃是指实证而言，补则犯实实之戒。诸凡肾虚脾弱、气阴两虚等虚证，绝非禁忌，盖虚则补之是也"（《实用中医内科学》）。

三十一、痹　证

凡感受风寒湿热之邪，致使气血凝滞，经络痹阻，引起肢体关节疼痛、酸楚、麻木、重着、灼热、屈伸不利，甚或关节肿大变形为主要临床表现的病证，称为痹证。本病全年均可发病，尤以秋冬季节为多。和四季变化、感受的病邪不同、人体体质的盛衰各异与生活环境都有着密切的关系。在证候表现上常有行痹（风痹）、着痹（湿痹）、痛痹（寒痹）、热痹、气血虚痹之别。

痹证的辨证，主要辨别邪气的偏盛，又要辨别虚实。痹证的治疗以祛邪通络为基本原则，寒者温之，热者清之，虚者补之。行痹宜宣痹通络，佐以疏风，方选蠲痹汤加减；痛痹宜温经散寒，佐以和营，方选乌头汤加减；着痹宜渗湿通络，佐以健脾，方选薏苡仁汤加减；热痹宜清热解毒通络，佐以疏风，方选白虎加桂枝汤加减；气血虚痹，宜调补气血，方选黄芪桂枝五物汤加减。

【辨证禁忌】

（1）忌将实痹误为虚痹。新病多实，久病多虚。实痹多为痹证初起，风寒湿热之邪乘虚而入，阻闭经络气血，以实为主；而病情反复发作，痰瘀相结，肝肾亏虚为虚中夹实；病久入深，气血亏耗，肝肾虚损为正虚邪恋之证，以正虚为主。

（2）忌将风寒湿痹误为热痹。痹证病邪有风寒湿热之异，临床上各有特点。

风邪胜者为行痹，其疼痛多呈游走性，时而在肩，时而在肘，时而在上肢，无一固定部位，苔薄白，脉浮。湿邪胜者为着痹，湿性黏滞缠绵，关节酸楚、疼痛、重着，湿留关节则浮肿，苔白腻，脉濡。寒邪胜者为痛痹，寒性凝滞，痛处固定，收引，疼痛剧烈，因寒而剧，得温则痛减，舌苔白，脉紧。热邪胜者为热痹，热盛伤津，筋脉失养拘挛，故症见关节红肿热痛，疼痛剧烈，多兼高热口渴等全身症状，舌红，苔黄，脉滑数。

（3）忌将其他痛证误为痹证。临床上有很多疾病初起时症状与痹证相似，必须认真辨识，切忌将其他病证误辨为痹证，从而造成误治。痿证、重症肌无力、坐骨神经痛、痛风、脑梗死后遗症（中风后遗症）、骨质增生性疾病（如颈椎病、大骨关节病等）等病证，虽亦有关节肌肉疼痛，但疼痛的部位、性质及伴发症状，有各自的证候学特点，临床辨证论治时要注意鉴别。

一般而言，忌将痿证肢体疼痛，活动困难误认为痛痹的疼痛固定剧烈；忌将风湿热的四肢关节红肿热痛误认为热痹的关节红肿热；忌将痛风的足拇指及第一趾关节红肿热痛误认为热痹的关节红肿热痛；忌将脑梗死后遗症的肢体疼痛，麻木、乏力误认为着痹的肢体肌肉疼痛、重着、麻木不仁。

【治法禁忌】

（1）谨慎使用祛风除湿法。祛风除湿法是治疗风寒湿痹的主要法则，"邪之所凑，其气必虚"，对素体正虚或久痹兼正气不足者，谨慎使用祛风、散寒、除湿之品，应适当配伍益气养血药，如人参、黄芪、当归、熟地黄、白芍等。通过扶正既可补虚，又可祛邪，还能防止辛香温燥之祛风除湿药耗伤气血。

对于风胜者用散风之品，当中病即止，忌多用、久用，以防风燥之剂伤阴、燥血、耗气；寒胜者忌单用、重用散寒药，须结合助阳之品，使阳气充足，则血活寒散，滞通痹畅而病愈；湿胜者，忌单用渗湿化浊之品，应佐健脾益气之品，使脾旺能胜湿，气血充足，同时亦不能大发其汗，而以微汗出，使湿邪随汗而解；热胜者，以清泻郁热为主，重用苦寒之剂则有伤阳，滞湿之过。

（2）忌过晚使用祛瘀化痰法。痹证初起，外邪痹阻经脉，血行不畅；痹证日久，病久入络，血凝为瘀，湿聚为痰，甚至痰瘀互结。故痹证无论新久，忌过晚使用祛瘀化痰法，皆应配伍活血药，如当归、赤芍、没药等，寓"治风先治血，血行风自灭"之意；久痹夹痰，可配伍化痰药，如半夏、白芥子、陈皮等。

（3）忌久用搜剔络道法。对久病邪伏较深，或痹痛不能控制者，在辨证用方的基础上，酌配乌梢蛇、全蝎、蜈蚣、地龙等以搜剔络道，但须从小剂量开始，不宜久用，中病即止，防止中毒。

（4）忌不辨证候滥用治疗痹证的中成药。治疗痹证的中成药品种繁多，疗效较好，但必须明辨证候，据证选药，方可获效。若证候不相符，也应禁忌。

【分证论忌】

1. 行痹（风痹）

主症：肢体关节、肌肉疼痛酸楚，其疼痛呈游走性，不局限于一处，关节屈伸不利，多见于上肢、肩、背等处。

兼次症：初起多兼有畏风、发热等表证；夹湿则肢体有明显的肿胀，有重着感，肌肤麻木不仁，行动不灵便；夹寒则肢体关节、肌肉疼痛剧烈、固定，甚则如刀割针扎，逢寒则加剧，得热则痛减。

舌脉象：舌淡红，苔薄白；脉浮缓。

本证型设忌的要点在于强调"风痹"的病机特点。风邪善行而数变，故疼痛游走不定，时而走窜上肢，时而流注下肢，但此"风"非"风湿"，更不是"风热"。如果临床一见风状就一概施"祛风"，则错了。症状表现中的肢体关节、肌肉疼痛酸楚，其疼痛呈游走性，不局限于一处，关节屈伸不利，多见于上肢、肩、背等处，脉浮缓等，都很容易被医者和患者误为风湿而祛风燥湿叠进，或误解为风热而祛风清热。

此外，本证型初起多兼有畏风、发热，有明显的头痛，一身疼痛等表证，酷似风寒外袭导致的感冒，易误用辛温解表之剂。当今年老体弱多病者，常见兼此症，应注意禁忌。

治法禁忌：清热泻火，滋补肝肾。

方剂禁忌：白虎加桂枝汤、六味地黄汤（丸）、知柏地黄汤（丸）等。

药物禁忌：石膏、知母、黄柏、黄连、青蒿、鳖甲、龟甲、熟地黄等。

必要时配伍防风、秦艽、羌活、独活。

凡风湿性关节炎，类风湿关节炎，骨关节病，关节变形或强直，颈椎病，骨质疏松，骨折，恶性肿瘤伴骨转移者可参照此证型论忌。

2. 痛痹（寒痹）

主症：肢体关节肌肉疼痛剧烈，甚则如刀割针扎，逢寒则加剧，得热则痛减，痛处较为固定，日轻夜重，关节不可屈伸，痛处不红不热，常有冷感。

兼次症：夹湿则见肢体关节肌肉疼痛，且有明显的重着感，肌肤麻木不仁，或患处表现为肿胀，行动不灵便。

舌脉象：舌淡红，苔白；脉弦紧。

本证型设忌的要点在于强调"寒痹"的病机特点。寒为阴邪，其性凝滞，痛有定处，遇寒则疼痛加剧，但此"寒"非"风寒"，更不是"寒湿"。如果临床一见寒状就一概施"温"，则错了。症状表现中的肢体关节、肌肉疼痛剧烈，逢寒则加剧，得热则痛减，痛处较为固定，日轻夜重，关节不可屈伸，痛处不红不热，常有冷感，脉弦紧等，都很容易被医者和患者误为风寒而辛温解表，或误解为寒湿而辛温燥湿。

此外，本证型有明显的肌肤麻木不仁，或患处表现为肿胀，行动不灵便等表现，酷似素体脾胃虚弱，或因病致虚，肌肉筋脉失养等证，从而误用健脾益气、濡养筋脉之剂。当今年老体弱多病者，常见兼次症，应注意禁忌。

治法禁忌：清热泻火，滋补肝肾。

方剂禁忌：白虎加桂枝汤、六味地黄汤（丸）、知柏地黄汤（丸）等。

药物禁忌：金银花、石膏、知母、黄柏、黄连、青蒿、熟地黄等。

必要时配伍防风、桂枝、羌活、独活。

凡风湿性关节炎，类风湿关节炎，骨关节病，关节变形或强直，颈椎病，骨质疏松，骨折，恶性肿瘤伴骨转移者可参照此证型论忌。

3. 着痹（湿痹）

主症：肢体关节、肌肉疼痛，痛处较为固定，且有明显的重着感，肌肤麻木不仁，或患处表现为肿胀，行动不灵便，得热得按则痛可稍缓。

兼次症：夹热则见肢体关节疼痛，痛处焮红灼热，肿胀疼痛；夹寒则肢体关节、肌肉疼痛剧烈、固定，甚则如刀割针扎，逢寒则加剧，得热则痛减。

舌脉象：舌质淡，苔白腻；脉濡缓。

本证型设忌的要点在于强调"湿痹"的病机特点。湿为阴邪，重浊黏滞，疼痛重着，痛有定处，但此"湿"非"寒湿"，更不是"湿热"。如果临床一见湿状就一概施"燥湿"，则错了。症状表现中的肢体关节、肌肉疼痛，痛处较为固定，且有明显的重着感，或患处表现为肿胀，行动不灵便，得热得按则痛可稍缓，或肢体关节疼痛，痛处焮红灼热，脉濡缓等，都很容易被医者和患者误为寒湿而辛温解表，或误解为湿热而清热燥湿。

此外，本证型有明显的肢体关节、肌肉疼痛剧烈、固定，甚则如刀割针扎等症状，酷似瘀血阻滞证，络脉瘀阻，肌肉筋脉失养，因而误用活血化瘀、舒通筋脉之剂。当今年老体弱多病者，常见兼次症，应注意禁忌。

治法禁忌：清热滋阴。

方剂禁忌：知柏地黄汤、秦艽鳖甲散、六味地黄丸、知柏地黄丸等。

药物禁忌：金银花、石膏、知母、黄柏、黄连、鳖甲、龟甲、生地黄、熟地黄、麦冬等。

必要时配伍薏仁、桂枝、羌活、独活。

凡风湿性关节炎，类风湿性关节炎，骨关节病，关节变形或强直，颈椎病，骨质疏松，骨折，性肿瘤伴骨转移者可参照此证型论忌。

4. 热痹

主症：肢体关节疼痛，痛处焮红灼热，肿胀疼痛剧烈，筋脉拘急，手不可近，更难于下床活动，日轻夜重，大便干结。

兼次症：多兼有发热、口渴、心烦、喜冷恶热等症状，夹湿则见肢体有明显的肿胀，有重着感，肌肤麻木不仁，行动不灵便。

舌脉象：舌质红，苔黄燥；脉滑数。

本证型设忌的要点在于强调“热痹”的病机特点。热为阳邪，其性属火，热邪郁于关节，局部红肿热痛，但此“热”非“虚热”，更不是“湿热”。如果临床一见热状就一概施“清”，则错了。症状表现中的肢体关节疼痛，痛处焮红灼热，肿胀疼痛剧烈，筋脉拘急，口渴、心烦、喜冷恶热，大便干结，脉滑数等，都很容易被医者和患者误为虚热而滋阴叠进，或误解为湿热而清热燥湿。

此外，本证型有明显的肢体肿胀、重着感，肌肤麻木不仁，行动不灵便等症状，酷似是湿邪留滞之证，故而闭阻气血，肌肉筋脉失养，因此误用除湿通络之剂。当今年老体弱多病者，常见兼次症，应注意禁忌。

治法禁忌：温经散寒，滋补肝肾。

方剂禁忌：乌头汤、防风汤、蠲痹汤、薏苡仁汤等。

药物禁忌：麻黄、桂枝、细辛、羌活、独活、乌头、附子、干姜、肉桂等。

必要时配伍黄柏、石膏、知母。

凡风湿性关节炎，类风湿关节炎，骨关节病，关节变形或强直，颈椎病，骨质疏松，骨折，恶性肿瘤伴骨转移者可参照此证型论忌。

5. 气血虚痹

主症：痹证日久不愈，骨节疼痛，时轻时重，而以屈伸时为甚，或筋肉时有惊掣跳动。

兼次症：兼阳虚者面色无华、形寒肢冷、尿频、便溏或五更泻，兼阴虚者头晕耳鸣、口干喜饮、潮热盗汗、腰膝酸软。

舌脉象：舌淡，苔白或无苔；脉象濡弱或细微。

本证型设忌的要点在于强调“气血虚痹”的病机特点。素体脾胃虚弱，或因病致虚，肌肉筋脉失养，属于虚证，但此"虚"非"虚热"，更不是"肾虚"。如果临床一见虚状就一概施"补"，则错了。症状表现中的痹证日久不愈，骨节疼痛，时轻时重，而以屈伸时为甚，或筋肉时有惊掣跳动，脉象濡弱或细微等，都很容易被医者和患者误为虚热而滋补叠进，或误解为肾虚而补肾壮骨。

此外，本证型有明显的面色无华、形寒肢冷、尿频、便溏或五更泻等症状，酷似脾肾阳虚，因而误用温补脾肾之剂。或本证型有明显的头晕耳鸣、口干喜饮、潮热盗汗、腰膝酸软等症状，酷似肝肾阴虚，因而误用益补肝肾之剂。当今年老体弱多病者，常见兼次症，应注意禁忌。

治法禁忌：温经散寒，清热泻火。

方剂禁忌：乌头汤、防风汤、蠲痹汤、白虎加桂枝汤、九味羌活丸等。

药物禁忌：麻黄、桂枝、细辛、羌活、独活、制附子、肉桂、苍术、金银花、大黄、石膏、知母、黄柏、黄连等。

必要时配伍党参、黄芪、白术、茯苓、山药。

凡风湿性关节炎，类风湿关节炎，骨关节病，关节变形或强直，颈椎病，骨质疏松，骨折，恶性肿瘤伴骨转移者可参照此证型论忌。

【生活禁忌】

（1）不宜居住潮湿之地，不宜闭门关窗，宜经常保持室内通风良好。

（2）一年四季气候突变时，不宜过分贪凉或过分厚衣，注意更换厚薄衣服，做到适寒温。

（3）忌食生冷饮食，以防寒冷的伤害；同时忌食辛燥饮食，以防湿热内生。

（4）忌不运动，宜经常参加所喜爱的体育活动，以增强体质。发病期间，不宜参加剧烈运动和高强度体力劳动。

（5）不宜过量饮白酒、啤酒或药酒，也不宜过热或过久熨之，以防加重病情。

【文献选要】

〇 "夫风湿在表，本当发汗而解，麻黄加术汤、麻黄杏仁薏苡甘草汤，其正法也；而汗出表虚者，不宜重发其汗，则有防己黄芪实表行湿之法；而白术附子，则又补阳以为行者也；表虚无热者，不可发遽其阳，则有桂枝附子温经散湿之法"（《金匮要略心典》）。

〇 "治痛风当分别新久虚实及属风属火，或有湿热亦能流注经络关节为痛。新者，营卫之气血未亏，当以治病为主；若痛久而精神不足者，以清补兼之；湿热甚者，宜燥湿清热；风火甚者，宜滋燥养血，大补肝阴。盖治风先治血，血行风自灭，若过用风药寒燥之剂，反有耗血遏火之患矣"（《医统正脉全书》）。

〇 "若邪在肌肉之时，或针、或汗、或灸，俱易成功，不然，至入筋骨之际，必不易治，患者医者两宜致意焉。虽然，又有气虚不能导血，荣养筋脉而作麻木者，有因血虚无以荣养肌肉，以致经隧涩涩而作麻木者，又不可专执汗、灸、针三法，当要分辨气虚、血虚、痰饮、瘀血而疗"（《杂病广要》）。

〇 "故张景岳云：治痹之法，祇宜峻补真阴，宣通脉络，使气血得以流行，不得过用风燥等药，以再伤阴气，亦见道之言也"（《临证指南医案》）。

〇 "风痹者，血不荣筋，风入节络，当以养血为第一，通络次之，去风又次之；若不补血，而先事搜风，木愈燥而筋益拘挛，殊非治法"（《医醇賸义》）。

三十二、癌　　症

（一）肺癌

肺癌又称原发性支气管肺癌，是源于支气管黏膜和肺泡壁的恶性肿瘤。中医学认为本病的发生主要是由于正气虚损，邪毒犯肺，肺失宣降，壅结为痰，痰瘀互结，而形成肿块，以咳嗽、痰中带血、胸痛、气急、发热，或伴消瘦、疲乏等为主要临床表现的疾病。肺癌发病率居全部肿瘤的第一或第二位，发病年龄多在 40 岁以上，男性高于女性。在证候表现上常有瘀阻肺络、痰湿蕴肺、肺脾气虚、肺肾阴虚及气阴两虚之别。

肺癌属于正虚邪实，邪盛正衰的一类疾病。肺癌的辨证，主要辨明虚证或实证或虚实夹杂，所以治疗的基本原则是扶正祛邪，攻补兼施。初期邪盛正虚不明显，当先攻之，瘀阻肺络治以行气活血，散瘀消结，方选血府逐瘀汤加减；痰湿蕴肺治以健脾燥湿，行气化痰，方选二陈汤合瓜蒌薤白半夏汤加减。中期虚实夹杂宜攻补兼施，肺脾气虚治以益肺健脾，化痰消结，方选六君子汤加减。晚期正气大伤，当以补为主，扶正培本以抗邪气，肺肾阴虚治以补肾益肺，方选沙参麦冬汤加减；气阴两虚治以益气养阴，方选生脉散合百合固金汤加减。

【辨证禁忌】

（1）忌将肺癌正虚误辨为肺癌邪实。肺癌为恶性肿瘤，病情险恶，明辨邪正盛衰，有利于了解病情的轻重和把握疾病的预后。患者临床症状较明显，而形体尚丰，一般情况良好，体力、生活、饮食尚未受到影响，此为邪气盛而正气充，为正盛邪实之象；如患病病程较长，或伴肿瘤广泛转移，一般情况较差，消瘦、体弱、乏力、食少、卧床不起，多为邪毒内盛而正气已虚，是邪实正虚之象。

（2）忌将肺癌虚证误辨为肺癌实证。肺癌大多是由于正气虚损，邪毒内结所致。应辨明病变属虚属实。肺癌是全身性疾病，而肺部的肿块是全身的一个局部表现，因虚致病，因虚致实；虚为病之本，实为病之标。肺癌的虚证应该首先辨正虚为阴虚、气虚、气阴两虚或阴阳两虚；再辨明虚在何脏，是在肺、脾、肾，或是数脏俱虚。实证不外乎气滞、痰凝、血瘀、毒聚或几种病理变化兼而有之。

（3）忌将其他病症误认为肺癌。临床上很多疾病症状表现为咳嗽、咯痰、喘息、咯血、胸痛、发热，易误认为是肺癌，很容易混淆，应注意鉴别，仔细询问，结合影像、支气管镜、病理、生化等现现代医学检查，认真辨证，切忌将其他病证误为肺癌，从而造成误治。

肺痨（肺结核）、肺痈（化脓性肺炎）、肺胀（肺心病）等病证在发病时，均有不同程度的咳嗽、咯血、胸痛、发热等症状，要特别注意与肺癌相鉴别。

忌将肺痨的干咳少痰、咳血、潮热盗汗等症状，误认为肺癌的刺激性咳嗽、咯痰带血、发热；忌将肺痈的咳吐大量脓臭痰，痰中可带血，误认为肺癌的黄稠痰与血相兼；忌将肺胀的慢性咳嗽、咯痰、喘息、胸部胀满等症状，误认为肺癌的咳嗽、咯血、胸痛、发热、气急、消瘦。

【治法禁忌】

（1）谨慎使用活血化瘀法。活血化瘀法用于气滞血瘀所形成的肿物，或临床表现有血瘀证者，是治疗肺癌的主要法则之一，适宜肺癌气滞血瘀，痹阻于肺的证候。临床表现为咳嗽不畅，胸闷气憋，胸痛有定处，如锥如刺，痰血黯红，口唇紫黯，舌质黯或有瘀点、瘀斑，苔薄，脉细弦或细涩。但临床上出现咯血量大或咯血不止伴患者体弱衰竭，应该谨慎使用活血化瘀法，使用时必须考虑到配合养血止血法，目的在于化瘀而不耗血，止血而不留瘀。此外，使用活血化瘀法对于孕妇和月经过多、崩漏、血证的患者，应禁用和慎用，以免加重出血。

（2）忌单用化痰散结法。肺癌以咳嗽、咯痰，痰中带血，胸痛为主要临床表现，主要病机为邪毒犯肺，肺失宣降，壅结为痰，痰瘀互结，而形成肿块，故化痰散结法是治疗肺癌的主要治法。痰之为病，多在脾虚的基础上产生，同时伴有乏力、纳差、腹泻等脾虚症状，故在临床上忌单用化痰散结法，应与健脾渗湿药和理气药配伍使用，脾健则湿化，痰无所生，气机顺畅则痰易消散。所谓"见痰休治痰""善治痰者，不治痰而治气"。

（3）忌单用扶正培本法或祛邪法。扶正培本法主要是针对正虚体质，根据主要病变脏腑而分别采用补气、补血、补阴、补阳的治法；祛邪主要针对邪实为主的病变采用理气、除湿、化痰散结、活血化瘀、清热解毒等治法。肺癌属本虚标实证，治疗的基本原则是扶正祛邪，攻补兼施。忌单用扶正培本法或祛邪法，要结合病史、病程、四诊及实验室检查等临床资料，综合分析，辨证施治，做到"治实当顾虚，补虚勿忘实"。

（4）忌不辨证候滥用治疗肺癌的中成药。治疗肺癌的中成药品种较多，疗效较好，但必须仔细明辨证候，选用对证成药，方才可获效。若证候不对应，也应禁忌。

【分证论忌】

1. 瘀阻肺络证

主症：咳嗽不畅，或有痰血，胸闷气憋，胸胁胀痛，痛有定处，如锥如刺。

兼次症：痰血黯红，唇甲紫黯，或见颈部及胸壁青筋显露。

舌脉象：舌质黯或有瘀点、瘀斑，苔薄；脉细弦或细涩。

本证型设忌的要点在于强调"瘀阻肺络"的病机特点。肺络瘀阻，肺气不宣，但此"瘀"非"气滞血瘀"，更不是"瘀热"。如果临床一见瘀状就一概施"活血"，则错了。症状表现中的咳嗽不畅，或有痰血，胸闷气憋，胸胁胀痛，痛有定处，如锥如刺，脉细弦或细涩等，都很容易被医者和患者误为气滞血瘀而活血化瘀叠进，或误解为瘀热而清热活血，从而导致病情加重。

此外，本证型有明显的痰血黯红，唇甲紫黯，或见颈部及胸壁青筋显露，酷似瘀血阻于颈部及胸壁的症状，易误为情志郁结，气机不利，气滞血瘀，从而误用疏肝理气、活血化瘀之剂。当今年老体弱久病者，常见兼次症，应注意禁忌。

治法禁忌：温补肾阳、滋补肾阴。

方剂禁忌：桂附地黄汤（丸）、右归饮、左归饮、还少丹、六味地黄汤（丸）、知柏地黄汤（丸）、杞菊地黄汤（丸）等。

药物禁忌：附子、肉桂、菟丝子、仙茅、淫羊藿、巴戟天、鹿茸、肉苁蓉、熟地黄等。

必要时配伍百合、山药、石斛、麦冬。

凡肺癌早期、中期，肺癌术后、化疗后和放疗后，甚至肺癌靶向治疗后，纵隔肿瘤，皆可参照此证型论忌。

2. 痰湿蕴肺证

主症：咳嗽咯痰，气憋，痰质稠黏，痰白或黄白相兼，胸闷胸痛。

兼次症：兼脾虚者则见痰白量多、纳呆便溏、神疲乏力。

舌脉象：舌质淡，苔白腻；脉滑。

本证型设忌的要点在于强调"痰湿蕴肺"的病机特点。痰浊壅肺，肺失肃降，气机不利，但此"痰"非"风痰"，更不是"痰热"。如果临床一见痰状就一概施"化痰"，则错了。症状表现中的咳嗽咯痰，气憋，痰质稠黏，痰白或黄白相兼，胸闷，脉滑等，都很容易被医者和患者误为风痰而祛风豁痰，或误解为痰热而清热化痰。

此外，本证型有明显的痰白量多、纳呆便溏、神疲乏力等症，酷似肺脾两虚证，易误用益肺健脾之剂。且本证型有明显的胸部闷胀、气促、双下肢水肿的表现，酷似脾肾两虚、水湿内停者，易误用健脾益肾之剂。当今年老体弱久病者，常见兼次症，应注意禁忌。

治法禁忌：滋补肝肾、敛肺固涩。

方剂禁忌：补肺阿胶汤、八珍汤、桂枝汤、九味羌活丸等。

药物禁忌：人参、党参、熟地黄、罂粟壳、五味子、诃子等。

必要时配伍陈皮、半夏、桔梗、茯苓。

凡肺癌早期、中期，肺癌术后、化疗后和放疗后，甚至肺癌靶向治疗后，纵隔肿瘤，皆可参照此证型论忌。

3. 肺肾阴虚证

主症：干咳无痰或少痰，甚则不易咯出，胸闷气短，声音嘶哑，潮热盗汗，午后颧红。

兼次症：兼阴虚内热，损伤脉络者则见痰中带血；热盛津伤者则见心烦口渴、大便干结，小便短少。

舌脉象：舌质红，少津，舌苔薄黄或光剥或无苔；脉细数或数大无力。

本证型设忌的要点在于强调"肺肾阴虚"的病机特点。肺肾阴虚，不足之证也有热，但此"热"非"实热"，更不是"湿热"。如果临床一见热状就一概施"清"，则错了。症状表现中的干咳无痰或少痰，甚则不易咯出，胸闷气短，声音嘶哑，心烦口渴，大便干结，脉细数或数大无力等，都很容易被医者和患者误为实热而苦寒叠进，或误解为湿热而清热燥湿。

此外，本证型有明显的心烦口渴，大便干结，小便短少等证，酷似阳明腑实，热盛津伤者，易误用苦寒泻热之剂。当今年老体弱久病者，常见兼次症，应注意禁忌。

治法禁忌：温补肾阳、辛温解表。

方剂禁忌：桂附地黄丸（汤）、右归饮、菟丝子丸、麻黄汤、还少丹、九味羌活丸等。

药物禁忌：麻黄、桂枝、制附子、细辛、荆芥、防风、羌活、干姜、肉桂、菟丝子、仙茅、淫羊藿、巴戟天、鹿茸等。

必要时配伍百合、山药、石斛、麦冬、天冬、沙参。

凡肺癌早期、中期，肺癌术后、化疗后和放疗后，甚至肺癌靶向治疗后，纵隔肿瘤，皆可参照此证型论忌。

4. 气阴两虚证

主症：咳嗽痰少，或痰稀，咳声低弱，气短喘促，自汗或盗汗。

兼次症：偏气虚明显者则见面色㿠白，神疲乏力，形体消瘦，恶风，夜尿频；偏阴虚明显者则见口干口渴，大便干结，小便短少。

舌脉象：舌质红或淡；脉细弱。

本证型设忌的要点在于强调"气阴两虚"的病机特点。肺气虚弱，气机不利，肺阴亏虚，肺失滋润，属于虚证，但此"虚"非"脾虚"，更不是"肾虚"。如果临床一见虚状就一概施"补"，则错了。症状表现中的咳嗽痰少，或痰稀，咳声低弱，气短喘促，夜尿频，脉细弱等，都很容易被医者和患者误为脾虚而温补叠进，或误解为肾虚而温肾壮阳。

此外，本证型有明显的面色㿠白，神疲乏力，形体消瘦，酷似气血两虚证，易误为劳倦所伤，脾胃气虚，从而误用益气养血之品。且本证型有明显的口干口渴，大便干结，小便短少等症，酷似阴虚内热证，易误用滋阴清热之剂。当今年老体弱久病者，常见兼次症，应注意禁忌。

治法禁忌：清热解毒、疏风散寒。

方剂禁忌：银翘散、麻黄汤、桂枝汤、清金化痰汤等。

药物禁忌：金银花、菊花、石膏、黄柏、黄连、荆芥、防风、羌活、独活、麻黄、桂枝等。

必要时配伍百合、山药、石斛、麦冬。

凡肺癌早期、中期，肺癌术后、化疗后和放疗后，甚至肺癌靶向治疗后，纵隔肿瘤，皆可参照此证型论忌。

5.肺脾气虚证

主症：气短自汗，咳嗽痰多，咯痰稀薄，肢软疲乏，大便稀溏。

兼次症：形体消瘦，纳呆腹胀，口渴喜温饮。

舌脉象：舌淡有齿痕，舌苔白腻；脉象沉。

本证型设忌的要点在于强调"肺脾气虚"的病机特点，肺脾气虚，属于虚证，但此"虚"非"阴虚"，更不是"阳虚"。如果临床一见虚状就一概施"补"，则错了。症状表现中的气短自汗，形体消瘦，纳呆腹胀，口渴喜温饮，脉沉、弱等，都很容易被医者和患者误为阴虚而滋阴叠进，或误解为阳虚而温补肾阳。

此外，本证型有明显的肢软疲乏，形体消瘦，纳呆腹胀，大便稀溏等症，酷似脾虚失运，中焦气滞之证，易误用益气健脾、理气开胃之剂。当今年老体弱久病者，常见兼次症，应注意禁忌。

治法禁忌：清热泻下、疏风散寒。

方剂禁忌：银翘散、泻白散、清金化痰汤、承气汤、麻黄汤等。

药物禁忌：金银花、菊花、石膏、黄柏、黄连、大黄、葶苈子、苦杏仁、紫苏子、麻黄等。

必要时配伍党参、白术、黄芪、百合、山药。

凡肺癌早期、中期，肺癌术后、化疗后和放疗后，甚至肺癌靶向治疗后，纵隔肿瘤，皆可参照此证型论忌。

【生活禁忌】

（1）饮食方面，养成良好的饮食习惯，宜少食或不食辛辣、腌腊、烧烤、卤制、油炸食品，以及生痰动火之物，戒烟。

（2）护理方面，治疗期间应注意休息，不可过多运动，可做适当的室内及户外活动，应避免疲劳，改变生活环境，保持室内的空气新鲜，经常开窗通风，衣服或被褥要冷暖适度，防止受凉。

（3）生活起居应有规律，保养精气，劳逸结合，加强锻炼，增强机体抗病能力，避免致癌因素，如有毒气体和油烟等的长期刺激。

（4）平素宜心情开朗，克服精神上和情绪上的紧张，做好为实现生活目标而承受治疗的心理准备；如能树立战胜癌症的信心，其机体的免疫状况均能得到提高，有利于提高生活质量和延长生命。

【文献选要】

○ "大抵咳症，药只宜温平，肺号娇客，药味稍凉即寒，稍燥即热，治咳方禁用辛燥，学者不可不知"（《国医宗旨》）。

○ "诸嗽皆宜用桔梗，乃肺经之要药，故不可不用，但不可多用，以其为舟楫之剂，能上而不下，不用则不能引药至肺部，多用则又承载诸药而不能行，反能作饱，故不可多用"（《丹台玉案》）。

○ "凡治咳不分外感内伤，虚实新久，袭用清凉药，少加疏散者，因仍苟且，贻患实深，良医所不为也。

凡治咳遇阴虚火盛，干燥少痰，及痰咯艰出者，妄用二陈汤，转劫其阴而生大患者，医之罪也。

凡邪盛咳频，断不可用劫涩药。咳久邪衰，其势下脱，方可涩之，误则伤肺，必至咳无休止，坐以待毙，医之罪也。

凡属肺痿，肺痈之咳，误作虚痨，妄补阴血，转滞其痰，因致其人不救者，医之罪也"（《医门法律》）。

（二）肝癌

原发性肝癌（简称肝癌）是指发生于肝细胞与肝内胆管上皮细胞的癌变，是我国最常见的恶性肿瘤之一。肝癌的发生主要是由于肝郁气滞，脾虚生湿，气滞血瘀，湿热瘀毒蕴结于肝，日久形成肿块所致；以肝区疼痛，上腹部肿块，腹胀纳差，黄疸，乏力，进行性消瘦，发热等为主要临床表现。我国的发病率较高，占全世界病例的 42.5%，死亡率仅次于肺癌和胃癌，居第三位。肝癌属于中医学的"肝积""癥瘕""积聚""瘿瘤""黄疸""臌胀""胁痛"等范畴。

肝癌的病因复杂，各阶段有着不同的临床表现。肝癌辨证，主要辨明是虚证、实证或虚实夹杂证，所以治疗的基本原则是扶正祛邪，攻补兼施。初期以邪盛为主，正虚不明显，当先攻之，肝气郁结治以疏肝理气，方选柴胡疏肝散加减；气滞血瘀治以理气活血，软坚散结，方选血府逐瘀汤加减；肝胆湿热治以清热利湿，解毒散结，方选龙胆泻肝汤加减。后期邪气盛，正气虚衰，当以扶正为主，脾胃气虚治以益气健脾，方选六君子汤加减；肝肾阴虚治以滋补肝肾，凉血解毒，方选一贯煎加减。

【辨证禁忌】

（1）忌将肝癌本虚误辨为肝癌标实。肝癌为最常见的恶性肿瘤，病情险恶，在明确西医诊断的基础上，为更进一步了解病情的轻重缓急，首先应分清本虚标实，虚为病之本，实为病之标。患者病程较长，或伴肿瘤广泛转移，精神委靡，面色萎黄，形态消瘦，临床表现为肝区隐隐作痛，喜按，此为本虚之象；患者病程较短，精神尚可，形态一般或偏瘦，面色一般，临床表现为胁下癥块，坚硬，疼痛，或胀痛，或刺痛，或胁痛引背，拒按，此为标实之征象。辨证准确，立法选方精当，方可获得较好疗效。

（2）忌将肝癌虚证误辨为肝癌实证。对于肝癌的发生，大多医家认为正气虚损、脏腑失调是发病的内在因素，感受邪毒、肝气郁结、饮食损伤是肝癌的主要病因。

应辨明病变属虚属实，肝癌是全身性疾病一个局部表现，虚为全身性的，实为局部性的。肝癌虚证应该首先辨明为气虚或阴虚，再辨虚在肝、在脾胃或在肾。还当辨别属脾胃气虚，还是肝肾阴虚。实证不外乎以气滞、血瘀、湿热为主要病理变化，当分辨是肝气郁结、气滞血瘀还是肝胆湿热。

（3）忌将其他病症误为肝癌。临床上很多疾病症状表现为右胁疼痛，上腹部肿块，腹胀纳差，黄疸，乏力，进行性消瘦，易误认为是肝癌，容易混淆，应认真鉴别，仔细辨证，避免造成误治。黄疸性肝炎、肝硬化、肝脓疡等病症在发病时，均有不同程度的右胁部疼痛，上腹部肿块，腹胀纳差，黄疸，乏力，进行性消瘦等症状，应特别与肝癌相鉴别。

忌将黄疸性肝炎的腹胀纳差，黄疸，乏力，误认为肝癌的右胁疼痛，上腹部肿块，精神委靡，面色萎黄；忌将肝硬化的右胁胀痛，纳差，消瘦等症状，误认为肝癌的右胁疼痛，上腹部肿块，腹胀纳差，精神委靡，消瘦；忌将肝脓疡的腹胀纳差，黄疸，发热，乏力，误认为肝癌的右胁疼痛，上腹部肿块，腹胀纳差，黄疸，乏力，消瘦。

【治法禁忌】

（1）谨慎使用清热解毒法。肝癌主要病因是饮食不节，脾胃失运，湿毒内生，日久化热，湿热邪毒蕴结于肝而成肿块。清热解毒法是治疗肝癌的主要法则，应辨明是实火还是虚火，属实火者，肝胆湿热证治以清热利湿，解毒散结；属虚火者，肝肾阴虚治以柔肝补肾，滋阴清热。同时还要分清热证的真假，如真寒假热，不可误用清热解毒法；另外对于老人、小孩、体质虚弱或久病不愈者，更要慎用清热解毒法，亦不宜久用，恐寒凉之品损伤脾胃，影响消化功能。

（2）谨慎使用理气法。理气法适用于治疗气机失畅所致的气机阻滞和气机逆乱的证候。肝癌的发生主要病因是七情内伤，肝郁气滞，气滞血瘀，蕴结于肝，日久形成肿块。可见理气法是治疗肝癌的主要法则之一，有气滞兼有血瘀者，则理气又当兼以化瘀，适宜肝癌肝气郁结证和气滞血瘀证。临床表现有胁下肿块，胀痛刺痛明显、拒按，胁部胀痛，入夜更甚，胸闷不舒，喜太息，食欲不振，舌质红，或紫黯，苔黄腻，脉沉细或弦涩等，分别治以疏肝理气和理气活血、软坚散结。但理气剂所用之药大多辛香而燥，重用久用能耗气、散气和伤津，对血虚、阴虚及火旺等证，都要慎用。

（3）忌不辨证候滥用治疗肝癌的中成药。治疗肝癌的中成药品种较多，疗效较好，但必须认真辨清证候，以证选用成药，方可获效。若证候不对应，也应禁忌。

【分证论忌】

1.肝气郁结证

主症：胁下肿块，胁部胀痛，胸闷不舒，喜太息，口干口苦。

兼次症：兼肝气横逆犯胃则见泛恶，或呕吐食物，或呕吐痰液；夹脾虚者则见纳呆食少，大便稀溏。

舌脉象：舌红，苔薄腻；脉弦。

本证型设忌的要点在于强调"肝气郁结"的病机特点。情志不畅，肝气郁结，但此"郁"非"热郁"，更不是"痰郁"。如果临床一见郁状就一概施"解郁"，则错了。症状表现中的胁下肿块，胁部胀痛，胸闷不舒，喜太息，口干口苦，恶心或呕吐痰液，舌红，苔薄腻，脉弦等，都很容易被医者和患者误为热郁而清热解郁，或误解为痰郁而化痰解郁。

此外，本证型有明显的纳呆食少，大便稀溏，或泛恶或呕吐，易误为脾胃气虚，或肝胃不和，因而误用益气健脾、疏肝和胃之剂。当今老年、体弱多病或久病未愈者，常见兼次症，应注意禁忌。

治法禁忌：补气养血，滋补肝肾。

方剂禁忌：补中益气汤、当归补血汤、八珍汤、归脾丸、补中益气丸、六味地黄丸、知柏地黄丸、杞菊地黄丸等。

药物禁忌：党参、黄芪、当归、阿胶、淫羊藿、山茱萸、生地黄、熟地黄等。

必要时配伍柴胡、香附、白芍、郁金。

凡肝癌早期、中期，肝癌术后、化疗后和放疗后，或肝癌分子靶向治疗后或介入治疗后，转移性肝癌，皆可参照此证型论忌。

2. 气滞血瘀证

主症：胁下痞块巨大，胀痛或刺痛明显，拒按，形体消瘦，面色黧黑，肌肤甲错，口干口苦，大便干结不畅。

兼次症：兼脾虚者则见食欲不振、大便稀溏、倦怠乏力。

舌脉象：舌质紫黯，有瘀点、瘀斑；脉沉细或弦涩。

本证型设忌的要点在于强调"气滞血瘀"的病机特点。肝气郁结，血脉阻滞，气滞血瘀，但此"瘀"非"气虚血瘀"，更不是"瘀热"。如果临床一见瘀状就一概施"活血化瘀"，则错了。症状表现中的胁下痞块巨大，胀痛或刺痛明显，拒按，形体消瘦，面色黧黑，肌肤甲错，口干口苦，大便干结不畅，脉沉细或弦涩等，都很容易被医者和患者误为气虚血瘀而益气叠进，或误解为瘀热而清热活血。

此外，本证型有明显的食欲不振、大便稀溏、倦怠乏力、形体消瘦，易误为劳倦所伤，脾胃气虚，从而误用芳香甘温开胃健脾之剂。当今老年、体弱多病或久病未愈者，常见兼次症，应注意禁忌。

治法禁忌：滋补肝肾，补益气血。

方剂禁忌：桂附地黄丸、右归饮、左归饮、济生肾气丸、还少丹、六味地黄丸、知柏地黄丸、杞菊地黄丸等。

药物禁忌：附子、肉桂、菟丝子、仙茅、淫羊藿、巴戟天、鹿茸、肉苁蓉等。

必要时配伍香附、延胡索、醋制鳖甲、郁金、白芍、赤芍、川芎。

凡肝癌早期、中期，肝癌术后、化疗后和放疗后，或肝癌分子靶向治疗后或介入治疗后，转移性肝癌，皆可参照此证型论忌。

3. 湿热夹毒证

主症：右胁痞块，增大较快且疼痛较重，身黄目黄，色泽鲜明，心烦易怒。

兼次症：湿重于热者则见头重身困，口淡不渴，胸脘痞满；热重于湿者则见发热口渴，小便短少，大便秘结；夹脾虚者则见纳呆食少，腹胀，便溏。

舌脉象：舌质紫黯，舌苔黄腻；脉弦滑或滑数。

本证型设忌的要点在于强调"湿热夹毒"的病机特点。湿热内蕴，与癌毒互结，属于湿热之证，但此"热"非"虚热"，更不是"肝郁化火"。如果临床一见热状就一概施"清"，则错了。症状表现中的右胁痞块，增大较快且疼痛较重，身黄目黄，色泽鲜明，心烦易怒，口渴，小便短少，大便秘结，脉弦滑或滑数等，都很容易被医者和患者误为虚热而滋阴清热叠进，或误解为肝郁化火而疏肝清热。

此外，本证型有明显的纳呆食少，腹胀，便溏，甚至厌食，致患者消瘦萎黄，酷似脾胃气虚，从而误用芳香甘温开胃健脾之剂。当今老年、体弱多病、或久病未愈者，常见兼次症，应注意禁忌。

治法禁忌：温中散寒，收敛固涩。

方剂禁忌：附子理中汤、大建中汤、归脾丸、固肠止泻丸等。

药物禁忌：附子、肉桂、干姜、小茴香、台乌药、罂粟壳等。

必要时配伍黄芩、苍术、白蔻仁、砂仁、藿香、茵陈蒿、栀子。

凡肝癌早期、中期，肝癌术后、化疗后和放疗后，或肝癌分子靶向治疗后或介入治疗后，转移性肝癌，皆可参照此证型论忌。

4. 脾胃气虚证

主症：胁下肿块质坚，隐痛，精神委靡，气短声低，形体消瘦，胃纳减少，口干，大便溏薄。

兼次症：兼气滞者则见脘腹胀满不舒；兼血虚者则见面色苍白、倦怠乏力；兼脾阳虚者则见下肢浮肿，形寒肢冷。

舌脉象：舌体胖，苔白腻；脉濡细。

本证型设忌的要点在于强调"脾胃气虚"的病机特点。脾胃气虚，健运失司，属于虚证，但此"虚"非"阴虚"，更不是"血虚"。如果临床一见虚状就一概施"补"，则错了。症状表现中的胁下肿块质坚，隐痛，精神委靡，气短声低，形体消瘦，胃纳减少，口干，脉濡细等，都很容易被医者和患者误为阴虚而滋阴叠进，或误解为血虚而滋补养血。

此外，本证型有明显的胁下肿块质坚，隐痛，脘腹胀满不舒，酷似肝郁气滞，从而误用疏肝理气解郁之剂。当今老年、体弱多病或久病补愈者，常见兼次症，应注意禁忌。

治法禁忌：清热解毒。

方剂禁忌：白头翁汤、黄连解毒汤、芍药汤、葛根芩连汤、黄芩汤等。

药物禁忌：黄连、黄芩、黄柏、大黄、石膏、栀子等。

必要时配伍党参、黄芪、白术、茯苓、山药。

凡肝癌早期、中期，肝癌术后、化疗后和放疗后，或肝癌分子靶向治疗后或介入治疗后，转移性肝癌，皆可参照此证型论忌。

5. 肝肾阴虚证

主症：胁下肿块，骨瘦如柴，神疲乏力，五心烦热，头晕目眩，青筋暴露。

兼次症：兼热盛津伤者则见大便干结，口干舌燥；兼脾虚气滞者则见纳食减少，脘腹胀满。

舌脉象：舌质红绛，苔少；脉细数。

本证型设忌的要点在于强调"肝肾阴虚"的病机特点。肝肾阴虚，不足之证也有热，但此"热"非"实热"，更不是"湿热"。如果临床一见热状就一概施"清"，则错了。症状表现中的胁下肿块，骨瘦如柴，大便干结，口干舌燥，头晕目眩，青筋暴露，脉细数等，都很容易被医者和患者误为实热而苦寒叠进，或误解为湿热而燥湿芳香。

此外，本证型有明显的纳食减少，脘腹胀满，甚至厌食，致患者骨瘦如柴，神疲乏力，酷似饥饿所致营养不良，或误为劳倦所伤，脾胃气虚，从而误用芳香甘温开胃健脾之剂。当今老年、体弱多病或久病未愈者，常见兼次症，应注意禁忌。

治法禁忌：温补肾阳。

方剂禁忌：桂附地黄汤（丸）、右归饮、济生肾气汤（丸）、还少丹等。

药物禁忌：附子、肉桂、菟丝子、淫羊藿、巴戟天、鹿茸等。

必要时配伍熟地黄、山药、知母、石斛。

凡肝癌早期、中期，肝癌术后、化疗后和放疗后，或肝癌分子靶向治疗后或介入治疗后，转移性肝癌，皆可参照此证型论忌。

【生活禁忌】

（1）精神调理，帮助患者消除恐惧心理，坚定治病信心，戒怒，戒忧，戒急，戒躁。

（2）起居有常。适当锻炼，不可过劳，做到定时作息，有利于消除疲劳，促进康复。改善饮水条件，不饮池塘水、沟水，注意饮水卫生，定期对饮用水进行消毒。

（3）饮食不偏食，不食用发霉食品，少食辛辣、海鲜、腌腊、烧烤、卤制、油炸等食物，多食用富含维生素、微量元素及纤维素食品，如新鲜的水果和蔬菜，戒烟酒。

【文献选要】

○ "大积大聚，其可犯也，衰其大半而止，过者死"（《素问》）。

○ "治者当察其所痛，以知其应，有余不足，可补则补，可泻则泻，毋逆天时，详脏腑之高下，如寒者热之，结者散之……不然，徒以大毒之剂攻之，积不能除，反伤正气，终难复也，可不慎欤"（《医学正传》）。

○ "积聚有余，宜消导，分新与久，新病为寒，宜辛温消导，久则为热，宜辛寒推荡；不足，止宜缓治。盖阳虚有积易治，阴虚难以峻攻，癥积又忌滞药"（《杂病广要》）。

○ "窃谓罗谦甫先生云：'养正积自除。'东恒先生云：'人以胃气为本。'治法宜固元气为主，而佐以攻伐之剂，当以岁月求之，若欲速效，投以峻剂，反致有误"（《校注妇入良方注释》）。

○ "凡积不可用下药，徒损真气，病亦不去，只宜消积，使之融化，则积消矣，积去宜补之"（《慎斋遗书》）。

○ "治癥瘕之要，用攻法，宜缓宜曲；用补法，忌涩忌呆"（《临证指南医案》）。

○ "且夫积聚必成块，治块宜丸，不宜煎，煎药如过路之水，徒耗元气，无损于块。东恒谓当详脏腑之高下，而高者越之，结者散之，客者除之，留者行之，坚者削之，强者夺之，咸以软之，苦以泻之，全真气药补之，随所利而行之，节饮食，慎起居，和其中外，可使必已，斯诚千古之积聚之良法也"（《杂病源流犀烛》）。

○ "凡磨积之药，必用补正之药兼服，消及半即止，过则伤正。……又日久则气郁已久，其初即寒，至此亦郁成湿热，积得湿热愈大。当兼驱湿热之邪；胃弱少食，勿与攻下，二贤散常服自消"（《医碥》）。

○"癥之为病，总是气与血胶结而成，须破血行气，以推除之，元恶大憝，万无姑容，即虚人久积，不便攻治者，亦宜攻补兼施，以求克敌"（《血证论》）。

（三）大肠癌

大肠癌是发生在直肠、结肠、盲肠的恶性肿瘤，是常见的消化道肿瘤。中医认为本病的发生主要是由于正气虚损，脾胃失运，湿毒内生，久而化热，邪毒湿热蕴结，下注肠道，气血瘀滞，湿毒瘀滞凝结而成肿块。因其发生的部位不同，临床特点各有不同，以排便习惯与粪便性状改变，腹泻或便秘，大便带有黏液、脓血或便血，腹痛腹胀，肛门坠痛，里急后重，甚至腹内结块，消瘦为主要临床表现。在证候表现上常有湿热郁毒、脾虚气滞、气滞血瘀、脾肾阳虚及肝肾阴虚之别。

大肠癌属于正虚邪实，邪盛正衰的一类疾病。大肠癌的辨证，主要辨明虚证或实证或虚实夹杂，所以治疗的基本原则是扶正祛邪，攻补兼施。初期正盛邪实时多呈湿热郁毒，治以清热利湿，方选白头翁汤加减；气滞血瘀治以行气活血为主，方选膈下逐瘀汤加减；中期虚实夹杂宜攻补兼施，脾虚气滞治以健脾理气，方选香砂六君子汤加减。病至后期，正虚邪盛，当以扶正为主，祛邪为辅，脾肾阳虚，治以温补脾肾，方选理中汤加减；肝肾阴虚，治以滋养肝肾，方选六味地黄丸加减。

【辨证禁忌】

（1）忌将大肠癌正虚误辨为大肠癌邪实。在明确西医诊断的基础上，首先分清正虚邪实，可进一步了解病情的轻重和估计疾病的转归。患者病程较长，或伴肿瘤广泛转移，精神较差，形态消瘦，面色萎黄，临床表现为腹部肿块，隐痛，喜按，或腹部肿块切除术后，大便稀溏，纳食差，此为正虚之象；患者病程较短，精神尚可，形态一般或偏瘦，面色一般，临床表现为腹部肿块，或胀痛，或刺痛，拒按，大便黏液脓血，不畅，纳食尚可，此为邪实之征象。

（2）忌将大肠癌虚证误辨为大肠癌实证。大肠癌的发生大多认为是由于正气虚损，湿毒瘀滞蕴结所致。应辨明病变属虚属实。大肠癌是全身性疾病一个局部表现，虚为全身性的，实为局部性的；虚为病之本，实为病之标。大肠癌的虚证先辨正虚为阴虚、气虚、阳虚，再辨虚在何脏，在肠、在脾、在肾，当辨别属脾气虚、脾肾阳虚，还是肝肾阴虚。实证不外乎以湿热、瘀毒为主要病理变化，应分辨是湿热郁毒，还是瘀毒内阻。

（3）忌将其他病症误为大肠癌。临床上很多疾病症状表现为腹痛、腹胀、腹鸣、大便稀溏、大便脓血、里急后重，易误认为是大肠癌，容易混淆，应仔细鉴别，认真辨证，避免造成误治。如泄泻、痢疾、痔疾、霍乱等病证在发病时均有不同程度的腹痛、腹胀、腹鸣、大便稀溏、大便脓血、里急后重等症状，应特别与大肠癌相鉴别。忌将泄泻的大便次数增多，粪质清稀，甚则如水状，或完谷不化，误认为大肠癌的腹痛，或腹内结块，下利清谷或五更泄泻；忌将痢疾的腹痛、便下赤白脓血等症状，误认为大肠癌的腹部阵痛，便中带血或黏液脓血便，里急后重；忌将痔疾、肛周脓肿的便时或便后出血、肛门坠胀或异物感等症状，误认为大肠癌腹痛隐隐，或腹内结块，大便带血，里急后重；忌将霍乱的吐泻交作，所泻之物多为黄色粪水，或如米泔，腹中绞痛，误认为大肠癌的腹胀，腹鸣窜痛，大便稀溏，或便中带血。

【治法禁忌】

（1）谨慎使用清热解毒法。清热解毒法用于因饮食不节，损伤脾胃，湿毒内生，久而化热，热毒蕴结于肠道而成肿块，适宜大肠癌毒火内盛证，多见于病情发展或合并感染，是治疗大肠癌的主要法则。临床表现为腹部阵痛，便中带血，或黏液脓血便，里急后重，或大便干稀不调，臭秽，肛门灼热，或有发热，恶心，胸闷，口干，小便黄等症，舌质红，苔黄腻，脉滑数。

应辨明属实火或虚火，实火为邪热壅盛，虚火为阴虚内热，当分别治以清热解毒和滋阴清热。分清热证的真假，如真寒假热，不可误用清热解毒法。

另外对于老人、小孩、体质虚弱或久病不愈者，更要慎用清热解毒法，亦不宜久用，恐寒凉之品损伤脾胃，影响消化功能。

（2）忌过早使用收敛固涩法。收敛固涩是治疗大肠癌的主要治法之一，大肠癌后期由于脾胃受损，中阳虚弱，运化失权，或久病之后，损伤肾阳，不能温煦脾胃，运化失常，均可导致腹痛喜温喜按，或腹内结块，大便稀溏，下利清谷或五更泄泻，或见大便带血，面色苍白，少气无力，畏寒肢冷，腰酸膝冷等症状。临床上，大肠癌正虚邪实常常相互夹杂，可根据疾病的不同阶段，不同临床表现，认真辨证，灵活施治。但收敛固涩法要在滑脱不禁的情况下才能使用，若余邪未尽，而误用此法，有"闭门留寇"之患。

（3）忌不辨证候滥用治疗大肠癌的中成药。治疗大肠癌的中成药品种较多，疗效较好，但必须认真辨清证候，依证选用成药，方可获效。若证候不对应，也应禁忌。

【分证论忌】

1. 脾虚气滞证

主症：腹胀纳呆，肠鸣窜痛，大便稀溏，倦怠乏力，不思饮食，面色萎黄或面色无华。

兼次症：形寒肢冷，口干欲饮，若久泻不止，中气下陷，兼有脱肛。

舌脉象：苔厚白，舌质淡；脉濡滑。

本证型设忌的要点在于强调"脾虚气滞"的病机特点。脾胃虚弱，运化失权，中焦气机阻滞，属于虚实夹杂之证，以虚为主，但此"虚"非"阴虚"，更不是"血虚"。如果临床一见虚状就一概施"补"，则错了。症状表现中的腹胀纳呆，肠鸣窜痛，倦怠乏力，面色萎黄无华，口干欲饮，舌质淡，苔厚白，脉濡滑等，都很容易被医者和患者误为阴虚而滋阴叠进，或误解为血虚而益气补血。

此外，本证型有明显的食欲欠佳，形寒肢冷，若久泻不止，不思饮食，形体消瘦等表现，酷似营养不良，易误为脾阳虚衰，阴寒内盛，从而误用芳香甘温开胃健脾之剂。当今老年、体弱多病或久病未愈者，常见兼次症，应注意禁忌。

治法禁忌：清热解毒法。

方剂禁忌：白头翁汤、黄连解毒汤、黄连上清丸等。

药物禁忌：黄连、黄芩、黄柏、芍药、葛根、石膏、栀子等。

必要时配伍党参、黄芪、白术、茯苓、山药。

凡直、结肠癌早期、中期，直结肠癌手术后、化疗后和放疗后，慢性结肠炎，或伴肠化、不典型增生，转移性肠癌，皆可参照此证型论忌。

2. 湿热郁毒证

主症：腹部阵痛，便中带血或黏液脓血便，里急后重，或大便干稀不调，肛门灼热，不思饮食。

兼次症：夹表证者则见发热、头痛、脉浮；夹食滞者则见嗳腐吞酸、大便有不消化物；若湿邪偏重者则见恶心，胸闷；若热邪偏重者则见烦渴喜饮，小便短赤等症。

舌脉象：舌质红，苔黄腻；脉滑数。

本证型设忌的要点在于强调"湿热郁毒"的病机特点。湿热之邪，与癌毒互结，属于热证，但此"热"非"虚热"，更不是"血热"。如果临床一见热状就一概施"清"，则错了。症状表现中的腹部阵痛，便中带血或黏液脓血便，里急后重，或大便干稀不调，肛门灼热，烦渴喜饮，小便短赤，脉滑数等，都很容易被医者和患者误为虚热而滋补叠进，或误解为血热而清热凉血。

此外，本证型有明显的食欲欠佳，恶心，胸闷，嗳腐吞酸，大便有不消化物，酷似脾胃不和，从而误用健脾和胃之剂。当今老年、体弱多病、或久病未愈者，常见兼次症，应注意禁忌。

治法禁忌：温中散寒、收敛固涩。

方剂禁忌：理中汤、大建中汤、小建中汤、四神丸、归脾丸、固肠止泻丸等。

药物禁忌：附子、肉桂、干姜、小茴香、乌药、石榴皮、乌梅等。

必要时配伍半枝莲、黄连、苍术、白蔻仁、砂仁、藿香。

凡直、结肠癌早期、中期，直结肠癌手术后、化疗后和放疗后，慢性结肠炎，或伴肠化、不典型增生，转移性肠癌，皆可参照此证型论忌。

3. 瘀毒内阻证

主症：腹部拒按，或腹内结块，里急后重，大便脓血，色紫黯，量多，大便干结。

兼次症：烦热口渴，面色晦黯，或有肌肤甲错，纳食减少，精神不振。

舌脉象：舌质紫黯或有瘀点、瘀斑；脉涩。

本证型设忌的要点在于强调"瘀毒互结"的病机特点。瘀血与癌毒之邪，相互蕴结，郁久化热，但此"热"非"虚热"，更不是"湿热"。如果临床一见热状就一概施"清"，则错了。症状表现中的腹部拒按，或腹内结块，里急后重，大便脓血，色紫黯，量多，大便干结，烦热口渴，脉涩等，都很容易被医者和患者误为虚热而滋补叠进，或误解为湿热而燥湿芳香。

此外，本证型有明显的纳食减少，精神不振，致患者形体消瘦，酷似劳倦所伤，脾胃气虚，从而误用芳香甘温开胃健脾之剂。当今老年、体弱多病或久病未愈者，常见兼次症，应注意禁忌。

治法禁忌：温补肾阳、温肾固涩。

方剂禁忌：桂附地黄丸、右归饮、济生肾气丸、还少丹、金锁固精丸等。

药物禁忌：附子、肉桂、菟丝子、仙茅、淫羊藿、巴戟天、鹿茸、肉苁蓉等。

必要时配伍大黄、黄连、牡丹皮、白头翁、苍术、白蔻仁。

凡直、结肠癌早期、中期，直结肠癌手术后、化疗后和放疗后，慢性结肠炎，或伴肠化、不典型增生，转移性肠癌，皆可参照此证型论忌。

4. 脾肾阳虚证

主症：腹痛喜温喜按，或腹内结块，下利清谷或五更泄泻，或见大便带血。

兼次症：夹脾肾阳虚衰，阴寒内盛，可见畏寒肢冷，腰酸膝冷；若久泻不止，中气下陷则见面色苍白，少气无力，或有脱肛。

舌脉象：苔薄白，舌质淡胖，有齿痕；脉沉细弱。

本证型设忌的要点在于强调"阳虚则寒"的病机特点。脾肾阳虚，阴寒内盛，但此"寒"非"寒湿"，更不是"风寒"。如果临床一见寒状就一概施"温"，则错了。症状表现中的腹痛喜温喜按，或腹内结块，下利清谷或五更泄泻，或见大便带血，畏寒肢冷，腰酸膝冷，脉沉细弱等，都很容易被医者和患者误为寒湿而甘温芳香化浊叠进，或误解为风寒而祛风散寒。

此外，本证型有明显的久泻不止，面色苍白，少气无力，或脱肛等表现，酷似脾胃气虚，中气下陷，从而误用补益中气，芳香开胃健脾之剂。当今老年、体弱多病或久病未愈者，常见兼次症，应注意禁忌。

治法禁忌：清热解毒。

方剂禁忌：白头翁汤、黄连解毒汤、芍药汤、葛根芩连汤、驻车丸等。

药物禁忌：黄连、黄芩、黄柏、石膏、栀子等。

必要时配伍肉桂、附子、补骨脂、山药、仙茅、干姜。

凡直、结肠癌早期、中期，直结肠癌手术后、化疗后和放疗后，慢性结肠炎，或伴肠化、不典型增生，转移性肠癌，皆可参照此证型论忌。

5. 肝肾阴虚证

主症：腹痛隐隐，或腹内结块，大便带血，干结不畅，腰膝酸软，五心烦热，头晕耳鸣，视物昏花，盗汗，遗精。

兼次症：夹热盛津伤则见口咽干燥、便秘；夹血虚则见面色苍白，月经不调；若久泻不止，气虚明显则见肢软无力，精神委靡，形瘦纳差。

舌脉象：舌红少苔；脉弦细数。

本证型设忌的要点在于强调"阴虚则内热"的病机特点。肝肾阴虚，不足之证也有热，但此"热"非"实热"，更不是"湿热"。如果临床一见热状就一概施"清"，则错了。症状表现中的腹痛隐隐，或腹内结块，大便带血，干结不畅，头晕耳鸣，口咽干燥，脉弦细数等，都很容易被医者和患者误为实热而苦寒叠进，或误解为当湿热而燥湿芳香。

此外，本证型有明显的肢软无力，精神委靡，形瘦纳差，酷似脾胃气虚，因而误用芳香甘温，开胃健脾之剂。当今老年、体弱多病或久病未愈者，常见兼次症，应注意禁忌。

治法禁忌：温补肾阳。

方剂禁忌：桂附地黄丸、右归饮、济生肾气丸、还少丹等。

药物禁忌：附子、肉桂、仙茅、淫羊藿、巴戟天、鹿茸等。

必要时配伍百合、知母、地骨皮、麦冬。

凡直、结肠癌早期、中期，直结肠癌手术后、化疗后和放疗后，慢性结肠炎，或伴肠化、不典型增生，转移性肠癌，皆可参照此证型论忌。

【生活禁忌】

（1）加强心理疏导，保持心情舒畅，克服悲观、烦躁等不良情绪。

（2）生活起居应有规律，保养精气，劳逸结合，避免过度劳累，每天保持大便通畅，克服习惯性便秘。

（3）养成良好的饮食习惯，慎食高脂肪、辛辣、海鲜、腌腊、烧烤、卤制、油炸等食品，戒烟酒。

【文献选要】

○ "不可纯用寒凉药，必于寒凉药中用辛味并温，如酒浸炒凉药，酒煮黄连之类。凡用血药，不可单行单止"（《金匮钩玄》）。

○ "治血不可纯用寒凉药，当寒因热用，必于寒凉药中用辛味升温之药，如酒浸炒凉药，酒煮黄连丸之类"（《丹溪治法心要》）。

○ "下血不可纯用凉药，久不愈，用温剂兼升提药，凡用血药，不可单行单止也"（《国医宗旨》）。

○ "其治法：总宜温补，不宜凉泻，温暖则血循经脉，补益则气能统血。初便血时，治得其宜，亦可痊愈；若因循时日，久则不能愈矣"（《医学真传》）。

○ "故治血者，当以辨虚实为要。或热、或湿、或风、或冷、或虚，及新久之异以治之，不可纯用寒凉，即用凉药，必加辛味为佐"（《罗氏会约医镜》）。

第二节 妇 科 病 证

一、月经量少与闭经

月经量少是指相对于平时的月经量，连续出现两个月以上月经量减少者，或者经期时间较前缩短 1～2 天，同时经量也减少者称为月经过少。月经量少与月经后期常常同时并存，如果病情延续或恶化将发展为闭经。

闭经分为原发性闭经和继发性闭经两类。前者指年龄超过 16 岁、第二性征已发育，但月经还未来潮者。后者则指以往曾已建立月经周期，因某种病理性原因而月经停止 6 个月，或按自身原有月经周期计算停止 3 个周期以上者。青春期前、妊娠期、哺乳期及绝经后期出现的无月经均属生理性闭经，不在讨论的范畴。中医学早在《素问》对闭经就有所论述，称其为"女子不月""月事不来""血枯"。

由于月经量少与闭经存在相同的病机，所以我们将在这里一并讨论。

【辨证禁忌】

1. 忌将早孕误辨月经后期与闭经　月经延后 1 周，通常需排除早孕的可能性，最常用的方法是验尿试纸，一般在受精后 14 日左右出现阳性，最快最准确的方法是验血，查血 HCG，通常在受精后 7 日左右出现阳性，只有当早孕排除后，我们才能按照月经不调进行处理。

2. 忌将生理性后期、闭经误作疾病　生理性月经量少或延后甚至闭经最常见于青少年月经初潮后或妇女绝经前，还有就是哺乳期停经。这一类的月经不调通常与年龄相关。中医学认为"女子二七而天癸至，任脉通，太冲脉盛……七七任脉虚，太冲脉衰少，天癸竭，地道不通，故形坏而无子也。"所以通常认为这两个阶段为月经从无到有与从有到无的过渡期。

3. 注意避孕措施与各科药物对月经的干扰　一些妇女因长期月经过多或痛经，妇科医生推荐在宫腔内放置"曼月乐节育器"，使卵巢及子宫内膜处于休眠状况，继而出现月经量少甚至闭经的状态。也有一些妇女甚至青年因月经不调长期服用"雌孕激素"，继而出现停药性闭经或月经量少。这一类的月经不调，中医学认为是外部因素（带药避孕环与雌孕激素）严重干扰人体自身的"心-肾-子宫"生殖轴的生理功能，通常这一类的月经不调需要解除这一类的外部干扰，才有可能还原正常的月经。

4. 慎将血虚和气虚误作瘀滞证　本病辨证当首分虚实，认清属气、属血。属气者多以五脏功能不全为主，既存在肾虚、脾虚之偏重，又有痰阻与气滞的共存。属血者既又有心肾之阴亏，又有血寒、血瘀之共存。辨体质仍需与虚实结合，如见肥胖者当分清以阳虚为主还是痰凝为主，见神情黯淡，语声低微者又当分清是气虚还是气滞。总之，临证中发现这一类月经不调虚证偏多，虚实夹杂者亦不少见。

5. 注意瘀血与痰湿所致月经不调的鉴别　两者均属实证。血瘀者除有月经后期、量少、色暗外，可见血凝块，继而出现闭经。同时还常常伴见小腹胀痛、拒按，舌质黯，有紫斑，脉沉涩。痰湿者除有月经后期、量少、色淡外，部分患者可出现闭经。伴见形体肥胖，胸闷纳呆，带下频频，苔白腻，脉滑等症，除此之外，还常常伴见腰酸、畏寒等脾肾阳虚的症状。

【治法禁忌】

1. 慎用活血化瘀法　瘀血内结之治，仲景有活血、破血、缓攻三种治法，初结病轻者宜桃核承气汤活血通下，血结偏里病势急重者，宜抵当汤，破瘀下血，血结深而证缓者用抵当丸，内有干血者用大黄䗪虫丸缓中补虚。所以，对于瘀血所致的月经量少或闭经之症，应根据病情轻重缓急适当选择。

2. 注意养血滋阴法的不良反应　有形之血，不能速生。对于虚损血枯所致的月经量少或闭经之症，当以补脾生血，使之水到渠成，但若见形体肥胖的痰湿所致月经量少或闭经则非所宜，因补益之法常可助湿生痰，阻滞冲任，故可使量少经闭之症反而加重。

3. 注意温肾化痰法　痰湿者所致的月经后期、量少或闭经常伴脾肾阳虚的症状，所以温肾化痰法对于阳虚痰湿患者应有较好的临床疗效，但若患者伴见五心烦热，咽干舌燥，舌红苔少，脉细数等一派阴虚血燥的症状，则不适于用温肾化痰之法。否则，可能出现阴血受损而使月经紊乱情况加重。

4. 疏肝理气法不可太过　凡肝气不疏月经量少或闭经，皆可运用疏肝理气之法，但对于气虚血弱的月经量少或先后不定期，则应以益气养血为主，若辨证失误，误用疏肝理气之法，则可因耗气伤血而形成闭经等变证。对于月经周期而言，疏肝理气之法常用于月经后半段，若用于月经期或经后期可使行经期延长或使阴血生长缓慢造成月经后期。

【分证论忌】

1. 肾气亏损

主症：年逾 16 岁尚未行经，或月经初潮偏迟，时有月经停闭，或月经周期建立后，由月经延后、经量减少渐至月经停闭。

次症：或体质虚弱，发育欠佳，第二性征发育不良，或腰膝酸软，头晕耳鸣，夜尿频多。

舌象：舌淡黯，苔薄白。

脉象：尺脉沉弱。

《景岳全书·妇人规》指出"室女月水久不行，切不可用青蒿等凉药。医家多以为室女血热，故以凉药解之，殊不知血得热则行，冷则凝。治当养血益阴，慎毋以毒药通之"。因见月经量少或闭经不行者常常伴见大便秘结，本因于肾精肾气不足，但临证时易于误诊为腑气不通兼夹有瘀热，故而使用清热通下、温阳化瘀之法，结果非但不能使月经应时而下，反而使肾精肾气亏损而使原有症状加重。

治法禁忌：忌用清热通下，温阳化瘀。

方剂禁忌：玉烛散、芩连四物汤、温经汤等。

药物禁忌：黄芩、黄连、栀子、吴茱萸、川牛膝等。

对于本证虽本于先天肾精、肾气不足，一般不用黄芩、黄连、栀子等寒凉伤阴之品，但对于部分肾精不足患者，存在阴虚阳亢症状时，也可临时配用少量黄柏，知母等滋阴清热之品。

2. 气血虚弱

主症：月经推后，经量渐少，色淡红，质薄，渐至经闭不行。

次症：神疲肢倦，头晕眼花，心悸气短，失眠多梦，面色萎黄。

舌象：舌淡，苔薄。

脉象：脉沉缓或细弱。

《丹溪手镜·经水篇》云："血为气引而行，血未来而先有病，皆气之患也。血来而后有病者，皆血之虚也，有血之热者"。又云："闭而不行，乃虚而热"。本证常见于体虚瘦弱体重偏轻者，《素问·阴阳应象大论》指出"形不足者，温之以气，精不足者，补之以味"。所以，这一类患者一般不用温阳法及活血法，否则可能出现耗气伤阴而使原本月经不调症状加重。

治法禁忌：温阳活血

方剂禁忌：温经汤、血府逐瘀汤、牛膝散。

药物禁忌：吴茱萸、附子、桃仁、川牛膝等。

对于本证因气血虚弱而难于启用吴茱萸、附子、桃仁、川牛膝等温阳活血之品，但对于部分气血阴阳俱虚的月经量少或闭经患者，也可适当配伍温阳活血之品，如十全大补汤中用肉桂。

3. 阴虚血燥

主症：月经后期，经量少，色红质稠，渐至停闭不行。

次症：五心烦热，颧赤唇红，咽干舌燥，盗汗甚至骨蒸劳热，形体消瘦，干咳或咳嗽唾血。

舌象：舌红，苔少。

脉象：脉细数。

《景岳全书·妇人规》指出："其有阴火内烁，血本热而亦每过期者。此水亏血少，燥涩而然。"临床中本证常见于体型偏瘦患者，阴血本有不足，故见虚阳上亢之症，若误用寒凉清热之品，可使阴血更伤。又因见闭经之症或妄用温阳化瘀之品，不仅伤阴更可使虚火更旺致咯血、衄血之变。

治法禁忌：寒凉清热、温阳化瘀。

方剂禁忌：玉烛散、少腹逐瘀汤、温经汤。

药物禁忌：黄芩、黄连、五灵脂、没药、吴茱萸等。

对于本证阴虚火旺之证，一般不用黄芩、黄连一类寒凉之品，但对于虚热阳亢旺盛时，也可临在滋阴养血方基础之上少量配伍黄柏、生地黄等滋阴清热之品。

4. 气滞血瘀

主症：经行量少，有血块，或既往月经正常，突然停闭不行，胸胁、乳房胀痛。

次症：精神抑郁，少腹胀痛拒按，烦躁易怒。

舌象：舌紫黯，有瘀点。

脉象：脉沉弦而涩。

《傅青主女科》云："夫经水出诸肾，而肝为肾之子，肝郁则肾亦郁矣，肾郁而气必不宣，前后之或断或续，正肾之或通或闭耳。"所以，本证因肝郁为量少、闭经之关键，临证中若辨证失误而妄用益气养阴之法，则滋腻之品使气机阻滞更甚，可导致月经不调迁延。若误辨痰湿而用温阳化痰之品不仅难凑其效，反可使伤阴而使病情更趋于复杂难辨。

治法禁忌：益气养阴、温阳化痰。

方剂禁忌：大补阴丸、苍附导痰丸。

药物禁忌：熟地黄、阿胶、紫河车、附子、胆南星等。

对于本证如辨证准确，难于启用熟地黄、阿胶、紫河车等养阴滋腻之品，亦难用到附子、胆南星温阳化痰之药。但对于部分气滞伴痰瘀互结的患者，也可少量配伍胆南星、半夏等化痰之品，有利于行气化瘀。

5. 痰湿阻滞

主症：月经延后，经量少，色淡，质黏腻，渐至停闭。

次症：带下量多，色白；或形体肥胖，胸闷泛恶，神疲倦怠，纳少痰多。

舌象：苔腻。

脉象：脉滑。

痰湿所致不孕多见于西医所论"多囊卵巢综合征"。本证临床多见肥胖而体虚患者，除表现为月经周期不规律、不孕之外，还同时伴见多毛或痤疮。治疗上因阴有余而阳不足，一般不用滋阴之法，否则不仅使痰湿更盛，滋腻之品还可使脾阳不运，肾阳不通，从而使冲任阻塞而出现月经量少或闭经更盛。

治法禁忌：滋阴养血。

方剂禁忌：归脾汤、大补阴丸、左归丸等。

药物禁忌：熟地黄、阿胶、龟甲、紫河车等。

本证虽以月经后期，量少，闭经为主要表现，但患者一旦月经来潮，又常常可表现为"崩漏"之症，即属于西医所论"无排卵性功能性子宫出血"。此时，应急则救其标，一面养血止血，一面温阳固涩，熟地黄、阿胶等补血之品当不属禁用之列。

二、崩 漏

妇女不在行经期间，阴道突然大量出血，或淋漓下血不断者，称为崩漏。前者称为崩中，后者称为漏下。其原因多为虚、热、瘀致冲任损伤，失其固摄之能。盖气虚则血失统摄，血热则迫血妄行，瘀则血不归经终致本病。西医诊断为功能性子宫出血。

崩漏辨证，主要是辨出血时间、血量、血色、血质及兼症、舌脉。治疗以"急则治其标，缓则治其本"为原则，灵活应用塞流、澄源、复旧三法。肾阴虚型，宜滋补肝肾，固冲止血，用左归丸合二至丸加减；肾阳虚型，宜温肾助阳，固冲止血，用大补元煎加减；脾虚型，宜健脾益气，固冲止血，用固冲汤加减；血热型，宜清热凉血，固冲止血，用清热固经汤加减；血瘀型，宜活血化瘀，固冲止血，用逐瘀止崩汤加减。

【辨证禁忌】

1. 忌将月经病误为崩漏　月经病中月经过多、经期延长均为经行有时；月经先期为月经周期的缩短，月经先后无定期则在正常周期前后一周内波动，两者经期、经量基本正常，均与崩漏的非经期、非经量严重失调不同。

2. 忌将经间期出血及赤带误为崩漏　经间期出血和崩漏均是非经时而下，但经间期出血发生在两次月经中间，颇有规律，且出血时间仅 2～3 天，一般不超过 7 天会自然停止。而崩漏为非经期的阴道出血，不能自止。赤带以带中有血丝为特点，但月经正常。

3. 忌将胎产出血误为崩漏　妊娠早期的出血性疾病如胎漏、胎动不安、异位妊娠三者通过妊娠试验和 B 超检查可以明确诊断。产后出血尤以恶露不绝为多见，首先有生产史，其次是出血时间发生在产后可作鉴别。

4. 忌将生殖器炎症及肿瘤出血误为崩漏　生殖器炎症、生殖器肿瘤出血，临床可表现如崩似漏的阴道出血。但通过妇科检查、诊断性刮宫、宫腔镜、B 超等检查可以鉴别。

5. 忌将外阴外伤出血、安环后出血误为崩漏　本病的鉴别可以通过询问外伤病史（如跌扑损伤、暴力性交）、已经安环和妇科检查进行鉴别。

6. 忌将内科血液病引起的月经过多及使用药物后出血误为崩漏　内科出血性疾病如再生障碍性贫血、血小板减少，在阴道出血期可由原发内科血液病导致血量过多，甚则暴下如注、或淋漓不尽。通过血液分析，凝血因子的检查或骨髓细胞的分析不难鉴别；久服糖皮质激素、性激素、避孕药，临床表现可有阴道出血如漏的症状，但通过询问用药情况不难鉴别。

【治法禁忌】

崩漏之久暂，出血之色、质与本病的虚实有关。一般来说，崩漏量多势急，继而淋漓不止，色淡质稀多虚；非时暴下，色红质稠属热；淋漓漏下、色紫质稠属虚热；若色紫黑气味臭或有块多属湿热；时下时止或闭经数月而又忽然大下，或久漏不止多属虚滞；若血色黯褐、质清稀多属虚寒。又如久崩多虚、久漏多瘀等。此外，妇女在不同时期有不同的生理病理特点，这些特点与本病的发生具有相关性。青春期患者多属先天肾气不足、冲任未充；育龄期多肝郁血虚，冲任受伤；更年期多见肝肾亏损与脾气虚弱。尤其在临床症状不典型时，如果忽略了这些特点，临床治疗难中肯綮。因此，对本病的治疗，忌不辨其寒热虚实；忌忽视妇女"三期"不同的生理病理特点盲目施治。

塞流、澄源、复旧是将崩漏分成"初、中、末"三个阶段的相应治则。但崩漏的"初、中、末"三个阶段是相互交替和联系的动态过程，临床上难以截然划分。因此，塞流绝不应一味收敛固涩。而必须在辨证施治、澄源治本的基础上达到止血的目的；澄源也不是单纯审证求因、治病求本，还当配合对症治疗以加强塞流止血，或结合调补脏腑、冲任、气血以促复旧；而所谓复旧，更是以澄源固本为前提，虚者补之，损者益之，乖者顺之和之。临证时，三者之间应本末勿遗、相互兼顾，但主次有别，各有侧重，如此才能提高疗效。因此临床应用"三法"切忌各行其是。

1. 忌塞流不辨缓急，忌塞流专肆止血　崩漏以出血为主，塞流止血为当务之急。但应注意崩与漏的不同。暴崩属急，固当以止血为先，"留得一分血，便是留得一分气"，尽快止血以免出血过多致阴竭阳脱；久漏属虚，治当复旧以止血。不辨缓急，治不中綮。治崩专肆止血，有发生瘀滞之虞；"气为血之帅，血为气之母"，"有形之血不能得生，无形之气所当急固"，对气虚崩漏者，忌专以止血治之。当益气补血，则已去之血，可以速生，将脱之血，可以尽摄。不专止血，而止血之义，含于补气之中也。塞流防瘀，当佐以活血之味。但过用以辛温活血之品，有行血耗血而加重出血之虞。

2. 忌澄源不辨寒热虚实　对崩漏之治，如囿于"阴虚阳搏谓之崩"和"血动之由，惟火惟气"之论，仅以血热妄行和气虚不摄论治则谬矣。崩漏之因，尚有阳虚之寒、阴虚之热、瘀血内阻、湿热蕴结或相互兼夹者。如不认真辨证遣以相应方药，必不能澄源以治本。

3. 忌复旧不辨脏腑　肾主封藏，为月经之本。肝藏血，主疏泄，两者主持并调节冲任、胞宫气血之蓄溢开阖。脾为气血生化之源，主统摄冲任气血。因此，如复旧中不辨肝、肾、脾之亏虚致冲任失调而相应施治，则复旧难矣。

此外，谨慎使用汗法。崩漏兼有恶寒发热等表证者，不可单纯使用汗法。

【分证论忌】

1. 肾虚

（1）肾阴虚

主症：轻者阴道出血非经时而下，出血量少，淋漓不断；重者出血量多，或停经数月又暴下不止，色鲜红，质稠。

次症：阴虚体质或病后体虚，头晕耳鸣，腰膝酸软，手足心热，颧赤唇红。

舌象：舌质红，少苔。

脉象：脉细数。

本证设忌要点在于强调"阴虚则内热"的特点。肾阴不足，虚火内生，热伏冲任，迫血妄行，致阴道出血量多少不一，淋漓不尽。阴虚内热，故血色鲜红质稠，手足心热。虚热内炽，则颧赤唇红。阴虚则"内热"，但此热并非"实热"，也不是"湿热"，而是肾阴亏损失于濡养而致虚热内扰。所以不能苦寒燥湿清热。此肾阴虚之热，亦不能用补肾阳之药。

治法禁忌：忌用温肾助阳、苦寒清热法。

方剂禁忌：忌用大补元煎、右归饮。中成药忌用右归丸、桂附地黄丸。

药物禁忌：忌用黄连、黄柏、栀子、龙胆草及肉桂、附子、鹿茸，慎用怀牛膝、杜仲等。

（2）肾阳虚

主症：轻者阴道出血非经时而下，淋漓不尽，色淡质稀，重者出血量多，腰痛如折。

次症：素体阳虚，畏寒肢冷，小便清长，大便溏薄，面色晦黯。

舌象：舌质淡黯，舌苔薄白。

脉象：脉沉弱。

本证是强调"阳虚则内寒"的病机特点。肾阳虚衰，冲任不固，血失封藏，致阴道出血量多，或淋漓不断。阳虚不能温煦机体，腰府失养，则畏寒肢冷，小便清长，大便溏薄等。但此寒并非实"寒"，而是元阳亏损、命门火衰机体失却温煦而致。忌大辛大热刚燥散寒之药，以及滋阴补肾、清热凉血之品。

治法禁忌：忌滋肾养阴、清热凉血法。

方剂禁忌：忌用左归丸。中成药忌用六味地黄丸、杞菊地黄丸、知柏地黄丸。

药物禁忌：忌用地黄、玄参、麦冬及干姜、川椒、吴茱萸，慎用附子、肉桂等。

2. 脾虚

主症：轻者阴道出血非经时而下，淋漓不尽，重者量多如崩，色淡质稀，神疲倦怠，气短懒言。

次症：脾胃虚弱，不思饮食，四肢不温，面浮肢肿，面色淡黄。

舌象：舌质淡舌体胖、苔薄白。

脉象：脉缓弱。

本证设忌要点在于强调"脾气虚弱"不能统摄血液，故阴道出血非经时而下，淋漓不尽。脾虚化源不足故血色淡质清稀。当忌苦寒和耗气之品。此证并非"血热""血瘀"，故不能予清热凉血、活血化瘀之法。

治法禁忌：忌清热凉血、活血化瘀法。

方剂禁忌：忌用清热固经汤、逐瘀止崩汤。

药物禁忌：慎用生地黄、地骨皮、黄连、黄芩、栀子、藕节、川芎、木香、青皮、枳实等。

3. 血热

主症：阴道出血非经时而下，淋漓不断，重者量多如崩，血色深红，质稠，心烦口渴，喜冷饮。

次症：小腹、少腹疼痛，头晕面赤，便秘尿黄。

舌象：舌质红，苔黄。

脉象：脉弦数或滑数。

本证设忌要点在于强调肝气郁结化热，"热入血分，迫血妄行"，致崩漏作矣。虽有身热夜甚，或潮热，五心烦热，少寐等，不能以"虚热"治之。少腹疼痛，夜间尤甚，斑疹等，亦非"瘀血阻滞"所致。此为肝气郁结之"实热"，故忌甘温益气助热之治，亦忌疏肝开郁而不养血平肝。

治法禁忌：忌温经止血、活血化瘀法；忌不养血平肝解郁。

方剂禁忌：忌用逐瘀止崩汤、固冲汤、温经汤。

药物禁忌：忌用人参、黄芪、白术、附子、肉桂、熟地黄、艾叶等，慎用三七、当归、川芎等。

4. 血瘀

主症：阴道出血，量少淋漓不尽；重者出血量多，或停闭日久又突然暴下。

次症：出血色紫黯有块，小腹疼痛拒按。

舌象：舌质紫黯，有瘀点。

脉象：脉涩或弦涩有力。

本证型设忌要点在于强调"瘀血阻滞"，治当"化瘀止血"。但忌单纯化瘀。究致瘀之由，或气虚、或气滞、或血虚、或湿热、或寒凝等，故化瘀忌不兼治其致瘀之由。忌一味止血而不化瘀。

治法禁忌：忌补血、养血、收涩法。

方剂禁忌：忌用大补元煎、固冲汤。中成药慎用跌打丸、七厘散等。

药物禁忌：慎用土鳖虫、熟地黄、阿胶、山萸肉、五倍子等。

【生活禁忌】

（1）出血期避免过度疲劳和剧烈运动，忌冒雨涉水。

（2）忌食辛辣刺激食物、生冷寒凉之品。

（3）忌情绪悲观、精神刺激如暴怒、恐惧、忧伤、紧张等。

（4）忌房事，注意阴部卫生。

【文献选要】

○ "有少妇甫娠三月，即便血崩，而胎亦随堕，人以为挫闪受伤而致，谁知是行房不慎之过哉"（《傅青主女科》）。

○ "初用止血以塞其流，中用清热凉血以澄其源，末用补血以复其旧。若只塞其流不澄其源，则滔天之势不能遏；若只澄其源不复其旧，则孤子之阳无以立。故本末无遗，前后不紊，方可言治也"（《丹溪心法附余》）。

○ "世人一见血崩，往往用止涩之品，虽亦能收效于一时，但不用补阴之药，则虚火易于冲击，恐随止随发，以致经年累月不能痊愈者有之。是止崩之药，不可独用，必须于补阴之中行止崩之法"（《傅青主女科》）。

○ "血崩昏暗……妇人有一时血崩，两目黑暗，昏晕在地，不省人事者，人莫不谓火盛动血也。然此火非实火，乃虚火耳"（《傅青主女科》）。

○ "郁结血崩……盖肝之性急，气结则其急甚，更急则血不能藏，故崩不免也。治法宜以开郁为主，若徒开其郁，而不知平肝，则肝气大开，肝火更炽，而血亦不能止矣"（《傅青主女科》）。

○ "闪跌血崩……乃是瘀血作祟，并非血崩可出。倘不知解瘀而用补涩，则瘀血内攻，疼无止时，反致新血不得生，旧血无由化，死不能悟，岂不可伤哉！治法须行血以去瘀，活血以止疼，则血自止而愈矣"（《傅青主女科》）。

○ "年逾五旬，经事犹行，来势如崩……若一见血崩，不加辨证，骤用止涩之品，或可取效一时，恐随止随生"（《妇科杂病》）。

○ "倘不揣其本而齐其末，徒以发灰、白矾、黄连炭、五倍子等药末，以外治其幽隐之处，则恐愈涩而愈流，终必至于败亡也，可不慎欤"（《傅青主女科》）。

三、痛　经

凡在经期或经行前后，出现周期性小腹疼痛或痛引腰骶，甚至剧痛晕厥者称"痛经"，亦称"经行腹痛"。西医诊断为原发性痛经或继发性痛经。本病的发生与冲任、胞宫的周期性生理变化密切相关，主要病机在于邪气内伏或精血素亏，更值经期前后冲任二脉气血的生理变化急骤，导致胞宫的气血运行不畅，"不通则痛"；或胞宫失于濡养，"不荣则痛"。

痛经辨证，为小腹疼痛并伴随月经来潮而周期性发生。一般痛在经前经期属实证，痛在经后多属虚证；痛甚于胀多为血瘀，胀甚于痛多为气滞；剧痛多为实证，隐痛多为虚证。治则宜调理气血。肾气亏损宜补肾填精，养血止痛，方选调肝汤；气血虚弱宜补气养血、和中止痛，方选黄芪建中汤；气滞血瘀宜行气活血、祛瘀止痛，方选膈下逐瘀汤；寒凝血瘀宜温经散寒，祛瘀止痛，方选温经汤；湿热蕴结宜清热化湿，化瘀止痛，方选清热调血汤加减。

【辨证禁忌】

1. 忌将阴道流血伴有小腹疼痛的异位妊娠、胎动不安误为痛经 异位妊娠、胎动不安多有停经史和早孕反应，妊娠试验阳性，妇检及 B 超均能查明，故不难鉴别。

2. 忌将月经愆期误为痛经 痛经和月经愆期有时均有小腹疼痛、胸胁乳房胀痛，腰骶酸痛。但痛经的月经周期正常，而月经愆期的经期较正常月经周期提前或延后 7 天以上，前后不超过 2 周以内，不难鉴别。

【治法禁忌】

痛经与瘀血攸关。血瘀多缘于气滞或寒凝。气滞血瘀有愤怒史；寒凝血瘀有感受寒邪，饮食生冷寒凉史。气滞血瘀疼痛以胀痛为主，可有胸胁、乳房胀痛；寒凝血瘀疼痛以冷痛为主，得热则减，结合舌脉不难鉴别。而痛经又有虚实之分，实痛者邪气内伏，更值经期前冲任二脉气血的生理急骤变化，导致胞宫的气血运行不畅，"不通则痛"；虚痛者精血素亏胞宫失于濡养，"失养也痛也"。故忌不辨痛经的气滞、寒凝和虚实。

1. 谨慎应用活血药 对气滞血瘀、寒凝血瘀等，忌单纯应用活血化瘀药。对有瘀血引起之痛经，忌过多过量使用活血化瘀药，以免耗伤气血反致偾事。忌不辨证应用活血化瘀药，对血热血瘀者，忌温经活血药；寒凝血瘀者忌凉血活血药。对血虚之"不荣则痛"之痛经，忌用活血破血药。

2. 忌盲目应用止痛药 经期治标多选用止痛药物，但忌止痛药越多越好，忌不辨其寒热气血之不同而盲目滥用止痛药。

3. 忌不辨痛经之急缓 痛经之发作时，忌重在调经止痛；发作后缓解时，忌不辨证求因以治其本。

4. 对月经过多之痛经，慎用炭类止血药 因为炭类止血药有收敛止血作用，使经血凝滞，经血不畅，有加重痛经的可能。

5. 忌疏肝不益肾 经行后少腹疼痛，治当疏肝气为主。但此肝气不疏，缘于肾水亏损不涵肝木，肝体失濡，肝气抑郁。故治忌疏肝不益肾，木少滋荣，肝气亦不能舒。

6. 忌泄肝而不解肝郁 经水未来腹痛，乃肝郁化火、冲任不调所致，当泻降肝火。然此肝火缘于肝郁。如不解肝郁，肝火难以尽泄，故忌泻肝而不解肝郁。

【分证论忌】

1. 肾气亏损

主症：经期或经后，小腹隐隐作痛，喜按，月经量少，色淡质稀，头晕耳鸣，腰膝酸软。

次症：腰痛，小便清长，面色晦黯。

舌象：舌淡、苔薄。

脉象：脉沉细。

本证在于强调"不荣则痛""失养也痛"的病机特点。由于先天肾气不足，或房劳过度，久病等，伤及肾气，肾虚精血虚少，冲任之气血不足，经后胞脉愈虚，失于濡养，故出现痛经。因此，在临床上不能一概认为"不通则通"，而应用"活血化瘀"法。

治法禁忌：不宜行气活血、温经散寒、祛瘀止痛，也不宜清热除湿。

方剂禁忌：忌用膈下逐瘀汤、温经汤、少腹逐瘀汤、清热调血汤。

药物禁忌：忌用桃仁、红花、赤芍、没药、莪术、牡丹皮等。

2. 气血虚弱

主症：经期或经后小腹隐痛喜按，月经量少，色淡质稀，神疲乏力。

次症：头晕心悸，失眠多梦，面色苍白。

舌象：舌淡苔薄。

脉象：脉细弱。

本证乃因素体虚弱，或大病久病等耗伤气血，或脾胃虚弱化源不足，气虚血少，行经后冲任气血愈虚，胞脉失养，"失养也痛"。临床表现为隐痛喜按，经量少色淡质稀。此痛并非"血瘀""血热"所致。所以不能用行气活血化瘀，清热除湿之法。

治法禁忌：忌行气活血、化瘀止痛、清热除湿法。

方剂禁忌：忌用膈下逐瘀汤、少腹逐瘀汤、清热调血汤等。

药物禁忌：忌用桃仁、红花、牡丹皮、赤芍等，慎用枳壳、香附、乳香、没药、乌药、青皮、延胡索等。

3. 气滞血瘀

主症：经前或经期小腹胀痛拒按，行经不畅，经色紫黯有块，块下痛减。

次症：胸胁乳房胀痛。

舌象：舌紫黯，或有瘀点。

脉象：脉弦或弦涩有力。

本证因肝郁气滞，瘀滞冲任，气血运行不畅。经前经时，气血下注，胞脉气血更加壅滞，"不通则痛"。肝郁化热治忌徒清肝火，不解肝郁。本证中血色紫暗有瘀块，块下痛减，舌紫暗，或有瘀点，不能认为是"寒凝"，或"湿热"所致，而予相应的治法。

治法禁忌：忌补气养血法、温经散寒、清利湿热法。

方剂禁忌：忌用八珍汤、黄芪建中汤等。

药物禁忌：忌用人参、党参、黄芪、白术、肉桂、棕榈炭、白茅根等。

4. 寒凝血瘀

主症：经前或经期小腹冷痛拒按，得热则痛减，经血量少，色黯有块。

次症：畏寒肢冷，面色青白。

舌象：舌黯苔白。

脉象：脉沉紧。

本证由于血为寒凝，瘀滞冲任，行经时气血下注胞宫，胞脉气血壅滞，"不通则痛"。本证经血量少，色黯有块，舌暗等为寒客冲任，不能认为气血虚弱、血热血瘀，而予相应治法。

治法禁忌：忌补气补血、清热活血法。

方剂禁忌：忌用十全大补汤、清热调经汤。

药物禁忌：忌用生地黄、黄连、黄柏、牡丹皮等，慎用乳香、没药、山茱萸、阿胶等。

5.湿热蕴结

主症：经前或经期小腹灼痛拒按，痛连腰骶。

次症：平素小腹痛，至经前疼痛加剧，经量多或经期长，经色紫红，质稠或有血块。或平素带下量多，黄浊臭秽，或伴低热，小便黄赤。

舌象：舌红，苔黄腻。

脉象：脉滑数或濡数。

本证乃湿热内蕴，或经期产后湿热之邪，与血搏结，稽留冲任，胞宫气血凝滞不畅。行经之际，气血下注冲任，胞脉气血更加壅滞，"不通则痛"，但此痛经是"湿热壅滞"所致。

治法禁忌：忌补肾填精、补气养血法、温经散寒法。

方剂禁忌：忌用黄芪建中汤、温经汤、少腹逐瘀汤。

药物禁忌：忌用人参、肉桂、黄芪、干姜、附子、小茴香等。

【生活禁忌】

（1）忌情志抑郁及经前有畏惧感。

（2）经期忌食生冷、辛辣刺激食物及滋腻食品。

（3）忌经行前后和经期重体力劳动、过多体育活动。

（4）忌经行前后和经期受凉冷水、游泳、坐卧湿地。

【文献选要】

○"行经后少腹疼痛……治法必须以舒肝气为主，而益之以补肾之味，则水足而肝气益安，肝气安而逆气自顺，又何疼痛之有哉"（《傅青主女科》）。

○"经水未来腹先痛……治法似宜大泄肝中之火，然泄肝之火，而不解肝之郁，则热之标可去，而热之本未除也，其何能益"（《傅青主女科》）。

四、绝经前后诸证

妇女在绝经期前后的一段时间内，围绕月经紊乱或绝经出现烘热汗出、烦躁易怒、潮热面红、眩晕耳鸣、心悸失眠、腰背酸楚、目浮肢肿、皮肤蚁走样感、情志不宁、手足心热等症状，称"绝经前后诸证"或"断经前后诸证"。西医诊断为"围绝经期综合征"。这些症状往往轻重不一，参差出现，持续时间或长或短，短者仅数月，长者可迁延数年。中医古籍无此病名，历代文献对本病论述散见在"脏躁""百合病""年老血崩"及内科的"心悸""失眠""眩晕"等病证中。绝经前后诸证辨证，主要是辨肾阴阳之虚，治则以调治肾阴阳为大法。若涉及他脏者，则兼而治之。肾阴虚宜滋肾益阴，育阴潜阳，方用左归饮加减；肾阳虚宜温肾补阳，填精养血，方用右归丸加减。

【辨证禁忌】

1.忌将癥瘕误为绝经前后诸证　癥瘕（子宫或卵巢肿瘤）是以腹内有包块或胀或痛为主的一种病证。绝经期前后也是癥瘕好发之际，此时如出现月经过多或经断复来，或有下腹疼痛、浮肿、或带下异常、气味臭秽，或伴身体骤然明显消瘦等症者，应当详加观察，并应结合现代医学的检查方法，明确诊断，以免贻误病情。

2.忌将眩晕误作绝经前后诸证　眩晕（如高血压、低血压、低血糖、贫血、梅尼埃病、脑动脉硬化、椎-基底动脉供血不足、神经衰弱等）的特点为患者自觉周围景物旋转或自身旋转，轻者闭目可止，重则如坐舟车，不能站立，严重者可伴有恶心、呕吐、出汗、昏倒等症状，多由肝阳上扰所致。

3. 忌将心悸误为绝经前后诸证　心悸（如自主神经功能失调、冠心病、风心病、病毒性心肌炎、病态窦房结综合征等所致）是指患者外无所惊，自觉心跳异常、心慌不安，休作有时，不能自主的一种证候。常与体质虚弱、精神刺激、劳累过度、脏腑失调、外邪入侵等因素有关。病变主要在心。

4. 忌将水肿误为绝经前后诸证　水肿（如急慢性肾小球肾炎、肾病综合征、充血性心力衰竭、营养障碍等所致）为肺、脾、肾三脏气化功能失常，致使体内水液潴留、泛滥肌肤，引起头面、四肢、胸腹，甚至全身浮肿。常与现代医学的肺心病、慢性肾小球肾炎、慢性肾衰竭、贫血、心力衰竭等疾病相关，病变主要在肺、脾、肾三脏。

5. 忌将自汗、盗汗误为绝经前后诸证　自汗、盗汗（如甲状腺功能亢进、风湿热、结核病等所致）是或因肺气不足、或因营卫不和、或因阴虚火旺、或因邪热郁蒸而致阴阳失调、腠理不固、津液外泄失常的病证。其病位在肌肤、腠理、营卫、肺脏。

【治法禁忌】

本证设忌的要点在于强调："肾主虚，无实也"（宋代钱乙《小儿药证直决·肺证温法·五脏所主》）是绝经前后诸证的病机特点。绝经前后，肾阴虚，冲任失调，虚阳上浮会出现一系列阴虚有热之象。但此"热"非"实热"。肾阳虚封藏失职，冲任不固，命门火衰会出现一系列阳虚有寒之象。但此"寒"非"实寒"。故忌以苦寒治肾阴虚之"虚热"，忌滥用性温刚燥治肾阳虚之"虚寒"。

1. 慎用益气温阳法　绝经前后诸证的发生主要为肾气虚衰，冲任不足，治疗当以补肾气、调冲任。但妇女以血为本，常处于"有余于气，不足于血"的状态。若益气温阳不当，可能造成精血的损伤，加重病情。

2. 忌不辨证滥用中成药　绝经前后诸证是一个复杂的综合征，症状多，病程长，治疗时较急性病疗程更长。中成药治疗绝经前后诸证具有携带方便、疗效确切，患者易于接受的优势。但必须辨明证候，对证选药，才能获效。反之，不但不能治病，反而会犯"虚虚实实"之戒，加重或延误病情，变生他症。

3. 忌单用补阴法或补阳法　绝经前后诸证可因偏于阴虚或偏于阳虚，或阴阳两虚而出现不同证候。根据中医"阳生阴长""阴阳互根"之理，对于阴虚患者，应在大队养阴药中少佐助阳之品；对于阳虚患者，应在大队温阳药中少佐滋阴之品，取《景岳全书》的"善补阴者，必阳中求阴，则阴得阳升而源泉不竭。善补阳者，必阴中求阳，则阳得阴助而生化无穷"之意。因此，忌单用补阴法或补阳法。

4. 忌不针对兼夹症进行相应治疗　绝经前后诸证以肾虚为主，但"五脏相移"，可累及心、肝、脾。病变过程中，亦可因脏腑功能失调而出现痰凝、瘀血、气郁等兼夹症。治疗时应相应结合健脾除湿，活血养血，柔肝解郁之法。因此，忌不针对兼夹症单纯运用补肾之法。

【分证论忌】

1. 肾阴虚

主症：经断前后，头晕耳鸣，烘热汗出，腰疼酸软，五心烦热，失眠多梦，口燥咽干，足跟疼痛。

次症：月经周期紊乱，量或多或少，经色鲜红，或皮肤干燥瘙痒，口干，大便干结，尿少色黄。

舌象：舌质红少苔。

脉象：脉细数。

本证设忌的要点在于强调"阴虚生内热"的病机特点。肾阴虚不能上荣于头目脑髓，故头晕目眩耳鸣；阴不维阳，虚阳上越，故会出现烘热汗出，五心烦热；肾虚而致腰膝和足跟痛；肾阴虚冲任失调，则月经周期紊乱，月经量或多或少；阴虚血燥生风，故皮肤干燥或瘙痒；阴虚内热，故口燥咽干便秘；舌质红少苔，脉细数均为阴虚有热之象。但此"热"非"实热"。临床中，如果医者见热就运用苦寒之味去清热泻火，对疾病的治疗，只有加重的可能，而无治愈之希望。

治法禁忌：忌壮阳温肾益气、忌清热泻火。

方剂禁忌：忌用右归丸、右归饮、二仙汤、龙胆泻肝汤、黄连解毒汤、泻心汤；慎用龟鹿二仙胶。中成药忌用桂附地黄丸、龙凤宝胶囊；慎用参附注射液。

药物禁忌：忌用黄连、黄芩、栀子、大黄、龙胆草、石膏、肉桂、附子等。

2. 肾阳虚

主症：经断前后，头晕耳鸣、腰膝酸软，甚则腰痛如折，形寒肢冷，精神委靡，面色晦黯。

次症：月经不调，量或多或少，或崩中暴下，色淡、质稀，面浮肢肿，夜尿多，或尿频失禁，或带下清稀。

舌象：舌淡或胖嫩，舌边有齿印。

脉象：脉沉细无力。

本证型设忌的要点在于强调"阳虚则生内寒"的病机特点。肾虚封藏失职，冲任不固，不能制约经血则月经量多，经色淡黯，或崩中漏下；肾阳虚惫，命门火衰，阳气不能外达，经脉失于温煦，故面色晦黯，精神委靡；肾阳虚失于温煦，不能蒸腾，膀胱气化无力则小便清长，夜尿频数；水湿内停，泛溢肌肤则面浮肢肿。舌淡或胖嫩，舌边有齿印，脉沉细无力则为肾阳虚衰之寒象。但此"寒"非"实寒"。治疗时应忌用大温大热、升发利水之品，以利疾病的康复。

治法忌禁：忌用养阴滋肾法。

方剂禁忌：忌用左归饮、左归丸、六味地黄丸、一贯煎、滋水清肝饮、百合地黄汤等。中成药忌用杞菊地黄丸、六味地黄口服液。

药物禁忌：忌用黄连、黄芩、栀子、大黄、龙胆草、石膏、地黄、龟甲胶、鳖甲、黄精，以及干姜、吴茱萸、川椒、丁香，慎用附子、肉桂等。

【生活禁忌】

（1）忌情绪激动、精神紧张、忧心忡忡。绝经前后的妇女，生活、工作压力大，容易造成焦虑、紧张、忧郁的负面情绪，因此，应培养积极健康的生活方式，转移注意力，以利疾病的康复。

（2）忌外阴不洁。妇女更年期，因缺乏雌激素的支持，阴道黏膜酸碱度的改变，抵抗力会降低，易发生阴道的炎症。因此，忌不注意外阴清洁，忌不节制性生活，以预防感染，降低发生绝经前后诸证的风险。

（3）忌产乳过多。妇女年轻时若产乳过多，易耗伤精血造成肾阴不足之症，使更年期来之过早，症状加重易于衰老。

（4）饮食禁忌。忌膳食没有主次、不平衡；忌食过饱与刺激性、辣椒类食物，忌吃油炸、烧烤、炙爆、肥甘厚味的温热食物。肥甘厚味、热性食物，会伤阴生热，不利于疾病的康复，应注意禁忌。

（5）忌忽视睡眠质量。忌睡前进食、用脑和说话过多；忌仰面而睡和对灯而睡，以改善和提高睡眠质量。

绝经期妇女多有焦虑、抑郁的负面心理影响睡眠，而睡眠障碍又会增加负面情绪，从而常可引发和加重绝经前后诸证。因此，要重视睡眠质量的提高。

【文献选要】

〇 "有年未至七七而经水先断者……或用攻坚之剂，辛热之品，则非徒无益，而又害之矣"（《傅青主女科》）。

五、带 下 病

妇女带下的量明显增多，色、质、气味发生异常，或伴有全身、局部症状者，为带下病。相当于西医学的阴道炎、子宫颈炎、盆腔炎、妇科肿瘤等疾病引起的带下。其发病多因为感受湿邪，或脏腑功能失调，任脉损伤，带脉失约所致。

带下属脾阳虚者宜健脾益气、升阳除湿，方选完带汤；肾阳虚者宜温肾助阳，涩精止带，方选内补丸；属阴虚夹湿者宜滋阴益肾，清热祛湿，方选知柏地黄汤；湿热下注者宜清热利湿止带，方选止带方；湿毒蕴结化毒者宜清热解毒除湿，方选五味消毒饮。

【辨证禁忌】

1.忌将带下病与广义带下病混淆　广义带下泛指妇女一切经、带、胎、产、杂病，与本病为狭义带下不同。

2.忌将生理性带下误为带下病　生理性带下表现为无色、透明、质黏、无臭气味。

3.忌将白浊病误为带下病　白浊病是指尿窍流出浑浊如脓之物的一种疾患，因其色白质滑故称之为白浊，而带下秽物出自阴道。

4.忌将白淫病误为带下病　白淫指欲念过度，心愿不遂时或纵欲过度，过贪房事时，从阴道流出的白液，有偶然发作与反复发作之别，与男子遗精相类。白淫多在有所思或有所见时发作，与带下病绵绵不断而下秽物者不同。

5.忌将漏下误为带下病　漏下是阴道出血非经时而下，量少淋漓不断。而赤带患者月经正常，时而从阴道流出少量赤色黏液，似血非血，绵绵不断。

6.忌将经间期出血误为带下病　经间期出血是两次月经之间，有周期性的阴道少量出血，而赤带是从阴道流出的赤色黏液，无周期性。

【治法禁忌】

"无湿不成带"，湿邪在本病发病中有重要作用。然而湿邪的产生，缘于脏腑功能失调，如与脾肾气虚、肝气郁滞等攸关。湿邪在病变过程中常可从阳化热而为湿热，也可从阴化寒而为寒湿；湿邪又常滞气碍血，致湿、气、瘀胶结。治疗过程中，不当利湿又伤阴液，更加缠绵。因此，本病治疗禁忌涉及面广。

1. 忌祛带之湿不分寒热　带下病因多缘于湿。而湿邪有热化，寒化之异，相应当清热除湿或散寒除湿。忌将散寒除湿法用于湿热，也忌将清热除湿法用于寒湿。忌囿于湿热治带，临床上只要热象不显，忌纯以清利湿热治之。

2. 忌治带不辨本虚标实　湿邪为本病之标，脏腑功能失调为病之本。忌不辨脏腑功能之盛衰，单纯治湿，湿邪也不能除，终致脏腑愈虚。如治疗青带，忌清热利湿而不疏肝解郁。

3. 忌治带疏于理气活血　湿为阴邪，易阻滞气机，黏滞血行。故其为病，常致气血失调。而气血失畅，愈增湿邪。故治湿不理气，湿邪难尽去，治湿不活血，湿亦久伤人。故治白带忌疏于理气活血。

4. 忌治带之利湿伤阴液　忌专肆利湿，久则伤人阴液。特别是治疗赤带，忌用利湿，当治血而湿亦除。

5. 忌以温燥治带　忌专以温补燥热之剂，或骤用峻热之剂，以免燥伤阴液。

【分证论忌】

1. 脾阳虚

主症：带下量多，色白或淡黄，质稀薄，无臭气，绵绵不断，神疲倦怠，四肢不温。

次症：纳少便溏，两足跗肿，面色㿠白。

舌象：舌质淡，苔白腻。

脉象：脉缓弱。

本证型设忌的要点在于强调虚则补之的治疗原则，脾阳虚所致带下治宜健脾益气，升阳除湿。该型患者若带下色微黄，医者就以为热，用清热除湿或清热解毒之剂，违背了虚则补之，寒者热之的治疗原则，必然损伤脾胃阳气，加重病情，故当忌用。

治法禁忌：忌清热利湿，清热解毒法。

方剂禁忌：忌用止带方、五味消毒饮。

药物禁忌：忌用茵陈、赤芍、牡丹皮、栀子、黄柏、蒲公英、金银花、野菊花、紫花地丁、红藤、败酱草等。

2. 肾阳虚

主症：带下量多，色白清冷，稀薄如水，淋漓不断，头晕耳鸣，腰痛如折，小腹冷感。

次症：畏寒肢冷，小便频数，夜间尤甚，大便溏薄，面色晦暗。

舌象：舌淡润，苔薄白。

脉象：脉沉细而迟。

本证型设忌的要点，在于强调阳虚生外寒的病机及虚则补之的治则。肾阳虚所致带下治宜温肾助阳，涩精止带。若阳虚阴盛致虚阳外越，出现发热、口干、咽痛等症，医者误以为实热证，治以清热解毒除湿则错误，违背了虚则补之、寒者热之的治疗原则。苦寒之品更伤阳气，阳虚更甚。肾阳虚亦不宜滋阴益肾，滋阴药物为阴寒之品，有损肾阳之弊，故忌之。

治法禁忌：忌滋阴益肾、清热解毒除湿法。

方剂禁忌：忌用知柏地黄汤、止带方、五味消毒饮、龙胆泻肝汤等。

药物禁忌：忌用黄柏、栀子、茵陈、金银花、野菊花、蒲公英、紫花地丁等，慎用泽泻、猪苓、知母、天葵子等。

3. 阴虚夹湿

主症：带下量不甚多，色黄或赤白相兼，质稠或有臭气，阴部干涩不适，腰膝酸软，头晕耳鸣，颧赤唇红。

次症：阴部灼热，五心烦热，失眠多梦。

舌象：舌红，苔少或黄腻。

脉象：脉细数。

本证型设忌的要点在于强调虚实夹杂的病机。阴虚夹湿所致带下治宜滋阴益肾、清热除湿。本证患者多肾阴不足、相火偏旺、阴虚内热。若误以为实热证，给予清热解毒则错误。苦寒之品易伤脾胃，脾虚则湿更甚。若只顾及湿邪，给予健脾益气或温肾助阳，只会温燥太过，则阴虚更甚，故须忌之。

治法禁忌：忌温肾助阳、益气健脾、清热解毒。

方剂禁忌：忌用完带汤、内补丸、右归丸。

药物禁忌：忌用人参、鹿茸、肉桂、肉苁蓉、附子、野菊花、紫花地丁、茵陈、牡丹皮、栀子等。

4. 湿热下注

主症：带下量多，色黄、黏稠、有臭气。

次症：阴部瘙痒，胸闷、心烦、口苦咽干，烦躁易怒，便结尿赤，脘闷纳差，小腹或少腹作痛。

舌象：舌红，苔黄腻。

脉象：脉濡数。

本证型设忌的要点在于强调实则泻之的治疗原则。湿热下注所致带下，治宜清热利湿止带，此乃实证，忌补益之剂，若用温肾助阳则温性燥烈之品助热，热邪益甚，若用益气升阳，则易闭门留寇，加重湿热，故忌之。

治法禁忌：忌益气升阳、温肾助阳。

方剂禁忌：忌用完带汤、内补丸；中成药忌用金匮肾气丸、六味地黄丸等。

药物禁忌：忌用山茱萸、鹿茸、黄芪、人参、肉桂、附子、熟地黄等。

5. 湿毒蕴结

主症：带下量多黄绿如脓，或赤白相兼、或五色杂下，状如米泔，臭秽难闻，小腹疼痛。

次症：腰骶酸痛，口苦咽干，小便短赤，大便秘结。

舌象：舌红，苔黄腻。

脉象：脉滑数。

本证型设忌的要点在于强调实则泻之的治疗原则。此乃实证，忌补益法。湿毒蕴结型带下治宜清热解毒除湿。若把实证误判为虚证，用补益之剂则犯戒。若用滋阴补肾则甘寒滋腻加剧湿邪作乱，若用温肾助阳，则温性燥烈之品致热越甚，且易伤及脾阴。若用益气升阳，则闭门留邪、加剧湿毒，故忌之。

治法禁忌：忌益气升阳、温肾助阳、滋阴补肾法。

方剂禁忌：忌用完带汤、内补丸。中成药忌用除湿白带丸、桂附地黄丸。

药物禁忌：忌用鹿茸、菟丝子、肉桂、附子、人参、桂枝、黄芪、补骨脂等。

【生活禁忌】

（1）忌不注意预防与保健。经期、产褥期、流产术后忌游泳，忌盆浴。

（2）忌不注意性生活卫生。治疗期应禁止性生活。

（3）忌暴食伤脾，忌食辛辣食物、油炸食品、烟酒等。

【文献选要】

〇 "药饵之功必不能与情窦争胜，此带浊之所以不易治也"（《景岳全书》）。

〇 "倘仅以利湿清热治青带，而置肝气于不问，安有止带之日哉"（《傅青主女科》）。

〇 "以赤带之为病，火重而湿轻也。夫火之所以旺者，由于血之衰，补血即足以制火。且火与血合而成赤带之症，竟不能辨其湿非湿，则湿亦尽化而为血矣，所以治血则湿亦除，又何必利湿之多事哉！……如倘一利其湿，反引火下行，转难遽效矣"（《傅青主女科》）。

〇 "不可骤用峻热之药燥之……燥之则内水涸……小溲不利则足肿面浮，渐至不治"（《儒门事亲》）。

〇 "不宜专以温补燥热之剂反助邪火销灼营阴，以致火升水降，凝结浊物"（《女科正宗》）。

六、子 宫 脱 垂

子宫从正常位置向下移位，甚至完全脱出阴道口外，为子宫脱垂，又称"阴脱""阴菌""阴㿗""阴挺"。西医仍称子宫脱垂。本病的病因是中气不足或肾气亏损。病机是冲任不固，系胞无力。本病的发生与分娩时用力太过，或产后劳动太早，产后便秘或因分娩时损伤胞络，或产育过多，或长期咳嗽，或年老久病等关系密切。

子宫脱垂辨证，主要是辨气虚和肾虚，治则应本着《内经》"虚则补之，陷则举之"的原则，宜益气升提，补肾固脱。气虚宜补气升提，方选补中益气汤。肾虚宜补肾固脱，方选大补元煎。

【辨证禁忌】

忌将子宫颈延长误为子宫脱垂。子宫颈延长可见于未产妇。前后阴道壁不脱出，前后穹隆部很高，子宫体仍在盆腔内，仅子宫颈极度延长如柱状，突出于阴道中或阴道口外，故不难鉴别。

【治法禁忌】

"陷者举之"，补气升提是治疗本病的基本法则，但临床治疗不能纯以升提为务。根据中医阴阳学说之阴阳互根、阴阳相生之机理，我们临床治疗升与降失调时，欲升者，当佐以降，以降济升；欲降者，当佐以升，以升济降，治疗措施的升降相济，才能恢复升与降的平衡协调，从而实现升或降的治疗预期。因此，在治疗本病之补益升提时，当佐以降气之味，方臻以降促升之效。此外，对中气下陷衍生的病理因素如气滞、湿热、瘀血等，以其反过来又加重中气下陷，故应配合相应的治疗。又对肾不纳气，肾失固摄所致者，当以补肾固摄为主，不可过用升提之法。

1.忌不辨证滥用补法 子宫脱垂常有脾气虚、肾气虚、脾肾气虚之症状，补气升提为常用治法，但肾气虚者忽视补肾固脱则罔效。

2. 忌不针对兼夹症治疗　子宫脱垂因脾肾亏虚常兼夹湿热或寒湿症状，这些兼杂症加重了子宫脱垂，故忌不针对兼夹症作相应处理。

3. 忌用泻下及活血化瘀之品　此类药耗气伤血，犯虚虚之戒。

【分证论忌】

1. 气虚

主症：子宫下移或脱出阴道口外，劳则加剧，神疲乏力，少气懒言，小腹下坠，带下量多色白质稀。

次症：心悸，失眠多梦、面色无华，或腰痛膝软，头晕耳鸣。

舌象：舌淡苔薄。

脉象：脉缓弱。

本证型设忌的要点在于强调虚则补之，陷则举之的治疗原则。气虚当补，无可非议。而气虚常有气滞，气滞又致血瘀，兼见胸胁胀满，脘痞腹胀，疼痛等症，多由气虚推动无力所致。不可以一见气滞血瘀就用行气开郁、活血化瘀之法。因理气之品多辛燥耗气，活血之药多破气之弊，故须忌之。

治法禁忌：忌用行气开郁、活血化瘀法。

方剂禁忌：禁用柴胡疏肝散、半夏厚朴汤。

药物禁忌：忌用半夏、厚朴、代赭石、青皮等；慎用泽泻、猪苓、郁金、陈皮、紫苏梗等。

2. 肾虚

主症：子宫脱出，腰酸腿软，头晕耳鸣，小腹下坠，小便频数。

次症：小便频数，尿清长，带下量多质清稀。

舌象：舌淡红。

脉象：脉沉弱。

本证设忌要点在于强调虚则补之，脱者固之的治疗法则。本证主要是补肾气，以补肾固脱为主。肾气虚又见气滞者，不可过用行气之法，因行气之药多为耗气之品。本证之气机上逆多由肾不纳气所致，以下虚为本，不可以重镇降逆之剂。本证禁下，因泻下会耗气伤阴，加重病情。

治法禁忌：忌用行气、降气、通下法。

方剂禁忌：忌用柴胡疏肝散、半夏厚朴汤。

药物禁忌：忌用厚朴、紫苏、郁金、代赭石、青皮、旋覆花等；慎用半夏、陈皮、紫苏梗、大黄、木通、牛膝等。

【生活禁忌】

（1）忌过多生育，本病重在预防，应实行计划生育，推广新法接生，避免产伤。

（2）忌产褥期过多站立，久行。

（3）产褥期忌房事，忌房劳过度。

（4）忌不注意妇女"五期"保健，忌对慢性病如反复咳嗽、长期便秘等不及时治疗，忌入厕用力努挣。

【文献选要】

○"临证常思反佐与，以平为期方可待……当脾胃升降失调，我们治疗时，升必少佐以降，降必少佐以升，通过药物的升与降的反佐，恢复脾胃升与降的协调。《医碥》曰："若欲升之，必先降之，而后得升也；欲降之，必先升之，而后得降也'……中气下陷者，柴胡与枳壳等"(《杏林问道》)。

七、乳　癖

乳癖是指单侧或双侧乳房疼痛并出现肿块的病证。当属西医学乳腺增生范畴。乳房疼痛和肿块与月经周期及情志变化密切相关。乳房肿块大小不等、形态不一，边界不清，质地不硬，活动度好，有疼痛。本病好发于中青年妇女，其发病率占乳房疾病的首位。本病有一定的癌变的危险，尤其是对有乳癌家族史的患者，更应该高度重视。本病病因是郁怒伤肝或冲任失调，治宜疏肝理气、活血散结，或调理冲任，方选逍遥散加减或二仙汤合四物汤加减。

【辨证禁忌】

1. 忌将乳癌误为乳癖　乳癌早期肿块无疼痛及压痛，多单个出现，表面不光滑，边缘不整齐，推之移动度差，患侧淋巴结常肿大。乳癌早期肿块往往不易发现或患者在洗澡时无意中发现或体检时发现。乳癌中晚期肿块往往疼痛及压痛均较明显，疼痛有逐渐加重趋势，质地较硬，表面凹凸不平，边缘不整齐，推之不移。

2. 忌将正常乳腺组织误为乳癖　正确的乳房检查触摸时手掌要平伸，四指并拢，用最敏感的食指、中指、无名指的末端指腹按顺序轻扪乳房的外上、外下、内下、内上区域，最后是乳房中间的乳头及乳晕区，检查时不可用手指抓捏乳腺组织，否则会把抓捏到的乳腺组织误认为肿块。

【治法禁忌】

乳癖之乳房肿块，乃气滞、痰凝、血瘀之相兼为患。肝气不疏是关键，而痰瘀又相关，故其治疗忌不在突出重点中"杂合以治"。乳癖之气、痰、瘀郁滞日久可化热，若纯以苦寒清热或活血祛痰会进一步损伤脾气或肝肾，加重病情。

1. 忌不坚持治疗　乳癖治疗时间较长，一般3个月为1个疗程。根据不同病情而疗程长短不一，少则1～2个疗程，长则3～4个疗程。故忌中途停止治疗。

2. 忌不作乳腺检查　乳房肿块，应排除乳癌的可能；乳癖有一定的癌变的危险性，需定期检查。忌不定期作现代医学的乳腺检查。

3. 忌不辨证治疗　本病之因有肝郁脾虚或肝肾亏损、冲任失调两端。而乳房肿块有气滞、痰凝、血瘀相兼为患，故忌不辨证而以一方一法治疗。

【分证论忌】

1. 肝郁痰凝

主症：乳房胀痛，乳房肿块质韧稍硬，大小、形态不一。

次症：性情急躁或抑郁，胁胀闷不适，乳房肿块大小或可随喜怒而增减，或与月经相关。

舌象：舌质淡红或暗淡，苔白或腻。

脉象：脉弦。

本证型设忌要点在于强调"肝郁气滞、脾虚生痰"的病机特点，肝气郁滞日久可有化火倾向，致心烦易怒，治疗上运用疏肝柔肝，行气解郁往往能使郁火消散，不可过用苦寒清火损伤脾胃。肝气过旺可影响脾胃的健运和受纳功能，致纳减、乏力、神疲懒言，不可认为血虚失荣而用滋腻之品，使气机郁滞加重、痰浊胶结难化。

治法禁忌：忌苦寒泻火、滋腻碍气。

方剂禁忌：忌用龙胆泻肝汤、四物汤等。

药物禁忌：忌用阿胶、龟胶、芡实、龙眼肉等；慎用黄柏、龙胆草、黄连、栀子、黄芪、党参、五味子、山茱萸、生地黄、熟地黄、制首乌等。

2.冲任失调

主症：乳房肿块连绵隐痛，乳房肿块、疼痛经前加重，经后减轻，月经紊乱。

次症：形寒肢冷，腰膝酸冷或酸软而痛，或五心烦热，月经量少色淡，甚者闭经。

舌象：舌淡红，苔薄或少。

脉象：濡或细数。

本证型设忌要点在于强调"肾气不足则冲任不盛"的病机特点。肾藏精化生天癸而主冲任，肾虚失养，阴寒凝结，聚湿成痰，痰浊阻滞，瘀血内停，循经上逆客于乳房，发为乳癖。忌将寒痰误为热痰而用清热化痰治疗；乳癖为本虚标实之病，忌将本型乳房肿块长期存在误为邪实而正不虚的实证来治疗，过用燥湿化痰、破血逐瘀之品；忌将冲任不调引起的五心烦热、月经量少误为肾阴亏虚有热而纯用滋阴清热之剂；忌将腰膝酸软、形寒肢冷误为少阴寒证而妄用回阳救逆之剂。

治法禁忌：忌清热化痰、燥湿化痰、破血逐瘀、滋阴清热、回阳救逆。

方剂禁忌：忌用小陷胸汤、清气化痰丸、抵当汤、膈下逐瘀汤、知柏地黄丸（汤）、参附汤等；慎用二陈汤、涤痰汤、六味地黄丸、左归饮、左归丸。

药物禁忌：忌用龙胆草、黄柏、黄连、栀子、生大黄、水蛭、虻虫、藏红花、三棱等；慎用生地黄、龟胶、知母等。

【生活禁忌】

（1）忌情绪恼怒、忧郁。

（2）忌油腻食物，忌食用雌激素喂养的鸡、牛肉等食物。

八、不 孕 症

不孕症通常包括不孕及不育两个方面。不孕指婚后未避孕，正常性生活，同居 2 年以上而不能受孕者。西医学将其分为原发性和继发性。不育是指虽能受孕，但因种种原因导致流产，不能获得活婴者。《素问·上古天真论》有："女子七岁，肾气盛，齿更发长；二七而天癸至，任脉通，太冲脉盛，月事以时下，故有子"。《景岳全书·妇人规》中明确指出："种子之方，本无定轨，因人而药，各有所宜。故凡寒者宜温，热者宜凉，滑者宜涩，虚者宜补。去其所偏，则阴阳和而生化著矣。"一般来说，不孕症在生理上与冲、任相关，故与月经有着密切关系，辨证及处方用药方面的禁忌可相互参照。

【辨证禁忌】

1.注意假性不孕的辨识　假性不孕通常指非疾病所致不孕，常见原因为过度紧张或异常焦虑常可导致月经生理期紊乱，中医学认为其与肝气不舒有直接关系。如傅青主在《傅青主女科·经水先后无定期》中指出："妇人有经来断续，或前或后无定期，人以为气血之虚也，谁知是肝气之郁结乎！""殊不知子母关切，子病而母必有顾复之情，肝郁而肾不无缱绻之谊，肝气之或开或闭，既肾气之或去或留，相因而致，又何疑焉。"

2. 不可忽视男方原因造成的不孕　《素问·上古天真论》男子"二八肾气盛，天癸至，精气溢泻，阴阳和，故能有子"。明代王肯堂提出："大抵无子之故，不独在女，亦多由男。房劳过度，施泄过多，精清如水，或冷如冰，及思虑无穷，皆难有子。"结合现代医学认为男性生殖系统疾患如前列腺炎、附睾炎、睾丸炎、精索静脉曲张所造成的性功能障碍或精子异常，严重者影响男性的生育能力，造成精子畸形、量少、活动度下降也是造成女性不孕的重要原因之一，应在怀孕前作男性精液常规检查。

3. 注意"暗产"的辨识　《叶氏女科证治·安胎（下）·暗产须知》说："惟一月堕胎，人皆不知有胎，但谓不孕，不知其已受孕而堕也"。"暗产"就是现代医学所指的"生化妊娠"，即发生在妊娠5周内的早期流产。中医学认为"两精相搏谓之神"，如有"暗产"当从夫妻双方自身找原因，双方是否存在肝肾不足等虚证或是湿热内蕴、瘀血停滞等实证导致宫内环境欠佳，以至于不能完成胚胎着床。

【治法禁忌】

1. 慎用活血化瘀法　该法广泛运用于与瘀血相关的不孕患者，但化瘀法也应根据患者体质及月经不同时间而有所侧重或慎重。例如，阴虚或气虚体质的妇女不宜长期予与化瘀法。对于月经周期而言，活血化瘀法可用于月经周期的后半段，亦可用于伴有瘀血痛经的月经期，但对于气虚血弱的月经量多或经期延长之证，当慎用化瘀之法，否则可能出现血崩之变证。

2. 切勿滥用滋阴补肾法　凡肾阴亏虚或精血不足所致不孕，皆可运用滋阴补血法，但对于脾胃气虚，脾虚湿热等患者使用滋阴补血法应相对谨慎，以免助湿生热，或加重脾胃负担。对于月经周期而言，补肾之法常用于阴长阶段，也就是月经周期的前半段，对于月经后半段而言，必须加用补肾阳之品。如若单独使用滋阴补肾法则可能出现阴不得阳化，阴精不能转化为月经故而不能受孕。

3. 注意温经散寒法的不良反应　凡冲任虚寒或胞宫寒阻所致不孕，皆可运用温经散寒之法，但对于阴虚阳亢之热，应以滋阴清热为主，如若辨证不清，以温经散寒之法以热抗热，则阴液更伤。对于月经周期而言，温经散寒法偏于温燥，不利于阴血生长，一般不单独用于月经前半段，当然对于月经后半段而言，又不常单独使用其法，往往加用活血化瘀之品。

4. 疏肝理气不可太过　但凡肝气不舒或肝木克土所致不孕，皆可运用疏肝理气之法，但对于气虚血弱的月经量少或先后不定期，则应以益气养血为主，若辨证失误，误用疏肝理气之法，则可因耗气伤血而形成闭经等变证。对于月经周期而言，疏肝理气之法常用于月经后半段，且长期加用活血化瘀之品。

【分证论忌】

1. 肾阳亏虚

主症：婚久不孕，女子月经先后不定期，量少色淡，或月经稀发，甚则经闭，头晕耳鸣，腰膝酸软，畏寒肢冷，性欲淡漠。

次症：面色晦暗，小便清长，小腹冷痛，大便溏薄。

舌象：舌淡胖、苔白。

脉象：脉沉细或细弱。

肾虚不孕是不孕症常见证型，临证中当首先分清阴阳。肾阳不足不孕患者除月经量少稀发、经闭、腰膝酸软等症状外，还应伴有小腹冷痛，大便溏薄等脾阳不足的证候。若是不辨阴阳，猛投大剂量滋肾养阴之品，一方面，阴不得阳化，阴精不能转化为月经，故不能受孕，同时，滋腻之品还会加重脾胃负担，继而出现腹胀，便溏症状加重。

治法禁忌：忌用滋肾养阴，清热养阴。

方剂禁忌：左归丸、养精种玉汤、大补阴丸。

药物禁忌：知母、黄柏、龟甲、紫河车等。

张介宾在《景岳全书·新方八阵·补略》中说："善补阳者，必于阴中求阳，则阳得阴助而生化无穷；善补阴者，必于阳中求阴则阴得阳生，而泉源不竭。"所以，对于肾阳亏虚的不孕患者常于滋阴药物中适当加入鹿角胶、鹿角霜、菟丝子、淫羊藿等温肾壮阳之品则可起到化忌为宜的作用。

2. 肾阴亏虚

主症：年久不孕，女子月经先期或后期，量少，色红无块，腰膝酸软，头晕目眩，耳鸣。

次症：形体消瘦，咽干口燥，五心烦热，心悸失眠。

舌象：舌质红，少苔。

脉象：细数。

朱丹溪曰："妇人久无子者，冲任脉中伏热也。夫不孕由于血少，血少则热，其原必起于真阴不足。真阴不足，则阳胜而内热，内热则荣血枯，故不孕……无子之因，多起于妇人。医者不求其因起于何处，遍阅古方，唯秦桂丸，用温热药，人甘受燔灼之祸而不悔。"由此看出，辨肾虚不孕，应首辨阴阳、寒热、虚实，本证所见之热，为阴虚阳亢之热，如若辨证不清，以热抗热，则阴液更伤，虚火更旺，犹如火上浇油。

治法禁忌：忌用温肾助阳，温经散寒。

方剂禁忌：右归丸、温经汤、艾附暖宫丸。

药物禁忌：吴茱萸、鹿角胶、鹿角霜、肉桂等。

张介宾在《景岳全书·新方八阵·补略》中说："善补阳者，必于阴中求阳，则阳得阴助而生化无穷；善补阴者，必于阳中求阴则阴得阳生，而泉源不竭。"所以，可于养阴药为主的前提下，适当加入菟丝子、淫羊藿，使阴得阳助，生化无穷。

3. 肝气郁结

主症：妇人不孕，月经先后无定期，经量或多或少，经行不畅，经血紫暗或有血块。

次症：兼见情志抑郁，或烦躁易怒。经行时乳房、胸胁、小腹胀痛。

舌象：舌质暗红，苔薄白。

脉象：脉弦。

《傅青主女科·经水先后无定期》中指出："妇人有经来断续，或前或后无定期，人以为气血之虚也，谁知是肝气之郁结乎！夫经水出诸肾，而肝为肾之子，肝郁则肾亦郁矣。"可见，肝气郁结所致不孕症临床上并不少见，既可见月经量多，也可见月经量少，量少时，不可轻易辨为气血亏虚而妄用益气养血之法，或可加重气血不通而出血难止；量多时，亦不可轻易辨为肾虚不固，而妄用填精固涩之法，可能出现瘀血不畅，闭门留寇而出血迁延。

治法禁忌：忌用益气养血，填精固涩。

方剂禁忌：八珍汤、人参养营汤、大补元煎。

药物禁忌：熟地黄、红参、覆盆子、五倍子等。

女子以肝为先天，由肝气不疏引起的不孕治疗上应以疏通为主，兼以补气养血或补肾固涩，所以运用本法时，只要掌握好补泻的主次，仍然可以灵活使用熟地黄、红参等补气补血，以及覆盆子、五倍子等收涩固肾之品。

4. 痰湿阻塞

主症：年久不孕，月经后期而量少，甚则经闭。带下量多黏稠；形体肥胖，面色白。

次症：头晕心悸，呕恶胸闷，食少纳呆，神疲乏力，倦怠嗜睡，大便不实。

舌象：苔白腻或厚腻。

脉象：脉滑。

朱丹溪曰："妇人肥盛者，多不能孕育。以身中有脂膜闭塞子宫，致经事不行。"痰湿所致不孕多见于西医所论"多囊卵巢综合征"。临床主要表现为月经周期不规律、不孕、多毛或痤疮，所以，本病属不孕症中偏于本虚而标实者，临证多见虚于阳而实于痰。治疗上因阴有余而阳不足，一般不用滋阴之法，否则不仅使痰湿更盛，滋腻之品还可使脾阳不运，肾阳不通，从而使冲任阻塞而不孕。

治法禁忌：忌用滋阴养血，益肾填精。

方剂禁忌：左归丸、养精种玉汤、毓麟珠。

药物禁忌：熟地黄、阿胶、龟甲、紫河车等。

本证虽以月经后期，量少，闭经为主要表现，但患者一旦月经来潮，又常常可表现为"崩漏"之症，即属于西医所论"无排卵性宫血"。此时，应急则救其标，一面养血止血，一面温阳固涩，熟地黄，阿胶等补血之品当不属禁用之列。

5. 气滞血瘀

主症：婚久不孕，月经后期，经量多少不一，经色暗或有血块。

次症：经行少腹或腰骶疼痛，拒按。

舌象：舌暗，或舌边有瘀点、瘀斑。

脉象：脉涩。

《证治准绳》所说："血瘕之聚……腰痛不可俯仰……小腹里急苦痛，背膂疼，深达腰腹……此病令人无子。"本证常见于现代医学所指"子宫内膜异位症"，其特点为月经淋漓不尽，伴见腰腹疼痛，如果以"清热养阴，收敛止血"为主，则可导致闭门留寇，所以临证必须认清虚实，做到"止血不可留瘀，化瘀不可留邪"。

治法禁忌：忌用清热养阴，收敛止血。

方剂禁忌：固经丸、十灰散、清热固经汤。

药物禁忌：生地黄、龟甲、大小蓟、棕榈炭等。

对于气滞血瘀所致不孕症常伴见痛经，经间期出血，经期延长，治疗上对于出血时间较长，已出现血虚夹瘀，可适当运用生地黄、龟甲养血滋阴，大小蓟、棕榈炭止血，但同时应加用蒲黄、五灵脂，延胡索等活血止血之品。

6. 湿热壅塞

主症：继发不孕。月经先期，经期延长，淋漓不断，赤白带下，腰骶酸痛，少腹坠胀疼痛，经行或劳累后加重。

次症：经前乳房胀痛，或低热起伏。

舌象：舌质红，苔白腻或黄腻。

脉象：脉弦数。

由湿热所致不孕通常对应西医所指的慢性盆腔炎、宫颈炎等所致的输卵管阻塞，主要表现经期延长伴赤白带下、腰骶酸痛等，临证应辨清虚实，如若误用滋阴养血法或温肾填精法，则可使下焦湿热症状加重，病情迁延不愈，不仅受孕难，即或通过其他方式（试管婴儿）受孕，也难以顺利待产。

治法禁忌：忌用滋阴养血，温肾填精。

方剂禁忌：左归丸、养精种玉汤、毓麟珠。

药物禁忌：生地黄、阿胶、龟甲、附子等。

对于本证虽难于启用熟地黄、阿胶、龟甲、附子等滋阴温阳之品，但对于湿热患者，湿邪不盛，而以热邪为主时，也可临时配用少量阿胶、生地黄等滋阴清热之品。

【生活禁忌】

（1）注意预防"宫寒"。所谓"十个女人九个寒"，宫寒已经成为现代女性患病的最大根源，各种各样古怪的疾病，小到痛经，大到癌症。宫寒体质的妇女表现为自觉手脚冰凉、腰膝酸软、房事冷淡不和谐，月经紊乱、多有痛经，同时伴见面部黄褐斑、黑眼圈等。第一，中医学认为"宫寒体质"与"寒气"相关，所以，防寒措施尤其重要，特别是颈部、脐部及腰部等关键部位。有条件者，经常可以在"大椎""神阙""肾俞"等穴位艾灸。第二，"宫寒体质"的形成与瘀血相关，而月经是女性排瘀的重要途径之一，所以，经期可以常服生姜红糖茶，也可以于"血海""关元"等穴位艾灸，以保证月经按时来潮，如果月经延后或出现痛经、闭经等情况，要及时就医。第三，"宫寒体质"与肾虚相关，给予强肾的饮食补充，多吃黑色食品，如黑木耳、黑豆、黑芝麻，还有坚果类的如核桃等。第四，"宫寒体质"与肝郁相关，所以，育龄期妇女更应保持良好的心态，常服玫瑰花泡水是很好的，既能疏通肝气理气防止子宫肌瘤及乳腺增生的发生，又能美容养颜。

（2）注意饮食卫生。在这个提倡以瘦为美的社会，很多女性为了保持身材，所以不吃肉，只吃素食。这种不合理的饮食搭配很容易导致营养不良，会影响到女性排卵的规律性，继而容易发生不孕症。此外，很多女孩子都很喜欢吃雪糕等甜品，这些甜品和冰冷的食品也会导致脾胃受寒，日久造成脾肾阳虚，因虚致瘀，进而影响到月经周期进程，引起不孕症。

（3）注意按时作息。现代社会的快节奏使女性熬夜亦成为习惯，也就是使正常生活规律打乱了，该睡觉的时候还兴奋着，人体的正常生物钟就会发生紊乱。现代科学证明生物钟紊乱会严重影响到下丘脑-垂体-性腺轴，排卵周期会发生紊乱继而影响到月经及怀孕。中医学认为睡眠是人体维持正常日节律的必要条件，而月经是女性正常月节律的体现。从中医看来，日节律及月节律都与心肾功能关系密切，所以睡眠时间的紊乱常常导致心肾不交，继而导致月经节律紊乱。

（4）切忌情绪过激。祖国医学认为，女子以肝为先天。肝为刚脏，五行属木，主疏泄，调畅气机。肝藏血,供养冲任,下滋胞宫,故肝气条达,血养充足,五脏和调则经、孕、产、乳顺乎自然。《杂病源流犀烛》曰:"肝其体本柔而刚,直而升,应顺乎春,其性条达而不可郁,其气偏于急而激暴易怒,故其为病也,多逆。"肝主疏泄的作用主要体现在情志的调节上。中医七情学说认为七情乃人之常情,调畅顺达的情志是"阴平阳秘,精神乃治"的保障。七情之病多责之于肝,尤其是情志变化所导致的功能性不孕,治疗的核心仍然重在调理肝的疏泄功能上。

第三节 儿 科 病 证

一、风 疹

风疹是因感受风热时邪引起的一种急性发疹性传染病,临床以轻度发热,咳嗽,全身皮肤出现细沙样玫瑰色斑丘疹,耳后及枕部淋巴结肿大为特征;属于中医学的"风痧"范畴。常于冬春季节流行,好发于1~5岁小儿。

其病症状较轻,一般恢复较快,少见并发症,皮疹消退后,可有皮肤脱皮,但无色素沉着,预后良好,患病后可获持久免疫。

风疹辨证,主要辨别轻证和重证。轻证邪犯肺卫,症状较轻,病程一般3~4天,治宜疏风清热,解表透疹,方选银翘散加减;重证邪入气营,症状较重,出疹持续5~7天,治宜清热解毒,凉营透疹,方选透疹凉解汤加减。

【辨证禁忌】

1. 忌将丹痧(猩红热)误为风疹 猩红热多为细小红色丘疹,皮肤猩红,自颈、腋下、腹股沟处开始,2~3天遍布全身,且伴有口唇周围苍白圈,杨梅舌,皮肤皱折处呈线状疹等特征;初期还有高热,咽喉红肿糜烂等症状,恢复期可见脱皮,无色素沉着,故易于鉴别。

2. 忌将奶麻(幼儿急疹)误为风疹 奶麻皮疹呈玫瑰色斑疹或斑丘疹,以躯干部为多,头面颈部及四肢较少;初期有突然高热,持续3~4天热退疹出,一般情况好;恢复期无脱屑及色素沉着,可供鉴别。

3. 忌将麻疹误为风疹 麻疹呈暗红色,疹间有正常皮肤,发疹有一定顺序,典型皮疹自耳后发际开始,从上往下逐渐蔓延全身,最后到达手足心;口腔两颊黏膜近臼齿处可见麻疹黏膜斑;初期有发热,发热3~4天出疹,出疹时发热更高,伴有咳嗽、流涕、眼泪汪汪等症状,疹退后有糠麸样脱屑和棕色色素沉着,可供鉴别。

4. 忌将水痘误为风疹 水痘表现为皮肤分批出现丘疹、疱疹、结痂,轻者疹形小而稀疏,色红润,疱内浆液清亮;重者痘形大而稠密,色赤紫,疱浆浑浊;初期有低热,身痒,咳嗽流涕,不思饮食等全身症状;愈后皮肤不留瘢痕,故不难鉴别。

【治法禁忌】

(1)风疹一般证情较轻,恢复较快,少见并发症,故有"皮肤小疾"之称,无特效治疗,主要应加强调护及对症治疗。

（2）疏风解表不宜太过，应中病即止。《片玉心书·小儿治法》写道："小儿纯阳之体，阴阳不可偏伤"，认为纯阳非盛阳，而是小儿阴阳皆未充盛，均须慎防发汗太过，耗伤正气。

（3）体质虚弱者，不宜单独使用疏风解表之法，而宜解表同时兼以扶正。

【分证论忌】

1. 邪犯肺卫

主症：发热，轻咳，疹色淡红，先起于头面躯干，随即遍及四肢，分布均匀，稀疏细小如沙，二三日消退，有瘙痒感，耳后及枕部淋巴结肿大。

次症：恶风，流涕，咽喉肿痛，精神倦怠，胃纳欠佳。

舌象：舌质偏红，舌苔薄白或薄黄。

脉象：浮数。

本证型设忌的要点在于要辨识此证为"外感风热时邪"引发之病证，初起证候与一般感冒类似；因本病具有易感性，故应注意皮肤出疹的情况，而不可将其视为一般的感冒，而误用辛温解表的方法。本证型有精神倦怠，胃纳欠佳，不可误以为有脾胃气虚之象，而滥用温补之剂，导致邪气留恋。

此外，症有发热，不可重用清热之剂，恐致脾胃之气受损而饮食大减，应注意禁忌。

治法禁忌：辛温解表、补益脾气、清热解毒。

方剂禁忌：麻黄汤、桂枝汤、四君子汤、玉屏风散、白虎汤。

药物禁忌：麻黄、桂枝、细辛、党参、五味子、石膏。

必要时可配伍板蓝根、夏枯草、玄参、牡丹皮、赤芍。

2. 邪入气营

主症：高热口渴，烦躁哭闹，疹色鲜红或紫暗，疹点稠密，甚至融合成片。

次症：小便短黄，大便秘结，甚或抽搐。

舌象：舌质红，苔黄后或黄糙。

脉象：洪大或洪数。

本证型设忌的要点在于强调"邪热炽盛"已入气营，而非在肺卫，有气营两燔之象。本症以高热烦躁，疹色鲜红或紫暗，分布密集，兼见里热证为特征，全身症状比较重。在此阶段邪热入里耗伤人体阴液，故注意不能妄用"辛温解表"以使汗出过多而重复伤阴。

此外，本证型有疹色融合成片，不能误以为瘀血内阻，擅用活血化瘀之品，可耗伤气血，使正气受损。这是需要特别强调的，使用时必须谨慎。

治法禁忌：忌用辛温解表，慎用活血化瘀。

方剂禁忌：麻黄汤、桂枝汤、四逆汤、桃红四物汤。

药物禁忌：麻黄、桂枝、川芎、红花、当归、桃仁。

必要时可加用生石膏、寒水石、生地黄、牡丹皮、大黄、芦根、竹叶、钩藤。

【生活禁忌】

（1）风疹流行期间避免带易感儿童去公共场所，防止交叉感染。

（2）皮肤瘙痒者，不要用手挠抓，防止损伤皮肤导致感染。

（3）饮食宜清淡易于消化，不宜吃辛辣、煎炸爆炒等食物。

（4）注意休息与保暖，多饮温开水。

【文献摘要】

○ "邪气中经，则身痒而瘾疹"（《金匮要略》）。

○ "小儿因汗解脱衣裳，风入腠理，与气血相搏，结聚起，相连成瘾疹，风气止在腠理，浮浅，其势微，故不肿不痛，但成瘾疹瘙痒耳"（《诸病源候论》）。

○ "风瘾者……乃皮肤小疾，感受风热，客于脾肺二家所致，不在正麻之列"（《麻疹全书》）。

○ "风瘾者……乃皮肤小疾……不必用药自散，感受风热，倘身热不退，只须用疏风清热之剂，一服即愈"（《麻科活人全书》）。

○ "疹宜发表透为先，最忌寒凉毒内含。已出清利无余热，没后伤阴养血痊"（《医宗金鉴》）。

○ "风瘾……亦当慎风寒，或荤腥、生冷、辛辣食物，勿以其无利害而忽诸，恐触动风热而生他病"（《麻科活人全书》）。

二、流行性腮腺炎

流行性腮腺炎是因感受风温邪毒，壅阻少阳经脉引起的以发热，耳下腮部漫肿疼痛为特征的一种急性传染病，属于中医学的"痄腮"范畴。本病冬春季节发病率最高，较易流行，多见于 5～9 岁儿童，常在儿童群体机构中流行。一般预后良好。少数儿童由于病情严重，可并发腮腺炎脑炎，出现昏迷、抽搐等变证；年长儿童可并发睾丸肿痛及少腹肿痛等兼证。

本病辨证主要是辨别轻证、重证。轻证不发热或发热不甚，腮肿症状不著，可兼有表热证，属邪犯少阳之表，治宜疏风清热，疏利少阳为主，方选柴胡葛根汤加减；重证发热高，腮部漫肿胀痛，坚硬拒按，可兼有里热证，属热毒壅盛于里，治宜清热解毒，疏通经络为主，方选普济消毒饮加减；无论轻证、重证都应佐以软坚、化痰散结之品；若出现高热不退，昏迷，反复抽搐，或睾丸胀痛、少腹疼痛等变证者，治宜清热解毒、息风开窍或清肝泻火等法治疗，方选清瘟败毒饮或龙胆泻肝汤加减。

【辨证禁忌】

1. 忌将发颐（化脓性腮腺炎）误为流行性腮腺炎　发颐多继发于其他热病之后；腮部肿胀疼痛，一般以单侧发病，局部皮色泛红、边缘清楚，初期质地坚硬，后期化脓时触之有波动感，挤压腮腺管开口可有脓性分泌物溢出。发病无季节性，无传染性。可供鉴别。

2. 忌将臖核肿痛（淋巴结炎）误为流行性腮腺炎　臖核肿痛局部红肿热痛明显，不以耳垂为中心，腮腺管开口无红肿，肿胀部位边缘清楚，质地较硬，有触痛，活动度较好，可有化脓；口腔及咽部有明显的原发感染病（如乳蛾、喉痹、聤耳、龋齿等）。无传染性。

【治法禁忌】

（1）忌用辛温解表法。

（2）热伤阴者不宜使用清热解毒法。

（3）清热法所用药物都具有寒凉之性，大剂量应用会损伤人体脾胃，故中病即止，不宜久用。

（4）凡体质虚弱，阳气不足者，有表邪郁于肌表而发热者，均应慎用清热法。

【分证论忌】

1. 常证

（1）邪犯少阳

主症：轻微发热，恶风，一侧或两侧耳下腮部漫肿疼痛，边缘不清，触之痛甚，咀嚼不便，或咽红。

次症：头痛，呕吐，纳少。

舌象：舌质红，苔薄白或淡黄。

脉象：浮数。

本证型设忌的要点在于强调风温时邪侵袭少阳（轻证）的病机特点，因有轻微发热恶风，苔薄白，脉浮，有风邪犯表之象，此非简单之外感风邪，属风温时邪郁于少阳之表，不可见有表证一味地使用辛温发汗之法，那就大错而特错。

本证型以一侧或两侧耳下腮部漫肿疼痛，边缘不清，触之痛盛，咀嚼不便为表现，初期红肿不甚，系气血阻滞，非瘀血凝结的坚实肿块，而误用活血化瘀之剂，应注意辨别。

此外，呕吐、纳少是因为邪郁少阳，横逆犯胃所致，易误以为是脾胃气虚，胃气不和，胃气上逆，而运用健脾和胃之剂。此亦应注意禁忌。

治法禁忌：忌用辛温解表、活血化瘀、健脾益气。

方剂禁忌：麻黄汤、桂枝汤、桃红四物汤、香砂六君子汤。

药物禁忌：麻黄、桂枝、细辛、当归、川芎、红花、人参、黄芪。

必要时可配伍蒲公英、青皮、玄参、石膏、白芷、苏叶等。

（2）热毒壅盛

主症：壮热烦躁，腮部漫肿胀痛较著，肿胀范围大，坚硬拒按，张口咀嚼困难，口渴引饮。

次症：大便干燥，小便黄，面赤唇红，食欲不振，呕吐。

舌象：舌质红，苔黄。

脉象：弦数。

本证型设忌的要点在于强调温毒入里，邪壅少阳，热毒炽盛的病机。此证壮热，烦躁，口渴，大便干，小便黄，面赤唇红，舌质红，苔黄，脉数均为有实热之象，此热为里热而非表热，故不可误用疏风解表，发汗太过，耗伤阴液，必须引起重视，应注意辨别；而症状表现中的腮部肿痛，坚硬拒按，易被误以为瘀血阻滞不通所致的疼痛，而误用活血化瘀之品，使正气受损，故应注意禁忌。

此外，食欲不振、呕吐因于热毒内扰脾胃，不可与因虚而致之证混为一谈，必须注意禁忌。

治法禁忌：忌用疏风解表、活血化瘀、健脾益气。

方剂禁忌：桂枝汤、荆防败毒散、桃红四物汤、玉屏风散。

药物禁忌：荆芥、紫苏叶、白术、五味子、乳香、没药。

必要时可加用石膏、知母、大黄、芒硝、海藻、昆布、赤芍、牡丹皮。

2. 变证

（1）邪陷心肝

主症：高热不退，神昏，嗜睡，项强，反复抽搐，腮部肿胀疼痛，坚硬拒按。

次症：头痛，呕吐。

舌象：舌质红绛，苔黄燥。

脉象：弦数。

本证型设忌的要点在于强调热毒壅盛向内传变至心肝的病机特点。神昏，嗜睡，项强，抽搐，舌质红绛，苔黄燥等症，是因为热毒内陷，心神被蒙，肝风内动，而非痰浊蒙蔽清窍之象，临床应注意不宜用涤痰开窍之剂，恐温燥而使热势加重；头痛，呕吐是因热毒内陷心肝，气机上逆，不是一般外感风邪所致之证，故不宜用疏风解表之剂，应注意禁忌。

治法禁忌：疏风解表、涤痰开窍。

方剂禁忌：川芎茶调散、九味羌活丸。

药物禁忌：荆芥、羌活、紫苏叶、川芎、细辛、陈皮、半夏。

必要时可配伍郁金、石菖蒲、羚羊角粉，或用安宫牛黄丸、至宝丹。

（2）毒窜睾腹

主症：病至后期，腮肿渐消，男孩一侧或两侧睾丸肿痛，女孩少腹疼痛。

次症：高热，头痛，口苦咽干，小便黄，大便干燥。

舌象：舌质红，苔黄。

脉象：弦数。

本证型设忌的要点在于强调热毒循经相传，郁于足厥阴肝经的病机特点。症状中睾丸疼痛及少腹疼痛，很易误以为是肝经受寒邪侵袭引起，而误投温肝散寒之品，势必加重热势，应注意禁忌。

此外，高热，头痛，咽干，非风热之邪所致，故应避免使用疏风解表之品，要注意禁忌。

治法禁忌：温经散寒、疏风解表。

方剂禁忌：暖肝煎、川芎茶调散、九味羌活丸。

药物禁忌：小茴香、肉桂、沉香、乌药、细辛。

必要时可配伍青皮、延胡索、荔枝核、大黄、木香、蒲公英、牡蛎、桃仁、红花等。

【生活禁忌】

（1）急性期禁止参加一切活动，卧床休息，隔离观察1～2周。

（2）保持室内空气流通，勤开门窗。

（3）加强口腔清洁、卫生，可用淡盐水及洗漱液清洗口腔。

（4）忌肥腻、煎炸、辛辣之品。

【文献摘要】

○"痄腮之症，初起恶寒发热，脉沉数，耳前后肿痛，隐隐有红色，肿痛将退，睾丸忽胀。亦有误用发散药，体虚不任大表，邪因内陷，传入厥阴脉络，睾丸肿痛，而耳后全消者。盖耳后乃少阳胆经部位，肝胆相为表里，少阳感受风热，邪移于肝经也"（《冷庐医话》）。

○"毒气蓄于皮肤，流结而为肿毒……多在腮颊之间，或耳根骨节之处"（《活幼心书》）。

○"初时则宜疏解，热盛即用清泄，或夹肝阳上逆，即用息风和阳。此证永不成脓，过一候自能消散"（《疡科心得集》）。

三、婴幼儿腹泻

婴幼儿腹泻属于中医学"泄泻"范畴。由于小儿脾常不足，感受外邪，内伤乳食，脾胃虚弱，均可导致脾胃运化功能失调而发生。以大便次数增多，粪质稀薄或如水样为特征。多发生于婴幼儿，尤其是 2 岁以下的小儿，容易引起流行。

泄泻辨证主要是辨别常证与变证，可从病史、全身及大便症状三个方面着手。运脾化湿为基本治则。常证有伤食泻、湿热泻、风寒泻、脾虚泻、脾肾阳虚泻，分别以消食导滞、清热利湿、祛风散寒、健脾益气、补脾温肾为治，选方分别是保和丸、葛根芩连汤、藿香正气散、参苓白术散、附子理中汤加减。变证多为气阴两伤和阴竭阳脱，分别以益气养阴、酸甘敛阴，护阴回阳、救逆固脱为治，选方分别是人参乌梅汤、生脉散合参附龙牡救逆汤加减。轻者治疗得当，预后良好。重则泻下过度，易见气阴两伤，甚至阴竭阳脱。久泻迁延不愈者，则易转为疳证，或出现慢惊风或慢脾风。

【辨证禁忌】

1. 忌将痢疾误为婴幼儿腹泻　痢疾大便呈黏液脓血便，次频量少，里急后重明显，大便镜检或见较多脓细胞，并有红细胞及吞噬细胞，大便培养痢疾杆菌阳性。阿米巴痢疾大便中有大量红细胞，少量白细胞，可查到阿米巴痢疾滋养体，无明显全身中毒症状。

2. 忌将生理性腹泻误为婴幼儿腹泻　生理性腹泻多见于 6 个月以下的婴儿。外观虚胖，常伴湿疹，生后不久即腹泻。除大便次数增加外，食欲好，不呕吐，生长发育不受影响，添加辅食后大便逐渐转为正常。

3. 忌忽略病史　伤食泻有伤于乳食史；风寒泻起病急，有外感史，可伴有外感症状；虚性腹泻病程较长，有腹泻迁延不愈或素体虚弱史。

4. 忌忽视全身情况　伤食泻有腹胀、呕恶，虚证腹泻有形瘦、倦怠、怯冷。

5. 忌忽视大便症状　一般便次多，如水注、色黄褐、气臭秽，夹黏液者属湿热；便稀薄、色淡白、夹乳片、气酸臭者属伤乳；腹胀痛，泻后减、矢气臭、夹食物残渣属伤食，其中粪便稀溏酸臭多伤于米面食，臭如败卵伤于蛋鱼食，表面油花或便检脂肪球多伤于肉类、煎炸食品；便清稀、臭气轻、夹泡沫、腹痛著者属风寒；便稀溏，色淡不臭，夹未消化物，每于食后作泻，属脾虚；粪便稀，夹完谷，气清冷，或每于五更作泻，属脾肾阳虚。

6. 忌不计便次和不察腹部症状　轻证一般每日便次在 10 次以内，精神可，能进食，少呕恶，无明显阴竭阳衰症状。重证者，暴泻便次达十余次或几十次；久泻则病程迁延不止，小便短少甚至无尿为伤阴；四肢不温，大便清冷为伤阳。腹泻伴腹胀者值得注意，腹胀的矢气或药物理气后减轻者为中焦气滞，证候轻；腹胀如鼓，不矢气，药难见效，为脾胃衰败，证候重。疳泻患儿不哭不闹，莫误认为证轻，可能为气液阴阳虚衰，尤其在夜半之后，要警惕其阴竭阳脱而亡。

【治法禁忌】

1. 不宜过用燥湿渗利之法　湿浊困脾应让邪有去路，一法燥湿于中，使其消于无形，常取芳香化浊之品。但此类药多属辛温香燥，易于耗气伤阴，故阴虚血燥及气虚者慎用；二法渗湿于下，使其从水道而去，常取淡渗分利之品，但不宜单用，须配伍健脾之品，阴亏津少者忌用，对脾虚者应以健脾为主，不宜片面强调利水，更不宜用清热利湿之品。对于久泻，虚泻多因脾不化湿，阳失于温煦，须以健脾化湿，温阳化湿为法，使脾运复健，阳气振奋，则水湿自化，不宜过用淡渗利湿之品。虚性泄泻还多有乳食不化，常须在健脾助运之中加入消乳化食之品，不可予通导积滞之法。重者患儿常见气阴两伤或阴竭阳脱，应予益气生津，挽阴救阳，一旦危象出现，即当以扶正救脱为急，莫待诸症毕现而贻误时机。

2. 切记单用一法　内服煎剂不宜量多，而应少量多次喂服，以减少呕恶，散剂也是治泻的较好剂型，但须研末极细，以利于吸收。敷脐、推拿、氦氖激光照射穴位等治法使用方便，患儿易于接受，对轻证及部分虚泻其他疗效不佳者，可能收到较好效果，对重证患儿则应与内服药同用。难治及危重患儿，应中西医结合治疗，辅以输液，以提高疗效。

【分证论忌】

1. 常证

（1）伤食泻

主症：脘腹胀满，肚腹作痛，痛则欲泻，泻后痛减，粪便酸臭。

次症：嗳气酸馊，或欲呕吐，不思乳食，大便酸臭如败卵，夜卧不安。

舌象：舌苔厚腻或微黄。

脉象或指纹：脉滑数，指纹沉滞。

本证型设忌的要点在于强调"饮食积滞"的病机特点。脘腹胀满，肚腹作痛，痛则欲泻，泻后痛减，粪便酸臭如败卵，舌苔厚腻或微黄，脉滑数，此证是饮食积滞化热，看似有胃肠湿热之象，如果妄投清热燥湿之剂，必会进一步损伤脾胃之气，非但不能达到止泻的目的，反而会使症状加重，应注意禁忌。而嗳气、呕吐，不思饮食易被误以为是脾胃气虚之证，误用益气健脾之剂，定会使邪气壅实，不仅不能达到止泻效果，反而会加重腹泻及呕吐，胃纳明显减少，这是必须注意的。

此外，本证型是因于饮食积滞引起，故应注意不宜使用单纯的固涩止泻之剂，以防闭门留寇，也应注意禁忌。

治法禁忌：清热利湿、益气健脾、固涩止泻、助运止泻。

方剂禁忌：葛根芩连汤、附子理中汤、四神丸等。中成药忌用藿香正气液、纯阳正气丸、甘露消毒丹、葛根芩连丸、附子理中丸、四神丸；慎用参苓白术散等。

药物禁忌：葛根、黄芩、黄连、附子、吴茱萸、补骨脂、党参、白术等。麦芽不宜生用宜炒用，但勿炒至焦黄。

必要时可配伍木香、厚朴、藿香、生姜、黄连、炒麦芽、鸡内金等。

凡饮食所致的消化不良可参照此证型论忌。

（2）湿热泻

主症：其病急骤，泻势急迫，便下稀溏，或如水样，量多次频，气味秽臭，或见少许黏液，腹痛时作，食欲不振，小便短黄。

次症：呕恶，口渴，或发热。

舌象：舌红，苔黄腻。

脉象或指纹：脉滑数，指纹紫滞。

本证型设忌的要点在于强调"湿热困脾"的病机特点。此证泻下稀薄，或如水样，气味臭秽，泻下黏液，腹痛，指纹紫滞，脉滑数，家长及医者易误辨饮食积滞而用消食导滞之品以帮助消化，会损伤人体正气，腹泻难以停止。食欲不振，呕恶易被误认为脾胃之气虚弱，用补益脾气之品，使湿热之邪留恋。此口渴不是阴虚所致，所以不能用养阴清热之剂，以防加重内湿，应注意辨别。

此外，泻下稀薄，如水样，次数多也易误以为是脾肾阳虚所致，此泻下稀薄水样便与脾肾阳虚的下利清谷是不一样的，如果误投补脾温肾之法以止泻，则错也，应注意禁忌。本证有湿热内滞，邪气偏盛，故不能用固涩止泻之剂，影响邪气的祛除。

治法禁忌：消食导滞、滋阴、益气健脾、助运止泻、补脾温肾、固涩止泻。

方剂禁忌：甘露消毒丹、参苓白术散、附子理中汤、四神丸等；中成药忌用保和丸、藿香正气液、参苓白术散、附子理中丸、四神丸等。

药物禁忌：党参、白术、当归、白芍、肉豆蔻、干姜、附子、吴茱萸、补骨脂、生地黄、天花粉等。

必要时可配伍生姜、半夏、苍术、藿香、滑石、扁豆等。

凡细菌性的肠炎可参照此证型论忌。

（3）风寒泻

主症：大便清稀，中多泡沫，臭气不甚，或伴恶寒发热。

次症：鼻流清涕，咳嗽；腹痛，脘腹胀满。

舌象：舌淡，苔薄白。

脉象或指纹：脉浮紧，指纹淡红。

本证型设忌的要点在于强调"外感风寒"的病机特点。泻下大便清稀，有泡沫，不甚臭秽，发热，脉浮紧，此发热是外感风寒之邪引起，非"湿热"所致，故不可轻投清热利湿之品，而使寒邪内盛。症状中表现的腹痛，脘腹胀满，肠鸣，是因寒湿内困，气机受阻，易被误以为是饮食积滞不通而用消食导滞之剂。

此外，恶寒是有怕冷的感觉，加之大便清稀，医者易辨为脾阳不足，而用温补脾阳之法，则为错误。寒湿内滞于里，也不宜使用固涩止泻之剂，影响邪气的祛除。

治法禁忌：忌消食导滞、清热利湿、益气健脾、助运止泻、补脾温肾、固涩止泻法。

方剂禁忌：忌用保和丸、葛根芩连汤、参苓白术散、附子理中汤、四神丸等。

药物禁忌：山楂、神曲、葛根、黄芩、黄连、党参、白术、附子、吴茱萸、补骨脂等。

必要时可配伍荆芥、防风、羌活、木香、砂仁、焦山楂、焦神曲、泽泻等。

凡感冒所致的腹泻，轮状病毒肠炎均可参照此证型论忌。

（4）脾虚泻

主症：大便稀溏，色淡不臭，多于食后作泻，时轻时重，面色萎黄，形体消瘦，神疲倦怠。

次症：腹胀，腹冷。

舌象：舌淡苔白。

脉象或指纹：脉缓弱，指纹淡。

本证型设忌的要点在于强调"脾气虚弱"的病机特点。大便稀溏，色淡不臭，是因为脾胃虚弱，清阳不升，而与风寒之邪所致的泄泻不同，此时应避免使用祛风散寒之法，发散太过加重正气的损伤。症状见腹胀，胃纳不振，食后作泻，容易以为有饮食停滞，而误用消食导滞之剂，损伤脾气。

此外，清热药容易戕伐人体的脾胃之气，故应用时注意禁忌。

治法禁忌：忌消食导滞、祛风散寒、清热利湿；慎用固涩止泻法。

方剂禁忌：保和丸、藿香正气散、甘露消毒丹、葛根芩连丸、四神丸等。

药物禁忌：慎用山楂、神曲、藿香、紫苏叶、葛根、黄芩、黄连、附子、吴茱萸、补骨脂等。

必要时可配伍木香、诃子、赤石脂、炮姜、肉豆蔻等。

凡慢性肠炎，功能性消化不良，过敏性腹泻，乳糖不耐受均可参照此证型论忌。

（5）脾肾阳虚泻

主症：久泻不止，大便清稀，完谷不化，形寒肢冷，面色㿠白，食欲不振，精神萎靡。

次症：脱肛，睡时露眼，五更作泻。

舌象：舌质淡，苔白。

脉象或指纹：脉细弱，指纹淡。

本证型设忌的要点在于强调"脾肾阳虚"的病机特点。症见久泻不止，大便稀溏，形寒肢冷。此"形寒肢冷"容易和风寒外感所致的"恶寒"混淆，以为形寒肢冷是有"恶寒"，而误用辛温解表之剂，发汗太过，损伤人体的阳气。

大便完谷不化，食欲不振，面色㿠白，精神萎靡，舌质淡，苔白，脉细弱，指纹淡易辨为脾胃气虚，而此症状为阳虚非气虚，程度重于气虚，故用药时应注意审慎。

此外，阳虚之证，不宜用清热、消导等祛邪之剂，使寒凉叠加，阳气更虚，必须重视。

治法禁忌：消食导滞、祛风散寒、化湿和中、清热利湿；慎用益气健脾。

方剂禁忌：保和丸、藿香正气散、葛根芩连汤；慎用参苓白术散等。

药物禁忌：慎用山楂、神曲、藿香、紫苏叶、葛根、黄芩、黄连等。

必要时可配伍补骨脂、肉豆蔻、黄芪、升麻、诃子、赤石脂、禹余粮等。

2. 变证

（1）气阴两伤

主症：泻下无度，质稀如水，精神萎靡或心烦不安，目眶及前囟凹陷，皮肤干燥或枯瘪，啼哭无泪，唇红而干。

次症：尿少甚至无尿；口渴引饮。

舌象：舌质红，苔少或无苔。

脉象或指纹：脉细数，指纹淡紫。

本证型设忌的要点在于强调"气阴两伤"的病机特点。少尿或无尿，皮肤干燥，唇红而干，舌质红，苔少，或无苔，脉细数等，此"热"非"湿热"，而是"阴虚内热"，故不宜用苦寒清热燥湿之剂。

此外，泻下无度，质稀如水，精神萎靡，此证本为气虚之象，易被误认为有阳虚之嫌，而误投温补之剂，临床应审慎。此证正气受损，故消导、发散之法应禁忌。

治法禁忌：忌消食导滞、祛风散寒、化湿燥湿、清热利湿法。

方剂禁忌：保和丸、藿香正气散、葛根芩连汤；慎用附子理中汤、四神丸、生脉散、参附龙牡救逆汤等。

药物禁忌：忌用山楂、神曲、藿香、紫苏叶、葛根、黄芩、黄连；慎用党参、白术、附子等。

必要时可配伍焦山楂、诃子、赤石脂、石斛、玉竹、天花粉。

凡腹泻出现轻度-中度脱水者均可参照此证型论忌。

（2）阴竭阳脱

主症：泻下不止，次频量多，精神萎靡，表情淡漠，面色青灰或苍白，哭声微弱，啼哭无泪，尿少或无尿，四肢厥冷。

次症：阴阳俱耗则见阳脱危亡或虚脱而亡。

舌象：舌淡无津。

脉象或指纹：脉微欲绝，指纹淡白。

本证型设忌的要点在于强调"阴液将竭，阳气欲亡"的病机特点。泻下不止，次频量多，面色苍白，哭声微弱，四肢厥冷，舌质淡，指纹淡白，脉微欲绝。此证为阳气衰微，而非气虚，阳气虚衰到了很严重的程度，单纯用益气健脾之法，恐难奏效，故必须引起重视。暴泻不止，便稀如水，易误以为湿热所致，而误用清热利湿之法。症中有啼哭无泪，尿少或无尿，舌苔无津，此为明显的阴液枯竭之象，而单用酸甘敛阴，固涩止泻之剂收效甚微。

此证为病情的严重阶段，阴阳衰退之极，故消食导滞，疏风散寒，化湿和中等祛邪之法均应禁忌。

治法禁忌：忌消食导滞、疏风散寒、化湿和中、清热利湿法；慎用益气健脾、助运止泻、补脾温肾、固涩止泻、益气养阴、酸甘敛阴法。

方剂禁忌：保和丸、藿香正气散、葛根芩连汤；慎用附子理中汤和四神丸等。

药物禁忌：山楂、神曲、藿香、紫苏叶、葛根、黄芩、黄连等；慎用党参、白术、附子等。必要时可配伍炮姜、白术、鲜生地黄、鲜石斛。

凡腹泻出现重度脱水者可参照此证型论忌。

【生活禁忌】

（1）不吃变质食物，切忌暴饮暴食。

（2）忌食油腻、滑肠及各种不易消化的食品；忌生冷、辛辣食品；吐泻严重者可暂禁食4～6小时，宜暂停乳类喂养或改服腹泻奶粉；吐泻好转后，饮食要逐步增加。

（3）提倡母乳喂养，不宜在夏季及小儿有病时断奶，忌不遵守医嘱随意添加辅食。

（4）避免感冒，防止腹部受凉。

（5）忌食前便后不洗手。

（6）忌与患腹泻者接触。

【文献选要】

○ "凡泄泻皆属湿。其证有五，治法亦分利提升为主，不可一例混施"（《幼科全书》）。

○ "夫泄泻之本，无不由于脾胃。盖脾胃为水谷之海，而脾主运化，使脾健胃和，则水谷腐化而为气血以行荣卫。若饮食失节，寒温不调，以致脾胃受伤，则水反为湿，谷反为滞，精华之气不能输化，以致合污下降，而泄泻作矣"（《医宗金鉴》）。

○ "又有吐泻久病，或医妄下之，其虚益甚，津液燥损，亦能成疳"（《小儿药证直诀》）。

○ "亦有诸吐利久不瘥者，脾虚生风而成慢惊"（《小儿药证直诀》）。

○ "小儿卒利者，由肠胃虚，暴为冷热之气所伤，而为卒利。热则色黄赤，冷则色青赤，若冷热相交，则变为赤白滞利也"（《诸病源候论》）。

四、厌　　食

厌食是指小儿较长时期见食不贪，食欲不振，甚则拒食的一种常见病证。发病原因主要由于饮食喂养不当，导致脾胃不和，受纳运化失健。患儿一般精神状态较正常。病程长者，也可出现面色少华、形体消瘦等症状。本病在儿科临床上发病率较高，尤在城市儿童中多见，好发于1～6岁小儿。若因其他外感或内伤疾病中出现厌食，则不属于本病讨论范畴。

厌食辨证主要是辨别脾失健运、脾胃气虚及脾胃阴虚，三者均以厌食、拒食为主症，在治疗方法上，必须掌握各种不同证候，"以和为贵，以运为健"，开胃运脾为基本法则，具体有运脾、健脾和滋脾养胃不同，分别选用曲麦枳术丸、参苓白术散和养胃增液汤加减治疗，除药物外还有多种疗法选用，如针灸、推拿、捏脊等外治法。

【辨证禁忌】

1. 忌将积滞误为厌食　积滞指乳食停聚中脘，积而不消，气滞不行，而有脘腹胀满疼痛、嗳气酸馊、大便腐臭、烦躁多啼等症。积滞所见之不思乳食，由乳食停积不行产生，厌食患儿不思进食，所进甚少，故胃腹坦然无痛苦，一般无食积征象。

2. 忌将疳病误为厌食　疳证患儿有食欲不振，亦有食欲亢进或嗜食异物；形体明显消瘦；病可涉及五脏，出现烦躁不宁或委靡不振，以及舌疳、眼疳、疳肿胀等兼证。厌食者虽食欲颇差，进食甚少，但形体正常或略瘦，未至羸瘦程度，为脾之本脏轻证，一般不涉及他脏。

3. 忌将疰夏误为厌食　疰夏亦有食欲不振，同时可见全身倦怠，大便不调，或有身热，其特点为发病有明显的季节性，"春夏剧，秋冬瘥"，秋凉后自行转愈。而厌食虽可起病于夏，但秋后不会恢复正常，而持久胃纳不开，且一般无便溏，身热等兼症。

4. 忌将肝炎误为厌食　肝炎亦有食欲不振，同时有乏力、厌油腻、肝肿大、肝功能异常等，厌食无肝肿大，无肝功能异常。

5. 忌不问病史　因厌食患儿症状不多，故要问初生是否有胎怯、喂养史中有无喂养不当、饥饱不均，既往史中曾患哪些疾病、教育方式妥当否，追问发病与以上因素的关系，便可明确病因。

6. 忌不结合临床辨证　若嗳气、恶心、苔腻，多食后脘腹作胀呕吐，形体尚可者，多属脾运失健；食而不化，大便偏稀，伴面色㿠白，形体消瘦，多汗易感者，多属脾胃气虚；食少引多，大便干结，伴面色萎黄，皮肤不润者，多属脾胃阴虚。

7. 忌不重视舌象　因厌食患儿症状少，舌象可作为辨证的重要依据。脾运失健者舌质多正常，苔腻；湿浊重者为厚腻苔；食滞重者多为垢腻苔；偏气虚者舌淡，苔薄白；偏阴虚者舌红而少津，少苔或花剥苔。

【治法禁忌】

治疗厌食，以健脾不在补，贵在运脾为基本原则，正如《幼科发挥》指出："人以脾为本，所当调理，小儿脾常不足，尤不可不调理也""调理之法，不专在医，唯调母乳，节饮食，慎医药，使脾胃无伤，则根本常固矣"。脾喜温而恶热，用药不可过偏，宜五味相济，四气俱备，攻、补皆须"防偏为害"，须取"中和之道"。该书又明确指出："脾胃壮实，四肢安宁，脾胃虚弱，百病蜂起，故调理脾胃者，医中之王道也。"

在《温病条辨·解儿难·儿科总论》中也说："其用药也，稍呆则滞，稍重则伤，稍不对证，则莫知其乡。"力戒轻易使用苦寒之弊，治宜以轻清之剂解脾气之困，拨清灵脏气以恢复转运之机，俾使脾胃调和，脾运复健，则胃纳自开。脾运失健者，以运脾开胃为主，若兼湿滞、食积，须加用燥湿、消食之品，但化湿忌过用苦寒攻伐，消食忌过用克削通导，总须顾其正气，忌伤其正。

偏虚者，当用补益，又忌用呆补，应补而不滞，以患儿脾胃能够运化为度。若偏阴虚者，当养阴，更须注意清补而忌用滋腻。同时在药物配伍中时时顾忌调脾兼以和胃。补益佐以助运，方中常配伍疏理气机、消食醒胃、化湿宽中运脾的药物。

【分证论忌】

1. 脾运失健

主症：厌恶进食，饮食乏味，食量减少，精神如常，形体尚可。

次症：胸脘痞闷、嗳气泛恶、偶多食便脘腹饱满、大便偏稀或大便偏干。

舌象：舌质淡红，苔白腻或黄白。

脉象或指纹：脉濡缓或滑数，指纹淡。

本证型设忌的要点在于强调"脾失健运"的病机特点。脾失健运，即不能运化水谷，消化吸收功能受到影响，则有厌恶进食，饮食乏味，食量减少，胸脘痞闷，腹胀，嗳气，这时极易被误以为是饮食积滞，而贯以消痞化积之剂。

多食则见脘腹饱满，大便时稀时干，系脾失健运，脾升胃降失调，湿邪内生，在运用运脾化湿法时，注意禁忌使用苦寒化湿之品。

治法禁忌：忌用消痞化积法，化湿忌用苦寒攻伐法。

方剂禁忌：养胃增液汤、枳实消痞丸等；中成药忌用王氏保赤丸、儿康宁等。

药物禁忌：慎用沙参、扁豆、山药、麦冬、栀子、黄连、枳实、厚朴等。

必要时可配伍木香、莱菔子、半夏、佩兰、山药、薏苡仁等。

2. 脾胃气虚

主症：不思进食，形体偏瘦，面色少华，精神欠佳。

次症：大便溏薄，夹不消化物。

舌象：舌体胖嫩，舌质淡，苔薄白。

脉象或指纹：脉缓无力，指纹淡。

本证型设忌的要点在于强调"脾胃气虚"的病机特点。症见不思饮食，形体偏瘦，面色少华，舌质淡，指纹淡，脉缓无力，此不思饮食为脾气不足，功能失调，不可误以为是饮食积滞所致，而采取消导之法，更易使脾胃虚弱加重，这是需要辨别和注意的。

此外，苦寒之品最易损伤脾胃，故在本证型中不适宜运用。

治法禁忌：苦寒攻伐、克削通导。

方剂禁忌：曲麦枳术丸、保和丸、养阴增液汤等。

药物禁忌：慎用苍术、枳壳、木香、肉豆蔻、石斛、玉竹、白芍、胡黄连等。

必要时可配伍苍术、焦山楂、焦神曲、肉豆蔻、黄芪、大枣等。

3. 脾胃阴虚

主症：不思饮食，食少饮多，口舌干燥，大便偏干，小便黄少。

次症：皮肤失润，面色少华，手足心热。

舌象：舌质偏红少津，苔少或花剥。

脉象或指纹：脉细数，指纹紫。

本证型设忌的要点在于强调"脾胃阴虚""阴虚内热"的病机特点。不思饮食，饮水多，口干舌燥，大便干，小便黄少，手足心热，舌质红少津，苔少或花剥，脉细数等，易于误为实热，而用苦寒之剂，或误为湿热而用芳香化湿之法。大便干燥易误认为是胃肠实热，而采用消导通下之品。

本证型为阴液不足，辛温香燥易叠加损伤脾胃之阴，故禁忌使用。

治法禁忌：忌用清热解毒、辛温香燥、消导通下、芳香化湿；慎用温补滋腻。

方剂禁忌：曲麦枳术丸、藿香正气散、保和丸；慎用参苓白术散。

药物禁忌：慎用党参、枳实、厚朴、香附、苍术、枳壳、肉豆蔻、柴胡、木香、砂仁、白豆蔻等。

必要时可加入谷芽、神曲、天花粉、芦根、火麻仁、胡黄连等。

【生活禁忌】

（1）忌单纯依赖药物，必须纠正不良饮食习惯。

（2）忌不注意饮食调节，掌握科学正确的喂养方法，起居按时有度，忌随意添加辅食。忌贪吃零食、偏食、挑食、饮食不按时；忌进肥甘厚味、生冷干硬之类食品；食物不宜过于精细；忌少吃蔬菜及粗粮；忌食物的品种单一，菜肴不讲究色香味。

（3）对先天不足或后天病后虚弱的患儿切不可操之过急，要加强饮食、药物调理，使之早日康复。

（4）忌不注意情志的变化，严禁进餐时打骂小儿，防止忧思惊恐损伤脾胃。

（5）切忌滥服滋补药品。

【文献选要】

○ "其余一切诸症不食者，当责之胃阳虚、胃阴虚，或湿热阻气，或命门火衰，其他散见诸门者甚多。要知此症，淡饮淡粥，人皆恶之，或辛或咸，人所喜也，或其人素好之物，亦可酌而投之，以醒胃气。唯酸腻甜浊不可进"（《临证指南医案》）。

○ "诸困睡，不嗜食，吐泻，皆脾脏之本病也"（《幼科发挥》）。

○ "治胃阴虚不饥不纳，用清补，如麦冬、沙参、玉竹、杏仁、白芍、石斛、茯神、粳米、麻仁、扁豆子"（《类证治裁》）。

○ "恶食……有胸中痰滞者，宜导痰以助脾；有伤食恶食者，宜消化以助脾；有久病胃虚者，宜参术以健脾"（《证治汇补》）。

第四节 五官科病证

一、鼻鼽

鼻鼽是指由于脏腑虚损、卫表不固所致的，以突然和反复发作的鼻痒、喷嚏、流清涕、鼻塞等为主要特征的鼻病，本病为临床上较常见和多发的疾病，可常年发病，亦可呈季节性发作，相当于西医学的过敏性鼻炎、血管运动性鼻炎、嗜酸粒细胞增多性非变应性鼻炎。

鼻鼽辨证，主要是肺气虚寒、脾气虚弱、肾阳不足、肺经伏热等。鼻鼽辨证属肺气虚寒者，治以温肺散寒、益气固表，方用温肺止流丹加减（《辨证录》）。鼻鼽辨证属脾气虚弱，治以益气健脾、升阳通窍，方用补中益气汤（《内外伤辨惑论》）。鼻鼽辨证属肾阳不足者，治以温补肾阳、化气行水，方用真武汤（《伤寒论》）。鼻鼽辨证属肺经伏热，治以清宣肺气、通利鼻窍，方用辛夷清肺饮（《外科正宗》）。

【辨证禁忌】

忌将鼻鼽辨为伤风鼻塞，伤风鼻塞常有受凉史或疲劳史，病程较短，数天后可自愈，初起可见鼻痒、清涕，后期以鼻塞、黏黄涕为主，全身可伴见风邪外袭之表证的表现，局检：鼻黏膜充血肿胀，鼻腔分泌物初起较清稀。而鼻鼽常有过敏史或家族史，突然发病、突然消退、反复发作，鼻痒、喷嚏频频、清涕如水，可伴见肺虚、脾虚、肾虚等全身症状，局检：鼻黏膜淡白、灰白或淡蓝色为主，虽可见充血色红，但多为暗红色，鼻腔内有大量水样分泌物。

【治法禁忌】

忌妄用吐下法，鼻鼽多因脏腑虚损、正气不足、腠理疏松、卫表不固所致，以突然和反复发作的鼻痒、喷嚏、流清涕、鼻塞等为主要特征的鼻病。切忌妄用吐下法，耗损人体正气。

【分证论忌】

1. 肺气虚寒

证候：鼻痒，喷嚏频频，清涕如水，鼻塞，嗅觉减退，患者平素恶风怕冷，易感冒，每遇风冷则易发作，反复不愈。全身症见倦怠懒言，气短音低，或有自汗，面色发白。舌质淡红，苔薄白，脉虚弱。

治法禁忌：辛凉解表、清泻肺热、滋养肺阴。

方剂禁忌：银翘散、桑菊饮、辛夷清肺饮、沙参麦冬汤等；中成药不宜用百合固金丸、麦味地黄丸、六味地黄丸，忌用鼻鼽清热胶囊、板蓝根颗粒、复方金黄连颗粒。

药物禁忌：黄芩、黄连、栀子、石膏、桑白皮等。

2. 脾气虚弱

证候：鼻塞鼻胀较重，鼻涕清稀或黏白，淋漓而下，嗅觉迟钝，双下鼻甲黏膜肿胀较甚，苍白或灰暗，或呈息肉样变。患病日久，反复发作，平素常感头重头昏，神昏气短，怯寒，四肢困倦，胃纳欠佳，大便或溏。舌质淡或淡胖，舌边或有齿印，苔白，脉濡。

治法禁忌：忌用攻下法；慎用理气法。

方剂禁忌：忌用枳实导滞丸；慎用四磨饮子；中成药忌用牛黄解毒片、上清丸、沉香化气丸等。

药物禁忌：大黄、芒硝、商陆、巴豆、芦荟等。

3. 肾阳不足

证候：鼻鼽多为长年性，鼻痒不适，喷嚏连连，时间较长，清涕难敛，早晚较甚，鼻甲黏膜苍白水肿。患者平素颇畏风冷，甚则枕后、颈项、肩背亦觉寒冷，四肢不温，面色淡白，精神不振。或见腰膝酸软，遗精早泄，小便清长，夜尿多。舌质淡，脉沉细弱。

治法禁忌：忌用苦寒清热法；慎用滋补肾阴法。

方剂禁忌：忌用知柏地黄丸、大补阴丸等；中成药不宜用六味地黄丸、杞菊地黄丸。

药物禁忌：慎用熟地黄、黄连、麦冬、石膏等药。

4. 肺经郁热

证候：多见于鼻鼽初起或禀质过敏者。患者遇热气或食辛热的食物时，鼻胀塞、酸痒不适，喷嚏频作，鼻流清涕，鼻下甲肿胀，色红或紫暗，或见咳嗽咽痒，口干烦热。脉弦或弦滑，舌质红，苔白。

治法禁忌：忌用辛温解表、益气健脾、温肺散寒。

方剂禁忌：忌用川芎茶调散、荆防败毒散、补中益气汤；中成药不宜用归脾丸、天王补心丹等。

药物禁忌：麻黄、桂枝、人参、黄芪、白术、熟地黄等。

【食物禁忌】

（1）忌食寒凉生冷食品。传统医学认为，此病主要是由于肺、脾、肾三脏虚所致，患者尤以气虚为主；加上相伴外感风寒侵袭鼻窍而发病。若大量摄入寒凉与生食，如生冷瓜果、凉水、凉菜等，极容易损伤肺脾阳气，加重患者的虚寒症状。一般而言，呼吸系统疾病最忌寒凉与燥热食物，当有肺气虚、脾气虚、肾阳虚时，更应该特别注意在摄食中忌食寒凉生冷类食物。

（2）尽量避免和禁止食用过敏性食品。患者自己也要了解可能诱发过敏性鼻炎发作的某一种或一类食品，当已经发现或证实这一种或一类食物可能会激发过敏性鼻炎时，一定要尽量避免使用，旨在减轻本病的发作或加重。

（3）慎食鱼、虾、蟹类食物。一般情况下，认为虾、蟹类食物是最容易引起过敏反应的诱因，因此罹患过敏性疾病的患者要尽量避免食用。对于全部的患者来说，有时也并非绝对的禁忌；但是从传统的中医学理论来讲，海鲜之类的食品是发物，对于存在过敏体质的个体者来说还是少食为佳。

（4）慎食辛辣煎炸的油腻食品。过敏性鼻炎患者，饮食宜清淡、减少脂肪的摄取，特别是那些肥肉和辛辣、煎炸等刺激性油腻食物。一般而言，吃肉时要吃瘦肉或牛肉、鸡肉等。以防这类食物热助邪盛，邪热郁内而不外达。再者，过于辛辣及刺激性食品的摄入，极容易诱发过敏性鼻炎发作。

（5）忌吸烟、忌饮含酒类饮料。过敏性鼻炎患者，对外界不良气体的敏感度显著增高，尤其是寒冷和具有刺激性的气体，如直接或间接吸烟、乙醇类的气味等，接触性吸入时很容易使之喷嚏、流涕或鼻塞等症状明显加重，尤其是对于那些郁热熏肺者。因此，有鉴于患者接触的烟酒刺激能够加重病情症状，故在日常生活中应当采取一定的禁烟限酒的措施。

【生活禁忌】

（1）鼻炎大多是着凉感冒引起的，要加强体育锻炼，增强抵抗力，如晨跑、游泳、冷水浴、冷水洗脸等都可增强体质，提高人体对寒冷的耐受力。

（2）避免过度疲劳、睡眠不足、受凉、吸烟、饮酒等，因为这些因素能使人体抵抗力下降，造成鼻黏膜调节功能变差，病毒乘虚而入导致发病。

（3）在秋冬季或感冒流行期间，外出戴口罩，避免公众集会，尽量少去公共场所，对发病者做好隔离工作，对污染的室内可用白醋熏蒸进行空气消毒。

（4）早晨5～10点，是花粉扩散高峰时间，最好不在户外久待。

（5）及时更换、清洗床单、被罩，防止螨虫及其分泌物诱发过敏性鼻炎。

（6）保持室内空气的湿度，或是使用空气过滤器，不要让鼻腔太干燥。

二、耳鸣耳聋

耳鸣指因脏腑功能失调所致的以自觉耳内或头颅鸣响而周围环境中并无相应的声原为主要特征的病证，患者自觉耳内鸣响，如闻蝉声，或如潮声。耳聋是指因实邪蒙蔽清窍或脏腑虚损、清窍失养所致的以听力减退为主要特征的病证，多表现为不同程度的听觉减退，甚至消失。耳鸣可伴有耳聋，耳聋亦可由耳鸣发展而来，临床上耳聋又分突发性聋、爆震性聋、药物中毒性聋、传导性聋等。

耳鸣辨证，主要是外邪侵袭、痰湿困阻、肝气郁结、脾胃虚弱、肾元亏损、心神不宁等，耳鸣辨证属外邪侵袭者，治以疏风散邪、宣肺通窍，方用芎芷散加减（《仁斋直指方》）；耳鸣辨证属痰湿困阻者，治以祛湿化痰、升清降浊，方用涤痰汤加减（《奇效良方》）；耳鸣辨证属肝气郁结者，治以疏肝解郁、行气通窍，方用逍遥散加减（《太平惠民和剂局方》）；耳鸣辨证属脾胃虚弱者，治以益气健脾、升阳通窍，方用益气聪明汤加减（《医方集解》）；耳鸣辨证属肾元亏损者，治以补肾填精、温阳化气，方用肾气丸加减（《金匮要略》）；耳鸣辨证属心神不宁者，治以益气养血、宁心通窍，方用归脾汤加减（《医学六要》）。耳聋辨证，主要是外邪侵袭、肝火上扰、痰火郁结、气滞血瘀、肾精亏虚、气血亏虚等，耳聋辨证属外邪侵袭者，治以疏风清热、宣肺通窍，方用银翘散加减（《温病条辨》）；耳聋辨证属肝火上扰者，治以清肝泄热、开郁通窍，方用龙胆泻肝汤加减（《医方集解》）；耳聋辨证属痰火郁结者，治以清热化痰、散结通窍，方用清气化痰丸加减（《医方考》）；耳聋辨证属气滞血瘀者，治以活血化瘀、行气通窍，方用通窍活血汤加减（《医林改错》）；耳聋辨证属肾精亏虚者，治以补肾填精、滋阴潜阳，方用耳聋左慈丸加减（《重订广温热论》）；耳聋辨证属气血亏虚者，治以益气健脾、养血通窍，方用归脾汤加减（《医学六要》）。

【辨证禁忌】

忌将耳鸣耳聋辨为耳胀，耳胀常有近期感冒病史，病程可长可短，以单侧或双侧耳内胀闷堵塞感为突出症状，可伴有不同程度的听力下降，自听增强或者耳鸣，部分患者听力可正常。检查鼓膜呈微红或橘红色、内陷，有时透过鼓膜可见到液平面，病程久者，可见鼓膜极度内陷、粘连、或见灰白色钙化斑。而耳鸣耳聋可有耳外伤史、爆震史、噪声接触史、耳毒性药物用药史，耳鸣患者自觉耳内或头颅鸣响而周围环境中并无相应的声源，而耳聋话轻者听音不清，重者完全失听。暴聋者耳聋突然发生，以单侧为多见，常伴有耳鸣及眩晕；渐聋者听力逐渐减退，可单侧或双侧发病。部分耳聋可呈波动性听力减退。

【治法禁忌】

忌妄用补泻法。耳鸣耳聋有虚实之分，实者多因外邪、痰湿等实邪蒙蔽清窍；虚者多因脾、肾等脏腑虚损、清窍失养，所以在治疗耳鸣耳聋过程中勿犯虚虚实实之过。

【分证论忌】

1. 外邪侵袭

证候：耳鸣骤起、病程较短，听力骤然下降，或伴有耳胀闷感及耳鸣。全身可伴有鼻塞、流涕、咳嗽、头痛、发热恶寒等。舌质红、苔薄黄，脉浮数。

治法禁忌：忌用辛温解表。

方剂禁忌：麻黄汤、桂枝汤、荆防败毒散等；中成药不宜用桂枝合剂、荆防合剂、九味羌活丸。

药物禁忌：麻黄、桂枝、细辛、附子、防风等。

2. 肝火上扰

证候：耳鸣、耳聋时轻时重，或伴有耳鸣，多在情志抑郁或烦恼之后加重，口苦、咽干、面红、目赤、尿黄、便秘，夜寐不宁，胸胁胀痛，头痛或眩晕，舌质红，苔黄，脉弦数有力。

治法禁忌：忌用温阳、补益气血。

方剂禁忌：忌用理中汤、五苓散、补中益气汤；慎用八珍汤、十全大补汤；中成药慎用金匮肾气丸、黑锡丹等。

药物禁忌：桂枝、干姜、人参、附子、鹿茸等。

3. 痰火郁结

证候：耳鸣，耳中胀痛，听力减退，耳中胀痛，或伴耳鸣，头重头晕，或见头晕目眩，胸脘满闷，咳嗽痰多，口苦或淡而无味，二便不畅，舌红，苔黄腻，脉滑数。

治法禁忌：忌用补气、健脾、温里。

方剂禁忌：忌用归脾汤、天王补心丹等；中成药不宜用安神补脑液、天王补心丸、归脾丸。

药物禁忌：党参、人参、生地黄、熟地黄等药。

4. 气滞血瘀

证候：耳鸣，听力减退、病程可长可短，头痛或眩晕，或有爆震史，舌质暗红，或有瘀点，脉细涩。

治法禁忌：忌用清泄痰火、养阴滋腻，不宜温阳，慎用补气。

方剂禁忌：忌用小陷胸汤、右归饮、瓜蒌薤白半夏汤、天王补心丹、当归四逆汤；中成药不宜用归脾丸、天王补心丹、心宝丸等。

药物禁忌：熟地黄、麦冬、五味子、白芍、黄柏等。

5. 肾精亏虚

证候：耳鸣加重、听力逐渐下降、头晕眼花、腰膝酸软、虚烦失眠、夜尿频多、舌红少苔、脉细弱或细数。

治法禁忌：忌用平肝潜阳、清火息风；不宜活血化瘀、燥湿化痰；慎用健脾和胃。

方剂禁忌：忌用当归龙荟丸、温胆汤；不宜用二陈汤、五苓散、天麻钩藤饮；中成药忌用牛黄降压丸、脑立清丸；慎用全天麻胶囊。

药物禁忌：黄芩、芦荟、大黄、黄柏、黄连、龙胆草、山栀。

6. 气血亏虚

证候：耳鸣、听力减弱，每遇疲劳之后加重，或见倦怠乏力，声低气怯，面色无华，食欲不振，脘腹胀满，大便溏薄，心悸失眠，舌质淡红，苔薄白，脉细弱。

治法禁忌：忌用平肝潜阳，清火息风；不宜燥湿化痰；慎用活血化瘀。

方剂禁忌：当归龙荟丸、天麻钩藤饮；不宜用温胆汤、五苓散；慎用血府逐瘀汤、二陈汤。

药物禁忌：龙胆、大黄、黄连、黄芩、黄柏等。

【食物禁忌】

（1）忌食辛辣、香燥之物，避免耗伤精血，损伤肝肾，避免助热化火，加剧阳亢之耳鸣。

（2）忌食咸寒、甜腻之物，避免酿湿化痰，上扰清窍，加重耳鸣、耳聋。

（3）避免刺激性饮料，睡前忌饮浓茶、咖啡、可可、酒等刺激性饮料。

（4）忌食动火之品。羊肉、莲子、芡实等动火之物，以免助火上冲清窍，而造成不良反应。

（5）忌油腻食物。过多地吃一些煎、炒、烹、炸而油腻太过的食物，会造成胃中积热蕴滞，由内偏盛，湿热蕴于脾胃，熏蒸肝胆，痰火上扰清窍而发病，故病耳鸣、耳聋者忌多食之。

【生活禁忌】

（1）忌情志不遂，压力过大，宜怡情养性，保持心情舒畅，消除来自工作或生活上的各种压力，解除对耳鸣不必要的紧张和误解，可防止耳鸣、耳聋的发生及加重。

（2）忌熬夜、失眠，保持良好的睡眠，有助于防止耳鸣、耳聋加重。

（3）戒除掏耳朵的习惯，掏耳朵可以引起耳道和鼓膜的损伤，有时还会并发感染，使听力下降。

（4）洗头、洗澡时防止水流入耳内，因皮肤和鼓膜在水中浸泡，加上耵聍的刺激，容易引起外耳炎，若原先有鼓膜破裂者，水进入耳内可引起中耳炎复发。

（5）远离噪音和爆炸现场，因为较大的噪音会造成耳聋，爆炸声会造成爆震性耳聋。

（6）避免打击头部，更不可掌击耳部。前者可并发听力损害，后者可引起鼓膜破裂。生活中，因外力打击而造成耳朵功能受损的情况屡见不鲜。

（7）避免使用错误的擤鼻方法：应左右鼻腔一个一个地擤鼻，切勿将左右鼻孔同时捏闭擤鼻，擤鼻不当可将鼻腔分泌物驱入中耳腔，引起中耳炎。

三、角 膜 炎

角膜炎，中医称之为"聚星障"。聚星障之名出自《证治准绳》。表现为黑睛表面生有细小星翳，或连缀，或团聚，白睛红赤，畏光流泪，若病情发展，可向黑睛深层蔓延，形成花翳白陷或混睛障。

本病常在感冒发热基本好转或痊愈后出现，或在劳累后复发。常单眼为患，亦可双眼同时患病或先后发生。初为风热外袭首发，病犯风轮，治以疏散风热，方用银翘散加减；在脏以肝胆论治，常为肝胆火炽，治以清肝泻火，方用龙胆泻肝汤；也可因湿热熏蒸而病势缠绵，湿热犯目者治以清热化湿，方用三仁汤；或气阴亏虚而反复发作，治以益气养阴散邪，方用加减地黄丸。

【辨证禁忌】

忌将聚星障辨为天行赤眼暴翳，天行赤眼重者或后期可并发黑睛翳障，但多位于黑睛浅层的点状浸润，一般直径为 0.5～1.5mm，多位于黑睛中央，少数侵犯周边部，视力略受影响。

【治法禁忌】

忌妄用辛热之品，聚星障多因风热外袭，肝胆火炽，热极生风，湿热犯目等致实证病证，或因气阴亏虚而致。切忌妄用辛热之品，如附子、肉桂、干姜。

【分证论忌】

1. 风热外袭

证候：患眼涩痛，羞涩流泪，抱轮微红，黑睛浅层点状星翳，或多或少，或疏散或密集；或伴恶风发热，头痛鼻塞，口干咽痛；舌质红，苔薄黄，脉浮数。

治法禁忌：不宜疏散风寒，也不宜补肺收敛。

方剂禁忌：不宜用三拗汤、杏苏散、桂枝汤、麻黄汤、小青龙汤、射干麻黄汤；中成药不宜用通宣理肺丸、杏苏二陈丸、荆防合剂、半夏糖浆。

药物禁忌：麻黄、桂枝、细辛、附子、半夏、陈皮、干姜、肉桂。

2. 肝胆火炽

证候：患眼胞睑难睁，干涩疼痛，灼热畏光，热泪频流，白睛混赤，黑睛生翳，扩大加深，形如树枝，或状若地图；或兼头痛胁痛，口苦咽干，烦躁，小便黄；舌质红，苔黄，脉弦数。

治法禁忌：忌用温火助阳、补益气血。

方剂禁忌：忌用补中益气汤、五苓散、理中汤，不宜用八珍汤、十全大补汤、人参养营汤。中成药忌用金匮肾气丸。

药物禁忌：菟丝子、桂枝、干姜、附子、人参、鹿茸；慎用桃仁、红花。

3. 湿热犯目

证候：患眼泪热胶黏，抱轮红赤，黑睛生翳，状若地图，或黑睛深层翳如圆盘，肿胀色白；或病情缠绵，反复发作；或伴头重胸闷，口黏纳呆，腹满便溏；舌质红，苔黄腻，脉濡数。

治法禁忌：忌用温化寒湿、发汗解表、滋阴养血。

方剂禁忌：忌用茵陈术附汤，犀角散。中成药忌用安宫牛黄丸、至宝丹。

药物禁忌：忌用龟甲、鳖甲、熟地黄、何首乌，不宜用天冬、麦冬、五味子。

4. 气阴亏虚

证候：眼内干涩不适，羞明较轻，抱轮微红，黑睛翳障频发，迁延不愈；常伴咽干口燥气短乏力；舌红少津，脉细。

治法禁忌：忌用清热法、燥湿法。

方剂禁忌：忌用清胃散、清瘟败毒饮、甘露饮。中成药禁用清热解毒口服液、板蓝根冲剂、右归丸、补肾益寿胶囊。

药物禁忌：菊花、干姜、肉桂、附子、苍术、白术等。

【食物禁忌】

（1）忌酒。乙醇能降低人体免疫力，使病毒加快繁殖的速度，因此，单纯疱疹病毒性角膜炎患者必须暂时停止饮用酒及含乙醇的饮料。

（2）忌羊肉、狗肉。由于单纯疱疹病毒性角膜炎患者的角膜深层病变，是免疫反应的表现，而吃羊肉、狗肉可加重这种免疫反应，导致病情加重，所以，单纯疱疹病毒性角膜炎患者不要吃羊肉。

（3）忌食热性与刺激性食物，如葱、辣椒、大蒜、羊肉、狗肉等。

【生活禁忌】

（1）生活起居要有规律，注意休息。消除急躁情绪，保持大便通畅。

（2）有虹膜睫状体炎时，应局部热敷及眼罩遮盖患眼，可以促进局部血液循环，减轻刺激症状，促进炎症吸收，增强组织的修复能力。

四、青光眼

青光眼属于中医学"绿风内障"范畴。已是我国主要的致盲眼病之一，以眼压过高为特征，临床上又分原发性青光眼、继发性青光眼和先天性青光眼三大类型。先天性和继发性青光眼虽比较难治，致盲率高，但患者不多，而更多的是原发性青光眼折磨着众多患者。原发性青光眼又分为闭角型青光眼和开角型青光眼，其病因尚未明了，属现代医学"身心病"范畴。

绿风内障辨证，主要是风火攻目，气火上逆，痰火郁结等，绿风内障辨证属风火攻目者，治以清热泻火，平肝泻火，方用绿风羚羊饮加减。绿风内障辨证属气火上逆，治以疏肝解郁，泻火降逆，方用丹栀逍遥散合左金丸加减。绿风内障辨证属痰火郁结者，治以降火逐痰，方用将军定痛丸。

【辨证禁忌】

（1）忌将天行赤眼暴翳辨为绿风内障。天行赤眼为感受时气邪毒所致，初起眼忽赤肿，痛痒交作，怕热羞明，难睁泪眼。继则眼眵黏稠，自觉有异物感、灼热感。无胀痛，视力正常，角膜透明不混，瞳孔、虹膜、眼压正常，白睛红赤，近上下胞睑处较重，向角膜缘渐轻。与绿风内障病因、症状、预后均不相同。

（2）忌将瞳神缩小症辨为绿风内障。前者因肝经风热上攻，或因劳损肝肾，虚火上炎所致。有目珠坠痛，夜间痛剧，赤涩流泪，羞明难开，疼痛反射至前额及颞侧，风轮后呈现云雾样混浊（神水不清），但表面仍有光泽，抱轮红赤，瞳神缩小，放大后边缘不整，但眼压正常，有时增高，或降低。前房加深或正常，甚则前房积脓。与绿风内障自是有别，老年患之，区别明显。

【治法禁忌】

忌妄用补法，绿风内障多因邪热犯内，肝胆火热亢盛，热极生风，风火攻目，目中玄府闭塞，神水排出受阻，积于眼内所致。切忌妄用补法，以免火上浇油。

【分证论忌】

1. 风火攻目

证候：发病急骤，眼胀痛，同侧头痛，视力骤降，白睛混赤，黑睛雾状混浊，瞳神散大；舌红，苔黄，脉数。

治法禁忌：温经散寒，升举阳气。

方剂禁忌：温经汤、吴茱萸汤、调中益气汤；中成药不宜用天王补心丹、归脾汤，忌用金匮肾气丸。

药物禁忌：肉桂、桂枝、附子、小茴香、干姜。

2. 气火上逆

证候：眼症同上。易有情绪不稳定，血压偏高。舌红黄苔，脉弦数。

治则禁忌：慎用补肝血法，忌用温阳法。

方剂禁忌：慎用四物汤、当归生羊肉汤，忌用参附汤、良附丸；中成药慎用四物合剂、肾气丸、桂附地黄丸、附子理中丸。

药物禁忌：人参、党参、黄芪、忌用附子、干姜、肉桂、细辛。

3.痰火郁结

证候：眼症同上。头痛剧烈，呕吐较重，茶饭不思，舌红苔腻，脉滑数。

治法禁忌：忌用补气、健脾、温里法，忌用滋阴补肾法。

方剂禁忌：忌用知柏地黄丸、大定风珠、归脾汤、天王补心丹、沙参麦冬汤；中成药不宜用安神补脑液、养血安神片、六味地黄丸。

药物禁忌：人参、党参、红参、麻黄、桂枝、熟地黄、生地黄、西洋参等药。

【食物禁忌】

（1）忌食五辛之品与大蒜、小蒜、洋葱、韭、生姜、辣椒、芥末等刺激性食物，伤肝损眼，影响疗效，在治疗过程中应忌食，特别在夏秋进食，对疾病痊愈影响更大。

（2）忌饮酒、吸烟不已。中医学认为，烟能助邪大伤津液，酒能酿热，生痰浊，常为眼病诱因之一。长期饮酒和吸烟会造成视神经病变和加重症状，故青光眼患者应禁忌。

（3）忌进水量多。茶水、牛奶、咖啡等饮料不能喝得太多，一般 24 小时之内进水量宜限在 2000ml 之内。当然亦忌一次饮水过多，特别是睡觉以前，否则会使血液呈低渗状态，导致较多的水分进入眼内，使眼压升高。

（4）忌吃动火之品。羊肉、火锅、卤制品等动火之物，应忌食，以免助火上冲于眼目，而造成不良反应。

（5）忌暴饮暴食。饮食无节制，可造成中枢调节障碍，机体内环境平衡失调，房水产生增多，排出又发生障碍，从而诱发青光眼，故患者应引起注意。

（6）忌油腻食物。过多地吃一些煎、炒、烹、炸而油腻太过的食物，会造成胃中积热蕴滞，由内偏盛，湿热蕴于脾胃，熏蒸肝胆，痰火上扰清窍而发病，故青光眼患者忌多食之。

【生活禁忌】

（1）预防情志过激及情志抑郁，心胸开阔，减少诱发因素，生活要有规律性，环境清净适宜。

（2）注意休息，不宜长时间熬夜。

（3）闭角型青光眼患者应慎戴墨镜，也不要在黑暗环境里停留过长时间。

（4）过度疲劳容易诱发青光眼发作和眼压升高。青光眼患者在日常生活中应注意劳逸结合，不要长时间持续用眼。连续阅读、打电脑、写字 1 个小时，应休息 5~10 分钟，让眼睛放松一下。

（5）闭角型青光眼发病也多见于寒冷季节。为避免疾病发作，青光眼患者或有青光眼家族史的易感人群在寒冷季节应注意保暖。

（6）勿忧思抑郁恼怒，避免过劳过重的弯腰、睡眠时枕头不宜过高、低头和在暗光环境时间过长，以防眼压持续升高。

第五节 其 他 病 证

一、颈 椎 病

颈椎病又称颈椎综合征，是指颈椎间盘退变及其继发椎间关节退变致使其周围重要组织（脊髓、交感神经、神经根及椎动脉）受到损害，呈现相应的临床症状者。

颈椎病因压迫脊髓、神经根、椎动脉和交感神经的不同，临床表现复杂多样，不易掌握，易漏诊，误诊。

【诊断禁忌】

1.忌将一般的骨质增生误为颈椎病　通过拍 X 线片检查颈椎有骨质增生等退行性改变，有些医生就诊断为颈椎病。其实，这种诊断是盲目的。要诊断颈椎病必须同时具备以下条件：具有颈椎病的临床表现；影像学检查显示颈椎间盘或椎间关节有退行性改变；影像学改变与临床表现相对应，即影像学所见能够解释临床表现。也就是说，仅影像学检查有骨质增生，没有临床表现或临床表现与之不符，尚不能诊断为颈椎病。必须把临床表现与影像学检查相结合，仅仅依据 X 线片上一些骨质增生现象，是不能诊断为颈椎病的。有临床表现，没有作检查，也不能做出颈椎病的诊断。

2.忌将颈肩臂痛都误认为颈椎病　颈椎病是导致颈肩臂痛的常见原因，但造成颈肩臂痛的原因很复杂，非独颈椎病。如颈椎炎症、胸廓出口综合征、颈肩背部肌肉筋膜炎、项背部肌肉劳损、肩周炎等疾病都可造成颈肩臂痛，不能一见有颈肩臂痛，就认为是颈椎病。

3.忌将腕管综合征、心绞痛等疾病误为神经根型颈椎病　神经根型颈椎病所引起的上肢麻木、疼痛，要与腕管综合征相区别。前者可有颈肩、上臂、前臂的麻木疼痛，后者主要表现为腕部正中神经压迫所出现的手掌、手指麻木疼痛，不难区别。颈椎病刺激颈 7 神经根，可出现左上肢尺侧疼痛，合并左侧胸痛，容易与心绞痛相混淆。但颈椎病一般没有胸闷气短，也无心电图改变，服用硝酸甘油不能缓解，可与心绞痛区别。

4.忌将运动神经元疾病和脑血管意外误为脊髓型颈椎病　脊髓型颈椎病以四肢麻木无力、活动不灵活为主要症状，以慢性进行性四肢瘫痪为特征。运动神经元疾病主要影响运动神经，很少影响感觉神经，不会出现感觉障碍可区别。脑血管意外疾病出现一侧肢体瘫痪，不同于脊髓型颈椎病出现的四肢麻木疼痛及瘫痪。

5.忌将其他许多相似的疾病误为交感型颈椎病　交感型颈椎病可出现交感神经兴奋的症状或抑制的症状，表现十分复杂。头部、眼部、周围血管、出汗等都可出现异常。所以，诊断也十分困难。常常会误诊。临床应注意与神经衰弱症、围绝经期综合征、冠心病等疾病相区别。

6.忌将眼源性、耳源性眩晕等疾病误为椎动脉型颈椎病　椎动脉型颈椎病不仅有眩晕，还有发作性头痛，症状呈发作性、间歇性，常因头部转动引发或加重，可与其他相似疾病区别。

【治疗禁忌】

1. 针刺禁忌 治疗颈椎病选用以下穴位时应注意：风池、风府、哑门穴禁深刺，严格掌握进针角度。忌大幅度提插捻转。出现触电样针感时，可能刺中延脑、脊髓或较大神经干，应立即退针，切忌捻转，以免造成严重事故或后果。肩井、缺盆穴禁直刺、深刺，针刺过深可伤及肺尖，造成气胸。胸背部穴位禁直刺、深刺，以免损伤肺脏，导致气胸。肩井、合谷等穴孕妇禁针。

脊髓型颈椎病针刺治疗效果不理想。病情如进行性加重，最好作进一步检查。须注意的是绝大多数脊髓型颈椎病患者需要采取手术治疗。

2. 推拿禁忌

（1）手法切忌过重。推拿按摩是颈椎病较为有效的治疗方法，具有舒筋活络、解痉止痛、缓解症状的功能。轻柔的推拿手法有加速炎性水肿消退、松弛肌肉、改善局部血液循环的作用。颈椎病的发病与内在的自然退变因素和外在的损伤因素有关。

推拿手法过重可能导致颈椎损伤，成为致颈椎病的新的因素，也可加重颈椎病。故应忌手法过重，忌用强烈的旋转复位手法和提端摇晃的手法等重手法。

有明显的颈椎节段性不稳定的患者，推拿可能会加重颈椎的不稳定，甚至损伤脊髓，造成四肢瘫痪。故对这部分患者也应忌推拿。双手大拇指顶在风池穴上方时切勿用力过猛，以免引起患者头晕。

（2）脊髓型颈椎病禁忌推拿及手法治疗。颈椎病其他型都适合推拿治疗，而脊髓型应禁止推拿治疗，也不适合其他非手术方法治疗。临床上接受推拿等手法治疗的患者，尤其是经过重手法治疗者，加重病情，甚至致四肢瘫痪的病例并不少见。

当疑似脊髓型颈椎病时，应立即停止推拿治疗，作相关的检查以明确诊断。忌不明诊断，尤其是有四肢麻木乏力，活动不灵活等症状者禁忌推拿，更忌重手法。

（3）忌不熟练的医师或非医学专业的人员提端颈部。有的医师不熟悉解剖，不知道头颈部的生理活动幅度，有的手法不熟练，甚至僵硬，他们喜欢提端患者的头颈；有些理发师等非医学专业人员也喜欢提端头颈，没医学知识，手法僵硬粗鲁，可造成颈椎骨折瘫痪的严重后果。

3. 牵引禁忌

（1）忌不注意牵引体位。颈椎病的牵引主要采取坐位或仰卧位，并以颈椎屈曲位（颈椎前屈约15°）牵引为宜，如不注意体位，不仅会让患者因难受而难以坚持治疗，影响疗效，还有可能进一步加重局部症状。如患者感觉在坐位牵引时疼痛加重，或牵引后出现症状反而加重的情况，应及时停止牵引，而行人工仰卧位牵引。

（2）忌不循序渐进。首次牵引重量为3～5kg，以后逐渐增加重量，以患者感到舒适为度，最大重量不超过10kg，每次20～30分钟，每日1～2次即可。不主张采用持续性牵引，长时间的牵引和超负荷的牵引力轻则造成肌肉、韧带等软组织的弹力疲劳，不利于病情恢复；重则导致颈肌肌纤维剥离，甚至引起休克或死亡。临床上约30%患者不适应牵引治疗，在治疗时应严密观察。

（3）忌滥用牵引。有如下情况者禁忌牵引治疗。

1）确诊为脊髓型颈椎病者。

2）颈椎结构完整性受损害者，如颈椎及其邻近组织肿瘤、结核等。

3）某些治疗过程中需要禁止颈椎活动的疾病，如颈椎严重失稳、颈椎椎体骨折、颈脊髓压迫症、突出的椎间盘破碎者。

4）颈部肌肉急性损伤、扭伤、急性炎症、严重的骨质疏松患者。

5）年老体弱、身体状况欠佳、有严重心脑血管疾病者。

6）全身有急性化脓性炎症或咽喉部有炎症者。

【文献选要】

○ "刺头中脑户，入脑立死"（《素问》）。

○ "刺缺盆中内陷，气泄，令人喘咳逆"（《素问》）。

○ "刺太深，令人逆息"（《针灸甲乙经》）。

二、腰椎间盘突出症

腰椎间盘突出症是指腰椎间盘纤维环的正常解剖形态变形，出现向椎管内后方膨出和疝出，又名"腰椎间盘纤维环破裂症"，属中医"腰痛病"范畴。

临床表现为腰部疼痛，下肢放射痛，腰部活动障碍，脊柱侧弯，下肢麻木感等。

【诊断禁忌】

1.忌将腰椎或骶髂关节结核误为腰椎间盘突出症　腰椎或骶髂关节结核患者的腰部怕受震动，叩击患部可有剧烈疼痛，常有潮热、盗汗、颧红、消瘦等症状，可能有肺结核史可以与之区别。

2.忌将鞍区麻痹误为脊髓马尾肿瘤　腰椎间盘突出症的中央型，临床表现可有鞍区麻痹，大小便功能障碍，应与脊髓马尾肿瘤相区别。脊髓马尾肿瘤是慢性进行性疾病，不会像腰椎间盘突出症那样症状出现快，休息后症状可以减轻，脊柱运动也多无明显限制或病理姿态。

3.忌将腰椎骨折误为腰椎间盘突出症　腰椎骨折有明显外伤史，X线检查可区别。但应该注意的是，当有明显外伤史出现腰痛等症状时，忌不通过检查就认为是腰椎间盘突出症。

4.忌将一般腰痛误为腰椎间盘突出症　引起腰痛的原因有很多，不要因为临床表现很像腰椎间盘突出症，就诊断为腰椎间盘突出症。忌不经检查，乱下诊断。

【治疗禁忌】

1.针刺禁忌　选用腰俞、腰阳关、命门等腰骶部督脉穴时，忌进针过深，以免刺伤骶管裂孔和脊髓。

（1）忌妄用补法。环跳穴不宜刺激过强。

（2）忌刺中坐骨神经后再行大幅度提、插、捻、转。

（3）忌长期反复刺中坐骨神经，以免使神经损伤。委中穴忌大幅度提插。

（4）忌行针幅度太大，刺激太强，可能损伤腘动静脉。

（5）刺中神经出现触电感时，忌捻转提插。

2.推拿禁忌　用手进行骨盆牵引，忌用力过猛。

（1）用双下肢后伸法，使腰部过伸，应掌握好力度，慢慢用力，忌暴力、粗蛮，忌过伸太过。

（2）用腰部斜扳或旋转复位手法，更忌粗暴用力。

（3）中央型腰椎间盘突出症禁忌推拿治疗。

（4）推拿治疗前要排除腰椎骨质病变。尤其要排除腰椎结核等疾病，稍重的推拿可能导致病理性骨折。

3.灸法、电针等禁忌　用灸法应辨证，分清寒热虚实。

（1）选用腰俞、腰阳关、命门等腰骶部督脉穴时，忌妄用灸法。

（2）阴虚火旺、血虚发热等忌灸法，更忌灸法壮阳。用灸壮阳忌久补，阳已复，灸宜止。

（3）环跳、委中等穴，忌刺中神经后用电针，或强刺激。当出现触电样针感时，最好稍退针，再行电针。忌多次、长期在同一穴位上用电针。

4.牵引禁忌

（1）忌不注意牵引体位。腰椎间盘突出症主要采取仰卧位或俯卧位牵引，如采用三维或四维牵引，应掌握好旋转或成角的角度，切忌随意牵引，否则不仅会让患者因难受而难以坚持治疗，影响疗效，还有可能造成新的损伤。

（2）忌不循序渐进。首次牵引重量控制在患者体重的 1/10～1/8，在牵引一段时间（大约 10 天）后，如患者症状无明显改善，则可适当增加重量，但应以患者感到舒适为度。牵引时间不能太长，重量不能过重，否则会损伤胸、腰椎或腰背部软组织，而加重病情。临床上约 30%的患者不适应牵引治疗，在治疗时应严密观察。

（3）忌滥用牵引。有如下情况者，禁忌牵引治疗。

1）中央型腰椎间盘突出症伴大小便功能障碍者。

2）腰椎间盘突出症伴严重椎管狭窄者。

3）腰椎间盘突出症合并腰椎峡部不连或伴有滑脱者。

4）腰椎间盘突出症伴全身明显衰弱者，如心血管系统、呼吸系统疾病而心肺功能较差者。

5）孕妇及月经期妇女。

6）诊断不明确，怀疑有腰椎破坏性疾病如肿瘤、结核或化脓性疾病者。

7）腰椎间盘突出症伴有明显骨质疏松者。

8）经确诊后可以进行牵引治疗，但牵引后症状加重，疼痛剧烈者。

【生活禁忌】

治疗期间患者宜卧硬板床休息，忌席梦思等较软的床；注意腰部保暖，忌受风寒加重病情；忌抬、搬重物；忌长时间弯腰等。

【文献选要】

○"刺脊间中髓为伛"（《素问》）。

○"刺脊太深，误中髓者，伤腰脊中之精气，故令人蜷曲不能伸也"（《类经图翼》）。

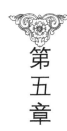

第五章 针灸推拿禁忌

第一节 针 刺 禁 忌

一、古代禁针穴位的产生

古代禁针穴位的产生来源于两个方面。一是对重要器官组织的认识。从《内经》有关器官大小、形态等描述，可知古人已掌握了一些人体解剖知识，知道人体的重要组织和器官，提出重要器官组织部位禁针。在临床的经验和教训中总结出相关部位周围穴位禁针。二是古代针具较落后，针具粗糙，也容易破损生锈，常常导致组织器官的感染，甚至出现全身性不良反应，于是产生了针刺禁忌，并传承至今。

二、古代针灸禁忌的演变

古代针灸禁忌主要包括：①禁刺灸穴位；②时、日、月忌；③针灸后的生活、饮食禁忌。其中，日忌在汉代较为盛行。《灵枢·九针》及《针灸甲乙经》均有较系统的日忌记载。《灵枢·官能》谓"必知天忌，乃言针意"。《黄帝明堂灸经》的"人神所在不宜针灸""每月忌日不宜针灸出血""十二时忌不宜灸""四季人神不宜灸"等篇都与时辰、日、月有关。《针灸大成》把《灵枢》阴阳系日月第四十一篇加上"四季不可刺"的题目。虽然古代有关针灸书中有很多日忌的记载，但很少有医家遵从，"通人达士岂能拘此哉"（《太平圣惠方·明堂》）。

自《内经》后禁刺灸穴位发展较多，且明确具体穴位。现代禁刺灸穴已明显少于古代。在生活、饮食禁忌方面，《素问·刺禁论》就有大醉、大怒、大渴、已饱等刺禁论述。但明确提出针灸后的饮食等禁忌可能始于唐代。《千金翼方·杂法第九》载："针以开道之，灸以温暖之。灸已……若不谨慎之，反增疾矣。"在卷二十六针"鼻交頞中"穴治角弓反张下曰："慎酒、面、生冷、醋、滑、猪、鱼、蒜、荞麦、浆水"；又针中管、上管穴治奔豚气曰："忌房事。"这些禁忌应该是受了服药禁忌的影响而发展起来的。

三、针刺禁忌的应用

（一）部位的禁忌

中医学认为人体以五脏为中心，五脏是人体最重要的器官。脑、髓和大血管也是维持生命的关键，不可有丝毫损伤。故把这些部位列为针刺的禁忌。如《素问·刺禁论》曰："脏有要害，不可不察。"必须明察每个脏器的部位，尽量避开。否则"刺缺盆中内陷气泄，令人喘咳逆""刺膺中陷中肺，为喘逆仰息""刺少腹中膀胱溺出，令人少腹满""刺少腹中膀胱溺出，令人少腹满""刺头中脑户，入脑立死"。对于这些部位禁针，现代认为应该分清是禁刺或是慎刺。大部分是应谨慎针刺，进针不宜过深，并非严禁。

大血管所经过的部位，也应禁刺和慎刺。如"刺足跗上中大脉，血出不止，死""刺舌下中脉太过，血出不止为瘖""刺郄中大脉，令人仆脱色""刺气街中脉，血不出为肿鼠仆""刺阴股中大脉，血出不止，死""刺面中溜脉，不幸为盲""刺客主人内陷中脉，为内漏为聋"。

重要的关节也应谨慎针刺。否则"刺膝髌出液为跛""刺关节中液出，不得屈伸"，这些是古人的经验，不一定完全符合实际，但也可供借鉴。

（二）腧穴的禁忌

腧穴的禁忌实际上是部位禁忌的具体化，目的仍是防止刺伤重要脏器与血管。禁针穴最早见于《内经》，强调针刺不当会导致不良后果，甚至死亡。如《素问·刺禁论》说"刺膺中陷中肺，为喘逆仰息"，膺中即膺中俞，就是中府穴，强调刺膺中不当所造成的后果，没明确指出哪些穴位禁针。至《针灸甲乙经》始有禁针穴之说。如神阙"禁不可刺"，石门"女子禁不可灸刺"等。自《明堂经》以后，禁刺灸穴的记载不断增多。

《针灸甲乙经·针灸禁忌第一》记载了禁针穴 13 个：神庭、上关、颅息、人迎、云门、脐中（神阙）、伏兔、三阳络、复溜、承筋、然谷、乳中、鸠尾。其中，颅息、复溜、然谷三穴属相对禁忌，要求"刺无见多血"，其余的穴位"禁不可刺"，属于绝对禁忌。另在各经穴项下有所补充，如石门"女子不可刺灸"，手五里"禁不可刺"，缺盆"刺太深令人逆息"等。《铜人图经》将"脑户""承泣""气冲"三个禁灸穴列为禁刺穴。《针灸大全》除了抄录《铜人图经》中全部禁刺穴之外，又将该书中未言刺法的腧穴全部列为禁刺穴，故所载的禁刺穴远远多于明以前诸书。《针灸大成·卷四》记载的禁针穴歌里包括了禁针穴 22 个：脑户、聪（囟）会、神庭、玉枕、络却、承灵、颅息、角孙、承泣、神道、灵台、膻中、水分、神阙、会阴、横骨、气冲、箕门、承筋、手五里、三阳络、青灵（系"青灵渊"之误，"青灵渊"即"清冷渊"）。清代《针灸逢源》在此基础上增加了急脉、会宗、乳中、犊鼻四穴。《针灸集成》去掉急脉、会宗、犊鼻，增加云门、缺盆、上关、鸠尾、合谷、石门、人迎、然谷、伏兔、三阴交 10 个穴位，使禁针穴达到 34 个。

这些禁针穴是前人因为腧穴部位与重要器官或由于针刺不当发生事故的教训记载。古书中有些禁刺穴明显不合理，应进行系统全面的临床、实验研究，以确定其该禁与否。近代临床实践证明，这些禁针穴可分为三种情况：第一种是绝对禁止针刺穴，如乳中、神阙、素髎、婴儿的囟会。第二种是忌用针刺穴，如孕妇及妊娠三个月以上腹部、腰骶部的穴位和合谷、三阴交等穴应尽量避免针刺，以防造成流产。若病情需要也可使用，但应特别慎重。第三种是对其他禁刺穴，应在严格掌握针刺的方向、深度及手法操作的轻重情况下，可以针刺。如大血管、眼球周围，以及在胸背部邻近的内脏、重要器官的穴位，可用斜刺、浅刺等法以避免发生意外。

关于石门穴的禁刺：《针灸甲乙经》谓石门穴"女子禁不可刺。灸中央，不幸使人绝子。"杨上善注本《明堂经》云："女子禁不可灸刺。"《针灸大成》禁针穴歌谓："石门针灸应须忌，女子终身孕不成。"但《明堂经》记载石门穴主治中有"乳余疾，绝子，阴痒"，说明该穴可治不育。一方面说使人绝子，一方面又说能治疗绝子，岂不矛盾？临床报道有用石门穴避孕的，也有用治不孕。现代研究针刺石门穴有很好的避孕作用，能抑制垂体促性腺激素的分泌，阻碍卵泡的成熟和排卵。我们认为：①石门穴具有双向调节作用。患者有不育症时针之能治不育。生育妇女针之又可避孕。这种相反的治疗作用是否与针刺的时机、手法有关有待进一步研究。②古书记载针石门穴使人绝子应该是刺之起到了避孕的作用。也就是说避孕是可逆的，不针则可孕。《针灸大成》之针石门使"女子终身孕不成"应存疑待考。

（三）特殊病情的禁忌

《灵枢》在论述禁刺时，提出五夺、五逆的禁忌，现在仍有参考价值。五夺指形肉已脱、大夺血之后、大汗出之后、大泄之后、新产及大血之后。此五夺均处于严重失血、失水等功能低下状态，此时针刺，可能会造成病情恶化的后果。五逆是指："腹胀、身热、脉大，是一逆也；腹鸣而满，四肢清泄，其脉大，是二逆也；衄而不止，脉大，是三逆也；咳且溲血，脱形，其脉小劲，是四逆也；咳，脱形，身热，脉小以疾，是谓五逆也。"所描述的五逆其实是指证和脉象相逆的现象，反映病情险恶，预后不良。但也不是都属禁忌，应具体病情具体分析，或禁针，或慎针。

（四）特殊状况下的禁忌

患者在某些身体状态下，如恐惧、大醉等情况也应禁针。《灵枢·终始》指出：新内勿刺，已醉勿刺，新怒勿刺，新劳勿刺，已饱勿刺，已饥勿刺，已渴勿刺等十二禁。《素问·刺禁论》进一步指出："无刺大醉，令人气乱，无刺大怒，令人气逆，无刺大劳人，无刺新饱人，无刺大饥人……无刺大惊人。"这些禁刺原因，虽与疾病无直接关系，但情志、生活、起居、饮食等过与不及可能影响针刺疗效，也可能针刺后产生不良的后果。如过饥、恐惧、疲劳、大汗等如针之，可能会造成晕针。所以，以上情况应禁针，待这些情况缓解或消除后方可施针。正如《素问·刺禁论》所告诫："……乘车来者，卧而休之，如食顷乃刺之；大惊大恐，必定其气乃刺之。"

（五）针刺操作的禁忌

1. 留针禁忌　是否留针，留针时间的长短应根据病情、患者的身体状况等因素而定。有不留针的，有短暂留针的，也有留针时间较长的。若不应留针而留针，留针时间应短而长时间留的，不但无益而且有害。"寒则留之，热则疾之"就是说刺寒证久留针，刺热证疾出针。《灵枢·九针十二原》更为形象："刺诸热者，如以手探汤；刺寒清者，如人不欲行。"而《素问·针解》曰："刺实须其虚者，留针阴气隆至，乃去针也；刺虚须其实者，阳气隆至，针下热乃去针也。经气已至，慎守勿失者，勿变更也。"更是强调留针待针刺有效（经气已至）才可，不可拘泥。

2. 补泻禁忌　　《灵枢·通天》曰："盛则泻之，虚则补之，不盛不虚，以经取之。"针刺补泻应遵循补泻的原理，实则泻之，虚则补之，不能违背。"气盛不可补也……气虚不可泻也"，否则"补泻反则病益笃"。《灵枢·终结》也说："脉动而实，且疾者，疾泻之；虚而徐者，则补之，反此者，病益甚。"

3. 深浅禁忌　　根据疾病的虚实、深浅、阴阳，患者的肥瘦，穴位的位置，季节等因素来确定针刺的深浅。如《灵枢·终结》曰："脉实者，深刺之，以泻其气。脉虚者，浅刺之，使精气易得出，以养其脉，独出邪气。"《灵枢·根结》谓："刺布衣者深以留之，刺大人者，微以徐之。"不能违背针刺深浅之理，否则会带来不良的后果。正如《素问·刺要》言："病有浮沉，刺有深浅，各至其理，无过其道；过之则内伤，不及则生外壅，壅则邪从之，浅深不得，反为大贼，内动五脏，后生大病。"

4. 时间禁忌　　《灵枢·阴阳系日月》篇里说明针刺时应注意不同的季节与人体的正气的关系，以免刺伤人的正气；《素问·八正神明论》也说："凡刺之法，必候日月星辰四时八正之气，气定乃刺之。"甚至根据月之盈亏定补泻"月生无泻，月满无补，月郭空无治，是谓得时而调之。"子午流注、灵龟八法等的依时取穴都与时辰有关。

（六）针刺后的生活禁忌

古人注意到针刺后和服药后一样，都有禁忌，关键在于情志、起居、饮食等方面。《千金翼方》在卷二十六针"鼻交頞中"穴治角弓反张下曰："慎酒、面、生冷、醋、滑、猪、鱼、蒜、荞麦、浆水"；又针中管、上管穴治奔豚气曰："忌房事。"《素问·刺禁论》强调：已刺勿内、已刺勿醉、已刺勿怒、已刺勿劳、已刺勿饱、已刺勿饥、已刺勿渴等是有一定道理的，临床应注意。

四、针刺禁忌的意义

古代及近现代医家提出了许多针刺禁忌的认识，大多对现代临床有指导意义。有的则至关重要，必须遵守。强调针刺禁忌的意义在于：①针刺必须辨证，才能准确施治；②辨清虚实方知手法之补泻；③刺之深浅应适宜，要熟知解剖知识，穴位结构，以提高疗效，避免意外发生；④严格掌握针刺的适应证，不宜针刺的疾病也为针刺之禁忌；⑤医者施针时应精神集中，上工守神。《素问·宝命全形论》强调："凡刺之真，必先治神，五脏已定，九候已备，后乃存针""手动若务，针耀而匀""伏如横弩，起如发机""经气已至，慎守勿失，深浅在志，远近若一，如临深渊，手如握虎，神无营于众物"。所以，医者认真负责，有良好的医德医风，精神集中，不敷衍，尊重患者，不分贫贱富贵等也应列入针刺的禁忌范畴，成为针刺禁忌的内容之一。

【文献选要】

○ "愿闻禁数。岐伯曰：脏有要害，不可不察。肝生于左，肺藏于右，心部于表，肾治于里，脾为之使，胃为之市。膈肓之上，中有父母，七节之傍，中有小心，从之有福，逆之有咎。

刺中心，一日死，其动为噫；刺中肝，五日死，其动为语；刺中肾，六日死，其动为嚏；刺中肺，三日死，其动为咳；刺中脾，十日死，其动为吞；刺中胆，一日死，其动为呕。

刺足跗上中大脉，血出不止，死；刺面中溜脉，不幸为盲；刺头中脑户，入脑立死；刺舌下中脉太过，血出不止为瘖；刺足下布络中脉，血不出为肿；刺郄中大脉，令人仆脱色；刺气街中脉，血不出，为肿鼠鼷；刺脊间中髓为伛；刺乳上中乳房为肿根蚀，刺缺盆中内陷气泄，令人喘咳逆；刺手鱼腹内陷，为肿。

刺阴股中大脉，血出不止，死；刺客主人内陷中脉，为内漏耳聋；刺膝膑出液为跛；刺臂太阴脉，出血多，立死；刺足少阴脉，重虚出血，为舌难以言；刺膺中陷中肺，为喘逆仰息。刺肘中内陷，气归之，为不屈伸；刺阴股下三寸内陷，令人遗溺；刺腋下胁间内陷，令人咳；刺少腹中膀胱溺出，令人少腹满；刺腨肠内陷为肿；刺眶上陷骨中脉，为漏为盲；刺关节中液出，不得屈伸。

无刺大醉，令人气乱；无刺大怒，令人气逆；无刺大劳人；无刺新饱人；无刺大饥人；无刺大渴人；无刺大惊人；新内勿刺，已刺勿内；已醉勿刺，已刺勿醉；新怒勿刺，已刺勿怒；新劳勿刺，已刺勿劳；已饱勿刺，已刺勿饱；已饥勿刺，已刺勿饥；已渴勿刺，已刺勿渴；乘车来者，卧而休之，如食顷乃刺之；出行来者，坐而休之，如行十里乃刺之；大惊大怒，必定其气乃刺之"（《素问》）。

○ "岐伯曰：形肉已脱，是一夺也。大脱血之后，是二夺也。大汗出之后，是三夺也。大泄之后，是四夺也。新产及大血之后，是五夺也，此皆不可泻"（《灵枢》）。

○ "岐伯曰：正月、二月、三月，人气在左，无刺左足之阳。四月、五月、六月，人气在右，无刺右足之阳。七月、八月、九月，人气在右，无刺右足之阴。十月、十一月、十二月，人气在左，无刺左足之阴"（《灵枢》）。

○ "血气虚羸妄行针灸"（《医门法律》）。

○ "神道……禁针。……肝俞穴灸七壮，禁针。……胆俞穴……禁针。……脾俞穴……禁针。……肾俞穴……禁针"（《医宗金鉴》）。

第二节 灸 法 禁 忌

广义的灸法是指利用燃烧某些材料产生的温热，或利用某些材料直接与皮肤接触来刺激身体的一定部位（穴位）从而预防或治疗疾病的一种治疗方法。狭义的灸法是以艾绒为主作为燃料的治疗方法，临床上一般是用这种方法。故灸法可分为艾灸法和非艾灸法。

灸法具有温通经络、行气活血、祛湿逐寒、消肿散结、回阳救逆等作用，临床应用较多，古代尤为重视。如《医学入门》说："药之不及，针之不到，必须灸之。"但灸法也有禁忌。

一、部 位 禁 忌

面部、手部禁直接灸，以免烫伤形成瘢痕；关节活动处禁化脓灸，以免化脓不易愈合或影响关节活动功能；重要脏器部位、乳头、大血管附近、皮薄肌腱浅在部位不宜直接灸；孕妇腹部和腰骶部不宜施灸。腰、背、腹部施灸，壮数可多；胸部、四肢施灸，壮数宜少；头、颈部更少。

二、禁 灸 穴 位

《针灸甲乙经》记载的禁灸穴位有头维、脑户、风府、承光、哑门、下关、耳门、人迎、丝竹空、承泣、脊中、白环俞、乳中、石门（女子）、气冲、渊腋、经渠、鸠尾、阴市、膝阳关、天府、伏兔、地五会、瘈脉24个穴位。《医宗金鉴》记载的禁灸穴位有47个；《针灸大成》记载的禁灸穴位有45个；《针灸集成》记载的禁灸穴位有49个。

我们应该正确对待古代医家所总结的禁灸穴位，因为实践证明，许多穴位还是可以施灸的，只不过不能施直接灸而已。如乳中禁灸，睛明、丝竹空、瞳子髎、人迎、经渠、曲泽、委中等禁灸或慎灸等。

三、病 情 禁 忌

灸法是以火的热力给人体温热刺激，能助阳，也可伤阴。故对实热炽盛和阴虚阳亢的患者禁用或慎用。有出血、皮肤破损及疮疡，尤其是疮疡属阳等情况应禁用或慎用。对昏迷、肢体麻木不仁及感觉迟钝的患者勿灸过量，并避免烧伤。瘢痕灸后，灸疮化脓期间不宜重体力劳动。

四、身体状态禁忌

患者过劳、过饱、过饥、醉酒、大渴、大惊、大怒、大恐等不宜施灸。青壮年施灸壮数宜多，时间宜长；年老、小儿施灸壮宜小，壮数宜少，时间宜短。

五、各种灸法禁忌

1.瘢痕灸 又称化脓灸。施灸时疼痛较剧，灸后化脓并留瘢痕，故应告诫患者，并取得患者的同意。医者应按住施灸的肢体，避免患者因疼痛乱动，艾炷脱落烧伤其他皮肤或烧坏衣物。对老年、小儿、体质衰弱者慎用；对急性热病、长期消耗性疾病的患者禁用；对头、面、眼、手、关节、心脏附近及睾丸、阴部等部位禁用。

2.间接灸 隔姜灸注意姜片的厚薄，防姜片过热，皮肤起疱。要随时观察姜片的颜色，移动姜片，防止灸之过度。姜为温性，热病、阴虚阳亢者禁用或慎用。隔蒜灸要注意蒜对皮肤有刺激性，防止发疱。

3. 艾条灸　以皮肤出现红晕为宜，过之可能起疱。要不时弄掉燃烧后的灰烬，避免火星掉下烫伤皮肤，烧坏衣物。

4. 温针灸　艾卷宜裹紧，不宜太粗，防燃烧的艾卷脱落。

六、关于热病施灸问题

许多医家对灸法都很重视，论述不少。但关于热病是否施灸，却有许多争论。归纳有如下之说：

1. 灸法不论寒热虚实，无所不宜　如葛洪、鲍姑、陈延之、王焘、窦材、龚居中等医家。葛洪所著《肘后备急方》载针灸医方 109 条，其中有 99 条是灸方，且广泛用于临床各科。王焘更是推崇灸法，认为"灸火特有奇能，虽曰针汤散所不及，灸为其最要"，不论寒热均用。

2. 认为热病不可灸　持这种观点的医家如张仲景、张从正、汪机、陆以恬等。张仲景《伤寒论》云："脉浮热甚，而反灸之，此为实，实以虚治，因火而动，必咽燥吐血。"汪机认为热证用灸，无异于"抱薪救火"。

3. 热病也可以灸　如王怀隐、王执中、刘完素、罗天益等医家认为热病也可用灸法。王怀隐指出："小儿热毒风盛，眼睛痛，灸手中指本节三壮，名拳尖也。"刘完素在《素问病机气宜保命集》中说："泄者……假令渴引饮者，是热在膈上，水入多，则下膈入胃中……此证当灸大椎五七壮立已。"

我们认为，热病是否施灸应具体问题具体分析，不可拘泥。临床上尚有热因热用，温热散结的方法。一般来说阳热表实证不宜灸；高热、神昏、谵语、急惊、抽风等里实热证禁灸；但疮疡、痈疽、乍腮、丹毒等阳证、热证也常用灸。如有报道用灸治疗带状疱疹取得较好疗效。

【文献选要】

○ "脉浮热甚，而反灸之，此为实，实以虚治，因火而动，必咽燥吐血"（《伤寒论》）。

○ "大忌暑月于手腕足踝上者灸，以其手足者，诸阳之表，起于五指之外。《内经》曰：诸阳发四肢。此穴皆是浅薄之处，灸疮最难愈也"（《儒门事亲》）。

○ "若虚极之人，孤阴将绝，脉浮数而大，精神昏短，不能抵敌火气者，不可灸之，灸之即死"（《医学原理》）。

○ "凡微数之脉，慎不可灸。伤血脉，焦筋骨。凡汗已后勿灸，此为大逆。脉浮热甚勿灸"（《备急千金要方》）。

○ "亦有不可灸者，近髓一处，阳证之病，不可灸也"（《圣济总录》）。

○ "脑疽及颈项有疽，不可用隔蒜灸，恐引起毒上攻"（《外科精要》）。

○ "灸时不得伤饱大饥、饮酒大醉、食生硬物。兼忌思虑愁忧、恚怒呼骂、吁嗟叹息，一切不祥，忌之大吉"（《黄帝明堂灸经》）。

第三节 推 拿 禁 忌

推拿是通过手法作用于人体的特定部位，以调节机体的生理、病理状况，从而达到治疗效果。推拿是一门医疗科学，不论是用于治病，或是用于保健，都应该是一种医疗行为。所以，医者不但要掌握推拿的适应证，也必须掌握其禁忌证。推拿属中医外治法的范畴，古代医家很少论及禁忌。而推拿与针灸等治疗方法不同，不侵入人体或不破损皮肤，故有推拿没有禁忌的误区。其实，推拿不但有禁忌，而且有比较严格的禁忌。如果不掌握其禁忌，可能导致非常严重的事故或后果。

一、体 位 禁 忌

患者应选择感觉舒适，肌肉放松，能维持较长时间，又便于医者手法操作的体位。如体位选择不当，肌肉紧张，可导致肌肉筋骨损伤。选择活动不固定的体位，患者可能因抵抗医者之力而产生反向的力，就会使肌肉疲劳或损伤。患者选择体位的原则是舒适，安全，便于操作。

医者应根据自己的身高、习惯和施用的手法等，来确定患者坐位、治疗床的高低。过低，医者易使腰部肌肉疲劳或损伤。过高则使手臂易疲劳，影响手法的质量。医者应选择手法操作方便，有利于充分运用手法、发挥力量，又不易疲劳的操作体位，动作、步伐应协调一致。

二、手 法 禁 忌

正确的手法操作过程应遵循"轻-重-轻"的原则，即治疗开始和结束的手法宜选择放松、轻的手法，或同样用于中间的手法而力量减轻。忌开始就用重或强的手法，以免产生疼痛，肌肉紧张而损伤，或使患者产生恐惧感。开始用放松或刺激量小的手法使局部或患处放松后，力量逐渐加大。结束的手法施用原则同开始的手法原则。

治疗手法的选择，应根据疾病的不同，施用手法的步骤先后来确定。根据疾病，制订治疗方案，按方案每个手法必须做到位，做足够的时间，一个一个的手法按序认真做完。忌不制订手法方案，忌一个手法做几下，换另一手法做几下，又换回前手法。每个手法都没做好，杂乱无章，达不到治疗效果。应熟悉每个手法的特点和适应证。忌选用不适应疾病的手法。手法选用不恰当或选反，不但不能治疗疾病，而且可能加重疾病。

手法刺激强度更应施用适当。忌滥用，忌不根据具体情况施用。要分清手法刺激的强度与手法的压力、作用部位、着力面积、受力方式及操作时间的关系。同样压力的手法在经络、穴位较敏感的部位操作的刺激量比在非经络、穴位处操作要强；作用在肌肉丰厚部位比肌肉不发达的部位的刺激量要弱。所以，青壮年肌肉较发达，手法的力量适当可加重。老年、小儿及体质单薄者，手法的力量可适当减轻。手法的刺激强度与着力面积成反比。相同的压力，着力面积大，则刺激强度小；着力面积小，则刺激强度大。如掌按着力面积比指点按的面积大，刺激却比指按小。故指按多用指腹，少用指尖，尤其是有较长的指甲，以免导致损伤。就操作时间而言，时间短，刺激强度小；时间长，刺激强度大。忌操作时间过短，达不到治疗效果。忌操作时间过长，以免造成局部组织损伤。

三、疾 病 禁 忌

以下病证应禁推拿：各类急性传染性疾病；感染性疾病的局部；化脓性疾病的局部；溃疡性疾病的病损部；各种烧伤、烫伤的病损部；严重心、肝、肺、脑病；严重精神病；骨折早期；诊断不明确的急性脊柱损伤或伴有脊髓压迫症状；不稳定型脊柱骨折或脊柱重度滑脱；急性软组织损伤局部肿胀严重者的早期；肌腱、韧带完全断裂或大部分断裂；可疑或已经明确诊断有骨关节或软组织肿瘤；恶性肿瘤；骨关节结核、骨髓炎、老年性较重的骨质疏松症等骨病；有出血倾向的血液病；手法部位有严重皮肤损伤或皮肤病；妊娠 3 个月左右的妇女患急、慢性腰痛；不明原因、诊断不明的疾病，推拿有可能加重病情。

四、身体状况禁忌

患者在某些身体状态下，应禁推拿或慎推拿，或某些部位禁或慎。妊娠 3 个月左右的妇女的腰骶腹部应禁；月经过多或崩漏妇女的腰骶部应禁。过饱、醉酒者的上腹胃脘部应禁。身体极度虚弱者应禁。

五、关节活动幅度禁忌

医者应熟练掌握解剖知识，掌握人体各关节活动幅度的正常范围。如用扳法等手法使关节活动幅度超过正常范围，可能导致肌肉、筋腱、韧带拉伤，甚至发生关节脱位、滑脱、骨折。故人体各关节用扳法、摇法、背法、拔伸法、抖法等手法时忌用力过猛、过大。下面例举人体重要关节的正常活动幅度：颈部：伸、屈 35°，旋转 30°，侧屈 45°；腰部：前屈 90°，后伸 30°，侧屈 20°；肩关节：前屈 90°，后伸 45°，外展 90°，内收 20°～40°，内旋 80°，外旋 30°，上举 90°；肘关节：屈曲 140°，过伸 0°～10°，旋前 80°～90°，旋后 80°～90°；腕关节：背伸 35°～60°，掌屈 50°～60°，桡偏 25°～30°，尺偏 30°～40°；髋关节：屈曲 145°，后伸 40°，外展 30°～45°，内收 20°～30°，内旋 40°～50°，外旋 40°～50°；膝关节：屈曲 145°，过伸 10°，外旋 20°；踝关节：背伸 20°～30°，跖屈 40°～50°，内翻 30°，外翻 30°～35°。

第四节　拔罐疗法的禁忌

拔罐疗法，是用特制的玻璃罐、陶罐、竹筒，或茶杯、小瓶子等，吸附于人体表面某部位来治疗疾病的一种疗法，在我国流传已久，古称"角法"。

拔罐疗法的文字记载，首见于现存最早的医籍《五十二病方》，晋代医学家葛洪所著的《肘后备急方》也有叙述。到了唐代，角法有了发展，医政及医疗教育机构也予以重视。清代的《本草纲目拾遗》记载："火罐，江右及闽中皆有之，系窑户烧售，小如人大指腹大，两头微狭，使促口以受火气，凡切风寒，皆用此罐。以小纸烧见焰，投入罐中，即将罐合于患处，或头痛，则合在太阳、脑户、或巅顶；腹痛，合在脐上。罐得火气，合于肉，既牢不可脱……少倾，火气尽则自落，肉上起红晕，罐中有火气出，风寒尽出，不必服药。治风寒、头痛及眩晕、风痒、腹痛等症。"可见，当时拔罐疗法已相当普及。

拔罐疗法具有祛湿逐寒，泄热排毒，疏通经络，行气活血，消肿止痛等作用。广泛应用于内、外、妇、儿、五官科等各科病症。

1. 拔罐疗法的禁忌证

（1）醉酒、过饥、过饱、过度疲劳、极度虚弱、精神高度紧张、狂躁不安、不合作或有抽搐者。

（2）皮肤过敏、局部破损溃烂、全身极度消瘦、高度浮肿者。

（3）受术部位有疝史（如脐疝、腹壁疝、腹股沟疝等）、静脉曲张、癌肿者。

（4）妊娠妇女的腹部、腰骶部、三阴交、合谷、昆仑穴等。

（5）有出血倾向者（如血友病、再生障碍性贫血、白血病、血小板减少性紫癜）。

（6）眼、耳、鼻、口、乳头、睾丸、前阴、肛门、浅动脉分布处等。

（7）面部及儿童慎用。

2. 拔罐疗法的注意事项

（1）起罐后一般无需进行特殊处理，被吸附部位局部可涂上润肤剂，以防干裂疼痛。

（2）天寒时，体弱患者应注意拔罐处的保暖，以免受风寒。

（3）拔罐后 2 小时内，拔罐吸附处皮肤忌用凉水。

（4）起罐后可让患者饮用一杯温水，以补充津液，而增强活血通络、托毒外透之功效。

（5）起罐后若被吸附的皮肤表面出现水珠、黄水、红水等，可用干净棉球或纸巾拭干。

（6）若皮肤上出现水疱，可让其自行吸收，或用消毒针或一次性针灸针刺破，或医用棉球擦干，局部涂上紫药水等即可。

第五节　刮痧疗法的禁忌

刮痧疗法是根据中医十二经络及奇经八脉的分布，遵循"急则治标"的原则，刺激经络，使局部皮肤发红充血，可调节肌肉的收缩和舒张，使组织间压力得到调节，以促进刮拭组织周围的血液循环，增加组织流量，从而起到"活血化瘀、祛瘀生新"的作用，是一种既保健又可治疗疾病的中医疗法。刮痧疗法广泛应用于感冒、发热、中暑、头痛、肠胃病、落枕、肩周炎、腰肌劳损、肌肉痉挛、风湿性关节炎等病症，以下情况不宜刮痧。

（1）婴幼儿、有出血倾向者、极度消瘦者、易过敏者等。

（2）局部外伤、感染、皮疹、溃疡。

（3）孕妇腹部、腰骶部等部位。

（4）过饥、过饱、精神紧张、过度疲劳、醉酒、不合作者。

刮痧治疗后，患者应注意避风寒，饮食宜清淡，忌生冷。

第六节 腧 穴 禁 忌

一、云 门

云门是手少阴肺经穴，位于胸骨中线旁开6寸，当锁骨外端下方的凹陷中。功用：肃肺理气，泻四肢热。主治咳嗽，气喘，胸痛，肩背痛，胸中烦热。

【刺灸禁忌】

其穴下胸腔内相应器官是胸膜腔及肺，针刺操作上应注意：

1. 针刺禁忌　向外斜刺0.5～0.8寸。忌向内深刺，以防刺破肺脏造成气胸。宜斜刺，慎直刺。

2. 行针禁忌　行针时宜捻转，忌提插，尤其是大幅度提插。

3. 体位禁忌　宜仰靠坐位或仰卧位取穴。慎侧卧位。

4. 灸法、电针等禁忌　若咳嗽，气喘属肺热、痰热，咳嗽带血等忌灸法、温针。肩背痛属热痹及胸中烦热均忌灸法、温针。使用电针时忌刺激量过大。

5. 其他禁忌　云门穴在胸部的较高位置，若为了暴露穴位把患者的衣服往上卷，或圆领往外拉用肩挂着时，当防留针时衣服滑动，将针向深处压；忌隔衣针刺，隔衣则针之深浅不易掌握。

【文献选要】

〇"刺深使人气逆，故不宜深刺"（《铜人腧穴针灸图经》）。

二、太 渊

太渊为手少阴肺经输穴，原穴。仰掌，腕横纹上，于桡动脉桡侧陷中取穴。具有止咳化痰，通调血脉，健脾益气的功能。主治咳嗽，气喘，咳血，呕血，烦满，胸背痛，掌中热，缺盆中痛，喉痹，腹胀，嗳气，呕吐，妒乳，无脉症，手腕无力疼痛。

【刺灸禁忌】

1. 针刺禁忌　直刺0.2～0.3寸。此穴在桡动脉搏动处，针刺时应避开桡动脉，忌刺中动脉。因此处皮薄肉浅，针刺宜浅，忌深。

2. 行针禁忌　行针时少捻转，忌提插。

3. 体位禁忌　仰掌取穴，针刺后忌手腕活动，忌前臂旋转。

4. 灸法、电针等禁忌　慎灸，忌瘢痕灸。忌电针、火针，忌三棱针放血，以免损伤动脉，出血过多。

【文献选要】

○ "不可灸，灸之伤人神明"（《针灸甲乙经》）。

三、鱼 际

鱼际为手少阴肺经荥穴。仰掌，在第一掌指关节后，掌骨中点，赤白肉际处取穴。功用：疏风清热，宣肺利咽。主治咳嗽，咳血，失喑，喉痹，咽干，身热，乳痈，肘挛，掌心热。

【刺灸禁忌】

1. 针刺禁忌　直刺 0.5~0.8 寸。针刺不宜过深。

2. 行针禁忌　本穴以清热利咽为主，多用于热证实证，故不宜用补法。穴下血管丰富，忌手法过猛，忌大幅度提插，以免造成皮下血肿。

3. 灸法、电针等禁忌　本穴皮肤浅薄，感觉敏感，血管丰富，且是手活动处，故忌瘢痕灸。因本穴多用于热证，故慎灸。慎水针。慎电针。

【文献选要】

○ "刺手鱼腹内陷为肿"（《素问》）。

○ "刺二分，留二呼，禁灸"（《针灸大成》）。

四、合 谷

合谷为手阳明大肠经原穴。在第一、二掌骨之间，约当第二掌骨桡侧之中点取穴。功用：镇静止痛，通经活络，解表泻热。主治头痛，眩晕，目赤肿痛，鼻衄，鼻渊，齿痛，耳聋，面肿，疔疮，咽喉肿痛，失喑，牙关紧闭，口眼㖞斜，痄腮，指挛，臂痛，半身不遂，发热恶寒，无汗，多汗，咳嗽，经闭，滞产，胃痛，腹痛，便秘，痢疾，小儿惊风，瘾疹，疥疮，疟疾。

【刺灸禁忌】

1. 针刺禁忌　孕妇禁针，以免坠胎。本穴有发汗作用，凡阴虚、汗多、淋家、亡血及疮家等不宜发汗者，禁用本穴发汗。

2. 行针禁忌　本穴针感很强，身体虚弱、血虚精亏、久劳疲惫、过饥、紧张、初次针灸者慎针，若针则手法宜轻，忌刺激重、强，提插过猛，刺激强可使手酸痛无力，不能书写持物，提插猛可能损伤血管，造成血肿。刺激太强也可能导致晕针；透劳宫、后溪时，应缓慢向深处进针，行针手法宜轻，达到较强针感即止；气血双亏、虚劳病证不可峻补或补法太久，以防气血滞涩；脾胃虚弱或胃痛、腹痛、泄泻、痢疾等病或愈后，不可补本穴过久，有致中焦气滞，发生腹胀纳呆之虞。

3. 体位禁忌　体弱、年老、怕针紧张者尽量取仰卧位施针。

4. 灸法、电针等禁忌　本穴位于手背部，忌瘢痕灸，以免影响手活动功能及美观。慎电针，若需用电针，刺激宜轻。尽量避免用穴位注射，若用也应注意选择刺激少易吸收的药物，严格消毒，注射药量宜小。

5. 其他禁忌　针刺后出现血肿，穴位注射后出现硬结时，应密切观察，及时处理，避免影响手功能的一切意外。穴位注射后应多追踪，出现不适等情况，不可大意。

【文献选要】

○ "妇人妊娠刺之，损胎气"（《铜人腧穴针灸图经》）。

○ "合谷，妇人妊娠可泻不可补，补即坠胎"（《针灸大成》）。

○ "妇人妊娠，补合谷即坠胎；妊娠不可刺"（《类经图翼》）。

五、扶　突

扶突为手阳明大肠经穴。在颈部侧面，喉结旁开3寸，约当胸锁乳突肌的胸骨头与锁骨头之间取穴。功用：清咽，散结，理气，化痰。主治咳嗽，气喘，咽喉肿痛，暴喑，瘿气，瘰疬。

【刺灸禁忌】

1. 针刺禁忌　直刺0.5～0.8寸。其穴下有迷走神经，故忌针刺过深，以免发生面青唇白，冷汗淋漓，血压下降，心跳减慢，心搏出现期外收缩等迷走神经反应。深层有颈升动脉，针之过深也可损伤动脉。因穴在颈部，患者有可能紧张、恐惧，宜针前做思想工作，尽量放松。

2. 行针禁忌　深处有迷走神经及动脉走行，血管分布丰富，行针时慎提插，忌大幅度提插捻转，忌刺激太强。

3. 体位禁忌　宜仰卧位，慎坐位。患者忌穿高领、硬领。针刺时忌头、颈部活动。

4. 灸法、电针等禁忌　穴下有神经、大血管，忌瘢痕灸。颈部也应忌瘢痕灸，有碍美观和活动。慎灸。忌或慎用电针，电针进针太深或电刺激过大，可引起迷走神经反应，这时须将针退出或减轻刺激量，患者会很快恢复。忌火罐，忌水针、火针。

5. 其他禁忌　针刺后有出血或血肿时，忌用硬物压迫，或压迫过重、过久。

六、承　泣

承泣为足阳明胃经穴。两目正视，瞳孔之下0.7寸，当眼球与眶下缘之间取穴。功用：散风清热，明目止泪。主治眼睑瞤动，目赤肿痛，迎风流泪，夜盲，口眼㖞斜。

【刺灸禁忌】

1. 针刺禁忌　直刺0.3～0.7寸。左手推动眼球向上固定，右手持针紧靠眶下缘缓慢直刺或平刺向目内眦。刺入宜缓慢，忌太快太猛。忌针刺过深，可损伤血管，导致出血或血肿，影响视力。过深也可刺入颅脑，发生危险。针具宜细，不宜过粗。

2. 行针禁忌　进针宜浅忌深，宜轻忌重。忌捻转提插。忌手法过大过重。出针宜慢忌快。严格掌握禁忌，以免损伤眼球，或影响视力，加重眼病。

3. 体位禁忌　针刺后，忌频繁睁闭眼，忌大幅度转动眼球。

4. 灸法、电针等禁忌　此穴历代医家都忌灸，主要在于太靠近眼球，且皮薄肉少，神经血管丰富。忌电针、水针。

5. 其他禁忌　严格消毒，避免感染。如因不慎导致血肿，有可能影响视力，尽快请眼科会诊，综合其他治疗，以免延误。

【文献选要】

○ "刺匡上陷骨中脉，为漏为盲"（《素问》）。

○ "禁不宜针，针之令人目乌色"（《铜人腧穴针灸图经》）。

○ "承泣穴，只可针三分，深即令人目陷，陷即不治。睑池上下四穴，针只可深一米许（指米粒），过深令人血灌黑睛，视物不见，不可治也"（《圣济总录》）。

○ "刺入三分，不可灸"（《针灸甲乙经》）。

七、人 迎

人迎为足阳明胃经穴。与喉结相平，在胸锁乳突肌前缘，距喉结 1.5 寸取穴。功用：利咽散结，理气降逆。主治胸满喘息，咽喉肿痛，头痛，高血压，瘰疬，瘿气，饮食难下。

【刺灸禁忌】

1. 针刺禁忌　直刺 0.2～0.4 寸。忌过深，否则可能刺伤颈动脉、静脉及甲状腺。避开血管、神经。因穴在颈部，患者有可能紧张、恐惧，宜针前做思想工作，尽量放松。

2. 行针禁忌　忌手法过重，刺激过大。忌大幅度提插捻转。穴下有颈动脉窦，刺激则可导致压力感受器发生改变，出现面色苍白，出汗，血压降低，甚至昏厥等现象。

3. 体位禁忌　宜仰卧位，慎坐位。患者忌穿高领、硬领。针之时忌头、颈部活动。

4. 灸法、电针等禁忌　穴下有神经、大血管、甲状腺，忌瘢痕灸。颈部瘢痕灸，也有碍美观和活动。慎灸。忌或慎用电针，电针进针太深或电刺激过大，可引起迷走神经反应或刺激颈动脉窦。忌火罐，忌水针、火针。

【文献选要】

○ "禁不可灸，刺入四分，过深不幸杀人"（《针灸甲乙经》）。

八、缺 盆

缺盆为足阳明胃经穴。乳中线直上，在锁骨上窝正中取穴。功用：宽胸利膈，止咳平喘。主治咳嗽气喘，咽喉肿痛，缺盆中痛，瘰疬。

【刺灸禁忌】

1. 针刺禁忌　直刺 0.2～0.4 寸。下有神经、血管，内下方有肺脏，故忌进针过深。严格掌握进针深度。孕妇慎针，刺穴恐损伤气血，不利于孕妇。

2. 行针禁忌　忌大幅度提插捻转，以免损伤神经、血管。忌向深处行针，以免刺伤肺脏。

3. 体位禁忌　宜仰卧位，慎坐位。患者尽量脱掉衣服，尽量暴露穴位。避免衣物压着针。坐位时如打瞌睡，应防头侧压向针柄，致刺入过深而导致意外。

4. 灸法、电针等禁忌　穴下有神经、血管，慎灸或忌灸。慎电针、水针。

【文献选要】

○ "刺缺盆中内陷，气泄，令人喘咳逆"（《素问》）。

○ "刺太深，令人逆息"（《针灸甲乙经》）。

○ "孕妇禁针"（《类经图翼》）。

九、三　阴　交

三阴交为足太阴脾经穴。于内踝高点上 3 寸，胫骨内后缘取穴。功用：健脾胃，益肝肾，调经带。主治脾胃虚弱，肠鸣腹胀，飧泄，消化不良；月经不调，崩漏，赤白带下，阴挺，经闭，癥瘕，难产，产后血晕，恶露不行，梦遗，遗精，阳痿，阴茎痛，疝气；水肿，小便不利，睾丸缩腹，遗尿；足痿痹痛，脚气；失眠，神经性皮炎，湿疹，荨麻疹，高血压等。

【刺灸禁忌】

1. 针刺禁忌　直刺 0.5～1 寸。孕妇禁针或慎针。

2. 行针禁忌　如行针时出现触电样传至脚心的针感，是刺中胫神经，不宜大幅度提插。古人认为"补合谷，泻三阴交"可致坠胎，故孕妇应禁针或慎针，尤其不可用泻法。本穴以治疗虚证为主，一般不用泻法。

3. 灸法、电针等禁忌　孕妇慎灸，忌电针。

【文献选要】

○"妊娠不可刺也"（《铜人腧穴针灸图经》）。

十、腹　　哀

腹哀为足太阴脾经穴。在脐中上 3 寸，建里穴旁开 4 寸处取穴。功用：健脾和胃，理气调肠。主治绕脐痛，消化不良，便秘，痢疾。

【刺灸禁忌】

1. 针刺禁忌　直刺 0.5～0.8 寸。右腹哀穴下腹腔内相对应的器官有肝、胆、胃，左腹哀穴下则有脾、胃。故忌针刺过深。若针穿过深面的腹膜腔，可刺中内脏，造成内出血，或胃内容物或胆汁溢出，形成腹膜炎。尤其是个小、体瘦，或有肝脾肿大之人，更应忌深刺，严格掌握进针深度。过饱也忌针。

2. 行针禁忌　忌大幅度提插，忌不问是否有肝脾肿大史、忌不查体（触诊）而盲目行针。慎用补法。

3. 体位禁忌　宜仰卧位，慎坐位。

4. 灸法、电针等禁忌　实热证忌灸或慎灸。电针忌进针过深，忌刺激过大。

5. 其他禁忌　坐位取穴时，尽量脱掉衣服，充分暴露穴位。忌把衣服上卷或解开纽扣暴露穴位，以免衣物压着针具。仰卧取穴时，为保暖加盖衣被等物时，应防将针压向深处。

十一、极　　泉

极泉为手少阴心经穴。上臂外展，在腋窝正中，腋动脉跳动处取穴。功用：宽胸理气，通经活络。主治心痛，胸闷，心悸，气短，心悲不乐，干呕，胁肋疼痛，咽干烦渴，目黄，瘰疬，肘臂冷痛，四肢不举。

【刺灸禁忌】

1. 针刺禁忌 避开动脉，直刺 0.2～0.3 寸。进针宜浅，忌深。应严格消毒。尤其是夏天或腋下有汗，更应注意清洗，消毒。若可能多次治疗，建议刮掉腋毛。

2. 行针禁忌 腋窝深处有腋动脉、腋静脉及神经，忌大幅度捻转提插，以免损伤血管，造成血肿。若出现触电感，忌捻转提插，以免损伤神经。不宜留针，宜快针。

3. 体位禁忌 上臂尽量外展，固定暴露腋窝后的上臂，不可活动。

4. 灸法、电针等禁忌 忌灸，尤其是瘢痕灸。大血管及神经所在，故应忌灸。忌火罐、火针、电针。

十二、神 门

神门为手少阴心经原穴、输穴。在尺侧腕屈肌腱的桡侧缘，腕横纹上取穴。功用：宁心安神，通经活络。主治心痛，心烦，恍惚，健忘失眠，惊悸怔忡，痴呆悲哭，癫狂痫证，目黄胁痛，掌中热，呕血，吐血，大便脓血，头痛眩晕，咽干不嗜食，失音，喘逆上气。

【刺灸禁忌】

1. 针刺禁忌 直刺 0.3～0.4 寸。宜浅，不宜深。避开尺动脉、静脉。

2. 行针禁忌 禁大幅度提插捻转，以免损伤尺动静脉，造成血肿。出现电麻感时更忌提插捻转，以免损伤神经。

3. 灸法、电针等禁忌 穴在手腕活动之处，皮薄肉浅，穴下有尺动静脉，故忌灸，忌瘢痕灸。慎水针。电针刺激量应小。

十三、小 海

小海为手太阳小肠经合穴。屈肘，当尺骨鹰嘴与肱骨内上髁之间取穴。功用：清热祛风，宁神定志。主治颊肿，颈项肩臂外后侧痛，头痛目眩，耳聋，耳鸣，癫、狂、痫证，疡肿。

【刺灸禁忌】

1. 针刺禁忌 直刺 0.2～0.3 寸。避开神经血管。宜浅，慎深。针刺应避开尺神经，在神经旁侧进针。

2. 行针禁忌 深处有尺神经及血管。忌大幅度提插捻转，以防损伤神经血管。忌出现电麻触电感，即刺中神经后进行提插捻转，否则可致尺神经损伤，可出现小鱼际萎缩，小指感觉障碍。

3. 体位禁忌 屈肘取穴。进针后忌肘关节活动。

4. 灸法、电针等禁忌 穴在肘关节部，此处更是皮薄肉少，穴下有尺神经，应忌直接灸、瘢痕灸。慎或忌水针，慎或忌电针。

【文献选要】

○"刺肘中内陷，气归之，为不屈伸"（《素问》）。

十四、听 宫

听宫为手太阳小肠经穴。在耳屏与下颌关节之间，微张口呈凹陷处取穴。功用：宣开耳窍，宁神定志。主治耳聋，耳鸣，聤耳，失音，癫疾，痫证，齿痛。

【刺灸禁忌】

1. 针刺禁忌　张口取穴，直刺 0.5～1 寸。穴下有颞浅动、静脉，耳颞神经，进针忌过深。忌进针过猛，损伤耳部组织。慎用粗针。

2. 行针禁忌　宜小幅度捻转。忌大幅度提插捻转。

3. 体位禁忌　宜坐位，仰靠坐位。张口取穴，并保持张口位置。

4. 灸法、电针等禁忌　穴在面部，忌直接灸、瘢痕灸。艾条灸须防烫伤。治聤耳忌灸。耳鸣耳聋属肝胆实热或阴虚内热应忌灸。慎水针。电针刺激不宜过大。

5. 其他禁忌　张口取穴，留针期间忌闭口，忌张口过大，忌说话。以免因颞颌关节活动而导致弯针、折针。张口易疲劳，留针时间不宜过长。

十五、睛 明

睛明为足太阳膀胱经穴。于目内眦的外上方陷中取穴。功用：明目退翳，祛风清热。主治目赤肿痛，憎寒头痛，目眩，迎风流泪，内眦痒痛，胬肉攀睛，目翳，目视不明，近视，夜盲，色盲。

【刺灸禁忌】

1. 针刺禁忌　闭目取穴，将眼球推向外侧固定，针沿眼眶边缘缓缓刺入 0.3～0.5 寸。忌进针动作过大，忌进针过猛过快。慎用较粗的针。忌进针过深，以免刺入颅腔。

2. 行针禁忌　不宜使用行针手法，慎用补泻手法。忌提插，忌大幅度捻转。否则可致皮下出血，形成乌眼，甚至影响视力。

3. 体位禁忌　宜仰靠坐位和仰卧位。闭目取穴。

4. 灸法、电针等禁忌　因穴近眼部，故忌一切灸法，古代医家均把该穴列为禁灸穴。眼病多为风热，实热，虚则多肝肾阴虚，精血不足等，阴虚可致阳亢，故也应忌灸。忌电针，忌水针。

5. 其他禁忌　穴近眼部应严格消毒。医者的手应清洗干净或消毒，以免感染。进针后患者应保持闭目状态，尽量少睁眼。眼球尽量少转动。出针时，应用棉球按压，以免出血。如因不慎导致血肿，有可能影响视力，尽快眼科会诊，综合其他治疗，以免延误。

十六、肺 俞

肺俞为足太阳膀胱经穴，为背俞穴之一。位于第 3 胸椎棘突下，旁开 1.5 寸。功用：清热解表，宣肺理气。主治咳嗽、气喘、胸满、腰脊痛、吐血、喉痹、骨蒸、潮热、盗汗。即主要治疗肺系疾病。

【刺灸禁忌】

其穴下胸腔内相应器官是胸膜腔及肺，针刺操作上应注意：

1. 针刺禁忌 斜刺 0.5～0.8 寸。宜斜刺，慎直刺。忌直刺过深，造成气胸。

2. 行针禁忌 行针时宜捻转，忌提插，尤其是大幅度提插。

3. 体位禁忌 宜俯卧位和俯伏位。忌坐位，慎侧卧位。坐位针刺肺俞穴，如患者因疲倦、瞌睡及其他原因可能导致躯体向后靠在靠背或墙上，外力使针向深处刺入造成意外。瘫痪患者等如取侧卧位，因偏瘫肢体乏力而有倒向仰卧的危险，也可使针刺向深处导致严重的后果。

4. 灸法、电针等禁忌 有高热、痰热壅盛、阴虚阳亢等，如肺炎、咳喘实热证，肺结核骨蒸、潮热及咳血、咯血等症忌灸法。因该穴距心脏较近，使用电针时忌刺激量过大，忌同一导线的两极跨过人体正中线，避免电流回路经过心脏。

5. 其他禁忌 肺俞穴在背部的较高位置，若为了暴露穴位把患者的衣服往上卷，当防留针时衣服下滑；针刺后，忌盖衣物、棉被等物保暖，以防因衣物等的重量下压针，致使针向深刺；有少数医生隔衣针刺，这更是医之大忌，隔衣则针之深浅不易掌握。

【生活禁忌】

（1）肺俞部位忌寒冷，宜保暖。因足太阳膀胱经主表，肺俞也主表。若被寒、被冷，外邪易从此侵入。针刺此穴时也应避风。

（2）针刺后忌立即洗浴，以防邪从孔入。

【文献选要】

○"脏有要害，不可不察……刺中肺，三日死，其动为咳"（《素问》）。

十七、心　俞

心俞为足太阳膀胱经穴，为背俞穴之一。位于第 5 胸椎棘突下，旁开 1.5 寸。功用：调气血，通心络，宁心神。主治癫狂，痫证，惊悸，失眠，心悸，健忘，心烦，咳嗽，吐血，梦遗，心痛，胸引背痛。

【刺灸禁忌】

1. 针刺禁忌 斜刺 0.5～0.8 寸。宜斜刺，慎直刺。忌直刺过深，造成气胸。

2. 行针禁忌 行针时宜捻转，忌提插，尤其是大幅度提插。

3. 体位禁忌 宜俯卧位和俯伏位。忌坐位，慎侧卧位。坐位进针后，如患者因疲倦、瞌睡及其他原因可能导致躯体向后靠在靠背或墙上，外力使针向深处刺入造成意外。瘫痪患者等如取侧卧位，因偏瘫肢体乏力而有倒向仰卧的危险，也可使针刺向深处导致严重后果。

4. 灸法、电针等禁忌 心经火热，阴虚阳亢者忌灸。吐血忌灸。癫狂，痫证慎灸。有严重的心脏病忌电针。忌电针刺激量过大。忌电流回路经过心脏。癫狂、痫证发作期忌电针，因有神志不清可能造成事故。

十八、肝　俞

肝俞为足太阳膀胱经穴，为背俞穴之一。位于第 9 胸椎棘突下，旁开 1.5 寸。功用：疏肝理气，利胆解郁。主治黄疸，胁痛，吐血，衄血，目赤，目视不明，眩晕，夜盲，癫狂、痫证，脊背痛。

【刺灸禁忌】

1. 针刺禁忌　斜刺 0.5～0.8 寸。宜斜刺，慎直刺。忌直刺过深，造成气胸。严重肝病慎针。

2. 行针禁忌　行针时宜捻转，忌提插，尤其是大幅度提插。肝病多实证，肝喜舒畅条达，易郁结，易阳亢，故多用泻法。忌辨证不清滥用补法。

3. 体位禁忌　宜俯卧位和俯伏位。忌坐位，慎侧卧位。坐位进针后，如患者因疲倦、瞌睡及其他原因可能导致躯体向后靠在靠背或墙上，外力使针向深处刺入造成意外。瘫痪患者等如取侧卧位，因偏瘫肢体乏力而有倒向仰卧的危险，也可使针刺向深处导致严重后果。

4. 灸法、电针等禁忌　肝体阴而用阳，肝易气滞郁结，郁易化火，肝阳易亢，故应忌灸。多见的肝胆湿热，肝经风热也应忌灸。其虚证不外乎肝阴肝血不足，肝肾阴虚，阴虚则火易旺，仍应忌灸。电针忌刺激量过大。有严重肝病患者忌电针。忌电流回路经过心脏。癫狂、痫证发作期忌电针。

十九、委　中

委中为足太阳膀胱经合穴。当腘窝横纹中央，于股二头肌腱与半腱肌腱的中间取穴。功用：清暑泄热，凉血解毒，醒脑安神，舒筋活络。主治：腰痛，髋关节屈伸不利，腘筋挛急，下肢痿痹，中风昏迷，半身不遂，腹痛，吐泻，疟疾，癫疾反折，衄血不止，遗尿，小便难，自汗，盗汗，丹毒，疔疮，发背。

【刺灸禁忌】

1. 针刺禁忌　直刺 0.5～1 寸。避开血管进针。忌针刺过深，以免损伤血管。体质虚弱，气血虚损者忌放血。三棱针放血时，进针不宜深。

2. 行针禁忌　深层有腘动脉、腘静脉、神经，行针时宜捻转，忌提插，尤其是大幅度提插。行针幅度太大，刺激太强，可能损伤腘动、静脉。刺中神经出现触电感时，忌捻转提插。三棱针放血应严格掌握进针深度，创面不宜过大，以免出血过多或出血不止。

3. 体位禁忌　宜俯卧位，可俯伏位。放血时，患者应尽量有依靠。

4. 灸法、电针等禁忌　本穴在腘窝，是关节活动处，深层有大血管、神经分布，故忌直接灸、瘢痕灸。忌火针，忌或慎用电针。

5. 其他禁忌　严格消毒，尤其是三棱针放血，更应严格。如出现出血不止，应请有经验的医师或外科医师会诊。

【生活禁忌】

（1）用放血法治疗的当天忌着水，以免感染。

（2）用放血法如创面较大，宜局部用药或消毒后纱布包扎。

【文献选要】

○"刺郄中大脉，令人仆脱色""刺关节中液出，不得屈伸"（《素问》）。

二十、膏　肓　俞

膏肓俞为足太阳膀胱经穴。平第 4 胸椎棘突下，督脉旁开 3 寸，于肩胛骨脊柱缘取穴。功用：补虚益损，调理肺气。主治：肺痨，咳嗽，气喘，吐血，盗汗，健忘，遗精，完谷不化，肩胛背痛。

【刺灸禁忌】

1. 针刺禁忌　斜刺 0.5～0.8 寸。宜斜刺，慎直刺。忌直刺过深，造成气胸。本穴为补虚益气的名穴，实证忌针。补虚则宜灸少针。

2. 行针禁忌　行针时宜捻转，忌提插，尤其是大幅度提插。慎或忌用泻法。

3. 体位禁忌　宜俯卧位和俯伏位。忌坐位，慎侧卧位。坐位进针后，如患者因疲倦、瞌睡及其他原因可能导致躯体向后靠在靠背或墙上，外力使针向深处刺入造成意外。瘫痪患者等如取侧卧位，因偏瘫肢体乏力而有倒向仰卧的危险，也可使针刺向深处导致不良的后果。本穴多用于虚弱的患者，故体位上更应注意。

4. 灸法、电针等禁忌　肺痨、咳嗽、气喘、吐血、盗汗等病属虚热甚或有实热者忌灸、忌电针。严重肺痨更应忌电针。忌电流回路经过心脏。

【生活禁忌】

（1）体质虚弱，膏肓穴部位忌寒冷，宜保暖。足太阳膀胱经主表，若被寒、被冷，外邪易由此侵入。针刺此穴时也应避风。

（2）针刺后忌立即洗浴，以防邪从孔入。

二十一、涌　　泉

涌泉为足少阴肾经井穴。踡足时，在足心前三分之一的凹陷中取穴。功用：滋阴益肾，平肝息风，醒脑开窍。主治：头顶痛，头晕，眼花，咽喉痛，舌干，失音，小便不利，大便难，小儿惊风，足心热，癫疾，霍乱转筋，昏厥。

【刺灸禁忌】

1. 针刺禁忌　直刺 0.5～0.8 寸。忌用粗针。忌进针过深，以免损伤足底动脉。本穴针感强，痛觉敏感，对怕针、精神紧张等可能引起晕针者，慎针或忌针。

2. 行针禁忌　行针时宜捻转，忌大幅度提插。肾多虚证，泻法宜慎。忌泻法太过。故涌泉宜补慎泻。本穴针感强，行针忌刺激过大过强，以免晕针，或损伤肾气。

3. 体位禁忌　宜仰卧或俯卧位。足底痛觉敏感，进针可能较痛，患者身体应有依靠为宜。

4. 灸法、电针等禁忌　肝肾阴虚，肝阳上亢者忌灸。足底部忌瘢痕灸。忌水针，忌电针。

【生活禁忌】

（1）寒冷天，针涌泉应注意足勿受寒，被风。

（2）针刺后忌立即洗脚，以防邪从针孔入。

二十二、横　　骨

横骨为足少阴肾经穴。在耻骨联合上际，当曲骨穴旁开 0.5 寸处。功用：涩精举阳，通利下焦。主治：阴部痛，少腹痛，遗精，阳痿，遗尿，小便不通，疝气。

【刺灸禁忌】

1. 针刺禁忌　直刺 0.8～1.2 寸。针刺前排空膀胱，并缓慢进针，忌进针过深，以防刺伤膀胱和肠管。孕妇禁针。

2. 行针禁忌　忌大幅度提插，以防刺伤小肠，重者可致小肠内容物外泄，造成腹膜炎症。膀胱充盈时忌大幅度提插，以免损伤膀胱。本穴所治多为虚证，故宜多补少泻，泻宜慎。

3. 体位禁忌　宜仰卧，慎坐位。进针后忌盖衣被等物，以防将针压向深处。

4. 灸法、电针等禁忌　孕妇禁灸。遗精属相火旺盛，实热者禁灸。

【文献选要】

〇 "刺少腹中膀胱溺出，令人少腹满"（《素问》）。

二十三、俞　　府

俞府为足少阴肾经穴。在锁骨下缘，任脉旁开 2 寸处取穴。功用：止咳平喘，理气降逆。主治：咳嗽，气喘，胸痛，呕吐，不嗜食。

【刺灸禁忌】

1. 针刺禁忌　斜刺或平刺 0.5～0.8 寸。慎直刺，忌深刺。此处胸壁肉较薄，直刺要十分小心，以免损伤肺脏，造成气胸。

2. 行针禁忌　忌大幅度提插，以免损伤肺脏。所治病证以实证为多，慎用补法。

3. 体位禁忌　宜仰卧，慎侧卧位，慎坐位。应脱掉衣服，充分暴露穴位。

4. 灸法、电针等禁忌　咳嗽，气喘等属实热、痰热，或阴虚有热者禁灸。因本穴距心脏较近，使用电针时忌刺激量过大，忌同一导线的两极跨过人体正中线，避免电流回路经过心脏。

5. 其他禁忌　本穴在胸部的较高位置，若为了暴露穴位把患者的衣服往上卷，当防留针时衣服下滑；针刺后，忌盖衣物、棉被等物保暖，以防因衣物等的重量下压针，致使针向深刺；有少数医生隔衣针刺，这更是医之大忌，隔衣则针之深浅不易掌握。

【文献选要】

〇 "脏有要害，不可不察……刺中肺，三日死，其动为咳"（《素问》）。

二十四、内　　关

内关为手厥阴心包经络穴。仰掌，于腕横纹上 2 寸，当掌长肌腱与桡侧腕屈肌腱之间取穴。功用：宁心安神，和胃降逆，宽胸理气，镇静止痛。主治：心痛，心悸，胸痛，胃痛，呕吐，呃逆，失眠，癫狂，痫证，郁证，眩晕，中风，偏瘫，哮喘，偏头痛，热病，产后血晕，肘臂挛痛。

【刺灸禁忌】

1. 针刺禁忌　直刺 0.5～1 寸。进针应避开正中动静脉、正中神经，不可盲目进针过深，以免损伤血管神经。尤其是透刺外关时更应注意。

2. 行针禁忌　忌大幅度提插捻转，以免损伤血管、神经。因本穴具有和胃降逆，宽胸理气等功能，若应泻误补，则可影响气机和胃气之和降。本穴针感强，故慎重刺激，以免针感太强导致不适或晕针。

3. 体位禁忌　仰掌。因本穴针感强，体质虚弱、年老者宜仰卧位。

4. 灸法、电针等禁忌　肌腱处，且穴下有大血管、神经，故禁直接灸、瘢痕灸。电针忌刺激过强。忌火针。

二十五、外　关

外关为手少阳三焦经络穴。阳池上 2 寸，当桡、尺两骨之间取穴。功用：解表清热，通经活络。主治：热病，头痛，颊痛，耳聋，耳鸣，目赤肿痛，胁痛，肩背痛，肘臂屈伸不利，手指疼痛，手颤。

【刺灸禁忌】

1. 针刺禁忌　直刺 0.5～1 寸。进针应避开血管。刺中血管出血甚者可致整个上臂胀而不适。透刺内关时更应注意。

2. 行针禁忌　提插时注意勿伤尺、桡骨。耳鸣、耳聋应分清虚实，补泻不可用反。

3. 体位禁忌　俯掌位。进针后应保持上臂的体位，忌前臂旋转活动，以免尺、桡骨及肌肉的运动弄折、夹持针体。

4. 灸法、电针等禁忌　头痛，耳聋，耳鸣等属实热、湿热及阴虚阳亢者禁灸。电针忌刺激太强。

二十六、翳　风

翳风为手少阳三焦经穴。在耳垂后方，下颌角与乳突之间凹陷中取穴。功用：通窍聪耳，祛风泄热。主治：耳鸣，耳聋，口眼㖞斜，牙关紧闭，颊肿，瘰疬。

【刺灸禁忌】

1. 针刺禁忌　直刺 0.8～1.2 寸。忌进针过深，可能损伤耳部组织。有进针太深引起呼吸、心跳停止的个案报道，提示此穴不可进针过深。

2. 行针禁忌　忌大幅度提插捻转，以免损伤内耳组织及血管。所治病证除耳鸣耳聋外多为实证实邪，故行针多泻慎补。

3. 体位禁忌　宜坐位，仰卧位，俯伏位。进针后头部不宜转动，以免衣领等碰着针柄。

4. 灸法、电针等禁忌　本穴所治病症多为火热湿邪，故禁灸，以免助火伤络。

【文献选要】

○"耳后宛处不可伤，伤即令人口颊歪斜"（《圣济总录》）。

二十七、风 池

风池为足少阳胆经穴。在项后，与风府穴相平，当胸锁乳突肌与斜方肌上端之间的凹陷中取穴。功用：清头明目，祛风解毒，通利官窍。主治：头痛，眩晕，颈项强痛，目赤痛，目泪出，鼻渊，鼻衄，耳聋，气闭，中风，口眼㖞斜，疟疾，热病，感冒，瘿气。

【刺灸禁忌】

1. 针刺禁忌　向对侧眼睛方向斜刺 0.5～0.8 寸。进针向对侧眼部的目内眦方向刺入。也有人认为可向鼻尖方向，对侧颧骨方向，同侧颧骨或眼窝方向。有人认为不能向对侧目外眦、耳屏或耳屏前缘方向深刺，以防止刺入颅腔损伤延髓或脑部，也不可向同侧眼部的目内眦方向深刺，以免损伤椎动脉。总之，该穴忌深刺。针尖应稍向下，不要针尖偏上，也不应使针尖朝向对侧眼窝或颧骨方向。针尖朝向鼻尖或同侧颧骨最为安全。

2. 行针禁忌　忌大幅度提插捻转。行针时如出现触电感，是刺中了较大的神经干，应退针，忌继续捻转。本穴所治病证以感受外邪等实证为主，故应多泻少补。用补法时应慎重，否则有恋邪或致上盛之虞。

3. 体位禁忌　宜俯伏位、俯卧位，慎坐位。疲劳、体弱、小孩、年老者更应忌坐位。留针期间忌头部活动。应脱掉高领、硬领衣服。

4. 灸法、电针等禁忌　一般禁灸。若有风寒外邪，可悬灸。慎电针或禁电针，使用电针则刺激量应小；慎水针。

【文献选要】

○ "刺头中脑户，入脑立死"（《素问》）。

二十八、日 月

日月为足少阳胆经募穴。在乳头下方，当第 7 肋间隙取穴。功用：降逆利胆，调理肠胃。主治：胁肋疼痛，胀满，呕吐，吞酸，呃逆，黄疸。

【刺灸禁忌】

1. 针刺禁忌　斜刺 0.5～0.8 寸。慎直刺，忌直刺过深。过深可刺伤胆囊、肝脏或胃，造成意外事故。

2. 行针禁忌　忌大幅度提插，勿刺伤肝脏、胆囊。

3. 体位禁忌　宜仰卧位，慎坐位。

4. 灸法、电针等禁忌　忌瘢痕灸。黄疸属阳黄，呕吐，吞酸等属实热者应忌灸。

5. 其他禁忌　若为了暴露穴位把患者的衣服往上卷，当防留针时衣服下滑；针刺后，忌盖衣物、棉被等物保暖，以防因衣物等的重量下压针，致使针向深刺；忌隔衣针刺，隔衣则针之深浅不易掌握。

二十九、环　跳

环跳为足少阳胆经穴。侧卧屈股，在股骨大转子最高点与骶骨裂孔的连线上，外 1/3 与中 1/3 的交点处取穴。功用：祛风湿，利腰腿。主治：腰胯疼痛，半身不遂，下肢痿痹，遍身风疹，挫闪腰疼，膝踝肿痛不能转侧。

【刺灸禁忌】

1. 针刺禁忌　直刺 2～2.5 寸。

2. 行针禁忌　忌刺激过强。忌刺中坐骨神经后再行大幅度提插捻转。忌长期反复刺中坐骨神经。以免使神经损伤。

3. 体位禁忌　宜侧卧屈股。留针期间应保持体位，忌大幅度活动下肢，强大、丰厚的肌肉可造成弯针、折针甚至断针。

4. 灸法、电针等禁忌　忌瘢痕灸。电针忌直接刺激坐骨神经。水针不宜进针过深，忌刺中神经。

三十、太　冲

太冲为足厥阴肝经输穴、原穴。在足第一、第二跖骨结合部之前凹陷中取穴。功用：平肝息风，疏肝养血。主治：头痛，眩晕，疝气，月经不调，癃闭，遗尿，小儿惊风，癫狂，痫证，胁痛，腹胀，黄疸，呕逆，咽痛嗌干，目赤肿痛，膝股内侧痛，足跗肿，下肢痿痹。

【刺灸禁忌】

1. 针刺禁忌　直刺 0.5～0.8 寸。宜向上斜刺，局部酸胀或麻向足底放射。透涌泉穴宜向外下斜刺。针刺宜轻。

2. 行针禁忌　肝病多实证，故多用泻法，少用补法，或慎用补法。忌大幅度提插，以免损伤血管，造成血肿。忌重刺激，以免留下较强的针感，影响行走。

3. 体位禁忌　宜坐位，仰卧位。

4. 灸法、电针等禁忌　肝气易郁，肝阳易亢，肝易化火生风，故非肝寒不宜用灸。足背处恐影响行走，忌瘢痕灸。电针刺激不宜过强。

【文献选要】

○ "刺跗上中大脉，血不止，死"（《素问》）。

三十一、期　门

期门为足厥阴肝经募穴。仰卧，在锁骨中线上，当第 6 肋间隙取穴。功用：平肝潜阳，疏肝健脾。主治：胸胁胀满疼痛，呕吐，呃逆，吞酸，腹胀，泄泻，饥不欲食，胸中热，咳喘，奔豚，疟疾，伤寒热入血室。

【刺灸禁忌】

1. 针刺禁忌　斜刺 0.5～0.8 寸。宜斜刺或沿肋间方向平刺。忌直刺，禁直刺过深。穴的深处右有肝脏，左有胃底，故不可盲目直刺进针过深。

2. 行针禁忌　忌大幅度提插捻转，尤其是直刺。补宜慎，泻勿太急太过。

3. 体位禁忌　宜仰卧位，慎坐位。慎侧卧位。

4. 灸法、电针等禁忌　前胸部，忌瘢痕灸。肝阳上亢，肝火盛等阳热证禁灸。近心脏，电针刺激不宜过大过强。忌电流回路经过心脏。严重心脏病、严重肝病禁电针。

5. 其他禁忌　本穴在胸部，若为了暴露穴位把患者的衣服往上卷，当防留针时衣服下滑；针刺后，忌盖衣物、棉被等物保暖，以防因衣物等的重量下压针，致使针向深刺；宜脱掉衣物，充分暴露穴位。忌隔衣针刺。

三十二、石　门

石门为任脉穴。在脐下 2 寸，腹中线上，仰卧取穴。功用：健脾益肾，清利下焦。主治：腹胀，泄利，绕脐疼痛，奔豚疝气，水肿，小便不利，遗精，阳痿，经闭，带下，崩漏，产后恶露不止。

【刺灸禁忌】

1. 针刺禁忌　直刺 0.5～1 寸。孕妇慎针或禁针。孕妇应禁针，以免损伤胎气，造成流产。若其病证当用石门穴时，可浅刺，刺激小，有故无殒。古代医家也有记载妇女忌针，认为针之可使人无子。现代临床报道中有针石门避孕的，也有针石门治疗不孕的。现代研究石门穴有很好的避孕作用。故育龄妇女欲得子则应忌针。

2. 行针禁忌　忌大幅度提插。膀胱充盈时更应忌大幅度提插。本穴以补益为主，故多补少泻。避孕宜泻法。

3. 体位禁忌　宜仰卧位，慎坐位。

4. 灸法、电针等禁忌　孕妇忌灸，忌电针。

三十三、天　突

天突为任脉穴。在璇玑穴上 1 寸，胸骨上窝正中，正坐仰头取穴。功用：宣肺平喘，清音止嗽。主治：咳嗽，哮喘，胸中气逆，咯唾脓血，咽喉肿痛，舌下急，暴喑，瘿气，噎膈，梅核气。

【刺灸禁忌】

1. 针刺禁忌　先直刺 0.2～0.3 寸，然后沿胸骨柄后缘、气管前缘缓慢向下刺入 0.5～1 寸。忌直刺过深，以免损伤气管。

2. 行针禁忌　直刺进针后沿胸骨柄后缘、气管前缘缓慢向下刺入 0.5～1 寸，若有窒息感时，切勿再向里进针，或用强刺激手法，若有咳嗽、气短等症状，应将针提出几分或把针拔出，以免发生针刺意外。若刺深还可能刺中主动脉或无名动脉。沿胸骨柄后缘应直刺，不能偏左偏右，可能刺中肺尖或锁骨下动脉。本穴达到针感后可不留针。元气衰微、肺肾两虚的哮喘者，忌用泻法。

3. 体位禁忌　宜坐位，仰头，或仰卧位仰头。坐位时忌因疲乏、困倦等瞌睡，下巴碰着针柄。

4.灸法、电针等禁忌　咳嗽、气喘等病证不宜施灸，灸之浓烟可能加重症状。咯唾脓血，咽喉肿痛属实热或虚火者忌灸。穴下有重要器官、大血管，故电针应慎，或禁。忌水针。

【文献选要】

○"针入五分，留三呼，得气即泻。灸亦得，即不得针，其下针直，横下不得，低手即五脏之气伤人""针宜直下，不得低手，低手伤五脏气，令人寿短"（《铜人腧穴针灸图经》）。

三十四、哑　　门

哑门为督脉穴。正坐，头稍前倾，于后正中线，入发际 0.5 寸之凹陷中取穴。功用：开喑通窍，清心宁志。主治：舌缓不语，音哑，头重，头痛，颈项强急，脊强反折，中风尸厥，癫狂，痫证，瘾症，衄血，重舌，呕吐。

【刺灸禁忌】

1.针刺禁忌　向下颌方向缓慢刺入 0.5～1 寸。禁直刺，禁向上斜刺。禁进针过深。过深可刺伤延髓，有致瘫或生命危险。最深不能超过 1.5 寸。进针时，若有触电样针感向四肢放散时，可能刺中延髓，应立即退针，切勿再行刺入为要。

2.行针禁忌　忌提插捻转，否则有内出血的倾向。进针后若有不适，应立即退出针。

3.体位禁忌　宜伏案正坐位，使头微前倾，项肌放松。体位以医者施针方便为宜。

4.灸法、电针等禁忌　古代医家均禁灸。此穴主要治疗喑哑，艾为纯阳之性，且用火力，若用于该穴则有助热伤音之虞，故应禁灸。因穴近延髓，故应禁电针，禁水针。

【文献选要】

○"刺头中脑户，入脑立死"（《素问》）。

○"不可灸，灸之令人喑"（《针灸甲乙经》）。

○"脑后喑门穴，不可伤，伤即令人哑"（《圣济总录》）。

三十五、脑　　户

脑户为督脉穴。正坐或俯伏，于头部中线，枕骨粗隆上缘之凹陷处取穴。功用：清头明目，镇痉安神。主治：头重，头痛，面赤，目黄，眩晕，面痛，音哑，项强，癫狂痫证，舌本出血，瘿瘤。

【刺灸禁忌】

1.针刺禁忌　平刺 0.5～0.8 寸。宜平刺。本穴位于头部矢状缝之间，5 岁以下小儿慎针。

2.行针禁忌　小儿少捻转。若刺入时疼痛，可能刺伤血管，忌捻转。

3.体位禁忌　宜坐位，俯伏位。

4.灸法、电针等禁忌　《针灸甲乙经》禁灸。因有头发，头部的血管分布丰富，故忌直接灸。忌水针。

5.其他禁忌　因有头发，注意严格消毒。头部容易出血，出针时应用棉球按压。针刺后忌立即洗头，以防感染。

【文献选要】

○ "刺头中脑户，入脑立死"（《素问·刺禁论》）。

○ "不可灸，令人喑"（《针灸甲乙经》）。

○ "禁不可针，针之令人哑不能言。可灸七壮，亦不可妄灸，令人失喑"（《铜人腧穴针灸图经》）。

三十六、囟　　会

囟会为督脉穴。于头部中线入发际 2 寸处取穴。功用：醒脑开窍，清头散风。主治：头痛，目眩，面赤暴肿，鼻渊，鼻衄，鼻痔，鼻痈，癫疾，嗜睡，小儿惊风。

【刺灸禁忌】

1. 针刺禁忌　平刺 0.3～0.5 寸。穴当囟门处，小儿囟门未闭或刚闭合不久时，禁针。

2. 行针禁忌　小儿忌捻转。若刺入时疼痛，可能刺伤血管，忌捻转。

3. 体位禁忌　宜坐位，仰靠位。小儿针刺，要固定头部，要防止手乱抓头、搔打头部。

4. 灸法、电针等禁忌　头部血管丰富，禁直接灸。小儿禁灸。忌电针，忌水针。

5. 其他禁忌　因有头发，注意严格消毒。若需多次针刺，最好剃去头发。头部容易出血，出针时应用棉球按压。针刺后忌立即洗头，以防感染。

【文献选要】

○ "督脉从脑户而上，至百会、囟门，乃头骨两分，内通于脑，若刺深而误中于脑者立死"（《黄帝内经素问集注》）。

○ "若八岁以下即不得针，盖缘囟门未合，刺之不幸令人夭。囟会一穴，只可针五分，过即令人头旋目暗，急针百会及风府二穴救之"（《圣济总录》）。

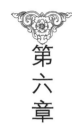

第六章

中医养生禁忌

　　养生，又称摄生，为护养、保养性命，以达健康长寿的目的。英国李约瑟博士说："在世界文化中，唯独中国人的养生学是其他民族所没有的。"

　　《素问·上古天真论》说："上古之人，其知道者……度百岁乃去。"《吕氏春秋·节丧》说："知生也者，不以害生，养生之谓也。"这里的"道"，即养生的方法，包括两个方面，一是养生之"宜"，二是养生之"忌"，"害生"就是指的养生之"忌"。对于养生来说，"宜"易知，"忌"难明。懂得"忌"尤其重要，正如晋朝养生家葛洪说："养生以不伤为本。"如何达到"不伤"呢？必须懂得"忌"，并具体论述了伤身的十三个方面的"忌"："才不逮而困思之，伤也；力不胜而强举之，伤也；悲哀憔悴，伤也；喜乐过差，伤也；汲汲所欲，伤也；久谈言笑，伤也；寝息失时，伤也；挽弓引弩，伤也；沉醉呕吐，伤也；饱食即卧，伤也；跳走喘乏，伤也；欢呼哭泣，伤也；阴阳不交，伤也。"并强调"积伤至尽则早亡"（《抱朴子·极言》）。可见，避免伤害，研究"忌"，在养生方面有非常重要的意义。

　　中医养生禁忌主要包括饮食养生禁忌、房室养生禁忌、情志养生禁忌、运动养生禁忌、起居养生禁忌等方面的内容，本篇将首先就饮食养生禁忌、房室养生禁忌两个方面进行讨论。对其余禁忌内容，留待以后补充。

第一节　饮食养生禁忌

　　饮食是维持生命的物质基础和能量来源。《汉书·郦食其列传》说："王者以民为天，民以食为天。"人是离不开吃的。《备急千金要方》中也说："安生之本，必资于食，不知食宜，不足以存身也。"人要生存活命，必须从外界摄取食物，这是饮食功能之一，称之为"充饥"。除此之外，饮食还可以疗病，也就是"药食同源"，用食物来祛除邪气，治疗疾病，称为"食疗"；另外，食物还能养生保健预防疾病，实现人类健康增寿的目的，称为"食养"。

　　我们的祖先，在实践中早就发现，食物与药物一样也存在着偏性，只是这种偏性比较温和。食物在发挥充饥、食疗和食养过程中都有相宜与不相宜（忌）的问题，吃了不相宜的食物，非但不发挥积极的作用，反而会生害。为了避免灾害，吃什么？怎么吃？人们早就十分重视饮食在养生防病治病中的禁忌问题。《金匮要略·禽兽鱼虫禁忌并治》中说："所食之味，有与病相宜，有与身为害。若得宜则益体，害则成疾。"《备急千金要方·食治篇》也说："食能治病，亦能致病。"对身体有害的食物应该禁忌，犯禁就会吃出病来，此即所谓"食禁"与"食忌"。

元代贾铭在《饮食须知》一书专谈饮食禁忌，"兹专选其凡忌，汇成一编"，他说："饮食藉以养生，而不知物性有相宜相忌，纵然杂进，轻则五内不和，重则立兴祸患，是养生者亦未尝不害生也。"强调食物养生中的"有节""有择"，明确指出饮食养生禁忌的重要性。在养生问题上，他身体力行，注意饮食禁忌，年寿至106岁，无疾而终。

如何解决饮食中犯禁的问题，清代《随息居饮食谱》中说："国以民为本，而民失其教，或以乱天下；人以食为养，而饮食失宜，或以害其身。"这里的"教"，是指加强研究与引导，就中医禁忌学而言，是要加强饮食养生禁忌的研究，用研究所发现的规律去指导广大群众，对不相宜的食物则禁之，称为"禁口"或"忌口"。

历代关于饮食养生禁忌的内容十分丰富，可归纳为五个方面：

1. 五脏的饮食禁忌　食物五味中的每一种"味"都与相应的脏腑具有特殊的亲和力，有五味入五脏之说。五味对五脏同样有生克制化的一面，若五味调和，味与脏腑相生则可发挥充养五脏的作用，即"五脏所养"。否则，长期饮食偏嗜，味与脏腑相克，就会逐渐损害脏腑功能，成为"五脏所伤"。在疾病状态下，五味调配适宜与否会直接影响脏腑功能的恢复。《黄帝内经》提出"肝病禁辛、心病禁咸、脾病禁酸、肾病禁甘、肺病禁苦"，为中医食疗中"食禁"的重要内容。

2. 食物的搭配禁忌　据《食疗本草》记载"笋不可与鲫鱼共食，使笋不消也""甘蔗与酒共食发痰""水芹于醋中食之，损人齿"。《饮食须知》中指出：枣与蜜食损五脏，与葱同食令五脏不和，与各种鱼同食，令腰腹痛；柿子与酒同食易醉，或引发心痛，与蟹同食可引起腹痛作泻，或呕吐昏闷；干柿勿同鳖肉食，难消成积。《肘后救卒方》提出"羊肝不可同乌梅及椒食"。《备急千金要方》有"鸡子白共蒜食之，令人短气；鸡子共鳖肉蒸食之害人；鸡肉、獭肉共食作遁尸注，药所不能治；食鸡子啖生葱变成短气；鸡肉犬肝肾共食害人；生葱共鸡犬肉食，令人谷道终身流血；乌鸡肉合鲤鱼肉食，生痈疽；鸡兔犬肉和食，必泄利……"等等。古代文献中关于这方面的记载十分丰富，一些认识至今仍在民间流传，如猪肝、猪血忌黄豆；鲤鱼忌狗肉；鳖肉忌猪肉、兔肉、鸭肉、苋菜、鸡蛋；鸭蛋忌桑椹子、李子；龟肉忌苋菜、酒、果等等。这些观点虽不一定十分准确，但值得重视和深入研究。

3. 食物与药物的配伍禁忌　食物和药物之间的合理搭配、调和互补是保证用药安全和疗效的条件。《肘后备急方》中有"常山忌葱，天门冬忌鲤鱼"的记载。而药食配伍存在禁忌的观点从古到今，影响深远，一些认识已经深入民间，进入寻常百姓家。如"用发汗药忌生冷，调理脾胃药禁油腻"，几乎已经成为家喻户晓的生活常识。而"消肿理气药禁豆类，止咳平喘药禁鱼腥，止泻药禁瓜果"等认识也为百姓所接受。此外，在民间还有许多具体的药食配伍禁忌，如"狗肉反商陆，忌杏仁；鲫鱼反厚朴，忌麦冬；羊肉反半夏、菖蒲，忌铜、丹砂；猪心忌吴茱萸；雀肉忌白术、李子；萝卜忌地黄、何首乌；醋忌茯苓、土茯苓；威灵仙忌茶"等等，可供鉴别与研究。

4. 不同体质或疾病的饮食禁忌　《金匮要略·禽兽鱼虫禁忌并治》中说："所食之味，有与病相宜，有与身为害，若得宜则益体，害则成疾。"《食疗本草》指出："鲤鱼，腹中有宿瘕不可食，害人。猪，虚人动风，不可久食，肉发痰。牛乳，患冷气病人不宜服之。冬瓜，患冷人勿食之，令人益瘦。甜瓜，患癥癖人不可食。胡瓜，天行后不可食。韭，热病后十日，不可食热韭，食之即发困。鸡，先患骨热者，不可食之。羊骨，主治虚劳，患宿热人勿食。

酪，患冷人勿食羊乳酪。"《外台秘要》提出"咳吐脓血忌生姜、生蒜、海藻、咸物等"。《随息居饮食谱》中详细列举了"发物"。即发热：荽、菾、羊肉、川椒、胡椒；发风：春芥、虾、蟹、鹅；助湿：枇杷、羊脂；积寒：蚌、田螺、西瓜、鲜柿；动血：山慈菇、胡椒；动气：比目鱼、羊肉、春芥。可见，古人对体质、疾病与食物禁忌已有较多认识。发展至今，许多相关内容得到认同。如水肿忌盐；火毒疖疮忌鱼虾；内热炽盛、阴虚火旺、湿热痰火内盛及津液耗伤的患者，忌姜、蒜、辣椒、羊肉、狗肉等辛燥温热食品；脾胃虚寒、阳虚内寒的患者以及大病、产后之人，忌西瓜、李子、田螺、荸荠、蚌等寒凉积冷之品；痰湿及湿热内盛之人，忌饴糖、肥猪肉、乳酪、米酒等助湿生热的食品；外感未除，忌酸敛收涩如酸梅、李子等；喉疾、目疾、疮疡、湿疹、痧痘之人，忌芥、蒜、辣椒、虾蟹等辛辣刺激发散的食品；失血、紫癜、亡血家等忌胡椒等燥热动血食物。

此外，某些疾病初愈，可因饮食不当而导致复发，中医称"食复"，如"岐伯曰：病热少愈，食肉则复，多食则遗，此其禁也"（《素问·热论》）。

5. 食量与食法的禁忌　如《食疗本草》记载："笋，寒，又动气，能发冷症，不可多食。菰菜，滑中，不可多食。生姜，多食少心智。橡实，主止痢，不可多食。蒲桃，其子不宜多食，令人心卒烦闷，犹如火燎。木瓜，亦不可多食，损齿（及骨）。荔枝，多食则发热。李，生李不可多食。林檎，好睡，不可多食。鹅，肉性冷，不可多食，令人易霍乱，发痼疾。甜瓜，多食令人阴下痒湿，生疮。莼菜，甚损人胃及齿，不可多食，令人颜色恶，久食损毛发。大蒜，久服损眼伤肝。酒，久服伤神损寿。"《饮食须知》记载："盐味咸性寒，不可多食，多食伤肺发咳，令失色损筋力，患水肿者、喘嗽者忌食。喜咸人必肤黑血病，勿多食盐，多食则脉凝涩而变色。猪肉，多食闭血脉，弱筋骨，虚人肌。久食令人少子伤精，发宿疾。多食令人暴肥，盖虚风所致也。"在服用方法上，也十分讲究，认为食疗药膳应掌握正确的服用方法，否则，会影响功效的发挥，一些食品如服用方法不当，还会产生不良反应甚至对人体造成损害。如《食疗本草》指出："黄精，蒸之若生，则刺人喉咙。鸡、肉须烂，生即反损。鲤鱼，凡修理，每断去脊上两筋及脊内黑血，此是毒故也。大麦，熟即益人，带生即冷，损人。"此外，古代中医饮食养生的"食忌"还涉及"服用时间忌"等内容。

近年，匡调元在《家庭保健体质食养》一书中，认为在注重"饮食有节"的同时还要注意"饮食有择"，因人的体质不同，对食物进行有针对性的选择，如"某型体质者忌食"是指该食物对某型病理体质的形成与恶化有加剧的作用，在一段时期内应禁止食用。"某型体质少食"，是指该食物对某型病理体质的形成与发展，有一定影响，应慎食。对于正常体质者，原则上各种食物都宜吃，只是注意不要偏食，如过甜、过咸、过酸、过苦的食物都要慎食。

从养生的意义上而言，食养主要是针对正常状态，处于相对健康的人群而言，要讨论饮食在养生保健中的宜忌问题，实际上主要是研究人体不同体质类型的饮食宜忌。首先，辨别体质类型，然后再讨论宜与不宜，只有这样才便于操作，又具有实践价值。

按匡氏的经验，一般把常见的人体体质类型分为六类：

（1）正常质（正常健康型）：体壮力强，面色润泽，耐寒暑，口微干，二便调，胃纳佳，脉有力，舌象正常。

正常质者无食物品种上的禁忌，但应忌五味偏嗜、偏食、暴饮暴食，忌烟酒。

（2）晦涩质（气血瘀滞型）：肤色晦滞，口唇色黯，眼眶黯黑，肌肤甲错，丝缕斑痕，痞闷作胀，脉涩沉缓，舌质青紫。

晦涩质应忌花生米。

（3）腻滞质（湿痰阻滞型）：体形肥胖，中脘痞满，口黏，身重如裹，大便不实，口干不饮，胸满晕眩，脉濡或滑，舌苔多腻。

腻滞质应忌含碱食物，如面、面包。

（4）燥红质（热燥津少型）：形弱消瘦，口燥咽干，内热便秘，尿黄短少，饮不解渴，少眠心焦，五心烦热，喜凉饮，耳鸣聋，脉细弦数，舌红少苔或无苔。

燥红质应忌羊肉、五香粉、生姜、苹果、核桃、龙眼、桂枝、韭菜。

（5）迟冷质（阳虚寒盛型）：形体白胖，面色不华，形寒怕冷，唇淡口和，四肢冷，肌冷自汗，大便溏稀，夜尿清长，耳鸣聋，喜热饮，脉沉迟无力，舌淡胖嫩有齿印。

迟冷质应忌冰淇淋等冷饮及凉拌菜。

（6）倦羸质（气血不足型）：面色㿠白，气短懒言，乏力眩晕，心悸健忘，脱肛感，子宫下坠感，动辄汗出，手脚易麻，月经淡少，脉细弱无力，舌质淡。

倦羸质应忌凉拌菜、冰淇淋等冷饮。

毋庸讳言，饮食养生的禁忌问题，十分复杂，是一门防治兼备的学问，本章首先就饮酒、品茶及常用饮食品类的禁忌予以介绍。

一、中医忌口的概述

忌口是我们日常生活中世人皆知的事，是饮食养生的重要内容。有些人片面认为，只有中医才讲究忌口。其实西医也很重视，如糖尿病忌糖、浮肿忌盐等。据邓远明等学者研究综述认为，忌口属于中医学饮食禁忌的重要组成部分。

忌口也称禁口、食忌、食禁等，是指在中医临床中注意饮食禁忌，以避免影响治疗效果。忌口是在药食同源的基础上孕育发展而来，有广义和狭义之分。狭义的忌口是指患者患病时在饮食方面的禁忌，又称病中忌口。广义的忌口除病中忌口外，还包括因年龄、体质、地区和季节的不同而忌服或少服某些食品，也包括为避免某些病情复发而忌服某些"发物"。

忌口应遵循一定的原则。统观古今文献，忌口并非随心所欲，而是遵循一定的原则。一是辨证论治，二是遵循五行的生克规律。

中医辨证论忌：依据《内经》"热者寒之，寒者热之""阳病治阴，阴病治阳，虚则补之，实则泻之"的理论，参照病机属性与饮食的寒热补泻功能进行对症施用，如寒病忌生冷、热病忌辛辣、阴病忌阴柔滋腻、阳病忌温热辛燥、虚证忌克消攻伐、实证忌补益固涩等。

按五行生克理论论忌：《灵枢·五味论》曰："肝病禁辛、心病忌咸、脾病忌酸、肺病忌苦、肾病忌甘苦"的原则，结合病情与食物属性而忌口。

中医学历来认为"药食同源"，指出食物与药草一样，皆有寒、热、温、凉、平五性，辛、甘、酸、苦、咸五味，并按食物的性味、功能，将须忌口的食物分为六类。

辛辣类：包括辣椒、胡椒、生姜、大蒜、韭菜、花椒、青葱、芥末、酒类。

生冷类：包括西瓜、梨子、柿子、菠萝、香蕉等生冷水果，萝卜、白菜、苦瓜、竹笋、蚕豆等寒凉蔬菜，冰棒、冰淇淋、冷藏饮料或果品等冷冻食品。

发物类：包括鹅肉、牛肉、猪头肉、公鸡肉、狗肉、虾、蟹、竹笋、芥菜、木薯、南瓜、韭菜等。

海腥类：包括虾、蟹、螺、贝类、海带、海鳗、乌贼、鱿鱼等水产品。

油腻类：包括猪油、猪肉、牛肉、羊肉、动物内脏和油炸、烧烤食品。

其他类：咸品，如食盐、酱油、豆酱、腌咸菜、腌咸萝卜、腌咸鸭蛋等；甜品，如白糖、红糖、各种糖果、糕饼、甜食，以及含糖多的荔枝、龙眼、甘蔗等水果。

忌口应因病制宜。临床上患者在治疗期间，既要服用药物，又要饮食调理促进病愈，为此，采取切实合理的辨证施食、辨证论忌显得非常重要。关于疾病忌口，张仲景的《伤寒杂病论》中已有较为详细的论述，他在太阳中风证服用桂枝汤后强调要"禁生冷、黏滑、肉面、五辛、酒酪、臭恶等物"，提出了"食复"这一概念，即热病后可因饮食不当而导致疾病复发。同时《金匮要略》中设置了"禽兽鱼虫禁忌并治"和"果实菜谷禁忌并治"两个篇章，明确指出："所食之味，有与病相宜，有与身为害，若得宜则益体，害则成疾，以此致危"，强调了病中忌口的重要性。

忌口要因人制宜。体质偏实的健康人，饮食注意全面合理即可，但兼夹有痰湿瘀的人，不宜再补充过度的营养，尤其要减少脂肪的摄入，可以多吃含有丰富膳食纤维的食物，并注意补充维生素和微量元素，同时加强锻炼，避免发展成代谢性疾病。

从体质来看，虚证之人总体来说宜补，但应根据体质决定补益的性质。如阳虚者以补气温阳、散寒健脾为主，忌服寒凉、生冷食物，不宜过食凉性的瓜果菜肴；阴虚者，宜滋补养阴、生津清热，忌食温燥伤阴的食物，如葱、姜、蒜、辣椒等辛辣刺激食物。但虚证者不可补益过度，尤其不能多食肥腻、油煎、干硬等难以消化的食物，而要在补中有疏，以清淡和富于营养为宜。

从年龄特点来看，小儿时期"脾常不足"，所吃的食物应与其消化功能适应，注意摄入优质蛋白质及维生素、矿物质。而老人脏腑衰退、化源不足，应以温热熟软的食物为主，节制脂肪和糖类，多吃纤维素、清淡饮食和乳食，忌黏硬生冷的食物。

妇女妊娠期间，应注意营养均衡，食物品种多样化，适食多餐。勿嗜过咸、过甜食品，忌烟酒、辛辣、油腻、刺激等食物，减少食物对胃肠道的刺激。在哺乳期，除补气养血之外，还应多补充矿物质、微量元素，保证母乳中的营养。妇女经期，如果身体平时健康，只要饮食规律即可，但要慎食冷物，以免血管过度收缩引起痛经。而平时身体虚弱者，应注意服用一些补气养血的温性食品，如大枣、红糖、鸡蛋、龙眼等，对于寒凉食物与辛热食物皆应忌服。

忌口要因时因地制宜。季节的变换，会给人体带来不同程度的影响。中医天人相应理论提示我们应根据人体对外界气候的反应，适时调整饮食。

春季：春季多风，人体阳气处于升发之时，肝胆气旺，脾胃的消化功能相对较弱，饮食上应当减酸宜甘，培养脾气，适宜多吃清淡蔬菜和豆类，不宜油腻辛辣，以免内生火热。

夏季：夏季热邪挟湿，使得脾胃受困，消化功能减退，饮食应以甘寒、清淡为主，避免油腻，特别是不要贪食生冷瓜果。

秋季：燥气当令，燥易伤肺，因此易发咳嗽，应当滋阴润肺，多食梨、芝麻、蜂蜜、甘蔗及乳制品等柔润食物，少食辛辣，不宜过食辛温大补之品。

冬季：万物封藏，寒邪正盛，可多吃羊肉等温热性食物，勿食冷食。冬季对体虚、年老之人是进补的好时机。

东西南北：地域因素也对人体有着重要影响。《素问·异法方宜论》曾指出，不同地域的人由于环境与饮食习惯不同，可能会诱发相关的疾病，比如东方之人，"食鱼而嗜咸"，多发痈疡；西方之域，水土刚强，其民"华食而脂肥""其病生于内"；北方之域，天寒冰冽，民多乳食，"脏寒生满病"；南方之人，"嗜酸而食腐"，而地域多湿，易发挛痹。虽然当时的情况已与现在有所差异，但是也提示我们可以在饮食上就当地所缺乏的物质及多发的疾病作相应的补充和调整。

二、饮酒的禁忌

酒的历史，源远流长，我国是世界文明古国之一，酿酒最早，据近代考古发现，山东大汶口文化遗址，出土大量陶制专用酒具，时间在公元前 2～3 世纪。在商代的甲骨文中，已经出现"酒"字，在河南安阳殷墟中还发现酿酒的作坊遗址，说明当时酿酒业已经相当发达了。

据《礼记·月令·仲夏》记载："秫稻必齐，曲蘖必时，湛饎必洁，水泉必香，陶器必良，火齐必得。"可以推断，我国应用霉菌糖化谷物酿酒，源于 5000 多年前的龙山文化时期，乃古代先民的不朽功绩。

酒与医药有密切关系，"醫"从酒，《说文解字》云："医，治病工也……医之性，然得酒而使。"《战国策》有"昔者，帝女令仪狄作酒而美，进之禹，禹饮而甘之"，可见酒与医药养生早已结下不解之缘。

饮酒对养生防病有很好的效用。首先酒有一定补养作用。这是因为酒是一种由粮曲酿成的饮料。早在明代冯时化所著《酒史》中就已列有各地所产的名酒达 40 种之多，至今，大曲白酒、小曲白酒、黄酒、红曲黄酒、甜酒、杂酒，再加上外来的葡萄酒、啤酒就更多了。不论哪种酒，适量而不违反禁忌都对人体有益。

其次，酒有温通血脉的作用。这是被李时珍肯定的，"少饮则活血行气"（《本草纲目》）。因为酒性温热，其性流窜，功能散寒除湿、活血行气。所以对风寒痹痛、筋脉挛急及胸痹等，都有一定治疗效果。《金匮要略》瓜蒌薤白白酒汤就是一例。

另外，酒是一种最好的溶剂，有行药势的作用。药物的有效成分，有的不溶于水，也不溶于脂者，可以溶于醇。酒剂是传统的药剂之一，早在马王堆三号汉墓出土的《五十二病方》就有记载。

还有，酒可以消愁解忧，汉代焦延寿《易林》有云："酒为欢伯，除忧来乐。"曹孟德也有"何以解忧，惟有杜康"之说。的确，不少人饮酒后，有一种特别的欣快感，情绪激昂，话多直率，似乎忘掉了一切人间烦恼。

但酒有利必有弊。酒的弊端早被历代养生家所警觉。如果过饮会给身体带来严重的危害，造成肝炎、肝硬化、胰腺炎、胃炎、心脏病、痔疮，造成交通事故、不育不孕与畸胎，并能滋生湿热等，甚至引发肝癌、胃癌、食管癌或酒精中毒，危及生命。

清代吴澄的《不居集》对酒的危害论述甚详。如纵酒成劳："少年纵酒，多成劳损。夫酒本狂药，大损真阴，惟少饮之，未必无益，多饮之难免无伤，而耽饮之，则受其害者十之八九矣。且凡人之禀受，藏有阴阳，而酒之性质亦有阴阳，盖酒成于酿，其性则热，汁化为水，其质则寒，人纵饮之，为害匪浅也"(《不居集·下集》)。如酒困成百病："有困于酒者，但知米汁之味甘，安知曲蘖之性烈，能潜移祸福，而令人难逃也。能大损寿元而人不知也，及其病也，或血败为水，而肌肉为其浸溃，则臌胀是也。或湿邪侵土而清浊苦于不分，则泻痢是也，或湿邪入血，不能养筋，而弛纵拘挛，甚至眩晕卒倒，则中风是也，或水泛为涎，而满闷不食，甚至脾败呕喘，则痰饮是也，耽而不节，则精髓枯，久醉阴血日以散亡，未及中年，多见病变百出，而危于此者，不知其几何人矣"(《不居集·下集》)。如酒伤："吴澄曰：曲蘖之戒多矣，而人终日饮酒，肠胃熏蒸，真元暗损，人习以为常，而不察耳。盖人之所赖以生者，气血也，气血有真元以统御之。真元者，人性命之根本也，人之云性命则知重，而不知纵饮，则暗损真元，损真元一分，即暗损性命一分，不可轻视也"(《不居集·下集》)。

如何趋利避害，这就要专题研究酒的禁忌了。对于戒酒，也是历代的热门话题。南宋时著名的爱国诗人辛弃疾，生性爱酒，曾写过不少赞美酒的诗词。当他感到屡屡醉酒的危害时，便下定决心戒酒，并填了一首戒酒词，为《沁园春·将止酒》，戒酒杯使勿近曰："杯汝来前，老子今朝，点检形骸。甚长年抱渴，咽如焦釜；于今喜睡，气如奔雷。汝说'刘伶，古今达者，醉后何妨死便埋。'浑如许，叹汝于知己，真少恩哉！更凭歌舞为媒。算合作，人间鸩毒猜。况怨无大小，生于所爱，物无美恶，过则为灾。与汝成言：'勿留亟退，吾力犹能肆汝杯。'杯再拜，道'麾之即去，招亦须来。'"词中以拟人的笔法，生动风趣，形象地描述了贪杯的危害，以及忌酒戒酒的必要。

酒少饮有益，多与少，因人而异，如何掌握这个"度"呢?北京大学精神卫生研究所李冰教授，以啤酒为例，制有表 2-6-1，可进行大致的判断。

表 2-6-1　啤酒的"度"

危险性	男性	女性	对身体和情绪的常见影响
低危险性 有理智的喝酒	每天≤1.5 瓶啤酒	每天≤半瓶啤酒	增加放松程度，减少心脏病的危险
中等危险性 有害的喝酒	每天 2～2.5 瓶啤酒	每天 1～1.5 瓶啤酒	乏力，失眠，血压升高，动作不协调，忧郁或紧张，思维不清楚，阳痿，开车、开机器、高空作业易出危险
高度危险性 危险的喝酒	每天≥3 瓶啤酒	每天≥2 瓶啤酒	除上述损害之外，可损伤大脑，产生躯体依赖，导致记忆丧失和肝胃疾病

(一)白酒

白酒，从香型分类，有清香型、浓香型、酱香型、米香型、兼香型等，属高度酒，乙醇含量在 40％以上。性辛，温热，味甘微苦，有小毒。归脾胃、心经。功能活血行气，温阳通脉，补益提神。白酒既是食品饮料，也是药品良好的溶剂。主要用于：①阳气不足，精神不振，对劳倦身体乏力，恶寒怕风，疲惫委顿，少量饮用有促进体力恢复的作用；②用于风寒湿痹，关节肢体屈伸不利，冷痛，重着，或游走疼痛者，或以白酒浸适宜中药服用；③用于血脉不通，凡胸中阳气不振，胸痹胸痛，以及跌打损伤所致瘀血阻滞、疼痛，均可适量饮用白酒，或在制药煎药时加入少量白酒，可助药力。成人用量，每人每日 25～100ml 为宜，于餐后或进餐时饮服。

【应用禁忌】

1. 湿痰阻滞体质类型忌饮白酒 湿痰阻滞体质又称腻滞质，因为湿与痰均为阴邪，易伤阳气，因此，这种体质的人，常有阳气不足，水湿偏重的倾向，表现为肤色较白，形体肥胖，或面色萎黄，头身重着，胃脘微胀，痰涎较多，大便常不成形，或易于腹泻，口黏口甜，不易口渴，也较少喝水，脉多濡或滑，舌质淡，舌苔白腻等。

白酒有一定补益作用，但易于助湿生痰，故凡有湿痰阻滞体质倾向的人，应忌饮白酒，对用白酒浸泡的各种滋补药酒，更应禁饮。

2. 阴虚燥热体质类型忌饮白酒 阴虚燥热体质类型，又称燥红质，因为阴虚易于生内热，津亏则干燥，因此，这种体质的人，常有阳气亢盛，热偏重的倾向，一般表现为肤色较黑，形体消瘦，急躁喜动，面目唇口红赤，口干喜饮水，鼻干，大便干燥，尿量较少，眠差易醒，脉多细数，舌质红，少津液等。

白酒，性辛，温且热，有一定温阳作用，易于动火生热，故凡燥热体质倾向的人，均当忌饮白酒，同时，对用白酒作溶媒的壮阳补养药酒，应该禁饮。

3. 各种出血性病证禁饮白酒 白酒具有活血、通脉的作用，有鼓动血流加速的效果，故对咳血、痰中带血、吐血、呕血、牙龈出血、鼻血、皮下紫癜、痔疮出血、大便出血、尿血、外伤出血、月经过多，或大便色黑如柏油，或疮疡破溃脓血流漓，恐加重出血，故当禁饮。

4. 肝胃病证禁饮白酒 白酒有小毒，对胃肠均有明显的刺激作用。故对胃痛胃胀，嗳气反酸，腹痛腹胀，大便溏稀，或腹泻者，以及两胁肋胀满疼痛，眼目皮肤黄染，小便黄少，食欲减退，疲乏无力，甚至腹大如鼓，浮肿者；或经检验有胃炎、溃疡、肝炎、肝硬化者，均当禁饮白酒，以免加重病情。

5. 其他 外感、湿热、孕妇、小儿、高血压、心脏病、青光眼、肾炎、肺结核、荨麻疹、湿疹、皮炎、前列腺炎、对乙醇过敏者，以及从事高空、驾驶等工作者，均当禁饮白酒。

【文献选要】

○"南皮尝患痔，每生起必血殷座上。曾延朱少伯广文疗后，云系受烧酒暖锅之害。盖南皮每饭必饮老白干斤许，且佐汤羊肉。北方风高地燥，南皮久居卑湿之区，不知其中弊端，以致一发难收矣"（《南亭笔记》）。

○"酒者，能益人，亦能损人。节其分剂而饮之，宣和百脉，消邪却冷也。若升量转久，饮之失度，体气使弱，精神侵昏，宜慎，无失节度"（《养生要集》）。

○"少饮为佳，多饮伤神、损寿，易人本性，其毒甚也。饮酒过度，伤生之源"（《饮膳正要》）。

○"面糵之酒，少饮则和血行气，壮神御寒。若夫沉缅无度，醉以为常者，转则致疾败行，甚则丧躯殒命，其害可胜言哉"（《本草纲目》）。

○"烧酒，性烈火热，遇火即燃。消冷积，御风寒，避阴湿之邪，解鱼腥之气。阴虚火体，切勿沾唇；孕妇饮之，能消胎气"（《随息居饮食谱》）。

（二）黄酒

黄酒，包括绍兴黄酒、红曲黄酒、黍米黄酒和吉林清酒等，为低度酒，乙醇含量在10%～20%。性辛，微温，味甘，微苦，无毒。归脾、胃、心经。功能补气健脾，和血行气。

主要用于：①心脾两虚，如气短乏力，消化欠佳，食欲下降者，可以少量饮用；②产后血瘀气滞，如产后恶露不尽，小腹隐痛，胀满者，可以少量饮用；老人及病后体虚者，如气血不足，面色不华，气短懒言，或腰膝酸软，眠差多梦者，可以少量饮用，或作为溶媒，浸泡相关中药饮用。成人每日 100～150ml 为宜。饭后，或进餐时服。我国古代用酒多以与黄酒类似的米酒为主。

【应用禁忌】

1. 湿痰阻滞体质类型慎饮黄酒　黄酒具有滋补作用，易于助湿生痰，因此，凡是有湿痰阻滞体质倾向的人，表现为形体肥胖，痰涎较多，面色萎黄，胃常胀满，大便不实，口黏腻，脉濡或滑，舌质淡胖，舌苔白腻者，应慎饮黄酒。

2. 肝脏病证忌饮黄酒　黄酒虽属于低度酒，但仍有少量乙醇，对于肝脏诸病不利，故临床表现为两胁肋胀满疼痛，眼目皮肤黄染，或腹大如鼓，尿少尿黄，或经检查患有肝炎、肝硬化、脂肪肝者，均应忌饮黄酒，以免影响肝脏功能，加重病情。

3. 其他　有外感、湿热及乙醇过敏者，应忌饮黄酒。

（三）葡萄酒

葡萄酒，包括红葡萄酒、白葡萄酒等，属于低度酒，性辛，微温，味甘酸，无毒。归脾、胃、心经。功能养血益气，补肾通脉。成人每日 100～150ml，饭后服或进餐时服。主要用于：①气血两虚，如面色无华，头晕气短，睡眠欠佳，消化不良者，可以少量饮用；②肾气不足，脉络不畅，如腰膝酸软，不耐风寒，胸闷不舒者，可以少量饮用。

【应用禁忌】

1. 湿痰阻滞体质类型忌饮葡萄酒　葡萄酒滋养作用较其他酒强，容易滋湿，生痰，故凡有湿痰体质（腻滞质）倾向的人，如形体肥胖，胃腹易胀满，痰涎较多，大便不实，容易腹泻，不欲饮水，脉濡滑，舌质淡胖，舌苔厚腻多津者，均当忌饮葡萄酒。

2. 各种出血病证慎饮葡萄酒　葡萄酒性辛微温，并可通脉，促血液循环，故多种出血病证，如咳血、痰中带血、吐血、呕血、牙龈出血、皮下紫癜、痔疮出血、大便下血、尿血或月经过多、大便色黑如柏油状及疮疡溃破脓血流漓者，均应慎饮葡萄酒。

3. 肝肾病证忌饮葡萄酒　葡萄酒味酸，有一定刺激性，增加肝脏负担，故凡有肝脏、胃肠疾病，如症见胃痛胃胀，嗳气返酸，腹痛腹胀，大便溏薄或腹泻，两胁肋胀满疼痛，眼目皮肤黄染，或腹大如鼓，尿少、尿黄或经检查有胃炎、溃疡、肠炎、肝炎、肝硬化、肝癌等，均当忌饮或禁饮葡萄酒。

4. 其他　外感、实热、荨麻疹、皮炎、湿疹、乙醇过敏，以及从事高空、驾驶工作者，均当忌饮葡萄酒。

（四）啤酒

啤酒，属低度酒，乙醇含量一般不超过 4%。性辛，凉，味甘，微苦，无毒。归脾、胃、心经。功能清热解暑，益气养阴。可用于：①感受暑热，气津两伤，症见多汗，心烦口渴，小便短黄，体倦怠乏力者，可以少量饮用；②消化欠佳，胃腹不适，大便不畅，食欲不振者，可以少量饮用。成人每日 200～250ml 为宜，进餐时服用。

【应用禁忌】

1. 湿痰阻滞体质类型忌饮啤酒　啤酒性凉，有一定滋阴作用，有助湿生痰之弊。故凡有湿痰阻滞体质（腻滞质）倾向的人，症见体形肥胖，面色萎黄，身重，胃腹胀满，痰涎较多，大便溏薄，口黏口甜，不欲饮水，脉滑，舌质淡胖，舌苔厚腻者，当忌饮啤酒。

2. 胃肠病证慎饮啤酒　啤酒虽属低度酒，但仍有乙醇，对胃和肠都有轻度刺激作用，如素有胃痛胃胀，嗳气返酸，或腹痛腹胀，大便稀溏，或有黏液，或腹泻，或经检查证实患有胃、十二指肠溃疡，结肠、直肠溃疡者，均当慎饮啤酒，以免加重病情。

3. 肝脏病证禁饮啤酒　啤酒有加重肝脏负担，影响肝脏功能之弊，故各种肝病，症见两胁肋胀痛不适，眼目皮肤黄染，或经检查证实有乙型、甲型、丙型、戊型肝炎、肝硬化、肝脾肿大、肝癌、脂肪肝等均当禁饮啤酒，以免加重病情，影响治疗。

4. 各种出血病症忌饮啤酒　啤酒有一定通脉活血的作用，可以促进血循环。因此，凡各种出血病症，如咳血、痰中带血、吐血、呕血、牙龈出血、鼻血、皮下紫癜、痔疮出血、大便下血、尿血、月经过多或大便涩黑如柏油，或疮疡溃破脓血淋漓等，均当忌饮啤酒，以防导致出血加重。

5. 其他　外感、实热、荨麻疹、湿疹、皮炎、前列腺炎及乙醇过敏者，以及从事高空作业、驾驶工作人员，均当忌饮啤酒。

三、饮茶的禁忌

饮茶在中国有悠久的历史。据唐代陆羽《茶经》记载，"茶之为饮，发于神农氏，闻于鲁周公"。据此推算，可以认为，至少在公元前 3 千年就有饮茶的习惯。我国还是一个产茶大国，除了国内需求，明清时期，中国的茶叶出口规模就已经相当宏大了。茶和酒一样为人们所宠嗜不衰，成为中华文化的标志之一。

"开门七件事，油盐柴米酱醋茶"。茶在日常生活中不可或缺，主要是因为饮茶对人类的养生保健功效而言。相传"神农尝百草，日遇七十二毒，得荼（茶）而解之"。饮茶解毒，世所公认。唐代《本草拾遗》有"诸药为各病之药，茶为百病之药"之说，虽有夸张之意，但饮茶可疗病这是千真万确的事实。《本草纲目》记载："茶叶苦、甘，微寒……久食，令人瘦，去人脂，使人不睡""茶苦而寒，阴中之阴，沉也，降也，最能降火……若少壮胃健之人，心、肺、脾、胃之火多盛，故与茶相宜。温饮则火借寒气而不降，热饮则茶借火气而升散。又兼解酒食之毒，使人神思闿爽，不昏不睡，此茶之功也。若虚寒及血弱之人，饮之既久，则脾胃恶寒，元气暗损，土不制水，精血潜虚；成痰饮，成痞胀，成痿痹，成黄瘦，成呕逆……种种内伤，此茶之害也"。清代《梵天庐丛书》云："普洱茶，性温味香，治百病……价等兼金。"再一次证实，茶可以治病、防病、保健，对于养生具有无可非议的价值。

现代研究表明，茶叶中含有丰富的维生素 C、微量元素、茶碱和咖啡因等，具有预防癌症、防龋齿、扩张冠状血管、兴奋中枢神经、增进食欲、利尿、防辐射、增强免疫、降脂减肥、提高思维能力、消除疲劳、除口臭等作用。

但是，除饮茶的各种益处之外，如饮用不当，也会对人体造成危害，于养生保健不利，这是应该禁忌的地方，宋代苏东坡说得很明确，"除烦去腻，世固不可无茶，然暗中损人不少。"《本草拾遗》也记载："食之宜热，冷即聚痰。久食令人瘦，使人不睡。"《本草纲目》也说："茶叶饮之宜热，冷则聚痰……大渴及酒后饮茶，水入肾经，令人腰、脚、膀胱冷痛，兼患水肿、挛痹诸疾。大抵饮茶宜热宜少，不饮尤佳，空腹最忌之。"看来，只知饮茶之"利"还不行，还必须重视其"弊"的防范，这就是饮茶的禁忌。《本草纲目》记载："除烦去腻，世故不可无茶，然暗中损人不少。空心饮茶入盐，直入肾经，且冷脾胃，乃引贼入室也。唯饮食后浓茶漱口，既去烦腻，而脾胃不知，且苦能坚齿消蠹，深得饮茶之妙……李时珍早年气盛，每饮新茗必至数碗，轻汗发而肌骨清，颇觉痛快。中年胃气稍损，饮之则觉为害，不痞闷呕恶，即腹冷洞泄。故备述诸说，以警同好焉。"这段话的大意是，饮茶可让人除心烦去油腻，然而却不知茶也会暗中使人受伤。空腹饮茶又加盐者尤其伤肾，且使脾胃受寒，宛如引贼入室。唯有餐后以浓茶漱口，既去油腻，又不惹脾胃，并且茶可以坚固牙齿，消除蠹虫，为饮茶之妙处。李时珍自己年轻时饮茶较多，也很惬意；中年以后，胃气减弱，饮茶则受其害，或为胸闷呕吐，或为腹冷泄泻。

一般来说，严重的动脉硬化、高血压、溃疡病、发热患者，饮茶应慎重为宜。至少在病情不稳定时不宜饮浓茶或多饮茶。这是因为茶中含有茶碱、咖啡因、可可碱等活性物质，对中枢神经有明显的兴奋作用，能加快大脑皮质的兴奋过程，使血管收缩，这对患有脑动脉硬化的人，是一种潜在的危险，它可能促使脑血栓的发生。

孕妇要少饮茶，是由于茶中含有一定量的咖啡碱，而咖啡碱会对胎儿产生不良刺激，影响生长发育。有人认为多饮红茶没关系，其实红茶、绿茶都差不多。据测试：一杯同量的绿茶水中含咖啡碱 0.07mg。如果每天饮五杯绿茶即等于服用 0.3～0.35mg 咖啡碱。日本科学家的研究证明：若是孕妇每天饮五杯茶，将导致出生的婴儿体重不足。另外茶叶中含有咖啡因和茶碱，又会使孕妇的心脏跳动加快，排尿增加，加重孕妇的心肾负担，容易诱发妊娠中毒症。那么，孕妇是否一点茶也不应该饮呢？亦不是。因为茶叶中含有妊娠妇女不可缺少的微量元素锌。在妊娠期少饮一些茶也是有益的。

医学认为少女要少饮茶或不要饮浓茶。因为饮浓茶，容易引起少女缺铁性贫血。少女正是处在青春发育期，月经刚刚来潮，排出经血量达 100ml 之多，少者也有 10～20ml。经血中含有高铁血红蛋白、血浆蛋白和血红蛋白成分。这些有益成分必须从日常饮食中得到营养补充。而浓茶中含有很高的茶鞣酸，茶鞣酸易和食物中的铁质结合为鞣酸铁盐类，从而妨碍肠黏膜对铁质的吸收，容易造成少女缺铁性贫血。

（一）绿茶（龙井、碧螺春）

绿茶，属不发酵茶，西湖龙井、洞庭碧螺春是其代表。性凉，味甘微苦、涩，无毒，归脾、胃、肺、心经。功能清心除烦，芳香开胃，疏肝明目，提神解乏。主要用于头目不清爽，精神欠佳，口渴心烦，口黏口腻，饮食积滞等症。成人每日 3～5g 为宜，用 80℃ 热水浸泡，频频饮服。

【应用禁忌】

1.脾胃虚寒者慎饮绿茶　绿茶性凉，茶碱对胃有一定刺激作用，故凡症见胃痛不适、怕冷喜温，泛酸嗳气，大便干燥或大便不畅，或经检查证实有胃炎、黏膜糜烂出血、胃及十二指肠溃疡者，应慎饮绿茶，切忌饮用泡得过浓的绿茶，以免加重病情。

2.素有睡眠欠佳、心悸易醒者慎饮绿茶　绿茶具有一定兴奋提神的作用，故凡症见经常入睡困难，或睡中易于惊醒，醒后难以再入睡，心悸怔忡，情绪激动者，应慎饮绿茶，禁忌饮用泡得过浓的绿茶，尤其在午后、夜间、或睡觉前，禁饮绿茶，以免影响睡眠。

3.气血两虚者不宜饮绿茶　绿茶有下气消宿食的作用，对气血两虚者，症见经常气短，头晕眼花，面色苍白，或检查为缺铁性贫血者，不宜过多饮绿茶，尤其不能喝浓茶。

4.其他　老年人、孕妇或体质虚弱者，慎饮浓绿茶；另外，患病服药期间不宜饮用绿茶。

【文献选要】

○"茗味甘苦，微寒，无毒，主瘘疮，利小便，去痰热渴，令人少睡……下气，消宿食"（《新修本草》）。

○"雨前茶，产杭之龙井者佳……三年外陈者入药，新者有火气"（《本草纲目拾遗》）。

（二）黑茶（普洱茶、沱茶）

黑茶，属全发酵茶，也称紧坚茶、砖茶、饼茶、沱茶等，普洱茶为其代表，黑茶性温，味苦、甘、涩，无毒。归脾、胃、肺经。功能逐痰下气，解油醒酒，消积温胃。主要用于消化不良，痰多，气逆腹胀，油腻过多，醉酒不适，胸膈滞气等。

【应用禁忌】

1.体质虚弱者忌用黑茶　黑茶其味苦，浓烈善行而下气，具有中医"消法"的功能，故凡老年人、孕妇、小儿及病后体质虚弱而无积滞者，如消瘦无力，面色苍白，大便干燥，气短懒言者忌用黑茶。

2.平素睡眠欠佳者忌用黑茶　黑茶经紧压后，质地厚重，茶碱含量较高，其兴奋提神之功尤强，故常有失眠、易醒，入睡困难，心悸怔忡，梦多遗精，精神亢奋易于激动者，均当忌用黑茶。睡前、夜间尤当禁饮。

3.胃肠病证禁饮黑茶　黑茶对胃肠道的刺激作用较其他茶都强，故胃痛胃胀，胃中灼热，泛酸嗳气，大便不畅，或经检查证实有胃炎、胃十二指肠溃疡，或肝硬化脾脏异常增大、食管静脉曲张、上消化道出血、心动过速、尿路结石、哺乳期妇女、青春期少女等，均应忌饮黑茶，禁止饮泡得过浓的黑茶，以防病情加重，甚至有出血穿孔的危险。

【文献选要】

○"普洱茶性温味香，产攸乐、革登……六茶山，以倚邦、蛮砖茶，味较盛。味苦，性刻，解油腻、牛羊毒，虚人禁用。苦涩逐痰下气，刮肠通泄。普洱茶膏黑如漆，醒酒第一，绿色者更佳。消食化痰……清胃生津，功力尤大也"（《本草纲目拾遗》）。

○"番人嗜乳酪，不得茶则困以病"（《明史·食货志》）。

○"乳肉滞膈而茶性利，荡涤之故"（《续文献通考》）。

（三）青茶（乌龙茶）

青茶，属半发酵茶，综合绿茶、红茶的制法，既有绿茶之清新芳香，又有红茶之浓鲜美味。乌龙茶为其代表。性平，味甘微苦、涩，无毒。归脾、胃、心经。功能清头目，消食滞，利二便，生津止渴，解困提神。用于头因风热而昏蒙不清，食积胃腹胀满，小便少黄，大便不畅，口干口渴等症。成人每日3～5g，温开水浸泡，频频饮服。

【应用禁忌】

1.气血两虚者忌饮青茶　青茶消食利气，通便见长，对气血两虚者，恐有行气破气伤血之虞，故凡症见头目眩晕，气短乏力，面色苍白，心悸心累，失眠多梦者，或经检查证实为缺铁性贫血者，均当忌饮青茶。

2.素有失眠易醒者慎用青茶　青茶有明显的提神兴奋作用。故凡症见经常入睡困难或早醒难以再次入睡，或睡眠不深，易于惊醒者，应慎饮青茶，尤其在睡前应禁饮过浓的青茶。

3.其他　患者服药期间，不宜饮用青茶。

【文献选要】

〇"茶自浙以北皆较胜，惟闽广以南，不惟水不可轻饮，而茶亦宜慎。昔鸿渐未详岭南诸茶，乃云岭南茶味极佳，孰知岭南之地，多瘴疠之气，染作草木，北人食之，多致成疾"（《遵生八笺》）。

（四）红茶（滇红）

红茶属发酵茶，发酵度80％～90％。性温，味甘微苦，无毒。功能温胃健脾，提神醒脑。用于消化欠佳，大便稀溏，食欲不振，疲乏无力等症。成人每日 4～6g，95℃热水浸泡，频频饮服。

【应用禁忌】

1.外感风热证忌饮红茶　红茶性温，具补益作用，有助热留邪之弊，故症见发热微恶风寒、多汗，口渴，咽痛，脉浮数，苔薄黄质红者，忌饮红茶，尤其不能饮浓红茶。

2.内热壅滞者禁饮红茶　红茶温暖中焦，增进食欲。凡口苦口干，食欲亢进，大便秘结，心烦失眠，神情亢奋者禁饮，以免燥热伤阴，加重病情。

3.肝肾阴虚者慎饮红茶　红茶味甘性温，富含蛋白质，有明显的兴奋助阳作用，因此，凡夜间潮热盗汗，心悸易惊，头晕眼花，睡眠欠佳，或处于更年期，精神紧张者，均当慎饮红茶。

（五）花茶（茉莉花茶）

花茶，属再加工茶，有薰花茶、香花茶等，茉莉花茶为其代表。性凉，味甘微苦，无毒。归肝、脾、肾、心经。功能清心除烦，疏肝明目，消食理气，提神解乏，辟秽浊等。用于心中烦热，口腻口臭，食欲不振，精神疲惫等，成人每日 3～5g，90℃热水约 200ml，冲泡 3分钟，即可频频饮服。花茶耐泡，优质者，三泡仍香显味浓。

【应用禁忌】

1.中老年慎饮花茶　花茶味辛，清香之性较其他茶为最，其辛能散能行，极易伤气发汗，对于老年人气虚多汗者不宜，切忌过饮浓花茶。李时珍在晚年谈及他的饮茶体会时说："早年气盛，每饮新茗，必至数碗，轻汗发而肌骨清，颇觉痛快；中年因气稍损，饮之即觉为害。"可见当应慎之。

2.溃疡病及胃炎患者忌饮花茶　花茶中的茶碱能抑制磷酸二酯酶的活力，导致胃酸分泌过多，影响溃疡面的愈合，故应禁忌。

【煎服禁忌】

水温不宜过高，一般用鲜沸开水，放置 1～2 分钟，待水温在 90℃左右，冲泡花茶，以免损伤其中维生素等营养成分。

【文献选要】

○ "即使真茶，若贪饮无度，早晚离不了，到后来未有不元气暗损，精血渐消，或成痰饮或痞胀"（《镜花缘》）。

○ "年来衰可笑，茶亦能作病，噎呕废晨餐，支离失宵眠"（《烹茶》）。

四、动物食品的禁忌

（一）猪肉

猪肉为猪科动物猪的肉。味甘、咸，性平，归脾、胃、肾经，功能滋阴润燥。对于热病伤津，消渴羸瘦，燥咳，便秘有一定治疗作用。

【应用禁忌】

1. 脾胃虚寒者慎食猪肉　猪肉多腻，不易消化，对于脾胃素虚，运化无力，尤其是阳虚寒盛者，猪肉可能滞气不化，导致胀满泄泻，故当慎食。

2. 痰湿阻滞体质类型者慎食猪肉　猪肉滋阴，助湿生痰，故凡有痰湿阻滞体质倾向者，如形体肥胖，痰涎较多，身重腹满，舌质淡，苔厚腻者，应慎食之，以免日久生病。

【文献选要】

○ "凡猪肉能闭血脉，弱筋骨，虚人肌，不可久食"（《名医别录》）。

○ "猪肉酸冷，微寒，有滋腻阴寒之性"（《本草纲目》）。

【讨论】

《金匮要略》载："猪肉共羊肝和食之，令人心闷。"吴谦注云："猪肉滞，羊肝腻，共食则气滞而心闷矣！"《饮膳正要》载："羊肝不可与猪肉同食。"陶弘景曰："羊肝合猪肉及梅子、小豆食，伤人心。"此外，朱丹溪曾有言："猪肉滋腻，入胃便作湿热。"录此，有待研究。

（二）牛肉

牛肉为牛科动物黄牛、牦牛或水牛的肉。归脾、胃经，味甘，性平。功能补脾胃，益气血，强筋骨。用于虚损羸瘦，消渴，脾虚不运，水肿，腰膝酸软等症。

【应用禁忌】

1. 湿温、湿热症慎食牛肉　牛肉为较好的补益食品，有一定滋阴生湿之弊，故湿温初起，身重烦热，午后身热，小便黄，不饥不食，渴不欲饮，舌苔白腻者应忌食牛肉，以免早补滞邪，湿邪难除。

2. 内热炽盛者忌食黄牛肉　黄牛肉性温，与其他牛肉不同，故凡发热出汗，渴欲引饮，大便干燥不通，腹胀，脉滑数有力，苔黄而燥者，应忌食黄牛肉。

【讨论】

《本草纲目》载："牛肉合猪肉及黍米酒食，并生寸白虫；合韭、薤食，令人热病；合生姜食，损齿。"《饮膳正要》载："牛肉不可与栗子同食。"有待研究。

（三）牛奶

牛奶为牛科动物黄牛、牦牛或水牛的奶，味甘，性平，归心、脾、肺、胃经。功能补虚损，益脾胃，生津润肠。用于虚弱劳损，反胃噎膈，消渴等。

【应用禁忌】

1. 脾胃虚寒者慎饮牛奶　牛奶具有甘润之功，对脾胃虚寒，阳气不足，症见胃腹常有凉感，得热则舒服，遇冷则不适，或大便溏薄，腹泻，或经反复验证对牛奶过敏者，均应慎饮牛奶。

2. 痰湿积饮者慎饮牛奶　牛奶具有明显的滋补作用，同时也有助湿生痰之弊，凡症见痰多，形体肥胖，胃腹胀满，舌质胖嫩，舌苔白厚而腻者，均当慎饮牛奶。

【讨论】

《本草纲目》引陶弘景言："牛奶与酸物相反"，可供参考。

（四）羊肉

羊肉为牛科动物山羊或绵羊的肉，味甘，性温，归脾、肾经。功能益气补虚，温中暖肾。主要用于虚劳羸瘦，腰膝酸软，产后虚冷，腰痛，中虚反胃等。

【应用禁忌】

1. 外感风热诸证忌服羊肉　羊肉性温，助热，故凡外感风热之邪，症见发热咽痛，口渴，多汗，或风疹红赤作痒，脉浮数，苔黄舌质红者，均当忌服羊肉，以免加重病情。

2. 内热宿食者忌服羊肉　羊肉具有补益温阳之功，内热宿食者，再服羊肉，犹如火上浇油，内热更盛。故凡症见发热，多汗，口渴食积腹满，大便秘结，小便黄赤，甚至口鼻出血，心烦难眠，脉弦数，苔黄舌质红者，均当忌服羊肉。

【讨论】

《饮膳正要》曰："羊肉不可与鱼脍、酪同食。"《金匮要略》也有"羊肉不共生鱼、酪食之，害人"的记载，《本草纲目》引汪机言："羊肉同豆酱食，发痼疾；同醋食，伤人心。"有无意义，还待研究。

（五）狗肉

狗肉为犬科动物狗的肉。味咸、酸，性温，归脾、胃、肾经。功能补中益气，温肾助阳。主要用于脾肾阳虚，畏寒怕风，腰膝酸软无力，大便溏薄等。

【应用禁忌】

1. 外感诸证均忌服狗肉　狗肉性温，补益温阳之力强于其他食品，故外感风寒、外感风热、外感寒湿、外感凉燥与温燥，以及因外感风邪所致的斑疹瘙痒，症见发热恶寒，清涕鼻塞，咳嗽痰多，鼻干咽痛，身痛，皮疹红赤瘙痒等，均当忌服狗肉，以免助阳生热，加重病情。

2. 阴虚燥热体质者忌服狗肉　狗肉性温，有燥热伤阴之弊，故有阴虚燥热体质（燥红质）倾向的人，症见口干，潮热，大便干燥，唇舌红赤，脉细数，舌苔少者，均当忌服狗肉。

3. 食积内热者忌服狗肉　食积不化，多有蕴热，狗肉性温，且不易消化，故凡脾虚不运或暴饮暴食之后，症见胃腹胀满，嗳腐吞酸，大便不畅或稀，厌食口干，脉滑数，苔黄厚者，均当忌服狗肉。

【文献选要】

○ "吃狗肉后忌喝茶"（《中国食品》）。

【讨论】

文献有载，狗肉不可与大蒜同食，并不宜与菱同食，畏杏仁等，有无意义，还待研究。

（六）兔肉

兔肉为兔科动物蒙古兔、东北兔、高原兔、华南兔、家兔等的肉。味甘，性凉，归肝、大肠经。功能补中益气，凉血解毒。用于消渴虚羸，胃热上逆，大便不畅者。

【应用禁忌】

1. 脾胃虚寒者忌服兔肉　兔肉性凉，对脾胃虚寒的人可能进一步损伤阳气，故凡胃腹怕冷不适，胃纳减少，大便溏薄，脉细数，苔白舌质淡，多齿痕者，均应忌服兔肉。

2. 外感风寒者忌服兔肉　兔肉有补中益气的功用，且性凉，凡外感风寒症见畏风，身痛无汗，或咳喘有清痰，鼻阻有涕，脉浮紧者均当忌服兔肉，以防闭门留寇，有外邪难解之患。

【讨论】

《饮膳正要》云："兔肉不可与姜同食。"陶弘景曰："兔肉不可同芥食。"录此，以待研究。

（七）鸡肉

鸡肉为雉科动物家鸡的肉。味甘，性温。归脾、胃经，功能温中，益气，补精，添髓。主要用于虚劳羸瘦，食少，泄泻，虚肿，小便频数，崩漏带下，产后乳少，病后虚弱等症。

【应用禁忌】

1. 外感诸证慎服鸡肉　鸡肉性温，易于动风助热，且属高蛋白食物，鸡肉、鸡油均不易消化，故凡外感风寒、风热证，气不虚衰的实证，症见恶寒发热，无汗身痛，咽痛咳嗽，鼻阻流涕，食欲下降，恶心，脉浮，苔白者均应慎服鸡肉与鸡汤，以防感冒迁延不愈。

2. 内热炽盛者忌服鸡肉　鸡肉属于较好的滋补食品，其性温而助热，凡内热炽盛，症见发热口渴，多汗尿少，大便干燥不通，心烦灼热或腹胀腹痛，脉弦滑数有力，苔黄质红者，均当忌服鸡肉和鸡汤，以免热盛生变，加重病情。

3. 肝阳上亢者慎服鸡肉　鸡肉性温，善动风邪，凡肝肾阴虚，肝阳上亢，内风将动，症见头晕目眩，头痛头胀，失眠多梦，甚至肢体麻木者，或因风热致斑疹焮红瘙痒者，均当慎服鸡肉。

【讨论】

陶弘景云："鸡肉不可和芥、李食。"《金匮要略》云："鸡不可和胡蒜食之。"有何意义，还待研究。

（八）鸡蛋

鸡蛋为雉科动物家鸡的卵。味甘，性平，归胃、肺、肾、心经。功能养心安神，滋阴润燥。主要用于阴津虚，血不足，心烦失眠，燥咳，声音嘶哑等。

【应用禁忌】

1.湿热中阻诸证慎服鸡蛋　鸡蛋善于滋阴养血，对湿热阻滞如湿温初起，胃肠湿热，症见身重身疼，胸闷腹胀，大便溏而不爽，口苦口腻口甜，口干不欲饮，舌苔白厚而腻者，均当慎服。

2.痰湿壅盛者不宜服鸡蛋　鸡蛋味甘，能补血滋润，但有聚湿生痰之弊，故症见痰多，肥胖，咳嗽气喘，气逆痰涌不畅，脉滑，舌质淡，舌苔白厚多津液者，不宜多吃鸡蛋。

【文献选要】

〇"蛋清中的卵黏蛋白与豆浆中的胰蛋白酶结合后，则失去营养成分，降低营养价值"（《食物相克与饮食宜忌》）。

【讨论】

据载，"妊妇以鸡子鲤鱼同食，令儿生疮。""鸡子合葱蒜食之，气短。"录此，以备研究。

（九）鸭肉

鸭肉为鸭科动物家鸭的肉。味甘咸，性凉，归脾、胃、肺、肾经，功能滋阴养胃，利水消肿。用于潮热，口干，干咳，浮肿等。

【应用禁忌】

1.阳虚寒盛者忌服鸭肉　鸭肉性凉，有一定清热作用，对于素有阳虚寒盛体质（迟冷质）倾向的人不宜，凡症见畏寒怕冷，胃冷喜热，大便稀溏，脉迟，苔白质淡者，均忌服鸭肉和鸭肉汤。

2.外感风寒初起慎服鸭肉　鸭肉滋阴清凉，对外感风寒，表阳被遏，症见无汗身痛，畏寒怕风，清涕鼻塞，脉浮紧，苔薄白者，恐有重伤其阳之弊，故当慎服。

3.痰湿体质类型者慎服鸭肉　痰与湿都属阴邪，因此，痰湿体质（腻滞质）类型者多见形体肥胖，面色浮白，痰多涎清，身重乏力，大便常稀，脉滑，苔白腻，与属凉性的鸭肉相悖，恐助湿生痰，故当慎服，或不宜多吃。

【文献选要】

"脾阳虚，外感初起，腹泻者忌用"（《中国药膳学》）。

（十）鸭蛋

鸭蛋为鸭科动物家鸭的卵。味甘咸，性凉，归肺、脾经。功能清肺滋阴。用于胸膈热，咳嗽，咽痛，口干等。

【应用禁忌】

1.脾胃虚寒者慎服鸭蛋　脾阳虚衰，不宜服鸭蛋。因为鸭蛋性凉而滋阴，有损阳气之虞，故凡胃腹冷痛，食欲下降，大便溏或腹泻者，均当慎服。

2.痰湿阻滞体质类型者慎服鸭蛋　鸭蛋养阴清热，大可助湿生痰，故平素有痰湿体质（腻滞质）倾向，症见体形肥胖多痰涎，腹胀，便溏稀，乏力身重，舌苔白厚者，宜慎服鸭蛋。

【文献选要】

〇"胃脘冷痛，寒湿泄泻或食后胃脘胀满等脾胃阳虚之证，宜少食或忌食"（《中国药膳学》）。

（十一）鹅肉

鹅肉为鸭科动物鹅的肉。味甘，性平，归脾、肺经。功能益气养阴，和胃止呕。主要用于气阴两虚，口渴食少等症。

【应用禁忌】

1. 湿痰阻滞体质类型忌食鹅肉　鹅肉养阴，味甘，有助湿生痰之弊，故有湿痰阻滞体质（腻滞质）倾向者，见有痰涎较多，体形肥胖，胸脘满闷，舌苔白厚或腻等症，均当忌食鹅肉。

2. 脾胃阳虚证慎食鹅肉　鹅肉虽能和胃，但毕竟养阴滋补，对脾胃阳虚有寒，脾运不健者，如胃腹冷痛，喜温喜按，大便溏薄或易于腹泻等症，也应慎食，以免加重病情。

3. 疮肿痒疹等忌服鹅肉　鹅肉善补气而易动风邪，故凡疮肿红赤未溃，斑疹瘙痒等应忌服，以免病情恶化。

【文献选要】

〇 "脾胃阳虚，皮肤疮毒，湿热内蕴者忌食"（《中国药膳学》）。

（十二）鲫鱼

鲫鱼为鲤科动物鲫鱼肉或全体，味甘咸，性平。归脾、胃、大肠经。功能健脾利湿。主要用于脾胃虚弱，纳差乏力，水肿等症。

【应用禁忌】

风热斑疹忌服鲫鱼。鲫鱼虽性不温，但有动风之弊，对于外感风热毒邪，斑疹疥癣、瘙痒，以及对鲫鱼过敏者，均当忌服，否则可使病情加重。

【文献选要】

〇 "鲫鱼不可与猪肉同食"（《饮膳正要》）。

【讨论】

文献记载，鲫鱼不宜与麦冬、沙参同用，不宜与芥菜同食，有无意义，有待研究。

（十三）鲤鱼

鲤鱼为鲤科动物鲤鱼的肉和全体，味甘性平，归脾、肺、肾经，功能利水消肿，补益通乳。用于水肿胀满，乳汁不通等症。

【应用禁忌】

1. 外感初起慎服鲤鱼　鲤鱼虽有较好的补益作用，对气血两虚，浮肿乏力有效，但对于有外感邪气的风寒或风热，初起邪气未解，如早服鲤鱼补养，能影响邪气外散，故当慎服。

2. 风热瘙痒、斑疹红赤者忌服鲤鱼　鲤鱼能动风邪，故凡风热瘙痒或斑疹红赤，热痛肿胀，或头晕目眩，手指抖动，属风邪上扰倾向者，当忌服鲤鱼，以免加重病情。

【文献选要】

〇 "鲤鱼与咸菜不宜配食"（《食物相克与饮食宜忌》）。

【讨论】

《金匮要略》载："鲤鱼不可合犬肉食之。""鲤鱼不可合小豆藿香食之。"录此，有待研究。

（十四）鲢鱼

鲢鱼为鲤科动物鲢鱼的肉。性温，味甘，归脾、胃经。功能温中益气，温泽肌肉。主要用于气血两虚，皮肤干燥等。

【应用禁忌】

1. 外感风热慎服鲢鱼　鲢鱼性温，补益，恐有助热恋邪之弊，故凡外感风热或风温初起，症见发热，多汗，口渴咽痛，脉浮数，舌苔薄黄者当慎服。

2. 胃热炽盛忌服鲢鱼　鲢鱼温中焦，补气，如见口疮溃疡疼痛，牙龈肿痛，大便干燥，口渴喜冷饮，甚至发热、咽肿，颌下淋巴结肿大疼痛，脉滑数有力，苔黄质红，胃实热者，当忌服鲢鱼，以免燥热使病情加重。

（十五）带鱼

带鱼为带鱼科动物带鱼的肉。味甘咸，性平。归脾、胃经，功能补五脏，和中开胃，泽肤。

【应用禁忌】

风热、血热痒疹忌服带鱼。带鱼能动风邪，致瘙痒，故凡风热或血热所致皮肤瘙痒、疹块红赤、肿胀，此起彼伏，反复发作者当忌食带鱼。

【文献选要】

○ "发疥动风，病人忌食"（《中国药膳学》）。

○ "带鱼古称发物，过敏体质者自当慎用"（《中国食疗学》）。

（十六）虾

虾为长臂虾科动物青虾等多种淡水虾的全体或肉。味甘，性温，归肝、肾经。功能补肾壮阳，通乳托毒。用于阳痿不举，乳汁稀少等。

【应用禁忌】

1. 阴虚阳旺、内热炽盛者忌食虾　虾性温，能燥火生热，故凡阴虚火旺体质（燥红质）类型倾向的人群，以及症见口干舌燥，面红目赤，眩晕心烦，不眠，口干思冷饮，大便干燥不通，脉细数，舌苔黄，舌质红者，均当忌食虾。

2. 疮疡瘙痒因风热湿所致者忌食虾　虾补益动风助热，故凡风疹、湿疹、皮炎等皮疹斑块红赤瘙痒，或黄水渗出，结痂瘙痒者，均当忌食虾，以免加重病情。

3. 其他　素有对虾过敏者，亦当慎食。

【文献选要】

○ "阴虚火旺者及患有皮肤疮疡、湿疹、癣症等皮肤病患者忌食"（《中国药膳学》）。

【讨论】

《饮膳正要》载："虾不可与鸡肉同食。"有待研究。

（十七）龙虾

龙虾为龙虾科动物龙虾的肉和全体。味甘咸，性温，归脾、肝、肾经，功能温肾壮阳，健胃化痰。主要用于肾虚阳痿，脾虚食少等症。

【应用禁忌】

1. 外感风热证忌食龙虾　龙虾性温，且有显著的补养作用。故凡外感风热、风温初起、湿温久羁不解，症见发热、咽痛、咳吐黄痰，或食欲不振，胃腹胀满者，均当忌食，以防助热，或影响外邪表散。

2. 斑疹瘙痒，风燥诸疾忌食龙虾　龙虾善动风助阳，故凡风疹、斑疹、皮肤瘙痒，以及有龙虾过敏史的人，均当忌食。

【文献选要】

○ "为促进钙的吸收，用虾皮炒菜做汤时，不与大罗菜、厚皮菜、苋菜、圆叶菠菜同食（易形成不溶性钙盐而难以被人体吸收）"（《药物与食物禁忌》）。

○ "阴虚火旺和疮肿及皮肤病患者忌食"（《中国药膳学》）。

（十八）对虾

对虾为虾科动物的肉和全体。味甘咸，性温。归脾、肝、肾经。功能补肾壮阳，化痰开胃。主要用于阳痿不举，胃纳欠佳者。

【应用禁忌】

1. 肾阴虚，阳热亢盛者慎食对虾　对虾性温，善补肾壮阳，故凡肝肾阴虚，腰膝酸软，性功能下降，但口干，心烦，失眠盗汗，舌质红苔少，脉细数者，慎食对虾。

2. 外感初起慎食对虾　对虾有较强的补益作用，故凡外感初起，不论风寒风热，或风湿之外感，均当慎食，以免妨碍外邪之表散。

3. 风热、血热、湿毒所致之皮疹，斑块瘙痒者忌食对虾　对虾有动风助热之弊，故凡风热、血热或湿毒所引起的皮肤红肿，斑疹瘙痒，大便干燥，或皮损黄水流漓者，均当忌食对虾。

【文献选要】

○ "阴虚火旺和疮肿及皮肤病患者忌食"（《中国药膳学》）。

（十九）龟肉

龟肉为龟科动物乌龟的肉，味甘咸，性平，归肝、肾、肺经，功能滋阴补血。主要用于阴血虚衰，潮热，口干等。

【应用禁忌】

1. 湿温、湿热、痰浊阻滞体质（腻滞质）类型倾向者忌食龟肉　见有痰多，形体肥胖，消化不佳，大便溏薄或腹泻者当忌食龟肉。

2. 阳虚畏寒体质（迟冷质）倾向者忌食龟肉　龟肉滋养阴液，对于阳虚体质者不利，故凡脾肾阳虚，畏寒肢冷，大便溏薄，小便清长，腹胀胸闷，脉细沉无力，苔白质淡者，均当忌食。

【讨论】

历代医籍中，载有龟肉不宜与猪肉、苋菜、瓜等同食，有无意义，还待研究。

（二十）鳖肉

鳖肉为鳖科动物中华鳖的肉。性平，味甘，归肝经。功能养阴滋液，凉血除蒸。主要用于骨蒸劳热，崩漏带下，瘰疬，脱肛等。

【应用禁忌】

1.痰湿阻滞体质（腻滞质）类型倾向的人忌食鳖肉　鳖肉有较强的滋阴作用，恐有滞湿生痰之不良反应，故凡平素体型肥胖，痰涎多，咳嗽气喘，腹胃胀满，四肢重着无力，大便常稀，舌苔厚腻者，当忌食鳖肉。

2.脾肾阳虚者忌食鳖肉　鳖肉属阴伤阳，凡脾肾阳虚，阴寒内盛者，症见形寒肢冷，面色㿠白，消瘦神疲，少腹冷痛，下利清谷，五更泄泻，腰酸膝冷，小便频数，带下清稀，舌质淡胖多齿痕，脉沉迟细数者，当忌食。

【文献选要】

○ "孕妇及脾胃阳虚忌食"（《中国药膳学》）。

○ "苏颂曰：'鳖肉久食性冷损人。'李时珍亦言：'鳖性冷，发水病'"（《食物相克与饮食宜忌》）。

○ "但滋腻之品，不宜进食过多。痰湿壅盛者，更宜慎用"（《中国食疗学》）。

【讨论】

据载，孙思邈云："鳖肉不可合猪、兔、鸭肉食，损人。"有待研究。

（二十一）蛤蜊肉

蛤蜊肉为蛤蜊科动物四角蛤蜊或其他各种蛤蜊的肉。性寒，味咸，归胃经。功能滋阴液，软坚散结。用于瘿瘤、痔疮等。

【应用禁忌】

1.阳虚寒盛体质（迟冷质）类型倾向的人忌食蛤蜊肉　蛤蜊肉性寒凉，有伤阳气之弊，故凡畏寒肢冷，完谷不化，大便溏薄，小便清长，或腹泻、阳痿者当忌食蛤蜊肉。

2.痰湿阻滞体质（腻滞质）类型倾向者忌食蛤蜊肉　蛤蜊肉滋阴，助湿生痰，故凡咳嗽痰多，色白质稀，或吐涎沫，胸部痞闷，或痰鸣喘促，或呕恶纳呆，肢体困重，面色萎黄，或虚浮，舌淡胖，苔滑腻，脉滑者，当忌食蛤蜊肉。

【文献选要】

○ "阳虚体质和脾胃虚寒腹痛、泄泻者忌食"（《中国药膳学》）。

（二十二）海蜇

海蜇为海蜇科动物海蜇的口腕部。味咸，性凉，归肝、肾经。功能清热化痰，消积润肠。用于咳嗽、哮喘、痞积胀满、大便燥结等症。

【应用禁忌】

脾胃阳虚寒盛者忌食海蜇　海蜇性凉，能清热、润肠、通大便，故凡畏寒肢冷，食欲减退，脘腹冷痛而喜温喜按，大便清稀，或水泻，完谷不化，或久泄久利，倦怠神疲，口淡无味，舌质淡胖多齿印，舌苔白滑，脉沉细迟者，当忌食海蜇，以免更伤阳气。

【文献选要】

○ "脾胃虚寒勿食"（《中国药膳学》）。

（二十三）海参

海参为刺参科动物刺参或其他种海参的全体。性温，味甘、咸，归心、肺、肾经。功能补肾益精，养血润燥。用于精血亏损，身体虚弱，消瘦乏力，阳痿遗精，小便频数，大便燥结不润等症。

【应用禁忌】

1. 外感及湿热诸证当忌食海参　海参大补，性温，凡外感初起或未愈，恐补气恋邪，故当忌食。对于实热者，如阳明经证，大热、汗出、口渴、脉洪大有力，或阳明腑实，虽有大便不通，也应忌食海参，以免助热生变。

2. 湿痰诸证当忌食海参　海参养血滋润，大有滋湿生痰的不良反应，故凡脾虚湿盛，痰湿阻滞，湿热、痰湿、痰饮、痰迷心窍、痰瘀互结等均当忌食海参。

【文献选要】

〇 "脾虚腹泻，痰多者忌食"（《中国药膳学》）。

（二十四）鳝鱼

鳝鱼为鳝科动物黄鳝的肉或全体。性温，味甘，归肝、脾、肾经。功能补虚损，除风湿，强筋骨。用于体虚乏力，风寒湿痹。

【应用禁忌】

外感初起及湿热证忌食黄鳝。

黄鳝补养而性温，对外感初起，邪气未解及湿热秽浊交阻者不利，故凡发热、身重、胸闷腹胀、小便黄而不利，女子带下黄稠，舌苔厚腻者，均当忌食。

【文献选要】

〇 "外感发热、腹部胀满忌用"（《中国药膳学》）。

【讨论】

《金匮要略》云："鳅鳝不可合犬血食之。"清代吴谦注云："助热动风，合食不宜。"录此，以备研究。

（二十五）田螺

田螺为田螺科动物中华田螺或其同属动物的全体。性寒，味甘咸，归脾、胃、肝、肾、大肠经。功能清热利水。用于热结小便不利，水肿，目赤等。

【应用禁忌】

1. 脾胃气虚者慎食田螺　田螺清热利水，对气虚者不利，故凡食欲不振，食入即饱或食后脘腹胀满，口不知味，甚者全不思食，大便溏薄，气短懒言，倦怠嗜卧，面色萎黄不华，消瘦，舌质淡，脉无力者，当慎食田螺。

2. 肾阳虚水泛浮肿者忌食田螺　田螺可以利水消肿，但其性寒，只能用于热证之水肿，故凡尿少身肿，腰以下为甚，按之没指，畏寒肢冷，腰膝酸冷，腹胀满，舌体淡胖，舌质淡，有齿痕，苔白滑，脉沉迟者，应忌食田螺。

【文献选要】

〇 "多食寒中，脾虚者忌食"（《中国药膳学》）。

（二十六）蜂蜜

蜂蜜为蜜蜂科昆虫中华蜜蜂所酿造的蜜糖。性平，味甘，归肺、脾、大肠经。功能补中润燥，止痛，解毒。用于体虚，肺燥咳嗽，肠燥便秘，口疮，解乌头毒等。

【应用禁忌】

1. 脾胃阳虚证慎食蜂蜜　蜂蜜润肠通便，凡脾胃阳虚，畏寒肢冷，消化不良，大便溏薄，腹胀胃胀，泛酸嗳气者，均应慎食蜂蜜，以免加重症状。

2. 痰湿阻滞体质（腻滞质）类型忌食蜂蜜　蜂蜜补益滋润，有留湿生痰的不良反应。故凡体型肥胖，痰涎较多，胸腹胀满，身重乏力，舌苔厚腻者，均忌食蜂蜜。

【文献选要】

〇 "脾虚泄泻及湿阻中焦的脘腹胀满，苔厚腻者，忌食"（《中国药膳学》）。

【讨论】

蜂蜜历代有许多禁忌记述，如《金匮要略》云："食蜜糖后，四日内食生葱韭，令人心痛。"《饮膳正要》云："李子，菱角不可与蜜同食。"《本草纲目》云："蜜不可与莴苣同食，令人利下。"《医宗金鉴》云："葱蒜皆不可共蜜同食。"录此，以备研究。

五、果蔬类食品的禁忌

（一）梨

梨为蔷薇科植物白梨、沙梨等的果实。味甘、微酸，性凉，归肺、胃经。功能生津润燥，清热化痰。用于热病津伤，口渴，热嗽痰咳，便秘等症。

【应用禁忌】

1. 痰饮咳喘慎食梨　梨性凉滋阴，对于脾肾阳虚之痰饮诸证不利，故凡咳喘痰多，冬日加重，反复发作，舌苔白滑多津，畏寒肢冷，下肢浮肿者慎食梨。

2. 脾气虚衰者忌食梨　多汁，具有滋润通便作用，对于脾气虚，运化无力，大便溏薄或腹泻者不利，故凡气短懒言，胃腹冷痛，消化不良者应忌食梨。

【文献选要】

〇 "脾虚便溏及寒嗽忌服"（《中国药膳学》）。

（二）葡萄

葡萄为葡萄科植物葡萄的果实。味甘酸，性平，归肺、脾、肾经。功能补气血，强筋骨，利小便。用于气血虚弱，肺虚咳嗽，心悸盗汗等症。

【应用禁忌】

外感未愈者慎食葡萄。

葡萄有一定补气作用，感冒初起，如食过多葡萄，可能影响外邪表散，因此凡外感风寒，外感风热，或气虚、血虚之外感，无汗身痛，恶寒发热，脉浮者均当慎食葡萄。

【文献选要】

○ "有表证忌用"（《中国药膳学》）。

（三）韭菜

韭菜为百合科植物韭的叶。味辛性温，归肝、肾、胃经。功能温中散血，行气解毒。主要用于胸痹，噎膈，反胃等症。

【应用禁忌】

1. 中气不足者忌食韭菜　韭菜具有下气行气之功，含有丰富的纤维素，凡脾胃气虚，中气下陷，胃痛胃胀，气短或嗳气泛酸，大便坠胀，腹泻便溏者，当忌食，以免破气再伤气血。

2. 外感风热未愈慎食韭菜　韭菜性温，有助热生火之弊，故凡风热外感，咳嗽，痰黄浓稠，汗多口渴，咽痛红肿，或化脓，脉滑数，苔黄质红者，当慎食韭菜。

3. 阴虚内热体质（燥红质）类型的人慎食韭菜　阴虚多内热，韭菜性温，故不相宜。故凡平素口干咽痛，消瘦，烦躁失眠，或盗汗潮热，苔少质红，脉细数者均当慎食韭菜。

【文献选要】

○ "阴虚内热及疮疡，目疾患者均忌食"（《中国药膳学》）。

（四）胡桃仁（核桃仁）

胡桃仁为胡桃科植物核桃的种仁。味甘，性温。归肾、肺、肝经。功能补肾养血，润燥纳气，润肠止带。用于肾虚咳喘，腰痛脚弱，阳痿遗精，大便干燥等。

【应用禁忌】

1. 胃肠湿热证忌食胡桃肉　胡桃肉性温而滋补，容易影响消化，故对湿热阻滞胃肠诸证都有不利影响，凡腹胀腹泻，消化不良，舌苔黄腻者，应忌食之。

2. 阴虚内热体质（燥红质）倾向的人慎食胡桃肉　胡桃肉性温，有助火升阳之弊，故凡心烦口渴，心悸失眠，舌红少苔，脉细数者，应忌食之。

【文献选要】

○ "命门火炽勿服"（《本草从新》）。

○ "核桃油多，多食影响脾胃消化，稀便、腹泻、痰火积热、阴虚火旺忌食"（《中国药膳学》）。

○ "（核桃）坚果所含能量较高，也不可过量食用，以免导致肥胖"（《中国居民膳食指南》）。

六、调料类的禁忌

（一）食盐

食盐为海水或井盐、盐池之盐水，经煎或晒而成的结晶。主要成分是氯化钠。性寒，味咸，归胃、肾、大肠、小肠经。食盐为人体生理功能不可缺少的物质。功能清热、凉血、解毒、调味。用于食欲不振，牙痛，牙龈出血，胃胀等。《中国居民膳食指南》对于成年人每天摄入食盐量，建议为6g，即可满足人体需要，过多则反致危害。

【应用禁忌】

1.脾胃虚寒者慎食盐　食盐性寒，对阳虚寒盛体质（迟冷质）或素体脾胃虚弱，脘腹怯冷，大便稀溏，四肢不温者当慎用食盐。

2.水肿患者慎用食盐　食盐的主要成分是氯化钠，是人体不可缺少的物质，但过多就会造成危害，特别是老年人，以及患有高血压、肾病、心脏病、肝脏病等肾功能不全，症见尿少、水肿者当慎食盐，宜低盐，严重者在医生的指导下忌盐，以免影响治疗。

【文献选要】

〇"食盐虽为人体必须，但食用也要注意，一般成人每天进食10g左右，就可以满足身体需要，尤其是老年人、高血压、肾脏病、心脏病、肝脏病者，更应减少每日摄入量，严重者甚至应该严格禁盐"（《中国食疗学》）。

〇"水肿者应禁盐或进低盐，心脏病、高血压、肝硬化患者宜低盐"（《中国药膳学》）。

〇"药膳用盐不宜过量，药食同炖用盐调味者，多在炖好后加入"（《中国药膳学》）。

【讨论】

我国大部分地区食盐摄入量超标，尤以北方为最，食盐过多，对健康造成极大危害，故宜慎盐，这应该引起全社会的高度重视。

（二）醋

醋为以米、麦、高粱或酒等酿制的含有乙酸的液体，又名苦酒、米醋、醇酢、酢酒等。味酸、苦，性温，归肝、胃经。功能散瘀止血，解毒杀虫，消食调味。用于胃酸缺乏，食欲不振，消化不良，瘙痒痈疽等，可内服与外用。

【应用禁忌】

胃痛泛酸者慎食醋　醋含乙酸，故凡胃酸过多，症见胃痛、胃胀、胃脘及食管灼烧感、嘈杂、烧心、嗳气的胃炎、胃及十二指肠溃疡、反流性食管炎等均当慎食醋。

【文献选要】

〇"醋不仅有调味作用，还可以使胃酸增多（患溃疡病者不宜食醋）……但醋也不宜过食，否则也会伤胃，损齿，不利于筋骨。烹调醋时不能用铜器具。因为醋能溶解铜，会引起'铜中毒'"（《中国食疗学》）。

（三）辣椒

辣椒为茄科植物辣椒的果实，又名辣茄、辣火。味辛，性热，归心、脾经。功能温中散寒，调味燥湿。用于关节冷痛、冻疮、疥癣等。

【应用禁忌】

1.阴虚火旺者忌食辣椒　辣椒性热，有助热、升火、伤阴之弊。故凡平素阴虚火旺体质（燥红质）倾向的人，症见口干舌燥，消瘦潮热，干咳无痰，心悸眠差，舌质红，舌苔少，脉细数，应忌食辣椒。

2. 湿热内盛者忌食辣椒　　实证热证，恐辣椒之温热性加重病情，故凡肺热咳吐黄色稠痰，或痰中带血者；心悸，眠差，多梦而烦躁不宁者；肝热口苦，易怒；胃热口渴喜饮，胃痛；膀胱之热尿频尿痛，尿血者；等等，均当忌食，以免辣椒燥热生变。

3. 外感风热者忌食辣椒　　辣椒味辛，发散。故凡外感风热，咽痛红赤，汗多口渴，皮肤瘙痒焮红，或斑疹出血者，均应慎食辣椒。

4. 痔疮患者忌食辣椒　　辣椒辛热燥湿，可能导致耗伤津液，大便干结，故凡患有痔疮、肛裂等肛肠疾病患者忌食辣椒，以免加重局部炎症和出血。

【文献选要】

○ "多食辣椒，使人内火旺盛、目糊、齿浮、咽痛、大便干结、痔疮出血……胃热者会动火出血。总之，阴虚火旺之体应禁食辣椒"（《中国食疗学》）。

（四）大蒜

大蒜为百合科多年生草本植物大蒜的鳞茎。味辛，性温，归脾、胃、肺经。功能解毒杀虫，行气调味。用于时行感冒、痢疾和痈疽肿毒等。

【应用禁忌】

1. 阴虚内热忌食大蒜　　大蒜味辛能散，性温助热，故凡阴虚体质（燥红质）倾向者，以及体内有实热，症见发热，口干少津，大便干燥，多汗，苔少，舌质红者当忌食。

2. 胃痛嘈杂者慎食大蒜　　大蒜辛燥，对胃黏膜有一定的刺激作用，尤其是生大蒜的刺激作用更明显，故凡胃痛、胃胀、胃中嘈杂、烧心，或泛酸嗳气者，以及胃炎、溃疡病有出血倾向的患者均当慎食大蒜。

【文献选要】

○ "鸡不可合胡蒜食之"（《金匮要略》）。

○ "大蒜久食伤肝损目"（《本草纲目》）。

○ "阴虚火旺者，以及目、齿、喉、舌诸病和时行病后均忌食"（《中国食疗学》）。

（五）胡椒

胡椒为胡椒科多年生藤本植物胡椒的果实。味辛，性热，归胃、大肠经。功能温中散寒，行气调味。用于脘腹冷痛、寒痰、食积，呕吐腹泻等。

【应用禁忌】

1. 阴虚火旺者忌食胡椒　　胡椒性热，其温燥力很强，具有明显的伤阴燥热的不良反应。故凡阴虚火旺体质（燥红质）倾向的人，症见潮热盗汗，干咳无痰，咯血，口干咽干，大便干燥，消瘦，舌苔少，舌质红赤者，均当忌食胡椒。

2. 外感风热者忌食胡椒　　胡椒味辛，具有发散作用，且性温热，故凡外感风热，咽痛多汗，口渴思冷饮，头痛目赤，脉浮数者，都当忌食胡椒。

3. 其他　　斑疹疮毒者慎食胡椒。

【文献选要】

○ "胡椒能宣能散……而又极能下气……至于发疮助火之说，亦在用之当与不当耳"（《本草便读》）。

○"胡椒比蜀椒,其热更甚"(《本草求真》)。

○"黑胡椒气味较淡,白胡椒气味峻烈,所以药用以白者为上。凡阴虚火旺者忌服"(《中国食疗学》)。

(六)花椒

花椒为芸香科灌木或小乔木植物花椒的果皮,又名川椒、蜀椒、秦椒。性热,味辛、麻,有小毒。功能温中燥湿,杀虫止痛。用于风湿痹痛,胃痛寒痛等。

【应用禁忌】

1. 阴虚火旺者忌食花椒 《本草纲目》云:"椒,纯阳之物,其味辛而麻,其气温以热。"故凡阴津虚少,阳热亢奋,虚火上炎,症见口干少津,发热盗汗,干咳少痰,或咽干咽痒,痰中带血,大便干结,小便黄少,脉细数,苔少,质红者,以及有阴虚体质(燥红质)倾向者,均当忌食或慎食花椒。

2. 实热内盛者慎食花椒 花椒性温,有小毒,有一定燥热的不良反应,凡实热内盛,症见发热,多汗,口渴思冷饮,大便干结,腹胀苔黄质红,脉弦而有力者均当慎食之。

3. 孕妇及产后妇女忌食花椒 花椒有小毒,故产后妇女气血两虚及妊娠期妇女,均应忌食。

【文献选要】

○"阴虚火旺者忌服,孕妇慎服"(《中国食疗学》)。

第二节　房室养生禁忌

房室,为房中之事,是中国古代"性生活"的含蓄代称,也称房中、房事、入房、交媾、合阴阳等。

人类的性行为是哺乳动物中最为奇特的,它不是依靠遗传密码来触发得以进行性行为的发情期,而是依靠人类的情感与理智来进行选择与控制。性行为将直接导致生育后代的结果。人类和其他动物相比,又有一个漫长的幼年期,需要长辈的全力合作抚养。因此,在人类最早的行为规则中,将性行为严格控制在婚姻规则之内具有头等重要的意义,并在人们的头脑中长期沉淀,性行为的很多规则都成为神秘而严厉的禁忌,是禁忌规则的直接来源。在远古文明的法律中,严厉禁止婚外性行为都是重要的内容。

房室养生,具有浓厚的封建文化色彩。我国古代,都讳言房室,视房室养生为荒淫之术,致使有关房室的典籍长期被禁,只能通过口耳相传,道听途说,至今很多人对房室还没有一个正确的认识。

性,是人类正常的生理现象,也是人类生活的重要内容,《易传》说:"天地氤氲,万物化醇,男女构精,万物化生。"孔子说:"饮食,男女,人之大欲存焉"(《礼记·礼运》)。南怀瑾《论语别裁》解释说:"所谓饮食,等于民生问题,男女属于康乐问题。"人生一世,必须饮食,成年后男女互求,除此之外,几乎没有更大的问题,强调"食色,性也"(《孟子·告子》)。孔门大儒,在当时的社会条件下,承认"性"的合理性,当属可贵。

房室对养生保健的意义,历代被医家所重视,如何在房室活动中保健防病,养生益寿,统称为房中术；房室要合道，遵循一定的法则，这是上至帝王，下至百姓都普遍关心的问题。

房中术的出现，可以上溯到远古时期，早在殷商时期，就有关于房中术的记载，如《易经·咸卦》就有描写性交前动作的符号。《汉书·艺文志·方技略》记载方技四种，即房中、医药、经方、神仙。1973 年，长沙马王堆汉墓出土大批竹简、帛书，其中有早已失传的医书十多种，涉及房中术的专著就有六种：帛书《养生方》《杂疗方》《胎产方》竹简《十问》《合阴阳》《天下至道谈》，介绍房室过程，如表情、反应、姿势、动作等，并强调房室中的"七损八益"，明确指出与养生保健有关的利害与宜忌问题。

东晋道家葛洪所著《抱朴子》认为，房室、服药与行气是人类养生保健、延年益寿的三个条件，人人都不可断绝房室，阴阳不交则幽闭怨旷，多病而不寿。但亦不可纵欲，要节制房欲，还精补脑，得节宣之和，太过则如"冰盆盛水，羽苞包火"，十分危险，应该谨慎。

隋唐时期，与房室相关的著作大批涌现，据《隋书》《新唐书》《旧唐书》记载，房室专著有 13 部 44 卷。孙思邈《备急千金要方》、《千金翼方》均专章论述房室。

北宋，日本人丹波康赖《医心方》，收录了我国有关房室的专著《素女经》、《玉房秘诀》、《洞玄子》等的大量内容，成为保存房室文献最完备的古代医籍。

中唐以后，直至宋、明理学"存天理，灭人欲"的文化扼杀，有关"房中术"日益变得淫秽糜烂。明清时期，有关房室养生的研究，已走向绝境，名声越来越坏，正人君子羞于言及，但各种"春宫图""春宫方"继续在民间泛滥，房室养生保健的专著已经荡然无存……

上述可见，房室是人类的正常生理现象，房室养生在中国古代就有明确的认识，本身没有神秘和邪恶可言，但历史的经验与教训告诉我们，应该对房室养生问题进行深入研究，提高认识，同时也要高度警惕，不要被性泛滥所利用。

历代医学家、养生家通过长期实践认为，人们要想在正常的房室中得以防病延寿，甚至长生不老，必须遵循一定法则，这就是"节欲保精"的基本原则。欲不可禁，但须有节，注意在房室生活中适度节制，以免精液不保，危害健康。

"少之时，血气未充，戒之在色"（《论语》）。《吕氏春秋·情欲篇》说："欲有情，情有节，圣人修节以止欲，故不过行其情也。"强调有智慧的人，要善于修养德行，才能控制情欲。《素问》也说："以妄为常，醉以入房，以欲竭其精，以耗散其真，不知持满，不时御神，务快于心，逆于生乐，起居无节，故半百而衰也。"说明不慎房室，会影响寿命。孙思邈明确指出："上士别床，中士异被，服药百裹，不如独卧。"明代张介宾也说："善养生者，必宝其精，精盈则神全，神全则身健，身健则病少，神气坚强，老而益壮，皆本乎精也。"保精是生命之本，节欲是保精的有效方法。

历代名家，对节欲保精，多有专论。如朱震亨《格致余论·房中补益论》《色欲论》、李杲《远欲论》、尤遵绪《色欲坤言》等说明节欲保精对养生的重要意义。

《寿世保元·保生杂忌》曰："欲而强，元精去，元精离，元气散，戒之。""节欲"是保精的有效手段，也是养生的重要方法。但是实践证明，要想实现节欲，难度是非常大的，于是在克服欲望的过程中，产生了各种房室禁忌，人们企图通过禁忌来达到节欲养生的目的，这类文献，内容特别丰富。

本节将从房室节律禁忌、房室环境禁忌、特殊状态下的房室禁忌等几个方面进行讨论。

一、房室节律的禁忌

房室养生的要求，贵在一个"节"字。早在春秋战国时期，秦医和为晋侯治病，晋侯问："女不可近乎？"医和答道："节之。"节，就是适度，不能恣其情欲，漫无节制。节制性欲，非绝对禁欲，适度的房室，不仅不会影响健康长寿，反而可使心情舒畅，精神焕发，防病延寿。

"律"，即是对节欲方面常犯的错误提出禁例，以此规范房室活动，实现养生防病的目的。

房室节律的禁忌，按照中医学个性化诊疗的特点，也是因人因时而异。对年龄的不同阶段、体质差异、性别不同和疾病状况下的禁忌，有相应不同的要求，如孙思邈在《备急千金要方》中就提出，房室节律在 20～29 岁时，可以 4 日一次；30～39 岁时，可以 8 日一次；40～49 岁时，可以 16 日一次；50～59 岁 20 日一次。他还说："其人弱者，更宜慎之。"

即使在年龄相同的情况下，也有精力和性的要求的差异，体质盛衰，以及疾病状态的不同情况，都应调整房室节律，以免房劳过度，伤肾耗精，影响健康，招致疾病。一般来说，衡量房室是否过度，当以行房次日是否腰腿有力、精神饱满为标准，倘有不适，都属过度的表现。

（一）青年期房室禁忌

青年，一般指 20～30 岁这个时期。青年夫妇，男女双方性欲都比较旺盛，加上新婚燕尔，情意浓烈而缠绵，往往自恃年轻气盛，体格强壮，而恣情纵欲无度，一日数次同房者有之，致斫伤肾精，影响健康、学习与工作，甚至导致疾病。也有因为婚前对房室知识了解甚少，或道听途说，把房室神秘化，将一些正常现象误为疾病而忧心忡忡，造成各种房室功能性疾病，影响感情与和睦。一般来说，婚前宜加强性知识的学习，婚后如无疾病，房室以每周 1～2 次为宜。

1.忌房室前忽视情绪准备 青年夫妇，感情易于冲动，不重视在性交前的调情、嬉戏等准备，常常急于求成，草率了事，影响性生活的质量。因为男女在性生理、心理等方面存在显著的差异，男子性兴奋激发快，性欲主要集中在性器官上，而女子性兴奋激发慢，性欲不完全集中在性器官，表现复杂而广泛。在性生活的准备阶段，男方宜通过温柔的爱抚或语言，耐心地去激发女方的情欲，宜待双方都进入性兴奋时再进行性交。动作宜轻柔、舒缓，切忌急躁、粗暴，射精后男方不宜独自酣睡，应保持给妻子以温存，以致共入梦乡。

2.切忌房室过于频繁 节制性交频率，对于青年夫妇特别重要。年轻时体力充沛，能吃能睡，且无病痛影响，如果精力的确旺盛，性交的频率可高一些，但应该有所节制，一般每周 2～3 次为宜，新婚早期可以每周 3～4 次。以第二天不感觉头昏疲乏，工作学习精力充沛为度。切忌通宵达旦，沉溺房室。以免导致日后肾精亏耗，阳痿、早泄、性欲下降等病证。

3.切忌疲劳后同房 青年新婚夫妻，多有旅途结婚者，旅行途中，爬山涉水，劳碌奔波，白天如已筋疲力尽，夜间再同房，导致体力消耗，抵抗力下降，常常发生疾病，如膀胱炎、尿道炎、肾盂肾炎等。因此，凡参加重体力劳动、剧烈体育锻炼及繁重的脑力劳动之后，宜休息一天，再行房室，以免影响健康。

4.切忌酒后同房 青年夫妇在婚宴上免不了要互敬美酒，亲友相贺，也要饮酒，醉酒后再入洞房，房事劫精耗气，酒灼伤胃气，醉酒后行为不能自控，卒上暴下，难以和谐，倘若孕育生子，可影响后代智力发育迟缓，甚至导致胎儿畸形，故当切忌。

5.忌不注意避孕 青年夫妇由于学习、工作和经济等原因，一般不宜立即怀孕，应该做好避孕措施，在身体、精神等各个方面做好充分准备时再怀孕，以保证优生优育。

【文献选要】

○"御女之法……人年二十者，四日一泄"（《备急千金要方》）。

○"凡御女之道，务欲先徐徐嬉戏，使神和意感，良久可以交接"（《玉房指要》）。

○"与男交当安神宣志，有如男子之未成，气至乃小收，情志与之相应，皆勿振摇踊跃，使阴精先竭也"（《玉房秘诀》）。

（二）中年期的房室禁忌

中年期，一般指 35～45 岁这一时期。人到中年，事业有成，但工作、学习和家庭生活都比较繁忙，上有父母赡养，下有子女抚育，负担沉重。这个时期对于两性生活来说，比较成熟，但较之青年时期，则处于由盛渐衰的时期，如果房室过频，射精次数过多，会使体力与阴液大量消耗，影响正常的生理功能。值得注意的是，一般情况下，妇女 40 岁左右，正达到性反应的高峰期，对性的兴趣比早年更浓厚，但这往往不是生理因素所决定的，而是对性心理压抑和障碍解除，不再故作矜持等缘故，有的还是阴虚火旺所致，尤其禁忌房室过度，以免影响健康。一般以每周一次性生活为宜。

1.忌在疲劳时同房 中年夫妇大都非常繁忙，家务与事业的压力，导致体力与精神上的透支，如睡眠不足、思虑过度或体力劳动，或远行劳疲，身心疲乏，在这种体力下降的情况下，不宜同房，因房室也是一种体力的消耗，如果再纵欲伤精，则脏腑功能受损，致生他病，故当慎忌。

2.忌在饮酒后同房 酒，味辛甘苦，其性大热，走窜助湿，损伤肝肾，长期醉酒，同房可能导致永久性阳痿。中年人因为工作和业务上的需要，酒席宴上，杯酌交错，难免醉酒之后入房，对身体的危害极大，故当切忌。

3.切忌房室过多 男性中年事业处于鼎盛时期，得意忘形者有之，殊不知此时期处于男性性功能的渐衰期，倘若思想空虚，泛施情欲，房室过多，除了遭德行上的谴责之外，还必然损伤阴精，阴虚火旺，相火易动，如此恶性循环，必致早夭无疑，故当切忌。

【文献选要】

○"御女之法……三十者，八日一泄，四十者，十六日一泄"（《备急千金要方》）。

○"能知阴阳之道者成五乐，不知之者，身命将废，何得欢乐，可不慎哉"（《医心方》）。

○"用之失度，男发痈疽，女害月经，百病生长，寿命消亡。能知其道，乐而且强，寿即增延，色如英华"（《玄女经》）。

（三）更年期的房室禁忌

更年期男女不一样，妇女多在45～55岁，男性的更年期要晚一些，多在55～65岁，女性的更年期有一个卵巢功能逐渐衰退到最后缺失的过渡阶段，月经因之从紊乱到停止，故又称绝经期。生育功能丧失，性器官萎缩，出现阴道分泌物减少，阴道干燥，性交不适，小便频数有灼热感等，同时可能伴有阵阵发热出汗。男性更年期症状一般不明显，多有性欲下降等表现。更年期的反应是机体自然衰退的生理现象，应正确认识，保持镇定。房室以半个月一次为宜。

1. 切忌房室过频　夫妻处于更年期，是双方肾气逐渐衰弱的一个较长的阶段，性功能状况，可因人而异，有的人体质较好，平时注意体育锻炼，又没有疾病，到了更年期，其性功能仅略有下降，而对于体质素弱之人，特别是多数女性，更年期性能力较之男性衰退更明显，加上阴道干涩，性交疼痛等因素，夫妻间常因房室闹不愉快。此时，男方当宜节制，应体贴女方，采用非性交的方法表达情欲，切忌房室过频，以致重伤肾精，导致疾病。

2. 慎用壮阳补肾药物　更年期的性欲下降，女性的绝经，令许多人感到不安，男性觉得自己失去当年的雄风而垂头丧气，或者多方面寻觅温肾壮阳药物，女性认为绝经似乎标志着衰老，为了留住自己的青春与美貌，不惜重金设法用药，企图留住月经，甚至滥用激素调经等，殊不知，壮阳药、补肾药、回春药有许多不良反应，有的还能诱发肿瘤等疾病，因此更年期的性功能下降，是自然规律，养生保健的原则，首先是顺应自然，切忌滥用药物去干扰。

【文献选要】

○ "御女之法……五十者，二十日一泄"（《备急千金要方》）。

（四）老年期的房室禁忌

60 岁以后，随着机体的衰老，天癸已尽，性的欲望和性能力也随之明显减退。但男性与女性，不同体质有很大的差异。一般来说，男性的性功能减退较之女性要晚得多。体质强健的老年人要比体弱多病的人性功能衰退晚得多。据观察，女性在 55 岁以后，虽然排卵及月经完全停止，但仍保持一定性欲和性能力；70 岁以上老年男性，仍可保持性功能，仅表现为性冲动的频度减少，甚至个别年龄相当大的老年人仍可存在生殖能力。

但是，老年人身体各个方面的功能衰退，而且常患有多种疾病，如果不甘示弱，房室仍按青壮年时期的频率，则对身体有害，甚至诱发疾病，危及生命，尤其患有心血管疾病的人，宜谨慎行房。一般一个月一次为宜。

1. 切忌强行禁欲　有人把老年夫妻间的房室活动看成是粗鄙下流行为，这是错误的。据观察，60～94 岁的老年人，有 15% 的人在 60 岁以后，还有一个长达数年的性活跃阶段，老年人的性功能衰退程度，除了生理因素之外，还有精神心理因素及健康状况的影响，不能单纯从年龄上考虑，只要仍保持性的欲望和性活动能力，都不应该强行禁欲，以免影响健康。

2. 切忌带病同房　老年人疾病较多，房室需要精神与体力的消耗，研究认为，性生活可使心率加快，血压升高，心肌耗氧量明显增加等。因此，凡急性病、发热未退、出血倾向者，以及一些慢性消耗性疾病如结核、肿瘤，还有肝炎、肝硬化、高血压、心脏病等应暂忌房室，以免病情加重。对于疾病初愈，身体尚未完全恢复者，也应慎行房室，以防疾病复发。

3. 切忌情绪急躁　人到老年，性欲下降，房室常有心有余而力不足的时候，如阳痿、早泄、阴道干涩、性交困难等。遇有这种情况，切忌急躁、紧张、抱怨，即使已经丧失性的能力，还可以通过互相爱抚，以及身体的接触等方式获得性的满足。不可随便服用壮阳药，以免虚阳亢奋，损耗已经亏虚的精液，影响寿命。

【文献选要】

○"御女之法……六十者，闭精勿泄，若体力犹壮者，一月一泄。凡人气力超人者，亦不可抑忍，久而不泄，致生痈疽"（《备急千金要方》）。

○"年高之人，血气既弱，阳事辄盛，必慎而抑之……若不制而纵欲，火将灭更去其油"（《寿世保元》）。

（五）疾病期的房室禁忌

疾病是人体邪正相争过程中，正不胜邪的一种表现，人生病标志着正气在某种程度上的"不足"，故有"邪之所凑，其气必虚"的说法。房室需要体力和精力的消耗，疾病处于急剧期、稳定期、初愈期、康复期，为了利于治疗、预防疾病加重、防治疾病复发，都应遵守房室禁忌。

1. 出血性疾病应暂禁房室　出血性疾病中医称为"亡血家"，包括吐血、呕血、鼻血、咳血、皮下出血、大便下血、尿血和妇女月经过多、外伤出血等。因为房室活动中，男女双方都会出现心跳加快，血压升高，呼吸频率加快，全身肌肉紧张收缩等生理性反应过程，可能导致出血症状加重，故应暂时禁忌房室。

2. 慢性疾病证属于阴虚火旺者应慎房室　房室能导致精与液的消耗，房室过频更加重阴液亏损，故凡患有恶性肿瘤、结核病和肝脏疾病的活动期等属慢性消耗性疾病，辨证属于肝肾阴虚、肺肾阴虚或心肾阴虚者，临床表现为盗汗、潮热、心悸、失眠、鼻血、牙龈出血或咳血、两颧红赤，脉细数，舌苔少而舌质红赤者，均当慎行房事，切忌房室过频。

3. 热病及热病初愈禁忌房室　热病多有高热大汗等症，容易导致机体气阴耗损，热病其气与阴尚未恢复，故热病未愈或初愈，应禁忌房室，以免病情加重或复发。

【文献选要】

○"身患疾病一般忌行房事，尤其是传染病。如患伤寒行房事则'小腹急痛，手足拘挛而死'……金创未愈入房则'动于血气，令疮败坏'……大病初愈者身体虚弱，元气未复，若急行房事，轻者疾病复发，重者丧命"（《中医药文化通览》）。

二、房室环境禁忌

（一）精神情绪

男女房室宜安神定志，情恰意美。保持良好的精神状态和情绪，不仅对养生防病有利，与孕育优生都密切相关。

1. 肝气不舒时慎行房室　人有悲欢离合，情志不遂的时候，喜怒哀乐太过，多能引起肝气不舒。肝主疏泄，且肝肾同源，直接影响房室的和谐与完美。怒则伤肝，思则伤脾，久而久之，可能导致男子早泄、阳痿，女子性冷淡等。因此，当肝气不舒时慎行房，不妨经过调整，待心情好转时，再行房，效果更好。

2. 心肾不交者慎行房　心肾不交多因精神过度紧张，劳神过度，五志过极等，致使心阴暗耗、心阳亢盛、心火不能下交于肾，临床表现为心烦急躁，失眠多梦，遗精等症，因房室过度伤阴，致使性欲亢奋，再度加重烦躁与失眠，故当慎行房室。

【文献选要】

○ "情绪不宁，心中不安，忧悲恐惧或狂欢狂躁时切忌房事。愤怒中进行房事，精虚气滞，发为'痈疽'；恐惧中行房事，阴阳偏虚发厥，自汗盗汗，积而成劳；忧愁中行房事，加倍耗损精神，体虽交而心不交，精未泄而气已泄；狂欢中行房事，乐中加乐，易导致纵欲过度，甚至身亡"（《中医药文化通览》）。

（二）清洁卫生

1. 禁忌房室前后的自体不洁　夫妇房室前，宜清洁外阴，因为阴茎-阴道性交容易把污物等不洁带进阴道内，可能引起感染。男性性器官的清洗除阴茎和阴囊表面以外，同时应把包皮向阴茎根部牵引，使包皮翻转，阴茎头裸露在外，再用肥皂和水清洗；女性外阴的清洗主要宜注意大、小阴唇和阴蒂附近的垢腻，最后还要清洗肛门。房室后宜将局部汗液、精液和阴道分泌物等清洗干净。切忌懒散拖沓，不爱卫生，以致罹患疾病。

2. 禁忌婚外房室的德行不洁　婚外房室是影响社会与家庭和谐的罪魁，也是传播各种性病的主要途径。每一个负责任的成年人，都应洁身自爱，切忌婚外房室，以免丧失德行又传染疾病。

（三）天时处所

1. 禁忌在恶劣天气下行房　房室与自然环境有密切关系。天气剧烈变化，如气温骤降、酷暑高温、大风、暴雨、雷电霹雳时，不宜房室。《玉房秘诀》认为这当"天忌"，如果在恶劣的自然环境中行房性交，则血脉涌盛，生子多癫狂，生痈肿，故当加忌。

2. 房事的时辰禁忌　房室一般时辰宜选在夫妻充分休息，体力充沛之时。如凌晨、傍晚、黄昏、正午、日晡都应忌同房，所谓"忌五更色"。在古代有月初（农历）、月末、上弦、下弦、望（十五）不可行房的记载，这些禁忌认识，是受"天人相应"的思想影响，传说很多，有无意义还待研究。

3. 房室的处所禁忌　为了保证房室美满和谐，处所应幽静而舒适。凡躁扰、污秽、令人紧张不安的环境，对生理、心理影响很大，故切忌在强光照射的地方，以及寺庙、井灶、厕所、塚墓、尸枢之旁行房，以免招致疾病，影响优生。

【文献选要】

○ "交合者当避丙丁日，及弦望晦朔、大风大雨大雾、大寒大暑、雷电霹雳、天地晦冥、日月薄蚀，虹霓地动。若御女则损人神不吉，损男百倍，令女得病，有子必癫痴顽愚，瘖哑聋聩，挛跛盲眇，多病短寿，不孝不仁。又避日月星辰火光之下，神庙佛寺之中，井灶圊厕之侧……皆悉不可"（《备急千金要方》）。

○ "山川神祇，社稷井灶之处，此地忌也"（《医心方》）。

○ "五月十六日，天地牝牡日，不可行房"（《医心方》）。

○ "节色非惟眼招口挑，纵欲宣淫，乱匹配之常经，凡交感之正理，得罪天地鬼神，虽自己妻妾，亦不可妄合。大风、大雨、大热、大寒、朔、望本生之期，切宜禁忌"（《医学入门》）。

三、特殊状态下的房室禁忌

（一）月经期严禁房室

妇女在非月经期子宫口处于闭合状态，当月经来潮时，子宫内膜剥脱，子宫腔有创面，子宫口略微开张，如果此时行房室，则容易导致细菌和不洁之物侵入阴道，引起包括生殖器官和泌尿系的感染。中医学认为，妇女在经期，血室空虚，违禁交合会损伤冲任二脉，导致崩漏、带下、痛经、经闭、癥瘕痞块等多种疾病。故妇女在月经期，绝对禁忌同房。

【文献选要】

〇 "妇女月经未绝而与之交合，令人成病，得白驳也"（《备急千金要方》）。

〇 "月事未绝而交接，生白驳；又冷气入内，身面萎黄不产"（《三元延寿参赞书》）。

（二）妊娠期慎行房室

胎儿的生长发育依赖母体气血的灌注输布，如果恣情纵欲，耗伤阴精，气血逆乱，子宫收缩，可令胎儿失养，不固而坠。在妊娠最初 3 个月，胚胎处于发育形成期，此时同房，往往动摇胎气，造成流产。因此，妊娠头 3 个月内应忌同房。对于婚后多年不孕，以及曾有自然流产史的妇女，则应严禁行房。妊娠中期，即怀孕 4～6 个月，子宫体逐渐增大，羊水也逐渐增多，性交不慎，或房室动作粗暴，可能引起胎膜破裂，危及胎儿。故妊娠中期当慎行房。妊娠后期，即怀孕的最后 3 个月，因为房事的刺激导致子宫收缩而发生早产或产道感染，故妊娠后期当禁行房室。

【文献选要】

〇 "妊娠之妇，大宜寡欲，其在妇人，多所不知……近乎愚矣。凡胎元之强弱，产育之难易及产后崩淋经脉之病，无不悉由乎此。其为故也，盖以胎神巩固之日，亟宜保护宫城。使不知慎而多动欲火，盗泄阴精，则藩篱由不固而伤，血脉不聚而乱，子女多由元亏而夭；而阴分之病，亦无不由此而百出矣。此妇人之最宜慎者，知者不可不察"（《景岳全书》）。

（三）产褥期禁忌房室

妇女分娩时消耗体力，并有较多出血，因此产后期产妇的体质比较虚弱，需要较长时间调养恢复，按照传统的观念，一般在产后百日之内应禁忌房室。

产后 6～7 周内，因为子宫腔胎盘剥离而留下的创面，容易招致细菌感染，故应禁止房室。

【文献选要】

〇 "妇人产后百日以来，极须殷勤忧，畏勿纵心犯触，及即便行房。若有所犯，必身反强直，犹如角弓反张，名曰褥风……凡产后满百日，乃可合会，不尔至死，虚羸百疾滋长，慎之。凡妇人皆患风气脐下虚冷，莫不由此，早行房故也。"（《备急千金要方》）。

（四）哺乳期慎行房室

乳汁为母体的气血所化。母体气血充盛，身体健康，则乳汁分泌旺盛；母体虚弱，气血亏虚，则乳汁分泌不足。若乳母在哺乳期房室过度，恣情纵欲，耗伤精气，则气血生化之源不足，乳汁量少而清稀，影响婴儿的正常发育。因此哺乳期应慎行房室。

（五）醉酒状态禁忌房室

酒味辛甘微苦，其性大热，走窜疾速。少量饮可以通行经脉，调畅气血，助阳散寒。但若酗酒致醉，则劫精耗气，灼伤胃络。醉酒后行房，兴奋过度，不能自控，再伤肾精，男子可令精液衰少，阳痿不举，女子则月经不调，五劳七伤。另外，豪饮醉酒后入房，纵然孕育生子，可致智力发育迟缓或胎儿畸形。因此醉酒之后，当严禁行房。

【文献选要】

〇 "胎种先天之气，极宜清楚，极宜充实。而酒性湿热，非纯乱性，亦且乱精。精为酒乱，则湿热其半，真精其半耳。精不充实，则胎元不固，精多湿热，则他日痘疹、惊风、脾败之类，率已受于此类。故欲择期布种者，必宜先有所慎，与其多饮，不如少饮；与其少饮，犹不如不饮，此宜胎元之一大机也"（《景岳全书》）。

〇 "醉不可以接房，醉饱交接，小者面黯咳喘，大者伤脏损命"（《备急千金要方》）。

〇 "以酒为浆，以妄为常，醉以入房，以欲竭其精，以耗散其真，不知持满，不时御神，务快于心，逆于生乐，起居无节，故半百而衰也"（《素问》）。

〇 "大醉入房，气竭，肝伤之。夫则精液衰少，阴痿不起，女子则月事衰微……生恶疮"（《三元参赞延寿书》）。

（六）饱食状态谨慎房室

饱食未消，人体气血多集中于胃肠等消化系统，宜休息片刻，以利消化吸收，故不宜同房。

【文献选要】

〇 "一日之忌者，暮无饱食，一月之忌者，暮无大醉，一岁之忌者，暮须远内，终身之忌者，暮常护气。夜饱损一日之寿，夜醉损一月之寿，一接损一岁之寿，慎之"（《千金翼方》）。

（七）劳倦状态慎止房室

劳倦包括繁重的体力劳动、剧烈的体育活动、远足旅行之后、身心疲乏，体力下降，或在大病、久病初愈，元气未复，因为精神欠佳，身体不适，都应避免房室。以免精伤及脏，致生他病。

【文献选要】

〇 "及远行疲乏入房，为五劳虚损，少子"（《备急千金要方》）。

〇 "劳倦重担，志气未定，以合阴阳，筋腰苦痛，以是生子必残废"（《医心方》）。

附

篇

中医禁忌文论选要

德 行 禁 忌

◆ 疏五过论

黄帝曰：呜呼远哉！闵闵乎若视深渊，若迎浮云，视深渊尚可测，迎浮云莫知其际。圣人之术，为万民式，论裁志意，必有法则，循经守数，接循医事，为万民副，故事有五过四德，汝知之乎？雷公避席再拜曰：臣年幼小，蒙愚以惑，不闻五过与四德，比类形名，虚引其经，心无所对。

帝曰：凡未诊病者，必问尝贵后贱，虽不中邪，病从内生，名曰脱营。尝富后贫，名曰失精，五气留连，病有所并。医工诊之，不在脏腑，不变躯形，诊之而疑，不知病名。身体日减，气虚无精，病深无气，洒洒然时惊，病深者，以其外耗于卫，内夺于荣。良工所失，不知病情，此亦治之一过也。

凡欲诊病者，必问饮食居处。暴乐暴苦，始乐后苦，皆伤精气，精气竭绝，形体毁沮。暴怒伤阴，暴喜伤阳，厥气上行，满脉去形。愚医治之，不知补泻，不知病情，精华日脱，邪气乃并，此治之二过也。

善为脉者，必以比类奇恒从容知之，为工而不知道，此诊之不足贵，此治之三过也。

诊有三常，必问贵贱，封君败伤，及欲侯王。故贵脱势，虽不中邪，精神内伤，身必败亡。始富后贫，虽不伤邪，皮焦筋屈，痿躄为挛。医不能严，不能动神，外为柔弱，乱至失常，病不能移，则医事不行，此治之四过也。

凡诊者，必知终始，有知余绪，切脉问名，当合男女。离绝菀结，忧恐喜怒，五脏空虚，血气离守，工不能知，何术之语。尝富大伤，斩筋绝脉，身体复行，令泽不息。故伤败结，留薄归阳，脓积寒炅。粗工治之，亟刺阴阳，身体解散，四支转筋，死日有期，医不能明，不问所发，惟言死日，亦为粗工，此治之五过也。

凡此五者，皆受术不通，人事不明也。故曰：圣人之治病也，必知天地阴阳，四时经纪，五脏六腑，雌雄表里，刺灸砭石，毒药所主，从容人事，以明经道，贵贱贫富，各异品理，问年少长，勇怯之理，审于分部，知病本始，八正九候，诊必副矣。

治病之道，气内为宝，循求其理，求之不得，过在表里。守数据治，无失俞理，能行此术，终身不殆。不知俞理，五脏菀熟，痈发六腑。诊病不审，是谓失常，谨守此治，与经相明，《上经》《下经》，揆度阴阳，奇恒五中，决以明堂，审于终始，可以横行。

《素问·疏五过论》

◆徵四失论

黄帝在明堂，雷公侍坐。黄帝曰：夫子所通书受事众多矣，试言得失之意，所以得之，所以失之。雷公对曰：循经受业，皆言十全，其时有过失者，请闻其事解也。

帝曰：子年少智未及邪，将言以杂合耶。夫经脉十二、络脉三百六十五，此皆人之所明知，工之所循用也。所以不十全者，精神不专，志意不理，外内相失，故时疑殆。

诊不知阴阳逆从之理，此治之一失矣。受师不卒，妄作杂术，谬言为道，更名自功，妄用砭石，后遗身咎，此治之二失也。不适贫富贵贱之居，坐之薄厚，形之寒温，不适饮食之宜，不别人之勇怯，不知比类，足以自乱，不足以自明，此治之三失也。诊病不问其始，忧患饮食之失节，起居之过度，或伤于毒，不先言此，卒持寸口，何病能中，妄言作名，为粗所穷，此治之四失也。

是以世人之语者，驰千里之外，不明尺寸之论，诊无人事。治数之道，从容之葆。坐持寸口，诊不中五脉，百病所起，始以自怨，遗师其咎。是故治不能循理，弃术于市，妄治时愈，愚心自得。

呜呼！窈窈冥冥，孰知其道？！道之大者，拟于天地，配于四海，汝不知道之论，受以明为晦。

《素问·徵四失论》

◆戒毁同道

大抵行医片言处，深思浅发要安详，更兼忠厚斯为美，切戒逢人恃己长。

《活幼心书》

◆医家五戒

一戒　凡病家大小贫富人等请视者，便可往之，勿得迟延、厌弃，欲往而不往不为平易；药金毋论轻重有无，当尽力一例施与，自然生意日增，毋伤方寸。

二戒　凡视妇女及孀妇尼僧人等，必候侍者在旁，然后入房诊视，倘旁无伴，不可自看；假有不便之患，更宜真诚窥视，虽对内人，不可谈此，因闺阃故也。

三戒　不得出脱病家珠珀珍贵等送家合药，以虚存假换；如果该用，令彼自制入之，倘服不效，自无疑谤；亦不得称赞彼家物色之好。凡此等非君子也。

四戒　凡为医者，不可行乐登山，携酒游玩，又不可片时离去店中；凡有抱病至者，必当亲视，用意发药，又要依经写出药帖，必不可杜撰药方，受人驳问。

五戒　凡娼妓及私伙家请看，亦当正己，视如良家子女，不可他意儿戏以取不正，视毕便回；贫窘者，药金可璧；病回只可与药，不可再去，以图邪淫之报。

《外科正宗·医家五戒》

◆医家十要

一要　先知儒理，然后方知医业。或内或外，勤读先古明医确论之书，须旦夕手不释卷，一一参明，融化机变，印之在心，慧之于目；凡临证时，自无差谬矣。

二要　选买药品必遵雷公炮炙。药有依方修合者，又因病随时加减者；汤散宜近备，丸丹须预制，膏药愈久愈灵，线药越陈越异；药不吝珍，终久必济。

三要　凡乡井同道之士，不可轻侮傲慢，与人切要谦和谨慎。年尊者，恭敬之；有学者，师事之；骄傲者，逊让之；不及者，荐拔之。如此自无谤怨，信和为贵也。

四要　治家与治病同。人之不惜元气，斫丧太过，百病生焉，轻则支离身体，重则丧命；治家若不固根本，而奢华费用太过，流荡日生，轻则无积，重则贫窘。

五要　人之受命于天，不可负天之命，凡欲进取，当知彼心愿否，体认天道顺逆。凡顺取，人缘相庆；逆取，子孙不吉。为人何不轻利远害，以防还报之业也。

六要　凡里中亲友人情，除婚丧疾病庆贺外，其余家务，至于馈送来往之礼，不可求奇好胜。凡餐只可一鱼一菜，一则省费，二则惜禄，谓广求不如俭用。

七要　贫窘之家及游食僧道衙门差役人等，凡来看病，不可要他药钱，只当奉药；再遇贫难者，当量力微赠，方为仁术。不然，有药而无火食者，其命亦难。

八要　凡有所蓄，随其大小，便当置买产业，以为根本。不可收买玩器及不紧物件，浪费钱财，又不可做入银会、酒会，有妨生意，必当一例禁之，自绝谤怨。

九要　凡店中所用各样物具，俱要精备齐整，不得临时缺少。又古今前贤书籍及近时名公新刊医理词说，必寻参阅，以进学问。此诚为医家之本务也。

十要　凡奉官衙所请，必当速去，毋得怠慢。要诚意恭敬，告明病源，开具方药；病愈之后，不得图求匾礼，亦不得言说民情，致生罪戾。闲不近公，自当守法。

以上五戒十要，乃保身保家守成之法，故直言而不文，当置于座右，朝夕一览。若有贤能子孙，倘遵而行之，则可以成家立业；若不听信，必有饥寒不足之忧。凡人何不预听，直待临时追悔，进退两难，将何及矣。

《外科正宗·医家十要》

◆石顽老人医门十戒

轩辕氏以治兵之余治病，于是医字下笔从医，国语之兵不解医术本此。中藏矢殳，内攻脏腑之疾，与用兵不异。其下从酉，乃古酒字。从古服药，多以酒助也。后世不解从酉之故，易之曰巫，缘十三科中原有祝由之说。所以乡村之病，辄从事于医，即或不灵，可无毒药伤生之咎。因推学之义，爰述医戒数端。敢祈同志，逐一揆诸。

熏莸时习戒

馆师无坐板气，地师无流艺气，禅师无杖拂气，炼师无丹汞气，医师无方术气，方是白描画手，本分师家。但负青囊之术者，非广通声气，无以邀举世之重名；非交通吏胥，无人履当事之户庭；非心通口者，无以占利薮之要津；非门通车马，无以致里巷之服膺；非堂通旌额，无以表品望之日新。苟非五通神应，不足以趋行道之捷径也。惟端直自矢之士，不能适俗随宜，听诸自然而已。

恃才妄作戒

崇古存心医道者，非圣贤士师，即神仙高隐，未当一一垂之国史。太史公特取扁鹊、仓公，隶之列传，非无深意存焉。因思扁鹊术随时尚，以伎见殃。仓公匿迹自隐，以怨受侮，斯非恃才妄作之过欤？况无扁仓之才，而自负非常，得无前车之鉴乎？

任性偏执戒

人之病病于轻药，医之病病于偏执。良由世人不悟未达不敢尝之旨，而不安于命者多矣。夫医之任，在乎补偏救弊，故专取偏性之药，以治偏旺之气。而时下名流，各执一己之见，壶水斛火，信手妄施，是则偏之为害，而道之所以不齐也。吾愿大地群生，确守有病不治当得中医之戒，虽偏执之医，何所施其伎俩哉。

同流合污戒

医贵流俗而恶执著，其得心应手之机用，与手谈无异。故精于弈者，称为国手，而医亦有国手之称也。弈具战守之道，一子之得失，全局攸关。医秉安危之机，一药之乱投，杀活所系。虽日亲时辈，自务以为鸡群之鹤者，犹夫弈师之随方应请，纵得其采，而心手日卑，索索无深思，昏昏有俗情，亦何取于是而甘随碌碌耶。

因名误实戒

医师临病，必先定名而后议治，庶无自欺欺人之弊。今之方家，一见发热，便以伤寒目之，一概禁其饮食，而与通套发散消导之药。曷知伤寒之有碍于食者，惟寒伤营、营卫俱伤二证。其风伤卫中，绝无禁食之例，反有啜热稀粥以助药力之说。而寒伤营之尺中微迟，不胜峻汗者，假取胶饴稼穑之甘，入于桂枝汤内，小建其中而和其外，此即热稀粥之变法，乃太阳病下手工夫，正伤寒分经辨治之的旨，严冬亦不多见。近来诸家，泛指杂病为四时伤寒，不辨伏气、时气，混以风药投之，是洪炉之鼓以橐龠也。况乎内伤兼挟虚风，津气多由汗夺，不得浆粥入胃，将何收摄虚阳？且有客邪误药成虚，例行清肺止血，不至劫尽虚阳，悉从火化不已。医之误人，莫此为甚，敢不力陈，以破世之迷而不悟者？

师事异端戒

邪说诐行，端人所耻，然文人笔机所至，时或及之。尝观艺林所载幻术，医类居多。如视膏肓而知疾不可为，饮上池而见五脏癥结。纵涉诞妄，无非播扬若人术业之神。非若缚刍为人以疗鬼，悬壶示术以惑人。种种狐眉，虽蒙昧之流，莫不知其为诡也。况有冬月检衣而受暑气之说，无乃惑人太甚乎？暑本无形之气，既能伏藏衣箧，经冬不散，服之御寒，不必复被重裘矣。而好窃唾余者，每常效尤，以为默契古人心印，适足为明道者捧腹耳。

贵贱混治戒

医有膏粱藜藿之不同，原其传派多门，趋尚不类，难与并为优劣。擅膏粱之术者，专一附桂名世。得藜藿之情者，无非枳橘见长。第膏粱之治多难愈，以其豢养柔脆，痰涎胶固乎上，精神凋丧乎下，即有客邪，非参无以助诸药之力。藜藿之患都易除，以其身体坚韧，表邪可以恣发，里邪可以峻攻，纵有劳伤，一术足以资百补之功。设贵介而延未达之医，医气先馁。贫薄而邀贵游之治，治必转危。总由平昔习气使然，谅不能曲突徙薪以图侥幸也。

贫富易心戒

常思越人六不治中，有轻身重财一说，此病者自忽其躯耳，吾何为不治哉？夫人之鄙啬，天性也。若以其鄙啬而摈弃之，则贫贱之疾痛，概可置之不问耶。司轩岐之业者，既以利济为任，岂宜货利为心？即食力之辈，执敬虽微，然须念其措置之难，当为极力图治，切不可因其菲而不纳之，是拒其后来之念也。惟素封之家，故示非礼，可不为之自慎欤？

乘危苟取戒

苟取已属非义，乘危尤为祸枢，纵具补天浴日之功，一有此疵，则掩其善而为不善矣。每见事非意料，莫不由此，以其信口随手，非功即过也。然功之所在，取亦无伤。取之而病者悦，则取之；取之而病者不悦，则勿取。取与勿取，固有定分。而乘机苟且，恐非仁人所宜。即使千箱盈积，一旦非常，后世能守其业而振箕裘者，未之闻也。以是古谚有"名医无后"之说，信夫？

诋毁同道戒

游于艺者，咸赖声气之交通；惇于谊者，尤为医林之切务。有互资相长之功，切磨相向之益。但今之道中，多放利而行，是不得不假借吹嘘之力。盖缘巨室之疾，未必专任一医，多有诸治罔效，下及其余。然须察其势不可为者，缓言以辞之；其生气未艾，可与挽回者，慎勿先看从前之方，议其所用之药，未免妨此碍彼，反多一番顾虑之心矣。当此危疑之际，切须明喻死中求活之理，庶几前后诸医，各无怨尤。且有汇集诸方议治，只宜随众处方，不可特出己见而为担当。苟非惑其贪饵，得脱且脱。世未有日历数医而可保全者。于是无稽之口，随处交传，同人相向，往往论及。虽曰出之无心，安得谓之无过？多言多败，今人首戒，慎之!慎之!

《张氏医通·石顽老人医门十戒》

◆ **医中百误歌**

医中之误有百端，漫说肘后尽金丹，先将医误从头数，指点分明见一斑。医家误，辨证难，三因分证似三山，三山别出千条脉，病有根源仔细看。医家误，脉不真，浮沉迟数不分清，却到分清浑又变，胸中了了指难明。医家误，失时宜，寒热温凉要相时，时中消息团团转，惟在沉潜观化机。医家误，不明经，十二经中好问因，经中不辨循环理，管教阳证入三阴。医家误，药不中，攻补寒温不对证，实实虚虚误非轻，举手须知严且慎。医家误，伐无过，药有专司切莫错，引经报使本殊途，投剂差讹事辄复。医家误，药不称，重病药轻轻反重，轻重不均皆误人，此道微乎危亦甚。医家误，药过剂，疗寒未已热又至，疗热未已寒更生，劝君举笔须留意。医家误，失标本，缓急得宜方是稳，先病为本后为标，纤悉几微要中肯。医家误，舍正路，治病不识求其属，壮水益火究根源，太仆之言须诵读。医家误，昧阴阳，阴阳极处没抓拿，亢则害兮承乃制，灵兰秘旨最神良。医家误，昧寒热，显然寒热易分别，寒中有热热中寒，须得长沙真秘诀。医家误，昧虚实，显然虚实何难治，虚中有实实中虚，用药东垣有次第。医家误，药轻试，攻病不知顾元气，病若祛时元气伤，似此何劳君算计。医家误，不知几，脉动症变只几希，病在未形先着力，明察秋毫乃得之。医家误，鲜定见，见理真时莫改变，恍似乘舟破浪涛，把舵良工却不眩。医家误，强识病，病不识时莫强认，谦躬退位让贤能，务俾他人全性命。医家误，在刀针，针有时宜并浅深，百毒总应先艾灸，头面之上用神灯。医家误，薄愚蒙，先王矜恤是孤穷，病笃必施真救济，好生之念合苍穹。医家误，不克己，见人开口便不喜，岂知刍荛有一能，何况同人说道理。

医家误未已，病者误方兴，与君还细数，请君为我听。病家误，早失计，初时抱恙不介意，人日虚兮病日增，纵有良工也费气。病家误，不直说，讳疾试医工与拙，所伤所作只君知，纵有名家猜不出。病家误，性躁急，病有回机药须吃，药既相宜病自除，朝夕更医也不必。病家误，不相势，病势沉沉急变计，若再蹉跎时日深，恐怕回春无妙剂。病家误，在服药，服药之中有窍妙，或冷或热要分明，食后食前皆有道。病家误，最善怒，气逆冲胸仍不悟，岂知肝木克脾元，愿君养性须回护。病家误，苦忧思，忧思抑郁欲何之？常将不如己者比，知得雄来且守雌。病家误，好多言，多言伤气最难痊，劝君默口存神坐，好将真气养真元。病家误，染风寒，风寒散去又复还，譬如城郭未完固，那堪盗贼更摧残。病家误，不戒口，口腹伤人处处有，食饮相宜中气和，鼓腹舍哺天地久。病家误，不戒慎，闺房衽席不知命，命有颠危可若何，愿将好色人为镜。病家误，救绝气，救气闭口莫闭鼻，若连鼻子一齐扪，譬如入井复下石。

两者有误误未歇，又恐旁人误重迭，还须屈指与君陈，好把旁人现一切。傍人误，代惊惶，不知理路乱忙忙，用药之时偏作主，平时可是学岐黄。旁人误，引邪路，妄把师巫当仙佛，有病之家易着魔，到底昏迷永不悟。

更有大误药中寻，与君细说好留神。药中误，药不真，药材真致力方深，有名无实何能效，徒使医家枉用心。药中误，失炮制，炮制不工非善剂，市中之药未蒸炒，劝君审度才堪试。药中误，丑人参，或用粗枝枯小参，蒸过取汤兼灌锡，方中用下却无功。药中误，秤不均，贱药多兮贵药轻，君臣佐使交相失，偾事由来最恼人。仍有药中误，好向水中寻，劝君煎药务得人。煎药误，水不洁，油汤入药必呕哕，呕哕之时病转增，任是名医审不决。煎药误，水频添，药炉沸起又加些，气轻力减何能效，枉怪医家主见偏。

此系医中百种误，说与君家记得熟，记得熟时病易瘳，与君共享大春秋。

《医学心悟·医中百误歌》

◆治轻证宜细心重病宜大胆论

"胆欲大心欲小"，此孙真人祝医最确之语也。窃谓治初起之轻证，必须细心，当辨其孰为风而用疏，孰为寒而用温，孰为暑而用清，孰为湿而用利，孰为燥而用润，孰为火而用泻。尤当审其体之虚实，病之新久，在女子兼询经期，妇人兼详胎产，如是者，则用药庶无差忒矣。倘粗心而不细者，大意茫茫，不分六气所成何气，动手便用荆、防，病家告之有痰，遂投陈、夏，有食遂用神、楂，问其何病，指鹿为马，问其轻重，总说无妨，往往使轻浅之病，日渐延深，是谁之过欤？圣人云：不忽于细，必谨于微。其可略乎！至若垂危之重证，必须大胆，见心包邪窜者，当宣则宣；肝风内动者，当平则平；脾虚气陷者，当培则培；肺气欲绝者，当补则补；肾液欲涸者，当滋则滋。更有危险之虚证，速宜用参、耆之属，实证用硝、黄之属，寒证用姜、桂之属，热证用犀、羚之属，勿宜迟缓，亟亟煎尝。如是者，则沉疴庶有挽救矣。倘胆小而不大者，当用而不敢用，或用而不敢重，重用恐其增变，变证恐其归怨，往往姑息养奸，坐观基败，是谁之过欤？古人云不入虎穴，焉得虎子。其可惧乎！若果轻浅之证，过于胆大立方，不啻小题大做；沉重之证，过于小心慎药，无异杯水车薪。其实胆大而不细心，所谓暴虎冯河者，误事也；细心而不大胆，所谓狐疑鼠首者，亦误事也。诚哉孙氏之言，足为千古之医训矣！

《时病论·附论》

◆医家嫉妒害人论

尝观世之同行，每多嫉妒，行行犹可，惟医道中最为甚焉。夫医以苏人之困，拯人之危，性命为重，功利为轻，而可稍存嫉妒哉！奈何今之医者，气量狭窄，道不求精，见有一神其技者则妒之。妒心一起，害不胜言。或谣言百出，或背地破道，或前用凉药，不分寒热而改热，前用热药，不别寒热而改凉，不顾他人之性命，惟逞自己之私心，总欲使有道者道晦，道行者不行，以遂其嫉妒之意。每见病家，患温热之病，医者投以辛凉、甘凉，本不龃龉，但服一、二剂，未获深中，病者见热渴不已，心中疑惧，又换一医，且明告曾延医治，而所换之医，遂不察其病因，见前有寒凉之药，便咎前医用寒凉之害，不辨证之塞热，脉之迟数，舌苔黄白，小水清浊，竟乱投温热之方，不知温热之病，得温热之药，无异火上添油，立刻津干液涸，而变生俄顷。倘前用热药，以治其寒，亦咎其用热药之害，总不辨其为寒为热，乱用寒凉之方，不知寒证服寒凉，犹如雪上加霜，立使阳亡气脱，而变在须臾，直至垂危，尚怨前医之误，可胜悼哉！然亦有明驳前医，暗师前法，而获效者，竟尔居功，索人酬谢，若此重财轻命，只恐天理难容。奉劝医者，毋怀妒忌，大发婆心，则幸甚矣！

《时病论·附论》

◆病家十要

一择明医，于病有补，不可不慎，生死相随。二肯服药，诸病可却，有等愚人，自家耽搁。三宜早治，始则容易，履霜不谨，坚冰即至。四绝房劳，自然无疾，倘若犯之，神医无术。五戒恼怒，必须省悟，怒则火起，难以救护。六息妄想，必须静养，念虑一除，精神自爽。七节饮食，调理有则，过则伤神，大饱难克。八慎起居，交际当怯，稍若劳役，元气愈虚。九莫信邪，信之则差，异端诳诱，惑乱人家。十勿惜费，惜之何谓，请问君家，命财孰贵。以上，病者当作座右铭。

《不居集·卷之十九》

◆病有十失

病在骄恣背理，不遵医戒，一失也。轻身重财，治疗不早，诊视不勤，二失也。听从师巫，广行杀戮，不信医药，三失也。忧思想慕，怨天尤人，广生懊恼，四失也。忌医讳疾，言不由中，药不合症，五失也。不能择医，或信佞言，或凭龟卜，六失也。室家不和，处事乖戾，尽成荆棘，七失也。不明药理，日暮更医，杂剂妄投，八失也。但索速写方，药材恶滥，妄为加减，九失也。奉侍匪人，煎丸失法，怠不精详，十失也。

《不居集·卷之十九》

◆病中十则

心如木石观，四大假合，一也。烦恼现前，以死譬之，二也。常将不如我者比，巧自宽慰，三也。造物劳我以生，遇病却闲，反生庆幸，四也。痛苦不通，宿业难逃，惟欢喜领受，五也。室家和睦无交谪之言，六也。众生各有病根，常自观克治，七也。风露严防，嗜欲淡薄，八也。饮食宁少毋多，起居务适毋强，九也。与良朋讲开怀出世之谈，十也。

《不居集·卷之十九》

◆戒房室

房室之戒多矣，而惟虚损为尤甚。盖肾水不足之人，相火易动，易犯房室，不必交接，或思想太过，或眼去眉来，亦能损人。纵朝夕服药，百般调理，何益于事。凡无病之人，贪欲无厌，尚且精竭髓枯，气匮力乏，而况于虚损之人乎？当此之时，宜保精以制火，益水以胜火，则服药有益，而病亦易瘳。若心神浮越，虚阳妄动，自不能控制，复泄其精，只图一时之快意，惟有待死而已，复何药乎？曾见有失血者，自外路抬归，病非不治，而调补无功，察其形情，知犯房事之戒。劝之谆谆，彼云知命，及其既败，讵知抵家半月，房事十有八次，临死遗腹生一女。如此等人，想亦不少。此欺人乎？自欺乎？可为虚损者戒之！

◆戒利欲

虚损之中，因财利损人者居多。盖人非财则无以治其生，而际遇之苦，钱财之艰，岂能皆如所愿也。谚云：财与命相连。即无病者，终日图谋不休，亦能致病，而况有病乎？但以轻重较之，则财又轻于命也。何则人病既久，势如累卵，善调则生，失调则死。必须清心寡欲，凝神定息，万累尽蠲。况钱财自有分定，难以强求，岂可因病身闲，千思百想，计日食之艰，又添药饵之费，辗转于怀，孜孜汲汲，犹恐不及，而能当此病乎？此皆不知命者也。

《不居集·卷之二十六》

病 证 禁 忌

◆诸时气解利禁忌式

以予论之，凡伤寒之气有六禁。初病之时，甚似中酒伤食者，禁大下之，一禁也。当汗之时，宜详时之寒暑，用衾衣之厚薄，禁沐浴之火炕、重被、热粥、燔针，二禁也。当汗之时，宜详解脉之迟数，用辛凉之剂，禁妄用热药，三禁也。当下之时，宜审详证下之药，禁巴豆、银粉丸方，四禁也。远来之人，禁车载马驮，五禁也。大汗之后，禁杂食、嗜欲、忧思、作劳，六禁也。故凡有此者，宜清房凉榻，使不受客热之邪；明窗皓室，使易见斑出生黄之变……欲水之人，慎勿禁水……止当禁而不禁者，轻则危，重则死；不当禁而禁者，亦然。

《儒门事亲·立诸时气解利禁忌式》

◆太阳禁忌不可犯

小便不利不可使利之，利之谓犯本，以是知五苓散不可妄用。大便不可易动，动之是谓动血，此为犯禁。表在不可下，下之尤犯禁也。

《赤水玄珠·伤寒门》

◆阳明证不可犯禁忌

不当发汗，不当利小便，若发汗利小便，竭其津液，则生蓄血证也。惟当益津液为上，以其火就燥也。益津液者，莲须葱白汤是也。汗多亡阳，下多亡阴，小便重利之走气，三者虽异为言，少津液则一也。

《赤水玄珠·伤寒门》

◆伤寒宜忌

忌发汗

少阴病，脉细沉数，病在里，忌发其汗。

脉浮而紧，法当身体疼痛，当以汗解。假令尺中脉迟者，忌发其汗。何以知然？此为荣气不足，血气微少故也。

少阴病，脉微，忌发其汗，无阳故也。

咽中闭塞，忌发其汗，发其汗即吐，血气微绝逆冷。

厥，忌发其汗，发其汗即声乱，咽嘶，舌萎。

太阳病，发热恶寒，寒多热少，脉微弱，则无阳也，忌复发其汗。

咽喉干燥者，忌发其汗。

亡血家，忌攻其表，汗出则寒栗而振。

衄家，忌攻其表，汗出必额上促急。

汗家，重发其汗，必恍惚心乱，小便已阴疼。

淋家，忌发其汗，发其汗，必便脓血。

疮家，虽身疼痛，忌攻其表，汗出则痉。

冬时忌发其汗，发其汗必吐利，口中烂，生疮，咳则小便利。若失小便，忌攻其表，汗则厥逆冷。

太阳病，发其汗，因致痉。

忌火

伤寒加火针，必惊。

伤寒脉浮，而医以火迫劫之，亡阳，必惊狂，卧起不安。

伤寒其脉不弦紧而弱，弱者必渴，被火必谵语。

太阳病，以火熏之，不得汗，其人必躁，到经不解，必圊血。

阳明病，被火，额上微汗出，而小便不利，必发黄。

少阴病，咳而下利谵语，是为被火气劫故也。小便必难，为强责少阴汗也。

忌水

发汗后，饮水多者，必喘，以水灌之，亦喘。

下利其脉浮大，此为虚，以强下之故也。设脉浮革，因而肠鸣，当温之，与水必哕。

太阳病，小便利者为水多，心下必悸。

忌吐

太阳病，恶寒而发热，今自汗出，反不恶寒而发热，关上脉细而数，此吐之过也。

少阴病，其人饮食入则吐，心中温温欲吐复不能吐，始得之，手足寒，脉弦迟，若膈上有寒饮，干呕，忌吐，当温之。

诸四逆病厥，忌吐，虚家亦然。

忌下

咽中闭塞，忌下，下之则上轻下重，水浆不下。诸外实忌下，下之皆发微热，亡脉则厥。

诸虚忌下，下之则渴，引水易愈，恶水者剧。

脉数者忌下，下之必烦利不止。

尺中弱涩者，复忌下。

脉浮大，医反下之，此为大逆。

太阳证不罢，忌下，下之为逆。

结胸证，其脉浮大，忌下，下之即死。

太阳与阳明合病，喘而胸满者，忌下。

太阳与少阳合病，心下痞坚，颈项强而眩，忌下。

凡四逆病厥者，忌下，虚家亦然。

病欲吐者，忌下。

病有外证未解，忌下，下之为逆。

少阴病，食入即吐，心中温温欲吐，复不能吐。始得之，手足寒，脉弦迟，此胸中实，忌下。

伤寒五六日，不结胸，腹濡，脉虚复厥者，忌下，下之亡血则死。

《医方类聚·伤寒门》

◆伤寒汗吐下禁例约

咽喉闭燥莫发汗，淋家若治同斯断，疮家发汗疮即愈，犹畏表虚作痉变。汗多又发必恍惚，亡血发之汗自慓。荣气微或衄吐人，不可汗此夺血证。阴阳俱虚本不宜，阳盛阴虚汗之忌。心中悸者汗不须，津液和时形自渍。太阳少阳病合作，头项强痛或眩闷。时又结胸心下痞，法刺大椎汗却未。脉弦而细虽头疼，发热只属少阳经。法当下之不可汗，汗则谵烦悸不宁。上下左右有动气，如若发之他病至，诸脉得数微弱动，濡弱弦微上下易。嗽极烦吐似疟形，有寒无热虚而慓。厥而脉紧本少阴，不可汗此诸病势。咳而遗溲诸厥逆，又有病之微汗出。类中风热更头疼，汗药施之恐增剧。

心中懊憹自宜吐，太阳脉细吐之误。寸脉微浮胸痞硬，气上冲咽吐可用。少阳中风耳自聋，目赤心烦吐不中。胸中实则可越之，膈上有寒越又禁。食留上脘支厥冷，吐法施之气自顺。中风痰实犹可施，呕吐咯血吐还忌。此其大法春所宜，中病则止不尽剂。

阳虚阴盛下勿用，外证未罢犹为禁。太阳阳明喘而满，只可汗而逆自定。下于汗后脉浮者，此为施早转逆甚。结胸脏结实可攻，脏结无热未可同。结胸烦躁脉浮大，此其危殆难所通。病先解表后攻痞，攻之早者协热利。呕多心满合面红，诸病阳明下不中。推，微和胃者小承气。汗出溲行下非闭，可下宜行蜜导剂。溏而不满勿大治。诸虚脉弱反寸关，四肢厥逆攻亦难。里证赤濇脉弦迟，勿以下之为可。动气咽塞下虚极，慎勿下攻诚定式。

《刘纯医学全集·医经小学伤寒汗吐下禁例约》

◆少阴证，胸胁痛，往来寒热而呕，或咳而耳聋，脉尺寸俱弦，忌发汗，忌利小便，忌过大便，故名三禁，汤宜和解，小柴胡汤主之。

《此事难知》

◆服药中病即已，不必尽剂，谓服药中病，即停后服也。又，新病瘥后，当静卧，切勿早起，梳头洗面。非但体劳，亦不可多言语用心，使意劳烦，凡此皆令人劳复。若新瘥后，未满百日，气力未平复，而犯房室者，皆死，此瘥后大忌也。

《伤寒活人书·伤寒禁忌》

◆伤寒得汗后，不可饮酒。

《山居四要·伤寒中暑》

◆凡伤寒热病新瘥，及大病后，血气未平复，脾胃尚虚弱，但宜食糜粥，宁饥慎勿过饱，不得他有所食。若食猪肉、羊血、肥鱼、油腻等物，必大泻，难治；食饼饵、煿炙、脯修、枣、栗、桃、杏、梅、李、坚硬之物，不能克化，必致复危；食羊肉，则发喘闷；食牛肉，则患痢结癥；食猪羊肠，成瘤疾；食犬马禽肉，发黄难救；食烧肉，成消渴；食诸骨汁，发热成骨蒸；食兔肉，必心痛；食鸡肉，成癥虫；食鱼鲊，必发黄；食鹅肉，则霍乱；食蚶子，必危笃；食湿面，发潮热；食黄瓜、稍瓜，必再病；食茄子，成疟疾；食扁豆，滞胸中寒气；食葵菜，必丧明；食诸生菜，心病，颜色不复；饮酒太早，发狂闷；饮白酒，必浮肿；汗后饮冷水，损心包，令人虚不能复；若口渴，宜服西瓜、水梨，可止渴、退余热。瘥后未满百日，切忌犯房室，壮实者亦宜忌两月，不尔，病复难疗；若梳头太早，必发头风；洗面太早，头潮热；濯足太早，则足痹；洗浴太早，发热昏闷；躁怒，成痁疾；远行，则脚弱缓风；举动耗气，则成偏枯；思虑太重，则成气消；不得早起，不得劳心费力，反此则病必复……

《卫生简易方·伤寒》

◆**汗法禁忌**

伤寒自汗溅溅，无表证，脉浮而缓者或弦细濡弱者，不可汗。

脉浮而紧，法当身痛，宜以汗解，若尺脉迟者，不可汗。

阴病脉沉细数，不可汗（在里故也）。

伤寒风温，四肢不收，头痛身热，常汗不解，治在少阴厥阴，不可汗。

汗自出，谵语，内烦不得卧，善惊，目无精光，两胫温。若两胫冷，腹满，头目痛，妄言，治在足太阴，不可汗。

伤寒形象中风，常微汗自出而呕者，心中懊恼，不可汗。

伤寒脉浮细，头痛而反热，属少阳，不可汗。

太阳与少阳并病，头项强痛，或眩冒，心下痞坚，不可汗。

少阴咳而下利谵语者，强汗之故也，动气不向上下左右，皆不可汗。

咽闭塞不可汗，厥不可汗，亡血家不可汗，衄家不可汗，淋者不可汗，汗家不可重汗，口疮，下利清谷不可汗。

大凡取汗之法，不可不谨。若劳役乘凉，解衣新沐，表虚为风寒所遏，与夫口燥舌干，咽干喉痛泻利，内伤房室，阴虚中暑，金疮痈肿初破，经水适来，新产血虚，脉沉细或豁大无力者，皆不可汗也。

《古今医统大全·伤寒门》

◆治湿不可专守通利一法。

《病机论治》

◆**汗有六要五忌**

……何谓五忌？盖一曰热在表者，内非实火，大忌寒凉。寒则阴邪凝滞不散，邪必日深，阳必日败，而汗不得出者死。二曰元气本弱，正不胜邪者，大忌消耗，尤忌畏补。消耗者正气日消，不补则邪气日强，消者自消，甚者日甚，而必不能汗者死。三曰实邪内结，伏火内炎者，大忌温补。温则愈燥，补则愈坚，而汗不得出者死。四曰中气虚弱，并忌汗诸条，大忌发散，散则气脱，气脱而汗不能收，气脱而汗不能收者死。五曰病非阳明实邪，并忌下诸条者，大忌通泻。泻则亡阴，阴虚则阳邪深陷，而汗不得出者死。是即所谓五忌也……

《景岳全书·汗有六要五忌》

◆**望色法**

凡诊病不知察色之要，如舟子不识风汛，动辄覆溺，卤莽粗疏，医之过也。

《医门法律·明望色之法》

◆**闻声论**

凡闻声，不能分呼、笑、歌、哭、呻，以求五脏善恶，五邪所干，及神气所主之病者，医之过也。

凡闻声，不别雌雄长短，出于三焦何部者，医之过也。

《医门法律·明闻声之法》

◆**辨息论**

凡辨息，不分呼出吸入以求病情，毫厘千里，医之过也。

《医门法律·明辨息之法》

◆**大气论**

凡治病，伤其胸中正气，致令痞塞痹痛者，此为医咎。虽自昔通弊，限于不知，今特著为戒律，不可获罪于冥冥矣。

《医门法律·明胸中大气之法》

◆**问病论**

凡治病，不问病人所便，不得其情，草草诊过，用药无据，多所伤残，医之过也。

《医门法律·明问病之法》

◆**切脉论**

凡诊脉，不求明师传授，徒遵往法，图一弋获，以病试手，医之过也。

《医门法律·明切脉之法》

◆ **合色脉论**

凡治病，不合色脉，参互考验，得此失彼，得偏遗全，只名粗工。临证模糊，未具手眼，医之罪也。

《医门法律·明合色脉之法》

◆ **营卫论**

凡营病治卫，卫病治营，与夫真邪不别。轻病重治，重病轻治，颠倒误人，医之罪也。

凡医不能察识营卫受病，浅深虚实寒热先后之变，白首有如童稚，不足数也。

《医门法律·明营卫之法》

◆ **脉络论**

凡治病不明脏腑经络，开口动手便错。不学无术，急于求售，医之过也。甚有文过饰非，欺人欺天，甘与下鬼同趣者，此宵人之尤，不足罪也。

《医门法律·明脉络之法》

◆ **申治病不明标本之律**

凡病有标本，更有似标之本，似本之标。若不明辨阴阳逆从，指标为本，指本为标，指似标者为标，似本者为本，迷乱经常，倒施针药，医之罪也。

申治病不本四时之律

凡治病，而逆四时生长化收藏之气，所谓违天者不祥，医之罪也。

申治病不审地宜之律

凡治病，不察五方风气，服食居处，各不相同，一概施治，药不中窍，医之过也。

治不法天之纪、地之理，则灾害至矣。

申治病不辨脉证相反之律

凡治病，不辨脉证之相反，懵然治之，医之罪也。或不得已，明告而勉图其难，则无不可。

申治病不审逆从之律

凡治病有当逆其势而正治者，有当从其势而反治者，若不悬鉴对照，而随手泛应，医之罪也。

申治病不察四易四难之律

凡治病，参合于望色、切脉、审证三者，则难易若视诸掌。粗工难易不辨，甚且有易无难，医之罪也。

申治病不察新久之律

凡治病，不辨新病邪实，久病正虚，缓急先后失序而实实虚虚，医之罪也。

申治病不先岁气之律

凡治病，不明岁气盛衰，人气虚实，而释邪攻正，实实虚虚，医之罪也。

申用药不远寒热之律

凡治病，用寒远寒，用热远热，其常也。不远寒热，其变也。若不知常变，一概施治，酿患无穷，医之罪也。

申治病不知约方之律

凡用方，不分君臣佐使，头绪纷杂，率意妄施，药与病迥不相当，医之罪也。

未满而知约之可为工，不可以为天下师。

申治病不知约药之律

凡用药太过不及，皆非适中，而不及尚可加治，太过则病去药存，为害更烈，医之过也。

不知年之所加，气之盛衰，虚实之所起，不可以为工矣。

不知岁运之盛衰，自不知人气之虚实，失时反候，五治不分，邪辟内生，工不能禁也。

申治病不疏五过之律

凡诊病，不问三常，不知比类，不察神志，不遵圣训，故犯无忌，医之过也。

申治病不征四失之律

凡治病，不问证辨脉，而以无师之术笼人，此最可贱，不足罪也。

《医门法律·申明内经法律》

◆吐禁一十二条

眩冒昏晕不可吐，气高气浅不可吐，积劳未息不可吐，病后新虚不可吐，脉道微弱不可吐，病势险急不可吐，阳虚多汗不可吐，素惯失血不可吐，风雨晦冥不可吐，冬气闭藏不可吐，多疑少决不可吐，吐后犯戒不可吐。

《医门法律·痰饮门》

◆申治伤寒病不审阳盛阴虚之律

脉浮而大，浮为气实，大为血虚。血虚为无阴，孤阳独下阴部，小便难，胸中虚。今反小便利而大汗出，法当卫家微。今反更实，津液四射，荣竭血尽，干烦不眠，血薄肉消而成暴液，医复以毒药攻其胃，此为重虚，客阳去有期，必下污泥而死。

《医门法律·申明仲景律书》

◆阴证之律

凡治阴寒暴病，恣用清凉药者，百无一活。如此死者，医杀之也。

凡治暴寒病，胸中茫无真见，虽用辛热，或以渐投，或行监制，时不待人，倏然而逝，医之罪也。

凡医起一阴病者，即可免一劫厄，天理、人事必至之符也。其不能起人卒病而求幸免劫厄，自不可得，世有蔼蔼吉人，其择术当何如耶？

《医门法律·中寒门》

◆湿忌

《经》曰：伤于湿者，下先受之。言地湿之中人，先中其履地之足，然后渐及于上者也。曰湿流关节，言地湿之中人，流入四肢百节，犹未入于脏腑者也。曰阴受湿气，言地湿之中人，已入于太阴脾土，未入于阳明胃土者也。曰湿上甚为热，此则下受之湿，袭入三阳，胸背头面之间，从上焦之阳，而变为热湿者也。湿至上焦而变热，其证夏月为最多。盖夏月地之湿气，上合于天之热气、日之暑气，结为炎蒸。人身应之，头面赤肿，疮疖丛生，疫邪窃据，其由来自非一日矣。

诸家论湿，但云湿流关节止耳。至湿上甚为热之旨，从未言及，今悉论之。湿上甚为热，《内经》申一义云：汗出如故而止，妙不容言。盖湿上甚为热，即所谓地气上为云也。汗出如故，即所谓天气下为雨也。天气下为雨，而地气之上升者，已解散不存矣。治病之机，岂不深可会哉。

湿上甚为热，其人小便必不利。盖膀胱之气化，先为湿热所壅而不行，是以既上之湿，难于下趋。《经》又云治湿不利小便，非其治也。可见治上甚之湿热，利其小便，即为第二义矣。然有阳实阳虚二候：阳实者，小便色赤而痛，利其小便，则上焦遏郁之阳气通，其湿热自从膀胱下注而出矣。阳虚者，小便色白，不时淋滴而多汗，一切利小水之药，即不得施。若误施之，即犯虚虚之戒，不可不辨也。

《金匮》治上焦之湿，本《内经》湿上甚为热之义，而分轻重二证。轻者但发热面赤而喘，头痛鼻塞而烦，邪在上焦，里无别病者，但内药鼻中，搐去湿热所酿黄水而已。以鼻窍为脑之门户，故即从鼻中行其宣利之法，乃最神最捷之法也。重者身热足寒，时头热面赤目赤，皆湿上甚为热之明征。湿热上甚，故头热面赤目赤。湿热上盛，故阳气上壅，不下通于阴而足寒。自成无己谓是湿伤于下，风伤于上，仲景发明《内经》奥旨，成土苴矣，岂其不读《内经》耶？ 岂风始生热，湿不生热耶？在冬月伤寒，岂夏月伤湿，反不为热病耶？详仲景以上甚为热之重证，发入痉病最重之条，而不言其治。昌欲于此，微露一纤，然而竿头之步，观者得无望之却走乎？《内经》原有上者下之之法，邪从下而上，必驱之使从下出，一定之理也。其证轻者，里无别病，但搐其黄水，从清阳之鼻窍而下出。则其重而里多危证者，必驱其黄水，从前后二阴之窍而出，所可意会也。《金匮》于本文之下，增"若发其汗者"二十四字垂戒，初不以下为戒，又可意会也。但下法之难，不推其所以不可汗之故，即不得其所以用下之权。仲景以其头摇口噤，背张几几，阳之欲亡，若更发其汗，重虚卫外之阳，恶寒必转甚。若发汗已，其脉如蛇，真阳脱离，顷刻死矣。由是推之，湿上甚为热之重者，非用下法，难以更生。而下法必以温药下之，庶几湿去而阳不随之俱去耳，此非无征之言也。仲景即于本篇申一义云：下之额上汗出微喘，小便利者死。岂非因下而并夺其阳之大戒乎？噫嘻！此殆与性与天道同义矣。

《医门法律·痉脉论》

凡治湿病，禁发其汗，而阳郁者不微汗之，转致伤人，医之过也。

湿家不可发汗，以身本多汗，易至亡阳。故湿温之证，误发其汗，名曰重暍。此为医之所杀，古律垂戒深矣。其久冒风凉，恣食生冷，乃至以水灌汗，遏抑其阳者，不微汗之，病无从解。《内经》谓当暑汗不出者，秋成风疟，亦其一也。不当汗者反发其汗，当微汗者全不取汗，因噎废食，此之谓矣。

凡治湿病，当利小便。而阳虚者一概利之，转至杀人，医之罪也。

湿家当利小便，此大法也。而真阳素虚之人，汗出小便滴沥，正泉竭而阳欲出亡之象。若以为湿热，恣胆利之，真阳无水维附，顷刻脱离而死矣。此法所不禁中之大禁也。

凡治中湿危笃之候，即当固护其阳。若以风药胜湿，是为操刃，即以温药理脾，亦为待毙，医之罪也。

人身阳盛则轻矫，湿盛则重著，乃至身重如山，百脉痛楚，不能转侧，此而不用附子回阳胜湿，更欲何待？在表之湿，其有可汗者，用附子合桂枝汤以驱之外出。在里之湿，其有可下者，用附子合细辛、大黄以驱之下出。在中之湿，则用附子合白术以温中而燥其脾。今之用白术，而杂入羌、防、枳、朴、栀、橘等药，且无济于事。况用槟榔、滑石，舟车导水濬川等法乎？

凡治中暑病，不辨外感内伤，动静劳逸，一概袭用成方者，医之罪也。

伤寒夹阴，误用阳旦汤，得之便厥。伤暑夹阴，误用香薷饮，入喉便喑。后贤于香薷饮中，加人参、黄耆、白术、陈皮、木瓜，兼治内伤，诚有见也。而不辨证者之贻误，宁止此乎？

凡治中暑病，不兼治其湿者，医之过也。

热蒸其湿是为暑，无湿则但为乾热而已，非暑也。故肥人湿多，即病暑者多。瘦人火多，即病热者多。

凡治中暑病，遇无汗者，必以得汗为正。若但清其内，不解其外，医之罪也。

中暑必至多汗，反无汗者，非因水湿所持，即为风寒所闭，此宜先散外邪，得汗已，方清其内。若不先从外解，则清之不胜清，究成疟痢等患，贻累无穷。

凡治中暑病，无故妄行温补，致令暑邪深入，逼血妄行，医之罪也。

暑伤气，才中即恹恹短息，有似乎虚。故清暑益气，兼而行之。不知者，妄行温补，致令暑邪深入血分，而成衄痢。即遇隆冬大寒，漫无解期，故热邪误以温治，其害无穷也。

《医门法律·热湿暑三气门》

◆ 湿气论

假令不知湿家忌汗、忌升，汗多则亡阳，升则上蔽；闭证忌燥，忌升，燥则闭而结，升则蒙而益蒙。

《医原·湿气论》

◆ 治痢禁忌

古今治痢，皆云热则清之，寒则温之，初起盛热则下之，有表证则汗之，小便赤涩则利之。此五者，举世信用，如规矩准绳之不可易。予谓惟清热一法无忌，余则犯四大忌，不可用也。何谓四大忌？一曰忌温补。痢之为病，由于湿热蕴积，胶滞于肠胃中而发，宜清邪热，导滞气，行瘀血，而其病即去。若用参、术等温补之药，则热愈盛，气愈滞，而血亦凝，久之正气虚，邪气盛，不可疗矣，此投温补之剂为祸最烈也。二曰忌大下。痢因邪热胶滞肠胃而成，与沟渠壅塞相似，惟用磨刮疏通则愈，若用承气汤大下之，譬如欲清壅塞之渠，而注狂澜之水，壅塞必不能清，无不岸崩堤塌矣。治痢而大下之，胶滞必不可去，徒伤胃气，损元气而已。正气伤损，邪气不可除，壮者犹可，弱者危矣。三曰忌发汗。痢有头痛目眩，身发寒热者，此非外感。乃内毒熏蒸，自内达外，虽有表证，实非表邪也。若发汗，则正气已耗，邪气益肆，且风剂燥热，愈助热邪，表虚于外，邪炽于内，鲜不毙矣。四曰忌分利。利小便者，治水泻之良法也，以之治痢，则大乖矣。痢因邪热胶滞，津液枯涩而成，若用五苓等剂分利其水，则津液愈枯而滞涩更甚，遂至缠绵不已，则分利之为害也。若清热导滞，则痢自愈而小便自清，又安用分利为哉！

《沈氏尊生书·治痢禁忌》

◆ 痢疾用药禁忌

仲景云：治痢可下者，悉用承气等汤。大黄之寒，其性喜走；佐以厚朴之温，善行滞气；缓以甘草之甘，饮以汤液，灌涤肠胃，滋润轻快，积行即止。《局方》用砒、丹、巴、硇，类聚成丸，其气凶暴，其体滞积，气虽行而毒气留连，纵有劫病之效，而肠胃清纯之气宁无损伤之患乎？久而可用温者，乃用姜附温之。《局方》例用热为主，涩为佐，其非理也。故云：通剂宜早，温涩宜迟。此因时制宜之妙用。

凡先泻而后痢者，逆也。又复通之而不已者，虚也。脉微迟者，宜温补；脉弦数者，为逆，主死。腹痛，以白芍甘草为君，当归白术为佐。恶寒者加桂，恶热者加柏皮。腹痛因肺金之气郁在大肠之间，以苦梗发之，后用利药。

初痢腹痛，切不可骤用温药补药，姜、桂、参、术之属，惟久痢气虚胃弱而后用之可也。

后重者，乃积与气堕下之故，兼升兼消，尤当和气，木香槟榔丸、保和丸之类。

身热挟外感不恶寒者，用小柴胡去人参；发热恶寒，身首俱痛，此为表证，宜微汗和解之，以苍术、川芎、陈皮、芍药、甘草、生姜煎服。

发热不止者属阴虚，用寒凉药兼升药、温脾药。

湿热为痢不渴者，建中汤加苍术、茯苓、煎下保和丸。

湿热下痢，小便涩少，烦渴能食，脉洪大而缓，腹痛后重，桂苓甘露饮送下保和丸。湿多热少，脾胃不和，食少，腹痛后重，夜多痢下，胃苓汤送下保和丸。脾胃不和，食少，腹胀痛，后重，脉弦紧，平胃散加芍药、官桂、葛根、白术、茯苓等，煎下保和丸。气虚面色萎黄，或枯白色，人瘦弱，痢频并痛，后重不食，脉微细或微汗时出，黄芪建中汤。

肛门痛，因热留于下也，木香、槟榔、芩、连加炒干姜。仲景治肛痛，一曰温之，一曰清之。若病久身冷自汗，脉沉细，宜温之（理中汤是也）。初病身热，脉洪大，宜清之（黄芩芍药汤是也）。

下血者，宜凉血活血，当归、黄芩、桃仁之类。有风邪下陷者，宜升提之，盖风伤肝，肝主血故也。湿热伤血，宜行湿清热。

血痢久不愈者，属阳虚阴脱，用八珍汤加升举之药。甚有阳虚阴脱不能固，阵阵自下血，手足厥冷，脉渐微缩，此为元气欲绝，急灸气海穴，用附子理中汤，稍迟之则死。

下痢久而气血大虚，腹痛频，并后重不食，或产后得此证，用四君子汤加当归、陈皮、糯米煎服。痢疾下坠异常，积中有紫黑血，而且痛甚者，此为死血证，用桃仁细研及滑石行之。

下痢红多身热，益元散加木通陈皮炒芍药白术汤送下保和丸、香连丸之属。

下痢自多者，用芍药白术陈皮甘草汤送下香连丸。

下痢如豆汁者，湿也。脾胃为水谷之海，无物不受，常兼四脏，故有如五色之相染，当先通利之，此迎而夺之之义也。如虚者须审之。

凡痢疾已减十之七八，秽积已尽，糟粕未实，用炒芍药白术炙甘草陈皮茯苓汤，下固肠丸三四十粒，此丸性燥，有去湿实肠之功。若积滞未尽者，不可遽用。

痢后糟粕未尽，或食粥稍多，或饥甚方食，腹中作痛者，以白术、陈皮二味煎服和之自安。

如气行血和积少，但虚坐努责，此为无血证，倍用当归身、芍药、生地黄，佐之以桃仁泥，和之以陈皮，血生自安。

如力倦气少，脾胃虚而恶食，此为挟虚证，用四君子汤加当、芍补之，虚回而利自止。

凡痢疾之证，要审患人体气厚薄，曾无通泻，及用攻积苦寒之药多寡，诊其脉有力无力，及正气邪气有余不足，对证施治，未为弗效也。今医治痢，峻用下剂及苦寒破滞太过，鲜不以为后艰；况年高与体弱者，遂致元气虚陷，反不能支。胃气即虚，其利益甚。有脉微阳气下陷入阴中，则脱血阵阵而下者，医尚谓为血痢不已，仍用苦寒，浸至脉绝，四肢厥逆而死者，曷可胜纪？且今世之人患痢疾者，多有脾胃先虚而后积滞，通滞下剂亦惟酌量斯可矣。稍有过之，遂至虚脱，难收桑榆之效，盖有由焉。

久痢体虚气弱，滑脱而痢不止，徒知以涩药止之，诃子、豆蔻、粟壳、白矾、牡蛎固皆用之，亦有不止。殊不知元气下陷，当用升提补气，如参、芪、升麻、陈皮、沉香，佐之以收涩之药，自然奏效。甚者速灸气海、天枢、百会。

禁口痢，胃口热甚故也，用黄连、人参、石菖蒲、石莲子煎服。如吐，强呷之，但得一口下咽便好，用田螺捣如泥纳脐中，引火气下行。胃口热郁，当开以降之，切不误用丁香、砂仁辛热之药，以火济火。

小儿痢疾，用黄连、黄芩、大黄、甘草煎服。赤痢加桃仁、红花，白痢加滑石末同煎。

一小儿八岁，下痢纯血，作食积治，苍术、白术、黄芩、芍药、滑石、茯苓、甘草、陈皮、神曲煎汤，下保和丸。

凡下痢纯血者，如尘酱色者，如屋漏水者，大孔开而不收如竹筒者，唇如朱红者，俱死；如鱼脑髓者，身热脉大者，俱半死半生。

久痢六脉沉弱，诸药不效，以十全大补汤加姜枣，少入蜜煎服。

《古今医统大全·滞下门》

◆治嗽不可先用涩药

凡治咳嗽，当先各因其病根，伐去邪气，而后以乌梅、诃子、五味子、罂粟壳、款冬花之类，其性燥涩，有收敛劫夺之功，亦在所必用，可一服而愈，慎毋越其先后之权衡也。

《古今医统大全·咳嗽门》

◆热药补虚之失

《局方》例用辛香燥热之剂补虚，是以火济火，不无实实虚虚之祸。若菟丝子丸之治肾虚，金钗石斛丸之治气不足，茴香丸之治肾脏虚冷，玉霜丸之治气虚，养正丹之治诸虚，姜附丸之治脾虚弱，接气丹之治真元虚，四神丸之治五脏虚，苁蓉大补丸之治元脏虚，钟乳白泽丸之治诸虚，三建汤之治气不足。甚者类聚丹剂，悉曰补脾胃、补肾、补五脏、补血气，而方各条之下，曰口苦面黄，曰气促喘急，曰口淡舌涩，曰噫酸，曰舌干，曰溺数，曰水道涩痛，曰唇口干燥，悉是明其热证，如何类聚燥热，而谓可以健脾温胃，而滋肾补气乎？骨碎补丸治肝肾风虚，乳香宣经丸治体虚，换腿丸治足三阴经虚，或因感风而虚，或因虚而感寒。既曰体虚、肝肾虚、足三阴经虚，病非轻小，理宜补养，而自然铜、半夏、威灵仙、荆芥、地龙、川楝、乌药、防风、牵牛、灵芝、草乌、羌活、石南、天麻、南星、槟榔等疏通燥疾之药，俱补剂之大半，果可以补虚乎？地仙丹既曰补肾，而滋补之药、僭燥走窜之药相半用之，肾恶燥，而谓可以补肾乎？假曰足少阴经非附子辈不能自达，八味丸，仲景肾经药也，八两地黄以一两附子佐之，观此，则是非可得而定矣。

用滋补药，不过鹿角胶霜、乳酪、参、归之类，详见斑龙论中。或者妄施伏火金石附子燥热等辈，以致血气干涸，心肾不交，故火炎上为痰咳，为咯血，为口干，为五心烦热；水走于下为脚软，为遗精，为赤白浊，为小便滑数，误矣哉！虚劳脉大抵多弦，或浮大，或数，皆虚损之候也。大者易治，血气未定，可饮而止；弦者难治，血气已耗，未易补之。若带双弦，则为贼邪浸脾，为尤难治，加脉数则殆矣。

丹溪治老人虚损，但觉小水短少，即是病进，宜以人参、白术为君，牛膝、芍药为臣，陈皮、茯苓为佐；春加川芎，夏加黄芩、麦门冬，秋加当归，倍生姜。一日一帖，小水长如旧乃止，此老人养生捷法也。少年人虚损，多是酒色无度，耗散太过。凡觉五心热，夜出盗汗，略见咳嗽，便宜滋阴之药，远房室。脾胃弱者，清补脾胃。心肾交养，决无后患，不可峻用寒凉，亦不可峻用辛热锁阳、鹿茸之类。

人年四十以后阴气弱者，脉不洪大，庶可以用温暖，如五精丸、八味丸之类。未登四十之人不可轻服，有误用之，反耗真阴，变生他病，而不能救矣。知命者慎之。

《古今医统大全·虚损门》

◆痰病禁用滋降

痰之为病最多，诸书所载不尽。有等发热，昼轻夜重，或为内伤，类乎虚劳，潮热往来，咳嗽吐痰，医以参、芪、柴胡、五味、鳖甲、黄柏滋阴退热之品，殊不知寒补之药，极滞痰气，反绵延而愈剧也。

澄按：葛真人治瘰疬癥积痰，不用滋阴降火，反以峻悍之剂，驱痰如神。书治痰热壅甚，用沉香消化丸，内有礞石、明矾、南星、枳实、猪牙皂角，何其峻猛，毫不顾忌，真人有见于此而然也。以为积痰不去，壅嗽不除，除得十分之痰，便可望生十分之气血，何则？痰与气血不两立，今气血尽化为痰，是负固也。负固不服，可不平乎？果能平之，则向之为寇者，今皆转为良民矣。积痰一去，则饮食之精华，尽皆生气血矣。气血一复，则虚者可不虚，损者可不损矣。

《不居集·下集》

◆血证用药宜忌论

汗、吐、攻、和为治杂病四大法，而失血之证，则有宜不宜。伤寒过汗伤津液，吐血既伤阴血，又伤水津，则水血两伤，茶然枯骨矣。故仲景于衄家严戒发汗。衄忌发汗，吐咯可知矣。夫脉潜气伏，斯血不升。发汗则气发泄，吐血之人，气最难敛，发泄不已，血随气溢，而不可遏抑。故虽有表证，止宜和散，不得径用麻桂羌独。果系因外感失血，乃可从外表散，亦须敛散两施，毋令过汗亡阴。盖必知血家忌汗，然后可商取汗之法。至于吐法尤属严禁。失血之人，气既上逆，若见有痰涎，而复吐之，是助其逆势，必气上不止矣。治病之法，上者抑之，必使气不上奔，斯血不上溢，降其肺气，顺其胃气，纳其肾气，气下则血下，血止而气亦平复。血家最忌是动气，不但病时忌吐，即已愈后，另有杂证，亦不得轻用吐药，往往因吐，便发血证。知血证忌吐，则知降气止吐便是治血之法。或问血证多虚，汗吐且有不可，则攻下更当忌矣。予曰不然，血之所以上者，以其气腾溢也，故忌吐汗再动其气。至于下法，乃所以折其气者。血证气盛火旺者，十居八九。当其腾溢而不可遏，正宜下之，以折其势。仲景阳明证有急下以存阴法，少阴证有急下以存阴法。血证火气大盛者最恐亡阴，下之正是救阴，攻之不啻补之矣。特下之须乘其时，如实邪久留，正气已不复支，或大便溏泄，则英雄无用武之地，只可缓缓调停，纯用清润降利，以不违下之意，斯得法矣。至于和法，则为血证之第一良法。表则和其肺气，里者和其肝气，而尤照顾脾肾之气，或补阴以和阳，或损阳以和阴，或逐瘀以和血，或泻水以和气，或补泻兼施，或寒热互用，许多妙义，未能尽举。四法之外，又有补法，血家属虚劳门，未有不议补者也，即病家亦喜言补。诸书重补者，尤十之八九，而不知血证之补法，亦有宜有忌。如邪气不去而补之，是关门逐贼；瘀血未除而补之，是助贼为殃。当补脾者十之三四，当补肾者十之五六；补阳者十之二三，补阴者十之八九。古有补气以摄血法，此为气脱者说，非为气逆者说。又有引火归元法，此为水冷火泛者立说，非为阴虚阳越者立说。盖失血家，如火未发，补中则愈；如火已发，则寒凉适足以伐五脏之生气，温补又足以伤两肾之真阴，惟以甘寒，滋其阴而养其阳，血或归其位耳。血家用药之宜忌，大率如是。知其大要而后细阅全书，乃有把握。

《血证论·用药宜忌论》

◆ **病症禁忌**

外感风寒忌收纳也

凡一切外邪初入，切不可攻下，攻下则引邪深入，变证百出。切不可妄用温固收纳，收纳为关门捉贼，延祸匪轻。切不可妄用滋阴，滋阴则留恋阴邪，病根难除，只宜按定六经提纲病情施治，庶不误人。

内伤虚损忌发散也

凡内伤之人，多半咳嗽，由清阳不升，浊阴不降，闭塞清道而成，只宜辛甘化阳之品，荡去阴邪，清升浊降，咳嗽自已。昧者不识，称为陈寒入肺，纯用一派搜寒宣散之品，每每酿成脱证。不知病既内伤，正虚无疑，而更用此宣散，则一线之正气，又为大伤，岂能久延时刻，而不脱绝者乎？

凡内伤之人，多半胸满不食，痰多，由中宫气衰，转输失职，阴邪痰水，堵塞胸中，只宜温中，醒脾助正，胸满痰水自去也。昧者不察，多用一派推荡破滞之品，每每酿成腹胀不治之病，不可不知。

凡内伤之人，多有身热而却不疼，虽然内热而口不渴，如此等病情，近似外感，近似火症，只宜回阳收纳，收纳则阳不外越，而身热自已。阳回则镇纳阴邪，而阴潮不作（诸书称内热由阴虚，不知阳衰而阴鬼立出，即昼夜亦可知也）。昧者不识，一见发热，称为外感，便以发散，投之必危。一见内热，称为阴虚，滋阴降火必殆。

阳虚吐血忌滋阴也

凡吐血之人，由正气已衰，中宫不运，阴邪僭居阳位，久久积聚，阳无力以施运行之权，阳无力以申乾刚之令，一触即发，血所以出也。只宜甘温扶阳以申其正气，正气日申，阴血自降，一定之理，昧者不察，一见吐血，便以滋阴止血之品，希图速效，究竟酿成死证，含糊有年，真憾事也。

阴虚吐血忌温补也

凡阴虚吐血之人，多半精神有余，火伏于中，逼血妄行，吐后人不困倦，此乃有余之候，百中仅见一二，只宜清凉，平其有余，若照阳虚吐血治之必殆，不可不知。

阳虚一切病证忌滋阴也

凡阳虚之人，多属气衰血盛，无论发何疾病，多缘阴邪为殃，切不可再滋其阴。若更滋其阴，则阴愈盛而阳愈消，每每酿出真阳外越之候，不可不知。

阴虚一切病证忌温补也

凡阴虚之人，多属气盛血衰，无论何部发病，多缘火邪为殃，切不可再扶其阳。若扶其阳，则阳愈旺而阴愈消，每每酿出亢龙有悔之候，不可不知。

病有不宜汗者

仲景云：阳盛阴虚，下之则愈，汗之则死。

发热身疼，脉浮紧者，当发汗。假令尺脉迟弱者，不可发汗，以营弱血少故也。

咽燥喉痹者，不可发汗，津液现已伤也。

咳而小便利，若失小便者，不可发汗，下元虚也。

下利虽有表证不可发汗，发汗则水湿必散于周身，而成浮肿胀满。

淋家不可发汗，发汗则津液内亡，客热更增。

衄血亡血家不可发汗，以其血液虚也。

疮家不可发汗，发汗则痉，表虚热盛故生疮，汗之则表愈虚而热愈炽，热则伤血，热则生风，故变为痉。

少阴病，脉沉细数，沉为在里，不可发汗。

大便素难便者，不可发汗，发汗则谵语，以其血液既少，而复夺之，表虚里实，故谵语。

汗家不可重发汗，发汗则心神恍惚，盖以汗为血液也。心液大耗，神无所主，故见恍惚。

虚人发热，无身疼者，不可发汗，发汗则阳亡，盖以发热乃阳越于外，收之惟恐不及，今误汗之，阳必亡。

血气欲绝，手足厥冷，引衣蜷卧，不可发汗，发汗则殆。

厥证脉紧不可发汗，汗则声绝、咽嘶、舌萎。要知阳厥宜下，即热深厥深是也；阴厥宜回阳，即四逆汤之法也。

脉弦细头痛发热者，属少阳，宜和解，不宜发汗，发汗则变证百出。

太阳与少阳并病，头项强痛，或眩[晕]，时加结胸，心下痞硬者，不可发汗。

风温证不可发汗，汗之则热盛，汗则血伤也。

湿温证不可发汗，汗之卫阳虚，津液竭，热必盛也。

虚烦证不可发汗，汗之则心血虚，而烦愈盛也。

午后热不可发汗，汗之则阳亡。

久病阳虚、阴虚，一切诸症，不可擅发汗。

病有不宜吐者

脉虚脉微者，不可吐。

太阳病干呕，呕逆者不可吐，吐之则伤胃。

四肢厥逆者，不可吐。

膈上有寒饮干呕者，不宜吐，当温之。

凡中下二部之病，切不可吐，吐则为逆。

病有不宜下者

仲景云：阴盛阳虚，汗之则愈，下之则死。

太阳病，外证未解者，不可下，下之则引邪入里也。

脉浮大者，不可下，浮大为在表也。

恶寒者，不可下，邪尚在表也。

呕多虽有阳明证，不可下，邪在上焦也。

阳明病，不能食，攻其热必哕，胃中虚冷故也。

阳明病，应发汗，反下之，则为大逆。

太阳阳明合病，喘而胸满，不可下，宜麻黄汤，寒散肺清，胃邪亦自散也。

脉细数者不可下，细数为血虚有热，下之热邪入里，恐亡阴。

恶水者不可下，下之则内冷，不嗜食，完谷出。

头痛目黄者不可下，邪在上也。

阳微者不可下，下之痞鞕，阴盛而阳不宣也。

寒厥者不可下，下之则死。

腹胀可按而减者不可下，里虚而邪未实也。

咽中秘塞者不可下，邪在上也。

阳明病，面赤，心下虽微满，不可下，邪未实也。

腹中上下左右有动气者，不可下。

结胸证，脉浮大者不可下，邪在表也。

脏结无阳证，舌上苔滑，安静不渴者，不可下。

大便硬，小便数者，不可下，乃脾约丸证也。

阳明病，自汗出，若发汗，小便自利者，不可下，此为津液内竭，虽鞕不可攻，宜蜜煎导之。

凡病之当汗与不当汗，当吐与不当吐，当下与不当下，浅深各有定据，不得胡行妄为，务宜详察病情，诊视脉象，有神无神，声音微厉，饮热饮冷，喜按畏按，各处搜求，自然有下手处也。

《郑钦安医书阐释·医法圆通》

胎 前 禁 忌

◆素女曰：男女交媾之际，更有避忌，切须慎之。若使犯之，天地夺其寿，鬼神殃其身，又恐生子不肖不寿之类。谨守禁戒，可以长生。所忌之要，备述于后：天地震动，卒风暴雨，雷电交作，晦朔弦望，月煞日破，大寒大暑，日月薄蚀，神佛生辰，庚申甲子，本命之日，三元八节，五月五日。又有禁忌，名山大川，神祠社庙，僧宇道观，圣贤像前，井灶前后，火炎闹烘。以上类目，切须忌之，不可交合，犯之者，令人寿夭，小则生病。或若生男，令其丑貌怪相，形体不全，灾疾夭寿。又有交合禁忌：神力劳倦，愁闷恐惧，悲忧思怒，疾病走移，发赤面黄，酒醉食饱，病体方痊，女子行经。以上所忌，不可交合，令人虚损，耗散元气，可不慎之？

诸所禁忌，敷奏于前，复有五月十八日，自是天地牝牡年之日，阴阳交合之期，世人须避慎，不可行房，犯之重则夺命，轻则减寿，若于此时受胎孕，子母难保。

密斋云：夫妇交合之时，所当避忌者，素女之论颇详。然男女无疾，交会应期，三虚四忌，不可不讲。三虚者，谓冬至阳生，真火正伏，夏至阴生，真水尚微，此一年之虚也；上弦前，下弦后，月廓空，此一月之虚也，天地晦冥日月，此一日之虚也。遇此三虚，须谨避之。四忌者，一忌本命正冲，甲子庚申，晦朔之日，二忌大寒大暑、大醉大饱之时，三忌日月星辰，寺观坛庙灶墓之处，四忌触忤恼怒，骂詈击搏之事。犯此三虚四忌者，非惟无子，令人夭寿。

《广嗣纪要·协期》

◆ 求嗣

凡交会下种之时，古云宜择吉日良时，天德月德，及干支旺相，当避丙丁之说，顾以仓猝之顷，亦安得择而后行，似属迂远，不足凭也。然惟天日晴明，光风霁月，时和气爽，及情思清宁，精神闲裕之况，则随行随止，不待择而人人可办，于斯得子，非惟少疾，而必且聪慧贤明，胎元禀赋，实基于此。至有不知避忌者，犯天地之晦冥，则受愚蠢迷蒙之气；犯日月星辰之薄蚀，则受残缺刑克之气；犯雷霆风雨之惨暴，则受狠恶惊狂之气；犯不阴不阳、倏热倏寒之变幻，则受奸险诡诈之气。故气盈则盈，乘之则多寿；气缩则缩，犯之则多夭。顾人生六合之内，凡生长壮老已，何非受气于生成？而知愚贤不肖，又孰非禀质于天地？此感兆元始之大本，苟思造命而赞化育，则当以此为首务。

……

地利关于子嗣，非不重也。有阴宅之宜子孙者，常见螽斯之多；有阳宅之宜子嗣者，惟生气天乙方为最吉。然吉地吉人，每多不期而会，所谓有德斯有人，有人斯有土，此其所致之由，自非偶然。故曰必先有心地，而后有阴地，信非诬也。第其理深义邃，有非一言可悉。然宗枝攸系，诚有不可不知者。此外如寝室交会之所，亦最当知宜忌。凡神前庙社之侧，井灶冢柩之傍，及日月火光照临，沉阴危险之地，但觉神魂不安之处，皆不可犯。倘有不谨，则夭枉生理残障，飞灾横祸，及不忠不孝之流，从而出矣。验如影响，可不慎哉。

《景岳全书·妇人规》

◆ 妊妇禁食法

女人胎妊时，多食咸，胎闭塞；妊身多食苦，胎乃动；妊身多食甘，胎骨不相着；妊身多食酸，胎肌肉不成；妊身多食辛，胎精魂不守。

《产经·妊娠》

◆妊娠服药禁忌歌

蚖斑水蛭及虻虫，乌头附子配天雄，野葛水银并巴豆，牛膝薏苡与蜈蚣。三棱芫花代赭麝，大戟蝉蜕黄雌雄，牙硝芒硝牡丹桂，槐花牵牛皂角同。半夏南星与通草，瞿麦干姜桃仁通，硇砂干漆蟹爪甲，地胆茅根都失中。

《珍珠囊补遗药性赋·主治指掌》

◆妊娠男女未分之时，未有定仪，见物而化，故须庄正庄严，清静和一，无倾视，无邪听。儿在胎，日月未满，阴阳未备，腑脏骨节，皆未成足，故自初讫于将产，饮食居处，皆有禁忌。

《诸病源候论·妊娠禁忌候》

◆胎教宜忌论

妇人妊娠三月而形像始化，未有定仪，因感而变。口谈正言，身行正事，生子端正庄严……欲子美好佩白玉，欲子贤能看诗书……古者，妇人有孕，即居侧室，令老妪伴宿，不与夫接，勿乱服药，勿过饮酒，勿信师巫，勿食邪味，勿听淫词野传，勿去登高涉险，勿妄针灸，勿举重物，立不跸（单足而立也），坐不边，口不可出恶言，手不可行鞭仆，勿看日月薄蚀，勿见鬼神怪戏，毋哭泣，毋嗔怒，毋惊恐，毋沐浴，虽难免澡洗，然须避其热汤。若遇严冬，纵然寝被清寒，切勿通以炉炭……其最甚者，不遵禁忌，纵情交接，以扰子宫，有触动胎元，一月而堕者，有三五月而小产、半产者，有胎肥硕而难产者……皆由纵欲之故……至孕妇腰腹渐粗，饮食不宜过饱，茶汤更须节省，大热大凉，总非所宜。有毒之药，切宜禁食。即椒、姜常用之品，亦须少尝。其豕肉醇酒湿面之类，纵不能屏去，亦不可恣嗫。

《胎产心法·教养宜忌论》

◆胎前用药三禁论

张洁古曰：妇人童幼，天癸未行属少阴，天癸既行属厥阴，天癸既绝属太阴，治胎产病从厥阴者，是祖气生化之原也。厥阴与少阳为表里，故治法无犯胃气及上、中二焦，谓之三禁，不可汗，不可下，不可利小便。若发汗，则同伤寒下早证；利大便，则脉数而动于脾；利小便，则内亡津液，而胃中枯燥。用药能不犯三禁，则荣卫和而寒热止。

《女科经纶·胎前用药从厥阴经治法有三禁论》

◆胎前三禁以养血健脾清热疏气为主

汪石山曰：徐之才与巢元方有十月养胎用药之法，当逐月详其所属之经气血虚实，而用是经之药，虚则补之，壅则疏之，热则凉之，寒则温之。不可汗、下及利小便。盖胎元必赖气血以养，若汗则亡阳伤气，下则亡阴伤血，利小便则伤精液，是以三者皆在所忌。凡胎前病，总以养血健脾、清热疏气为主。

慎斋按：十月分经养胎之说创自巢元方《病源论》。夫巢氏为隋代名医，张子和叹其谬立名色，故云支派之分自巢氏始，病源之失亦自巢氏始。即如受胎，始于命门子户，人身十二经气血，俱禽聚以养胎元，岂有某经养某月胎之理？而陈良甫附会其说，以五行分配四时，定养胎法，尤无理甚矣。若徐之才，又因元方、良甫之谬，而以十月分配某月见某证，则用某药，立方主治，分列条下。夫孕妇胎前，病邪百出，岂有限于某月必见某证，执用某方以治之，不但胶柱鼓瑟，直是齐东之语，荒诞不稽者也。姑存巢、陈二论，删去徐氏十条，以正《妇人良方》讹以传讹之失。汪石山见理甚明，亦从而称述之，何欤？

《女科经纶·胎前三禁以养血健脾清热疏气为主论》

◆**胎前不宜服耗气热药**

徐春甫曰：世医安胎，多用艾、附、砂仁热补，为害尤甚。不知血气清和，无火煎烁，则胎安而固。气虚则提不住，血热则溢妄行，胎欲不坠得乎？香附虽云快气开郁，多用则损正气，砂仁快脾气，多用亦耗真气。况香燥之品，气血两伤，求以安胎，适以损胎矣。

慎斋按：香附、木香、砂仁，世医谓安胎必用，不知此三味性温而辛，久服反致耗气助火。虽曰胎前须顺气，但药性有偏胜。宜兼清热，如黄芩、知母之属为当。若胎气虚寒者，又不在此例也。

《女科经纶·胎前不宜服耗气热药论》

◆**胎前体盛不宜补气**

喻嘉言曰：地之体本重，然得天气以包举之，则生机不息。若重阴沍寒之区，天日之光不显，则物生实罕。人之体，肌肉丰盛，乃血之荣旺。但血旺易至气衰，久而弥觉其偏也。夫气与血，两相维而不可偏。气为主则血流，血为主则气反不流，非气之衰也，气不流，有似乎衰耳。故一切补气药皆不可用，而耗气之药疑有可施，缘气得补则愈锢，不若耗之，以助其流动，久之血仍归其统握中矣。湖阳公主体肥难产，南山道士进瘦胎方，而产得顺利。盖肥满之躯，胎处其中，全无空隙，以故伤胎之药，止能耗其外之气，而不能耗其内之真气，此用药之妙也。

慎斋按：胎前宜顺气，气顺则不滞。枳壳散、束胎饮，本为气实肥盛、安逸郁闷者立法耳，若气体虚弱，元气不足，或虚无胀满，或虚寒腹痛，必须参、术大补，岂谓胎前必用耗气药乎？宜合春甫一条兼看为得。

《女科经纶·胎前体盛不宜补气论》

◆**孕妇起居所忌**

《便产须知》曰：勿乱服药，勿过饮酒，勿妄针灸，勿向非常地便，勿举重登高涉险，勿恣欲行房。心有大惊，犯之难产，子必癫痫。勿多睡卧，时时行步。勿劳力过度，使肾气不足，生子解颅。衣毋太温，食毋太饱。若脾胃不和，荣卫虚怯，子必羸瘦多病。如犯修造动土，犯其土气，令子破形殒命。刀犯者形必伤，泥犯者窍必塞，打击者色青黯，系缚者相拘挛，若有此等，验如影响，切宜避之。

《女科经纶·孕妇起居所忌》

◆**胎前产后慎药**

胎前之病，如恶阻、胞阻、胎漏、堕胎等证是也；产后之病，如血块、血晕等证是也。妇科书中已详，可毋备述。而其最要述者，惟胎前产后用药宜慎。凡治胎前之病，必须保护其胎，古人虽有"有故无殒，亦无殒也"，"大积大聚，其可犯也，衰其大半而止"之训，奈今人胶执"有故无殒"之句，一遇里积之证，恣意用攻，往往非伤其子，即伤其母，盖缘忽略"衰其大半"之文耳。

窃揣胎在腹中，一旦被邪盘踞，攻其邪则胎必损，安其胎必碍乎邪，静而筹之，莫若攻下方中，兼以护胎为妥，此非违悖《内经》，实今人之气体，不及古人万一也。且不但重病宜慎其药，即寻常小恙，亦要留心。如化痰之牛夏，消食之神曲，宽胀之厚朴，清肠之槐花，凉血之丹皮、茅根，去寒之干姜、桂、附，利湿之米仁、通、滑，截疟之草果、常山，皆为犯胎之品，最易误投，医者可不儆惧乎！

至于产后之病，尝见医家不分虚实，必用生化成方，感时邪者，重投古拜。体实者未尝不可，虚者攻之而里益虚，散之而表益虚，虚虚之祸，即旋踵矣！又有一等病人信虚，医人信补，不分虚实，开口便说丹溪治产后之法，每每大补气血，体虚者未尝不可，倘外有时邪者，得补益剧，内有恶露者，得补弥留，双证迭加，不自知其用补之咎耳。要之胎前必须步步护胎，产后当分虚实而治，毫厘差谬，性命攸关。惟望同志者，凡遇胎前产后之疴，用药勿宜孟浪，慎之慎之！

《时病论·胎前产后慎药论》

◆ 保胎论

每殒胎必三月者，肝虚而热，古人主以桑寄生汤。夫寄生临时保胎，多有鞭长莫及之患，且方中重用人参合天冬，岂尽人而能用者哉！莫若平时长服二十四味专翕膏，轻者一料，即能大生，重者两料（滑过三、四次者），永不坠胎。每一料得于丸药二十斤，每日早中晚服三次，每次三钱，约服一年。必须戒房事，毋令速速成胎方妙。盖肝热者成胎甚易，虚者又不能保，速成速堕，速堕速成，尝见一年内二、三次堕者，不死不休，仍未曾育一子也。专翕纯静，翕摄阳动之太过（肝虚热易成易堕，岂非动之太过乎），药用有情者半，以补下焦精血之损；以洋参数斤代人参，九制以去其苦寒之性，炼九日以合其纯一之体，约费不过三、四钱人参之价可辨矣。愚制二十一味专翕膏，原为产后亡血过多，虚不肯复，痉厥心悸等证而设，后加鹿茸、桑寄生、天冬三味，保三月殒胎三、四次者，获效多矣，故敢以告来者。

《温病条辨·保胎论二》

◆ 护生篇保胎须忌饮食

牛、犬、羊、驴、马、兔、鳝、蟹、鲤鱼、鳗鱼、鲇鱼、黄鳝鱼、鳅鱼、鸡肉、鸡子、鸭子、雀肉、水鸡、猪头、猪蹄、猪心、猪脑、肝、肠、血、葱、胡椒、子姜、茨蒣、香菌、苡仁、蒜、梅子、杏子、地栗、茄子、窝苣、水浆、浆水粥、豆酱（不可与藿同食），生冷油面等物，煎炒物。

《仁寿镜·卷二》

◆ 达生编保胎宜食诸物

莲子、松子仁、熟藕、橄榄仁（孕妇食橄榄仁至一斤，生子必聪慧而少痘）、茨实、鲫鱼、鸭、鲈鱼、鳗鲤、淡鲞、海参、火腿、猪肚、肺、麻油（多用但不可熬熟）、淡菜、笋、腐皮、苋菜。

《仁寿镜·卷二》

◆保胎须戒烈药厚味

受孕十日半月之间，即本妇亦不自知，倘遇身体稍有不快，医人切脉难辨为孕，误投破胎烈药，伤胎甚多。余为力挽者数人，言之深为可怜。又饮食各物，母之所嗜，即胎之所养。如辛、辣、酸、咸，椒、姜、蒜、韭、烧炙、煿火、酒、大料等厚味，不知减节，多致难产儿毒诸患。故达生篇云：饮食宜淡泊，不宜浓厚……宜和平，不宜寒热。真至言也……

《仁寿镜·卷三》

◆胎前忌服药品辨解

近来有妊之妇，多有忌服药品。如半夏、大黄、巴豆、丑牛、槟榔、大戟、芫花、甘遂、射香、三棱、莪术、附子、红花、三七之类，称为堕胎之品。凡有胎者，切不可服。今人死死记着，毫不敢易，余以为皆可服也，不必忌虑，总在看病之若何。如病果当服，半夏、大黄、附子一切药品，皆是安胎；病不当服，即参、茸、胶、桂亦能堕胎，奈世人之不讲理何！余故为有胎者劝。凡妇人有妊三四月，即当慎言语，节饮食，戒房劳。皆是保生之道。设或有病，外感须按定六经提纲，不必问乎药品；内伤认定阳虚、阴虚，亦不必问乎药品；饮食气滞，仍当推荡，亦不必问乎药品。总之邪去则正复，即是安胎，何今人之不察病情，而只计忌服药品。此皆《医方捷径》一家之私言，未明变化神而明之之道也。学者切切不可为药所惑，而酿成死亡之候，病家更要明白，医家亦不可大意。还有一等妊妇，专意堕胎，竟不能堕，从可识矣。

【阐释】此节指斥当时以半夏、大黄、附子等十四种药为堕胎之品，妊妇切不可服，是荒谬之说。凡妊妇有病仍须按一般治法施治。外感须按六经病情提纲，内伤认定阴虚阳虚，饮食气滞仍须推荡，只求邪去而正复，即是安胎。若病者当服，半夏、大黄、附子等十四种药，亦能安胎；病不当服者，即参、茸、胶、桂亦能堕胎。有的妊妇，以服药影响胎儿正常发育，坚持不服药，这是错误的。有卢姓妇女怀妊六月，因感寒咳嗽一月有余，坚不治疗服药，而咳喘愈甚，通夜不眠。告之以不服药，则将早产。因感寒而咳嗽，用麻黄附子细辛汤加半夏，二剂而愈，方中有附片、半夏，并未堕胎。笔者对怀妊妇女，只要辨证其为阳虚感寒咳嗽、喘促者，附片剂量达 100 克，半夏 30 克，并未闻有胎堕者，从不顾忌某药动胎，某药堕胎，疑而不用。《内经》所谓有故无陨，即此意也。又见刘姓妇女，为多子女所苦，怀妊三月，用麝香一个带于脐前，而胎不堕，甚至吞服麝香二厘（约合 0.6 克）亦不堕。可见郑氏所说胎不易因药堕是可信的。至于孕妇应当忌服某些药品，亦有一定道理。至今某些成药，仍有标明孕妇忌服的。

《郑钦安医书阐释·胎前忌服药品辨解》

产后禁忌

◆慎下

备急丸，以巴豆、干姜、大黄三味，蜜和丸之，亦是下药。然止可施于辛苦劳力、贫食粗辣之辈，或心腹胀满、胁肋刺痛、暴痛不住，服五七丸或十丸，泻五七行以救急。若产后胀闷，用之下膈，不死则危。

《儒门事亲·产后胀闷不宜用备急丸》

◆产后忌用温热之剂

妇人产余之疾，皆是败血恶物，发作寒热，脐腹撮痛，乳湩枯涸，食饮稍减。医者不察，便谓产后血出数斗，气血俱虚，便用温热之剂，养血补虚，止作寒治，举世皆然。岂知妇人之孕，如天地之孕物也！物以阴阳和合而后生，人亦以阴阳和合而后孕。偏阴偏阳，岂有孕乎？此与禾黍瓜果之属何异哉！若水旱不时，则华之与实俱萎落矣，此又与孕而不育者复何异哉！七月立秋后十八日，寸草不结者，以天乍寒故也。今妇人妊娠，终十月无难而生，反谓之寒，何不察其理之甚也？窃譬之治砖者，炎火在下，以水沃其窑之巅，遂成砖矣。砖既出窑，窑顿寒耶？世俗竞传黑神散之属，治产后一十八证，非徒不愈，而经脉涸闭，前后淋闭，呕吐嗽痰，凡百热证生矣。若此误死者，不可计之。曷若四物汤与凉膈散停对大作汤剂下之？利数行，恶物俱尽，后服淡甘之剂自愈矣。

大产之后，心火未降，肾水未升，如黑神散补之，轻则危，甚则死。

《儒门事亲·产后忌用温热之剂》

◆产后禁用寒凉

妇人分娩及半产漏下，昏冒不省，瞑目无所知觉，盖因血暴亡，有形血去，则心神无所养。心与包络者，君火相火也，得血则安，亡血则危。火上炽，故令人昏冒。火胜其肺，瞑目不省人事，是阴血暴去，不能镇抚也。血已亏损，往往用滑石、甘草、石膏之类，乃辛甘大寒之药，能泻气中之热，是血亏泻气，乃阴亏泻阳，使二者俱伤，反为不足虚劳之病。昏迷不省者，上焦心肺之热也，此无形之热，用寒凉之药，驱令下行。岂不知上焦之病，悉属于表，乃阴证也，汗之则愈。今反下之，幸而不死，暴亏气血，生岂能久？又不知《内经》有说，病气不足，宜补不宜泻。但瞑目之病，悉属于阴，宜汗不宜下。又不知伤寒郁冒，得汗则愈，是禁用寒凉药也。分娩半产，本气不病，是暴去其血，亡血补血，又何疑焉？补其血则神昌。常时血下降亡，今当补而升举之，心得血而养，神不昏矣。血若暴下，是秋冬之令大旺，今举而升之以助其阳，则目张神不昏迷矣。今立全生活血汤，补血养血，生血益阳，以补手足厥阴之不足。

《东垣十书·误用寒凉之药论》

◆产后无得令虚，当大补气血为先，虽有杂证，以末治之。一切病多是血虚，皆不可发表。

产后不可用芍药，以其酸寒，伐生发之气故也。

产后血运，因虚火载血上行，渐渐运来，方用鹿角烧灰，出火毒研极细末，好酒同童便灌下，一呷即醒，行血极快。

产后中风，切不可作风治，必大补气血为主，然后治痰。当以左右手之脉，分其气血多少而治。

产后中风，口眼㖞斜，切不可服小续命汤。

产后水肿，必用大补气血为主，少佐苍术、茯苓，使水自利。

产后水肿，大剂白术补脾；若壅满用半夏、陈皮、香附监之。

产后大发热，必用干姜，轻者用茯苓淡渗其热，一应苦寒并发表之药，皆不可用。

……

《丹溪心法·总论》

◆论产后三禁

观《病机机要》云：治胎产之病，当从厥阴证论之，宜无犯胃气及上二焦，是为三禁，谓不可汗，不可下，不可利小便。发其汗则同伤寒下早之证，利大便则脉数而伤脾，利小便则内亡津液，胃中枯燥。但使不犯三禁，则营卫自和，而寒热自止矣。

《景岳全书·论三禁》

◆产后饮食宜忌

临蓐饮食宜调，不可不食受饥，使母无力；尤不可过食太饱，使儿气不能运，多致子母受伤。及乎产后发热泄泻，中脘结痛，皆缘饮食所伤，即汤水亦宜少用。住住有膀胱破损，良由引饮过多，尿脬胀满所致。种种危候，皆产前不慎之故。尤忌饮酒，每致血逆奔上，急与热童便压之，然多有不救者。至于猪肾、鸡子之类，皆难克化之物，非但产后当忌，临产亦不可食。

《张氏医通·妇人门上》

◆产后诸禁

产后戒食汤

产后七日内，恶血未尽，不可服汤，候脐下块散，乃进羊肉汤，有痛甚者，不在此例，候二三日消息，可服泽兰丸。

产后戒饮酒

《产宝》曰：才产不得与酒，缘酒引血，进入四肢，产母脏腑方虚，不禁酒力，热酒入腹，必致昏闷。不可多饮，时呷少许，可以避风邪，养气血，下恶露，行乳汁也。

产后戒服童便

《胎产须知》曰："新产候，童便不宜乱服。"

《大全》云："产毕，可饮热童便一盏。"即一热字，或与药同服，或与酒同服，童便有益阴降火之功，无寒凉凝瘀之患，则童便不宜单服明矣。况童便必择清白无臭味者佳，若黄浊不堪，则气既混杂，味亦腥膻，此时产母气血已虚，胃气甚薄，饮之必至呕恶泄，非徒无益，而反害之。

产后戒食鸡子伙盐

朱丹溪曰："初产之妇，将护之法，不可失宜，肉汁发阴经之火，易成内伤，先哲具有训戒，何以羊鸡浓汁作糜服之乎。若儿初产，母腹顿宽，便啖鸡子，且吃伙盐，不思鸡子难化，伙盐发热，必须却去伙盐诸肉食，与白粥将理，以鲞鱼淡煮食之。半月后，方与少肉，鸡子豁开淡煮，大能养胃却疾也。"

产后戒早行房

孙千金曰："凡产后满百日，乃可会合；不尔，至死虚羸百疾滋长，慎之。"

凡妇人患风气，脐下虚冷，莫不由早行房故也。

产后病戒用发表一切不可用风药

朱丹溪曰："产后一切病，皆不可发表。"产后病多是血虚，故不可用风药发表出汗。

《女科经纶·产后证上》

◆产后便秘慎用大黄

陈无择曰：产后不得利，利者百无一生。去血过多，脏燥，大便秘涩，固当滑之，大黄似轻难用，惟葱涎调腊茶为丸，复以腊茶下之。

《女科经纶·产后证下》

◆产后诸忌

凡生产既下，不必问是男是女，恐因言语而泄气，或以爱憎而劳神。最忌大喜大怒，喜则气散，或生红汗；怒则气逆，或生癥瘕。不可独宿，恐致虚惊。不可刮舌，恐伤心气。不可刷齿，恐致血逆。勿勤梳头，恐头皮作痛。须气血平复，方可治事。犯时微若秋毫，成病重如嶽。

凡初产，其牛、羊、猪肉、鸡、鹅、鸭肉及蛋，并猪蹄、猪肾、绿豆、凉粉、荞麦面食等类，一切滞气坚韧难化之物，及生冷腻滑，皆不宜食。恐新产脾胃气虚，难于运化，易致内伤也。

凡产逢暑月，切不可当风睡卧，最忌食凉用扇，及洗足澡浴，虽盛暑不可用凉水洗手足。

凡新产骤虚，最忌着寒，寒则血气凝滞，诸变冗生，每致饮食不化，腹痛作泄。此时欲去其瘀，则正气并脱，欲止其泻，则瘀结不行，可不慎软。

凡产逢冬月，宜重棉兜护其腹，虽夏月亦当复巾裹之，以免厥阴受寒。

凡产后百日内，不詈骂，少劳碌，禁淫欲，终身无病，而且多子。若未满百日交合，则虚羸百疾从此而生，必患脐下虚冷，手足腰腿酸痛等证，命曰蓐劳，最难治疗。

凡产后勿用椒姜艾酒，虽血块得热流通，然新血为之不宁耳，即砂仁汤亦能动血，咸在禁忌。

产后乳汁乃血气所成，不可食咸，咸能止血，令无乳汁，且发嗽难治。

产后南北风土不同，江以南，新产后即食鸡子，虽告之以利害，相沿成习，毫无疑惧，且竟多安然无事者，予亦只得随俗，令其豁开淡煮而食之，尚有养胃却疾之功也。

《胎产心法·产后禁忌论》

◆产后药误须知

产后勿轻用乌药、香附、木香及耗气顺气等药,用之反增满闷,虽陈皮用不可过五分。

产后勿轻用青皮、厚朴、山楂、枳壳、陈皮消食药,多损胃减食。即枳壳、香砂等丸,亦多损气血。

产后勿用青皮、枳实、苏子以下气定喘,用之元气必脱。

产后浮麦伤胃耗气,五味能阻恶露,枣仁油滑致泻,均为禁忌之品。

产后身热,误用黄芩、黄连、黄柏、栀子,损胃增热,致不进饮食。且黄芩苦寒,无论恶寒净与不净,皆非所宜。

产后四日内,未服生化汤以消血块,勿先用人参、耆、术,致块不除。

产后勿轻用牛膝、红花、苏木、枳壳等类以消块,犹忌多用、独用。至于三棱、莪术、枳实、山楂等峻药,更不可用。若误用,旧血骤下,新血亦随之而损,祸不可测也。予每见俗用山楂一味煎汁,以攻血块,致成危证;频服两三帖,必死。

产后勿轻用生地黄以滞血路。

产后不可用大黄、芒硝以通大便,反成臌胀。

产后不可用五苓以通小便,用之愈闭。

产时不可用济坤丹以下胞胎。

不可信《妇人良方》及《产保百问》,俗医多有守此二书以治产,用芎、归、白芍、生地、误人实甚,余可知矣。

《胎产心法·产后药误须知》

◆新产禁补

南濠陈鳌妻新产四五日,患腹痛,恶寒发热。医曰:此元气太虚,正合丹溪所论产后大补气血数语。遂以人参大剂入口,补极发喘而死。殊不知,丹溪云产后以大补血气为主,虽有他症,应末治之。其言治末者,即标本之谓也。今陈氏之妻瘀血未净,恶寒而发热,所谓急则治其标,正合用生化汤以先去其瘀血,且方中倍用当归,则血虚身热者自然渐退。今乃骤然大补,是失丹溪主末二字之意矣,此七日以前不可遽进参芪之明验也。

《胎产秘书·产后禁忌》

夫产后忧惊劳倦诸症,乘虚易袭。如有气毋专耗气,有食毋专消食,热不可用芩、连,寒不可用附、桂。寒则血块停滞,热则新血流通,至若中虚外感,见三阳表证之多,似可汗也,在产后而用麻黄则重竭其阳;见三阴里证之,多似宜下也,在产后而用承气则重亡其阴。耳聋胁痛,乃肾虚,恶露之停,休用柴胡。

《胎产秘书·产后禁忌》

产后误用地黄以滞恶露,独用枳壳、枳实以消块痛致耗元气。产后误用大黄、芒硝以通大便,必成臌胀。产后误用苏木、三棱、莪术以行块,轻则伤新血,重则伤性命。

《胎产秘书·产后禁忌》

◆禁用芍药论

或问，妇人产后诸疾，古方多用四物汤加减调治，我丹溪先生独谓芍药酸寒，能伐生生之气，禁而不用，何欤？曰：新产之妇，血气俱虚之甚，如天地不交之否，有降无升，但存秋冬肃杀之令，而春夏生发之气未复，故产后诸证，多不利乎寒凉之药，大宜温热之剂，以助其资始资生之化源也。盖先哲制四物汤方，以川芎、当归之温，佐以芍药、地黄之寒，是以寒温适中，为妇人诸疾之妙剂也。若或用于产后，必取白芍药以酒重复制炒，去其酸寒之毒，但存生血活血之能，胡为其不可也？后人传写既久，脱去制炒注文。丹溪虑夫俗医鲁莽，不制而用之，特举其为害之由以戒之耳。若能依法制为用，何害之有哉！

《医学正传·禁用芍药论》

◆产后不可用白芍辨

朱丹溪谓产后不可用白芍，恐伐生生之气，则大谬不然，但视其为虚寒虚热耳。若系虚寒，虽非产后，亦不可用。如仲景有桂枝汤去芍药法，小青龙去芍药法。若系虚热，必宜用之收阴。后世不善读书者，古人良法不知守。此等偏谬处，偏牢记在心，误尽大事，可发一叹。按白芍花开春末夏初，禀厥阴风木之全体，得少阴君火之气化，炎上作苦，故气味苦平（《神农本草经》芍药并无酸字，但云苦平无毒，酸字后世妄加者也），主治邪气腹痛，除血痹，破坚积，寒热疝瘕，止痛，利小便，益气，岂伐生生之气者乎？使伐生气，仲景小建中汤，补诸虚不足而以之为君乎？张隐庵《本草崇原》中论之最详。

征按：产后之不用白芍，犹之乎产后之不用人参也。世俗医者云："不怕胎前一两，只怕产后一分"，甚言产后之不用参也。余荆室素禀阳微，产后恶露亦少，忽而郁冒不知人，仆妇儿女环侍逾时，皆以为死，且唤且哭；余审视之，知其为阳气不复也，急以独参汤灌之乃苏，而其母家犹以为孟浪。甚矣，邪说之害，良可叹也！

《温病条辨·产后不可用白芍辨》

◆产后慎用归芎论

当归、川芎，为产后要药，然惟血寒而滞者为宜，若血虚而热者断不可用。盖当归七、八月开花，得燥金辛烈之气，香窜异常，甚于麻、辛，不过麻、辛无汁而味薄，当归多汁而味厚耳。用之得当，功力最速，用之不当，为害亦不浅。如亡血液亏，孤阳上冒等证，而欲望其补血，不亦愚哉！盖当归止能运血，衰多益寡，急走善窜，不能静守，误服致痉，痉甚则脱。川芎有车轮纹，其性更急于当归，盖物性之偏长于通者，必不长于守也。世人不敢用白芍，而恣用当归、川芎，何其颠倒哉！

《温病条辨·产后误用归芎亦能致痉论》

◆产后避忌

古今例言妇人有百二十日产假。《礼记》其载：入月则夫妻异寝，得子三月，方庙见。其夜，妻遂适寝。今人多不知此，未弥月而归房，百疾由此而生，轻则为痒为痛，为疳蚀磨等，重则为崩中带下，初虽不觉，久则成痼疾。

产后食忌：

产后食鸡肉早，令乳汁不行，又令恶蝼不断；多食羊肉，令儿患风痫；多食辛热，令儿生热疮；多食生冷之物，令儿患吐泻寒疟，自亦多疾。凡食物或偏好酸，或偏好甜，或多食平生所嗜者，中年以后，或发病，或尽不喜食之。

产后药忌：

产后血虚，得伤寒证，欲解表者，只宜葱豉葛根之属，切不可服麻黄，出汗多则冒昧。

产后服黑神散，及合服理中汤者，斟酌加附子。

《医方类聚·妇人门》

◆妇人不孕戒服热药

朱丹溪曰：无子之因多起于妇人，医者不求其因起于何处，遍阅古方，惟秦桂丸，用温热药，人甘受燔灼之祸而不悔，何也？或曰：春气温和则万物发生，冬气寒冽则万物消阴，非秦桂温热，何以得子脏温暖成胎？予曰：妇人和平，则乐有子。和则气血匀，平则阴阳不争。今服此药，经血必紫黑，渐成衰少，始则饮食渐进，久则口苦而干。阴阳不平，血气不和，病反蜂起，以秦桂丸耗损真阴故也，戒之。

按：秦桂丸为妇人子宫虚寒积冷不孕者设，若血虚火旺，真阴不足，不能摄精者服之，则阴血反耗而燥热助邪矣。

《女科经纶·妇人不孕戒服秦桂丸热药论》

◆妇人经期忌生冷

《大全》曰：妇人食癥，由脏腑虚弱，经行不忌生冷之物，不能消化，与脏气相持，结聚成块，日渐生长，牢固不安，谓之食癥，或劳伤元气所致。陈无择云：经不行者，宜先导之，然后固元气为主。

薛立斋曰：证若形气虚弱，须先调补脾胃为主，佐以消导。若形气充实，当先疏导为主，佐以补脾胃。若气壅血滞而不行者，宜乌药散散而行之；若脾气虚而血不行者，四君子、芎、归补而行之；若脾气郁而血不行者，归脾汤解而行之；若肝脾血燥而血不行者，加味逍遥散清而行之。大抵食积痞块证为有形，邪气胜则实，真气夺则虚，当养正辟邪，而积自除。虽云坚者削之，客者除之，胃气未虚，或可少用，若病久虚乏，不宜轻用。

《女科经纶·妇人食癥属经行不忌生冷所致》

儿 科 禁 忌

◆小儿忌火

小儿四时伤风感冒，身热自汗，大小便调，唇舌如常，口不作渴，此表病轻证也。疏解之则愈。愚人妄用，是谓轻病重治，反为不祥。

小儿邪已入里，身热面赤口渴，大小便秘，唇焦舌紫，眼红，或手足心热，夜热焦烦，舌上黄胎，扬手掷足，掀衣揭覆，此里证内热也。清利之自愈，不可用火，强用之，不特不能使热邪从里以达表，适足以助热而耗阴，致身热不退，在夏秋燥令，尤为大忌。

小儿大病久病，身体怯弱，面目青黄，唇舌白莹，摇头斜视，昏睡露眼，形骸消瘦，声息轻微，自汗盗汗，或一切呕吐泻利，痘麻疮痫，久疟久嗽，失血之后，精神疲倦，乳食减少，指纹沉细，六脉无神，此皆虚极之证。切忌火攻，虑其升散故也。

一切久热消渴疳证，形骸黑瘦，毛发焦枯，由阴亏血弱，虚热所为。误用灯火，愈增其燥，慎之！

灯火为儿科切要。今医家不特不明火穴，而并不辨寒热虚实，不当用而用之，反为大害，惟依以前辨法，则用之无不当矣。

《幼幼集成·忌火》

◆痘疮禁忌

痘疮自初出至收靥时，脏腑俱虚，外邪易触，饮食易伤。必须避风寒，调饮食，日用胡荽、红枣、大黄、乳香焚之。若血热毒盛，禁烧胡荽、红枣之属，恐变烦渴焦痒之患。如煎油、炒豆、杀牲腥血、硫黄、脑麝诸香、葱、蒜、粪秽之气及孕妇月经、房事淫气、僧尼、孝服、生人及锣钹金器之声，俱宜避之。勿令洗面，恐生水损眼故也。眼鼻勿动其痂，则无眼吊鼻齇之患，行坐勿令太早，免致腰酸脚痛之虞。能食者，与鲫鱼、白鲞之类，切不可与生冷瓜、柿、梨、橘、韭、蒜、醋、酱、糙粽、鸡、鹅、椒、姜辛辣等物。鸡子害目，亦不可食。近世多用鲜笋、鲜鱼发痘，若脾胃虚寒者，误与，每致泄泻不食。如天大寒，盖覆常宜温暖，恐毒气为寒所滞，则痘不能生发也；如天太热，勿使客热与毒相并，致增烦躁溃烂也。其麻疹比之出痘固轻，然调治失宜，风寒不避，祸不旋踵。一切辛辣厚味、助火酸收之物，咸须禁食，如酸醋、胡椒、猪肉、核桃及梅、杏、樱桃、梨、柿、荸荠等类，若误犯之，则有伏愿焦紫，喘胀声喑而难救也。误食鸡则终身肌肤粟起；误食糖霜，多发疳蚀，必俟两月后，方无禁忌也。

《张氏医通·婴儿门》

◆痘疹调养禁忌

自出痘至收靥，房中常宜烧辟秽香，加茵陈、大枣。见形后，宜用葫荽酒，即以此喷床壁，卧席下铺些葫荽亦妙。痘疮既出，内脏空虚，热气一蒸，毛孔俱开，自此以后，常避风寒，调饮食。衣服勿令其过暖，勿令其过寒。虽天气暄热时，亦勿令其赤体，或单衣当风取凉；虽天气严冷时，亦勿令其重绵累褥，使热气壅遏。饮食勿过饱，勿过饥，勿食生冷，勿饮凉水，及一切鸡肉、猪肉、牛肉、羊肉、鱼腥，并荔枝、枣、柿、糖、蜜酒、葱、蒜与酢。盖以鸡肉动风，猪肉生痰，羊肉助热，鱼腥助火，牛肉黑瘢之故也。荔枝酒又能发痒；枣、柿、糖、蜜，其味甘甜，引痘入眼；酢酸损齿；葱、蒜泄气。所以悉宜忌之。

《痘科类编释意·调养禁忌》

◆血热痘疹，热毒弥盛，然毒气无所分消，只宜重用升提发散，使毒得以达表而从外解。引以渗泄，使热得以润下而从内消。佐以清凉消毒行血凉血之剂，则痘虽稠密，亦能消散，而易出易化浆也。所谓请其表而凉其内……丹溪曰：热者清之，实者平之。此其方之谓欤！

是故发热至见点之后三日以前，毒气未尽达表，内外弥盛，血热之症悉具，辨证不差，病只以本方处治之。切不得用参、芪、白术、茯苓、补气之药于热证未浆之前，如误而用之，是谓实其实，腹胀气喘，狂乱谵语，咽喉肿痛，口舌生疮，变证百出，所谓邪得补而愈盛也。呕吐泄泻慎不得用半夏、丁、桂、干姜、木香、藿香、诃子、肉果，如误而用之，则是以热助热，气得热而愈亢也，燥症必至，咽疼、狂乱、失血、便秘，无所不至矣。至于龙骨、枯矾涩滞之物，且能使气道阻塞，是欲其出而反闭其门也。腹胀之患生，而喘急之势至矣，尤宜戒之。

《赤水玄珠·血热痘疹禁忌》

◆麻疹四忌

麻疹形如麻，痘疹形如豆，皆像其形而名之也。麻痘俱胎毒，而痘出五脏……其毒深而难散。麻出六腑，腑属阳，阳主发散，其毒浅而易散……盖麻疹有所大忌，病家犯其所忌，则至于杀人，医家犯其所忌，亦至于杀人也。其所忌不同，皆闭塞其毒，不得发泄也。今标四大忌于后，令人勿犯也。

一忌荤腥生冷风寒。出麻疹时，大忌食荤腥、食生冷、冒犯风寒，皆能使皮肤闭塞，毒气抑郁而内攻也。

一忌骤用寒凉。初发热时，最忌骤用寒凉以冰毒，使毒气抑遏不得出，则成内攻之患……

一忌多用辛热。初发热时，最忌辛热以助毒，如桂枝、麻黄、羌活之类，能使毒壅蔽而不得出，亦致内攻之患……

一忌用补涩，麻出之时，多有自利不止者，其毒亦因利而散，此殊无妨。如泄利过甚，则以加味四苓散与之，切忌用参、术、诃、蔻补涩之药，重则令腹胀喘满而不可救，轻则变为休息痢，戒之戒之。

《痘疹论》

◆论脑、麝、银、粉、巴、硝等不可轻用

小儿急惊风，古人以其内外热炽，风气暴烈而无所泄，故用脑、麝、麻黄以通其关窍，银、粉、巴、硝以下其痰热，盖不得已而用之，其实为风热盛实者设也。世俗无见，不论轻重，每见发热发搐，辄用脑、麝、蟾酥、铅霜、水银、轻粉、巴豆、芒硝等剂，视之为常，惟其不当用而轻用，或当用而过用之，是以急惊转为慢惊，吐泻胃虚，荏苒时月，惊风之所为难疗者，正坐此也，其为害岂浅哉！以理观之，能用细辛、羌活、青皮、干姜、荆芥之类以为发散，胜如脑麝；能用独活、柴胡、山栀、枳壳、大黄之类以为通利，胜如银、粉、膏、硝，或当用不可无之，亦须酌量勿过剂。

《仁斋小儿方论·卷之二》

◆雄按藏于精者，春不病温。小儿多温病何耶？良以冬暖而失闭藏耳。夫冬岂年年皆暖软。因父母以姑息为心，惟恐其冻。往往衣被过厚，甚则戕之以裘帛，虽天令潜藏，而真气已暗为发泄矣，温病之多，不亦宜乎。此理不但幼科不知，即先贤亦未道及也。

《温热经纬·卷三》

◆ 鞠养以慎其疾

小儿神气衰弱，忽见非常之物，或见未识之人，或闻鸡鸣犬吠，或见牛马禽兽，嬉戏惊吓，或闻人之叫呼，雷霆铳爆之声，未有不惊动者也，皆成客忤惊痫之病。盖心藏神，惊则伤神；肾藏志，恐则志失。大人皆然，小儿为甚也。凡小儿嬉戏，不可妄指他物作虫作蛇；小儿啼哭，不可令装扮欺诈以止其啼，使神志昏乱，心小胆怯成客忤也，不可不慎。

小儿玩弄嬉戏，常在目前之物，不可去之。但勿使之弄刀剑，衔铜钱，近水火，见鬼神耳。

小儿能言，必教之以正言，如鄙俚之言勿语也。能食则教以恭敬，如亵慢之习勿作也。能坐能行则扶持之，勿使倾跌也。宗族乡党之人，则教以亲疏尊卑长幼之分，勿使谍嫚。言语问答，教以诚实，勿使欺妄也。宾客教以拜揖迎送，勿使退避也。衣服器用五谷六畜之类，遇物则教之，使其知之也。或教以数目，或教以方隅，或教以岁月时日之类。如此则不但无疾，而知识亦早也。

小儿周岁有病者，勿妄用药，调其乳母可也。不得已而用，必中病之药，病衰则已，勿过其则也。

幼科有挛掐法者，乃按摩之变也。以小儿未周岁者，难以药饵治，权宜之则，可以治外邪，而不能治内病也。能治小疾及气实者，如大病气虚者用之，必误儿也。为父母喜挛而恶药，致令夭折者，是谁之过欤？

父母常将幼子怜，几因爱恤取愁烦。育婴家秘无多术，要受三分饥与寒。

人之无子者，置姬妾，觅方术，问命卜，祷鬼神，其心劳矣。及其生子，爱恤之深，保养之失，过于热也，热则生风，过于饱，饱则成积。医不择良药，或犯毒不可救也。柳子《种木传》云：虽曰爱之，其实害之。所以取譬也。

谚云：若要小儿安，常受三分饥与寒。饥谓节其饮食也，寒谓适其寒温也，勿令太饱太暖之意，非不食不衣之谬说也。

头要清凉背要温，露其下体养真阴。天时勿犯如春候，寒热乖违客气侵。

此言适其寒温之法也。头者六阳之会，常要凉，不可缠裹。腹为阴，背为阳，皆脏腑之俞膜也，常要和暖，不可便露。小儿纯阳之气，嫌于无阴，故下体要露，使近地气以养其阴也。天时者，即寒热也。春者温和之气，万物皆赖以生长也。谓襁褓之中，寒不犯寒，热不犯热，常如春气温和时，以长养儿之身体。若有乖违，寒热之客气来侵矣。

乳为血化美如饧，肉谷虽甘更乱真。到得后来能食日，莫教纵恣损脾阴。

此言节其饮食之法也。儿在母腹之时，赖血以番。既生之后，饮食之乳，亦血之所化也。虽有谷肉，不可与之，以乱其肠胃中和之气。至于能食，尤当节之，不可纵其所好，以快其心，因而致病者多矣。《内经》曰：饮食自倍，肠胃乃伤。不可不慎也。

耳目之神寄在心，异闻异见易生惊。痰生气逆因成痫，恨煞终身作废人。

乳母须求不病人，择其体厚性和平。不贪口腹无淫欲，鞠养何求子不成。

养子之道当择乳母，必取无病妇人，肌肉丰肥，性情和平者为之，则其乳汁浓厚甘美，莹白温和，于子有益。如病寒者乳寒，病疮者乳毒，贪口腹者则味不纯，喜淫欲者则气不清，何益于子？故宜远之。

《育婴家秘·鞠养以慎其疾》

◆小儿疮疡禁忌

大凡小儿病诸丹肿，其势虽盛，切不可遽用大黄、芒硝辈快药大下之，恐毒气乘虚入里，以客为主，则难施功也。但用性平解毒托里药，当调停脏腑，微微通利而已。此则护元气而排外邪，庶保十全也。比舍陶氏子半岁病丹，医以青金丹下之太过，蓄毒入里，发喘生惊而死。盖婴孺肌肤柔弱，易虚易实，而服药复不能多，治之固不可怠慢，然亦不可躁急，全在精专调护，以保无虞。世俗多不知此，故广记而备言之。

小儿丹发，若预度其势必展引至咽颈腹心，阴尻诸虚处，可先用涂药以护之，仍砭其引头所向，微出恶血以泄其毒。或谓当以篦子刮去恶血令尽，直至清黄水出即止，此必势危气壮而血热者始宜之。大抵此疾，人受之有轻重，年长气实，乃能禁当；若未满月儿而感之又重，恐不可概用此法。无为主簿张康道子二岁，患丹，鲁医为砭之，出恶血盏余，两日而殂。不可不知也。

《本草》云：大人小儿丹毒，宜食鲫鱼鲙及蛇。蛇即水母，名海蜇者是也。然不可以宜食而恣食之，反能为害。鲫鱼亦鱼类，得无不宜。

《证治准绳》

◆婴儿护养禁忌

小儿初生，须令乳母预慎七情六淫、厚味炙煿，则乳汁清宁，儿不致疾。否则阴阳偏胜，血气沸腾，乳汁败坏，必生诸证。若屡用药饵，则脏腑阴损，多变败证，可不慎欤。大抵保婴之法，未病则调治乳母，既病则审治婴儿，亦必兼治其母为善。

《医部全录・小儿出生保养门》

田氏曰：大凡小儿过煖生热，热极生风，提抱生痌，餧饲生癖，最宜慎之。

钱氏曰：大喜后食乳食，多成惊癎；大哭后食乳食，多成吐泻。

《医学纲目・初生禁忌》

◆小儿药忌

小儿气血未充，而一生盛衰之基，全在幼时，此饮食之宜调，而药饵尤当慎也……无是病而用是药，则元气受之矣。小儿元气几何，能无阴受其损而变生不测耶？此当今幼科之大病，而医之不可轻任者，正以此也。又见有爱子者，因其清黄瘦弱，每以为虑，而询之庸流，则不云痰火，必云食积，动辄以肥儿丸、保和丸之类，使之常服。不知肥儿丸以苦寒之品，最败元阳；保和丸以消耗之物，极损胃气。谓其肥儿也，而适足以瘦儿，谓其保和也，而适足以违和耳。即如抱龙丸之类，亦不宜轻易屡用。余尝见一富翁之子，每多痰气，或时惊叫，凡遇疾作，辄用此丸，一投即愈，彼时以为神丹，如此者不啻十余次。及其长也，则一无所知，凝然一痴物而已，岂非暗损元神所致耶？凡此克伐之剂，所以最当慎用，故必有真正火证，疳热，乃宜肥儿丸及寒凉等剂；真正食积，胀满，乃宜保和丸及消导等剂；真正痰火喘急，乃宜抱龙丸及化痰等剂，即用此者，亦不过中病即止，非可过也。若无此实邪可据，而诸见出入之病，则多由亏损元气，悉当加意培补，方是保赤之主。倘不知此而徒以肥儿，保和等名，乃欲藉为保障，不知小儿之元气无多，病已伤之，而医复伐之，其有不萎败者鲜矣。

此外，如大黄，芒硝，黑丑，芫花，大戟，三棱，蓬术之类，若非必不得已，皆不可轻易投也……

《景岳全书·药饵之误九》

◆ **小儿吐泻勿全禁食**

《活幼心书》云：小儿吐泻不止，大要节乳，徐徐用药调治必安。节者，撙节之义，一日但三次或五次，每以乳食不可过饱，其吐自减，及间以稀粥投之，亦能和胃。屡见不明此理，惟欲进药以求速效，动辄断乳三四日，致馁甚而胃虚，啼声不已，反激他证。盖人以食为命，孩非乳不活，岂容全断其乳？然乳即血也，血属阴，其性冷，吐多胃弱，故节之。医者切须知此，乳母亦宜服和气血调脾胃等药。愚意不若儿大能食者全断之，待其平复；儿小不能饮食者，但节之可也。

《儿科证治准绳·小儿吐泻门》

◆ 凡人之脾胃，喜温而恶冷，况小儿血气尚弱，不任其寒。

《古今医统·戒轻服药》

疮 疡 禁 忌

◆ **痈疽治疗禁忌**

高肿起者，忌用攻利之药，以伤元气；平塌漫者，宜投补托之剂，以益其虚。

凡疮初发，自然高起者，此疮原属阳症，而内脏原无深毒，亦且毒发于表，便宜托里以速其脓，忌用内消攻伐之药，以伤脾气，脓反难成，多致不能溃敛。又疮初起，不高不赤，平塌漫者，此乃元气本虚，急宜投托里温中健脾之药，务要催托毒气在外，庶无变症矣。

频将汤洗，切忌风吹

凡疮未溃前，或已用照药后，俱要煎葱艾汤，每日淋洗疮上一次，甚者早晚二次，使气血疏通，易于溃散。又已溃时及药筒提拔之后，尤宜避风，先去旧药，用方盘靠身疮下放定，随用猪蹄汤以软绢淋汤疮上，并入孔内，轻手捺净内脓，庶败腐宿脓随汤而出，以净为度。再以软帛叠成七八重，勿令大干，带汤覆于疮上，两手轻盈旋按片时，帛温再换，如此洗按四五次，使血气得疏，患者自然爽快。亦取瘀滞得通，毒气得解，腐肉得脱，疼痛得减，此手功之要法，大疮不可缺也。候腐脱已见红肉时，洗后随用玉红膏，用抿脚挑膏于手心上捺化，搽涂患之新旧肉上，外用太乙膏盖之，四边根脚已消处不必箍药，每日如此用之，不数日间，脓腐尽脱，新肉顿生；更加内补调理得宜，轻疮只在月余，大疮不过七十日，必完口而愈。

治当大补，得全收敛之功；切忌寒凉，致取变生局。

凡疮溃脓之后，五脏亏损，气血大虚，外形虽似有余，而内脏真实不足，法当纯补，乃至多生。但见已溃时，发热恶寒、脓多自汗作痛者，便进十全大补汤；但见虚热少睡，饮食不甘者，便进黄芪人参汤；但见皮寒虚热，咳嗽有痰者，便进托里清中汤；但见四肢倦怠，肌肉消瘦，面黄短气者，便进人参养荣汤；但见脓多，心烦少食，发躁不睡者，便进圣愈汤；但见脾亏气弱，身凉脉细，大便溏泄者，便进托里温中汤；但见饮食不甘，恶心呕吐者，便进香砂六君子汤；但见脾虚下陷食少，虚热间作者，便进补中益气汤；但见肾虚作渴，不能相制心火者，便进加减八味丸，仿此选用。盖托里则气血壮而脾胃盛，使脓秽自排，毒气自解，死肉自溃，新肉自生，饮食自进，疮口自敛；若不务补托，而误用寒凉，谓之真气虚而益虚，邪气实而益实，多至疮毒内陷，脓多臭秽，甚则脉洪大渴，面红气短，此真气虚而死矣。

饮食何须戒口，冷硬腻物休餐。

饮食者，人之所赖以生养，必要适其时而食之。如人之病中肿痛时，自然痛伤胃气，诸味不喜；直待溃后，脓毒一出，胃气便回，方欲思食，彼时但所喜者，便可与之，以接补脾胃。如所思之物不与，此为逆其胃气，而反致不能食也。切要不可太过。惟忌者，生冷伤脾，硬物难化，肥腻滑肠，故禁之，余随便用也。

《外科正宗·痈疽治法总论第二》

◆凡疮初起，惟除项之以上，余皆并用艾火，随疮势之大小，灸艾壮之多少，用蒜切成薄片，安于疮顶上，着艾炷蒜上，点火三壮，一换蒜片，初灸觉痛，以不痛似痒为止；初灸不痛，以知痛痒为住。如初灸，全然不觉痛痒，宜去蒜，当明灸之。又阴疮日数多者，艾炷不及其事，以蒜捣烂铺于疮上，以艾亦铺蒜上，点火灸之，必知痛甚为效。此为火气方得入里，知痛深处方是好肉。盖艾火拔引郁毒，透通疮窍，使内毒有路而外发，诚为疮科首节第一法也。贵在乎早灸为佳。又有禁灸数证，亦以参详。头乃诸阳之首，纯阳无阴之处，凡生疮肿俱是亢阳热极所致，如再加艾火使毒气炽甚，随后反加大肿，最能引动内痰，发之必死，面生疔毒亦然。又有肾俞一穴，在于两腰脊旁，系内肾命根所系之处，此处发疮，多因房劳素亏，肾水枯竭而成。若再加艾灸，火烁其源，必致内外干涸，多成黑陷，昏闷而死。又有患者元气素虚，发疮多不高肿，其人体必倦怠，精神必短而昏，脉必浮散空虚数而不鼓，此内无真气抵挡火气，如灸之，其人必致昏聩而死。常谓艾火不亏人，此言误之多矣。医者亦宜详察之。

《外科正宗·痈疽灸法并禁灸疮穴第九》

◆病时忌怒、疑惧，忌身体不洁之人来看，忌鱼、羊、烧酒、面食、生冷、瓜果、醃藏等物。疮敛口百日后，不作渴症，方可入房。

痈疽最忌发汗，恐表虚不结脓，后必难治。

《众妙仙方·痈疽》

初愈生活起居禁忌

◆病愈后摄养禁忌

时病瘥后，未满五日，食一切肉面者，病更发，大困。

时病瘥后，新起，饮酒及韭菜，病更发。

时病新瘥，食生鱼鲊，下利必不止。

时病新瘥，食生菜，令颜色终身不平复。

时病新汗解，饮冷水者，损心包，令人虚不复。

时病新瘥，食生枣及羊肉者，必膈上作热蒸。

时病新瘥，食羊犬等肉者，作骨中蒸热。

时疾新瘥，食鱼肉与瓜、生菜，令人身热。

时疾新瘥，食蒜脍者，病发必致大困。

《备急千金要方·劳复》

◆五脏所恶：心恶热，肺恶寒，肝恶风，脾恶湿，肾恶燥，是谓五恶。

五味所禁：辛走气，气病无多食辛；咸走血，血病无多食咸；苦走骨，骨病无多食苦；甘走肉，肉病无多食甘；酸走筋，筋病无多食酸。是谓五禁，无令多食。

《素问·宣明五气论》

◆帝曰：热病已愈，时有所遗者何也？岐伯曰：诸遗者，热甚而强食之，故有所遗也。若此者，皆病已衰而热有所藏，因其谷气相薄，两热相合，故有所遗也……帝曰：病热当何禁之？岐伯曰：病热少愈，食肉则复，多食则遗，此其禁也……凡病伤寒而成温者，先夏至日者为病温，后夏至日者为病暑，暑当与汗皆出，勿止。

《素问·热病论》

◆病加于小愈，故病之后谨慎当十倍于病前。胃纳始有展意，切忌多食。经曰：病热初愈，食肉则复。仲景曰：损谷则愈。

《中医历代医话选·养生康复》

◆大病小愈当守禁忌

丹溪云：胃气者，纯清冲和之气，人之所赖以为生者也。若谋虑神劳，动作形苦，嗜欲无节，思想无穷，饮食失宜，药饵违法，皆能致伤。既伤之后，须用调和。恬不知怪，或于病将小愈，而乃恣意犯禁，旧病未除，而新证迭起。吾见医药将日不暇给，而戕贼之胃气无复完全之望，去死近矣。愚见患者小愈，胃气才回，咸谓以为能食者不死，率意恣欲，妄投厚味，惟其不嗜胜人为忧。噫！弗思其也，殊不悟厚味助邪。古人摄养每以寡嗜欲薄滋味为先，况病人伤败之际，而又重伤，其不危殆者寡矣。又见久病之人少愈，而目尚昏，腰尚重，谓病久郁抑，精闭不通，率喻入房以疏郁结，往往一行而病遽起，反至不救者多矣。饮食不节，反轻为重，转安为危者，历历有之。此天之通弊，惟贤者知之。

《古今医统大全·卷之三》

◆人之患斯疾者，多由嗜欲不谨所致。治斯疾者，速当断戒荤腥盐酱，一切厚味，只宜清心寡欲，绝色忘虑，幽隐林泉，屏弃世务，早早救疗，庶几可活，稍不守禁，每见愈而复作，及致危剧，莫能再救，总以其不守禁忌也。

《景岳全书·疠风》

◆饮食禁忌

饮食者，口腹之欲，神明之累也。尝有药已中病，而病不应；有病已应而难收功，此皆饮食有相宜不相宜故也。经云谷菜果兽为充养助益，饮食之有功于人，亦甚大矣。但得其养，饮食即可以为药；失其养，饮食即所以为病。苟非斟酌尽善，则因食成病更多。兹择其饮食与病宜忌者，概录于后，使病者知所选择，不至以口腹之欲，贻身命之忧也。幸甚。

五脏病

肝病宜食小豆、犬肉、李、韭；心病宜食小麦、羊肉、杏、薤；脾病宜粳米、葵、枣；肺病宜食黄黍米、鸡肉、桃、葱；肾病宜食大豆、豕肉、粟、藿、胡桃。

有风病者勿食胡桃，有暗风者勿食樱桃。

时行病后，勿食鱼脍、蛏、蟮并鲤鱼，再发必死。

伤寒，时气病后，百日之内，忌食猪、羊肉，并肠血肥腻、鱼腥诸糟物，犯者必再发，痢疾尤甚。

下痢后，五十日内，忌炙麦及胡荽、蒜、韭、薤、生虾蟹等物，多致内伤，复发难治。

疟疾，勿食羊肉，恐热发致重，愈后勿食诸鱼，恐复发。

眼疾，忌胡椒、蒜、犬肉，禁冷水冷物，不遵忌，必害不已。

齿病，勿食枣并糖，心痛及心恙忌食獐。

脚气，忌甜瓜、瓠子、鲫鱼，食之永不愈。

黄疸，忌湿面、鱼、鹅并胡椒、韭、蒜、炙煿、醋醋，犯之不愈。

咯血吐血，忌炙面、蒜、烧酒、煎煿、醃醋、海味、硬冷难化之物。

痼疾，忌王瓜、面筋、驴、马、麂、雉肉，犯者必发。

痈疖，忌鸡、姜。癞风，忌鲤鱼，犯之不愈。

瘦弱人勿食生枣。病新瘥忌薄荷，误食虚汗不止。

伤寒汗出，不可饮酒，恐复引邪入经络。

凡久病，勿食杏、李，加重不愈。

产后，忌食一切生冷、肥浓、滞硬难化之物，惟藕不忌，以其能破血也。

《不居集·饮食禁忌》

◆虚损戒忌

近日虚损之证，百无一活，何其故也？盖由色欲劳倦之伤，七情五味之过，遂致肾元失守，精血日亏，虚阳上泛。初起之时，饮食如常，肌肉未槁，无难调治，而病者多讳疾忌医，自谓无恙；及蔓延日久，真元耗散，气血败坏，呼天求救，不亦晚乎……惟病人坚心惜命，肯遵戒禁，或可挽回，漫述六条，因历治诸人，有遵禁忌而愈者，有不遵而败者，可为明鉴。

所宜虚损之症，能受戒忌，则功过药之半矣。盖祛邪去病，固藉药饵之能，而燮理调气，又非禁忌不可，何也？夫所谓禁忌者，欲患虚损之人，形如朽木，心如死灰。凡酒色财气，饮食起居，多言厚味，实病人生死关头，遵之则不药而愈，违之则终日服药无益也。惟病者自裁耳。

《不居集·虚损禁忌》

◆戒风寒

肺主皮毛，专司腠理，虚损之人，肺金易伤，治节失权，六淫易袭。轻则入于皮毛，喷嚏涕咳；重则散于经络，传变不测。虚劳之人，和能堪此？特立外损风劳各门，专为此种而设，惟愿病者起居当慎，勿犯风寒，自殒身命也。

《不居集·戒风寒》

◆戒肥浓

虚损之证，百脉虚空，非肥浓黏腻之物，不能填补。所以多方设计，强食肥甘滋润之品，借饮食之味，以补真阴。但脾元未损，能胜肥浓者，固自有益，若脾土有亏，一见肥浓，便发畏恶，其敢食乎？有种将亏未亏之辈，贪其补益，强食肥浓，宁无伤乎？上必吐而下必泻矣。盖土弱金伤，咳嗽多痰，再以黏腻之物滞脾，则痰必增而嗽益甚，食必渐而热益加，惟甘淡爽脾之物，不妨脾土者，方合调理之法。

《不居集·戒肥浓》

◆戒多言

气鼓喉而为声，情发心而为言，声者肺之韵，言者心之声。虚损之人，水亏火炽，肺易受伤，急宜省言语，寡思虑，戒应酬，凝神，静坐，养气调息，则金旺水生，气不耗散矣。曾有友人，虚怯羸弱不堪，参附服过数十斤，终无益处。后静坐调息不语，如是三年，精神倍加，体气健旺胜前，此寡言语之验也。

《不居集·戒多言》

◆戒房劳

房室之戒多矣，而惟虚损为尤甚。盖肾水不足之人，相火易动，易犯房室，不必交接，或思想太过，或眼去眉来，亦能损人。纵朝夕服药，百般调理，何益于事。凡无病之人，贪欲无厌，尚且精竭髓枯，气匮力乏，而况虚损之人乎？

《不居集·戒房劳》

◆戒恼怒

凡气之中，惟怒为最，虚损之症，最易生嗔，况肾水一亏，肝火易炽，怫然见于其面，有不知其然而然者矣。盖劳伤神志，心血亏乏，肾水枯竭，君火失令，相火司权，熏烁肺金，痰嗽失血，日甚一日。噫！一星之火，而能致燎原之祸，知命者不自省乎？诸论详郁证中。

《不居集·戒恼怒》

◆病后调理

一凡大病初愈，宜适寒温。大热则生虚热，心烦燥渴，大寒则风邪乘空易袭。

一凡伤寒时疫，身凉脉缓，宜进清菜汤，疏通余邪，如觉腹中宽爽，再进陈仓米清饮，以开胃中谷气，一二日许进糜粥钟许，日三四次，或五六次为度，慎毋太过。或用陈豆豉，或清爽之物过口，或清水煮淡白鲞点极妙，再渐进活鲫鱼汤，调理百日，方无食复劳复等症。

一食后复发热，宜断谷即愈。服调脾胃之剂，忌用骤补大热等药，从复医治，能收全功。

一凡病证忌食猪油、湿面、鸡、羊、腻滞、煎、炒、烧、煿等物，犯之复发难治。

一凡病后切忌房劳，犯之舌出数寸死。

一凡中风后，忌服辛散香燥等药，及猪、羊、鹅、鱼腥、荞麦、蛋、芋滞气发病等物。

一凡劳嗽发热，水肿喘急，宜淡食，忌咸物。

一凡疟痢后，忌饱食，诸血香甜等物及滑利之物、梨瓜生冷，切禁勿用。

一痈疽发背忌同伤寒。

一虚损喘嗽骨蒸，忌用大热温补等药，宜服补阴药，养益真元，庶几可也。

一产后切禁寒凉药物，虽在酷暑之日，亦不宜施，世多误用，抑致伤生，特为拈出。

一痘疹后不善调摄，多致危殆，因其忽略保护故也。

一凡大病之后，如水浸泥墙已干之后，最怕重复冲击，再犯之不救。

一凡大病之后，宜慎口腹。口腹不谨，肠胃生灾，最难复原，恐成弱症。

一凡大病之后，切戒豪饮。火热上蒸，脾肺劳损，咳嗽吐痰，潮热失血，未病之先，尚宜节欲，何况病后，不自猛省。

一凡大病之后，最戒嗔怒，气血未平，肝火易动，忿不顾身，病为之助，最易失血，渐成不足。

一凡大病之后，宜惜精神。勿多言以耗气，勿嬉戏以劳心，勿经营以汲汲，勿名利以关心，勿穷思以郁郁，勿极视以伤神，勿纵欲以快乐，勿暴躁以不宁，至于亲族交接，朋友应酬，真元未复，岂能周旋，一概绝谢，返观静养，自爱其身。不遵禁戒，虚劳易成。

一凡大病之后，最戒劳力。岂必贫人肩挑步役，行动太早，起居用力，或御或沐，所劳甚微，为患极大，夜必发热，精神疲败，不知节爱，必成痨瘵。

《不居集·病后调治》

◆此节言热病之禁也，语意自明，大抵邪之着人也，每借有质以为依附，热时断不可食，热退必须少食，如兵家坚壁清野之计，必使热邪退尽，而后可大食也。

《温病条辨·原病》

◆血证忌房劳

血之运行，听令于气，气乃先天肾水之中一点生阳，静而复动，化生精血。若以房劳伤其精血，则水虚而火发，气动而血升，乌有病之不发乎，宜都气丸加麦冬、龟鹿胶治之。火盛者，大补阴丸加鹿胶、桑螵蛸治之，或加味虎潜丸脾肾兼治，或三才汤加桑螵蛸、秋石、海粉、黄柏、紫梢花治之。失血之人以养息为第一，若不忌房劳，是自促命期，于医何咎。

《血证论·房劳复》

◆劳复怒复

静则气平而生阴，动则气燥而生阳。烦热喘咳，随之而作。失血病，因劳动而复发者，十之五六，亟宜调息瞑目，以收敛浮动之气，使阴生阳秘而血乃不复动矣，人参固本汤加蒲黄、苏木治之。烦热甚者，宜用地骨皮散加炒栀子、蒲黄；喘咳甚者，宜人参清肺汤治之，或三才汤加五味子、云茯苓、沉香、甘草，清燥救肺汤亦治之。血复止后多饮独参汤，熟睡以息之。

怒复者，怒气伤肝，相火暴发，而血因奋兴，当归芦荟丸以泻之，龙胆泻肝汤以清之，丹栀逍遥散以和之，小柴胡汤加牡蛎、青皮以抑。血潮不止者，泻心汤加当归、沉香、香附子、降真香以止之，十灰散用香附子、槟榔、童便醋调服以止之。去血过多，则阴愈伤，阳愈亢，怒气愈不能平，宜当归、人参、沉香、香附子、生地黄、五味子以大补之。少与之食以消息之。

总之，失血之人，戒劳更戒怒，《医学考辨》有戒怒诗云：病家误，戒忿怒，忿怒无非些小故，血随气上不循经，犹如轻车就熟路。吾临血证多矣，每有十剂之功，败于一怒，病家自误，医士徒劳，堪发一叹。

《血证论·劳复怒复》

◆食复

失血家胃气清和，津液自生，火自降，痰自顺，而病亦自愈矣。若伤饮食则中宫壅滞，气与火不得顺利，上冲於肺，则为咳嗽；外蒸肌肉，则发热；内郁于心则为烦；由是血不得宁，因之复发，名为食复，宜甲己化土汤加枳壳、厚朴、炒栀子、麦芽为主，咳者加紫菀、麦冬、五味子、杏仁，发热者加石膏、知母，心烦者加黄连、当归，腹痛者加酒大黄。已动血者加桃仁、苏木，或用逍遥散，照上加减法，亦调和胃气善方，小柴胡汤亦可。仲景治食复言有宿食者，皆主芍药、大黄，义取二物，力能推荡。盖宿食不去，不独阻新食之进，且伤气壅邪，转生诸疾，故主大黄以速去之，以免伤其正气，胜查曲之功千万。医者须知此理，临证庶有胆识。夫失血之人，所以易於停食者，多是胃中有热，贪多饮食。既食之后，脾津枯少不能糜烂消化，是以易于停食。宜四君子汤加黄精、山药、玉竹、天花粉、麦芽、白芍、生地黄、枸杞子、当归、麦冬、山楂、莱菔汁煎服。此等治法，但读东垣《脾胃论》者断不能知。

《血证论·食复》

◆时复

时复者，谓血家春夏得病，至次年春夏复发；秋冬得病，至次年秋冬其病复发。值其时而仍病，故曰时复。夫人身五脏六腑，与天之气运呼吸相通，原是一体，故天之阴阳，能撄人之疾病，其实非天病人也，乃人身气血先有偏盛，故感天气之偏盛而病遂作焉。

血家病得于春者，乃肝经血虚火旺，春木之气，内通于肝，肝经感木气而风动火发，故值春时，旧病复作。其已发吐血者，宜地骨皮饮加蒲黄、黄芩、龙胆草、杏仁、柴胡、荆芥、醋炒大黄治之；尚未发作者须服五味逍遥散加牡蛎、阿胶、龙骨、香附子、五味子，或用左归饮加阿胶、龟板、牡蛎、五味子以滋养之，使肝肾阴足，则火伏而不动矣。凡冬日春时得血病者，均宜用此法，以养肝肾，使阳气封谧而不泄，斯病不发矣。又凡肝经火动者，必先有热蒸口苦魂梦不宁诸证，柴胡清骨散亦治之。

失血之病得于夏者，乃心经火旺，次逢夏月复发。宜泻心汤加丹皮、蒲黄、生地黄、木通、甘草梢、降香、牛膝；其未发时若见烦热，即宜预服生地黄散以遏止之，或天王补心丹以养之。又按夏月暑盛，病多发于阳明，以阳明主燥热，暑热相合，故多属阳明。病在阳明者，口渴，身热，烦躁，便闭，恶闻人声，脉势洪大，以此为辨。其吐出之血，亦必甚多，宜犀角地黄汤加葛根、金银花、知母、蒲黄、大黄、枳壳。若尚未动血，初觉发热口渴者，玉女煎加蝉蜕、秦皮、茵陈、枳壳，或先服甘露饮以养胃阴，免动燥气。

秋乃金合肺气主之，凡失血家，至秋时皮毛收敛，未能秘密，往往外合风气，内壅热邪，发咳动血尤为容易，病家医家皆须善为调理，庶可补天再造也。若是秋时得病，是病本得于肺，次逢秋月，本脏不润，复发痿燥而咳血者，清燥救肺汤加生地、蒲黄治之，人参清肺汤加紫菀、当归、蒲黄亦可。葛可久太平丸，既滋肺阴，兼清风痰，尤治肺良方。若肺气郁而不布，卫阳不外达，津液不下降，皮毛洒淅，寒热作咳者，宜小柴胡加荆芥、防风、桔梗、杏仁、蒲黄、苏木、瓜蒌根、麦冬、桑皮、陈皮、枇杷叶治之；风寒客于肺中，久咳不止者，宜千金麦门冬汤，其麻黄捣茸炙过，以搜陈寒；或重用太平丸，重加薄荷亦和散之法。

冬令属水，肾气主之时。阴气坚凝则阳气潜藏，龙雷不作，若阴气不足，则阳气不潜，况此时阳气皆入于内，人身阴虚者既多内热，加以阳气入内，两热相合，致失冬令寒热之象。此与冬行夏令无异，是以火迫血动而复发也。治法宜滋肾阴，泄内热，使其阴凝阳秘，复成为大冬之令，斯病愈矣。已动血者，玉女煎加蒲黄、丹皮、苏木，续服大补阴丸、六味丸以收功。乘其未发，先用麦味地黄汤滋之，火之不藏如三冬不雪，腊月鸣雷，潜纳阳气皆可加龙骨、牡蛎。吾于冲脉言之甚详，须参看。

凡物有根者，逢时必发。失血何根？瘀血即其根也，故凡复发者，其中多伏瘀血，以及遇节气、遇阴雨而即蒸热发动者，均是瘀血为病，宜血府逐瘀汤加干漆、桃奴治之，或用仲景大黄䗪虫丸少少与之。此理须知，方不为血证所瞒。

《血证论·时复》

药 物 禁 忌

◆……帝曰：有毒无毒，服有约乎？岐伯曰：病有久新，方有大小，有毒无毒，固宜常制矣。大毒治病，十去其六；常毒治病，十去其七；小毒治病，十去其八；无毒治病，十去其九；谷肉果菜，食养尽之，无使过之，伤其正也。不尽，行复如法。必先岁气，无伐天和，无盛盛，无虚虚，而遗人夭殃。无致邪，无失正，绝人长命。帝曰：其久病者，有气从不康，病去而瘠，奈何？岐伯曰：昭乎哉！圣人之问也。化不可代，时不可违。夫经络以通，血气以从，复其不足，与众齐同，养之和之，静以待时，谨守其气，无使倾移，其形乃彰，生气以长，命曰圣王。故《大要》曰：无代化，无违时，必养必和，待其来复。此之谓也。帝曰：善。

《素问·五常政大论》

◆ **用药禁忌**

凡治病服药，必知时禁、经禁、病禁、药禁。

夫时禁者，必本四时升、降之理，汗、下、吐、利之宜。大法：春宜吐，像万物之发生，耕、耨、科、斫，使阳气之郁者易达也。夏宜汗，像万物之浮而有余也。秋宜下，像万物之收成，推陈致新，而使阳气易收也。冬周（固）密，象万物之闭藏，使阳气不动也。"夫四时阴阳者，与万物浮沉于生长之门，逆其根，伐其本，坏其真矣。"又云："用温远温，用热远热，用凉远凉，用寒远寒，"无翼其胜也。故冬不用白虎，夏不用青龙，春、夏不服桂枝，秋、冬不服麻黄，不失气宜。如春、夏而下，秋、冬而汗，是失天信，伐天和也。有病则从权，过则更之。

经禁者，足太阳膀胱经为诸阳之首，行于背、表之表，风寒所伤则宜汗，传于本，则宜利小便。若下之太早，必变证百出，此一禁也。足阳明胃经行身之前，主腹满胀、大便难，宜下之。盖阳明化燥火，津液不能停，禁发汗、利小便，为重损津液，此二禁也。足少阳胆经行身之侧，在太阳、阳明之间，病则往来寒热、口苦、胸胁痛，只宜和解。且胆者无出无入，又主生发之气，下则犯太阳，汗则犯阳明，利小便则使生发之气反陷入阴中，此三禁也。三阴非胃实，不当下，为三阴无传本，须胃实得下也。分经用药，有所据焉。

病禁者，如阳气不足，阴气有余之病，则凡饮食及药，忌助阴泻阳。诸淡食及淡味之药，泻升发以助收敛也；诸苦药皆沉，泻阳气之散浮；诸姜、附、官桂辛热之药，及湿面、酒、大料物之类，助火而泻元气；生冷、硬物损阳气，皆所当禁也。如阴火欲衰而退，以三焦元气未盛，必口淡，如咸物亦所当禁。

药禁者，如胃气不行，内亡津液而干涸，求汤饮以自救，非渴也，乃口干也，非温胜也，乃血病也，当以辛（甘）酸益之，而淡渗五苓之类，则所当禁也。汗多禁利小便，小便多禁发汗。咽痛禁发汗、利小便。若大便快利，不得更利；大便秘涩，以当归、桃仁、麻子仁、郁李仁、皂角仁和血润肠，如燥药则所当禁者。吐多不得复吐；如吐而大便虚软者，此上气壅滞，以姜、橘之属宣之；吐而大便不通，则利大便，上药则所当禁也。诸病恶疮及小儿癍后大便实者，亦当下之，而姜、橘之类则所当禁也。又如脉弦而服平胃散；脉缓而服黄芪建中汤，乃实实虚虚，皆所当禁也。

《脾胃论·用药宜禁论》

◆ **服药禁忌**

服柴胡，忌牛肉。服茯苓，忌醋。服黄连、桔梗，忌猪肉。服乳石，忌参、术，犯者死。服大黄、巴豆同剂，反不泻人。服皂矾，忌荞麦面。服天门冬，忌鲤鱼。服牡丹皮，忌胡荽。服常山，忌葱。服半夏、菖蒲，忌饴糖、羊肉。服白术、苍术，忌雀、蛤肉、青鱼、鲊、胡荽、大蒜、桃李。服鳖甲，忌苋菜，马齿苋尤甚。服商陆，忌犬肉。服地黄，忌萝卜。服细辛，忌生菜。服甘草，忌菘菜。服粟壳，忌醋。服芫花、甘遂，忌盐、甘草。服荆芥，忌驴马肉、黄颡鱼。服柿蒂，忌蟹，犯者木香汤能解。服巴豆，忌芦笋。服牛膝，忌牛肉、牛乳。服蜜及蜜煎果食，忌鱼鲊。服藜芦，忌狐狸肉。若疮毒未愈，不可食生姜、鸡子，犯之则肉长突出作块而白。凡服药，不可杂食肥猪犬肉、油腻、羹脍、腥臊、陈臭诸物。凡服药，不可多食生蒜、胡荽、生葱、诸果、诸滑滞之物。

《先醒斋医学广笔记·用药凡例》

◆术忌桃、李、胡荽、大蒜、青鱼、酢等，巴豆忌芦笋，黄连、桔梗忌猪肉，地黄忌芜荑、半夏、菖蒲忌饴糖、羊肉，细辛忌生菜，甘草忌松菜，牡丹皮忌胡荽，商陆忌犬肉，常山忌生葱、生菜，空青、丹砂忌生血物，茯苓忌醋，鳖甲忌苋菜，天门冬忌鲤鱼。

古方逐名下，并载此禁忌。谓如理中丸，合忌桃、李、胡荽、大蒜、青鱼、酢、菘菜等物。即使服饵者，当依此法。仓卒治病，不必拘忌。今除药有相反者。已行删去外，所有逐病通行禁忌法，复具如下。

凡风病，通忌五辛、甘滑、生冷、油腻之类。

凡伤寒时气，忌羊肉、杂食，及病差后，尤忌肉食。

凡热病新瘥及大病之后，食猪肉及肠、血、肥鱼、油腻等，必大下痢，医不能疗也。

又食饼饵、粢黍、饴脯、鲙炙、枣栗诸果及坚实难消之物，必更结热。以药下之，则胃中虚冷，大痢不禁难救。

凡脚气之病，极须慎房室、羊肉、牛肉、鱼、蒜、蕺菜、菘菜、蔓青、瓠子、酒、面、酥油、乳糜、猪、鸡、鹅、鸭，有方用鲤鱼头，此等切禁，不得犯之；并忌大怒及生果子、酸酢之食。又特忌食瓠子、蕺菜之类。犯之一世治不愈。

凡癥瘕、癖积，忌生冷、酥滑物。

凡吐逆下利等，忌生冷、酢、滑腻物。

凡噎塞、胀满及痼冷、诸气，并忌生冷。

凡积热，忌鱼、酒、热面等。

凡咳嗽、咯血、吐血，忌诸热物。

凡痰饮，忌酒、醋。

凡消渴，忌房室。

凡水气，忌羊头、蹄，及盐、一切咸物。

凡服药，不可食生胡荽、诸滑物及果实、犯猪、犬肉、油腻、肥羹、鱼鲙、腥臊等物。

《中医历代医话选·养生康复》

◆用药宜禁

【丹】病虽实胃气伤者勿便攻击论　凡言治者，多借医为喻，仁哉斯言也。真气，民也；病邪，盗贼也；药石，兵也。或有盗起，势须剪除而后已。良将良相，必先审度兵食之虚实，与时势之可否，然后动。动涉轻妄，则吾民先困于盗，次困于兵，民困则国弱矣。行险侥幸，小人所为，万象森罗，果报昭显，其可不究心乎？大凡攻击之药，有病则受之，病邪轻，药力重，则胃气受伤。夫胃气者，清纯冲和之气也，惟与谷肉菜果相宜。盖药石皆是偏胜之气，虽参芪辈为性亦偏，况攻击之药乎。时忌，春夏不宜桂枝，秋冬不宜麻黄。药忌，已汗者不可再发，已利者不可再利。病忌，虚人不宜用凉，实人不宜用热。

……

【丹】大病虚脱，本是阴虚，用艾灸丹田者，所以补阳，阳生阴长故也。不可用附子，可多服人参。

【垣】春宣论春，蠢也，阳气升浮，草木萌芽，蠢然而动。人气在头，有病宜吐。又曰：伤寒大法，春宜吐。宣之为言，扬也，谓吐之法自上而出也。今世俗往往有疮痍者，膈满者，虫积者，以为不于春时宣泻毒气，不可愈也。医者遂用牵牛、巴豆、大黄、枳壳、防风为丸药，名之曰春宣丸，于二月三月服之，谓俾下利而止。初泻之时，脏腑得通时暂轻快，殊不知气升在上，则在下之阴甚弱，而用利药戕贼真阴，其害何可胜言？况仲景承气汤等下剂，必有大满大坚实，有燥屎转矢气，下逼迫而无表证者，方行此法。可下之证悉具，犹须迟以待之，泄利之药，其可轻试之乎。予伯考形肥骨瘦，味厚性沉，五十岁轻于听信，忽于三月半购春宣丸服之，下二三行甚快，每年习以为常。至五十三岁时，七月初热甚，无病暴死。此岂非妄用春宣为春泻而至祸耶！自上召下曰宣，宣之一字为吐也明矣。子和已详论之，昔贤岂妄言哉。后之死者，又有数人，愚故表而出之，以为后人之戒……

【罗】无病服药辨　谚语云：无病服药，如壁里安柱。此无稽之说，为害甚大。夫天之生物，五味备焉，食之以调五脏，过则生疾。故经云：阴之所生，本在五味；阴之五宫，伤在五味。又曰：五味入胃，各随所喜。故酸先入肝，辛先入肺，苦先入心，甘先入脾，咸先入肾，久而增气，气增而久，夭之由也。又云：酸走筋，辛走气，苦走骨，咸走血，甘走肉。五味者，口嗜而欲食之，必自裁制，勿使过焉。至于五谷为养，五果为助，五畜为益，五菜为充，气味合而食之，补精益气。倘用之不时，食之不节，犹或生疾，况药乃攻邪之物，无病而可服乎。《圣济经》云：彼修真者，蔽于补养，轻饵药石，阳剂刚胜，积若燎原，为消渴痈疽之属，则天癸绝而阴涸；阴剂柔胜，积若凝冰，为洞泄寒中之属，则真火微而卫散。一味偏胜，一脏偏伤，一脏受伤，四脏安得不病。唐孙思邈言药势有所偏胜，令人脏气不平。裴潾谏唐宪宗曰：夫药以攻病，非朝夕常用之物，况金石性酷烈有毒，又加炼以火气，非人五脏所能禁。至于张皋谏穆宗曰：神虑淡则气血和，嗜欲多而疾疢作。夫药以攻疾，无病不可饵……

用药无据反为气贼。北京按察书吏李仲宽，年五旬，至元己巳春，患风症，半身不遂，麻痹，言语謇涩，精神昏愦。一友处一法，用大黄半斤，黑豆三升，水一斗，同煮豆熟，去大黄，新汲水淘净，每日服二三合，则风热自去。服之过半，又一友云，用通圣散、四物饧、黄连解毒汤相合服之，其效尤速。服月余，精神愈困，遂还真定，归家养病。亲旧献方无数，不能悉录，又增喑痖不能言，气冷手足寒。命予诊视，细询前由，尽得其说。予诊之，六脉如蛛丝细。予谓之曰：夫病有表、里、虚、实、寒、热不等，药有君、臣、佐、使、大、小、奇、偶之制。君所服药无考凭，故病愈甚，今已无救，君自取耳。未几而死。有吏曹通甫妻萧氏，年六旬有余，孤寒无依，春月忽患风疾，半身不遂，言语謇涩，精神昏愦，口眼㖞斜，与李仲宽症同。予刺十二经井穴接其经络，不通。又灸肩井、曲池，详病时月处药，服之尽半。予曰：不须服药，病将自愈。明年春，在张子敬郎中家，见其步行如旧。予叹曰：夫人病痉，得不乱服药之故。由此论之，李仲宽乱服药，终身不救。萧氏贫困，恬憺自如。《内经》曰：用药无据，反为气贼，圣人戒之。一日，姚雪斋举许先生之言曰：富贵有二事，反不如贫贱，有过恶不能匡救，有病不能医疗。噫，李氏之谓欤。

《医学纲目·用药宜禁》

◆背痛恶寒，脊强，俯仰难，食不下，呕吐多痰……切不可用香燥之药，服之必死，宜薄滋味。

《医学纲目·呕吐膈气总论》

◆张氏云：室女月水久不行，切不可用青蒿等凉药。医家多以为室女虚热，故以凉药攻之，殊不知血得热则行，冷则凝也。

《普济方·妇火诸疾门》

◆小儿脾胃不和，阴阳二气交错，冷热相制，皆由积之所致……凡儿有是疾，医者不可轻易投砒治之，其砒有大毒，冲胃三焦，作渴引饮，水停在脾，脾属四肢亦作浮肿，重则致喘，烦燥虚闷，倦怠不安，砒之为药岂可妄投？宜先与服梨浆饮。

《普济方·婴孩癖积胀满门》

◆攻药不可峻用

客有病痞者，积于其中，伏而不得下，自外至者，捍而不得纳。从医而问之，曰：非下不可。归而饮其药，既饮而暴下，不终日而向之伏者散而无余，向之捍者柔而不支，胸膈导达，呼吸开利，快然若愈。逾月而痞五作而五下，每下辄愈，然客之气一语而三引，体不劳而汗，股不步而栗，肤革无所耗于前，而其中茶然，莫知其所来。嗟夫！心痞非下之不可已，予从而下之，术未爽也，茶然独何如？

闻楚之南有良医焉，往而问之。医叹曰：子无怪是茶然也。凡子之术固如是茶然也。坐，吾语汝。且天下之理，有甚快于吾心者，其末必有伤；求无伤于终者，则初无望其快于吾心。夫阴伏而阳蓄，气与血不运而为痞，横乎子之胸中者，其累大矣。击而去之，不须臾而除甚大之累，和平之物不能为也，必将搏击振挠而后可。夫人之和气冲然而甚微，泊乎其易危，击搏振挠之功未成，而子之和盖已病矣。由是观之，则子之痞凡一快者，子之和伤矣。不终月而快者五，子之和平之气不既索乎？故体不劳而汗，股不步而栗，茶然如不可终日也。且将去子之痞而无害于和也，子之燕居三月，而后与之药可为也。客归三月，斋戒而复请之。医曰：子之气少复矣。取药而授之曰：服之，三月而疾少平，又三月而少康，终年而复常，且饮药不得亟进。客归而行其说。然其初使人惫然而迟之，盖三服其药而三反之也。然日不见其所攻之效，久较则月异而时不同，盖终岁而疾平。

客谒医，再拜而谢之，坐而问其故。医曰：是医国之说也，岂特医之于疾哉？子独不见秦之治民乎？悍而不听令，堕而不勤事，放而不畏法。令之不听，治之不变，则秦之民尝痞矣。商君见其痞也，厉以刑法，威以斩伐，悍厉猛执，不贷毫发，痛划而力锄之。于是乎秦之政如建瓴，流通四达，无敢或拒，而秦之痞尝快矣。自孝公以至二世也，凡几痞而几快矣。顽者已圮，强者已柔，而秦之民无欢心矣。故猛政一快者，欢心一已；积快不已，而秦之四支枵然，徒具其物而已。民心日离而君孤立于上，故匹夫大呼，不终日而百疾皆起。秦欲运其手足肩膂，而瘫然不我应。故秦之亡者，是好为快者之过也。

昔者先王之民其初亦尝痞矣。先王岂不知君然击去之以为速也？惟其有伤于终也，故不敢求快于吾心。优柔而抚存之，教以仁义，导以礼乐，阴解其乱而除去其滞。旁视而愦然有之矣，然月计之，岁察之，前岁之俗非今岁之俗也。不击不搏，无所忤逆，是以日去其戾气而不婴其欢心。于是政成教达，安乐久而无后患矣。是以三代之治皆更数圣人，历数百年而后欲成。则予之药终年而愈疾，无足怪也。故曰：天下之理，有快于吾心者，其末必有伤，求无伤于其终，则无望其快吾心。虽然，岂独于治天下哉？客再拜而传其说。

《古今医统大全·翼医通考》

◆草药不可妄服记

绍兴十九年三月，英州僧希赐往州南三十里扫塔。有客船自番禺至。舟中士人携一仆，病脚弱不能行。舟师闵之曰：吾有一药，能治脚病如神，饵之而瘥者不可胜计。因赛庙饮酒颇醉，乃入山采药渍酒授病者，令天未明服之。如其言，药入口即呻吟，云肠胃极痛如刀割截。迟明死，士人以咎舟师。师恚曰：何有此？即取昨夕所余药自渍酒服之，不逾时亦死。盖由山中多断肠草，人食之辄死。而舟师所取药为根蔓所缠结，醉不择，轻投酒中，是以及于祸，则知草药不可妄服也。

《古今医统大全·攻击药不可峻用传》

◆服药当遵禁忌说

杜时彰曰：凡邪气方盛，气机郁遏之时，不可骤进食物。烟酒五辛，炙煿厚味，皆能助火生热；鱼腥面食，油腻生冷，皆滞膈生痰，阻碍脾胃。服药之人，谨遵禁忌，方保无虞。每有骄矜之人，以医药为儿戏，以禁忌当虚文，疾病患身，任性自便，强食厚味，饱啖生冷，及至病变，反归咎于医之无效。殊不知医之受谤，不过损名，病至伤生，医何能代？知命者可不以此为戒耶！

《疾病补救录》

◆金石不宜过服

或问曰：夫金石之药，埋之不腐，煮之不烂，用能固气，可以延年。草木之药，未免腐烂，焉有固驻之功？答曰：夫金石之药，其性慓悍而无津液之润，盛壮时未受其害，及其衰弱，毒则发焉。夫壮年则气盛而能制石，滑则行石，故不发也。及其衰弱，则荣卫气涩，则不能行石，弱则不能制石，无所制而行者留积，故人大患焉。无益而损，何固驻之有！或问曰：亦有未虚而石发者乎？答曰：忧恚在心而不能宣，则荣卫涩滞不能行，石热结积而不散，随其积聚，发诸痈疮。又有服石之人，倚石热而纵佚，恃石势而行乃不晓者，以为奇效。津液焦枯，猛热遂作，洞釜加爨（生火做饭也），罕不焦然！问曰：金石之害若此，皇何以标之于《内经》？答曰：大虚积冷之人，不妨暂服，疾愈而止，则无害矣。又问曰：石势慓悍，脏衰则发。今先虚而服石者，岂能制其势力乎？且未见其害何也？答曰：初服之时，石势未积，又乘虚冷之甚，故不发也。又问曰：草木自不能久，岂能固人哉？答曰：服之不倦，势力相接，积年之后，必获大益。夫攻疗之药，以疾差而见功，固驻之方，觉体安而为效。形神既宁，则寿命日永矣。

《保生要录·论药石》

◆丹药之害

金石伏火丹药，有嗜欲者，率多服之，冀其补助。盖方书述其功效，必曰益寿延年，轻身不老。执泥此说，服之无疑，不知其为害也。彼方书所述，诚非妄语。惟修养之士，嗜欲既寡，肾水盈溢，水能克火，恐阴阳偏胜，乃服丹以助心火。心为君，肾为臣，君臣相得，故能延年。况心不外役，火虽盛而不炎，以不炎火留水，以水制火，水火交炼，其形乃坚，虽非向上修行，亦养行之道也。彼嗜欲者，水竭于下，火炎于上，服助以丹，火烈水枯，阴阳偏胜，精耗而不得聚，血竭而不得行。况复喜怒交攻，抱薪救火，发为消渴，凝为痈疽，或热或狂，百证俱见，此丹药之害也。人既不能绝嗜欲，惟当助以温平之剂，使荣卫交养。有寒证则间以丹药投之，病去则已。或者不知此理，每恃丹石以为补助，实戕贼其根本耳！岂善摄生之道哉！

《荆川稗编·丹药之害》

◆药物的相畏相恶与相反

王节斋曰：畏，畏其制我，不得自纵；恶，恶其异我，不能自如。此二字不深害。盖彼既畏我，我必恶之；我既恶彼，彼亦畏我；我虽恶彼，彼无忿心；彼虽畏我，我能制彼。如牛黄恶龙骨，而龙骨得牛黄更良；黄芪畏防风，而黄芪得防风其功愈大之类是也。至相反，则两仇不共，共必为害。然大毒治病，又须大毒之药以劫之。甘草、芫花，相反药也，而莲心饮以之治瘰疬；藜芦、细辛，相反药也，而二陈汤以之吐风痰。又四物汤加人参、五灵脂，以消血块；感应丸以巴豆、牵牛同剂，为攻坚破积之需。相反之中，亦有相成之妙，此古人达至理于规矩准绳之外，故用之反以为神，非好奇之私，而以人命为侥幸也。苟无灼见之真，究勿轻于一试。

《中国历代医话选·药物方剂》

◆畏恶反辩

药之相须、相使、相恶、相反，出北齐徐之材《药对》，非上古之论也。聿考《伤寒》、《金匮》、《千金》诸方，相畏相反者多并用。有云相畏者，如将之畏帅，勇往直前，不敢退却；相反者，彼此相忌，能各立其功，圆机之士，又何必胶执于时袭之固陋乎？

《侣山堂类辩》

◆慎药

乩方之风，于今尤甚，神仙岂为人治病？大率皆灵鬼耳，故有验有不验。余所目击者，都门章子雅患寒热，乩方用人参、黄芪，痰塞而殒；萧山李仪轩老年足痿，乩方用附子、熟地、羌活、细辛等味，失血而亡。彼惑于是者，效则谓仙之灵，不效则谓人当死，乃假于仙以毙之也。噫！是尚可与言乎？

药以养生，亦以伤生，服食者最宜慎之……丙申正月，汪忽患身热汗出，自以为阳明热邪，宜用石膏。服一剂热即内陷，肤冷泄泻神昏，三日遂卒。医家谓本桂枝汤证，不当以石膏遏表邪也。嵊县吴孚轩明经鹏飞，司铎太平，壬寅六月科试，天气大热，身弱事冗，感邪遂深，至仲秋疾作，初起恶寒发热，病势未甚。绍台习俗，病者皆饮姜汤，而不知感寒则宜，受暑则忌也。服二钱，暑邪愈炽，遂致不救。又有不辨药品而致误者。归安陈龙光业外科，偶因齿痛，命媳煎石膏汤服之，误用白砒，下咽腹即痛，俄而大剧，询知其误……

　　世俗喜服热补药，如桂附鹿胶等，老人尤甚，以其能壮阳也。不知高年大半阴亏，服之必液耗水竭，反促寿命，余见因此致害多矣……

　　凡服补剂，当审气体之所宜，不可偏一致害。叶天士《景岳全书发挥》云：沈赤文年二十，读书明敏过人，父母爱之。将毕姻，合全鹿丸一料，少年四人分服。赤文于冬令服至春初，忽患浑身作痛，渐渐腹中块痛，消瘦不食，渴喜冷饮。后服酒蒸大黄丸，下黑块无数，用水浸之，胖如黑豆，始知为全鹿丸所化。不数日热极而死。同服三少年，一患喉痹，一患肛门毒，一患吐血咳嗽，皆死。此乃服热药之害也……

　　医家以丸散治病，不可轻信而服之。吾里有患痞者，求治于湖州某医，医授丸药服之，痞病愈而膨胀以死。又有婴儿惊风，延某医治之，灌以末药不计数，惊风愈而人遂痴呆，至长不愈。其药多用朱砂故也。

　　世人喜服参术，虚者固得益，实症适足为害。苏州某官之母，偶伤于食，又感风邪，身热不食，医者以年高体虚，发散药中参术投之，病转危殆。其内侄某知医，适从他方至，诊其脉，且询起病之由，曰右脉沉数有力，体虽羸而神气自清，此因伤食之后，为补药所误，当以峻药下之。乃用大黄、槟榔、厚朴、莱菔子之属，一剂病如故，众疑其谬。某谓药力未到，复投二剂，泄去积滞无算，病遂瘳。此可为浪服补药之鉴。

　　世俗每谓单方外治者，非比内服，可放胆用之，不知亦有被害者。《续名医类案》云，一僧患疮疥，自用雄黄、艾叶燃于被中熏之。翌日遍体焮肿，皮破水出，饮食不入，投以解毒不应而死。盖毒药熏入腹内而散真气，其祸如此……故凡用药，先宜审明阴阳虚实，不得谓外治无害而漫试之。

　　……

　　用药最忌夹杂，一方中有一二味即难见功。戊午季春，余自武林旋里，舟子陈姓病温，壮热无汗，七日不食，口渴胸痞，咳嗽头痛，脉数右甚于左。杭医定方，用连翘、瓜蒌皮、牛蒡子、冬桑叶、苦杏仁、黑山栀、象贝、竹叶、芦根。药皆中病，惜多羚羊角、枳壳二味，服一剂，病不减，胸口闷，热转甚。求于诊治，余为去羚羊角、枳壳、加淡豆豉、薄荷。服一剂，汗出遍体，即身能食；复去淡豆豉、牛蒡子，加天花粉，二剂痊愈。因思俗治温热病，动手即用羚羊角、犀角，邪本在肺，乃转引之入肝心，转病致重，职是故耳……

《冷庐医话·慎药》

◆用药宜忌

　　或问：药性有相畏、相恶、相反，而古方多有同为一剂而用者，其理何如？曰：若夫彼畏我者，我必恶之；我所恶者，彼必畏我。盖我能制其毒而不得以自纵也。且如一剂之中，彼虽畏我，而主治之能在彼，故其分两当彼重我轻，略将以杀其毒耳；设我重彼轻，制之太过，则尽夺其权而治病之功劣矣。然药性各有能毒，其所畏者畏其能，所恶者恶其毒耳！如仲景制小柴胡汤，用半夏、黄芩、生姜三物同剂，其半夏、黄芩畏生姜，而生姜恶黄芩、半夏，因其分两适中，故但制其剽悍之毒，而不减其退寒热之能也。其性相反者，各怀酷毒，如两军相敌，决不与之同队也。虽然，外有大毒之疾，必用大毒之药以攻之，又不可以常理论也。如古方感应丸用巴豆、牵牛同剂，以为攻坚积药；四物汤加人参、五灵脂辈，以治血块；丹溪治尸瘵二十四味莲心散，以甘草、芫花同剂，而谓妙处在此。是盖贤者真知灼见方可用之，昧者固不可妄试以杀人也！夫用药如用兵，善用者置之死地而后存，若韩信行背水阵也；不善者徒取灭亡之祸耳，可不慎哉！

《中医历代医话选·药物方剂》

◆**药物禁忌歌**

甘草忌心黑，蟾酥怕赤睛，鹿茸畏铜铁，鳖甲去边裙，青枳除穰隔，桃杏禁双仁，蛇不连头用，干蝎白似银。

《中医历代医话选·药物方剂》

针 灸 禁 忌

◆……春刺夏分，脉乱气微，入淫骨髓，病不能愈，令人不嗜食，又且少气。春刺秋分，筋挛，逆气环为咳嗽，病不愈，令人时惊，又且哭。春刺冬分，邪气著脏，令人胀，病不愈，又且欲言语。

夏刺春分，病不愈，令人解堕。夏刺秋分，病不愈，令人心中欲，无言，惕惕如人将捕之。夏刺冬分，病不愈，令人少气，时欲怒。

秋刺春分，病不已，令人惕然欲有所为，起而忘之。秋刺夏分，病不已，令人益嗜卧，又且善梦。秋刺冬分，病不已，令人洒洒时寒。冬刺春分，病不已，令人欲卧不能眠，眠而有见。冬刺夏分，病不已，气上，发为诸痹。冬刺秋分，病不已，令人善渴。

《素问·诊要经终论》

◆……是以天寒无刺，天温无疑。月生无泻，月满无补，月郭空无治，是谓得时而调之……八正者，所以候八风之虚邪以时至者也。四时者，所以分春秋冬夏之气所在，以时调之也。八正之虚邪，而避之勿犯也。以身之虚，而逢天之虚，两虚相感，其气至骨，入则伤五脏，工候救之，弗能伤也。故曰：天忌不可不知也。

《素问·八正神明论》

◆黄帝问曰：愿闻刺要。岐伯对曰：病有浮沉，刺有浅深，各至其理，无过其道。过之则内伤，不及则生外壅，壅则邪从之。浅深不得，反为大贼，内动五脏，后生大病……

《素问·刺要论》

◆黄帝问曰：愿闻刺浅深之分。岐伯对曰：刺骨者无伤筋，刺筋者无伤肉，刺肉者无伤脉，刺脉者无伤皮，刺皮者无伤肉，刺肉者无伤筋，刺筋者无伤骨……

《素问·刺齐论》

◆愿闻禁数。岐伯对曰：脏有要害，不可不察。肝生于左，肺藏于右，心部于表，肾治于里，脾为之使，胃为之市。膈肓之上，中有父母，七节之傍，中有小心，从之有福，逆之有咎。

刺中心，一日死，其动为噫；刺中肝，五日死，其动为语；刺中肾，六日死，其动为嚏；刺中肺，三日死，其动为咳；刺中脾，十日死，其动为吞；刺中胆，一日半死，其动为呕。

刺跗上中大脉，血出不止，死；刺面中溜脉，不幸为盲；刺头中脑户，入脑立死；刺舌下中脉太过，血出不止为喑；刺足下布络中脉，血不出为肿。刺郄中大脉，令人仆脱色；刺气街中脉，血不出，为肿鼠仆；刺脊间中髓为伛；刺乳上，中乳房为肿根蚀，刺缺盆中内陷，气泄，令人喘咳逆；刺手鱼腹内陷，为肿。

刺阴股中大脉，血出不止，死；刺客主人内陷中脉，为内漏为聋；刺膝髌出液为跛；刺臂太阴脉，出血多，立死；刺足少阴脉，重虚出血，为舌难以言；刺膺中陷中肺，为喘逆仰息。刺肘中内陷，气归之，为不屈伸；刺阴股下三寸内陷，令人遗溺；刺腋下胁间内陷，令人咳；刺少腹中膀胱溺出，令人少腹满；刺腨肠内陷为肿；刺眶上陷骨中脉，为漏为盲；刺关节中液出，不得屈伸。

无刺大醉，令人气乱；无刺大怒，令人气逆；无刺大劳人，无刺新饱人，无刺大饥人，无刺大渴人，无刺大惊人。新内勿刺，已刺勿内；已醉勿刺，已刺勿醉；新怒勿刺，已刺勿怒；新劳勿刺，已刺勿劳；已饱勿刺，已刺勿饱；已饥勿刺，已刺勿饥；已渴勿刺，已刺勿渴；新乘车来者，卧而休之，如食顷乃刺之；出行来者，坐而休之，如行十里顷乃刺之；大惊大怒，必定其气乃刺之。

《素问·刺禁论》

◆刺分肉间，不可中骨也。

《素问·长刺节论》

◆吸则内针，无令气忤，静以久留，无令邪布……

……诛罚无过，命曰大惑，反乱大经，真不可复。用实为虚，以邪为真，用针无义，反为气贼，夺人正气。以从为逆，荣卫散乱，真气已失，邪独内著，绝人长命，予人天殃。不知三部九候，故不能久长。因不知合之四时五行，因加相胜，释邪攻正，绝人长命。

《素问·离合真邪论》

◆刺毕，可静神七日，慎勿大怒，怒必真气却散之……勿大醉歌乐，其气复散。又勿饱食，勿食生物，欲令脾实。气无滞饱，无久坐，食无太酸，无食一切生物，宜甘宜淡……勿大伤悲也，悲伤则肺动……

《素问·刺法论》

◆大积大聚，其可犯也，衰其大半而止，过者死。

"热无犯热，寒无犯寒，从者和，逆者病，不可不敬畏而远之，所谓时兴六位也……无失天信，无逆气宜，无冀其胜，无赞其复，是谓至治。

《素问·六元正纪大论》

◆人有虚实，五虚勿近，五实勿远。

《素问·宝命全形论》

◆岐伯曰：虚不当刺，不当刺而刺，后五日其气必至。

《素问·评热病论》

◆经言无刺熇熇之热，无刺浑浑之脉，无刺漉漉之汗，故为其病逆未可治也。

《素问·疟论》

◆疟脉缓大虚，便宜用药，不宜用针。

《素问·刺疟论》

◆诸病以次相传，如是者，皆有死期，不可刺。

《素问·标本病传论》

◆[五]刺法曰：无刺熇熇之热，无刺漉漉之汗，无刺浑浑之脉，无刺病与脉相逆者。上工刺其未生者也，其次刺其未成者也，其次刺其已衰者也。下工刺其方袭者，与其形之盛者，与其病之与脉相逆者也。故曰：方其盛也，勿敢毁伤，刺其已衰，事必大昌。故曰：上工治未病，不治已病。大寒无刺，大温无凝。月生无泻，月满无补，月郭空无治。

[六]新内无刺，已刺勿内。大怒无刺，已刺勿怒。大劳无刺，已刺勿劳。大醉无刺，已刺勿醉。大饱无刺，已刺勿饱。大饥无刺，已刺勿饥。大渴无刺，已刺勿渴。乘车来者，卧而休之，如食顷乃刺之。步行来者，坐而休之，如行十里顷乃刺之。大惊大恐，必定其气乃刺之。

凡禁者，脉乱气散，逆其荣卫，经气不次。因而刺之，则阳病入于阴，阴病出为阳，则邪复生。粗工不察，是谓伐形，身体淫泺，反消骨髓，津液不化，脱其五味，是谓失气也。

《针灸甲乙经·针灸禁忌第一上》

◆[二]神庭禁不可刺，上关刺不可深，深则令人耳无所闻，缺盆刺不可深使人逆息，颅息刺不可多出血，左角刺不可久留，人迎刺过深杀人，云门刺不可深，深则使人逆息不能食，脐中禁不可刺，五里禁不可刺，伏兔禁不可刺本穴云刺入五分，三阳络禁不可刺，复溜刺无多见，承筋禁不可刺，然谷刺无多见血，乳中禁不可刺，鸠尾禁不可刺。上刺禁。

头维禁不可灸，承光禁不可灸，脑户禁不可灸，风府禁不可灸，喑门禁不可灸灸之令人喑。下关，耳中有干擿抵，禁不可灸。耳门，耳中有脓，禁不可灸。人迎禁不可灸，丝竹空禁不可灸灸之不幸令人目小或昏，承泣禁不可灸，脊中禁不可灸灸之使人偻，白环俞禁不可灸，乳中禁不可灸，石门女子禁不可灸，气街禁不可灸灸之不幸不得息，渊腋禁不可灸灸之不幸生肿蚀，经渠禁不可灸伤人神，鸠尾禁不可灸，阴市禁不可灸，阳关禁不可灸，天府禁不可灸使人逆息，伏兔禁不可灸，地五会禁不可灸使人瘦，瘛脉禁不可灸。

上禁灸。

[三] 凡刺之道，必中气穴，无中肉节。中气穴则针游于巷，中肉节则皮肤痛。补泻反则病益笃，中筋则筋缓，邪气不出，与真相搏，乱而不去，反还内著。用针不审，以顺为逆也。

[四] 凡刺之理，补泻无过其度，病与脉逆者无刺。形肉已夺，是一夺也；大夺血之后，是二夺也；大夺汗之后，是三夺也；大泄之后，是四夺也；新产及大下血，是五夺也，此皆不可泻也。

[五] 问曰：针能杀生人，不能起死人乎？对曰：能杀生人，不起死人者，是人之所生，受气于谷，谷之所注者，胃也。胃者，水谷气血之海也，海之所行云雨者，天下也，胃之所出气血者，经隧也，经隧者，五脏六腑之大络也，逆而夺之而已矣。迎之五里，中道而止，五至而已，五往一作注而脏之气尽矣，故五五二十五而竭其输矣，此所谓夺其天气。故曰：窥门而刺之者，死于家，入门而刺之者，死于堂。帝曰：请传之后世，以为刺禁。

《针灸甲乙经·针灸禁忌第一下》

◆**妊娠逐月经络禁忌**

妊娠一月，足厥阴脉养，不可针灸其经。

妊娠二月，足少阳脉养，不可针灸其经。

妊娠三月，手心主脉养，不可针灸其经。

妊娠四月，手少阳脉养，不可针灸其经。

妊娠五月，足太阴脉养，不可针灸其经。

妊娠六月，足阳明脉养，不可针灸其经。

妊娠七月，手太阳脉养，不可针灸其经。

妊娠八月，手阳阴脉养，不可针灸其经。

妊娠九月，足少阴脉养，不可针灸其经。

《备急千金要方·卷二》

◆论曰：小儿新生无疾，慎不可针灸之。如逆针灸，则忍痛动其五脉。因喜成痫……小儿惊啼，眠中四肢掣动，协蒸未解，慎不可针灸爪之，动其百脉，乃因惊成痫也。

《备急千金要方·卷五上》

◆阴阳二毒，及少阴证吐利，及口和背恶寒，脉微涩，属阳虚者，宜灸。阴虚挟火，脉微数者，不宜灸。盖外火能助内火，灸则下体必重，皮骨焦肉消，或因此遗精，潮热，咳唾见红，皆火气之所使也。《活人》云：凡灸后烧针后，证与火邪发狂者同，小柴胡加龙骨牡蛎治之。

《医学入门》

◆微数之脉，慎不可灸，因火为邪，则为烦逆。

脉浮，当以汗解，而反灸之，邪无从去，因火而盛，病从腰以下，必重而痹，此为火逆。

脉浮热甚，而反灸之，此为实。实以虚治，因火而动，咽燥必唾血。

大怒无刺，新内无刺，大劳无刺，大醉无刺，大饱无刺，大渴无刺，大惊无刺，无刺熇熇之热，无刺漉漉之汗，无刺浑浑之脉，无刺病与脉相逆者。

上工刺未生，其次刺未盛，其次刺其衰，工逆此者，是谓伐形。

《千金翼方》

◆**血忌**

行针须明血忌，正丑三寅二未，四申五卯六酉，七辰八戌九巳

十亥十一月午，腊子更逢日闭。

《医经小学》

◆**禁针穴**

禁针穴道要先明，脑户颅会及神庭。络却玉枕角孙穴，颟颥承泣随承灵。神道灵台膻中忌，水分神阙并会阴。横骨气冲手五里，箕门承筋并青灵。更加臂上三阳络，二十二穴不可针。孕女不宜针合谷，三阴交内亦通伦。石门针灸应须忌，女子终身无妊娠。外有云门并鸠尾，缺盆客主人莫深。肩井深时人闷到，三里急补人还平。

◆**禁灸穴**

禁灸之穴四十五，承光哑门及风府。天柱素髎临泣上，睛明攒竹迎香数。禾髎颧髎丝竹空，头维下关与脊中。肩贞心俞白环俞，天牖人迎共乳中。周荣渊液并鸠尾，腹哀少商鱼际位。经渠天府及中冲，阳关阳池地五会。隐白漏谷阴陵泉，条口犊鼻兼阴市。伏兔髀关委中穴，殷门申脉承扶忌。

《医经小学》

◆**禁灸穴位歌**

禁灸之穴四十七，承光哑门风府逆。睛明攒竹下迎香，天柱素髎上临泣。脑户耳门瘈脉通，禾髎颧髎丝竹空。头维下关人迎等，肩贞天牖心俞同。乳中脊中白环俞，鸠尾渊液和周荣，腹哀少商并鱼际，经渠天府及中冲。阳关阳池地五会，漏谷阴陵条口逢。殷门申脉承扶忌，伏兔髀关连委中。阴市下行寻犊鼻，诸穴休将艾火攻。

《医宗金鉴·刺灸心法要诀》

◆**热证可灸论**

灸法只宜用于阴盛阳虚的寒证，而忌用于阴虚阳盛的热证，这是人们奉行了 1000 多年的信条。

热证忌灸虽成定论，但对针灸学中这个有争议的重大问题，未通过实践检验就过早结论，看来未必适宜。

【热证忌灸论值得商榷】

热证忌灸论，当导源于东汉末年张仲景的《伤寒论》，书中反复提出"火逆""火劫"等告诫，谓"微数之脉，慎不可灸。因火为邪，则为烦逆，追虚逐实，血散脉中，火气虽微，内攻有力，焦骨伤筋，血难复也。"是说明虚热之证忌用灸。又："脉浮热甚，而反灸之，此为实。实以虚治，因火而动，必咽燥吐血。"是实热证用灸亦非所宜。至于热证施灸后可产生什么不良后果？书中还有发黄、谵语、惊痫、瘈瘲、便血、衄血、口干、舌烂、烦躁等。

灸后出现这些症状，也许确有这样的巧合。但如果由此而得出结论，以为这就是误灸造成的后果，却难令人信服。事实上，针灸临床应用非常广泛，但从未有人证实灸有这类副作用；更未发现哪部医学著作把灸列为这些并发症的原因或诱因之一。相反，从《备急千金要方》、《外台秘要》、《太平圣惠方》等医籍中可以看到，黄疸、惊痫等证是可以用灸作为治疗手段的。

温热病发展传变甚速，如急性传染性肝炎可很快出现黄疸；暴发型流行性脑脊髓膜炎可迅速出现谵语、抽搐等神经系统症状。假令在这些症状出现之前恰好用了灸法，于是把这种疾病本身自然发展变化的趋向，误认作灸的"罪过"，不是没有可能的。

所谓热证用灸可引起吐血、衄血等出血现象，广州卫生局编的《中医临床经验》一书《温灸涌泉治疗肺结核咯血 60 例的报告》一文指出，60 例患者中，灸后有 54 例咯血即止或渐止，并无任何副反应。至于灸治衄血、便血的记载，文献也屡见不鲜。

由于张仲景是我国伤寒学派的祖师，是众所周知的医圣，故盛名之下，他的学术观点对后世产生了巨大而深远的影响。

宋代《圣济总录》云："近髓之穴，阳证之病，不可灸也。"并进一步指出了阳病不可灸的原因："若夫阳病灸之，则为大逆。故曰：不须灸而强与之灸之者，令人火邪入腹，干错五脏，重加其烦。"明代汪石山《针灸问对》云："若身热恶热，时见躁作，或面赤面黄，嗌干咽干口干，舌上黄赤，时渴，咽嗌痛，皆热之在外也，但有一二证皆不可灸。"

阳病热证不可灸吗？事实并非如此。曾治不少急性扁桃体炎患者，症见身热、口渴、脉数、舌红、咽喉痛，直接灸角孙、内关二穴各 3～5 壮，日二次，二日后症状基本消失。这与 1977 年第 2 期《新中医》有人报道用灯火灸治疗本病 300 多例的效果相仿，并未发现有"火邪入腹、干错五脏"等不良反应。

清代著名温热病学者王孟英，在《潜斋医学丛书》中提到"虚劳初起，以灸膏肓为上策"时说："设属真阴亏损，滋阴之药在所必用……又未可以艾火劫其阴也。"

艾灸是否真可劫阴？对这个问题，明代李梴在《医学入门》中认为："虚损劳瘵，只宜早灸膏肓穴……如瘦弱兼火，亦只宜灸内关、足三里以散其痰火。"显然，所谓"瘦弱兼火"，当属阴虚阳亢。假令灸法真可劫阴，岂可妄用。再从《全国中医经络针灸学术座谈会资料选编》的《200 例浸润型肺结核的隔姜灸并用化疗的临床研究》一文也可看出以"真阴亏损"为主的肺结核，不仅用灸未出现劫阴现象，而且还有一定疗效。

清代赵濂《医门补要》："凡红肿燋痛外症，最忌火针艾灸，并饮酒浆。不然，助火串毒，更肿痛异常。疔疮尤忌，犯之便走黄延肿，不可治疗。"

明代著名外科学者薛立斋对"红肿燋痛"外科疮疡就是常用灸法的。其《外科精要》载："一儒者，患背疽，肿燋痛甚，此热毒蕴结而炽盛，用隔蒜灸而痛止。"又《保婴撮要》载：

"一小儿，腿内焮赤，大肿发热，此血热内郁而为脓耳。当杀其大势，用隔蒜灸法，灼艾试艾热，移患处二十余壮痛始减；再二十余壮肿渐消。"

关于疔疮可否用灸，《济生方》等云，"治疗肿灸掌后横纹五指"，并说此法甚验，出于意表。清代林佩琴《类证治裁》虽有"疔疮先刺血，内毒宜外泄，禁灸不禁针，怕绵不怕铁"之说，但又提到疔在项以下者可灸。可见，所谓"红肿焮痛""疔疮"等症，用灸可"助火窜毒""走黄延肿"，并不尽然。

清代陆以湉《冷庐医话》："尝见有……痿症夹热，因灸而益重者，是不可以不慎也。"其实，痿症夹热，用灸未必益重。尝治一小儿麻痹症，发病二周，左足痿软无力，不能站立，但肌肉未见萎缩，兼有舌红、脉数、唇红、便结等症。本拟针治，后因患儿不配合，乃改用灸法，每日在患肢髀关、伏兔、足三里施灸，二周后能站立，一个多月后基本痊愈。此后对本病不论阴虚阳虚，多配合用灸，都有良效，并未发现有"因灸益重"者。

有些医案也提到误灸产生的不良后果。魏之琇《续名医类案》："孙文垣治汪希明素有痰火，旧曾吐血，医用收涩之剂太早，致瘀血留滞经络。且为灸肺俞、膏肓，咳不能唾。又误作风邪，投发散之剂，不思火盛得风，其势愈炽，血从口鼻喷出，势如涌泉。诊之六脉洪数，身热而烦，乃进寒凉止血之剂瘥瘳。夫病有六不灸，火盛者不灸。此由误灸几损，书之以为好灸者戒。"这本来是一则误投发散之剂而引起吐血的医案，但作者几乎把全部责任推给了灸法，未免不公允。前已述及，肺病咯血是可用灸治的。

综上以观，可见历代医家有关热证忌灸之说，是值得商榷的。虽然，其中有些记载并非全无根据，但也不可否认，不少人把疾病本身的不良反应强加给灸法，不适当地夸大了它的危险程度，使灸法蒙受了"莫须有"的罪名，从而阻碍了它的推广应用。

【热证可灸的文献根据】

大量文献资料表明，灸疗作用的特异性是不大明显的。《大观本草》、《本经别录》、《本草纲目》等均称灸能治百病，并未指出它仅仅适用于寒证。明代龚居中《痰火点雪》云："灸法去病之功，难以枚举，凡虚实寒热，轻重远近，无往不宜。"进一步说明灸法有着广泛的适应范围。只要我们稍加留意，在古代文献中不难发现，临床各科热证用灸的记载比比皆是。

首先，从内科病证看，《明堂下经》云热病汗不出，灸孔最三壮，是说明温热病可灸。《备急千金要方》："五脏热及身体热，脉弦急者，灸第十四椎与脐相当五十壮"，是热在五脏可灸。《千金翼方》："胃中热病，灸三里三十壮"，是胃热病可灸。《外台秘要》引《古今录验》："疗热结小便不通利方……取盐填脐中，作大艾炷，令灸热为度，良"，此热在下焦用灸。《针灸资生经》："有士人患脑疼热，甚则自床投下，以脑拄地，或得冷水粗得，而疼终不已。服诸药不效，人教灸颐会而愈。热疼且可灸，况冷疼乎!"此头部热证用灸。罗天益《卫生宝鉴》："建康道按察副使奥屯周卿，年二十三，至元戊寅三月间病发热，肌肉消瘦，四肢困倦，嗜卧盗汗，大便溏多……约半载余。请予诊之，诊其脉浮数，按之无力……先灸中脘……又灸气海……又灸三里……以甘寒之剂泻热，其佐以甘温，养其中气……"，是虚中有热用灸。刘完素《素问病机气宜保命集》："泄者……假令渴引饮者，是势在膈上，水入多，则下膈入胃中……此证当灸大椎五七壮立已"，是热泻利用灸。

虚劳骨蒸用灸更多，唐代崔知悌有《骨蒸病灸方》专著，并称："尝三十日灸活一十三人，前后差者，数过二百。"宋代《苏沈良方》载其法，作者自称"久病虚羸，用此而愈"。

严用和《济生方》及陈自明《妇人良方》均盛称灸四花患门之功。《扁鹊心书》还载一医案："一幼女，病咳嗽发热，咯血减食，灸脐下百壮，服延寿丹、黄芪建中汤而愈。"《丹溪心法》亦载一医案，称治肺劳咯血，发热肌瘦，为灸肺俞五次而瘳。此外，如《集效方》灸劳法，云能治手足心热盗汗等症。《痰火点雪》对此法推崇备至，称灸有"拔山之力"。《普济方》介绍肩井治骨蒸，并指出"若人面热带赤色者，灸之可差"。《针灸大成》称灸患门可治咳嗽遗精，潮热盗汗等症。凡此都一致说明阴虚有热的虚劳骨蒸，是可以用灸法治疗的。

外科热证用灸的记载也不少。早在东晋时代，我国倡导灸法的先驱葛洪在《肘后方》中提到隔蒜灸法，据张杲《医说》称，在江宁府紫极观掘得其石碑，碑文称可治"赤热肿痛"的"发背"。历代文献颇称其疗效，如《圣济总录》："凡痈疽发背初生……须当上灸之一二百壮，如绿豆许大。凡灸后却似熇痛，经一宿乃定，即火气下彻。肿内热气被火夺之，随火而出也。"又《洪氏集验方》称此法"救人不可胜计"，并举一例发背患者，灸十壮后红肿渐消。清代《医宗金鉴·外科心法》提到痈疽七日以内未成脓者，不论阳毒阴毒，均宜用灸法治疗，可使"轻者使毒气随火气而散，重者拔引郁毒，通彻内外"。疮疡晚期已化脓可否用灸？在薛立斋医案中可以看到，薛氏对此是常用灸法治疗的。此外，《外科枢要》载，薛氏曾治三例脱疽患者，一例是"足三阴虚而火动"症；另一例是"三阳经热毒壅滞"症；还有一例是"三阳经湿热下注"症，三例全部用灸法治愈。由此可见，外科热证也是可以用灸法治疗的。

在妇儿科方面，《扁鹊心书》："妇人产后热不退，恐渐成劳瘵，急灸脐下三百壮。"《太平圣惠方》："小儿热毒风盛，眼睛痛，灸手中指本节头三壮，名拳尖也。"《小儿卫生总微方论》："小儿温疟，灸两乳下一指三壮。"《续名医类案》："一儿十四，痘后腰脊痛，不能俯仰，午后潮热，此骨髓枯少，水不胜火，肾气热也。灸昆仑穴、申脉穴各三壮，又以六味丸加独活及补中益气汤间服而愈。"由于魏之琇对热证用灸很不理解，故在这则医案之下，写了一段"既是肾热，何以用火攻而愈，其说可疑"的按语。

五官科热证用灸，《外台秘要》："扁鹊疗劳邪气热眼痛赤方，灸当容百壮，两边各尔。"又《续名医类案》："丹溪治一中年人，右鼻管流涕且臭，脉弦小，右寸滑，左寸涩。灸上星、三里、合谷，次以酒芩、苍术……分七帖服之痊愈。乃痰郁火热之症也。"

总之，无论是哪一科热证，也不论是属于什么性质什么类型的热证，古代文献都有可灸的记载。我们有足够的根据说明，灸法不仅适用于阴盛阳虚的寒证，也可用于阴虚阳盛的热证。

【热证可灸的理论探讨】

热证之所以可灸，从中医学理论来看，似与"寒者热之，热者寒之"的治疗原则矛盾，但只要进行深入探讨，并非不可理解。第一，灸法可以热引热，使热引出，正如《圣济总录》所说："肿内热气被火夺之，随火而出也。"《医学入门》亦云："热者灸之，引郁热之气外发，火就燥之义也。"清代吴尚先《理瀹骈文》提到膏药外贴亦可用热药时说："一则得热则行；一则以热引热，使热外出。"也可用来解释实热证用灸的机制。第二，通过灸法助阳，从而达到阳生阴长的目的。《丹溪心法》："火病虚脱，本是阴虚，用灸丹田，所以补阳，阳生则阴长也。"虚火是水不济火，非火之有余，乃水之不足。故古有"脱血者益气""甘温除大热"等治疗法则。葛可久《十药神书》治劳十方，用甘温者七，其理亦在于此。这又是虚热证为何用灸的理论依据。

有人认为热证用灸即中医"热因热用"的"从治""正治"法，《丹溪心法》："火以畅达，拔引热毒，此从治之意。"但实际上两者是有区别的。因为中医治则中的"热因热用"，一般指假热而非真热；灸法所治的热证，既有假热，也有真热。两者内容不同，不能等同看待。

必须指出，温热药与灸法的温热作用也是有异的，前者是通过胃肠吸收而产生效应；后者则是通过刺激体表而起作用，两者途径不同，引起的热反应肯定也是有区别的。一般说来，药物只有单向调整作用，如升高血压的药物一般无降压作用，降低血压的药物无升压效果。而灸法则不然，朱琏《新针灸学》译载日本樫田、原田博士研究结果，称灸能引起血压升高；而 1958 年 2 期《中医杂志》报道陈大中用灸治疗高血压病，也有一定效果。显然，是对机体原来的功能状态起双向调整作用。1965 年第 5 期《中医杂志》报道侯灿对湿热证施灸的结果也表明了这种作用。故灸治没有药物治疗那种"桂枝下咽，阳盛则毙；石膏入胃，阴盛以亡"的严重后果，这正是它的安全所在。

再从现代物理疗法中的温热刺激疗法来看，其中如中波电疗、短波电疗、微波电疗、泥疗、蜡疗等，都可治疗不少属于急性炎症的热病，说明热病应用温热刺激的灸法是完全可以的。

历代医家之所以对灸法忌用于热证深信不疑，就是因为他们对"寒者热之，热者寒之"这个治疗原则，视为可适用于中医所有治疗方法的普遍真理，忽视艾灸作用的特异性，从而产生了上述偏见。

当然，每一种疗法，有它的适应证，也有它的禁忌范围。由于古人提出灸法的禁忌证带有一定的主观臆测成分，故有深入研究的必要。李东垣《兰室秘藏》："一人稚年气弱，于气海、三里时灸之。及老，成热厥头痛，虽严冬，喜朔风吹之，其患辄止，少处煨及近烟火，其痛辄作。此灸之过也，以清上泻火汤寻愈。"这则医案可能不是虚构，问题是作者把老年患热厥头痛的原因归之于少时用过灸法，这种纯属猜测的判断推理方法，现在看来，已属荒唐可笑。

灸法禁忌证研究，涉及到它的作用机制、艾叶功用以及刺激的强度、时间、部位与人体原来功能状态的关系等问题。对于这许多问题，都必须深入探讨，它将有助于我们了解什么是真正的灸法适应证与禁忌证。

笼统地说热证忌灸，今天看来已不大确切，必须通过临床科研实践，反复检验，才能最后结论。

《中国名老中医专家学术经验集·第四集·魏稼》

◆ 络刺禁忌与注意事项

《刺血疗法》提出：孕妇、产后、大出血、危重烈性传染病和严重心、肝、肾功能损害者及动脉上均禁用；体弱、贫血重、低血压、血友病、血小板减少性紫癜、严重下肢静脉曲张者慎用或禁用。还特别提出络刺要严格消毒，防止感染等。

按照《内经》的针刺补泻理论，络刺当属泻法一类，一般只宜用于邪气有余之实证，忌用于正气不足之虚证。《素问·阴阳应象大论》谓："血实者决之。"《素问·离合真邪论》指出："补泻奈何？岐伯曰：此攻邪也，疾出以出其盛血，而复其真气。"《灵枢经·经脉》篇也有"泻其邪而出其血"之说；《素问·调经论》则明确指出神、气、血、形、志五者的不足症与有余症，其神、血、志三者的有余症，才可用络刺泻血；不足者"无出其血"、"无令血泄"。

虚证出血症是否绝对禁用络刺？朱丹溪《脉因证治》称，吐血久不愈，刺气冲出血。可见，不能一概而论。再从实践经验看，前些年，一老中医介绍治小儿麻痹后遗症之肌肉萎缩者，用三棱针刺局部放血 3～5ml，谓可促进萎缩肌肉较快恢复；并认为肌肉萎缩者虽虚证不少，但此时主要矛盾为局部经络气血阻滞已甚，只有放血，才能更好达到疏通经络，增加气血濡养作用，收到较好的疗效。此法经我近年试用于虚证，初步证明确较其他针法为优，说明所谓虚证不可刺络之说，未必尽然。

在《内经》中，还有不少地方提到十二经气血多少问题，认为多气多血之经才可泻血，否则忌用。张从正对《素问·血气形志》、《灵枢经·通天》篇的这个观点也深表赞同。《儒门事亲·目疾头风出血最急说》："故出血者，宜太阳、阳明，盖此二经血多故也，少阳一经，不宜放血，血少故也。"其实，《素问·刺腰痛论》早已否定了这一理论，明确指出："少阳令人腰痛……刺少阳成骨之端出血。"至于手少阳经，张景岳《类经图翼》也已表明了关冲泻血，治三焦邪热；液门、中渚泻血，治手臂红肿等论点，我应用此法于临床，不仅未出现不良反应，反而收效良好，足证古书记载，未可全信。

至于《灵枢经·血络论》指出刺络发生的异常现象有"刺血络而仆""血出而射""血少黑出浊""血出清而半为汁""发针而肿""血出若多若少而面色苍苍""发针面色不变而烦悗"……其中有的属晕针现象，有的属误刺动脉，有的因各种不同体质或疾病所致，并非危险征兆。

应当特别注意的是，不可因为需要较大量出血而刺伤大动脉。《素问·刺禁论》篇曾有误伤"跗上""阴股""臂太阴"大脉出血不止而导致死亡之说。还有严密消毒，也是当前应引起特别注意的问题，因为直接用粗针刺破血管，引起感染的可能性较之毫针是大得多的。

《中国名老中医药专家学术经验集·第四卷》

◆古代提出禁针穴位的主要原因

古代提出禁针穴位的主要原因，不外下列几点：①穴区有重要的组织器官，解剖结构上不宜针刺。如囟会、神道、灵台等，因为脑和脊髓在其深处，避免损伤。②针刺后，在某种机体的特殊情况下，会发生特殊的反响，如孕妇禁针合谷、三阴交等，避免有可能因此引起子宫收缩，造成流产或不完全流产。③限于古代当时的针具，消毒条件等，针刺后容易产生副作用的，如箕门、颅息、神阙、乳中等，以免引起大量出血和感染。④由于偶然失误，古人限于当时条件，未能提出本质，为避免重蹈覆辙，便著文警后，相沿传为刺禁。如手五里、三阳络等。以上原因，大都可以从现代的解剖学、生理学基础上重新予以解释。古人在针灸临床实践中确实产生过不少意外情况，并能实事求是的记录下来，警示后学，这对提高针灸医学的水平，保障患者的生命安全，无疑起着积极的作用。但从我们以上粗略分析来看，有些所谓禁刺穴位，基本上已无这种必要。

《针灸意外及其防治》

养 生 禁 忌

◆人产而不学者二：一曰息，一曰食。非此二者，无非学与服。故贰生者食也，孙（损）

生者色也。是以圣人合男女必有则也。

《养生方》

◆生病起于过用。

《素问·经脉别论》

◆与其救疗于有疾之后，不若摄养于无疾之先。盖疾成而后药者，徒劳而已。

《丹溪心法》

◆人之所取畏者，衽席之上，饮食之间，而不知为之戒者，过也。

《庄子·达生》

◆人有三死，而非其命也，行己自取也。夫寝处不时，饮食不节，逸劳过度者，疾共杀之；居下位而上干其君，嗜欲无厌而求不止者，刑共杀之；以少犯众，以弱侮强，忿怒不类，动不量力者，兵共杀之。此三者死非命也，人自取之。

《孔子家语·五仪解第七》

◆君子有三戒：少之时，血气未定，戒之在色；及其壮也，血气方刚，戒之在斗；及其老也，血气既衰，戒之在得。戒轻

《论语·季氏》

◆体欲常少劳，无过度，食去肥浓，节酸咸，减思虑，损喜怒，除弛逐，慎房室。

《博物志》

◆清虚静泰，少私寡欲。

《养生论》

◆知名位之伤德，故忽而不营，非欲而强禁也。识厚味之害性，故弃而弗顾，非贪而后抑也。

《养生论》

◆养生有五难：名利不去为一难，喜怒不除为二难，声色不去为三难，滋味不绝为四难，神虑精散为五难。

《养生论》

◆养生大要，一曰啬神，二曰爱气，三曰养形，四曰导引，五曰言语，六曰饮食，七曰房室，八曰反俗，九曰医药，十曰禁忌。过此以往，义可略焉。

《养生集序》

◆凡欲饵药，但须精审，不可轻服。

《颜氏家训·养生篇》

◆《少有经》曰：少思、少念、少欲、少事、少语、少笑、少愁、少乐、少喜、少怒、少好、少恶，行此十二少，养生之都契也。

《养性延命录》

◆勿欺心，勿妄想，守廉耻。

《清寤斋心赏编》

◆治气养心之术

血气刚强，则柔之以调和；知虑渐深，则一之以易良；勇胆猛戾，则辅之以道顺；齐给便利，则节之以动止；狭隘褊小，则廓之以广大；卑湿重迟贪利，则抗之以高志；庸众驽散，则劫之以师友；怠慢僄弃，则炤之以祸灾；愚款端悫，则合之以礼乐，通之以思索。凡治气养心之术，莫径由礼，莫要得师，莫神一好。夫是之谓治气养心之术也。

凡用血气、志意、知虑，由礼治通，不由礼则悖乱提僈；食饮、衣服、居处、动静，由礼则和节，不由礼则触陷生疾。

《荀子·修身》

◆天行有常，不为尧存，不为桀亡。应之以治则吉，应之以乱则凶。强本而节用，则天不能贫；养备而动时，则天不能病；修道而不贰，则天不能祸。故水旱不能使之饥渴，寒暑不能使之疾，祅怪不能使之凶。本荒而用侈，则天不能使之富；养略而动罕，则天不能使之全；悖道而妄行，则天不能使之吉。故水旱未至而饥，寒暑未薄而疾，妖怪未至而凶……不可以怨天，其道然也……万物各得其和以生，各得其养以成……惟圣人为不求知天……圣人清其天君，正其天官，备其天养，顺其天政，养其天情，以全其天功。如是，则知其所为，知其所不为矣，则天地官而万物役矣。其行曲治，其养曲适，其生不伤，夫是之谓知天。

天不为人之恶寒也辍冬，地不为人之恶辽远也辍广，君子不为小人之讻讻也辍行。天有常道矣，地有常数矣，君子有常体矣！君子道其常，而小人计其功。《诗》曰："礼义之不愆，何恤人之言兮！"此之谓也。

……大天而思之，孰与物畜而制之！从天而颂之，孰与制天命而用之！望时而待之，孰与应时而使之！因物而多之，孰与骋能而化之！思物而物之，孰与理物而勿失之也！愿于物之所以生，孰与有物之所以成！故错人而思天，则失万物之情。

《荀子·天论》

◆全生者为上，亏生者次之，死次之，迫生斯为下矣。

所谓全生者，六欲皆得其宜也；所谓亏生者，六欲分得其宜也。夫亏生，则于其所尊者薄矣，其亏弥甚，则其尊弥薄；所谓死者，无有所知而复其未生也；所谓迫生者，六欲莫得其宜也，皆获其所甚恶者也，辱莫大于不义，不义者迫生也，故曰，迫生不如死。

《子华子·阳城胥渠问》

◆医者理也，理者意也。药者瀹也，瀹者养也。脏腑之伏也，血气之留也，空窍之塞也，关鬲之碍也，意其所未然也，意其所将然也……以其所有余也，而养其所乏也；以其所益多也，而养其所损也。反其所养，则益者弥损矣；反其所养，则有余者弥乏矣。

至于智则知所以持矣，知所以持则知所以养矣。荣卫之行，无失厥常，六腑化谷，津液布扬，故能久长而不弊。流水之不腐，以其逝故也，户枢不蠹，以其运故也。是以精止则滞，神惛则伏，魂拘则沉，魄散则耗，心忮则惑，志郁则陷，意营则罔，思涩则殆，虑殚则蒙，智碍则愚。故所谓持者，持此者也，所谓养者，养此者也。

《子华子·北宫意问》

◆夫香美脆味，厚酒肥肉，甘口而疾形；曼理皓齿，说情而损精。故去泰甚，去泰身乃无害。

《韩非子·杨权》

◆神不淫于外则身全。

虚者，谓其意所无制也。今制于为虚，是不虚也。虚者之无为也，不以无为为有常，不以无为为有常则虚，虚则德盛，德盛之谓上德，故曰："上德无为而无不为也。"

故视强则目不明，听甚则耳不聪，思虑过度则智识乱……所谓治人者，适动静之节，省思虑之费也。所谓事天者，不极聪明之力，不尽智识之任。苟极尽则费神多，费神多则盲聋悖狂之祸至，是以啬之。啬之者，爱其精神，啬其智识也。故曰："治人事天莫如啬。"

众人之用神也躁，躁则多费，多费之谓侈。圣人之用神也静，静则少费，少费之谓啬。啬之谓术也生于道理。

神静则后和多，和多而后计得，计得而后能御万物，能御万物则战易胜敌，战易胜敌而论必盖世，论必盖世，故曰："无不克"。

圣人爱精神而贵处静。

圣人爱宝其神则精盛。

民少欲则血气治，血气治而举动理，举动理则少祸害。

《韩非子·解老》

◆千丈之堤以蝼蚁之穴溃，百尺之室以突隙之烟焚。故曰：白圭之行堤也塞其穴，丈人之慎火也涂其隙。是以白圭无水难，丈人无火患。此皆慎易以避难，敬细以远大者也……故良医之治病也，攻之于腠理，此皆争之于小者也。

《韩非子·喻老》

◆是故圣人之于声色滋味也，利于性则取之，害于性则舍之，此全性之道也。世之贵富者，其于声色滋味也多惑者，日夜求幸而得之则遁焉。遁焉，性恶得不伤，万人操弓共射其一招，招无不中，万物章章以害一生，生无不伤，以便一生，生无不长。故圣人之制万物也，以全其天也，天全则神和矣，目明矣，耳聪矣，鼻臭矣，口敏矣，三百六十节皆通利矣……

出则以车，入则以辇，务以自佚，命以曰招蹶之机；肥肉厚酒，务以相强，命之曰烂肠之食；靡曼皓齿，郑卫之音，务以自乐，命之曰伐性之斧。三患者，贵富之所致也。故古之人有不肯贵富者矣，由重生故也。非夸以名也，为其实也。则此论之不可不察也。

《吕氏春秋·本生》

◆凡生长也，顺之也。使生不顺者，欲也。故圣人必先适欲。室大则多阴，台高则多阳；多阴则蹶，多阳则痿，此阴阳不适之患也。是故先王不处大室，不为高台，味不众珍，衣不燀热。燀热则理塞，理塞则气不达。味众珍则胃充，胃充则中大鞔，中大鞔而气不达。以此长生，可得乎？昔先圣王之为苑囿园池也，足以观望劳形而已矣；其为宫室台榭也，足以辟燥湿而已矣；其为舆马衣裘也，足以逸身暖骸而已矣；其为饮食酏醴也，足以适味充虚而已矣；其为声色音乐也，足以安性自娱而已矣。五者，圣王之所以养性也，非好俭而恶费也，节乎性也。

《吕氏春秋·重己》

◆天生人而使有贪有欲，欲有情，情有节，圣人修节以止欲，故不过行其情也。故耳之欲五声，目之欲五色，口之欲五味，情也。此三者，贵贱、愚智、贤不肖，欲之若一，虽神农黄帝其与桀纣同，圣人之所以异者，得其情也。由贵生动则得其情矣，不由贵生动则失其情矣。此二者死生存亡之本也。俗主亏情，故每动为亡败，耳不可赡，目不可厌，口不可满，身尽府种，筋骨沈滞，血脉壅塞，九窍寥寥，曲失其宜，虽有彭祖，犹不能为也。其于物也，不可得之为欲，不可足之为求，大失生本。

古人得道者生以寿长，声色滋味能久乐之，奚故？论早定也。论早定则知早啬，知早啬则精不竭，秋早寒则冬必煖矣，春多雨则夏必旱矣，天地不能两而况于人类乎！人之与天地也同，万物之形虽异，其情一体也。故古之治身与天下者，必法天地也。

《吕氏春秋·情欲》

◆天生阴阳、寒暑、燥湿，四时之化，万物之变，莫不为利，莫不为害，圣人察阴阳之宜，辨万物之利以便生，故精神安乎形而年寿得长焉。长也者，非短而续之也，毕其数也。毕数之务，在乎去害。何谓去害？大甘、大酸、大苦、大辛、大咸，五者充形则生害矣；大喜、大怒、大忧、大恐、大哀，五者接神则生害矣！大寒、大热、大燥、大湿、大风、大霖、大露，七者动精则生害矣。故凡养生，莫若知本，知本则疾无由至矣。精气之集也，必有入也。集于羽鸟，与为飞扬；集于走兽，与为流行；集于珠玉，与为精朗；集于树木，与为茂长；集于圣人，与为夐明。精气之来也，因轻而扬之，因走而行之，因美而良之，因长而养之，因智而明之。流水不腐，户枢不蝼，动也。形气亦然。形不动则精不流，精不流则气郁。郁处头则为肿为风；处耳则为挶为聋，处目则为𥺌为盲，处鼻则为鼽为窒，处腹则为张为疛；处足则为痿为蹷。

轻水所多秃与人，重水所多尰与躄人，甘水所多好与美人，辛水所多疽与痤人，苦水所多尪与伛人。

凡食无强厚味，无以烈味重酒，是以谓之疾首。食能以时，身必无灾。凡食之道，无饥无饱，是之谓五脏之葆。口必甘味，和精端容，将之以神气，百节虞欢，咸进受气。饮必小咽，端直无戾。

今世上卜筮祷祠，故疾病愈来。譬之若射者，射而不中，反修于招，何益于中！夫以汤止沸，沸愈不止，去其火则止矣。故巫医毒药，逐除治之，故古之人贱之也，为其末也。

《吕氏春秋·尽数》

◆寒温劳逸饥饱，此六者非适也。凡养也者，瞻非适而以之适者也，能以久处其适，则生长矣。生也者，其身固静，惑而后知，或使之也。遂而不返，制乎嗜欲，制乎嗜欲无穷，则必失其天矣。

《吕氏春秋·侈乐》

◆不能自胜而强不纵者，此之谓重伤。重伤之人无寿类矣。

《吕氏春秋·审为》

◆是故至人之治也……去其诱慕，除其嗜欲，损其思虑。

人大怒破阴，大喜坠阳，薄气发瘖，惊怖为狂，忧悲多恚，病乃或积，好憎繁多，祸乃相随，故心不忧乐，德之至也；通而不变，静之至也；嗜欲不载，虚之至也；无所好憎，平之至也；不与物散，粹之至也。能此五者，则通于神明，通于神明者，得其内者也，是故以中制外，百事不废，中能得之，则外能收之。中之得，则五脏宁，思虑平，筋力劲强，耳目聪明，疏达而不悖……其魂不躁，其神不娆……

贪饕多欲之人，漠睽于势利，诱慕于召位，冀以过人之智，植于高世，则精神日以耗而弥远，久淫而不还，形闭中距，则神无由入矣，是以天下时有盲妄自失之患，此膏烛之类也，火逾然而消逾亟，夫精神志气者，静而日充者以壮，躁而日耗者以老，是故圣人将养其神，和弱其气，平夷其形，而与道沉浮俯仰。

《淮南子·原道训》

◆夫圣人量腹而食，度形而衣，节于己而已，贪污之心奚由生哉！

静漠恬澹，所以养性也；和愉虚无，所以养德也。外不滑内则性得其宜，性不动和则德安其位，养生以经世，抱德以终年，可谓能体道矣！若然者，血脉无郁滞，五脏无蔚气。

《淮南子·俶真训》

◆人之耳目曷能久熏劳而不息乎，精神何能久驰骋而不既守，是故面气者人之华也，而五脏者人之精也。夫面气能专于五脏而不外越，则胸腹充而嗜欲省矣，胸腹充而嗜欲省，则耳目清听视达矣，耳目清听视达谓之明，五脏能属于心而无乖，则敇志胜则行不僻矣。敇志胜而行之不僻，则精神胜而气不散矣。精神盛而气不散则理，理则均，均则通，通则神。神则以视无不见，以听无不闻也，以为无不成也。是故忧患不能入也，而邪气不能袭。

夫孔窍者精神之户牖也，而气志者五脏之使候也，耳目淫于声色之乐，则五脏摇动而不定矣。五脏摇动而不定，则气血滔荡而不休矣，血气滔荡而不休，则精神驰骋于外而不守矣，精神驰骋于外而不守，则祸福之至虽如丘山无由识之矣。使耳目精神玄达而无诱慕，气志虚静恬愉而省嗜欲，五脏定宁充盈而不泄，精神内守形骸而不外越，则望于往世之前，而视于来事之后，犹未足为也。岂直祸福之间哉！故曰其出弥远者，其知弥少以言。

　　夫精神之不可使外淫也，是故五色乱目，使目不明，五声哗耳，使耳不聪，五味乱口，使口爽伤，趣舍滑心，使行飞扬，此四者，天下之所养性也，然皆人累也，故曰嗜欲者使人之气越，而好憎者使人之心劳，弗疾去则志气日耗。夫人之所以不能终其寿命而中道夭于刑戮者，何也？以其生生之厚。夫惟能无以生为者，则所以修得生也。

《淮南子·精神训》

　　◆圣人胜心，众人胜欲，君子行正气，小人行邪气。内便于性，外合于义，循理而动，不系于物者，正气也。推于滋味，淫于声色，发于喜怒，不顾后患者，邪气也。邪与正相伤，欲与性相害，不可两立，一置一废，故圣人损欲而从事于性。目好色，耳好声，口好味，接而说之，不知利害，嗜欲也。食之不宁于体，听之不合于道，视之不便于性，三宫交争，以义为制者，心也。割痤疽非不痛也，饮毒药非不苦也，然而为之者，便于身也。渴而饮水非不快也，饥而大飧非不赡也，然而弗为者，害于性也。此四者，耳目鼻口不知所取，去心为之制，各得其所。由是观之，欲之不可胜明矣！凡治身养性，节寝处，适饮食，和喜怒，便动静，使在己者得而邪气因而不生。

《淮南子·诠言训》

　　◆《仙经》曰："养生以不伤为本。"此要言也。神农曰："百病不愈，安得长生。"……才所不逮而困思之，伤也；力所不胜而强举之，伤也；悲哀憔悴，伤也；喜乐过差，伤也；汲汲所欲，伤也；久谈言笑，伤也；寝息失时，伤也；挽弓引弩，伤也；沉醉呕吐，伤也；饱食即卧，伤也；跳走喘乏，伤也；欢呼哭泣，伤也；阴阳不交，伤也；积伤至尽则早亡，早亡非道也。是以养生之方，唾不及远，行不疾步，耳不极听，目不久视，坐不至久，卧不及疲；先寒而衣，先热而解；不欲极饥而食，食不过饱；不欲极渴而饮，饮不过多。凡食过则结积聚，饮过则成痰癖。不欲甚劳甚逸，不欲起晚，不欲汗流，不欲多睡，不欲奔车走马，不欲极目远望，不欲多啖生冷，不欲饮酒当风，不欲数数沐浴，不欲广志远愿，不欲规造异巧；冬不欲极温，夏不欲穷凉；不露卧星下，不眠中见肩。大寒、大热，大风、大雾皆不欲冒之。五味入口，不欲偏多。故酸多伤脾……

　　故治身养性谨务其细，不可以小益为不平而不修，不可以小损为无伤而不防，凡聚小所以就大，积一所以至亿也，若能爱之于微，必成之于著。

《抱朴子·极言》

　　◆人生虽有百年期，寿夭穷通莫预知。昨日街头方走马，今朝棺内已眠尸。妻财遗下非君有，罪业将行难自欺。大药不求争得遇，遇之不炼更迷痴。

《中华经典养生名言录》

【饮食】

◆食不厌精，脍不厌细。食饐而餲，鱼馁而肉败，不食。色恶，不食。臭恶，不食。失饪，不食。不时，不食。割不正，不食。不得其酱，不食。肉虽多，不使胜食气。惟酒无量，不及乱。沽酒市脯不食。不撤姜食，不多食。祭于公，不宿肉。祭肉不出三日。出三日，不食之矣。食不语，寝不言。

《论语·乡党》

◆禽兽鱼虫禁忌

凡饮食滋味，以养于生，食之有妨，反能为害，自非服药炼液，焉能不饮食乎？切见时人，不闲调摄，疾疹竞起，若不因食而生，苟全其生，须知切忌者矣。所食之味，有与病相宜，有与身为害，若得宜则益体，害则成疾，以此致危，例皆难疗。凡煮药饮汁以解毒者，虽云救急，不可热饮，诸毒病得热更甚，宜冷饮之。

肝病禁辛，心病禁咸，脾病禁酸，肺病禁苦，肾病禁甘；春不食肝，夏不食心，秋不食肺，冬不食肾，四季不食脾。辩曰：春不食肝者，为肝气王，脾气败，若食肝，则又补肝，脾气败尤甚，不可救。又肝王之时，不可以死气入肝，恐伤魂也。若非王时即虚，以肝补之佳，余脏准此。

凡肝脏自不可轻啖，自死者弥甚。凡心皆为神识所舍，勿食之，使人来生复其报对矣。凡肉及肝，落地不着尘土者，不可食之。猪肉落水浮者，不可食。诸肉及鱼，若狗不食，鸟不啄者，不可食。诸肉不干，火炙不动，见水自动者，不可食之。肉中有如朱点者，不可食之。六畜肉热血不断者，不可食之。父母及身本命肉，食之令人神魂不安。食肥肉及热羹，不得饮冷水。诸五脏及鱼，投地尘土不污者，不可食之。秽饭、馁肉、臭鱼，食之皆伤人。自死肉，口闭者，不可食之。六畜自死，皆疫死，则有毒，不可食之。兽自死，北首及伏地者，食之杀人。食生肉，饱饮乳，变成白虫一作血蛊。疫死牛肉，食之令病洞下，亦致坚积，宜利药下之。脯藏米瓮中，有毒，及经夏食之，发肾病。

……

马脚无夜眼者，不可食之。食酸马肉，不饮酒，则杀人。马肉不可热食，伤人心。马鞍下肉，食之杀人。白马黑头者，不可食之。白马青蹄者，不可食之。马肉、犬肉共食，饱醉卧，大忌。驴、马肉合猪肉食之，成霍乱。马肝及毛，不可妄食，中毒害人。

……

疫死牛，或目赤，或黄，食之大忌。牛肉共猪肉食之，必作寸白虫。青牛肠，不可合犬肉食之。牛肺从三月至五月，其中有虫如马尾，割去勿食，食则损人。牛、羊、猪肉，皆不得以楮木、桑木蒸炙，食之令人腹内生虫。啖蛇牛肉杀人。何以知之？啖蛇者，毛发向后顺者是也。

……

羊肉其有宿热者，不可食之。羊肉不可共生鱼、酪食之，害人。羊蹄甲中有珠子白者，名羊悬筋，食之令人癫。白羊黑头，食其脑，作肠痈。羊肝共生椒食之，破人五脏。猪肉共羊肝和食之，令人心闷。猪肉以生胡荽同食，烂人脐。猪脂不可合梅子食之。猪肉和葵食之，少气。鹿肉不可和蒲白作羹，食之发恶疮。麋脂及梅李子，若妊妇食之，令子青盲，男子伤精。獐肉不可合虾及生菜、梅、李果食之，皆病人。癞疾人不可食熊肉，令终身不愈。白犬自死，不出舌者，食之害人。食狗鼠余，令人发瘘疮。

……

妇人妊娠，不可食兔肉、山羊肉，及鳖、鸡、鸭，令子无声音。兔肉不可合白鸡肉食之，令人面发黄。兔肉着干姜食之，成霍乱。凡鸟自死，口不闭，翅不合者，不可食之。诸禽肉，肝青者，食之杀人。鸡有六翮四距者，不可食之。乌鸡白首者，不可食之。鸡不可共葫蒜食之，滞气一云：鸡子。山鸡不可合鸟兽肉食之。雉肉久食之，令人瘦。鸭卵不可合鳖肉食之。妇人妊娠，食雀肉，令子淫乱无耻。雀肉不可合李子食之。燕肉勿食，入水为蛟龙所啖。

……

鱼头正白如连珠至脊上，食之杀人。鱼头中无腮者。不可食之，杀人。鱼无肠胆者，不可食之，三年阴不起，女子绝生。鱼头似有角者，不可食之。鱼目合者，不可食之。六甲日，勿食鳞甲之物。鱼不可合鸡肉食之。鱼不得合鸬鹚肉食之。鲤鱼鲊，不可合小豆藿食之；其子不可合猪肝食之，害人。鲤鱼不可合犬肉食之。鲫鱼不可合猴雉肉食之。一云不可合猪肝食。鲲鱼合鹿肉生食，令人筋甲缩。青鱼鲊，不可合生葫荽及生葵并麦中食之。鳝鳝不可合白犬血食之。龟肉不可合酒果子食之。鳖目凹陷者，及厌下有王字形者，不可食之。其肉不得合鸡、鸭子食之。龟、鳖肉不可合苋菜食之。虾无须，及腹下通黑，煮之反白者，不可食之。食脍，饮乳酪，令人腹中生虫为瘕。

……

蟹目相向，足班目赤者，不可食之。

……

凡蟹未遇霜，多毒，其熟者乃可食之。蜘蛛落食中，有毒，勿食之。凡蜂、蝇、虫、蚁等多集食上，食之致瘘。

《金匮要略·禽兽鱼虫禁忌并治第二十四》

◆果实菜谷禁忌

果子生食生疮。果子落地经宿，虫蚁食之者，人大忌食之。生米停留多日，有损处，食之伤人。桃子多食，令人热，仍不得入水浴，'令人病淋沥寒热病。杏酪不熟伤人。梅多食坏人齿。李不可多食，令人胪胀。林檎不可多食，令人百脉弱。橘柚多食，令人口爽，不知五味。梨不可多食，令人寒中，金疮、产妇，亦不宜食。樱桃、杏，多食伤筋骨。安石榴不可多食，损人肺。胡桃不可多食，令人动痰饮。生枣多食，令人热渴气胀，寒热羸瘦者，弥不可食，伤人。

……

木耳赤色及仰生者，勿食。菌仰卷及赤色者，不可食。

……

误食野芋，烦毒欲死，治之以前方。其野芋根，山东人名魁芋。人种芋三年不收，亦成野芋，并杀人。

蜀椒闭口者有毒，误食之，戟人咽喉，气病欲绝，或吐下白沫，身体痹冷……

正月勿食生葱，令人面生游风。二月勿食蓼，伤人肾。三月勿食小蒜，伤人志性。四月、八月勿食胡荽，伤人神。五月勿食韭，令人乏气力。五月五日勿食一切生菜，发百病。六月、七月勿食茱萸，伤神气。八月、九月勿食姜，伤人神。十月勿食椒，损人心，伤心脉。十一月、十二月勿食薤，令人多涕唾。

四季勿食生葵，令人饮食不化，发百病，非但食中，药中皆不可用，深宜慎之。时病瘥未健，食生菜，手足必肿。夜食生菜，不利人。十月勿食被霜生菜，令人面无光，目涩心痛，腰疼，或发心疟，疟发时，手足十指爪皆青，困委。葱、韭初生芽者，食之伤人心气。饮白酒食生韭，令人病增。生葱不可共蜜食之，杀人。独颗蒜，弥忌。枣合生葱食之，令人病。生葱和雄鸡、雉、白犬肉食之，令人七窍经年流血。食糖、蜜后四日内食生葱、韭，令人心痛。夜食诸姜、蒜、葱等，伤人心。芜菁根，多食令人气胀。薤不可共牛肉作羹，食之成瘕病，韭亦然。蓴多病（食），动痔疾。野苣不可同蜜食之，作内痔。白苣不可共酪同食，作䘌虫。黄瓜食之，发热病。葵心不可食，伤人；叶尤冷，黄背赤茎者，勿食之。胡荽久食之，令人多忘。病人不可食胡荽及黄花荣（菜）。芋不可多食，动病。妊妇食姜，令子余指。蓼多食，发心痛。蓼和生鱼食之，令人夺气，阴咳疼痛。芥菜不可共兔肉食之，成恶邪病。小蒜多食，伤人心力。

······

钩吻与芹菜相似，误食之杀人······钩吻生地傍无他草。其茎有毛，以此别之。

菜中有水莨菪，叶圆而光，有毒，误食之，令人狂乱，状如中风，或吐血······

······

扁豆，寒热者不可食之。久食小豆，令人枯燥。食大豆屑，忌啖猪肉。大麦久食，令人作癣。白黍米不可同饴蜜食，亦不可合葵食之。荞麦面多食之，令人发落。盐多食，伤人肺。食冷物，冰人齿。食热物，勿饮冷水。饮酒，食生苍耳，令人心痛。夏月大醉汗流，不得冷水洗着身，及使扇，即成病。饮酒大忌灸腹背，令人肠结。醉后勿饱食，发寒热。饮酒食猪肉，卧秫稻穰中，则发黄。食饴多饮酒，大忌。凡水及酒，照见人影动者，不可饮之。醋合酪食之，令人血瘕。食白米粥，勿食生苍耳，成走疰。食甜粥已，食盐即吐。犀角箸搅饮食，沫出，及浇地坟起者，食之杀人。

······

矾石生入腹，破人心肝，亦禁水。商陆以水服，杀人。葶苈子傅头疮，药成入脑，杀人。水银入人耳，及六畜等，皆死，以金银着耳边，水银则吐。苦练无子者，杀人。

凡诸毒，多是假毒以投，无知时宜煮甘草荠苨汁饮之，通除诸毒药。

《金匮要略·果实菜谷禁忌并治第二十五》

◆豆令人重，榆令人瞑，合欢蠲忿，萱草忘忧。

《养生论》

◆《养心方》云：三月勿食陈齑，必遭热病。

《诸病源候论·热病候》

◆《养生方》云：人食甜酪，勿食大酢，必变为尿血。

《诸病源候论·小便血候》

◆养性之道，不欲饱食便卧及终日坐久，皆损寿也。人欲小劳但莫至疲，及强所不能堪胜耳。人食毕，当行步踌躇有所修为快也。故流水不腐，户枢不朽蠹，以其劳动数故也。故人不要夜，食毕但当行中庭如数里可佳。饱食即卧生百病，不消成积聚也。食欲少而数，不欲顿而多，难消，常如饱中饥、饥中饱。故养性者，先饥乃食，先渴而饮。恐觉饥乃食，食必多，盛渴乃饮，饮必过。食毕当行，行毕使人以粉摩腹数百过，大益也。

《养性延命录·食戒》

◆人子养老之道，虽有水陆百品珍馐，每食必忌于杂，杂则五味相扰，食之不已，为人作患。

《千金翼方·养老食疗》

◆ **五脏食忌**

五脏不可食忌法：

多食酸则皮槁而毛夭，多食苦则筋急而爪枯，多食甘则骨痛而发落，多食辛则肉胝而唇褰，多食咸则脉凝泣而色变。

……

五味动病法：酸走筋，筋病勿食酸。苦走骨，骨病勿食苦。甘走肉，肉病勿食甘。辛走气，气病勿食辛。咸走血，血病勿食咸。

《备急千金要方·序论第一》

◆春月少酸宜食甘，冬月宜苦不宜咸。夏月增辛聊减苦，秋来辛减少加酸。冬月大寒甘略戒，自然五脏保平安。若能全减身健康，滋味能调少病缠……唯有夏月难调理，伏阴在内忌冰水。瓜桃生冷宜少餐，免致秋来生疟痢……常令肾实不空虚，日食须知忌油腻。太饱伤神饥伤胃，太渴伤血多伤气。饥餐渴饮莫太过，免至膨脖损心肺。醉后强饮饱强食，去此二者不生疾。人资饮食以养生，去其甚者自安逸。食后徐行百步多，手摩脘腹食消磨。夜半灵根灌清水，丹田浊气切须呵。饮酒可以陶性情，剧饮过多防百病。肺为华盖倘受伤，咳嗽劳神能伤命。慎勿将盐去点茶，分明引贼入人家。

《孙真人卫生歌》

◆ **五脏六腑逐月禁食**

肺脏：七月勿食茱萸，成血痢；八月九月勿多食姜并肝、心、肺。肺有病，宜食黍、桃，禁苦味。

心脏：四月勿食大蒜，令人发易白及堕，五月勿食薤，损心及有毒，并勿食心肾，令人心痛。宜食大小麦、杏、薤，禁咸味。

肝脏：正月不食生葱，熟者不食益佳，二月、三月不食蓼子、小蒜及百草心，勿食肝肺。

病宜食麻子、巨胜、李子，禁辛。

脾脏：六月勿食茱萸，令人患赤白痢，四季勿食脾、肝、羊血。脾病宜食粳米、枣、葵，禁酸。

肾脏：十月勿食椒，令人口干成赤白痢，十一月十二月勿食诸戴甲之物并食脾、肾。肾病宜食大豆黄卷、栗、霍，禁甘物。

《医方类聚·卷十二》

◆羊肉，热病瘥后食之，发热杀人。

《大全本草》

◆方怒不可食，不可太饱太饥。饮食欲相接而温和，宜谷食多而肉食少，不宜食肉汁，忌寒湿物，食之令肌肉不生，阳气潜伏，四肢怠惰之症，疼痛沉重，时当湿雨则泄利，大便后有白脓血痢，或肠澼下血。病此乃诸阳气不行阳道之故也。

《脾胃论·脾胃将理法》

◆人之所为者，皆烹饪调和偏厚之味，有致残伐命之毒，此吾子所疑之味也。

《茹淡论》

◆**饮食箴**

人身之贵，父母遗体。为口伤身，滔滔皆是。人有此身，饥渴随兴。乃作饮食，以遂其生。瞻彼昧者，因纵口味。五味之过，疾病蜂起。病之生也，其机甚微。馋涎所牵，忽而不思。病之成也，饮食俱废。忧贻父母，医祷百计。山野贫贱，淡薄是谙。动作不衰，此身亦安。均气同体，我独多病。悔悟一萌，尘开镜净。曰节饮食，易之象辞。养小失大，孟子所讥。口能致病，亦败尔德。守口如瓶，服之无斁。

《格致余论·饮食箴》

◆后人奔走于名利而饥饱失宜，沉酣于富贵而肥甘之是务。不顺四时，不和五味，而疾生焉。戒乎此则人元之寿可得矣。

《三元参赞延寿书》

◆清晨一碗粥，晚饭莫教足。撞动景阳钟，叩齿三十六。大寒与大热，且莫贪色欲。醉饱莫行房，五脏皆翻覆。火艾浸燃身，争（怎）如独自宿。坐卧莫当风，频于暖处浴。食后行百步，常以手摩腹。莫食无鳞鱼，诸般禽兽肉。自死禽与兽，食之多命促。

《事林广记·孙真人枕上记》

◆**饮食禁忌**

体欲常逸，食须常少。劳无至极，食无过饱。凡人食皆欲少而数，不欲顿而多。夫食不用急，急则不细，不细则损脾气。法当熟嚼令细。不食坚硬难消之物。凡朝起食粥甚益人。

日入后，不用食。夫食必先食热，然后食冷。热食灼唇，冷则冰齿，咸损脾胃。冷食不用热水漱口，热食不用冷水漱口。必须叩齿十过。每食前后，不用见悲哀喜怒之事，仍不用频呻嗟叹，皆为不祥。

《修真秘要·饮食禁忌》

◆食牛肉损齿，用姜尤甚。

吃梨益齿，损脾胃；吃木瓜益脾胃，损齿。

《琐碎录》

◆食过则癥块成疾，饮过则痰癖结聚。

《彭祖摄生养性论》

◆食忌

本草云：多食韭，神昏目暗；多食葱，神昏发落，虚气上行；多食莱菔动气；多食芥菜，昏目动风发气。又云：虚人食笋多致疾，浙人食匏瓜多吐泻。马齿苋叶大者，妊妇食之堕胎。此类不可胜数。寻常蔬菜亦足为患，其他可知。养生家所以必慎食物也。

石门赵屏山明经宗藩自宁波旋里，过绍兴，访友于郡城。一仆家在城外，乞假归省。途中买鳝鱼至家，使其妻烹之，适其邻人来视，遂留共食。食毕皆口渴腹痛叫号，移时而死。其身化为血水，仅存发骨。识者谓误食斜耕而然。赵次日俟仆不至，遣人往问，始知其故，遂终身不食鳝。余按鳝身皆圆，斜耕身尾皆扁，口有二须，可以为辨认。然鳝有昂头出水二三寸者，为他物所变，其毒能杀人。养生家宜慎用之。

山谷产菌，种类不一，食之有中毒者，往往杀人。盖蛇虫毒气所蕴也。咸丰五年六月初三日，乌程县施家桥吴如玉之母，山中采菌甚多，族人吴聚昌之妻乞而分之，炒熟以佐夜饭，有子媳与女同食之。二更后，呕吐腹痛，至天明四肢抖缩，肉跳齿咬，四人同时殒命。如玉之母，亦食之而死，鸡食吐出之物，顷刻即毙。剖视腹中，只有硬肝，余皆腐成毒汁。夫山人食菌，本为常事，麦熟及寒露时菌甚多，味极美。苏州有熬成油者，预为持齐过夏之需，取其鲜也。今吴姓家食菌而死者五人，可谓奇惨。乌程杨毅亭封翁炳谦，特为作记刊传以示戒，言若必欲食之，须用银器同煮，（须久置待冷试验），银有青黑色者，断不可食。（按《东林山志》云：五月雨水浸淫之时，蕈生于山谷。惟淡红色、黄色者无毒可食；寒露生者，色白名寒露蕈，亦无毒可食。其大红者，有毒杀人，人或中之食粪汁可解。又《卫生录》云：蕈上有毛，下面光而无纹者，及仰卷赤色者，或色黑及煮不熟者并不可食。《物理小识》云：以灯芯和蕈煮，或以银簪淬之，灯芯与簪黑色者即有毒。《清异录》云：湖湘习为毒药以中人。其法取大蛇毙之，厚用茅草盖掩，几旬则生菌，菌发根自蛇骨出，候肥盛采之，令干捣末，掺酒食茶汤中，遇者无不赴泉壤，世人号为休休散。观此则菌之生自蕴毒者，往往有之，服食家可不慎欤。）

《冷庐医话·卷五》

◆早饭可饱，午后即宜少食，至晚更必空虚。

《老老恒言·饮食》

◆粥宜空心食，或作晚餐亦可。但勿再食他物加于食粥后。食勿过饱，虽无虑停滞，稍觉胀胃即受伤。

《老老恒言》

◆ **斋戒**

斋戒者，非蔬茹饮食而已；澡身者，非汤浴去垢而已；盖其法在节食调中、磨擦畅外者也。夫人禀五行之气而食五行之物，而实自胞胎。有形也，呼吸精血，岂可去食而求长生？但世人不知休粮服气，道家权宜，非永绝食粒之谓也。食之有斋戒者，斋乃洁净之务，戒乃节约之称。有饥即食，食勿令饱，此所谓调中也。百味未成熟勿食，五味太多勿食，腐败闭气之物勿食，此皆宜戒也。

《天隐子养生书·斋戒》

◆斋戒谓之信解，安处谓之闲解，存想谓之慧解，坐忘谓之定解，信、定、闲、慧四门通神，谓之神解。

《天隐子养生书·神解》

◆ **论须慎不慎**

凡脚气之病，极须慎房室，羊肉、牛肉、鱼、蒜、蕺菜、菘菜、蔓菁、瓠子、酒面、酥油、乳糜、猪、鸡、鹅、鸭。有方用鲤鱼头，此等并切禁，不得犯之。并忌大怒。惟得食粳粱、粟、米、酱、豉、葱、韭、薤、椒、姜、橘皮，又不得食诸生果子、酸醋之食，犯者皆不可瘥。又大宜生牛乳、生栗子矣。

《备急千金要方·风毒脚气方》

◆《外台秘要》云：第一忌嗔，嗔则心烦，心烦则脚气发；又禁大语，大语则伤肺，肺伤亦发动；又不得露足当风入水、以冷水洗足，两脚胫尤不宜冷，虽暑月，常须着绵裤，至冬寒倍，令两胫温暖，微汗大佳……夏时腠理开，不宜当风卧睡……

《发明》云：第一，凡酒及湩酪勿使过度，过则损伤脾胃，下疰于足胫，跗肿遂成脚气；第二欲不可纵，嗜欲则脚气发，凡饮食之后，宜缓行……经云：逸者行之。又云，病在脾，忌温食、饱食、湿地濡衣。

《玉机微义·论南方脚气病禁》

◆《养生方》云：醉不可露卧，令人面发疮疱。
又云：饮酒热未解，以冷水洗面，令人面发疮，轻者皴疱。

饱食而坐，不行步，有所作务，不但无益，乃使人得积聚不消之病，及手足痹，面目黧皯。

《诸病源候论·面候》

◆道林养性

真人曰："虽常服饵而不知养性之术，亦难以长生也。"养性之道，常欲小劳，但莫大疲及强所不能堪耳。且流水不腐，户枢不蠹，以其运动故也。养性之道，莫久行、久立、久坐、久卧、久视、久听。盖以久视伤血，久卧伤气，久立伤骨，久坐伤肉，久行伤筋也。仍莫强食，莫强酒，莫强举重，莫忧思，莫大怒，莫悲愁，莫大惧，莫跳踉，莫多言，莫大笑。勿汲汲于所欲，勿悁悁怀忿恨，皆损寿命。若能不犯者，则得长生也。

……

既屏外缘，会须守五神（肝心脾肺肾），从四正（言行坐立），言最不得浮思妄念，心想欲事，恶邪大起。故孔子曰"思无邪也"。常当习黄帝内视法，存想思念，令见五脏如悬磬，五色了了分明勿辍也。仍可每旦初起，面向午，展两手于膝上，心眼观气，上入顶，下达涌泉。旦旦如此，名曰迎气。常以鼻引气，口吐气，小微吐之，不得开口，复欲得出气少，入气多，每欲食，送气入腹，每欲食气为主人也。

凡心有所爱，不用深爱；心有所憎，不用深憎，并皆损性伤神。亦不用深赞，亦不用深毁，常须运心于物平等，如觉偏颇，寻改正之……故有智之人，爱惜性命者，当自思念，深生耻愧诚勤身心，常修善事也。至于居处，不得绮靡华丽，令人贪婪无厌，乃患害之源，但令雅素净洁，无风雨暑湿为佳。衣服器械，勿用珍玉金宝，增长过失，使人烦恼根深。厨膳勿使脯肉丰盈，常令俭约为佳。然后行作鹅王步，语作含钟声，眠作狮子卧（右胁胁着地坐脚也）……修心既平，又须慎言语，凡言语读诵，常想声在气海中，每日初入后，勿言语读诵，宁待平旦也……亦不用寝卧多言笑，寝不得语言者，言五脏如钟磬，不悬则不可发声。行不得语，若欲语须住乃语，行语则令人失气。

言语既慎，仍节饮食。是以善养性者，先饥而食，先渴而饮，食欲数而少，不欲顿而多，则难消也。常欲令如饱中饥，饥中饱耳。盖饱则伤肺，饥则伤气，咸则伤筋，酢则伤骨。故每学淡食，食当熟嚼，使米脂入腹，勿使酒脂入肠。人之当食，须去烦恼，如食五味，必不得暴嗔，多令人神惊，夜梦飞扬。每食不用重肉，喜生百病，常须少食肉，多食饭及少菹菜，并勿食生菜生米小豆陈臭物，勿饮浊酒，食面使塞气孔，勿食生肉伤胃，一切肉惟须煮烂，停冷食之。食毕当嗽口数过，令人牙齿不败口香……每食讫以手摩面及腹，令津液通流。食毕当行步踌躇，计使中数里来。行毕使人以粉摩腹上数百遍，则食易消，大益人，令人能饮食，无百病，然后有所修为为快也。饱食即卧，乃生百病，不消成积聚……人不得夜食，又云夜勿过醉饱。食勿精思，为劳苦事。

饮食以调，时慎脱着……湿衣及汗衣皆不可久着，令人发疮及风瘙。大汗能易衣佳，不易者急洗之，不尔令人小便不利。凡大汗勿偏脱衣，喜得偏风半身不遂。春天不可薄衣，令人伤寒霍乱，食不消，头痛。

脱着既时，须调寝处。凡人卧，……卧勿大语，损人气力……屈膝侧卧，益人气力，胜正偃卧，按孔子不尸卧，故曰睡不厌踧，觉不厌舒……凡眠先卧心，后卧眼。

衣食寝处皆适，能顺时气者，始尽养生之道。故善摄生者，无犯日月之忌，无失岁时之和。须知一日之忌，暮无饱食；一月之忌，晦无大醉；一岁之忌，暮无远行；终身之忌，暮无燃烛行房，暮常护气也……春欲晏卧早起，夏及秋欲侵夜乃卧早起，冬欲早卧而晏起，皆益人。虽云早起，莫在鸡鸣前，虽言晏起，莫在日出后。凡冬月忽有大热之时，夏月忽有大凉之时，皆勿受之。人有患天行时气者，皆由犯此也，即须调气息，使寒热平和，即免患也。

《备急千金要方·道林养性》

◆凡人居止之室，必须周密，勿令有细隙，致有风气得入。小觉有风，勿强忍之久坐，必须急急避之，久居不觉，使人中风。古来忽得偏风，四肢不随，或如角弓反张，或失音不语者，皆由忽此耳。身既中风，诸病揔集，邪气得便，遭此致卒者，十中有九，是以大须周密，无得轻之，慎焉慎焉。

《备急千金要方·居处法第三》

◆凡居家不欲数沐浴，若沐浴必须密室，不得大热，亦不得大冷，皆生百病。冬浴不必汗出霡霂，沐浴后不得触风冷。新沐发讫，勿当风，勿湿萦髻，勿湿头卧，使人头风眩闷，发秃面黑，齿痛耳聋，头生白屑。饥忌浴，饱忌沐。沐讫，须进少许食欲乃出。夜沐发，不食即卧，令人心虚，饶汗多梦……小有不好，即按摩挼捺，令百节通利，泄其邪气。凡人无问有事无事，常须日别蹋脊背四肢一度，头项若令熟蹋，即风气时行不能著人，此大要妙，不可具论……凡人自觉十日以上康健，即须灸三数穴以泄风气，每日必须调气补泻，按摩道引为佳。勿以康健便为常然，常须安不忘危，预防诸病也。

《备急千金要方·居处法第三》

◆《养生方》云：思虑伤心，心伤则吐衄，发则发焦也。

《诸病源候论·吐血候》

◆《养生方》云：忍大便不出，久作气痔。

《诸病源候论·痔漏禁忌》

◆《养生方》云：饮水勿急咽，久成气病。

《诸病源候论·上气候》

◆《养生方》云：哭泣悲来，新哭讫，不用即食，久成气病。

《诸病源候论·结气候》

◆《养生方》云：饭了勿即卧，久成气病，令腰疼痛。
又曰：大便勿强努，令人腰疼目涩。
又云：笑多，即肾转腰痛。
又云：人汗次，勿企床悬脚，久成血痹，两足重及腰痛。

《千金月令》：瓠，患腰脚脚气，久虚肿，食之永不瘥。

《大全本草》：孟诜云：芸薹，若先患腰膝，不可多食，必加极。

《诸病源候论·腰背病诸候》

◆慎言语则中气不散而上越，节饮食则中气不滞而下泄。

《医先》

◆凡行步时不得与人语，欲语须住足。

《遵生八笺》

【房中】

◆长沙马王堆汉墓竹简《十问》是黄帝、尧、舜与岐伯、容成、彭祖等人的对话形式，来探讨房事养生的医学理论的，其中有这样一段对话，尧问舜："人有九窍十二节皆设而居，何故而阴与人俱生而身先去？"人有九窍十二经脉，它们都有一定的功能和部位，为什么人的生殖器官和人一同生出，却先于身体的其他器官失去功能而衰老了呢？舜的回答很耐人寻味，他说："饮食弗以，谋虑弗使，讳其名而匿其体，其使甚多，而无宽礼，故与身俱生而先身死"。舜的意思是说，人们既不关心生殖器官的吃喝营养，也不考虑怎样去好好爱护它，甚至连它的名字都忌讳说出来，还把它隐藏在身体的阴私之处，能用的时候尽管频繁地过度去使用，又不懂得节制和规则，所以它与身同生却最先衰老。尧接着又问，那怎么补救呢？舜回答说："必爱而喜之，教而谋之，饮而食之，使其题额坚强而缓事之，必盬之而勿邑，必乐矣而勿写，材将积，气将褚，行年百岁，贤于往者，舜之接阴治气之道。"舜告诉我们，对性器官一定要倍加爱护，要懂得它的养护之道和使用方法，要注意营养，不能临事仓促，要等性器官壮实坚强，还要对性事舒缓而为，要注意休息而不要忧愁不安，要享受其乐但又不轻泄精，使精液蓄积，元气储备，到百岁的时候性功能还能正常，这就是舜的夫妇治气之道。

《中华经典养生名言录》

◆人欲不可都绝。阴阳不交，则坐致壅遏之病，故幽闭怨旷，多病而不寿也。

《抱朴子·释滞》

◆房中者，性情之极，至道之际，是以圣人制外乐以禁内情而为之节。久乐而有节，则和平寿考。

《洞玄子》

◆嗜欲之性，固无穷也，以有极之性命，逐无涯之嗜欲，亦自毙之甚矣。

《元气论》

◆淫声美色，破骨之斧锯也。世之人若不能秉灵烛以照迷津，伏慧剑以割爱欲，则流浪生死之海。

《阴符经》

◆御女之法，能一月再泄，一岁二十四泄，皆得二百岁，有颜色，无疾病，若加以药，则可长生也。人年二十者，四日一泄；三十者，八日一泄；四十者，十六日一泄；五十者，二十日一泄；六十者，闭精勿泄，若体力犹壮者，一月一泄。凡人气力自有强盛过人者，亦有不可抑忍，久而不泄致生痈疽。若年过六十，而有数旬不得交合，意中平平者，自可闭固也……所以善摄生者，凡觉阳事辄盛，必谨而抑之，不可纵心竭意以自贼也。若一度制得，则一度火灭，一度增油，若不能制，纵情施泻，即是膏火将灭，更去其油，可不深自防。所患人少年时不知道，知道也不能信行之，至老乃知道，便已晚矣。病难养也，晚而自保，犹得延年益寿。若年少壮而能行道者，得仙速矣。

或曰年未六十，当闭精守一为可尔否？曰：不然。男不可无女，女不可无男。无女则意动，意动则神劳，神劳则损寿。若念真正无可思者，则大佳长生也。然而万无一有，强抑郁闭之，难持易失，使人漏精尿浊，以致鬼交之病，损一而当百也。

《备急千金要方·房中补益》

◆彭祖曰："每施泻讫，辄导引以补其虚。"不尔，血脉髓脑日损，犯之者生疾病，俗人不知补泻之义故也。饮酒吐逆，劳作汗出，以当风卧湿，饱食大呼，疾走举重，走马引强，语笑无度，思虑太深，皆损年寿。是以为道者，务思和理焉。口目乱心，圣人所以闭之；名利败身，圣人所以去之。故天老曰："丈夫处其厚不处其薄，当去礼去圣守愚以自养，斯乃德之源也。"……色使目盲，声使耳聋，味使口爽，苟能节宣其宜适，抑扬其通塞者，可以增寿。一日之忌者，暮无饱食；一月之忌者，暮无大醉；一岁之忌者，暮须远内；终身之忌者，暮常护气。夜饱损一日之寿，夜醉损一月之寿，一接损一岁之寿，慎之！清旦初以左右手摩，交耳，从头上挽两耳，又引发，则面气通流，如此者令人头不白，耳不聋。又摩掌令热以摩面，从上向下二七过，去野气，令人面有光，又令人胜风寒，时气寒热、头痛百疾皆除。……醉勿食热，食毕摩腹，能除百病。热食伤骨，冷食伤肺，热无灼唇，冷无冰齿，食毕行步踟蹰则长生。食勿大言，大饱血脉闭，卧欲得数转侧。冬温夏凉慎勿冒之。大醉神散越，大乐气飞扬，大愁气不通。久坐伤筋，久立伤骨……命不长者，是大醉之子；不痴必狂者，是大劳之子。

《千金翼方·养性禁忌》

◆语云："人年老有疾者不疗。"斯言失矣，缅寻圣人之意，本为老人设方，何则？年少则阳气猛盛，食者皆甘，不假医药，悉得肥壮。至于年迈气少稍微，非药不救，譬之新宅之与故舍，断可知矣。论曰：人年五十以上，阳气日衰，损与日至，心力渐退，忘前失后，兴居怠堕，计授皆不称心，视听不稳，多退少进，日月不等，万事零落，心无聊赖，健忘嗔怒，情性变异，食饮无味，寝处不安。

论曰：人年五十以去，皆大便不利，或常苦下痢。有斯二疾，常须预防。若秘涩，则宜数食葵菜等冷滑之物。如其下痢，宜与姜韭温热之菜。所以老人于四时之中，常宜温食，不得轻之。老人之性，必恃其老，无有藉在，率多骄恣，不循轨度。忽有所好，即须称情。既晓此术，当宜常预慎之。故养老之要，耳无妄听，口无妄言，身无妄动，心无妄念，此皆有益老人也……养老之道，无作博戏强用气力，无举重，无疾行，无喜怒，无极视，无极听，无大用意，无大思虑，无吁嗟，无叫唤，无吟吃，无歌啸，无啼啼，无悲愁，无哀恸，无庆吊，无接对宾客，无预局席，无饮兴。能如此者，可无病长寿，斯必不惑也。又常避大风、大雨、大寒、大暑、大露、霜、霰、雪、旋风、恶气，能不触冒者，是大吉祥也。凡所居之室，必须大周密，无致风隙也。夫善养老者，非其书勿读，非其声勿听，非其务勿行，非其食勿食。非其食者，所谓猪豚、鸡、鱼、蒜、鲙、生肉、生菜、白酒、大酢、大咸也，常学淡食，至如黄米小豆。此等非老者所宜食，故必忌之。常宜轻清甜淡之物，大小麦面粳米等为佳。又忌强用力咬啮坚硬脯肉，反致折齿破龈之弊。人凡常不饥不饱不寒不热，善。行住坐卧，言谈语笑，寝食造次之间，能行不妄失者，则可延年益寿矣。

《千金翼方·养老大例》

◆夏至宜节嗜欲，冬至宜禁嗜欲。

《嫩真子》

◆远欲论

名与身孰亲？身与货孰多？以隋侯之珠，弹千仞之雀，世必笑之，何取之轻而弃之重耶？残躯六十有五，耳目半失于视听，百脉沸腾而烦心，身如众派漂流，瞑目则魂如浪去，神气衰于前日，饮食减于曩时，但应人事，病皆弥甚，以己之所有，岂止隋侯之珠哉！安于淡薄，少思寡欲，省语以养气，不妄作劳以养形，虚心以维神，寿夭得失，安之于数，得丧既轻，血气自然谐和，邪无所容，病安增剧？苟能持此，亦庶几于道，可谓得其真趣矣。

《东垣十书·远欲论》

◆强勉房劳者成精极，体尪羸，惊悸梦泄，遗沥便浊，阴痿，小腹里急，面黑耳聋。

《三元延寿参赞书》

◆色欲箴

惟人之生，与天地参。坤道成女，乾道成男。配为夫妇，生育攸寄。血气方刚，惟其时矣。成之以礼，接之以时。父子之亲，其要在兹。睠彼昧者，徇纵情欲。惟恐不及，济以燥毒。气阳血阴，人身之神。阴平阳秘，我体长春。血气几何，而不自惜？我之所生，翻为我贼。女之耽兮，其欲实多。闺房之肃，门庭之和。士之耽兮，其家自废。既丧厥德，此身亦瘁。远彼帷幕，放心乃收。饮食甘美，身安病瘳。

《格致余论·色欲箴》

◆房中补益论

或问：《千金方》有房中补益法，可用否？予应之曰：传曰"吉凶悔吝生乎动"，故人之疾病亦生于动。其动之极也，病而死矣。人之有生，心为火，居上，肾为水，居下，水能升而火能降，一升一降，无有穷已，故生意存焉。水之体静，火之体动，动而易，静而难，圣人于此未尝妄言也。儒者立教曰"正心、收心、养心"，此所以防此火之动于妄也。医者立教"恬淡虚无""精神内守"，亦所以遏此火之动于妄也。盖相火藏于肝肾阴分，君火不妄动，相火惟有禀命守位而已，焉有燔灼之虐焰，飞走之狂势也哉？《易》"兑"取象于少女。兑，说也，遇少男艮为咸。咸，无心之感也。艮，止也。房中之法，有艮止之义焉。若艮而不止，徒有戕贼，何补益之有？窃详《千金》之意，彼壮年贪纵者，水之体，非向日之静也，故著房中之法，为补益之助。此可用于质壮心静遇敌不动之人也。苟无圣贤之心，神仙之骨，不易为也。女法水，男法火，水能制火，一乐于与，一乐于取，此自然之理也。若以房中为补，杀人多矣。况中古以下，风俗日伦，资禀日薄，说梦向痴，难矣哉！

《格致余论·房中补益论》

◆黄帝曰：一阴一阳之谓道，偏阴偏阳之谓疾。又曰：两者不和，若春无秋，若冬无夏。因而和之，是谓圣度。圣人不绝和合之道，但贵于闭密以守天真也。

欲不可早：男破阳太早则伤其精，女破阴太早则伤其血脉。

《三元延寿参赞书·欲不可绝》

◆饮食过度，房室劳损，血气流溢，渗入大肠，时便清血，腹痛，病名肠澼；大醉入房，气竭，肝伤之。夫则精液衰少，阴痿不起；女子则月事衰微，恶生淹留，生恶疮。忿怒中尽力房事，精虚气节，发为痈疽。恐惧中入房，阴阳偏虚，发厥，自汗盗汗，积而成劳。远行疲乏入房，为五劳虚损。月事未绝而交接，生白驳（白癜风）。又冷气入内，身面萎黄，不产。外伤未瘥而交会，动于血气，令疮败坏。

《三元延寿参赞书·欲有所忌》

◆寡欲论

尊生之士，不须服食，不须导引，不须吐纳，能大明生死，几于道矣。生死之门户，不生则不死。上根顿悟无生，其次莫若寡欲，未必长生，亦可却病。反而求之，人之死由于生，人之病由于欲。上工治未病，下工治已病。已病矣，绎其致病之根，由于不谨，急远房帏，绝嗜欲，庶几得之。世人服食以图长生，惑矣！甚者日服补药，以资纵欲，则惑之甚也！

震本坤体，阳自外来交之，有动乎情欲之象，是以圣人于卦中，凡涉乎震体者，取义尤严，洊雷震，君子以恐惧修省。在复则曰：先王以至日闭关，欲其复之静也；在随则曰：向晦入晏息，欲其居之安也；在颐则曰：慎言语，节饮食，欲其养之正也。明乎此义，而相火不药自伏矣。

冬至一阳生，夏至一阴生，此二至最为紧要。至者极也，阴处阳生，绝处逢生，自无而有，阳极生阴，从有而无，阳变阴化之不同也。若春分秋分，不过从其中平分尔。然其尤重者，独在冬至，故《易》曰"先王以至日闭关"，闭关二字，须看得广。观《月令》云："是月斋戒掩身，以待阴阳之所定"，则不止关市之门矣。

《医贯·寡欲论》

◆ 保生杂忌

齐大夫褚澄曰：赢女则养血，宜及时而嫁。弱男则节色，宜待壮而婚。

男子破阳太早，则伤其精气。女破阴太早，则伤血脉。

书云：精未通而御女以通其精，则五体有不满之处，异日有难状之疾。

书云：男子以精为主，女子以血为主。故精盛则思室，血盛则怀胎。若孤阳绝阴，独阴无阳，欲心炽而不遂，则阴阳交争，乍寒乍热，久而成劳。

彭祖曰：美色妖丽，娇姿盈房，以致虚损之祸。知此可以长生。《阴符经》曰：淫声美色，破骨之斧锯也。世之人若不能秉灵烛以照迷津，仗慧剑以割爱欲，则流浪生死之海，害生于恩也。书云：年高之人，血气既弱，觉阳事辄盛，必慎而抑之，不可纵心恣意，一度一泄，一度火灭，一度增油，若不制而纵欲，火将灭，更去其油。

春秋秦医和，视晋侯之疾，曰：是谓近女室，非鬼非食，惑于丧志。公曰：女不可近乎？曰：节之。

女枢曰：元气者，肾间动气也。右肾为命门，精神之所合，爱惜保重，荣卫周流，神气不竭，与天地同寿。

书曰：恣意极精不知惜，虚损生也。譬枯朽之木，遇风则折。将溃之岸，值水先颓。苟能爱惜节情，亦得长寿也。

抱朴子曰：才不逮强思之，力不胜强举之，伤也甚矣。强之一字，真戕生戕寿之本。夫饮食可以养生也，然使醉而强酒，饱而强食，未有不疾而丧身。况欲乎？欲而强，元精去。元精离，元气散，戒之。

书云：饱食过房，劳损血气，流溢渗入大肠，时便清血，腹痛，病名肠癖。

又云：大醉入房，气竭肝伤，丈夫则精液衰少，阴痿不举。女子则月事衰微，恶血淹留，生恶疮。

书云：忿怒中尽力房事，精虚气竭，发为痈疽。恐惧中入房，阴阳偏虚，自汗盗汗，积而成劳。远行疲乏入房，为五劳。月事未绝而交接生驳。又，冷气入内，身面痿黄，不产。

金疮未瘥而交会，动于血气，令疮败坏。忍小便入房者，得淋疾。茎中疼，面失血色，致胞转，脐下急痛，死。书云：时疾未复犯房者，舌出数寸长而死。

《寿世保元·保生杂忌》

◆ 三知延寿论

高子《三知论》曰：人生孰不欲倚翠偎红，沉酣曲蘖，明眸皓齿，溺快衾绸？何知快乐之悦吾心，而祸害因之接踵矣。故庄生曰："人之大可畏者，衽席之间不知戒者过也。"故养生之方，首先节欲，欲且当节，况欲其欲而不知所以壮吾欲也，宁无损哉？夫肾为命门，为坎水，水热火寒，则灵台之焰藉此以灭也。使水先枯竭，则木无以生，而肝病矣。水病则火无所制，而心困矣。火焰则土燥而脾败矣。脾败则肺金无资，五行受伤，而大本以去，欲求长生，其可得乎？嗟夫！元气有限，人欲无穷，欲念一起，炽若炎火。人能于欲念初萌，即便咬钉嚼铁，强制未然。思淫逸之所，虎豹之墟也，幽冥之径也。身投爪牙而形甘嚅唼，无云智者勿为，虽愚者亦知畏惧。故人于欲起心热之际，当思冰山在前，深渊将溺。即便他思他涉以遏其心，或行走治事以避其险，庶忍能戒心，则欲亦可免。此为达者言也。平居当熟究养生之理，守静之方，秉慧剑截断尘缘，举法眼看破幻影。无为死可以夺吾生，清静恬淡，悉屏俗好；勿令生反速就其死，定性存诚，务归正道。俾仙不惧我，和我不惧身，久住长年，不为妄诞。然余所论，人孰不曰嚼过饭也。余亦知为熟谈，但人知为嚼过饭，而不知饭所当食；知此谈为熟，奈何熟此谈而不行？所以百日沉疴，经年枕席，芳华凋谢，早岁泉扃，皆由厌常谈而希平地可仙，薄浅近而务谈说高远，于尔身心，果何益哉？徒云自哄自己，毕竟终无一成。吾岂欲人人知予言有本耶？聊自信耳。因录诸经法言，觉彼色欲知戒，俾得天元之寿。

《遵生八笺·高子三知延寿论》

◆色欲当知所戒论

黄帝曰："一阴一阳之谓道，偏阴偏阳之谓疾。阴阳不和，若春无秋，若冬无夏。因而和之，是为圣度。圣人不绝和合之道，贵于闭密，以守天真。"

素女曰："人年六十，当秘精勿泄。若气力尚壮，不可强忍；久而不泄，致生痈疾。"

老君曰："情欲出于五内，魂定魄静，生也；情欲出于胸臆，精散神惑，死也。"

全元起曰："乐色不节则精耗，贪妒不止则精散。圣人爱精重施，则髓满骨坚。"

《仙经》曰："无劳尔形，无摇尔精，归心寂静，可以长生。"又曰："道以精为宝，宝持宜闭密。施人则生人，留己则生己。结婴尚未可，何况空废弃？弃损不竟多，衰老命已矣。"故人肝精不固，目眩无光；肺精不交，肌肉消瘦；肾精不固，神气减少；脾精不固，齿发衰白，疾病随生，死亡随至。"

《书》曰："服丹石以快欲，肾水枯燥，心火如焚，五脏干烈，大祸立至，勿大醉入房，勿燃烛入房，勿远行疲乏入房，勿忍小便入房，勿带疮毒疾病未瘥入房。"

孙真人曰："大寒、大热、大风、大雨、大雾、大雷，日月薄蚀，星辰之下，神佛之前，更忌元旦、三元、五腊、每月朔望，庚申本命，春秋二分、二社，五月九毒日，每月二十八日人神在阴，四月十月纯阴用事，皆不可犯，否则损神，不惟父母受伤，生子亦不仁不孝，戒之戒之。"

高子曰：寡欲者，无伺时日之戒，而自无欲；多欲者，虽律以时日，而一日不能无欲。若尽如太上五百戒中，犯者减算除年，则人寿尽夭亡矣。故立教太严，使人反不知信。然而立教之意，戒人节欲，借时日以惧之耳。余于多戒中仅取以上数条，此大不可犯者为戒。善养生者，当知所恐惧，而无犯此数者。

高子曰：色欲知戒者，延年之效有十：

阴阳好合，接御有度，可以延年。

入房有术，对景能忘，可以延年。

毋溺少艾，毋困倩童，可以延年。

妖艳莫贪，市妆莫近，可以延年。

惜精如金，惜身如宝，可以延年。

勤服药物，补益下元，可以延年。

外色莫贪，自心莫乱，可以延年。

勿作妄想，勿败梦交，可以延年。

少不贪欢，老能知戒，可以延年。

避色如仇，对欲知禁，可以延年。

《遵生八笺·色欲当知所戒论》

◆戒忌十段锦

大戒

忍尿行房要作淋，尿头行房大损神，水火行时须且待，徐徐插入力须均。

防伤

莫令玉女抚腰堂，吞下男精忌女伤，两手脉经休被起，拍郎双肾切须防。

戒急

女意未动休急欢，四肢皆硬内门干，更兼悲喜忧惊后，犯者男伤女不安。

忌饥

肚饥交感百神悲，气出神昏五脏衰。此是仙家名百福，一交胜似百交疲。

忌饱

大醉大饱俱独宿，免教五脏背反覆，喘呕晨昏吐血涎，未免疮痍生手足。

忌交

休依瘦病生新疾，产后之炉损丈夫。年少若教亲老妇，阳衰阴盛是危途。

交感

十分只可入三分，来往时时把乳吞，出入往来将百步，急须着力送连根。

两伤

女垂男仰两相伤，大怕浓精人肾肠。女病成劳难救治，男伤渐渐觉痿黄。

指迷

意懒莫强战，强战生百损，渴后食凉浆，温时切莫饮。

感毕

战罢须当便养神，就床端坐咽津频，瞑目看心耳听肾，自然神气复调匀。

《万寿丹书·采补》

◆消息之情，不可不去，又当避大寒大热，大风大雨，日月蚀，地动雷电，此天忌也。饱醉喜怒，忧悲恐惧，此人忌也。山川神祇，社稷井灶之处，此地忌也。既避三忌，犯此忌者，即致疾病，子必短寿。

《医心方》录《玉房秘诀》

◆风热病，新瘥及大病之后未满百日，气力未平复，而以房室者，略无不死，热病房室，各为阴阳易之病，皆难治，多死。

《医心方》

◆反交感之正理，得罪天地鬼神，虽自己妻妾，亦不可妄合，大风、大雨、大热、大寒、朔望，本生之期，切宜禁忌。

《医学入门·保养说》

◆嗜而不知禁，则侵克年龄，蚕食精魄，然弗觉，而元神真气去矣，岂不可哀！

《古今医统大全》

【饮酒】
◆饮酒避忌
酒味苦甘辛，大热，有毒，主行药势，杀百邪，去恶气，通血脉，厚肠胃，润肤，消忧愁。少饮尤佳。多饮伤神、损寿、易人本性，其毒甚也。醉饮过度，丧生之源。

饮酒不欲使多，知其过多，速吐之为佳，不尔，成痰疾。

醉勿酩酊，大醉即终身百病不除。

酒不可久饮，恐腐烂肠胃、渍髓蒸筋。

醉不可当风卧，生风疾。

醉不可向阳卧，令人发狂。

醉不可令人扇，生偏枯。

醉不可露卧，生冷痹。

醉而出汗当风为漏风。

醉不可卧黍穰，生癞疾。

醉不可强食、嗔怒，生痈疽。

醉不可走马及跳踯，伤筋骨。

醉不可接房事，小者面生䵟、咳嗽，大者伤脏、澼痔疾。

醉不可冷水洗面，生疮。

醉不可再投，损后又损。

醉不可高呼、大怒，令人生气疾。

晦勿大醉，忌月空。

醉不可饮酪水，成噎病。

醉不可便卧，面生疮疖，内生积聚。

大醉勿燃灯叫，恐魂飞扬不守。

醉不可饮冷浆水，失声、成尸噎。

饮酒，酒浆照不见人影，勿饮。

醉不可忍小便，成癃闭、膝劳、冷痹。

空心饮酒必呕吐。

醉不可忍大便，生肠澼痔。

酒忌诸甜物。

酒醉不可食猪肉，生风。

醉不可强举力，伤筋损力。

饮酒时，大不可食猪、羊脑，大损人；炼真之士尤宜忌。

酒醉不可当风乘凉露脚，多生脚气。

醉不可卧湿地，伤筋骨，生冷痹痛。

醉不可澡浴，多生眼目之疾。

如患眼疾，切忌醉酒、食蒜。

《饮膳正要·饮酒避忌》

◆醇酒宜冷饮论

醇酒之性，大热大毒，清香美味，既适于口，行气和血，亦宜于体。由是饮者不自觉其过于多也。不思肺属金，性畏火，其体脆，其位高，为气之主，肾之母，木之夫。酒下咽膈，肺先受之。若是醇者，理宜冷饮，过于肺，入于胃，然后渐温，肺先得温中之寒，可以补气，一益也；次得寒中之温，可以养胃，二益也；冷酒行迟，传化以渐，不可恣饮，三益也。古人终日百拜，不过三爵，既无酒病，亦免酒祸。今余稽之于《礼经》，则曰"饮齐视冬时"。饮齐，酒也。视，犹比也。冬时，寒也。参之《内经》，则曰热因寒用，厥旨深矣。今则不然，不顾受伤，只图取快。盖热饮有三乐存焉，膈滞通快，喉舌辛美，杯行可多。不知酒性喜升，气必随之，痰郁于上，溺涩于下，肺受贼邪，金体必燥，恣饮寒凉，其热内郁，肺气得热，必大伤耗。其始也病浅，或呕吐，或自汗，或疮痍，或鼻查，或自泄，或心脾痛，尚可发散而去之。若其久也，为病深矣，为消，为渴，为内疽，为肺痿，为内痔，为鼓胀，为失明，为喘哮，为劳嗽，为癫痫，亦为难明之病，倘非具眼，未易处治，可不谨乎？或曰："人言一盏冷酒须二盏血乃得行，酒不可冷饮明矣。"余曰："此齐东之语耳。今参之于经，证之以理，发之为规戒，子以为迂耶？"

《格致余论》

◆酒箴

酒，天之美禄也。面曲之酒，少饮则和血行气，壮神御寒，消愁遣兴；痛饮则伤神耗血，损胃亡精，生痰动火。邵尧夫诗云：美酒饮教微醉后。此得饮酒之妙，所谓醉中趣、壶中天者也。若夫沈湎无度，醉以为常者，轻则致疾败行，甚则丧邦亡家而陨躯命，其害可胜言哉！此大禹所以疏仪狄，周公所以著《酒诰》，为世范戒也。

《本草纲目》

◆戒夜饮说

酒，古礼也。奉祭祀，会宾亲，制药饵，礼有不可缺者，用之有时，饮之有度。岂可以为常而不知节哉！《礼经》："宾主百拜而酒三行"者，盖重其道而不容轻，故尔。岂令人浮沉于其中乎？予家祖父处世养生，惟务淡薄，皆享年八九十上下。予自幼年，性喜恬退，今又七十余矣。饮酒止一二盏，才夜即睡，明早即起，居常既罕病且康健，亦自知节戒之功然也。人生天地间，贫贱者多，贵而富岂易得哉。倘能戒夜饮，顺阴阳，正寤寐，保精气，使一身神识安宁，百邪不侵，安享天年，岂不幸欤！好生君子审而察之。此序见《陈氏经验方》，不记何人所作。

《寿亲养老新书·戒夜饮说》

◆烧酒纯阳，消烁真阴，当戒。

《老老恒言·饮食》

◆论饮滚酒过多成膈证

过饮滚酒，多成膈证，人皆知之，而所以然之理不达也。盖膈有二种，一者上脘之艰于纳，一者下脘之艰于出耳。然入之胃中，全是一团冲和之气。所以上脘清阳居多，不觉其热，下脘浊阴居多，不觉其寒。即时令大热，而胃中之气不变为热，时令大寒，而胃中之气不变为寒，气惟冲和，故但能容食，不能化食。必藉脾中之阳气入胃，而运化之机始显，此身中自然之造化也。曲糵之性，极能升腾，日饮沸酒不辍，势必将上脘之气，转升于中上二脘，而幽门之口，闭而不通者有之。且滚酒从喉而入，日将上脘炮灼，渐有熟腐之象，而生气不存，窄隘有加，止能咽水，不能纳谷者有之。此其所以多成膈证也。

《寓意草》

◆丹溪云醇酒宜凉饮，醇酒谓不浓不淡，气味之中和者也。凉，谓微凉也。昔司马公晚年得一侍妾，问其所能，曰能暖酒，即是此意。盖胃喜寒而恶热，脾喜温而恶寒，醇酒凉饮，初得其凉以养胃，次得其温以养脾。人之喜饮热酒者，善病胃脘痛，此热伤瘀血作痛也；喜饮冷酒者，善腹痛，不嗜食而呕，寒伤脾也。

《中医历代医话选·医暇厄言》

◆注：酒为水谷精液所化，体湿性热，少饮则能调和气血，流畅阴阳，内助中气，捍御外邪；若过饮无度，轻则伤人脾胃，重则损人神气。

《医宗金鉴·葛花解醒汤》

◆酒为水谷之液，血为水谷之精。酒之中焦，必求同类，故先归血分。凡饮酒者，身面皆赤，即其征也。然血属阴而性和，酒属阳而性悍，血欲静而酒动之，血欲藏而酒乱之。血无气不行，故血乱气不乱，气散而血不散。扰乱一番，而谓血气不耗散也，未之有也。人当少壮时，血盛气旺，弗觉其害；及乎中衰，而力不胜，则宿孽为殃，莫能御矣。酒之为害，关乎寿元者，非细。保身之人，其可不知所节乎？

《中医历代医话选·顾氏医镜》

◆嗜酒丧身

夫酒者，祭天享地，顺世和人，行气和血，乃陶情性。世人能饮者，故不可缺。凡遇天寒冒露，或入病家，则饮酒三五盏，壮精神，辟疫疬，饮者不过量力而已，过则耗伤血气也。古云：饮酒无量不及乱。此言信矣，饮者未尝得于和气血，抑且有伤脾胃。伤于形，乱于性，颠倒是非，皆此物也。早酒伤胃，宿酒伤脾，为呕吐痰沫。醉后入房，以竭其精，令人死亦不知，虽知者亦迷而不戒。养浩高人，当寡欲而养精神，节饮食以介眉寿，此先圣之格言，实后人之龟鉴也。《本草》云：酒性大热有毒，大能助火，一饮下咽，肺先受之。肺为五脏华盖，属金本燥，酒性喜升，气必随之。痰郁于上，溺涩于下，肺受贼邪，不生肾水，水不能制心火，诸病生焉。其始也病浅，或呕吐，或自汗，或疮疥，或鼻衄，或泄利，或心脾痛，尚可散而出也。其久也病深，或为消渴，为内疽，为肺痿，为痔痛，为鼓胀，力黄疸，为失明，为哮喘，为劳嗽，为吐衄，为癫痫，为难状之病，倘非高明，未易处治。凡嗜酒者，可不慎乎？

《寿世保元·嗜酒丧身》

【起居】

◆省言箴

气乃神之祖，精乃气之子。气者，精神之根蒂也。大矣哉！积气以成精，积精以全神。必清必静，御之以道，可以为天人矣。有道者能之，予何人哉？切宜省言而已。

《东垣十书·省言箴》

◆养老论

至于饮食，尤当谨节。夫老人内虚脾弱，阴亏性急。内虚胃热，则易饥而思食，脾弱难化，则食已而再饱，阴虚难降，则气郁而成疾……所以物性之热者、炭火制作者、气之香辣者、味之甘腻者，其不可食也明矣。虽然肠胃坚厚、福气深壮者，世俗观之，何妨奉养。纵口固快一时，积久必为灾害。由是观之，多不如少，少不如绝。爽口作疾，厚味措毒，前哲格言犹在人耳，可不慎欤！

《格致余论·养老论》

◆庚申伦曰：古人多尽天数，今人不终天年何？则以其罔知避慎，肆情恣欲，酗酒淫色，日言犯天地，禁忌阴司，减其算龄，能入百岁者，几何人哉。

《事林广记·避忌之要》

◆养生避忌

夫上古之人，其知道者，法于阴阳，和于术数，饮食有节，起居有常，不妄作劳，故能而寿。今时之人不然也，起居无常，饮食不知忌避，亦不慎节，多嗜欲，厚滋味，不能守中，不知持满，故半百衰者多矣！夫安乐之道，在乎保养，保养之道，莫若守中，守中则无过与不及之病。春秋冬夏，四时阴阳，生病起于过与，盖不适其性而强。故养生者，既无过耗之弊，又能保守真元，何患乎外邪所中也！故善服药者，不若善保养；不善保养，不若善服药。世有不善保养，又不能善服药者，仓促病生，而归咎于神天乎？善摄生者，薄滋味，省思虑，节嗜欲，戒喜怒，惜元气，简言语，轻得失，破忧阻，除妄想，远好恶，收视听，勤内固，不劳神，不劳形，神形既安，病患何由而致也？故善养性者，先饥而食，食勿令饱；先渴而饮，饮勿令过。食欲数而少，不欲顿而多。盖饱中饥，饥中饱，饱则伤肺，饥则伤气。若食饱，不得便卧，即生百病。

凡热食有汗，勿当风，发痉病，头痛目涩多睡。夜不可多食。卧不可有邪风。凡食讫，温水漱口，令人无齿疾、口臭。汗出时，不可搧，生偏枯。勿向西北大小便。勿忍大小便，令人成膝劳、冷痹痛。勿向星辰、日月、神堂、庙宇大小便。夜行勿歌唱、大叫。一日之忌，暮勿饱食。一月之忌，晦勿大醉。一岁之忌，暮勿远行。终身之忌，勿燃灯房事。服药千朝，不若独眠一宿。如本命日，及父母本命日，不食本命所属肉。凡人坐，必要端坐，使正其心。凡人立，心要正立，使直其身。立不可久，立伤骨。坐不可久，坐伤血。行不可久，行伤筋。卧不可久，卧伤气。视不可久，视伤神。食饱勿洗头，生风疾。如患目赤病，切忌房事；不然，令人生内障。沐浴勿当风，腠理百窍皆开，切忌邪风易人。不可登高履险，奔走车马，气乱神惊，魂魄飞散。大风、大雨、大寒、大热，不可出入妄为。口勿吹灯火，损气。凡日光射，勿凝视，损人目。勿望远极目观，损眼力。坐卧勿当风湿地。夜勿燃灯睡，魂魄不守。昼勿睡，损元气。食勿言，寝勿语，恐伤气。凡遇神堂、庙宇，勿得辄入。凡遇风雨雷电，必须闭门端坐、焚香，恐有诸神过。怒不可暴，怒生气疾、恶疮。远唾不如近唾，近唾不如不唾。虎、豹皮不可近肉铺，损人目。避色如避箭；避风如避仇；莫吃空心茶；少食申后粥。古人有云："人广者，朝不可虚，暮不可实。"然不独广，凡早皆忌空腹。古人云："烂煮面，软煮肉，少饮酒，独自宿。"古人平日起居而摄养；今人待老而保生，盖无益。凡夜卧，两手摩令热，揉眼，永无眼疾。凡夜卧，两手摩令热，摩面，不生疮皯。一呵十搓，一搓十摩，久而行之，皱少颜多。凡清旦，以热水洗目，平日无眼疾。凡清旦刷牙，不如夜刷牙，齿疾不生。凡清旦盐刷牙，平日无齿疾。凡夜卧，被发梳百通，平日头风少。凡夜卧，濯足而卧，四肢无冷疾。盛热来，不可冷水洗面，生目疾。凡枯木、大树下、久阴湿地，不可久坐，恐阴气触人。立秋日不可澡浴，令人皮肤粗燥，因生白屑。常默，元气不伤。少思，慧烛内光。不怒，百神安畅。不恼，心地清凉。乐不可极，欲不可纵。

《饮膳正要·养生避忌》

◆老人

老者安之，不以筋骨为礼，广筵专席何当？勉强支陪，衰年之戒，一也。戒之在得，举念浑无去取，家之成败，开怀尽付儿孙，优游自如，清心寡欲，二也。衣薄绵轻葛，不宜华丽、粗重，慎于脱着，避风寒暑湿之侵，小心调摄，三也。饮酒暖而戒寒凉，食细软而远生硬，必须减少，频频慢食，不可贪多，慌慌大咽，四时宜制理气健脾之药，四也。莫为寻幽望远而早起，莫同少壮尽饮而晚归，惟适兴而止，五也。不问子孙贤否，衣衾棺椁自当预备，身虽强健，譬如春寒秋热，可得久乎？常以朝不保暮四字介意，六也。老能持此六戒，虽不用药，庶乎且安矣。若家贫，子孙不能称意，只当安命持守，闭门端坐，颐养天年而已。不可贪饕责备，反生恼怀，自速其寿也。

《寿世保元·老人》

◆延年良箴

四时顺摄，晨昏护持，可以延年，三光知敬，雷雨知畏，可以延年。孝友无间，礼义自闲，可以延年，谦和辞让，损己利人，可以延年。物来顺应，事过心宁，可以延年。人我两忘，勿竞炎热，可以延年。口勿妄言，意勿妄想，可以延年。勿为无益，常慎有损，可以延年。行住量力，勿为形劳，可以延年。坐卧顺时，勿令身怠，可以延年。悲哀喜乐，勿令过情，可以延年。爱憎得失，撩之以义，可以延年。寒温适体，勿侈华艳，可以延年。动止有常，言谈有节，可以延年。呼吸精和，安神闺房，可以延年。静习莲宗，敬礼贝训，可以延年。诗书悦心，山林逸兴，可以延年。儿孙孝养，僮仆顺承，可以延年。身心安逸，四大闲散，可以延年。积有善功，常存阴德，可以延年。

《寿世保元·延年良箴》

◆引《小有经》：少思、少念、少欲、少事、少语、少笑、少愁、少乐、少喜、少怒、少好、少恶，行此十二少，养生之都契也。多思则神殆，多念则志散，多欲则损智，多事则形疲，多语则气争，多笑则伤脏，多愁则心慑，多乐则意溢，多善则妄错昏乱，多想则百脉不定，多好则专迷不治，多恶则燋煎无欢。此十二多不除，伤生之本。无少无多者，几于真人也。

引《神仙图》：禁无施精，寿命夭；禁无大食，百脉闭；禁无太息，精漏出；禁无久立，神倦极；禁无大温，消骨髓；禁无大饮，膀胱急；禁无久卧，精气斥；禁无大寒，伤肌肉；禁无久视，令目矇；禁无久语，舌枯渴；禁无久坐，令气逆；禁无热食，伤五气；禁无啄唾，失肥汁；禁无喜怒，神不乐；禁无多眠，神放逸；禁无寒食，生病结；禁无出涕，令涩渍；禁无大喜，神越出；禁无远视，劳神气；禁无久听，聪明闭；禁无食生，害肠胃；禁无嗷呼，惊魂魄；禁无远行，劳筋骨；禁无久念，志恍惚；禁无酒醉，伤生气；禁无哭泣，神悲戚；禁无五味，伤肠胃；禁无久骑，伤筋络。二十八禁，天道忌。不避此忌，行道无益。

从夜半至日中为生气，从日中至夜半为死气。常以生气时正偃卧，瞑目握固，闭气不息，于心数至二百，乃口吐气出之，曰增息。如此身神俱，五脏安。能闭气数至二百五十，华盖美，耳目聪明，举身无病，邪不干也。

《养生要集·服气》

◆齿，骨之穷也，朝朝琢齿，齿不龋。
食毕当漱口数过，不尔令人病齿龋。
发，血之穷也。千过梳发，发不白。
冬季棉衣稍宜晚着，仍渐渐加厚，不得顿温。此乃将息之妙矣。
食不欲过饱，故道士先饥而食也；饮不欲过多，故道士先渴而饮也。
晚饭少吃口，活到九十九。
饭后不宜饮水。
饱食不可疾走。

《养生要集·中经》

◆运任、督者，久则生痈；运脾土者，久则腹胀；运丹田者，久则尿血；运顶脉者，久则脑泄。

《医学入门·保养说》

◆《寿世保元·呼吸静功妙诀》中记载了静坐练法：每天选择子、午、卯、酉四个时辰，在安静的居室中，把较厚的褥子铺在床榻上，盘脚趺坐，瞑目不视，用棉花塞住耳朵，心中断绝一切念想思虑，以意随呼吸一往一来，上下于心肾之间，不急不慢，任其自然。坐一炷香的工夫后，觉得口鼻之气不粗，渐渐和柔。又一炷香的工夫后，觉得口鼻之气似无出入，然后缓慢伸开脚，睁开眼睛，拿去耳塞，下床行走几步，再仰卧在床榻上，少睡片刻起来，喝半碗粥。不可劳累恼怒，有损静功修炼。每日依法行之，两月之后，自见功效。子、午、卯、酉是一天中四个时辰，子时为夜里 11 点至凌晨 1 点，午时是中午 11 点至下午 1 点，卯时是清晨 5 点至 7 点，酉时是下午 5 点至 7 点。这四个时辰是一天中黑白交替、夜半日午的时间，在道家功法中认为，这几个时辰是活的时辰，所以选择这几个时辰练功效果好。静功的关键点在于一个"静"字，要身静、心静、意静。而不像前面的吐纳呼吸，是用意念牵动气在身中运行。静功不必关注气，也不必观想，而是在无我的状态下，让身中之气自然调整，浑然一体，所以静功是各种功法中的最高境界。

《中华经典养生名言录》

◆《红炉点雪·静坐功夫》："清心释累，绝虑忘情，少思寡欲，见素抱朴，学道之功夫也。心清累释，足以尽瑕。绝虑忘情，足以静世。思欲俱泯，足以造道。素朴纯一，足以知天下安乐之法。"意思是说，让心灵清虚，摆脱世俗的牵累，断绝一切的思虑，忘记情志的干扰，少思寡欲，显现出原本就有的自然状态，保守自然朴素的本质，这些都是学道的功夫。心里清虚，牵累放下，足以消除一切过失。断绝思虑，忘记情志，足以让世界安静。思欲灭除，足以成道。素朴纯正而专一，足以知天下安乐之法。怎样做到清心释累，绝虑忘情呢？那就是静坐。《红炉点雪·静坐功夫》说：每天务必要吃得少，衣服宽松，在十二个时辰中遇到闲暇时间，就进入室内盘腿静坐，心无杂想，收聚意念，眼不旁观。《丹书》说："人心若与天心合，颠倒阴阳只片时。"就是说，以心观道，道即心也。以道观心，心即道也。若能清心寡欲，长久地坚持践行则百病不生。"

《中华经典养生名言录》

◆春阳初升，万物发萌，正二月间，乍寒乍热。高年之人，多有宿疾，春气所攻，则精神昏倦，宿病发动。又兼去冬以来，拥护熏衣，啖炙炊煿成积，至春因而发泄，致体热头昏，壅隔涎嗽，四肢倦怠，腰脚无力，皆冬所蓄之疾，常当体候。若稍觉发动，不可便行疏利之药，恐伤脏腑，别生余疾。惟用消风和气、凉膈化痰之剂，或选食治方中性稍凉，利饮食，调停以治，自然通畅。若无疾状，不可吃药。春日融和，当眺园林亭阁虚敞之处，用抒滞怀，以畅生气，不可兀坐以生他郁。饮酒不可过多，人家自造米面团饼，多伤脾胃，最难消化，老人切不可以饥腹多食，以快一时之口，致生不测。天气寒暄不一，不可顿去棉衣。老人气弱骨疏体怯，风冷易伤腠理，时备夹衣，遇暖易之，一重渐减一重，不可暴去。

《摄身消息论·春季摄生消息》

◆夏季心旺肾衰，虽大热，不宜吃冷淘冰雪、蜜冰凉粉、冷粥，饱腹受寒，必起霍乱。莫食瓜茄生菜，原腹中方受阴气，食此凝滞之物，多结癥块。若患冷气痰火之人，切宜忌之，老人尤当慎护。平居檐下过廊弄堂破窗，皆不可纳凉，此等所在虽凉，贼风中人最暴，惟宜虚堂净室，水亭木阴，洁净空敞之处，自然清凉。更宜调息净心，常如冰雪在心，炎热亦于吾心少减，不可以热为热，更生热矣……饮食温暖，不令大饱，常常少进之……其于肥腻当戒。不得于星月下露卧，兼便睡着，使人扇风取凉，一时虽快，风入腠理，其患最深。

《摄身消息论·夏季摄生消息》

◆立秋之后，稍宜和平将摄。但春秋之际，故疾发动之时，切须安养，量其自性将养，秋间不宜吐并发汗，令人消烁，以致脏腑不安，惟宜针灸。下痢，进汤散以助阳气……又当清晨睡觉，闭目叩齿二十一下，咽津，以两手搓热，熨眼数多，于秋三月行此，极能明目。

《摄身消息论·秋季摄生消息》

◆宜寒极方加棉衣，以渐加厚，不得一顿便多，惟无寒即已。不得频用大火烘炙，尤其损人……宜居处密室，温暖衣衾，调其饮食，适其寒温，不可冒触寒风，老人尤甚，恐寒邪感冒，为嗽逆麻痹昏眩等疾……高年骨肉疏薄，易于感动，多生外疾。不可早出以犯霜威。

《摄身消息论·冬季摄生消息》

◆戒忌保护

人万物中一物也，不能逃天地之数。若天癸数穷，则精血耗竭，神气浮弱，返同小儿，全假将护，以助衰晚。若遇水、火、兵、寇、非横、惊怖之事，必先扶侍老人于安稳处避之，不可喧忙惊动。尊年之人，一遭大惊，便至冒昧，因生余疾。凡丧、葬、凶、祸，不可令吊；疾、病、危、困，不可令惊；悲、哀、忧、愁，不可令人预报；秽恶臭败，不可令食；黏硬毒物，不可令餐；弊漏卑湿，不可令居；卒风暴寒，不可令冒；烦暑懊热，不可令中；动作行步，不可令劳；暮夜之食，不可令饱；阴雾晦暝，不可令饥；假借鞍马，不可令乘；偏僻药饵，不可令服；废宅敧宇，不可令入；坟园荒墓，不可令游；危险之地，不可令行；涧渊之水，不可令渡；暗昧之室，不可令孤；凶祸远报，不可令知；轻薄婢使，不可令亲；家缘冗事，不可令管。若此事类颇多，不克备举。但人子悉意深虑，过为之防，稍不便于老人者，皆宜忌之，以保长年。常宜游息精蓝，崇尚佛事，使神识趣向，一归善道。此养老之奇术也。

《寿亲养老新书·戒忌保护第七》

◆居室之宜四边皆窗户，遇风即阖，风息即开。吾所居座，前帘后屏，太明则下帘以和其内映，太暗则卷帘以其外曜。内以安心，外以安目，心目皆安，则心安矣。

《天隐子养生书》

◆食居将息法

平旦点心讫，即自以热手摩腹。出门庭，行五六十步，消息之。中食后，还以热手摩腹，行一二百步，缓缓行，勿令气急。行讫，还床偃卧。颗苏煎枣啜半升以下人参、茯苓、甘草等饮，觉似少热。即以麦门冬、竹叶、茅根等饮，量性将理。食饱，不宜急行。及走，不宜大语、远唤人、嗔喜。卧睡觉，食散后，随其所业，不宜劳心力。腹空即须索食，不宜忍饥。生硬粘滑等物，多致霍乱。秋冬间，暖裹腹。腹中微似不安，即服厚朴、生姜等饮。如此将息，必无横疾。

《寿亲养老新书·食居将息法》

◆保生四要

一曰：节饮食　人身之贵，父母遗体，食饮非宜，疾病蜂起。外邪乘此，缠绵靡己，浸淫经络，凝塞腠理，变症百端，不可胜纪。惟有纵酒，厥祸尤烈，酒毒上攻，虚炎灼肺，变为阴虚，只缘酷醉。虚羸之体，全赖脾胃，莫嗜膏粱，淡食为最，口腹无讥，真真可贵。

二曰：慎风寒　人身之中，曰荣与卫。寒则伤荣，风则伤卫。百病之长，以风为最，七十二候，伤寒传变，贼风偏枯，歪斜痿痹，寒邪相乘，经络难明，初在三阳，次及三阴。更有中寒，肢冷如冰，急施温补，乃可回春。君子持躬，战战兢兢，方其汗浴，切莫当风，四时俱谨，尤慎三冬，非徒衣厚，惟在藏精。

三曰：惜精神　人之有生，惟精与神。精神不敝，四体长春。嗟彼昧者，不爱其身，多言损气，喜事劳心。或因名利，朝夕热中，神出于舍，舍则已空。两肾之中，名曰命门，阴阳相抱，互为其根，根本无亏，可以长生。午、未两月，金水俱伤，隔房独宿，体质轻强。亥、子、丑月，阳气潜藏，君子固密，以养微阳，金石热药，切不可尝。积精全神，寿考弥长。

四曰：戒嗔怒　东方木位，其名曰肝。肝气未平，虚火发焉。诸风内动，火性上炎。无恚无嗔，涵养心田，心田宁静，天君泰然。善动肝气，多至呕血，血积于中，渐次发咳。凡人举事，务期有得，偶尔失意，省躬自克。戒尔嗔怒，变化气质，和气迎人，共仪不忒。

《医学心悟·保生四要》

◆所忌最是怒。怒心一发，则气逆而不顺，窒而不舒。伤我气，即足以伤我身。

《老老恒言·戒怒》

◆戒忌箴

绝戒暴怒，最远房室，更慎起居，尤忌忧郁，顺就寒暄，节调饮食。毋以我言，虚伪无益，一或失调，噬脐何及。

《红炉点雪·戒忌箴》

◆忌忧郁

夫气贵舒而不贵郁，舒则周身畅利，郁则百脉违和，故曰喜则气缓。然缓者，因有徐和畅利之义。但不及太过皆能致息愆期，而况忧思郁结，宁不滞其气乎？气既壅滞，则郁而为火……倘以世务营心，终日怏怏，是欲蹈万古之长夜，宁非昧而不觉者乎？哀哉……然所当戒者，酒、色、财、气之四欲也。所当忌者，饮食、起居、多言、厚味之四失也。病人能守此八者，则胜于药力多矣。

《红炉点雪·忌忧郁》

◆ 戒怒

人借气以充其身，故平日在乎善养。所忌最是怒。怒心一发，则气逆而不顺，窒而不舒。伤我气，即足以伤于我身。老年人虽事值可怒，当思事与身孰重，一转念间，可以焕然冰释。

老年肝血渐衰，未免性生急躁，旁人不及应，每至急躁益甚，究无济于事也。当以一"耐"字处之，百凡自然就理。血气既不妄动，神色亦觉和平，可养生兼养性。

《老老恒言·戒怒》

◆ 杂忌

夫养生者，卧起有四时之早晚，饮食有至和之常制，调利关节，有导引之方，流行荣卫，有吐纳之术，忍喜怒以养阴阳之气，节嗜欲以固真元之精，保形延寿，可谓备矣。使禁忌之理，知有未周，虽云小节之常，亦为大道之累。故事有侵性，不可不慎者。

古语云：一日之忌，暮无饱食；一月之忌，暮无大醉；一岁之忌，暮无远行；终身之忌，暮常护气。盖谓暮乃偃息之时，人若饱食，则腹中空虚之地少，而气之居内养形者寡，癥瘕壅滞之患作矣。故暮当忌饱食。谓之一日，盖日日慎之也。酒毒酷悍，饮至大醉，则毒气必坏真气。况暮醉而卧，气溢形止，肠胃由之腐烂，经络以之横解，一时不觉，久乃成疾。虽少壮之人，不可使一月之内有此一醉也；况中年以往之人乎！暮而远行，不惟有外触之虑，山川岚雾夜阴郁发，冒之亦能损人真气，故皆宜忌之。以上三者不行，则真气常保无失，是终身能获其气矣。

又久视伤血，久卧伤气，久立伤骨，久行伤筋，久坐伤肉，大抵人之形气，时动时静，其机运而不滞，久于动静，未免有伤也。

睡不厌踧，觉不厌舒。踧者，曲膝卷股以左右肋侧卧，修养家谓狮子眠是也。如此则气海深满，丹田常暖，肾水易生，益人弘多。体舒而卧，则气直而寡蓄，神散而不潜，故卧惟觉时可舒体耳。

凡人觉大小便即行，勿忍之。忍小便则膝冷成痹，忍大便则成气痔。小便勿努，努久令人两膝冷痛，大便勿努，努久令人腰痛、目昏，气逆急故也，并宜任其自然。

凡人大劳则力乏绝，大饥则脏腑脉络有竭，大饱则腠理气溢，大渴则经脉蹶乱，大醉则精神散越，大热则阴气解脱，大寒则血脉凝结，并能致疾。凡心有爱，不用深爱，凡心有憎，不用深憎，凡喜至而心不荡，凡怒过而情不留，并能养神、益寿，学道之功至。此乃至人对景忘情之妙，圣人养心定性之学，修养之术，不足以尽之也。

凡夜，非调气之时，常习闭口而睡为佳。口开即失真气，且邪从口入。更牙齿为出入之气所触，后必病齿。凡睡而张口者，牙齿无不早落，可以验之。

湿衣及汗衣切不可久著，能伤人心肺之系，及发疮疡。十步直墙下勿得顺卧，风峻利，能令人发颠及体重。凡大汗及新浴出，勿赤体，勿即脱衣当风，风入腠理，则成半身不遂。夜卧当耳处，勿令有孔隙，令人风吹耳聋。头项亦如之。夜卧勿覆其头，以常有天地之清气入腹中也。

古之善摄生者，居常少思虑，忍嗜欲，平喜怒，寡忧乐，淡好恶，世之美丽贵重物事，举不足以入其心，由是志意舒畅，形体安和，血气顺利，度百岁而后去矣。寇氏曰：人之未闻道者，放逸其心，迷于生乐，以精神徇智巧，以忧畏徇得失，以劳苦徇礼节，以身世徇财利。四徇不置，心为之疾矣。极力劳形、躁暴气逆、当风纵酒、食嗜辛咸，肝为之病矣。饮食生冷、温凉失度、久坐、久卧、大饱、大饥，脾为之病矣；呼叫过常、辩争陪答、冒犯寒暄、恣食咸苦，肺为之病矣。久坐湿地、强力入水、纵欲劳形、三田漏溢，肾为之病矣。五病既作，故未老而羸，未羸而病，病至则重，重则必毙。呜呼！是皆弗思妄行而自取之也。卫生之士，能慎此五者，可以终身无苦矣。经曰："不治已病治未病"。其此之谓欤？

《摄生要义·杂忌篇》

◆又伤寒病证，倘地方无明医可请，切勿凭庸医乱用药剂，误用了药反致坏事，须是避风拜戒，饮食谨静自守，待七日后，其病传遍经络，虽不服药亦自痊愈，只是多费两日守待功夫而已，却无害也。古语云：伤寒不服药为中医，正谓此耳。

《众妙仙方·卷二》

◆**慎疾**

凡从高坠下而晕绝者，慎勿移动，俟其气血复定而救之，有得生者；若张皇扶掖以扰乱之，百无一生。

读《续名医类案》而知移动之禁，非独坠跌者宜然也。

魏玉璜曰："遇卒暴病，病家医士皆宜知此，盖暴病多火，扰之则正气散而死也。"

《冷庐医话·慎疾》

◆**戒暴怒**

夫气贵顺而不贵逆，顺则百脉畅利，逆则四体违和。若以火病而复增一怒，则犹敝舰而横之波涛，鲜有不覆者也！何则？以虚其虚，则阴阳乖戾，腑脏隔绝，其不危者鲜矣！且今之昧者，但知怒能害人，殊不知贼人心气者有九，曰：怒则气上，喜则气缓，悲则气消，思则气结，恐则气下，惊则气乱，劳则气耗，寒则气收，热则气泄。若此诸气，实人所自致者也。况痰火之病，始于真气劳伤，肾阴亏损而邪热乘虚协之，故丹溪曰：气有余便是火。然所谓有余者，非真气之有余，谓真气病而邪火相协，或行而迅速，或住而壅塞，气火俱伤，以阳从阳，故阳愈亢而阴愈消。所谓阴虚生内热者，以相火司权，熏烁肺金之意耳！况七情之气，惟怒最甚，故经曰怒则血菀于上。以其情动于中，气逆于上，动极生火，火载血上，错经妄行，越出上窍，故钻燧取火，抚掌成声，沃火生沸，皆自无而有，实动极之所致也。噫！以一星星之火，而致燎原之祸，气岂可逆乎？

《中医历代医话选·红炉点雪》

◆频浴亦非病者所宜，能耗元气。

《中医历代医话选·折肱漫录》

◆饱食不可洗头。

《山居四要》

◆《养生方》云：热食汗出，勿伤风，令发堕落。

《诸病源候论·须发秃落候》

◆《养生方》云：水银不得近牙齿，发龈肿，善落齿。

《诸病源候论·齿龈肿候》

◆病后之戒

病人卧榻，不可薄以茵褥，致使隐寒犯背，寝伤五脏之阳，变证增邪，莫此为甚。仙经曰：背阳为主，而五脏之俞穴通焉，一被寒侵，则寒气袭入脏而脏寒，脏寒则阴盛，阴盛则阳衰，阳衰则转输迟滞，传送乖违，气血亦为之损败，轻病必重，重病必至于死，可不慎乎！不特病时不可，即平时亦是不可。

亦有茵褥过厚，帷幔太密，而酿成疾病以致危殆者，不可不知也。总须随时随地，因病制宜。

《言医》

◆肉食乃助津液以养阴者也。人自童时，茹荤皆戒多食，后乃渐长大，而渐多食，非顿使多食荤也。常见连年茹素之人，顿改茹荤，皆大病恶疮死。此非报应也，乃久食蔬谷，一身内外淡泊无脂，猛受肥腻，则经络隧隙尽行淤塞，火盛则化痰于表里，湿盛则作肿于肌肉，有气皆滞，有血皆凝，得弗危乎？

《中医历代医话选·王氏医存》

◆《养生方》云：愤满伤神，神通于舌，损心则謇吃。

《诸病源候论·謇吃候》

◆男女老少眼疾所忌：一者房劳，二者酒面，三冲风冷霜雪，向日远视；四哭泣嗔于；五吃生五辛木麦葵等；六烟熏。

《备预百要方》

◆古人治病，虽赖乎药，亦资乎饵。药之所忌，关乎人之生死；饵之宜忌，涉乎病之轻重。饵者饮食之类也。凡病人恣啖无忌，以致证候因循反复，变态无常，固然不可，而每有断戒几尽，若一无可啖者，亦不通之甚也。夫饮食之所忌者，以其与所患之证相妨者也。如椒、姜、面、蛋、煎炒炙煿之属，俱能助壅动热，患阳痈者忌之；瓜、果、梨、柿、生冷性寒之属，俱能损胃伤脾，患阴疽者忌之；鸡、鹅、虾、蟹、海味腥膻之属，俱能动风发痒，患疮疥者忌之。其余不与证相妨碍者以及猪肉、腰、肚、海参、老鸭、蔬菜之品，食之无庸忌也。况大患溃后，气血两虚，脾胃并弱，非有味之物，何以滋补亏伤？若徒恃区区无情之草木，以为调理，吾知其无病者且不可，而谓其有病者为宜乎？人之维身，止此血气，血气已虚，不为回护，至胃败阴虚，枯阳燔炽，七恶变乱，而成败证者，是谁之咎欤？此乃医家、病家之积弊，所以不可不亟讲也。至于忍饿伤精，过饱伤气，茹冷成痞等类，又惟在知命者自爱焉。

《外科证治全书》

◆所嗜可节不可绝说

脏各有神，凡酷嗜一物，皆其脏神所欲。斯脏之精气不足，则求助斯味以自救。如妊妇肝肾不足，则嗜酸咸；老人精血亏，则嗜肉食。故凡病人所嗜之物，只可节之，不可绝之。若久药厌烦，可缓之病，不妨暂停药饵，调进所嗜之味，胃气一旺，便可长养精神。若病势不能勿药者，则宜冲和之药味，易于入口，勿伤胃气。设不知此而绝其脏神所嗜之食，强其胃气所伤之药，胃气既伤，化源绝灭，而欲病退神安者，难矣！

《锦囊秘录》

◆禁食与不当禁食辨

有胃气则生，无胃气则死，此百病之大纲也。故诸病若能食者，势虽重而尚可挽救；不能食者，势虽轻而必致延剧。此理亦人所易晓也。然有当禁食与不当禁食之两途。如伤寒之邪传入阳明之腑，胃有燥热昏谵者；有干霍乱之上下不通，或正值吐泻之际；或斑痧未达于表；或瘟疫之邪客于募原，疟邪交战之时；或初感六淫之邪，发热脘闷，邪气充塞弥漫，呕恶痞胀不饥；或伤食恶食等证，此虽禁其谷食，可也。其余一切诸证不食者，当责之胃阳虚、胃阴虚，或湿热阻气，或命门火衰，其他散见诸门者甚多。要知此证，淡饮淡粥，人皆恶之，或辛或咸，人所喜也，或其人素好之物，亦可酌而投之，以醒胃气，惟酸腻甜浊不可进。

《临证指南医案·不食》

◆外感饮食宜忌论

外感时疫，有言得病即粥汤粒米不可食者，有言饮食始终全不当禁者，议论纷纷不定。予为细言之，盖人之胃气强弱不同，有天壤之殊，不可执一。其强者胃气亢运，兼之素无积聚，虽有外感内疫，不能阻滞气道，食入易消易饥，乌足为患？外邪不能深入，内疫亦自易出，病易愈耳。若不明此理，妄禁饮食，中气一馁，外邪反致深入，内疫不能鼓荡而出，变为危候也。虚弱之人胃气原不充运，或兼素有积聚，一经风寒外束，疫邪内发，胃中早已痞满，不饥不食。若再饮食强进，则必中宫填塞，变为承气、陷胸、泻心等汤及白散、槟榔丸诸证。若小下则不能开其结，若大下则中气莫支，补泻两难措手，莫若听其不饥不食，使经络易通，以小柴胡汤加减和之，俟一阳来复之期，或可自愈也。然感寒自外来，未至深入，犹可食粥以御其邪；时疫从内发，当察其果无痞满与舌厚白苔，而能食易饥者，方可以稀粥与之。

《医权初编·饮食宜忌论》

◆中国古人把睡眠的经验，总结为睡眠十忌：一忌仰卧，二忌忧虑，三忌睡前烦恼，四忌睡前进食，五忌睡卧言语，六忌睡卧对灯光，七忌睡时张口，八忌夜卧覆首，九忌卧处当风，十忌睡卧时对炉火。

《中医睡眠医学·睡眠宜禁忌》

滥施禁忌之戒

◆不忌口得愈

一男子，病泄十余年，豆蔻、阿胶、诃子、乌梅、枯矾皆用之矣。中脘、脐下、三里，岁岁灸之，皮肉皱槁，神昏足肿，泄如泔水，日夜无度。戴人诊其两手脉沉而微，曰：生也。病人忽曰：羊肝生可食乎？戴人应声曰：羊肝止泄，尤宜服。病人悦而食一小盏许，可以浆粥送之。病人饮粥数口，几半升。继又食羊肝生一盏许，次日泄几七分。如此月余而安，此皆忌口太过之罪也。

戴人常曰：胃为水谷之海，不可虚怯。虚怯则百邪皆入矣。或思荤茹，虽与病相反，亦令少食，图引浆粥，此权变之道也。若专以淡粥责之，则病人不悦而食减，久则病增损命，世俗误人矣。

《儒门事亲·不忌反忌不忌口得愈》

◆不必忌而忌之过

张子和曰：脏毒、酒毒、下血等症，如妇人三十已下血闭，及六七月间血痢，妇初得孕择食者，已上皆不禁口。

凡久病之人，胃气虚弱，忽思荤茹，亦当少少与之，图引浆水谷气入胃，此权变之道也，若专以淡粥责之，则病人不悦而食减不进，胃气所以难复，病所以难痊，此忌之之过也，智者返之。

《先醒斋医学广笔记·用药凡例》

◆疡毒忌口论

古书所载，有不尽然者。厚味生痈疽，膏粱之变，足生大疔。此忌口二字之所本也。余谓此为富贵人说法，非所以论大概也。《千金》、《外台》无不以慎口腹为要务。东垣云，痈疽食肉，乃自弃也。究之诸公当日所交游者，皆富贵也。王氏自谓我术但治贫病。然以刺史之尊，于民间日用疾苦，相离尚远。其所称贫病，非黎藿无告之贫也。若劳苦贫人所患疡毒，皆由六淫外乘，而医者不知变通，甚至蔬腐不许入口，一餐之间，有许多禁忌，几有绝食之苦，病人何以堪此？因之胃闭而病不能愈。此由见理不明，操技不精，藉忌口二字为口实。以文过而饰非。及至用药，则蜈蚣、桑虫、甲片、蜂房、蛇蜕、角刺诸毒药，浪用无忌，何独于寻常食品，而严申禁戒乎？习而不察，曷胜浩叹！若能于富贵人退之，贫苦人进之，庶乎两得其平。盖胃气充足，病必易愈，肌亦易生。设此义不知，亦焉能识病情而施妙治乎？

《潜斋医话·疡毒忌口论》

方 剂 索 引

一画

一贯煎（《柳州医话》）：沙参　麦冬　当归　生地黄　枸杞子　川楝子

二画

二仙汤（《中医方剂临床手册》）：仙茅　淫羊藿　巴戟天　黄柏　知母　当归

二至丸（《医方集解》）：女贞子　墨旱莲

二陈汤（《太平惠民和剂局方》）：半夏　橘红　茯苓　炙甘草

人参乌梅汤（《温病条辨》）：人参　莲米　炙甘草　乌梅　木瓜　山药

人参养荣汤（《太平惠民和剂局方》）：人参　甘草　当归　白芍　熟地黄　肉桂　大枣　黄芪　白术　茯苓　五味子　远志　陈皮　生姜

人参蛤蚧散（《御药院方》）：人参　蛤蚧　甘草　杏仁　茯苓　贝母　桑白皮　知母

八正散（《太平惠民和剂局方》）：木通　车前子　萹蓄　瞿麦　滑石　甘草梢　大黄　山栀　灯心草

八珍汤（《正体类要》）：人参　白术　茯苓　甘草　当归　白芍　川芎　熟地黄　生姜　大枣

十全大补汤（《太平惠民和剂局方》）：熟地黄　白芍　当归　川芎　人参　白术　茯苓　炙甘草　黄芪　肉桂

十枣汤（《伤寒论》）：甘遂　大戟　芫花　大枣

九味羌活汤（《此事难知》）：羌活　防风　苍术　细辛　白芷　川芎　生地黄　黄芩　甘草

三画

三化汤（《奇效良方》）：羌活　大黄　枳实　厚朴

三子养亲汤（《韩氏医通》）：苏子　白芥子　莱菔子

三才封髓丹（《卫生宝鉴》）：天冬　地黄　人参　黄柏　砂仁　甘草

三仁汤（《温病条辨》）：杏仁　滑石　通草　白豆蔻　竹叶　厚朴　薏苡仁　半夏

三甲复脉汤（《温病条辨》）：牡蛎　鳖甲　龟甲　炙甘草　大生地　生白芍　麦冬　火麻仁　阿胶

三物备急丸（《金匮要略》）：大黄　干姜　巴豆

大补元煎（《景岳全书》）：人参　山药　熟地黄　杜仲　枸杞子　当归　山茱萸　炙甘草

大补阴丸（《丹溪心法》）：知母　黄柏　熟地黄　龟甲　猪脊髓

大建中汤（《金匮要略》）：川椒　干姜　人参　饴糖

大承气汤（《伤寒论》）：大黄　芒硝　枳实　厚朴

大青龙汤（《伤寒论》）：麻黄　桂枝　炙甘草　杏仁　石膏　生姜　大枣

大柴胡汤（《伤寒论》）：柴胡　黄芩　半夏　枳实　白芍　大黄　生姜　大枣

大秦艽汤（《素问病机气宜保命集》）：秦艽　当归　甘草　羌活　防风　白芷　熟地黄　茯苓　石膏　川芎　芍药　独活　黄芩　生地黄　白术　细辛

大黄黄连泻心汤（《伤寒论》）：大黄　黄连

大黄䗪虫丸（《金匮要略》）：大黄　土鳖虫（䗪虫）　水蛭　虻虫　蛴螬　桃仁　芍药　干漆　干地黄　黄芩　甘草　杏仁

小建中汤（《金匮要略》）：桂枝　芍药　饴糖　生姜　大枣　甘草

小承气汤（《伤寒论》）：大黄　厚朴　枳实

小青龙汤（《伤寒论》）：麻黄　桂枝　芍药　甘草　干姜　细辛　半夏　五味子

小柴胡汤（《伤寒论》）：柴胡　黄芩　半夏　人参　甘草　生姜　大枣

小陷胸汤（《伤寒论》）：黄连　半夏　瓜蒌

小蓟饮子（《济生方》）：生地黄　小蓟　滑石　通草　炒蒲黄　淡竹叶　藕节　当归　山栀　甘草

川芎茶调散（《太平惠民和剂局方》）：川芎　荆芥　薄荷　羌活　香附　白芷　甘草　防风

四画

丹参饮（《时方歌括》）：丹参　檀香　砂仁

丹栀逍遥散（《古今医统大全》）：当归　白芍　白术　柴胡　茯苓　甘草　煨姜　薄荷　牡丹皮　栀子

乌头汤（《金匮要略》）：麻黄　白芍　黄芪　川乌　甘草　蜂蜜

乌梅丸（《伤寒论》）：乌梅　黄连　黄柏　人参　当归　附子　桂枝　蜀椒　干姜　细辛

五仁丸（《世医得效方》）：桃仁　杏仁　柏子仁　松子仁　郁李仁　橘皮

五生饮《世医得效方》：生南星　生半夏　生白附子　川乌　黑豆

五皮饮（《中藏经》）：桑白皮　橘皮　生姜皮　大腹皮　茯苓皮

五味消毒饮（《医宗金鉴》）：金银花　野菊花　蒲公英　紫花地丁　紫背天葵

五苓散（《伤寒论》）：桂枝　白术　茯苓　猪苓　泽泻

五淋散（《太平惠民和剂局方》）：赤茯苓　赤芍　山栀子　当归　甘草

六君子汤（《医学正传》）：人参　炙甘草　茯苓　白术　陈皮　法半夏

六君子汤（《校注妇人良方》）：人参　炙甘草　茯苓　白术　陈皮　制半夏　生姜　大枣

六味地黄丸（《小儿药证直诀》）：熟地黄　山茱萸　山药　茯苓　牡丹皮　泽泻

化风锭（《证治准绳》）：活全蝎　僵蚕　蝉蜕　法半夏　大黄　黄连　甘草　桔梗　防风　羌活　麻黄　牛黄　朱砂　麝香　冰片　蜂蜜

天王补心丹（《摄生秘剖》）：人参　玄参　丹参　茯苓　五味子　远志　桔梗　当归身　天冬　麦冬　柏子仁　酸枣仁　生地黄　辰砂

天麻钩藤饮（《杂病证治新义》）：天麻　钩藤　生石决明　川牛膝　桑寄生　杜仲　山栀　黄芩　益母草　朱茯神　夜交藤

少腹逐瘀汤（《医林改错》）：小茴香　干姜　延胡索　没药　当归　川芎　肉桂　赤芍　蒲黄　五灵脂

开胃进食汤（《医宗金鉴》）：人参　白术　茯苓　甘草　陈皮　半夏　木香　丁香　藿香　砂仁　莲子　厚朴　麦芽　神曲

无比山药丸（《太平惠民和剂局方》）：赤石脂　茯神　巴戟天　熟地黄　山茱萸　牛膝　泽泻　山药　五味子　肉苁蓉　杜仲　菟丝子

止嗽散（《医学心悟》）：荆芥 橘红 桔梗 甘草 紫菀 白前 百部

中满分消丸（《兰室秘藏》）：厚朴 枳实 黄连 黄芩 知母 半夏 陈皮 茯苓 猪苓 泽泻 砂仁 干姜 姜黄 人参 白术 炙甘草

五画

半夏白术天麻汤（《医学心悟》）：半夏 天麻 白术 茯苓 陈皮 甘草 生姜 大枣

半夏泻心汤（《伤寒论》）：半夏 黄连 黄芩 干姜 人参 甘草 大枣

半夏厚朴汤（《金匮要略》）：半夏 厚朴 茯苓 紫苏 生姜

右归丸（《景岳全书》）：熟地黄 山药 山茱萸 枸杞子 杜仲 菟丝子 附子 肉桂 当归 鹿角胶

右归饮（《景岳全书》）：熟地黄 山药 山萸肉 杜仲 枸杞子 炙甘草 附子 肉桂

四君子汤（《太平惠民和剂局方》）：人参 白术 茯苓 炙甘草

四神丸（《证治准绳》）：补骨脂 五味子 肉豆蔻 吴茱萸 生姜 大枣

四逆汤（《伤寒论》）：附子 干姜 甘草

四逆散（《伤寒论》）：柴胡 白芍 枳壳 甘草

四苓散（《奇效良方》）：猪苓 泽泻 白术 茯苓

失笑散（《太平惠民和剂局方》）：五灵脂 蒲黄

左归丸（《景岳全书》）：熟地黄 山药 山茱萸 菟丝子 枸杞子 川牛膝 鹿角胶 龟甲胶

左归饮（《景岳全书》）：熟地黄 山茱萸 枸杞子 山药 茯苓 甘草

平胃散（《太平惠民和剂局方》）：苍术 厚朴 陈皮 炙甘草 生姜 大枣

归脾丸（《济生方》）：党参 黄芪 白术 茯神 酸枣仁 龙眼肉 木香 炙甘草 当归 远志 生姜 大枣

玉女煎（《景岳全书》）：生石膏 熟地黄 麦冬 知母 牛膝

玉屏风散（《丹溪心法》）：黄芪 白术 防风

甘麦大枣汤（《金匮要略》）：甘草 小麦 大枣

甘草干姜汤（《金匮要略》）：甘草 干姜

甘露饮（《太平惠民和剂局方》）：熟地黄 生地黄 麦冬 天冬 枳壳 甘草 茵陈 枇杷叶 石斛 黄芩

甘露消毒丹（《温热经纬》）：滑石 茵陈蒿 黄芩 石菖蒲 木通 川贝母 射干 连翘 薄荷 白豆蔻 藿香

生脉散（《备急千金要方》）：人参 麦冬 五味子

白头翁汤（《伤寒论》）：白头翁 秦皮 黄柏 黄连

白虎汤（《伤寒论》）：石膏 知母 粳米 甘草

龙胆泻肝汤（《兰室秘藏》）：龙胆草 泽泻 木通 车前子 当归 柴胡 生地黄（近代方中有黄芩 栀子）

石韦散（《证治准绳》）：石韦 冬葵子 瞿麦 滑石 车前子

代抵当丸（《证治准绳》）：大黄 当归尾 生地黄 穿山甲 芒硝 桃仁 肉桂

六画

地黄饮子（《宣明论方》）：生地黄 巴戟天 山茱萸 石斛 肉苁蓉 炮附子 五味子 官桂 白茯苓 麦冬 石菖蒲 远志 生姜 大枣 薄荷

安宫牛黄丸（《温热条辨》）：牛黄 郁金 犀角（现以水牛角代） 黄连 朱砂 冰片 珍珠 山栀

雄黄　黄芩　麝香　金箔衣

交泰丸（《医方集解》）：黄连　肉桂

安神定志丸（《医学心悟》）：人参　茯苓　茯神　远志　石菖蒲　龙齿

导痰汤（《校注妇人良方》）：半夏　枳实　甘草'生姜　制南星　茯苓　陈皮

当归六黄汤（《兰室秘藏》）：当归　生地黄　熟地黄　黄连　黄芩　黄柏　黄芪

当归四逆汤（《伤寒论》）：当归　桂枝　芍药　细辛　甘草　通草　大枣

当归龙荟丸（《宣明论方》）：当归　龙胆草　芦荟　青黛　栀子　黄连　黄芩　黄柏　大黄　木香　麝香

当归生姜羊肉汤（《金匮要略》）：当归　生姜　羊肉

当归补血汤（《内外伤辨惑论》）：黄芪　当归

朱砂安神丸（《医学发明》）：朱砂　黄连　生地黄　当归　炙甘草

百合固金汤（《医方集解》）：生地黄　熟地黄　麦冬　贝母　百合　当归　芍药　甘草　玄参　桔梗

竹叶石膏汤（《伤寒论》）：人参　麦冬　石膏　竹叶　甘草　半夏　粳米

血府逐瘀汤（《医林改错》）：当归　生地黄　桃仁　红花　枳壳　赤芍　柴胡　甘草　桔梗　川芎　牛膝

导赤散（《小儿药证直诀》）：生地黄　木通　竹叶　甘草

防风汤（《宣明论方》）：防风　甘草　当归　赤茯苓　葛根　杏仁　麻黄　肉桂　秦艽　黄芩　生姜　大枣

达郁汤（《杂病源流犀烛》）：升麻　柴胡　川芎　香附　桑白皮　白蒺藜

七画

吴茱萸汤（《伤寒论》）：吴茱萸　人参　生姜　大枣

妙香散（《沈氏尊生书》）：山药　茯苓　茯神　远志　黄芪　人参　桔梗　甘草　木香　辰砂　麝香

杏苏散（《温病条辨》）：杏仁　苏叶　桔梗　半夏　茯苓　甘草　前胡　橘红　枳壳　生姜　大枣

杞菊地黄丸（《医级》）：枸杞子　菊花　熟地黄　山萸肉　山药　牡丹皮　泽泻　茯苓

沙参麦冬汤（《温病条辨》）：沙参　麦冬　玉竹　桑叶　甘草　天花粉　生扁豆

良附丸（《良方集腋》）：高良姜　香附

苏子降气汤（《太平惠民和剂局方》）：苏子　橘皮　半夏　当归　前胡　厚朴　肉桂　甘草　生姜

苏合香丸（《太平惠民和剂局方》）：白术　青木香　犀角（现以水牛角代）　香附　朱砂　诃子　白檀香　安息香　沉香　麝香　丁香　荜茇　冰片　苏合香油　乳香

补中益气汤（《脾胃论》）：人参　黄芪　白术　甘草　当归　陈皮　升麻　柴胡

补阳还五汤（《医林改错》）：黄芪　归尾　赤芍　地龙　川芎　桃仁　红花

补肝汤（《医宗金鉴》）：当归　白芍　川芎　熟地黄　酸枣仁　木瓜　炙甘草

补肺汤（《永类钤方》）：人参　黄芪　熟地黄　五味子　紫菀　桑白皮

补肺阿胶汤（《小儿药证直诀》）：阿胶　牛蒡子　马兜铃　杏仁　炙甘草

完带汤（《傅青主女科》）：人参　山药　白术　甘草　陈皮　苍术　车前子　白芍　黑芥炭　柴胡

附子理中丸（《太平惠民和剂局方》）：炮附子　人参　炮姜　炙甘草　白术

麦门冬汤（《金匮要略》）：麦冬　人参　半夏　甘草　粳米　大枣

麦味地黄丸（《医级》）：熟地黄　山萸肉　山药　泽泻　牡丹皮　茯苓　麦冬　五味子

沉香散（《金匮翼》）：沉香　石韦　滑石　当归　陈皮　白芍　冬葵子　甘草　王不留行

龟鹿二仙膏（《医便》）：龟甲胶　鹿角胶　人参　枸杞子

牡蛎散（《太平惠民和剂局方》）：煅牡蛎　黄芪　麻黄根　浮小麦

八画

参苏饮（《太平惠民和剂局方》）：人参　苏叶　葛根　前胡　法半夏　甘草　茯苓　桔梗　枳壳　木香　陈皮　生姜　大枣

参附汤（《正体类要》）：人参　附子

参苓白术散（《太平惠民和剂局方》）：人参　白术　山药　莲子肉　甘草　茯苓　薏苡仁　砂仁　桔梗　白扁豆

参蛤散（《普济方》）：人参　蛤蚧

固冲汤（《医学衷中参西录》）：炒白术　生黄芪　煅龙骨　煅牡蛎　山萸肉　生白芍　海螵蛸　茜草　棕榈炭　五倍子

定痫汤（《医学心悟》）：天麻　川贝母　姜半夏　茯苓　茯神　胆南星　石菖蒲　全蝎　甘草　僵蚕　琥珀　灯心草　陈皮　远志　丹参　麦冬　朱砂

实脾饮（《济生方》）：附子　干姜　白术　甘草　厚朴　木香　草果　槟榔　木瓜　生姜　大枣　茯苓

河车大造丸（《医方集解》）：紫河车　党参　熟地黄　杜仲　麦冬　天冬　龟甲　黄柏　牛膝　茯苓

河车大造丸（《扶寿精方》）：紫河车　熟地黄　杜仲　麦冬　天冬　龟甲　黄柏　牛膝

泻白散（《小儿药证直诀》）：桑白皮　地骨皮　甘草　粳米

炙甘草汤（《伤寒论》）：炙甘草　人参　桂枝　生姜　阿胶　生地黄　麦冬　火麻仁　大枣

知柏地黄丸（《医宗金鉴》）：知母　黄柏　熟地黄　山茱萸　山药　茯苓　牡丹皮　泽泻

苓甘五味姜辛汤（《金匮要略》）：茯苓　甘草　五味子　干姜　细辛

苓桂术甘汤（《金匮要略》）：茯苓　桂枝　白术　炙甘草

虎潜丸（《丹溪心法》）：熟地黄　龟甲　知母　黄柏　虎骨（现以狗胫骨代）　白芍　锁阳　陈皮　干姜

金匮肾气丸（《金匮要略》）：桂枝　附子　熟地黄　山萸肉　山药　茯苓　牡丹皮　泽泻

青蒿鳖甲汤（《温病条辨》）：青蒿　鳖甲　生地黄　知母　牡丹皮

驻车丸（《备急千金要方》）：黄连　阿胶　当归　干姜

九画

保元汤（《博爱心鉴》）：黄芪　人参　肉桂　甘草　生姜

保和丸（《丹溪心法》）：神曲　山楂　麦芽　茯苓　半夏　陈皮　连翘　莱菔子

养心汤（《证治准绳》）：黄芪　茯苓　茯神　当归　川芎　炙甘草　半夏曲　柏子仁　酸枣仁　远志　五味子　人参　肉桂

养阴清肺汤（《重楼玉钥》）：大生地黄　麦冬　甘草　玄参　贝母　白芍　牡丹皮　薄荷

养胃增液汤（《中医儿科学》）：石斛　乌梅　北沙参　玉竹　白芍　甘草

拯阳理劳汤（《医宗必读》）：人参　黄芪　白术　甘草　肉桂　当归　五味子　陈皮　生姜　大枣

星蒌承气汤（《临床中医内科学》）：胆南星　全瓜蒌　生大黄　芒硝

济川煎（《景岳全书》）：当归　牛膝　肉苁蓉　泽泻　升麻　枳壳

济生肾气丸（《济生方》）：熟地黄　山药　山茱萸　牡丹皮　茯苓　泽泻　炮附子　桂枝　牛膝　车前子

独参汤（《景岳全书》）：人参

独活寄生汤（《备急千金要方》）：独活　桑寄生　秦艽　防风　细辛　当归　芍药　川芎　干地黄　杜仲　牛膝　人参　茯苓　甘草　桂心

活人败毒散（《南阳活人书》）：人参　羌活　独活　前胡　柴胡　川芎　枳壳　桔梗　茯苓　炙甘草　生姜

胃苓汤（《丹溪心法》）：苍术　厚朴　陈皮　官桂　茯苓　白术　泽泻　猪苓　甘草　生姜　大枣

茵陈术附汤（《医学心悟》）：茵陈蒿　白术　附子　干姜　炙甘草　肉桂

茵陈蒿汤（《伤寒论》）：茵陈蒿　栀子　大黄

荆防败毒散（《外科理例》）：荆芥　防风　羌活　独活　柴胡　前胡　川芎　枳壳　桔梗　茯苓　甘草

香连丸（《太平惠民和剂局方》）：木香　黄连

春泽汤（《医方集解》）：白术　桂枝　猪苓　泽泻　茯苓　人参

十画

逐瘀止崩汤（《安徽中医验方选集》）：当归　川芎　三七　没药　五灵脂　牡丹皮炭　炒丹参　炒艾叶　阿胶（蒲黄炒）　龙骨　牡蛎　乌贼骨

凉膈散（《太平惠民和剂局方》）：大黄　芒硝　甘草　山栀　薄荷　黄芩　连翘

凉营清气汤（《喉痧症治概要》）：犀角尖（现以水牛角代）　鲜石斛　生石膏　鲜生地黄　薄荷叶　生甘草　黄连　焦栀子　牡丹皮　赤芍　玄参　连翘壳　鲜竹叶　白茅根　芦根　金汁

射干麻黄汤（《金匮要略》）：射干　麻黄　半夏　款冬花　紫菀　五味子　细辛　生姜　大枣

柴胡疏肝散（《景岳全书》）：柴胡　枳壳　白芍　炙甘草　香附　川芎

桂枝汤（《伤寒论》）：桂枝　芍药　生姜　炙甘草　大枣

桃红四物汤（《医宗金鉴》）：桃仁　红花　地黄　芍药　当归　川芎

桑杏汤（《温病条辨》）：桑叶　杏仁　沙参　浙贝母　淡豆豉　栀子皮　梨皮

桑菊饮（《温病条辨》）：桑叶　菊花　杏仁　连翘　薄荷　桔梗　甘草　苇根

涤痰汤（《奇效良方》）：制南星　制半夏　炒枳实　茯苓　橘红　石菖蒲　人参　竹茹　甘草　生姜

润肠丸（《沈氏尊生书》）：当归　生地黄　火麻仁　桃仁　枳壳

调肝汤（《傅青主女科》）：山药　阿胶　当归　白芍　山茱萸　巴戟天　甘草

调胃承气汤（《伤寒论》）：大黄　芒硝　甘草

益胃汤（《温病条辨》）：沙参　麦冬　生地黄　玉竹　冰糖

真武汤（《伤寒论》）：炮附子　白术　茯苓　芍药　生姜

秦艽鳖甲散（《卫生宝鉴》）：秦艽　鳖甲　柴胡　当归　地骨皮　青蒿　知母　乌梅

逍遥散（《太平惠民和剂局方》）：柴胡　白术　白芍　当归　茯苓　炙甘草　薄荷　煨姜

通窍活血汤（《医林改错》）：赤芍　川芎　桃仁　红花　老葱　生姜　红枣　麝香　黄酒

透疹凉解汤（《中医儿科学》）：桑叶　甘菊　薄荷　连翘　牛蒡子　赤芍　蝉蜕　紫花地丁　黄连　藏红花

高枕无忧散（《杂病广要》）：人参　石膏　陈皮　半夏　茯苓　枳实　竹茹　麦冬　桂圆肉　甘草　酸枣仁

十一画

排气饮（《景岳全书》）：陈皮　藿香　枳壳　香附　乌药　厚朴　泽泻　木香

旋覆代赭汤（《伤寒论》）：旋覆花　代赭石　半夏　生姜　人参　甘草　大枣

清火涤痰汤（《医醇賸义》）：丹参　橘红　胆南星　僵蚕　菊花　杏仁　麦冬　茯神　柏子仁　贝母　竹沥　姜汁

清气化痰汤（《医方考》）：瓜蒌仁　陈皮　黄芩　杏仁　枳实　茯苓　胆南星　制半夏

清金化痰汤（《统旨方》）：黄芩　山栀　桔梗　甘草　贝母　知母　麦冬　桑白皮　瓜蒌仁　橘红　茯苓

清胆汤（《经验方》）：柴胡　郁金　川楝子　延胡索　黄连　栀子　蒲公英　大黄　白芍　金钱草　瓜蒌

清胃散（《兰室秘藏》）生地黄　当归　牡丹皮　黄连　升麻

清骨散（《证治准绳》）：银柴胡　胡黄连　秦艽　鳖甲　地骨皮　青蒿　知母　甘草

清热调经汤（《简明中医妇科学》）：地骨皮　生地黄　炙龟甲　牡蛎粉　阿胶　焦栀子　地榆　黄芩　藕节　棕榈炭　甘草

清热调血汤（《古今医鉴》）：当归　川芎　白芍　生地黄　黄连　香附　桃仁　红花　莪术　延胡索　牡丹皮

清热镇惊汤（《卫生部药品标准》）：柴胡　薄荷　麦冬　栀子　黄连　龙胆草　茯神　钩藤　甘草　木通　灯心草　竹叶　朱砂

清营汤（《温病条辨》）：犀角（现以水牛角代）　生地黄　玄参　竹叶心　麦冬　丹参　黄连　金银花　连翘

清燥救肺汤（《医门法律》）：桑叶　石膏　杏仁　甘草　麦冬　人参　阿胶　火麻仁　枇杷叶

清瘟败毒饮（《疫疹一得》）：生石膏　生地黄　犀角（现以水牛角代）　黄连　栀子　桔梗　黄芩　知母　赤芍　玄参　连翘　甘草　牡丹皮　竹叶

理中丸（《伤寒论》）：人参　白术　干姜　炙甘草

羚羊角汤（《医醇賸义》）：羚羊角　龟甲　生地黄　牡丹皮　白芍　柴胡　薄荷　蝉蜕　菊花　夏枯草　石决明

羚角钩藤汤（《通俗伤寒论》）：羚羊角　桑叶　川贝母　鲜生地黄　钩藤　菊花　白芍　生甘草　鲜竹茹　茯神

银翘散（《温病条辨》）：金银花　连翘　桔梗　薄荷　牛蒡子　竹叶　荆芥穗　淡豆豉　甘草　鲜芦根

麻杏石甘汤（《伤寒论》）：麻黄　杏仁　石膏　炙甘草

麻黄汤（《伤寒论》）：麻黄　杏仁　桂枝　炙甘草

麻黄连翘赤小豆汤（《伤寒论》）：麻黄　杏仁　生梓白皮　连翘　赤小豆　甘草　生姜　大枣

麻黄附子细辛汤（《伤寒论》）：麻黄　附子　细辛

黄土汤（《金匮要略》）：灶心黄土　甘草　干地黄　白术　炮附子　阿胶　黄芩

黄芪汤（《金匮翼》）：黄芪　陈皮　火麻仁　白蜜

黄芪建中汤（《金匮要略》）：黄芪　白芍　桂枝　炙甘草　生姜　大枣　饴糖

黄芪桂枝五物汤（《金匮要略》）：黄芪　桂枝　芍药　生姜　大枣

黄芪鳖甲散（《太平惠民和剂局方》）：人参　肉桂　苦桔梗　生干地黄　半夏　紫菀　知母　赤芍　黄芪　甘草　桑白皮　天冬　鳖甲　秦艽　白茯苓　地骨皮　柴胡

黄连阿胶汤（《伤寒论》）：黄连　黄芩　芍药　阿胶　鸡子黄

黄连清心饮（《沈氏尊生书》）：黄连 生地黄 当归 甘草 茯神 酸枣仁 远志 人参 莲子肉

黄连温胆汤（《六因条辨》）：黄连 半夏 陈皮 茯苓 甘草 竹茹 枳实 大枣

黄连解毒汤（《外台秘要》）：黄连 黄芩 黄柏 山栀

十二画

搜风顺气汤（《类证治裁》）：山茱萸 大黄 车前子 火麻仁 怀牛膝 枳壳 山药 防风 独活 槟榔

普济消毒饮（《东垣十书》）：黄芩 黄连 陈皮 甘草 玄参 柴胡 桔梗 连翘 板蓝根 马勃 牛蒡子 薄荷 僵蚕 升麻

温经汤（《金匮要略》）：吴茱萸 桂枝 当归 川芎 牡丹皮 半夏 生姜 阿胶 麦冬 芍药 甘草 人参

温胆汤（《备急千金要方》）：半夏 竹茹 枳实 陈皮 炙甘草 生姜

温脾汤（《备急千金要方》）：大黄 附子 干姜 人参 甘草

滋水清肝饮（《医宗己任篇》）：熟地黄 山茱萸 茯苓 当归 山药 牡丹皮 泽泻 白芍 柴胡 栀子 酸枣仁

滋肾通关丸（《兰室秘藏》）：知母 黄柏 肉桂

犀角地黄汤（《备急千金要方》）：犀角（现以水牛角代） 生地黄 牡丹皮 赤芍

犀角散（《备急千金要方》）：犀角（现以水牛角代） 黄连 升麻 山栀 茵陈

程氏萆薢分清饮（《医学心悟》）：萆薢 黄柏 石菖蒲 茯苓 白术 莲子心 丹参 车前子

紫雪丹（《太平惠民和剂局方》）：寒水石 磁石 滑石 石膏 黄金 犀角屑（现以水牛角屑代） 羚羊角屑 青木香 沉香 玄参 升麻 甘草 丁香 朴硝 硝石 麝香 朱砂

葛根汤（《伤寒论》）：葛根 麻黄 桂枝 生姜 炙甘草 芍药 大枣

葛根芩连汤（《伤寒论》）：葛根 黄芩 黄连 炙甘草

越婢加半夏汤（《金匮要略》）：麻黄 石膏 生姜 大枣 甘草 半夏

越婢加术汤（《金匮要略》）：麻黄 石膏 甘草 大枣 白术 生姜

越鞠丸（《丹溪心法》）：香附 苍术 川芎 栀子 神曲

疏凿饮子（《济生方》）：商陆 泽泻 赤小豆 椒目 木通 茯苓皮 大腹皮 槟榔 生姜皮 羌活 秦艽

十三画

新加香薷饮（《温病条辨》）：香薷 金银花 鲜扁豆花 厚朴 连翘

暖肝煎（《景岳全书》）：肉桂 小茴香 茯苓 乌药 枸杞子 当归 沉香 生姜

解语丹（《医学心悟》）：白附子 石菖蒲 远志 天麻 全蝎 羌活 南星 木香 甘草

十四画

缩泉丸（《集验方》）：乌药 山药 益智仁

膈下逐瘀汤（《医林改错》）：桃仁 牡丹皮 赤芍 乌药 延胡索 当归 川芎 五灵脂 红花 香附 甘草 枳壳

酸枣仁汤（《金匮要略》）：酸枣仁 知母 茯苓 川芎 甘草

膏淋汤（《医学衷中参西录》）：山药　芡实　龙骨　牡蛎　生地黄　党参　白芍

十五画及其以上

增液汤（《温病条辨》）：玄参　生地黄　麦冬

增液承气汤（《温病条辨》）：玄参　麦冬　生地黄　大黄　芒硝

镇肝熄风汤（《医学衷中参西录》）：怀牛膝　生代赭石　生龙骨　生牡蛎　生龟甲　生白芍　天冬　麦芽　玄参　川楝子　茵陈蒿　甘草

薏苡仁汤（《类证治裁》）：薏苡仁　麻黄　桂枝　当归　川芎　苍术　羌活　独活　防风　川乌　生姜　甘草

礞石滚痰丸（《养生主论》）：煅青礞石　沉香　黄芩　大黄　朴硝

藿香正气散（《大平惠民和剂局方》）：藿香　厚朴　苏叶　陈皮　大腹皮　白芷　茯苓　白术　半夏曲　桔梗　甘草　生姜　大枣

鳖甲煎丸（《金匮要略》）：鳖甲　乌扇　黄芩　柴胡　鼠妇　干姜　大黄　芍药　桂枝　葶苈子　石韦　厚朴　牡丹皮　瞿麦　紫葳　半夏　人参　䗪虫　阿胶　蜂房　赤硝　蜣螂　桃仁

蠲痹汤（《杨氏家藏方》）：羌活　防风　酒当归　姜黄　炙黄芪　白芍　生姜　甘草

本书主要参考书目

白永波，孙光荣. 中医养生大全 [M]. 北京：北京科学技术出版社，香港：香港雪谷出版社，1990.

陈潮祖. 中医治法与方剂 [M]. 北京：人民卫生出版社，2004.

陈纪藩. 中医药学高级丛书·金匮要略 [M]. 北京：人民卫生出版社，2000.

成都中医学院. 伤寒论讲义 [M]. 上海：上海科学技术出版社，1964.

方药中，邓铁涛. 实用中医内科学 [M]. 上海：上海科学技术出版社，1985.

高晓山. 中药药性论 [M]. 北京：人民卫生出版社，1992.

郭子光，熊曼琪. 现代中医治疗学 [M]. 成都：四川科学技术出版社，1995.

洪丕谟. 中国古代养生术 [M]. 上海：上海人民出版社，1990.

湖南省中医药研究所. 《脾胃论》注释 [M]. 北京：人民卫生出版社，1976.

金家浚，蒋维宇. 中医百家方论荟萃 [M]. 重庆：重庆出版社，1994.

匡调元. 人体体质学——中医个性化诊疗原理 [M]. 上海：上海科学技术出版社，2003.

匡调元. 体质病理学与体质食疗学实验研究 [M]. 上海：上海科学技术文献出版社，2001.

匡调元. 中医体质病理学 [M]. 上海：上海科学普及出版社，1996.

李飞. 中医药学高级丛书·方剂学 [M]. 北京：人民卫生出版社，2002.

李经纬. 中医大辞典 [M]. 北京：人民卫生出版社，1995.

李时珍. 本草纲目 [M]. 北京：人民卫生出版社，1975.

凌一揆. 中药学 [M]. 上海：上海科学技术出版社，1984.

南怀瑾. 论语别裁 [M]. 上海：复旦大学出版社，2000.

南怀瑾. 易经杂说·易经系传别讲 [M]. 上海：复旦大学出版社，2000.

彭铭泉. 中国药膳学 [M]. 北京：人民卫生出版社，1985.

齐淑兰. 中医百家针灸荟萃 [M]. 重庆：重庆出版社，2000.

冉品珍. 内科临证辨治录 [M]. 成都：四川科学技术出版社，1988.

任骋. 中国民间禁忌 [M]. 北京：作家出版社，1991.

任德权. 临床实用中成药 [M]. 北京：人民卫生出版社，2002.

任应秋. 中医各家学说 [M]. 上海：上海科学技术出版社，1980.

孙光荣. 中华经典养生名言录 [M]. 北京：中国中医药出版社，

万建中. 禁忌与中国文化 [M]. 北京：人民出版社，2001.

王洪图. 中医药学高级丛书·内经 [M]. 北京：人民卫生出版社，2000.

王辉武，吴行明. 病家百忌 [M]. 北京：科学技术文献出版社，1987.

王辉武. 实用中医禁忌学 [M]. 北京：人民卫生出版社，2009.

王辉武. 中医百家药论荟萃 [M]. 重庆：重庆出版社，1997.

王琦. 中医体质学 [M]. 北京：人民卫生出版社，2005.

王一飞. 人类生物生殖学 [M]. 上海：上海科学技术文献出版社，2001.

王永炎，鲁兆麟. 中医药学高级丛书·中医内科学 [M]. 北京：人民卫生出版社，1999.

吴瑭. 温病条辨 [M]. 北京：人民卫生出版社，1963.

许济群. 方剂学 [M]. 上海：上海科学技术出版社，1985.

杨力. 周易与中医学 [M]. 北京：北京科学技术出版社，2007.

杨宗，聂嘉恩，郭全盛. 中国实用禁忌大全 [M]. 上海：上海文化出版社，1991.

喻嘉言. 医门法律 [M]. 北京：人民卫生出版社，2006.

张介宾. 景岳全书 [M]. 北京：人民卫生出版社，1991.

中国营养学会. 中国居民膳食指南 [M]. 拉萨：西藏人民出版社，2008.